著　E. Piehslinger

臨床家のための歯科補綴学
―顎機能と機能障害の診断を考慮した歯科治療―

訳　佐藤貞雄
　　石川達也
　　青木　聡
　　渡邉　誠
　　豊田　實

クインテッセンス出版株式会社　2007

Tokyo, Berlin, Chicago, London, Paris, Barcelona, Istanbul, Milano, São Paulo, Moscow, Prague, Warsaw, New Delhi, Beijing, and Bukarest

Anschrift der Herausgeberin:
O. Univ.-Prof. DDr. Eva Piehslinger
Abteilung für abnehmbare und festsitzende Prothetik
Universitätsklinik für Zahn-, Mund- und Kieferheilkunde Wien
Währinger Straße 25a
A-1090 Wien
Austria

Alle Rechte vorbehalten
1. Auflage 2002
© 2002 Universimed Verlag · Wien · Austria

Das Werk einschließlich aller seiner Teile ist urheberrechtlich geschützt. Jede Verwertung außerhalb der engen Grenzen des Urheberrechtsgesetzes ist ohne Zustimmung des Verlages unzulässig und strafbar. Das gilt insbesondere für Vervielfältigungen, Übersetzungen, Mikroverfilmungen und die Einspeicherung und Verarbeitung in elektronischen Systemen.

Planung und Koordination:	Eva Piehslinger, Universitätsklinik für Zahn-, Mund- und Kieferheilkunde Wien
Verfasser der Kapitel:	Konstantin Zauza
	Aleš G. Čelar
	Anna Knaus
	Barbara Gsellmann
	Eva Piehslinger
	Michaela Sengstbratl
	Rudolf Fürhauser
	Martina Schmid-Schwap
Umschlaggestaltung und Abbildungen:	Christian Hofer, Wien
Satz & Layout:	Helga Nahnsen, Universimed Verlag Wien
Lektorat:	Mag. Andrea Crevato-Szabady, Daphne Mark
Produktion:	Mag. Wolfgang Gradwohl
Druck:	Bernsteiner Druckservice, Wien

 Universimed Verlags- und Service GmbH, Markgraf-Rüdiger-Straße 8, A-1150 Wien

訳者序文

　1990年2月、私は初めてウィーン大学の歯科補綴学講座を訪問した。当時、補綴学講座を主宰していたのはRudolf Slavicek教授であった。当時、本書の著者であるEva Piehslinger教授はまだ助教授で、Aleš Čelar教授、Rudolf Fürhauser教授は歯科補綴学教室に残ったばかりの初々しい若手の歯科医師であった。また、当時オーストリアは唯一の一元論的医学教育を行っていた国で、歯科医師になるためには、まず医学部を卒業してから歯学を学ぶという制度を実施していた。それゆえ、本書の根底に流れている咬合や咬合治療に関する概念は、歯科医師が歯科医療の中から導き出した考えというよりも、医学・歯学が一体となって考え出した実践的医療としての歯科補綴学であると言える。

　さて、1990年のウィーン大学の歯科補綴学講座訪問以来、私は毎年ウィーンを訪れることになった。1998年からは、ウィーンでの私のコースが始まり、年に4回ウィーンに出向くことになり、今も続いている。この過程で私は咬合学の真髄に触れたと感じている。決してドグマティックではなく、自然の咬合から咬合を学ぶというウィーン大学の咬合学の姿勢は、私の咬合に対するイメージとまったく一致するものであったし、長年求めていたものがここにあったという感覚であった。それは、私が歯科矯正学を専門として、天然歯列の咬合理論を求めていたことが大きな要因となったことは否定できない。

　ウィーン大学の歯科補綴学が目指していた咬合構築でもっとも注目すべきことは、顎機能診断システムの確立と咬合再構築におけるオクルーザルガイダンスの個別化、単純化されたワックスアップテクニックであろう。それに加えて、インプラント技術が大きく飛躍するなかで、部分床義歯の応用に対する概念の違いにも驚かされるものがある。部分床義歯による歯と歯槽部の再構築は、最先端の骨造成とインプラントの適用によっても及ばないものがある。また、いくらインプラント技術が進んだとしても、国民の大半の欠損部補綴は、経済的な理由もあって部分床義歯に頼る場面が多い。その際の部分床義歯のデザインや咬合力のコントロールの考え方は、きわめて独創的である。私が本書の日本語訳を強く望んだ個人的理由は、第VII章の部分床義歯の考え方を日本の歯科医師に紹介したいという理由が大きかった。

　私が初めてウィーン大学を訪れてからすでに17年が経過した。Piehslinger教授は、私がドイツ語圏の学会に出席すると、いつもドイツ語の講演を英語に同時通訳してくれる。Čelar教授は補綴学の教授に就任してからのち歯科矯正学に転向して、現在はウィーン大学（現Bernhard Gottlieb Universitätszahnklinik）の歯科矯正学に所属している。Fürhauser教授は、部分床義歯学を確立したのち、現在はインプラント治療にまい進している。私の知っているウィーン大学の仲間は皆フレキシブルに自分の目標を求めて歯科医学街道を突き進んでいる。

　このたび、本書「臨床家のための歯科補綴学」を上梓する機会に恵まれたことは、私の望外の喜びとするところである。また、本書を出版まで漕ぎ着けるために、多くの人の努力と協力を頂いたことに心より感謝申し上げる次第です。

2007年3月吉日
神奈川歯科大学成長発達歯科学講座　佐藤貞雄

著者序文

緒言

　Eva Piehslinger主任教授の指導の下、補綴部門がイニシアチブをとり、歯学部学生の補綴教科書を執筆・編集し、完成したことを喜ばしく、また光栄に思う。

　内容・構成ともに最新の補綴コンセプトによる本書を利用して、私が個人的にもよく知り、敬愛する学生たちの心に残る講義ができることは何よりの喜びである。

　また、機能と機能障害について多くを割いてあるのも本書のポイントである。これにより、患者を人間として尊敬することを学び、歯のみならず全身を医学的に思考するスペシャリストを育成するという課題を示した。

　オーストリアの歯学教育は新たな一歩を踏み出そうとしている。より安全な治療を目指すためにも、本書のような基礎をおさえた書が必要となろう。

R. Slavicek

前書き

　本書は歯学部学生の歯科補綴学教育の基礎となるものであり、主に補綴の実践教育に役立つ内容となっている。歯科補綴学は単なる一つの専門科ではなく、歯、口腔、顎機能を含めた咀嚼器官すべてを対象とし、その可能性はますます拡がっている。かくして、今日の補綴学ではクラウン-ブリッジ補綴のような固定性補綴処置、部分床・全部床義歯といった可撤性補綴処置のみならず、インプラントによる固定性／可撤性修復もカバーしている。

　咀嚼機能の理解のためには、歯の形態と技工手順についての知識が必須である。補綴治療における重要な基礎は歯の形態に関する正しい知識であり、この基礎を修得することにより、初めて機能と機能障害などを考慮して、ワックスアップテクニックによる咬合面再構成が可能となる。そのため、咬合と咬交、顎口腔系機能障害に関して個別に述べることとした。掲載の英語文献は最新の知見として参照し、また海外文献での研究に活用してほしい。これは研究とさらなる知識吸収のための一助となる。

　本書は歯科学生の教科書としてだけでなく、歯、口腔、顎の各分野の専門医の参考書としても有用である。

　私の取り組むテーマに理解を示し賛同いただいた方々、そしてそれらをまとめてくださった方々に感謝申し上げる。

　また、本書の図解とレイアウトの構成に携わってくださったChristian Hofer氏のご尽力に深甚なる謝意を表したい。

　出版に至るまでの編集者の皆様のご助力にも感謝申し上げたい。また、本書では統一のため「患者」を性別関係なく"Patient"と表記した。

　最後に、本書の至らぬ点については読者諸賢の率直なご指摘、ご教示をお願いしたい。

E. Piehslinger

目次

訳者序文 …………………………………………………………………………………… 3
著者序文 …………………………………………………………………………………… 5
訳者一覧 …………………………………………………………………………………… 12

第Ⅰ章　歯の形態 …………………………………………………………………… 13
1．はじめに ……………………………………………………………………………… 13
2．名称 …………………………………………………………………………………… 13
　2.1　歯式 ………………………………………………………………………………… 13
　2.2　歯面および方向の名称 …………………………………………………………… 14
3．共通する形態 ………………………………………………………………………… 14
　3.1　マクロ的な形態 …………………………………………………………………… 14
　3.2　歯の分類 …………………………………………………………………………… 15
　3.3　歯冠の解剖学的構造 ……………………………………………………………… 15
　3.4　表記のシステムとその問題点 …………………………………………………… 16
　3.5　歯の特徴 …………………………………………………………………………… 17
　3.6　歯冠の収斂 ………………………………………………………………………… 18
4．歯種別にみる形態 …………………………………………………………………… 18
　4.1　上顎中切歯 ………………………………………………………………………… 18
　4.2　上顎側切歯 ………………………………………………………………………… 19
　4.3　下顎中切歯 ………………………………………………………………………… 20
　4.4　下顎側切歯 ………………………………………………………………………… 21
　4.5　上顎犬歯 …………………………………………………………………………… 22
　4.6　下顎犬歯 …………………………………………………………………………… 23
　4.7　上顎第一小臼歯 …………………………………………………………………… 24
　4.8　上顎第二小臼歯 …………………………………………………………………… 26
　4.9　下顎第一小臼歯 …………………………………………………………………… 27
　4.10　下顎第二小臼歯 ………………………………………………………………… 28
　4.11　上顎第一大臼歯 ………………………………………………………………… 28
　4.12　上顎第二大臼歯 ………………………………………………………………… 31
　4.13　上顎第三大臼歯 ………………………………………………………………… 32
　4.14　下顎第一大臼歯 ………………………………………………………………… 32
　4.15　下顎第二大臼歯 ………………………………………………………………… 34
　4.16　下顎第三大臼歯 ………………………………………………………………… 35
5．歯形彫刻 ……………………………………………………………………………… 35
　5.1　材料と器具 ………………………………………………………………………… 35
　5.2　彫刻法 ……………………………………………………………………………… 35
6．歯の大きさ …………………………………………………………………………… 36

第Ⅱ章　咬合と咬交 ………………………………………………………………… 39
1．咬合 …………………………………………………………………………………… 39
　1.1　咀嚼器官の静力学と運動学 ……………………………………………………… 39
　1.2　筋群の役割 ………………………………………………………………………… 39
　1.3　咀嚼器官の静的機能 ……………………………………………………………… 40

1.4	咀嚼器官の動的機能	40
1.5	咬合	43
1.6	咬合と歯列弓	44
1.7	臼歯のABCコンタクト	44
1.8	歯列弓の形態と被蓋	44
1.9	正常咬合、顎間関係異常、不正咬合	45
1.10	骨格的不正の歯と歯槽による代償、垂直的代償および顎関節による代償	45
1.11	Angleの不正咬合分類	47
1.12	咬合関係の舌側分類法	48
1.13	咬合接触の様式	51
1.14	咬合理論の概念	51
1.15	咬合彎曲、咬合平面	52
1.16	調節彎曲とその意義	52
1.17	咬合平面	55
1.18	咬合平面の基準面に対する傾斜	55
1.19	ヒンジ点とスピーの彎曲	56
1.20	下顎運動の用語とその意義	56
1.21	ベネット運動	58
1.22	ベネット角	58
1.23	ベネット運動とその咬合接触に対する影響	59
1.24	下顎限界運動	60
2. 咬交		61
2.1	咬交と咬交の様式	61
2.2	咬交の様式	62
2.3	咬交様式の骨格的方向づけ（機能的分割線）	66
2.4	顎関節と下顎の機能	66
2.5	矢状、側方および相対的顆路傾斜角	66
2.6	顆頭中心位と基準位	67
2.7	ICP vs RP vs TRP	69
2.8	下顎基準位RPへの下顎の誘導操作	70
2.9	RPの咬合記録（中心位の咬合記録）	73
2.10	スタディモデルの製作	77
2.11	石膏咬合器、単純蝶番咬合器、垂直咬合器、解剖的咬合器	84
2.12	ナソロジー	87
2.13	ヒンジアキシスの原理と咬合器の機能	89
2.14	フェイスボウ（トランスファーボウ）	91
2.15	下顎位の分析	100
2.16	人工歯に対する要求	102

第Ⅲ章　咬合面再建のための順次ワックスアップテクニック　107

1. はじめに		107
2. 理論的基礎		107
2.1	ナソロジーの用語	107
2.2	Angleの不正咬合分類	108
2.3	下顎の運動	108
2.4	咬合の様式	108

3．	ワックスアップテクニック	109
	3.1　咬合器のセッティング	109
	3.2　セントリックの構築	111
	3.3　偏心運動：外側方運動‐内側方運動	117
	3.4　前方運動	128
	3.5　犬歯のワックスアップ	131

第Ⅳ章　補綴計画における患者の指標 ……………………………………………133

1．下顔面高をコントロールして骨格的不正咬合の代償をする方法 …………………133
　1.1　発育の様式―顔面発育型 …………………………………………………………133
　1.2　歯科補綴における下顔面高の計測 ………………………………………………134
　1.3　歯科補綴における下顔面高の規格値 ……………………………………………134
　1.4　骨格的Ⅱ級不正咬合の垂直的代償 ………………………………………………135
　1.5　骨格的Ⅲ級不正咬合の垂直的代償 ………………………………………………135
　1.6　下顔面高の代償 ……………………………………………………………………135
2．骨格的不正咬合の咬交的代償 ……………………………………………………………137
3．歯と歯槽の傾斜度の変更による骨格的不正咬合の代償 ……………………………137
4．「機能的分割平面」を用いる咬合様式の判定 ………………………………………138

第Ⅴ章　顎口腔系機能障害の診断と治療 ……………………………………………141

1．顎関節の解剖学 ………………………………………………………………………………141
　1.1　顎関節の靱帯 ………………………………………………………………………142
　1.2　頭蓋下顎系の筋群 …………………………………………………………………142
2．機能障害の診断 ………………………………………………………………………………146
　2.1　既往歴の診査 ………………………………………………………………………146
　2.2　臨床的機能分析 ……………………………………………………………………147
　2.3　機器を利用する診断 ………………………………………………………………152
3．機能障害の治療 ………………………………………………………………………………163
　3.1　対症療法 ……………………………………………………………………………163
4．機能障害の原因療法 ………………………………………………………………………167
　4.1　筋領域を主因とする障害の原因療法 ……………………………………………167
　4.2　関節領域を主因とする障害の原因療法 …………………………………………167
　4.3　咬合を主因とする障害の原因療法 ………………………………………………168

第Ⅵ章　固定性義歯 ……………………………………………………………………177

1．歴史的背景 ……………………………………………………………………………………177
2．固定性義歯補綴の基礎 ……………………………………………………………………178
3．治療コンセプト ………………………………………………………………………………179
4．色調の選択と補綴における審美性 ………………………………………………………179
5．材料学的ヒント ………………………………………………………………………………180
　5.1　歯科材料に対する要求 ……………………………………………………………180
　5.2　歯科材料の長所と短所 ……………………………………………………………180
6．支台歯形成 ……………………………………………………………………………………183
　6.1　支台歯形成の基礎 …………………………………………………………………183
　6.2　形成形態 ……………………………………………………………………………185

7.	印象採得		195
	7.1	目的	195
	7.2	印象材に対する要求（Viohl 1996）	195
	7.3	印象トレー	195
	7.4	印象採得の準備	196
	7.5	印象採得の手順	198
	7.6	印象材の種類	199
	7.7	使用する印象材による印象採得法の分類	204
	7.8	印象の殺菌	204
8.	ダウエルピン模型の製作		204
	8.1	歯列模型の製作	204
	8.2	ダウエルピンの植立	205
	8.3	一次台座の製作	206
	8.4	二次台座の製作	206
	8.5	模型のトリミング	206
	8.6	模型の咬合器装着	206
	8.7	歯列模型の分割	206
9.	メタルフレームの製作		207
10.	暫間修復		209
	10.1	暫間修復の目的	209
	10.2	製作法	210
	10.3	暫間修復物の仮着	212
	10.4	仮着用セメント	212
	10.5	暫間修復物の修理	213
11.	固定性義歯の口腔内装着		213
	11.1	セメント合着または接着の手順	213
12.	臨床および技工作業の流れ		217
	12.1	インレー／アンレー（ゴールド）	217
	12.2	鋳造コア（ゴールド）	218
	12.3	セラモメタルクラウン	218
	12.4	セラモメタルブリッジ（金合金のメタルフレーム）	219
	12.5	インレー／アンレー（セラミックス）	220
	12.6	ジルコニウムのポストコア（オールセラミックスのポストコア）	221
	12.7	オールセラミッククラウン	222
	12.8	オールセラミックブリッジ	223
	12.9	接着ブリッジ（Marylandブリッジ、ロチェットブリッジ）	224
	12.10	ベニア（ラミネート、フェイシング、前装シェル）	225

第VII章　部分床義歯　229

1.	部分欠損歯列		229
	1.1	歯の喪失とその結果	229
	1.2	部分欠損歯列における補綴の可能性	230
	1.3	部分欠損歯列の診断	231
2.	部分床義歯		232
	2.1	粘膜負担型部分床義歯	232
	2.2	歯根膜負担型部分床義歯	233

- 3．咀嚼器官の生物学的基礎知識 …………………………………………………………………235
  - 3.1　歯の動揺 ……………………………………………………………………………………235
  - 3.2　顎堤 …………………………………………………………………………………………236
  - 3.3　下顎の変形 …………………………………………………………………………………236
- 4．合金の性質 ………………………………………………………………………………………236
  - 4.1　コバルト・クロム・モリブデン鋼 ………………………………………………………236
  - 4.2　チタン ………………………………………………………………………………………237
  - 4.3　貴金属合金 …………………………………………………………………………………237
- 5．生体力学的基礎 …………………………………………………………………………………238
  - 5.1　欠損歯列の分類 ……………………………………………………………………………238
- 6．支持・維持装置 …………………………………………………………………………………242
  - 6.1　鋳造クラスプ ………………………………………………………………………………243
  - 6.2　クラスプのない支持・維持装置 …………………………………………………………255
  - 6.3　アンカー──根面板 ………………………………………………………………………265
  - 6.4　リーゲル ……………………………………………………………………………………266
- 7．大連結子 …………………………………………………………………………………………266
  - 7.1　パラタルプレート …………………………………………………………………………268
  - 7.2　サブリンガルバー …………………………………………………………………………272
- 8．小連結子 …………………………………………………………………………………………274
- 9．ポンティックの原理 ……………………………………………………………………………274
- 10．構造上の基本 ……………………………………………………………………………………275
- 11．部分床義歯の咬合 ………………………………………………………………………………277
- 12．臨床ステップ ……………………………………………………………………………………279
- 13．金属床義歯の製作 ………………………………………………………………………………288

第Ⅷ章　全部床義歯 …………………………………………………………………………………293
- 1．はじめに …………………………………………………………………………………………293
- 2．歴史的背景 ………………………………………………………………………………………294
- 3．無歯顎患者の既往歴と診査 ……………………………………………………………………296
  - 3.1　既往歴 ………………………………………………………………………………………296
  - 3.2　所見 …………………………………………………………………………………………296
- 4．術前処置 …………………………………………………………………………………………297
  - 4.1　義歯床下の組織 ……………………………………………………………………………298
  - 4.2　咀嚼筋と顎関節 ……………………………………………………………………………298
  - 4.3　咬合高径 ……………………………………………………………………………………298
- 5．印象採得と咬合採得 ……………………………………………………………………………299
  - 5.1　印象採得の基本 ……………………………………………………………………………299
  - 5.2　概形印象と咬合採得 ………………………………………………………………………299
  - 5.3　診査用模型の製作、咬合器への装着および個人トレーの製作 ………………………302
  - 5.4　個人トレーの試適、最終印象、咬合採得、フェイスボウトランスファー …………303
  - 5.5　作業用模型の製作と咬合器への装着 ……………………………………………………306
  - 5.6　最終的咬合位の決定、下顎模型のマウント ……………………………………………307
- 6．人工歯の選択 ……………………………………………………………………………………308
  - 6.1　歯の形 ………………………………………………………………………………………308
  - 6.2　歯の近遠心的幅径 …………………………………………………………………………309
  - 6.3　人工歯の材料 ………………………………………………………………………………309

7．人工歯排列 310
　7.1　人工歯排列のコンセプト 310
　7.2　前歯‐犬歯誘導による排列の実際 312
　7.3　蝋義歯の試適 314
8．義歯床の歯肉形成、埋没、レジン填入、咬合器への再装着、仕上げ 314
9．義歯の患者への装着とメインテナンス 316
　9.1　義歯の装着 316
　9.2　義歯の手入れ、患者教育、メインテナンス 318
10．作業工程の実際 320

第IX章　インプラント補綴 323
1．はじめに 323
2．補綴物の製作 324
3．無歯顎患者に対して 331
　3.1　可撤性義歯によるインプラント治療 333
　3.2　術者可撤性義歯による修復 337
4．部分欠損患者に対して 340
5．単独歯インプラント 341
　5.1　診断 342
　5.2　補綴処置 343
6．咬合様式 345
7．実際の治療の流れ 347

索引 354
略歴 366

訳者一覧

佐藤貞雄
神奈川歯科大学
成長発達歯科学講座歯科矯正学分野・教授

石川達也
東京歯科大学・名誉教授

青木　聡
東北大学大学院歯学研究科
口腔機能形態学講座加齢歯科学分野・非常勤講師
神奈川歯科大学
成長発達歯科学講座歯科矯正学分野・非常勤講師

渡邉　誠
東北大学大学院歯学研究科
口腔機能形態学講座加齢歯科学分野・教授

豊田　實
神奈川歯科大学
顎口腔機能修復科学講座歯科補綴学分野・教授

松江美代子
日本大学松戸歯学部
歯周治療学講座・准教授

第 I 章　歯の形態

K. Zauza

1．はじめに

　本章「歯の形態」では、補綴治療の基礎となる歯の形態を機能的、審美的な視点から扱う。成人歯列における歯の主要な解剖学的構造を説明するほか、その理解に必要な上顎に対する下顎の動態についても簡単な説明を加える（第II章「**咬合と咬交**」参照）。

　完全に発育した成人の歯列は通常、上下顎とも16歯、合計32歯で構成される。歯列を構成する各歯（**図1-1**）は非常に複雑な咀嚼器官の重要な構成要素であり、骨および隣在歯と直接的関係にあるだけでなく、咬頭および辺縁隆線によって対合歯列とも静力学的、動力学的な関係にある。

　上顎と下顎の歯列弓は大きさが異なり、大きな上顎の歯が下顎の歯を被蓋する。上顎切歯は下顎の切歯よりかなり幅が広く、このため下顎側切歯は上顎小臼歯の頬舌的幅径のおよそ1/2の距離だけ近心に位置し、完成した歯列では咬頭頂が対合歯歯間部または臼歯の小窩にコンタクトする。これがすなわち、本来の意味における嵌合である。

　歯列弓中の歯の位置だけでなく、個々の歯のさまざまな形態学的構成要素の正しい大きさ、位置および相互関係もまた、咀嚼器官が正常に機能するために基本的に重要な意味をもっている。

　これを理解することは、歯科学生にとって、あるいは歯科技工士が歯の形態を彫刻するためだけに重要であるのではない。すなわち、咬頭の位置あるいは咬合面の傾斜に関する知識は、とくに歯科医師にとり、適切な診断と治療のために不可欠である。また、ワックスアップは立体的な創造力と感覚を養うための第一歩となるだけでなく、患者を治療する準備としての、リスクのない技術トレーニング法でもある。

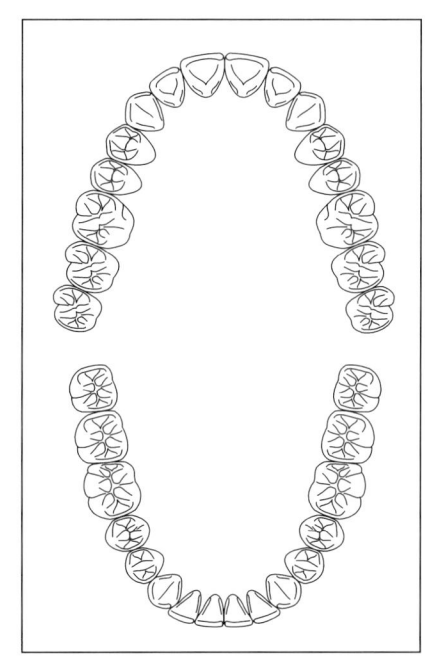

図1-1　歯列弓。

2．名称

2.1　歯式

　個々の歯の解剖学的名称を用いることは、日常の臨床においては煩雑である。このため歯種あるいはその位置は、いわゆる歯式に従って表される。通常は二桁の数字で表す国際歯科連盟方式（FDI—Fédération Dentaire Internationale 1970）が用いられている（**図1-2**）。

　正中矢状方向に分割した上下顎歯列の半側はそれぞれ四分円と呼ばれ、四分円ごとに番号が付されている。すなわち術者の視点からではなく、患者を主体として右側上顎から順に左側上顎、左側下顎、右

側下顎をそれぞれ1、2、3、4の番号で表す。四分円の歯にも中切歯から後方へ順に1～8の番号が付されている。四分円番号と歯の番号を組み合わせることにより、歯の名称と歯列弓中の位置を示すことができる。組み合わせた番号は分離して呼ぶ。例えば上顎左側犬歯23は「にじゅうさん」ではなく「に、さん」と呼ぶ。

乳歯列の四分円には、永久歯列と区別するため、永久歯列と同じ順序で5から始まり6、7、8の番号が付され、各四分円の歯（切歯×2、犬歯×1、臼歯×2）は切歯から順に1～5で表す。

2.2　歯面および方向の名称

歯の個々の面および解剖学的構造を区別するためには、明白な名称が必要である。歯は弓状に配列されているため、純粋に解剖学的な名称、例えば前方（anterior）あるいは後方（posterior）だけでは不十分である。このため以下のような名称が用いられる：

前庭側（vestibular）：口腔前庭（vestibulum oris）に面している側
唇側（labial）：前歯部の口唇に向いている側
頬側（buccal）：臼歯部の頬粘膜に向いている側
口腔側（oral）：固有口腔に面している側
口蓋側（palatal）：上顎歯の口蓋に面している側
舌側（lingual）：下顎歯の舌に面している側
切縁側（incisal）：切歯の切縁に近づく方向
咬合縁側（occlusal）：臼歯の咬合縁に近づく方向
近心（mesial）：最前方の正中線に近づく方向
遠心（distal）：歯列の正中から遠ざかる方向
隣接側（approximal）：歯間方向
歯冠側（coronal）：歯冠に近づく方向
歯頸側（cervical）：歯頸に近づく方向
歯根側（radicular）：歯根に近づく方向
根尖側（apical）：根尖に近づく方向

例えば大臼歯の四つの咬頭を区別して表す場合には、近心頬側咬頭、遠心頬側咬頭、近心舌側咬頭など、上記の名称を組み合わせて用いる。

「縦方向」および「横方向」という呼び方は、何を基準とするかが明確ではないため問題がある。咬合面の裂溝の場合は歯列弓を基準として、近遠心方向に走行する裂溝を縦溝、頬口蓋および頬舌方向に走行する裂溝を横溝という呼び方が定着している。同様に、上下方向に関しては歯軸を基準とする軸方向を用いるべきである。

3. 共通する形態

3.1　マクロ的な形態

個々の歯の形態は多様であるが、基礎的には共通の「設計図」によって構成されている（図1-3）。歯は大部分が硬組織から成る。エナメル質は人体でもっとも硬い組織である。

歯の中核をなすのは象牙質（dentinum）である。歯槽突起の歯槽（alveole）中に位置する部分は歯根（radix dentis）と呼ばれる。歯根は海綿骨様のセメント質（cementum）に覆われ、ここに歯根膜線維が埋入している。歯根膜は解剖学的には歯の一部であるが、組織学的および機能的には歯周組織に属する。歯の口腔側は歯冠（corona dentis）と呼ばれ、キャップ状のエナメル質（enamelum；substantia adamantina）に覆われている。セメント-エナメル境は解剖学的に明瞭ではないが、この領域は歯頸（cervix dentis）と呼ばれる。歯肉から出ている部分は臨床歯冠（corona

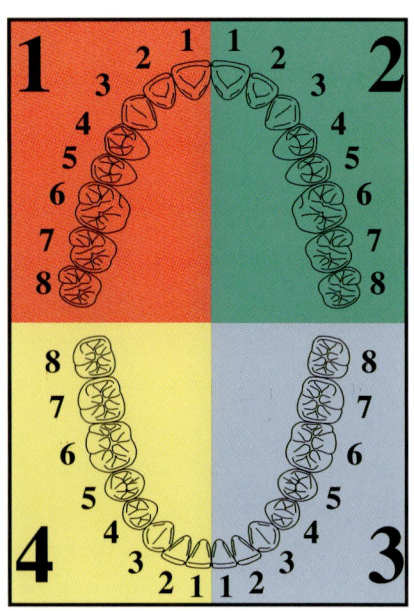

図1-2　歯式。

clinica）と呼ばれる。

象牙質は中心部の空間（歯髄腔；cavitas dentis または cavitas pulparis）を囲み、その歯冠内に位置する部分は髄室（cavitas coronalis）と呼ばれる。歯根内の管状部は根管（canalis radicis dentis）と呼ばれ、根尖孔（foramen apicis dentis）により歯槽と連絡している。生活歯の歯髄腔は血管と神経線維を含むゼリー状の歯髄（pulpa dentis）で満たされている。

3.2 歯の分類

歯は歯冠形態の類似性に従って下記の歯種に分類することができる。

前歯

切歯（Dentes incisivi；incisors）

各四分円の一、二番目に位置し、いずれも一つの切縁をもち、シャベルないしノミ状の形態であることが共通の特徴である。

犬歯（Dentes canini；canines）

各四分円の三番目に位置し、尖頭と二つの切縁をもつことが共通の特徴である。

臼歯

小臼歯（Dentes praemolares；premolars）

各四分円の四、五番目に位置し、咬合面に口腔前庭・口腔方向に並ぶ二つの咬頭をもつことを特徴とする。ただし下顎第二小臼歯は三つの咬頭をもつ。

大臼歯（Dentes molares；molars）

各四分円の後方に位置する3歯で、歯冠がもっとも大きく、複数の咬頭をもち、いずれも多根歯である。

3.3 歯冠の解剖学的構造

臼歯の咬合面および前歯の口腔側の形態は非常に多様である。歯の解剖学的構造に関して次のような名称を用いる：

咬頭（Cuspis dentalis）

咬頭は臼歯の咬合面の本質的な構成要素である（図1-4、a）。形態的には長い楕円形の底面をもつ円錐であり、その歯軸方向の外側面は豊隆している。正常に咬頭嵌合する臼歯においては、対合歯の辺縁隆線または中心窩にコンタクトする咬頭を機能咬頭（支持咬頭）と呼ぶ。上顎臼歯の機能咬頭は舌側咬頭、下顎臼歯の機能咬頭は頬側咬頭である。対合歯の咬合面の外側に対合する咬頭は非機能咬頭と呼ばれる。

咬頭斜面

咬頭の口腔側および口腔前庭側の斜面は咬頭外斜面と呼ばれ、臼歯の頬側、口蓋側または舌側面の一部をなす（図1-4、b）。咬頭から咬合面の中心へ向かい、裂溝の深部に終わる斜面は咬頭内斜面と呼ばれる。

咬頭隆線

咬頭頂の近心および遠心に位置し、咬頭内斜面から咬頭外斜面への明瞭な移行部を形成する隆線（図1-4、c）。

三角隆線

咬頭頂から咬頭内斜面上を走行し、咬合面の中心に向かって幅が次第に広がる隆線（図1-4、d）。

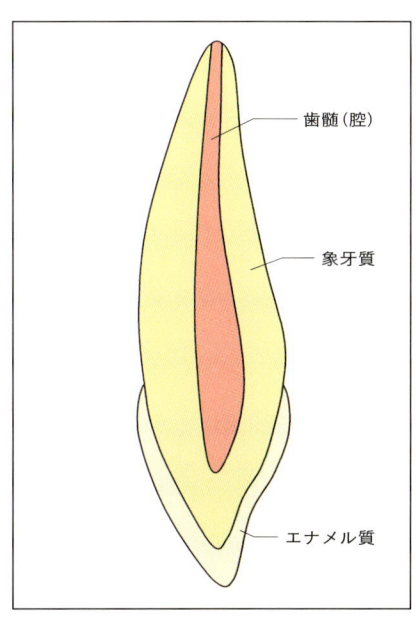

図1-3 解剖学的構造。

第Ⅰ章 歯の形態

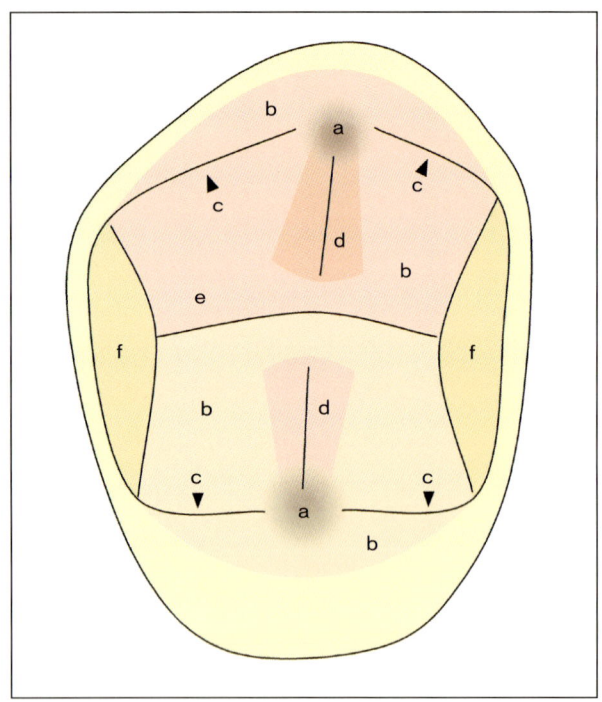

図1-4 咬合面の構造。

裂溝

二つの咬頭に挟まれ、谷に例えることができる部位（図1-4、e）。近遠心方向に走行する裂溝は縦溝と呼ばれ、近遠心の辺縁隆線で終わる。横溝は頰舌方向および頰口蓋方向に走行し、固有咬合面の外側で小さな溝を形成する。

横走隆線

咬合面を横断し二つの咬頭間を結ぶ隆線。縦溝がこれを中断している。上顎第一大臼歯（図1-21）および下顎第一小臼歯（図1-19）に見られる。

臼歯の辺縁隆線（三角隆線、Crista triangularis）

咬合面の近心側および遠心側を横方向に走行し、二つの咬頭を結ぶ隆線（図1-4、f）。谷（裂溝）を遮るダムに例えることができる。

前歯の辺縁隆線（Crista marginalis）

口腔側面の近遠心にあり、切縁から基底結節まで走行する隆線（図1-11）。この辺縁隆線は歯頸側が太い。二つの隆線は歯頸部で結節（cingulum）により結ばれている。

犬歯の中心隆線

基底結節から尖頭まで走行する隆線（図1-15）。

前歯の窩

口腔側面の限局的な陥没部（図1-11）。口腔側の中心に向かって凹状に彎曲する。

臼歯の窩

三つの咬頭の中心にあり、正常な咬頭嵌合において対合歯の機能咬頭がコンタクトする部位は窩と呼ばれる（図1-23）。

結節（Tuberculum dentale）

基底の大きな半球形の結節（図1-11）。歯冠の外側へ凸状に隆起する。

切縁（Margo incisalis）

前歯の唇側面と口蓋側面または舌側面が一致することにより形成される（図1-11）。

3.4 表記のシステムとその問題点

歯冠は形態的に非常に多様であるが、それでも角柱としてとらえることができる。臼歯の歯冠はほぼ立方体であり、六つの面の一つは歯根根尖と考える。したがって自由な面は五つで、そのうち四面は歯軸と平行し、他の一面はそれらと直角である。これら五つの面は示す方向に従ってそれぞれ頰側面、口蓋側ないし舌側面、近心面、遠心面そして咬合面と呼ばれる。

切歯の歯冠は横にして置いた三角柱に例えることができる。自由な面は四つで、三角形の近心および遠心面は歯軸と平行する。唇側面と口蓋側ないし舌側面は切縁に向かって傾斜し、切縁でコンタクトする。歯軸方向の四面の境界は丸く移行的であり、解剖学的に明瞭ではないが、唇側との境界は口腔側に比べ比較的明瞭である。これに対し咬合面側との境界は非常に明瞭であり、咬頭頂、咬頭隆線そして辺縁隆線を結ぶ線が境界をなす。この線は**咬合縁**と呼ばれ、固有咬合面（いわゆる**咀嚼面**）を囲んでいる。歯頸側の境界もまた明瞭であり、これはセメント-エナメル境をなす。これら歯冠の各面の境界は（辺）

縁と呼ばれる(図1-5)。

　物体の立体的構造を説明する方法としては、さまざまな面の境界線を説明、あるいは図で示す方法がもっとも容易である。しかし歯冠の個々の面はさまざまに彎曲、傾斜し、大きさも多種多様である。この彎曲、傾斜そして面相互間の三次元的関係は、歯冠を五つの基準面に投影すると説明が容易である。五つの基準面は互いに直角・平行の関係にあり、歯冠の各面に応じて歯冠を囲む立方を構成する。これらの基準面に個々の歯冠面、外形、歯冠表面の構造を投影することにより、二つめの、歯冠の外形を表す線で構成されるシステム、すなわち外形線が得られる(図1-6)。歯形彫刻する際には、このシステムが重要な役割を果たす。これらの線は、観察する基準面から見る歯冠の最大豊隆部を連ねた外形を再現し、外形各部位の三次元的位置を正確に示すからである。これと直角に交差する基準面に投影される外形線は、歯冠の豊隆および傾斜に関する情報を提供する。例えば、咬合面を示す基準面に歯軸方向に投影される外形線は**最大豊隆部**を示す。

　解剖学的赤道は歯冠の水平的最大豊隆部を連ねた外形であり、隣接面では口腔前庭側および口腔側より咬合面に近づいて走行する。

　個々の歯の説明も一定のシステムに従う。以下に外形線および境界線を口腔前庭側、口腔側、近心側、遠心側の順にそれぞれ咬合面側から歯頸側、ないし口腔前庭側に向かって記述する。歯軸より強く傾斜する彎曲面、そして構造のさまざまに異なる咬合面については特別な説明が必要であるが、これは本質的な構造だけに限定する。

3.5 歯の特徴

　すべての歯にはそれぞれに固有の特徴があり、これに関する知識により個々の歯の四分円中の位置を知ることができる。

歯根の特徴(口腔前庭面観)

　歯根の長軸は歯冠の長軸より遠心に傾斜する。これはすべての歯に見られる傾向である(図1-7)。

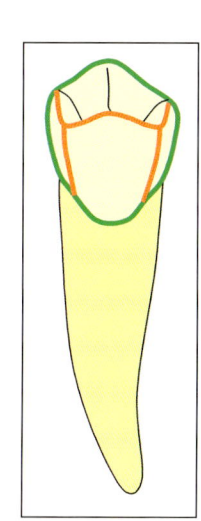
図1-5　(辺)縁。

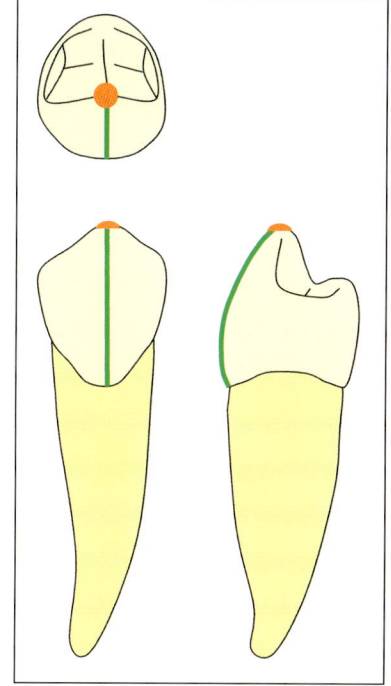
図1-6　外形線。

隅角の特徴(口腔前庭面観)

　切縁および咬合面から近心面への境界は隅角をなす。遠心面への境界は鋭く彎曲する。切縁と隣接面の接線が交差する角度は近心のほうが遠心より小さい。この特徴は上顎第一小臼歯を除くすべての歯で共通である(図1-8)。

形態的特徴(咬合面観)

　歯は近心のほうが遠心より大きい。これは上顎第一小臼歯を除くすべての歯に共通である。

彎曲の特徴(咬合面観)

　唇側および頬側の水平的彎曲は近心のほうが遠心より強い。これは形態的特徴に由来し、したがって上顎第一小臼歯以外のすべての歯に共通する(図1-9)。

歯冠の舌側傾斜(隣接面観)

　歯冠の長軸は舌側に傾斜している。この特徴はすべての下顎臼歯に共通である。したがって、これら下顎臼歯の咬合面もまた舌側に偏位している(図1-10)。

第Ⅰ章　歯の形態

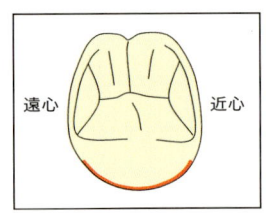

図1-9　彎曲の特徴。

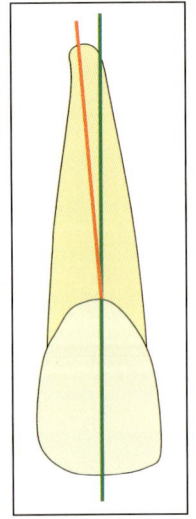 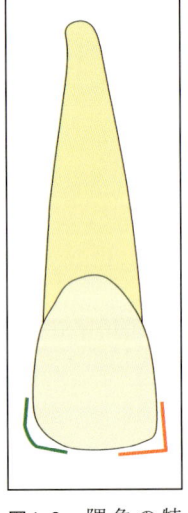 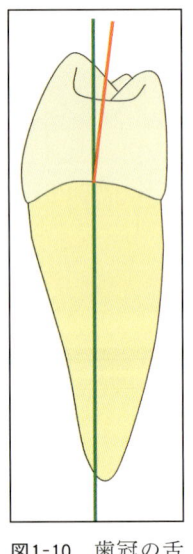

図1-7　歯根の特徴。　　図1-8　隅角の特徴。　　図1-10　歯冠の舌側傾斜。

3.6　歯冠の収斂

口腔側への収斂

歯は歯列弓を構成している。このため間隙のない配列のためには、口腔側の近遠心径が石造建築のアーチのように口腔前庭側より小さくなければならない（収斂）。ただし上顎第一大臼歯および下顎第二大臼歯は頰側に収斂する。

遠心への収斂

歯冠近心側の面積は遠心側より大きい。また近心は辺縁隆線が遠心より高く、隣接面も大きい。大臼歯においては近心咬頭のほうが遠心咬頭より高い。さらに遠心のセメント-エナメル境は近心ほど咬合面側に位置しない。

歯頸側への収斂

すべての歯冠の形態は口腔前庭側から見ると歯頸に向かって収斂している。咬合面、切縁の近遠心径は歯頸側より大きい。

咬合面側への収斂

隣接面観では、すべての臼歯が咬合面に向かって収斂している。咬合面側では、頰舌的あるいは頰口蓋的幅径は歯頸側1/3より明らかに小さい。この収斂は対称性ではなく、上顎と下顎では異なる。歯列弓の大きな上顎では口蓋側が頰側に傾斜し、したがって咬合面も頰側に偏位している。これに対し歯列弓の小さな下顎では、頰側面が舌側に傾斜、彎曲する。舌側面が舌側に強く傾斜することもある。咬合面は当然、かなり舌側へ偏位する（歯冠の舌側傾斜）。

4．歯種別にみる形態

4.1　上顎中切歯

特徴：
　シャベル形、切縁1、辺縁隆線2、窩1、結節1、歯根1（ほぼ円形）、根管1（円形）

唇側面観（図1-11、a）

外形線は辺縁と一致する。切縁側の辺縁は切縁と一致し、直線的に水平方向に走行する。近心縁への移行部が隅角をなす。遠心縁への移行部は大きく彎曲する（標準的な隅角の特徴）。

切縁の接線と近心縁の関係はほぼ直角である。遠心縁との角度は90°よりやや大きい。

近心縁は遠心縁より長く、わずかながら凸面形態を呈する。遠心縁はやや強く彎曲し、近心縁とともに切縁側に向かってU字形に収斂する。歯頸側はアーチを描いて歯頸線へ移行する。この凸彎曲はほぼ円弧である。円弧の頂点は遠心寄りに位置する。

口蓋側面観（図1-11、b）

外形線は切縁側および歯頸側だけが辺縁と一致する。口蓋側面はとりわけ唇側面より狭い。加えて、近遠心の隣接面についても見ることができる。

切縁側の辺縁は切縁と一致し、直線的で水平に走行する。近心縁および短い遠心縁はわずかに凸彎曲

し、歯頸側へV字形に収斂する。歯頸側はアーチ状に歯頸線へ移行する。このアーチは唇側より彎曲が強く、その頂点は遠心寄りに位置する。

歯頸側では、やや遠心寄りに基底結節が豊隆し、ここから切縁まで近遠心の辺縁隆線が走行する。二つの辺縁隆線の間に浅い窩がある。この窩は基底結節に向かって緩やかに上昇する。

隣接面観（図1-11、c）

外形線は口蓋側と歯頸側だけが辺縁と一致し、三角形をなす。隣接側からは隣接面のほか、唇側面を見ることができる。唇側外形線は全長にわたり弱く凸彎曲する。ただし歯頸側は彎曲がやや強い。唇側外形線全体は口蓋側に傾斜し、口蓋側縁へ鋭角で移行する。隣接面自体も三角形をなす。その唇側縁は凸彎曲し、口蓋側に傾斜している。口蓋側縁はＳ字状の走行を示し、その凹面部は口蓋側の中央に位置する。切縁の側面観は切縁、辺縁隆線および結節に一致する。歯頸線は強く凹彎曲している。セメント-エナメル境は切縁側へ著しく偏位し、歯頸部を円形ではなく波状に走行している。近心面は遠心面より大きく、彎曲が弱い。

切縁側面観（図1-11、d）

切縁をもつ切歯だが「切縁面」はない。切縁側からは切縁のほか、唇側面および口蓋側面、辺縁隆線、窩、基底結節を見ることができる。基底結節は遠心に偏位している。切縁は近遠心方向に走行し、ほぼ中央に位置する。わずかに凸彎曲し、遠心がやや口蓋側に向かう。

唇側外形線はわずかではあるが多様に彎曲する。遠心の凸彎曲は非常にわずかであり、遠心方向に口蓋側へ偏位する（標準的な形態的および彎曲的特徴）。唇側の水平的豊隆は切縁側より歯頸側のほうが強い。隣接側外形線への移行部は顕著に彎曲している。

唇側外形線の接線は隣接側の接線と鋭角をなす。その角度は近心のほうが明らかに小さい。近心外形線は長く、彎曲が弱い。二つの外形線は口蓋側方向に収斂し、アーチを描いて口蓋側外形線へ移行する。口蓋側外形線は短く、彎曲が顕著であり、その頂点は遠心寄りに位置する（標準的な歯根の特徴）。

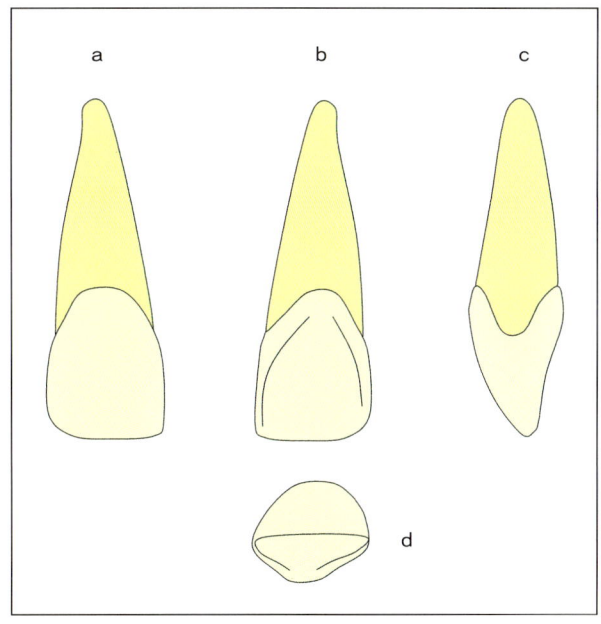

図1-11　上顎右側中切歯。a　唇側、b　口蓋側、c　隣接側、d　切縁側。

歯根

上顎中切歯の歯根は円錐形で長い。水平断面はほぼ円形である。歯頸側は隣接側および唇側がわずかに平坦である。長軸は歯冠より遠心に傾斜する（標準的な隅角の特徴）。

髄室と根管

髄室の形態は歯冠に類似し、切縁方向を示す三つの髄角がある。歯根は根管一つをもち、水平断面はほぼ円形である。

4.2　上顎側切歯

特徴：
　シャベル形、切縁1、辺縁隆線2、窩1、結節1、歯根1（ほぼ円形）、根管1（円形）

唇側面観（図1-12、a）

上顎側切歯の形態は中切歯に酷似するが、中切歯より小さく、やや丸みが強い。切縁は水平に直線的に、またはわずかに凸彎曲を描いて走行する。切縁から近心縁への移行部は隅角をなし、遠心側へは鋭い曲線を描いて移行する（きわめて特徴的である）。切縁と近心縁の接線は鋭角に交差する。遠心縁の接

第Ⅰ章　歯の形態

線との交差は鈍角である。

隣接縁の形態は上顎中切歯に類似するが、彎曲が強い。遠心縁が顕著な凸曲線を描く場合は、歯頚方向だけでなく切縁側1/3も収斂する。

口蓋側面観（図1-12、b）

口蓋側面もまた上顎中切歯の口蓋側面に近似する。二つの辺縁隆線はかなり発達し、彎曲はわずかで、歯頚方向に収斂する。窩は辺縁隆線および基底結節方向に上昇する明瞭な窪みを形成し、切縁に向かって次第に開き（開散）、浅くなる。辺縁隆線の基底間で窩が基底結節に短い**盲孔**（foramen caecum）あるいは陥入を形成することもまれではない。

隣接面観（図1-12、c）

隣接面観においても、外形線および辺縁の走行は上顎中切歯に酷似する。唇側縁は舌側縁より規則的に強く彎曲する。

切縁側面観（図1-12、d）

上顎中切歯より彎曲が顕著である。切縁はほぼ中央に位置し、唇側に凸彎曲しながら走行する。遠心は口蓋側に偏位する。隣接面は上顎中切歯より強い彎曲を示す。

歯根

上顎中切歯の歯根に類似するが、よりその特徴が強い。

歯髄腔と根管

髄室も根管も上顎中切歯に類似する形態的特徴を示す。

形態的に特殊なケース

前記した上顎側切歯の標準的な形態のほか、以下のような形態もあり得る：

a）上顎中切歯との類似性がとくに顕著な形態。
b）歯冠切縁側1/3の近心への屈曲、変形。
c）切縁が著しく凸彎曲し、むしろ犬歯に類似する形態。
d）上記の特徴が欠如する円錐形態（**栓状歯**）。

4.3　下顎中切歯

特徴：

平ノミ形、ヒトの歯のうちもっとも小さい、切縁1、辺縁隆線2、窩1、結節1、歯根1（水平断面は唇舌方向に長い楕円形で隣接側に陥入がある）、根管1（水平断面は唇舌方向に長い楕円形で隣接側に陥入がある）

唇側面観（図1-13、a）

下顎中切歯の近遠心径は対合歯よりかなり小さい。切縁は直線的で水平に走行し、遠心が歯頚側へ偏位する。隣接縁への移行部は屈折する。切縁の接線と近遠心面の接線の交差により二つの隅角が形成され、遠心隅角は近心隅角より鋭角となる。隣接縁はごくわずかに彎曲し、楕円を描く歯頚側外形線へ移行する。唇側面はほぼ対称性である。

舌側面観（図1-13、b）

舌側面は上顎切歯に類似する。辺縁はわずかに彎曲し、切縁方向へV字形に開放する。歯頚線は楕円

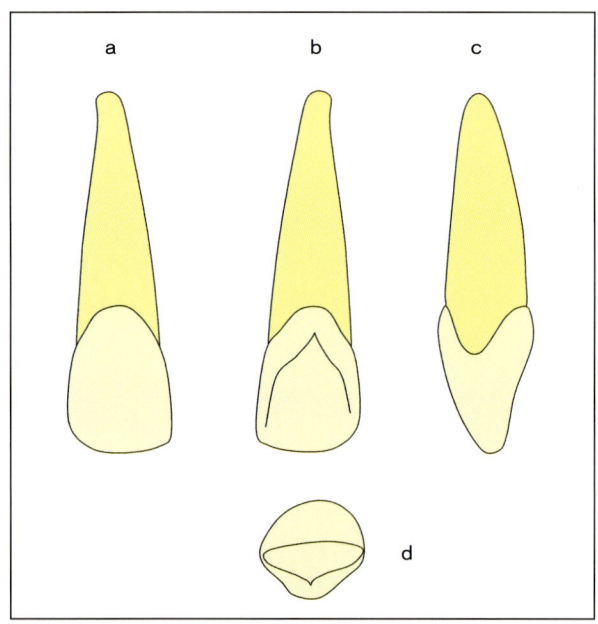

図1-12　上顎右側側切歯。a　唇側、b　口蓋側、c　隣接側、d　切縁側。

を描いて走行し、その頂点はやや遠心寄りに位置する。基底結節も遠心に偏位するが、狭く顕著ではない。辺縁隆線も目立たず、切縁の手前で消滅する。窩は非常に浅い。

隣接面観（図1-13、c）

外形線は三角形で、その頂点は舌側に偏位している。唇側の外形線はさまざまに彎曲し、歯頸側は顕著に凸彎曲するが切縁側ではほぼ直線で、舌側に傾斜している。

舌側外形線は上顎切歯と同様に二重にS字形に走行し、歯冠1/3の高さに顕著な凹部を示す。

切縁側面観（図1-13、d）

切縁は直線的であるが、遠心が舌側に偏位する。彎曲の特徴は明瞭ではない。唇側面はほぼ平坦で、歯頸側だけが凸彎曲する。隣接側外形線の彎曲はわずかで、舌側に収斂し、アーチ状に舌側外形線へ移行する。舌側外形線は短い楕円を描く。その頂点は遠心寄りに位置している。

歯根

下顎中切歯の歯根は一つで、近遠心面から押しつぶされたように扁平な形態をしている。近心面には通常、遠心面にはほぼ必ず、顕著な長軸方向の裂溝が見られる。水平断面の形は通常「ビスコッテ形」の長楕円形である（訳者注：ビスコッテとはオーストリアの焼菓子のこと）。歯根長軸の歯冠長軸に対する角度は、わずかだが遠心に傾斜する傾向がある（標準的な隅角の特徴）。

髄室と根管

髄室は歯冠形態に対応し、切縁に向かう二つの髄角をもつ。根管は一つで扁平し、その水平断面は隣接側から押しつぶされたような「ビスコッテ形」あるいは「腎臓形」を示す。

4.4　下顎側切歯

特徴：

平ノミ形、下顎中切歯に非常に類似するが、近遠心径がやや大きい、切縁1、辺縁隆線2、窩1、基底結節1、歯根1（水平断面は唇舌方向に長い楕円形）、根管1（水平断面は隣接側から押しつぶされたような唇舌方向に長い楕円形）

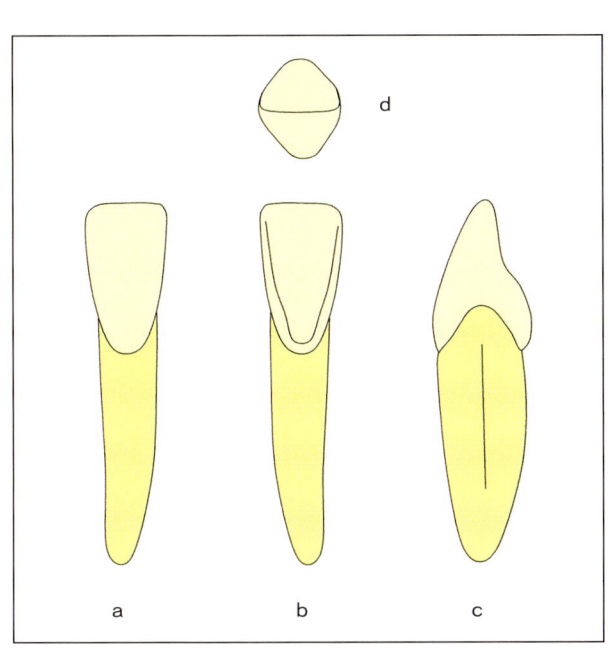

図1-13　下顎右側中切歯。a　唇側、b　舌側、c　隣接側、d　切縁側。

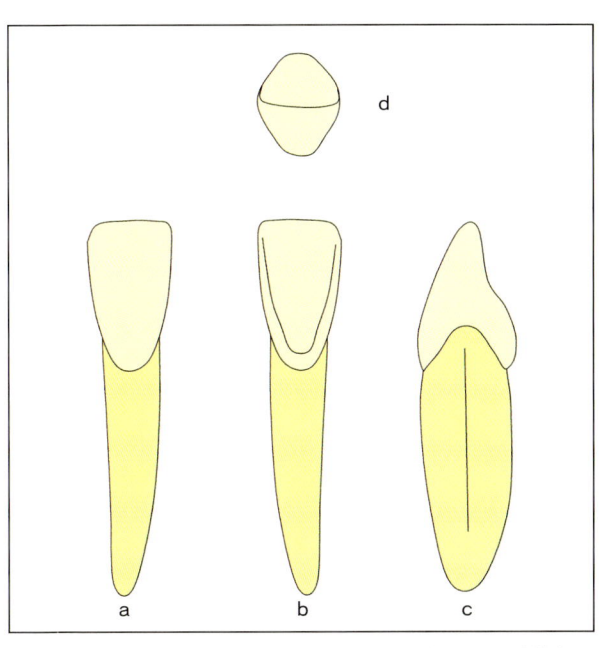

図1-14　下顎右側側切歯。a　唇側、b　舌側、c　隣接側、d　切縁側。

歯冠（図1-14）

下顎中切歯によく似ているが、やや大きい。隅角は通常の特徴を示す。唇側面観では遠心の彎曲が近心より強い。

歯根

歯根は構造的に下顎中切歯に類似する。近心側および遠心側に長軸方向の裂溝が見られる。

髄室および根管

形態的に下顎中切歯に類似する。

4.5 上顎犬歯

特徴：

尖頭ノミ形、ヒトの歯列中でもっとも頑丈で長い単根歯。小面をもつ。尖頭1、切縁2、辺縁隆線2、中心隆線1、窩2、基底結節1、歯根1（ほぼ円形）、根管1（ほぼ円形）

唇側面観（図1-15、a）

外形線が辺縁と一致する。尖頭は切縁上に位置し、歯頸側に開放する鈍角をなす。尖頭は近心寄りに位置し、遠心辺は近心より長く、歯頸方向により強く傾斜する。近心縁への移行部は明瞭な隅角をなす。遠心隅角は丸い曲線を描き、近心隅角より歯頸側寄りに位置する（標準的な隅角の特徴）。

切縁の接線と隣接縁は鈍角に交差し、その角度は近心のほうが遠心より小さい。

近心縁は長く、凸彎曲が弱い。遠心は短く、強く彎曲する。二つの隣接縁はU字形に歯頸方向に収斂し、歯頸線へ移行する。歯頸線は規則的に彎曲し、その頂点は遠心に偏位している。

口蓋側面観（図1-15、b）

外形線は切縁および歯頸領域でのみ辺縁と一致する。口蓋側面はとくに歯頸領域が唇側より狭い。二つの隣接面が見える。

切縁側の境界線は尖頭および切縁と一致し、二つの切縁は歯頸側に開く鈍角をなし、その頂点は近心側寄りに位置する。近心縁と短い遠心縁は凸状に、わずかに彎曲しながら歯頸側に向かって明瞭に収斂する。そしてアーチを描いて歯頸線へ移行する。歯頸線は唇側におけるそれより短く、強く彎曲し、その頂点は遠心寄りにある。

歯頸側ではやや遠心寄りに、幅は広いが、多くはさほど顕著ではない基底結節が膨隆する。この基底結節から近遠心側に向かって頑丈な辺縁隆線が派生し、近遠心の辺縁に沿って次第に低くなりつつ上昇し、ここで消滅する。基底結節からはさらに頑丈な中心隆線が尖頭に向かって走行する。中心隆線と辺縁隆線の間には、浅い窪みとして二つの窩がある。近心窩は、尖頭の位置に対応して遠心窩より狭い。

二つの窩はいわゆる誘導面である。正常に咬頭嵌合する場合、下顎側方運動時（laterotrusion）、下顎犬歯の尖頭は上顎犬歯近心辺縁隆線の切縁側1/3に初期接触し、近心窩上を斜めに滑走する。これにより近心切縁は上顎犬歯の尖頭から離開する。下顎前方運動時（protrusion）には、下顎第一小臼歯の頬側咬頭頂が上顎第一小臼歯の近心辺縁隆線に初期接触し、ここから上顎犬歯の遠心窩上を滑走して中心隆線を離開させる。

隣接面観（図1-15、c）

外形線は歯頸領域だけが境界線と一致し、三角形

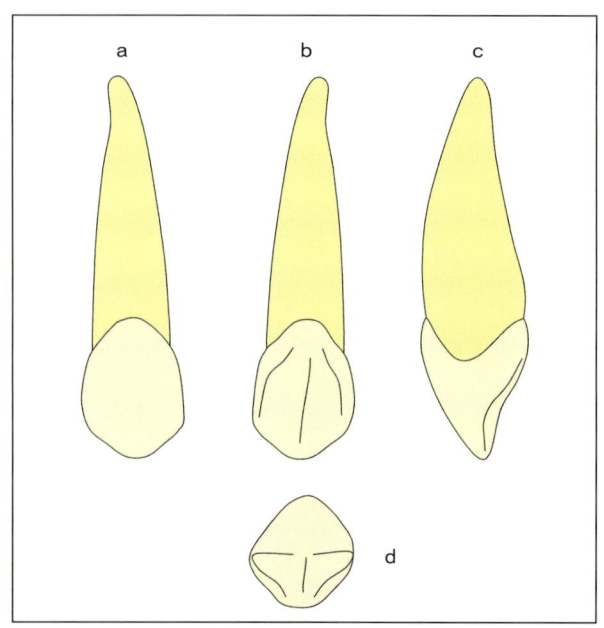

図1-15 上顎右側犬歯。a 唇側、b 口蓋側、c 隣接側、d 切縁側。

を構成する。隣接側からは、隣接面のほか、それぞれ唇側面、切縁および窩の一つが見える。隣接面自体は外形線より狭くて低い。

唇側面は全体に弱く凸彎曲するが、歯頚側では強めなこともある。全体として口蓋側に傾斜し、口蓋側面へ鋭角に移行する。口蓋側面はかすかに二重S字状の走行を示し、その凹部は歯冠中央の高さに位置する。この走行は尖頭、中心隆線そして基底結節の側面観と一致する。

隣接面そのものは三角形で、その唇側縁は凸彎曲し、口蓋側に傾斜する。そして鋭角で口蓋側縁へ移行する。口蓋側縁はわずかに二重S字を描き、切縁隅角、辺縁隆線および基底結節の側面観と一致する。歯頚線は中程度の凹彎曲を示す。セメント-エナメル境は切縁側寄りに偏位し、円弧ではなく波形を描いて走行する。近心面は遠心面より大きく、彎曲は弱い。

切縁側面観（図1-15、d）

切縁を二つもつが「切縁面」はない。切縁側からは尖頭と二つの切縁のほか、唇側および口蓋側面、近遠心の辺縁隆線、そして基底結節を見ることができる。基底結節は遠心に偏位している。尖頭は近心に偏位し、ここから近心および遠心に向かう二つ辺縁隆線は口蓋側に大きく開く鈍角をなす。近心辺縁隆線は遠心より短い。

唇側外形線は全体として凸彎曲ではなく凸屈折し、その近心辺は短く、わずかに彎曲している。遠心辺は長く、むしろ直線状で、遠心に向かって口蓋側へ偏位する（形態および彎曲に関する標準的な特徴）。したがって唇側は本来、二つの面（いわゆる小面）から成る。近心小面は遠心より狭く、強く彎曲している。小面はとくに切縁側に顕著である。隣接側外形線への移行部は明瞭な彎曲を示す。

唇側外形線の接線は隣接側外形線の接線と鋭角に交差する。近心の交差角度は遠心より明らかに小さい。近心側の外形線は遠心より長い。彎曲は弱いが、切歯と比較すれば強い。近遠心側の外形線は口蓋側に顕著に収斂し、アーチ状に口蓋側外形線へ移行する。口蓋側外形線は短く、彎曲し、その頂点は遠心寄りに偏位している。

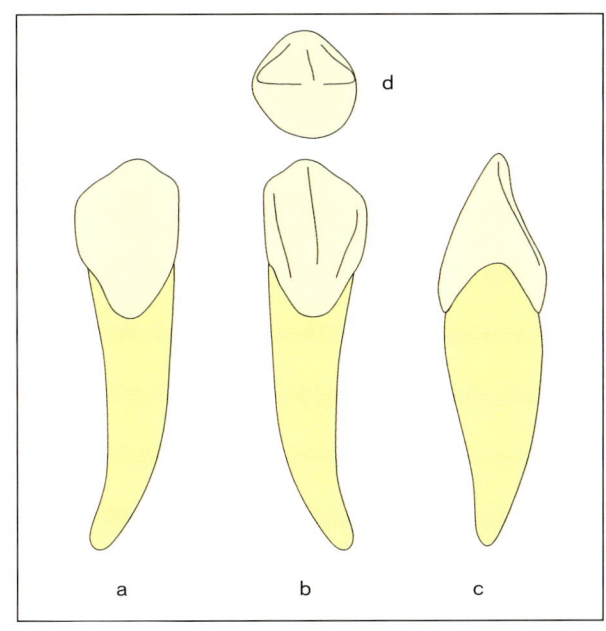

図1-16　下顎右側犬歯。a　唇側、b　舌側、c　隣接側、d　切縁側。

歯根

上顎犬歯の歯根は一つで、これはヒトの歯の中でもっとも頑丈な歯根である。長い円錐形を示し、近遠心的な扁平はわずかである。隣接面の長軸方向にかすかな裂溝が見られることもある。歯根の長軸は歯冠長軸に対し遠心に傾斜している（標準的な歯根の特徴）。

髄室および根管

髄室の形態は歯冠形態に対応し、尖頭方向を示す髄角がある。根管の水平断面は円から近遠心方向を短径とする楕円形までさまざまである。

4.6　下顎犬歯

特徴

尖頭ノミ形、上顎犬歯の形態に類似する、歯根の顕著な特徴、尖頭1、切縁2、辺縁隆線2、中心隆線1、窩2、基底結節1、歯根1（水平断面は隣接側に溝のある唇舌方向に長い楕円形、遠心に顕著な彎曲）、根管1（水平断面は唇舌方向に長い楕円形）

唇側面観（図1-16、a）

切縁側の辺縁は上顎犬歯のそれに類似する。近心縁は顕著な凸状に彎曲走行する。その切縁側は長軸とほぼ平行であり、歯根の近心縁へ直線的に連続する。遠心縁も顕著な彎曲を示し、S字形に下降(凹彎曲)しつつ歯頚線へ移行する。歯頚線は遠心に変形した彎曲を示し、その頂点は遠心寄りに位置する。

舌側面観（図1-16、b）

舌側面も上顎犬歯に類似する。近心縁は凸曲線をなし、遠心縁の走行はわずかな凸彎曲または直線的である。歯頚線は短く、短い楕円を描き、その頂点は遠心寄りに位置している。

基底結節は遠心寄りにあり、豊隆は顕著ではない。中心隆線の発達は弱く、近遠心の窩がわずかな凹彎曲を示すにすぎない。

隣接面観（図1-16、c）

隣接面観もまた上顎犬歯に類似する。外形線は三角形をなし、その頂点は舌側に偏位している。唇側外形線は不規則な彎曲を描く。歯頚側の凸彎曲が顕著である。切縁側の彎曲はわずかであり、舌側へ傾斜している。

切縁側面観（図1-16、d）

尖頭が近心に偏位し、上顎犬歯に比べ舌側に位置している。基底結節は遠心寄りに位置する。

近遠心の外形線は切歯におけるそれより強く彎曲し、舌側に向かって収斂する。唇側面は全体に凸彎曲し、規則的な彎曲が特徴である。切縁面はわずかに小面状を呈することがある。

歯根

下顎犬歯の歯根は一つで、隣接側から扁平に押しつぶされたような形態を示す。隣接側に長軸方向の裂溝が見られることもあり、この場合、遠心の裂溝は近心より顕著である。まれには、根尖側がこの裂溝により分岐していることもある。下顎犬歯の歯根は遠心に著しく彎曲し、その長軸は歯冠長軸に対し大きな差異を示す(下顎犬歯歯根の大きな特徴)。

髄室および根管

髄室の形態は歯冠に対応し、尖頭方向に髄角をもつ。根管の水平断面は楕円形で、二つの根管に分岐していることもある。

4.7 上顎第一小臼歯

特徴：

直方体、逆の隅角の特徴、逆の形態的および彎曲の特徴、歯根の規則的な特徴、小面、咬頭2（頬側咬頭は舌側咬頭より高い）、縦溝1、辺縁隆線2、通常は円形の歯根2、頬舌方向に長い楕円形の歯根が部分的または完全に癒合していることもある。多くは円形の根管2

頬側面観（図1-17、a）

外形線および辺縁形態は上顎犬歯に類似する。頬側から見る上顎第一小臼歯はほぼ四角形で囲むことができる。咬合面側の外形線は頬側咬頭と一致し、歯頚側に開く鈍角をなす。咬頭頂は、犬歯とは逆に遠心寄りに偏位している。遠心辺は短く、歯頚側に向かって急傾斜する。近心縁への移行部は隅角をなし、遠心縁へは明瞭なアーチを描いて移行する。移行部の高さは近遠心ともほぼ同じである(逆の隅角の特徴)。咬合縁の近心と遠心の接線は、それぞれ隣接縁の接線と鈍角に交差し、その角度は近心のほうが大きい。

近心縁は顕著に凸彎曲し、遠心縁よりわずかながら短い。二つの辺縁はアーチを描いて歯頚線へ移行する。歯頚線は均等な凸彎曲を描き、その頂点は遠心寄りに位置する。

口蓋側面観（図1-17、b）

外形線は歯頚部のみが辺縁と一致する。口蓋側からは口蓋側面だけでなく、頬側咬頭から中心溝に向かう咬頭斜面、および近遠心の隣接面を見ることができる。口蓋側面は頬側面より狭くて低い。また舌側咬頭も頬側咬頭より低い。

咬合面側の舌側縁は頬側縁に対応し、歯頚側に開放する鈍角をなす。頂点は近心寄りに位置する。

近心縁およびやや短い遠心縁は弱い凸彎曲を示し、歯頚側に向かって明らかに収斂する。歯頚線へ

の移行部はアーチを描く。歯頸線は下顎第一小臼歯の唇側歯頸線より短く、彎曲も弱い。その頂点は遠心寄りに位置する。

隣接面観（図1-17、c）

外形線は歯頸部および咬合面中央部のみが辺縁と一致する。外形線全体は横に長い矩形で囲むことができる。隣接側からは隣接面のほか、頬側面、舌側面、そして頬側および口蓋側咬頭の内斜面を見ることができる。隣接面は外形線に囲まれた面より狭く、低い。

咬合面側の外形線は、頬側および舌側の咬合面寄りの外形線とともに、それぞれ強い凸状のアーチを描く。これは、それぞれ咬頭ないしその三角隆線に相当する。口蓋側のアーチは丸くて低く、頬側の弧は狭小で高く尖り、その頂点が頬側寄りに位置する。二つのアーチを連絡する外形線は咬合縁をなす辺縁隆線に相当する。辺縁隆線は水平で、わずかに凹彎曲して水平に走行したのち、顕著な弧を描いて口蓋側と頬側の咬頭隆線へ移行する。

頬側外形線の凸彎曲は全体にわずかである。口蓋側外形線は明らかな、多様な凸彎曲を示し、全体として頬側に傾斜する。この彎曲は歯頸側に向かって強まる。頬側と口蓋側の外形線は、とくに口蓋側外形線の頬側傾斜により咬合面方向に収斂する。したがって咬合面は、歯冠の頬・口蓋側径より明らかに狭く、頬側に偏位している。

隣接面そのものは台形である。咬合縁は辺縁隆線の走行に対応して頬側に偏位している。頬側縁の彎曲はごくわずかであり、口蓋側縁は明らかに凸彎曲し、頬側に傾斜している。歯頸線は緩やかな凹彎曲を示す。セメント-エナメル境はやや咬合面寄りにあり、アーチ状ではなく波形に走行する。近心面は遠心面よりやや小さく、強く彎曲する。また、根分岐部から歯軸方向に歯冠まで達する凹状の根面溝が見られる。したがって歯頸部の水平断面は腎臓形である。

咬合面観（図1-17、d）

外形線は隣接側の辺縁とだけ一致し、横に長い矩形でほぼ囲むことができる。咬合面のほか、口蓋側面および頬側面の一部を見ることができる。頬・口

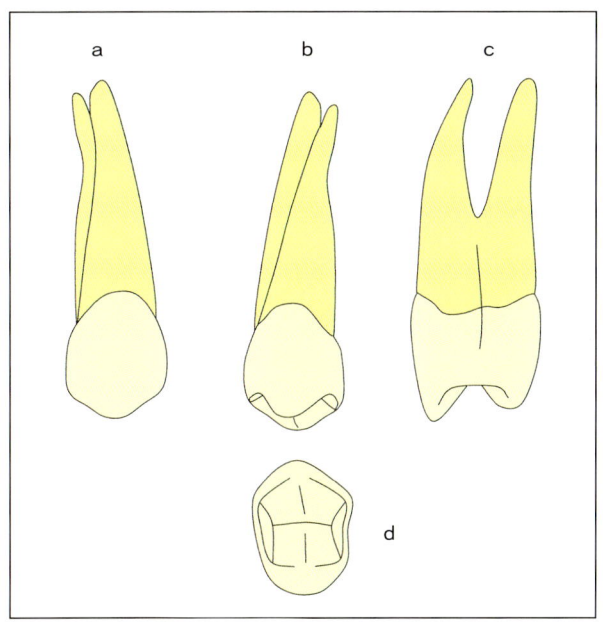

図1-17　上顎右側第一小臼歯。a　頬側、b　口蓋側、c　隣接側、d　咬合面側。

蓋方向に長い咬合面は外形線より狭い。

頬側外形線はアーチを描くのではなく屈折する。その近心辺は遠心辺より長く、彎曲もわずかであり、口蓋側へ急傾斜する。遠心辺はやや強く彎曲し、短い（逆の形態的・彎曲的特徴）。頬側面は小面から成り近心頬側小面は遠心より広く、彎曲がわずかである。小面はとくに咬合面側に顕著である。隣接側外形線への移行は曲線的である。

頬側外形線の接線は近遠心の隣接側外形線の接線とそれぞれ鋭角を構成する。遠心の角度は近心よりやや小さい。

隣接側の外形線は辺縁隆線と一致し、遠心はほぼ直線か、わずかに凸彎曲する。近心は遠心よりやや短く、中央部がわずかに凹彎曲する。二つの隣接側外形線は口蓋方向に収斂し、明瞭な辺縁を示すことなくアーチを描いて口蓋側外形線へ移行する。口蓋側外形線は楕円を描き、その頂点は近心寄りに位置している。

咬合面は頬側へ顕著に偏位し、頬・口蓋側径は歯冠径より小さい。咬合面全体は、頬・口蓋方向に長く、口蓋方向に収斂する六角形でほぼ囲むことができる。頬側縁は頬側咬頭の咬頭頂とその近遠心咬頭隆線に一致し、口蓋側に開く鈍角を構成する。鈍角

の頂点は遠心寄りに位置し、その近心辺は遠心辺より長い。二つの辺は弧を描いて隣接縁へ移行する。隣接縁は辺縁隆線と一致し、外形線とともに口蓋方向に収斂する。口蓋側縁は口蓋側咬頭の尖頭および咬頭隆線に一致し、頬側に開くアーチを描く。その頂点は近心寄りにある。

咬合面には近遠心方向に走行する裂溝があり、その終端はそれぞれY字形に分岐し、辺縁隆線で三角を形成する。近心辺縁隆線は遠心より明らかに低い。裂溝からは二つの咬頭斜面がそれぞれ咬頭頂に向かって上昇する。口蓋側咬頭斜面は凸彎曲し、頬側咬頭傾斜は平坦でやや大きい。三角隆線の発達はわずかで、咬頭頂から咬合面中央に向かって面積が増加する。

歯根

上顎第一小臼歯のおよそ80％は二つの、水平断面が円形の繊細な歯根をもつ。一つは頬側、他の一つは口蓋側に位置する。単根歯においては近遠心側が顕著に平坦で、隣接面には長軸方向に深い裂溝が見られる。根分岐部の高さはさまざまであり得る。長軸は歯冠長軸より遠心に傾斜する（標準的な歯根の特徴）。

髄室と根管

髄室の隣接側は内側に押し込まれたように平坦である。咬頭方向に二つの髄角がある。歯根はそれぞれ水平断面が円形の根管一つをもつ。根分岐部より根尖側の根管の断面は楕円形で、分岐が不完全なこともある。まれには**大臼歯化**し、頬側根に付加的な二つめの根管をもつこともあり得る。

4.8　上顎第二小臼歯

特徴：

直方体、小面、咬頭２（同じ高さの頬側および口蓋側咬頭）、縦溝１、辺縁隆線２、通常は歯根１（水平断面は隣接側に溝のある頬舌方向に長い楕円形、場合によっては頬側根と口蓋根に部分的または完全に分岐）、通常は根管１（頬舌方向に長い楕円形、場合によっては二つの根管に部分的または完全に分岐）

頬側面観（図1-18、a）

頬側面は上顎第一小臼歯に類似するが、隅角の特徴は規則的である。頬側咬頭頂は近心寄りに位置し、したがって頬側縁の遠心辺は近心より長く、急な傾斜で歯頚方向に向かう。遠心隅角は近心より歯頚側に位置する。また近心より短く、顕著なアーチを描く。頬側からは舌側咬頭の遠心側を見ることができる。

口蓋側面観（図1-18、b）

口蓋側も上顎第一大臼歯に類似し、頬側面より狭い。口蓋側の咬頭頂は遠心よりに位置する。口蓋側と頬側の咬頭は高さが同じである。

隣接面観（図1-18、c）

頬側と口蓋側の咬頭を連絡するアーチ状の咬合縁（辺縁隆線）は、上顎第一小臼歯とは異なり、近遠心的に同じ高さである。

咬合面観（図1-18、d）

咬合面の構造は上顎第一小臼歯に類似するが、頬側咬頭は近心寄り、口蓋側咬頭は遠心寄りに位置する。咬合面は頬側に偏位している。

上顎第二小臼歯も咬合小面をもつが、形態的および隅角的特徴は規則的である。したがって近心の咬合小面は遠心より狭く、強く彎曲する。

頬側外形線の接線は近心および遠心外形線の接線と二つの鋭角を構成する。近心角の角度は遠心より小さい。

隣接側外形線は近遠心とも弱く連続する凸彎曲を示す。ただし近心は、部分的にわずかな凹彎曲を示す。二つの隣接側外形線は口蓋側に向かって収斂する。口蓋側縁の頂点は遠心に偏位している。

歯根

上顎第二小臼歯は80％までが単根歯である。歯根は隣接側に長軸方向の深い裂溝を示し、根尖部がわずかに分岐する。20％は部分的な分岐、あるいは二つの歯根に完全に分岐する。

髄室と根管

髄室は上顎第一小臼歯に類似する。多くは根管が

近遠心的に圧平され、扁平になっている。水平断面が円形の根管二つをもつこともまれではない。これら二つの根管は根尖方向へわずかに走行したのち合流するか、あるいは根尖孔のみを共有する。

4.9 下顎第一小臼歯

特徴：
　立方形、歯冠の舌側偏位、咬頭2（頬側咬頭は舌側咬頭より大きい）、横走隆線1、縦溝2（近心および遠心）、辺縁隆線2、歯根1（ほぼ円形）、根管1（円形）

頬側面観（図1-19、a）

　下顎第一小臼歯の構造は上顎第一および第二小臼歯に類似する。外形線は辺縁と一致し、頬側咬頭頂が近心寄りに位置する。咬合縁の遠心辺は近心辺より長く、歯頸側へ急角度で傾斜する。隣接縁への移行部は近遠心とも規則的な隅角の特徴を示す。遠心縁は近心より強く凸彎曲し、短い。近心と遠心の辺縁は歯頸側に向かって顕著に収斂する。歯頸線はアーチを描き、その頂点が遠心寄りに位置する。

舌側面観（図1-19、b）

　舌側面は頬側面より小さい。舌側方向からは近遠心の隣接面、および頬側咬頭の内斜面の一部とその辺縁隆線を見ることができる。舌側咬頭は頬側咬頭より明らかに小さく、咬頭頂は近心寄りに位置する。

隣接面観（図1-19、c）

　外形はほぼひし形（一方の二辺が頬側方向に、他の二辺が舌・口腔側方向に収斂する）で囲むことができる。頬側縁は不規則に彎曲する。
　頬側外形線の歯頸領域は強く凸彎曲し、このため咬合面側が舌側に著しく傾斜している。舌側外形線の彎曲は弱く、垂直であるか、または舌側にオーバーハングする。二つの外形線は、とくに頬側外形線の傾斜により、咬合面側に向かって収斂する。したがって、咬合面は舌側寄りに位置（歯冠の舌側傾斜）している。
　咬合面側の外形線は頬側および舌側咬頭に一致し、二つの強い凸彎曲を示す。頬側の凸彎曲は舌側よりはるかに高く、幅も広い。その頂点は楕円形を示し、咬合面観のほぼ中心に位置する。頬側の彎曲は弱くて狭く、咬頭頂は頬側に偏位している。これ

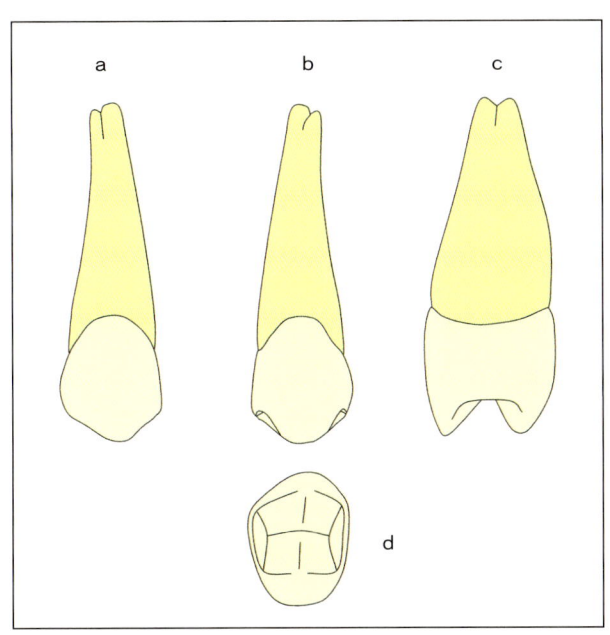

図1-18　上顎右側第二小臼歯。a　頬側、b　口蓋側、c　隣接側、d　咬合面側。

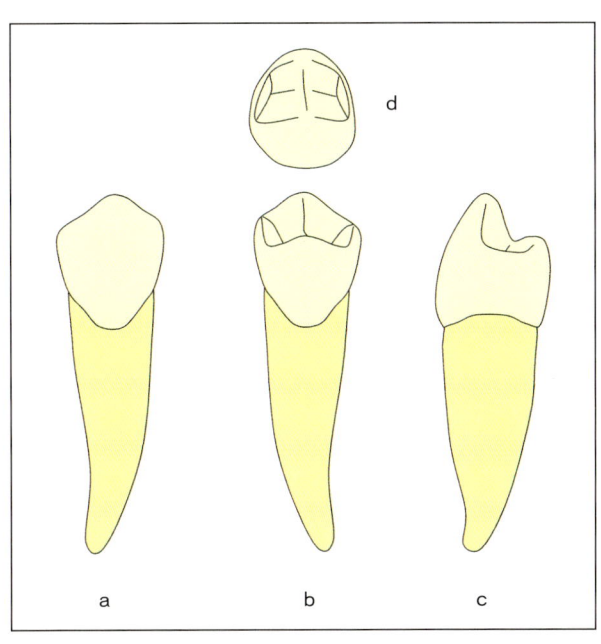

図1-19　下顎右側第一小臼歯。a　頬側、b　舌側、c　隣接側、d　咬合面側。

ら二つの彎曲を結ぶ外形線は咬合縁と一致し、やや凹彎曲して舌・歯頸方向に下降する。

隣接面そのものは台形で、その咬合縁は辺縁隆線と一致し、舌側寄りを走行する。

咬合面観（図1-19、d）

頰側縁は特徴として標準的な凸彎曲を示す。外形全体は正方形で囲むことができる。咬合面は舌側に偏位し、舌側および隣接側の外形線は辺縁と一致する。

二つの三角隆線は癒合し、横稜を形成している。したがって矢状方向の裂溝は近心小窩と遠心小窩に分断されている。

歯根

下顎第一小臼歯は単根歯である。歯根形態は隣接面方向に狭い平坦な円錐形で、長軸方向にかすかに裂溝が見られることもある。長軸は歯冠長軸より遠心に傾斜する（標準的な歯根の特徴）。

髄室と根管

髄室の水平断面は近遠心的に圧平されており、多くは頰側咬頭頂方向を示す一つの髄角をもつ。根管の水平断面は円形か楕円形である。

4.10 下顎第二小臼歯

特徴：

立方体、歯冠の舌側偏位、もっとも大きな小臼歯、咬頭3（高さの順に：頰側、近心舌側、遠心舌側咬頭）、縦溝1、舌面溝1、辺縁隆線2、歯根1（ほぼ円形）、根管1（円形）

歯冠（図1-20）

形態は下顎第一小臼歯と非常に類似しているが、三つの咬頭をもつ。もっとも大きいのは頰側咬頭で、舌側からは二つの舌側咬頭間の後方に突出して見える。近心舌側咬頭は垂直的にもっとも低く、遠心舌側咬頭は三つの咬頭のうちもっとも小さい。形態的および彎曲的特徴は標準的である。咬合面は歯冠の舌側偏位のため、同様に舌側寄りに位置する。

下顎第二小臼歯はわずかに屈折した縦溝、および舌側に向かう横溝をもつ。縦溝の近遠心はY字形に分岐し、それぞれ三角隆線を形成する。横溝は舌側面まで達し、ここに浅い舌面溝を形成する。

歯根

歯根は下顎第一小臼歯と同様に隣接面が平坦な円錐形である。

髄室と根管

髄室は近遠心方向が狭く扁平し、二つの髄角をもつ。根管の水平断面は、頰舌方向に長い楕円形である。

4.11 上顎第一大臼歯

特徴：

頰側方向に近心傾向のある収斂、咬頭4（高さの順に：近心口蓋側、近心頰側、遠心頰側、遠心口蓋側咬頭）、カラベリ結節、斜走隆線（近心舌側から遠心頰側間）、SchwarzのS、2種類の裂溝（屈折する裂溝：中心溝および頰面溝、彎曲する裂溝：中心溝および口蓋側溝）、辺縁隆線2、歯根3（口蓋側、近心頰

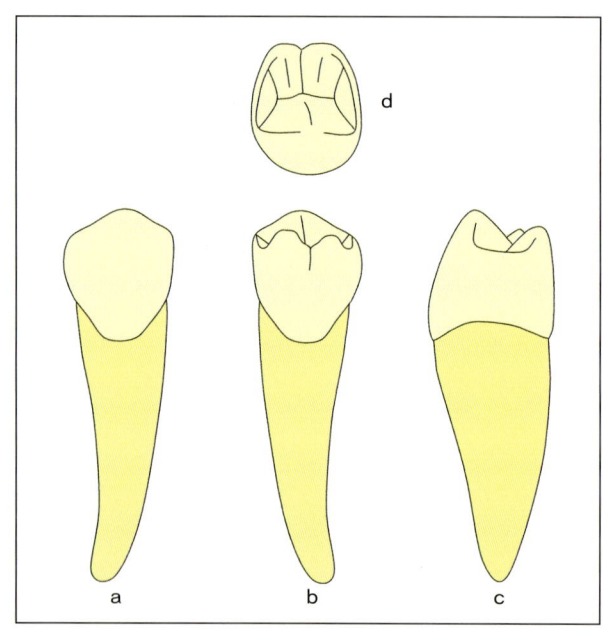

図1-20 下顎右側第二小臼歯。a 頰側、b 舌側、c 隣接側、d 咬合面側。

側および遠心頬側根）、根管3または4（口蓋側、場合によっては近心口蓋側、近心頬側、遠心頬側根管）

頬側面観（図1-21、a）

外形線は近心および歯頚側のみが辺縁と一致する。頬側からは本来の舌側面のほか、近心舌側咬頭の内斜面、斜走隆線および遠心面を見ることができる。頬側面は口蓋側より狭く、低い。近心舌側咬頭が二つの頬側咬頭の間から突出して見える。

咬合縁は二つの頬側咬頭頂およびその咬頭隆線と一致し、歯頚側に開く二つの鈍角を形成する。近心鈍角の頂点は高く位置し、その辺は遠心の尖頭におけるそれより長い。近遠心とも鈍角の辺は遠心のほうが長く、より強い傾斜で歯頚方向に上昇する。近心鈍角の遠心辺と遠心鈍角の近心辺が形成する鈍角の切れ込みからは、頬面溝の延長として浅い裂溝が頬側面に至り、ここで窩を形成していることもある。近心側への移行部は隅角をなし、遠心側への移行部は明瞭な彎曲を示し、歯頚寄りに位置する。

咬合縁の近心辺と遠心辺の接線は、近遠心の隣接縁の接線と二つの鈍角をなし、その角度は近心のほうが遠心より小さい。

近心縁は遠心縁より長く、凸彎曲が弱い。二つの辺縁は歯頚方向に収斂し、弧を描いて歯頚線へ移行する。歯頚線はほんのわずかに凸彎曲し、根分岐部の方向を示す小突起を作る。

口蓋側面観（図1-21、b）

外形線は近遠心のみが辺縁と一致する。口蓋側面は頬側より広く、高さも大きい。付加的に頬側咬頭の内斜面、咬合縁および近心面を見ることができる。

咬合縁は二つの舌側咬頭に一致し、歯頚側に開く二つの咬頭を形成する。近心咬頭の頂部は他の咬頭より高く、その辺ははるかに小さい遠心咬頭におけるそれより長い。二つの咬頭の近心辺はほぼ同じ長さであるが、遠心辺は歯頚方向へ強く傾斜する。近心咬頭の遠心辺と遠心咬頭の近心辺は鋭角の切れ込みを形成し、ここから舌面溝が顕著な裂溝として舌側方向に延長する。口蓋根まで連続することもある。

遠心鈍角の高さが二つの頬側咬頭まで達することはない。

近心および遠心の短い辺縁は彎曲が弱く、アーチを描いて歯頚線へ移行する。歯頚線は頬側より強く彎曲する。

口蓋側または近心舌側には、溝により大きな近心舌側咬頭から隔てられた独特の結節、すなわちカラベリ結節がある。カラベリ結節の頂部が咬合平面の高さに達することはない。

隣接面観（図1-21、c）

外形線が辺縁と一致するのは歯頚部のみである。隣接面は外形線より狭くて低い。頬側面、舌側面、二つの近心咬頭の咬頭内斜面、および斜走隆線の一部を見ることができる。遠心面方向からはさらに二つの低い遠心咬頭を見ることができる。

咬合面側外形線は頬側および口蓋側外形線と、近心二咬頭に対応する、咬合面方向に強く収斂する二つのアーチを描く。口蓋側のアーチははるかに高く大きい。頬側のアーチは低くて狭小な楕円形であり、その頂点は頬側寄りに位置している。咬合面側外形線の二つの弧を連絡する部分は、咬合縁に対応して凹形である。頬側外形線の凸彎曲は全体にわずかである。口蓋側外形線は明瞭に凸彎曲し、歯頚側ほど彎曲が著しく、全体的には頬側へ傾斜している。

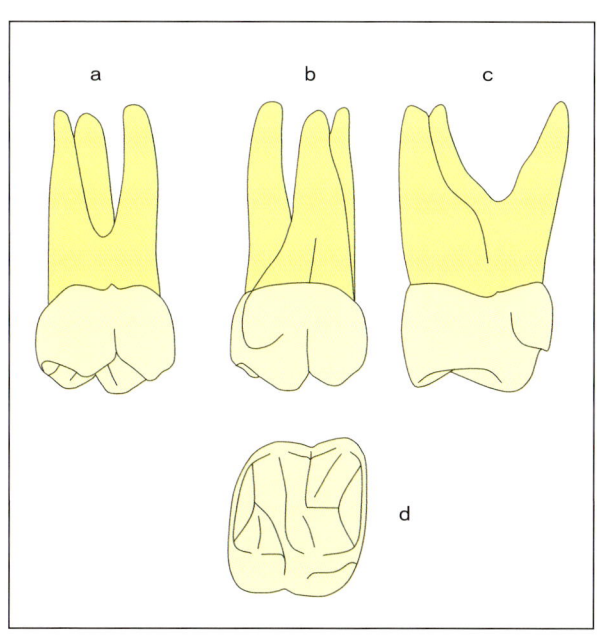

図1-21　上顎右側第一大臼歯。a　頬側、b　口蓋側、c　隣接側、d　咬合面側。

頬側外形線と口蓋側外形線は咬合面方向に収斂するが、これはとくに口蓋側外形線の傾斜に起因する。咬合面は頬側寄りに位置し、頬舌径は歯冠径より明らかに小さい。近心側からの観察では、口蓋側外形線の咬合面側が頬側に偏位し、カラベリ結節のため歯冠中央で二重に屈折している。

隣接面自体は台形で、咬合縁は頬側寄りに位置する。この辺縁は辺縁隆線と一致し、水平に、やや凹彎曲しながら走行する。そして頬側および口蓋側でアーチを描いて咬合面側に向かい、咬頭隆線へ移行する。頬側縁の彎曲は弱く、口蓋側縁は明瞭に凸彎曲して頬側へ傾斜する。歯頸線は緩やかに彎曲し、エナメル質の突起が根分岐部の方向を示すこともある。セメント - エナメル境は、隣接側では咬合面側寄りにあり、波形に走行する。近心面は近心よりやや大きく、豊隆はわずかである。

咬合面観（図1-21、d）

外形線は隣接側のみが辺縁と一致し、ほぼひし形で囲むことができる。このひし形のうち二辺はやや近心寄りの頬側方向に収斂し、他の二辺は遠心方向に収斂する。咬合面側からは固有咬合面のほか、口蓋面、そしてわずかに頬側面を見ることができる。咬合面の頬舌径は外形線より狭い。

頬側の外形線は大きさの異なる二つの凸彎曲から成り、二つの彎曲間に切れ込みがある。近心の凸彎曲は遠心より大きく、いずれも近心が強く彎曲している。頬側外形線から近心外形線への移行部は、遠心外形線への移行部より明瞭な弧を描く。

二つの頬側凸彎曲の接線は近心側の接線と鋭角を、遠心側の接線とは鈍角をなす。近心側と遠心側の接線は頬側方向に収斂する。

隣接側外形線は辺縁隆線に一致し、わずかに凸彎曲するが、近心のほうが長く彎曲は弱い。二つの外形線は遠心口蓋側方向に開散し、明瞭な辺縁を示すことなく口蓋側外形線へアーチ状に移行する。口蓋側外形線は二つの凸彎曲から成り、その中央には明瞭な切れ込みが見られる。これら凸彎曲は遠心に偏位している。近心の凸彎曲は遠心より大きく、口蓋側寄りに位置する。

咬合面は頬側外形線まで偏位しており、近心頬側咬頭頂に始まる隆線が近心辺縁隆線、近心口蓋咬頭頂を経て斜走隆線に至る。この隆線は斜走隆線からさらに遠心頬側咬頭頂、遠心辺縁隆線を経て遠心舌側咬頭頂に終わる。この隆線は閉鎖されたリング状ではなく、上顎左側第一大臼歯ではS次形、右側第一大臼歯では逆S字形である（SchwarzのS）。

頬側縁は二つの頬側咬頭の尖頭および咬頭隆線に一致し、二つの口蓋方向に開く鈍角をなす。その頂部はいずれも近心寄りに位置する。近心頬側咬頭の二辺は長く、頂部はより頬側寄りにある。近心咬頭隆線は二つの咬頭とも遠心より短い。近心頬側咬頭の遠心咬頭隆線と遠心頬側咬頭の近心咬頭隆線が構成する頬側に開く角は、頬面溝が頬側咬合面の辺縁を越える部位である。近心頬側咬頭の近心咬頭隆線と遠心頬側咬頭の遠心咬頭隆線はそれぞれ隣接縁へ、すなわち近心および遠心の辺縁隆線へ移行する。近心辺縁隆線への移行は彎曲が強い。近遠心の隣接縁は遠心・口蓋側方向に開き、明瞭な辺縁を示すことなく口蓋側縁へ移行する。口蓋側縁は近遠心の舌側咬頭の尖頭および咬頭隆線と一致し、二つに分離した口蓋側に開く彎曲から成り、いずれも顕著に遠心へ偏位している。近心の彎曲は遠心よりはるかに大きく、遠心端が遠心舌側咬頭頂に至る。

これら辺縁の内側では、斜走隆線が近心舌側咬頭から遠心頬側咬頭まで咬合面を斜めに横断する。近心舌側咬頭の三角隆線と遠心頬側咬頭の三角隆線の連続である斜走隆線は、咬合面の裂溝を二つに分割している。近心の裂溝は頬面溝と、この縦溝に対し直角の頬側の横溝から成る。遠心の縦溝が口蓋側の横溝とともに彎曲して走行する遠心の裂溝は、近心のそれよりはるかに短い。近心の縦溝は口蓋側の溝とともにアーチ状に彎曲する。

縦溝の両端は隣接側でY字形に分岐し、三角状の辺縁隆線を形成している。近心辺縁隆線は遠心より高い。横溝は咬合縁を越えて頬側および口蓋側に至る。近心舌側咬頭の三角隆線はほぼ頬・舌側方向に走行し、近心頬側および遠心舌側咬頭の三角隆線は咬合面の中心方向に、斜めに走行する。

斜走隆線の手前で二つの頬側咬頭と近心舌側咬頭との間に位置する窩は中央窩と呼ばれる。正常咬合においては、ここに下顎第一大臼歯の遠心頬側咬頭がコンタクトする。下顎が側方へ運動するとき内方へ向かう（mediotrusion）非作業側では、この遠心

頬側咬頭が近心舌側咬頭の手前で中央窩から離開する。このため近心舌側咬頭は、かなり遠心寄りに位置している。作業側では、対合歯の咬頭が外側へ旋回し（laterotrusion）、二つの頬側咬頭の間を通過する。このため上顎大臼歯の二つの頬側咬頭は大きく離れている。下顎大臼歯の運動と上顎大臼歯の関係には、咬合面の頬側傾斜（ウィルソン彎曲）も重要な役割を果たす。上顎大臼歯は頬側に傾斜しており、したがって二つの頬側咬頭は頬・歯頸側寄りに位置する。これにより保証されるフリースペースは、対合する咬頭の干渉のない滑走を可能にする。

近心舌側には独特の溝に隔てられたカラベリ結節が位置することがあり、これにより大きな近心舌側咬頭が分割され、視覚的に小さく見せることがある。

歯根

上顎第一大臼歯は三つの歯根をもち、うち二つは頬側に、一つは口蓋側にある。近心頬側および遠心頬側根の水平断面は頬舌方向に長い楕円形であり、近心頬側根のほうがよく発達している。口蓋根は最大の歯根で、水平断面は近遠心に長い楕円形である。口蓋根は頬側根の分岐部の遠心に始まり、その口蓋側には垂直方向の顕著な裂溝がある。遠心頬側根と口蓋根が癒合していることもある。

髄室と根管

髄室は側壁が内側に凹彎曲する箱形で、四つの、それぞれ咬頭頂方向を示す髄角をもつ。近心頬側根の根管への入り口は近心・頬側寄りにあり、水平断面は頬舌方向に長い楕円形である。近心舌側根は付加的な根管を有することもある。口蓋根および遠心頬側根の根管の入り口はほぼ同じ高さで、通常は斜走隆線の位置にある。口蓋側の根管はもっとも大きく、水平断面は近遠心に長い楕円形である。遠心頬側根はもっとも細く、水平断面は円形である。髄床底から三根分岐部に向かう細い付加的な根管（髄床管）が見られることもある。

4.12 上顎第二大臼歯

特徴：
舌側、そしてやや遠心方向に収斂、咬頭4（高さの順に；近心舌側、近心頬側、遠心頬側および遠心舌側咬頭）、縦溝1、横溝2（頬側、口蓋側）、辺縁隆線2、歯根3（口蓋側、近心頬側および遠心頬側根）、根管3（口蓋側、近心頬側および遠心頬側根管）

歯冠（図1-22）

歯冠形態は上顎第一大臼歯によく似る。通常は四つの咬頭をもち、そのうち近心舌側根がもっとも大きい。咬合面はひし形で囲むことができる。遠心舌側咬頭の発達は第一大臼歯におけるそれより明らかに弱く、したがって近遠心の隣接面は口蓋側、そしてやや遠心方向に収斂する。通常、斜走隆線は見られず、辺縁隆線と頬側および舌側縁が咬合面を囲む。縦溝は2ヵ所で屈折し、近遠心端でY字形に分岐する。二つの屈折部からは頬側と口蓋側方向に横溝が走行し、辺縁を越えて頬側面と口蓋側面に至る。

歯根

上顎第一大臼歯と同様に三つの歯根をもつ。もっとも大きい口蓋根は、二つの頬側根の分岐部から派生する。近心頬側根と口蓋根は癒合していることもある。

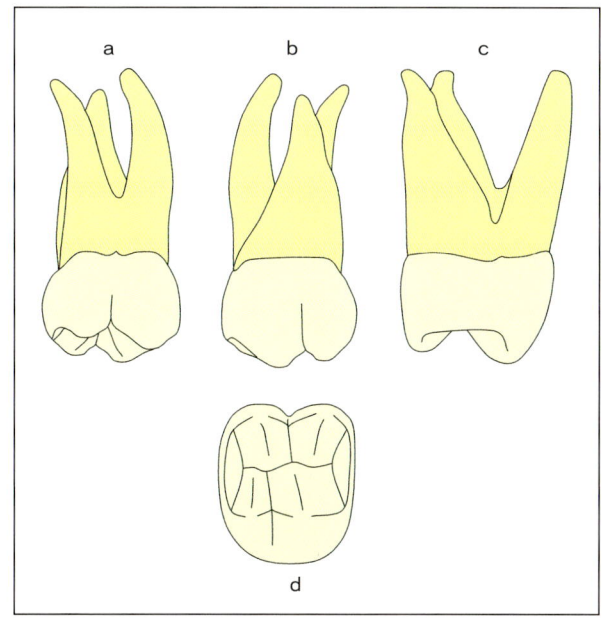

図1-22 上顎右側第二大臼歯。a 頬側、b 口蓋側、c 隣接側、d 咬合面側。

髄室と根管

髄室および根管は上顎第一大臼歯に類似する形態を示す。

形態的に特殊なケース

前記したいわゆる標準的な形態のほか、以下のような形態もあり得る：

a）上顎第一大臼歯に類似するが、遠心頰側咬頭が小さい。カラベリ結節様の結節が形成されていることもある。
b）遠心舌側咬頭が欠如する三咬頭歯。斜走隆線様の隆線が辺縁隆線の機能を担う。その遠心には未完成の辺縁隆線と、アーチ状のかすかな裂溝がある。この形態における髄室は三角柱形で、髄角は三つである。

4.13　上顎第三大臼歯

特徴：

上顎大臼歯の基本構造を有するが、形態的に多様である

歯冠

三咬頭の上顎第二大臼歯に類似するが、多くはやや小さめである。栓状歯から三咬頭歯まで、さまざまな形態があり得る。

歯根

多くは三つの発達の悪い、根尖側が彎曲した歯根をもつ。3根が癒合（いわゆる樋状根）し1～3の根管をもつこともある（taurodontism）。

4.14　下顎第一大臼歯

特徴：

歯冠の舌側偏位、ヒトの歯列中で最大の歯。咬頭5（高さの順に；近心舌側、遠心舌側、近心頰側、遠心頰側および遠心咬頭）、縦溝1、横溝3（近心頰側、舌側および遠心頰側）、辺縁隆線2、歯根2（近心および遠心根）、根管3（近心頰側、近心舌側および遠心根管）

頰側面観（図1-23、a）

外形線は辺縁と完全には一致しない。頰側からは固有頰側面のほか二つの舌側咬頭の内斜面を見ることができる。舌側咬頭はいずれも頰側咬頭より高く、三つの頰側咬頭の間に突出して見える。

咬合縁は頰側咬頭に一致し、これらの咬頭はそれぞれ歯頸方向に開く鈍角である。近心頰側咬頭頂は遠心頰側咬頭よりやや高く、近遠心の咬頭隆線もやや長い。遠心咬頭は明らかに小さく、咬頭頂は遠心の歯頸方向に下降する彎曲上に位置する。近心咬頭は、近心咬頭隆線が遠心咬頭隆線よりやや長い。他の二つの咬頭は近心咬頭隆線のほうが遠心咬頭隆線より短い。遠心咬頭隆線は歯頸側に向かってより強い傾斜で下降する。遠心頰側咬頭は他の咬頭と二つの切れ込みをなし、これら切れ込みの延長として頰面溝が頰側面まで走行し、ここに浅い溝を形成する。中心溝の延長としての裂溝は長く、その末端に小さな窩が見られることもある。遠心頰側の横溝はごく浅いものである。近心縁への移行部は隅角をなす。遠心縁への移行部は明瞭なアーチを描き、歯頸側寄りに位置する（標準的な隅角の特徴）。

咬合縁の近心および遠心縁との接線は、それぞれ隣接縁の接線と鈍角をなすが、その角度は近心のほうが小さい。

近心縁は遠心より長く、凸彎曲が弱い。近遠心縁は歯頸側に向かって収斂し、アーチを描いて歯頸線へ移行する。歯頸線の走行はわずかに凸彎曲する程度であり、根分岐部の方向を示す棘をもつ。

舌側面観（図1-23、b）

外形線は歯頸側のみが辺縁と一致する。舌側面は頰側面より狭くて高い。三つの頰側咬頭のほか、隣接面を見ることができる。二つの舌側咬頭間の後方に遠心頰側咬頭が突出する。

咬合縁は二つの舌側咬頭と一致し、これら舌側咬頭は歯頸側に開く。近心舌側咬頭頂は遠心舌側咬頭より高く、近遠心とも辺が長い。近心舌側咬頭の遠心辺と遠心舌側咬頭の近心がなす角の頂点から、舌面溝の延長として浅い裂溝が舌側面まで走行し、その末端に小さな窩を形成することがある。

近心縁とやや短い遠心縁はわずかに凸彎曲し、歯頸方向に収斂したのち、アーチを描いて歯頸線へ移

行する。わずかに凸彎曲する歯頸線には、根分岐部の方向に向かう棘がある。

隣接側面観（図1-23、c）

外形線は歯頸側、部分的には咬合縁だけが境界線と一致し、二辺が咬合面・舌側方向に、他の二辺が頬・歯頸側方向に収斂するひし形で囲むことができる。固有隣接面は外形線より狭くて低い。頬側面、舌側面そして二つの近心咬頭の内斜面を部分的に見ることができる。隣接側からはすべての咬頭、少なくともその一部を見ることができる。

咬合面側外形線は、頬側および舌側咬頭により、アーチ状の強い凸彎曲が示される。これらの彎曲は近心頬側咬頭と近心舌側咬頭に相当する。頬側の彎曲は低く、幅が広くて丸い。最大豊隆部は咬頭のほぼ中央に位置する。舌側の彎曲は高く尖り、頂点が咬合面寄りに位置する。二咬頭間の外形線は辺縁隆線に一致し、咬合縁をなす。辺縁隆線は水平に走行し、わずかに凹彎曲したのち、アーチを描いて頬側および舌側咬頭隆線へ移行する。

頬側面は不規則に凸彎曲し、舌側に大きく傾斜する。歯頸部は彎曲がとくに顕著であり、このため咬合面はさらに大きく舌側に傾斜している。舌側面の凸彎曲は弱く、ほとんど垂直か、さらには舌側にオーバーハングしている。頬側と舌側の外形線は、とくに頬側面の傾斜と彎曲のため咬合面・舌側方向に収斂する。咬合面の頬舌径は歯冠最大幅径より明らかに小さく、舌側へ著しく偏位している。

隣接面自体は台形である。咬合縁は辺縁隆線に一致し、舌側寄りにあり、水平でわずかに凹彎曲する。頬側縁は強く凸彎曲し、舌側に傾斜する。舌側縁は直線的で垂直である。歯頸線は緩やかな凹彎曲を示す。隣接側のセメント-エナメル境はやや咬合面側に位置し、その走行はわずかに波形である。近心面はやや大きく、彎曲は遠心に比べ弱い。

咬合面観（図1-23、d）

外形線は隣接側と舌側だけが境界線と一致し、長く伸びた五角形でほぼ囲むことができる。咬合面（咀嚼面）の頬舌径は歯冠最大幅径より狭い。頬側面を見ることができる。

頬側縁は三つの凸彎曲から成り、その合流部にはそれぞれ浅い切れ込みがある。近心頬側咬頭は幅がもっとも広く、遠心頬側咬頭はもっとも頬側に位置する。遠心咬頭は他の二つよりはるかに小さい。近心の頬側面は遠心より強いアーチを描いて隣接面へ移行する。

隣接縁は辺縁隆線と一致し、弱い凸彎曲を示す。近心縁は遠心よりやや長く、彎曲がより弱い。二つの隣接縁は舌側方向に収斂し、明瞭な境界なしに弧を描いて舌側面へ移行する。

舌側縁は近遠心の舌側咬頭により二つの頬側に開く彎曲を示す。これら彎曲は溝によって分かれており、近心は遠心より大きい。

三つの頬側咬頭のそれぞれ近遠心方向に接線を引くと、舌側に大きく開く鈍角が形成される。近心頬側咬頭に対する接線は二つの舌側咬頭に対する接線とほぼ平行に走行する。遠心頬側咬頭と舌側咬頭に対する接線は明らかに遠心方向に収斂する。頬側縁に対する接線は隣接側のものと二つの鋭角を形成する。その角度は近心側が遠心より明らかに小さい。二つの隣接縁に対する接線は舌側方向に収斂する。

咬合面は舌側に偏位しており、その舌側縁および隣接縁はそれぞれの外形線と一致する。頬側縁は頬側咬頭頂およびその隆線と一致し、三つの舌側に開

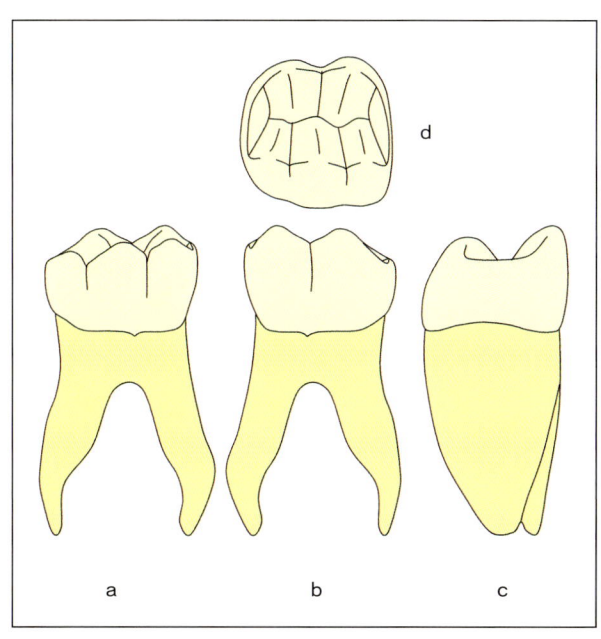

図1-23　下顎右側第一大臼歯。a　頬側、b　舌側、c　隣接側、d　咬合面側。

く鈍角をなす。これら鈍角は頬側方向に開散する。近心鈍角の近心辺は遠心より長い。遠心咬頭は他の二つの咬頭よりはるかに小さく、明らかに舌側寄りに位置している。近心咬頭の近心咬頭隆線と遠心咬頭の遠心咬頭隆線はアーチを描いて隣接縁、したがって辺縁隆線へ移行する。近心隅角は遠心より明瞭である。

咬合面には3ヵ所で屈折しながら近遠心方向に走行する縦溝がある。その近遠心端はY字形に分岐して、それぞれ辺縁隆線を形成する。近心の辺縁隆線は遠心より高く位置する。縦溝の屈折部からは三つの横溝、すなわち頬側、舌側および遠心頬側の横溝が走行し、固有咬合面を越えて頬側および舌側面に至る。

咬頭から縦溝に向かう咬頭内斜面の凸彎曲は頬側のほうが舌側より明瞭である。遠心頬側咬頭の三角隆線はほぼ頬舌方向に走行し、他の咬頭の三角隆線は咬合面の中心に向かって走行する。二つの舌側咬頭と遠心頬側咬頭に挟まれた領域は中心窩と呼ばれる。正常咬合においては、咬頭嵌合時に上顎第一大臼歯の近心舌側咬頭がこの中心窩にコンタクトする。下顎側方運動時には、非作業側における(mediotrusion)上顎近心舌側咬頭がこの中心窩を離れ、かなり近心寄りに位置する遠心頬側咬頭の遠心に向かって通過する。このとき遠心咬頭を越えて滑走できるよう、下顎第一大臼歯の遠心頬側咬頭は低い。作業側においては(laterotrusion)、上顎第一大臼歯の近心舌側咬頭が二つの舌側咬頭の間を通って旋回する。したがって下顎第一大臼歯の二つの舌側咬頭は大きく離れて位置している。

下顎第一大臼歯が**スピーの彎曲**に従い近心に傾斜していることも、上顎大臼歯と機能的に協調するために重要な意味を有する。したがって機能的に遠心頬側咬頭頂は、形態的には高い近心頬側咬頭頂より咬合面側に高く位置する。

歯根

下顎第一大臼歯は近心と遠心にそれぞれ一つの歯根をもつ。水平断面はいずれも楕円形で、頬舌方向に長い。二つの根尖方向に開散することもある。近心根は遠心根より断面の長径が大きい。近心根の近心および遠心面、遠心根の近心面にはほぼつねに長軸方向に走行する明瞭な溝が見られる。3根以上の下顎第一大臼歯は非常にまれである。

髄室と根管

髄室はほぼ立方形で、咬頭頂の方向に向く五つの髄角がある。近心根の根管は二つ、遠心根は一つである。近心頬側および近心舌側根管の多くは内径が狭く、遠心根管の内径はつねに大きい。二つの近心根管がさまざまな高さで癒合することもある。

4.15 下顎第二大臼歯

特徴：

歯冠の舌側偏位、頬側方向の収斂、咬頭4（高さの順に近心舌側、遠心舌側、近心頬側および近心頬側根）、縦溝1、横溝2（頬面および舌面溝）、辺縁隆線2、歯根2（近心および遠心根）、根管3（近心頬側、近心舌側および遠心根管）

頬側面観（図1-24、a）

下顎第二大臼歯は第一大臼歯に類似するが、咬頭は四つで、遠心咬頭は欠如する。近心頬側咬頭は遠心頬側咬頭より高く、これら二つの咬頭間から頬面溝が頬側面まで走行し、その末端に小さな窩を形成している。セメント-エナメル境はほぼ直線的で、根分岐部の方向を示す棘がある。頬側からは近遠心の隣接面、および二つの舌側咬頭を見ることができる。舌側咬頭は頬側咬頭より高い。

舌側面観（図1-24、b）

舌側は下顎第一大臼歯に類似する。舌側面は頬側面より大きい。

隣接面観（図1-24、c）

歯冠の舌側偏位が顕著で、頬側面が舌側へ強く彎曲する。舌側面は直線的であるため、結果、舌側への強い傾斜を示す。

咬合面観（図1-24、d）

外形線は矩形で囲むことができ、咬合面が舌側に偏位している。舌側および近遠心の辺縁は外形線と一致する。隣接面は頬側方向に収斂し、二つの舌側

咬頭がわずかながら遠心寄りに位置する。縦溝が一つで、その近遠心端はＹ字形に分岐し、辺縁隆線を形成する。頬面および舌面溝は非常に接近していることも多い。これらの横溝は固有咬合面を越え、それぞれ頬面および舌側面を走行する。

歯根

歯根は下顎第一大臼歯に類似する。近遠心根とも多くは遠心に彎曲する（標準的な歯根の特徴）が、間隔は一定である。

髄室および根管

髄室および根管もまた下顎第一大臼歯に類似する。近心根は、水平断面が頬舌方向に長い楕円形根管一つだけのこともある。また二つの根管が根尖側で癒合することもある。

4.16 下顎第三大臼歯

特徴：

下顎大臼歯の基本構造を有するが、形態的に多様である

歯冠

歯冠は多くが下顎大臼歯に類似し、四つの咬頭をもつが小さい。咬頭が三つ〜六つまでのさまざまな形態があり得る。

歯根

多くは近心根と遠心根をもち、根管は二つまたは三つである。歯根が屈折、彎曲し、あるいは近遠心根が相互に鉗子状に狭窄していることもまれではない。

5．歯形彫刻

5.1 材料と器具

歯形彫刻の材料としては、暗色の硬いミリングワックスの使用を勧める。暗色は光の反射を減少させ、彫刻した微妙な構造間の視覚的識別を容易にするからである。適切な硬度のワックスを使用する

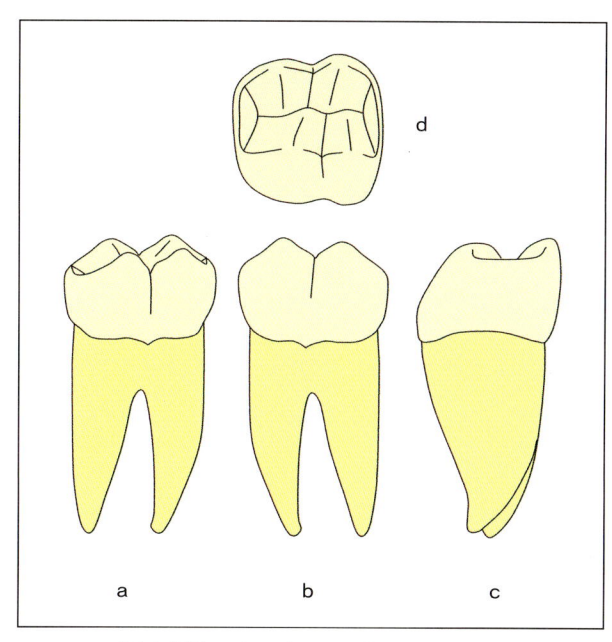

図1-24　下顎右側第二大臼歯。a　頬側、b　舌側、c　隣接側、d　咬合面側。

のは、これを把持する手指により温められ、可塑性になるのを防ぐためである。温度が適切であれば硬質ワックスは薄片状に正確にカットすることができる。歯形彫刻のほとんどの工程には、刃が鋭利でなく、外科用の大型メスに類似する従来型ワックスナイフの使用を勧める。咬合面の細部形態の仕上げには、一般に市販されている通称「デザインナイフ」が適する。これはペン軸に装着して使用する小さな槍形の刃で、非常に正確な彫刻を可能とする。

5.2 彫刻法

彫刻は三次元形態の削合的形成法であり、ワックスをカットする操作は１回ごとに十分に考えてから進めなければならない。多量にカットしすぎた場合、あるいは誤った部位をカットした場合、それまでの作業を無駄にする危険があるからである。したがって、立体的な方向づけを見失うことなく作業に集中するためのシステマティックな彫刻法を勧める。咬合面の裂溝の細部にわたる彫刻に際しては、咬頭の正しい位置を忘れてはならない。まず大まかな形態を形成し、次いで細部構造を彫刻するのが基本であ

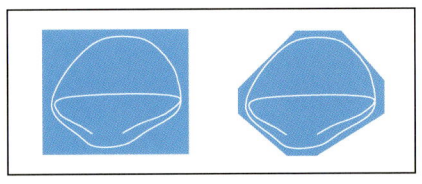

図1-25 切縁側。

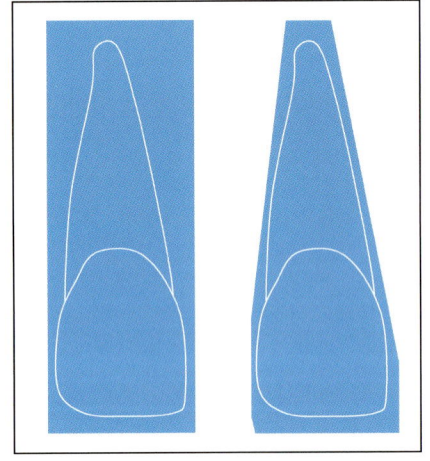

図1-26 唇側。

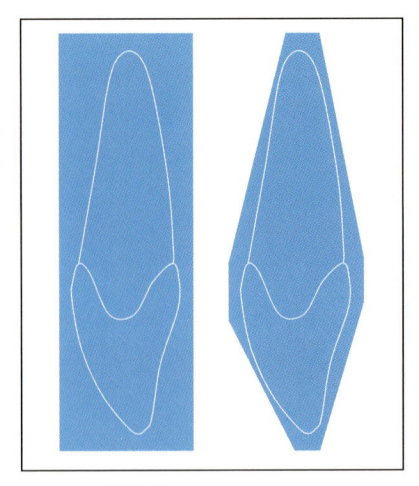

図1-27 隣接側。

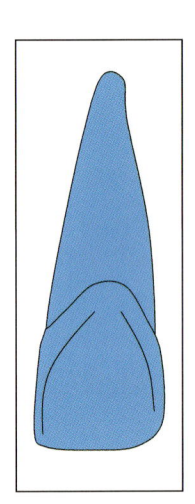

図1-28 口蓋側。

る。以下に、上顎中切歯を例として歯牙形態彫刻法の基本を説明する。

初めにワックスを直方体にトリミングする。各面の大きさは彫刻する上顎中切歯の切縁側、唇側および隣接側面の外形より1mmほど大きくする。これらの面に歯冠の外形線と辺縁、そして切縁、結節および歯根の外形線を刻む。

こののち、まず切縁より外側の余剰部分をワックスナイフで大まかに切り取る（図1-25）。その際には、本章4「**歯種別にみる形態**」で説明した外形線、口蓋方向の収斂および彎曲の特徴を考慮する。同様に唇側外形線の外側の余剰部分も、隅角の特徴、歯頸方向への収斂および歯根の特徴を考慮しながら切り取る（図1-26）。そして、このステップの最後に近遠心の余剰部分も、切縁方向への収斂と唇側および口蓋側面の彎曲を考慮しながら切り取る（図1-27）。次のステップとして、今度は歯根の円錐形を再現するとともに箱形の歯冠の角を除去し、丸くする。その際には、ワックスのブロックをつねにさまざまな方向から観察し、修正しながらナイフで削り取る方法を勧める。

こののち、小さなナイフを使用して口蓋側面の窩および辺縁隆線を彫刻する（図1-28）。

そして最後に、これまでの作業で便利な把持部として利用した歯根の最終的な仕上げを行い、セメント-エナメル境をわかる程度に彫刻する。最後に、例えば指先またはナイロンストッキングで表面を滑沢にする。

6．歯の大きさ

歯の大きさに関するデータをあえて本章の最後に示す。天然歯の大きさおよび比率は個人差が著しいからである。以下に示す計測データの平均値は参考値にすぎない。

	上顎			
	長さ		幅径	
	全長（歯冠＋歯根）	歯冠	近遠心	頬口蓋
中切歯	23.5mm	10.5mm	8.5mm	7.0mm
側切歯	22.0mm	9.0mm	6.5mm	6.0mm
犬歯	27.0mm	10.0mm	7.5mm	8.0mm
第一小臼歯	22.5mm	8.5mm	7.0mm	9.0mm
第二小臼歯	22.5mm	8.5mm	7.0mm	9.0mm
第一大臼歯	19.5〜20.5mm	7.5mm	10.0mm	11.0mm
第二大臼歯	18.0〜19.0mm	7.0mm	9.0mm	10.0mm
第三大臼歯	17.5mm	6.5mm	8.5mm	10.0mm

	下顎			
	長さ		幅径	
	全長（歯冠＋歯根）	歯冠	近遠心	頬舌
中切歯	21.5mm	9.0mm	5.0mm	6.0mm
側切歯	23.5mm	9.5mm	5.5mm	6.5mm
犬歯	27.0mm	11.0mm	7.5mm	7.5mm
第一小臼歯	22.5mm	8.5mm	7.0mm	7.5mm
第二小臼歯	22.5mm	8.5mm	7.0mm	8.0mm
第一大臼歯	21.5mm	7.5mm	11.0mm	10.5mm
第二大臼歯	20.0mm	7.0mm	10.5mm	10.0mm
第三大臼歯	18.0mm	7.0mm	10.0mm	9.5mm

参考文献

Ullik R, Sicherer H (3. Auflage von 1998): *Formenlehre der Zähne.* Verlag Wilhelm Maudrich, Wien – München – Bern

Reusch D, Lenze P, Fischer H (1990): *Rekonstruktion von Kauflächen und Frontzähnen.* Verlag Dr. Diether Reusch, Westerburger Kontakte, Westerburg

Feneis H (1982): *Anatomisches Bildwörterbuch.* Verlag Georg Thieme, Stuttgart – New York

第II章　咬合と咬交

A. G. Čelar

1．咬合

1.1　咀嚼器官の静力学と運動学

咀嚼器官（masticatory system）は補綴用語辞典（Glossary of Prosthodontic Terms）によれば次の要素で構成される：

・顎と歯槽突起および歯
・顎関節
・神経筋機構
・血管系およびリンパ系
・咀嚼筋群およびその関連筋群（拮抗筋群と協力筋群）
・舌、口唇、頬
・口腔粘膜
・粘液腺と唾液腺

歯科補綴治療においては、失われた「**形態**」の再現が重要な役割を持つ。形態とは、当然のことながら解剖学的形態だけでなく、機能的形態をも意味する。医学的にみるなら、義歯は解剖学的形態を代替するだけでなく、咀嚼器官の機能を可能なかぎり生理的に再現するものでなければならない。同じことは顎口腔系とその機能についても言える。

1.2　筋群の役割

咀嚼器官が正しく機能するためには、正常に発育した歯あるいは歯列、さらに歯槽を代替する補綴物が関連する構造と調和していなければならない。その構造として重要なものは筋群である。筋群は**咀嚼器官の解剖学形態**を決定し、その運動を可能にしているからである。筋群はさらに、歯とともに顎関節にさまざまな影響を及ぼす。

形態的な観点から見た筋群は、**歯の位置と歯槽突起**のもっとも重要な**決定因子**である。歯と歯槽突起は、対合歯と咬合して成長が停止するまで咬合面側に萌出する。これは上顎にも下顎にも共通する傾向である。筋の長さおよび力は、萌出力による下顔面1/3の**垂直的発育**をどこまで促すかを決定する。すなわち下顔面1/3は咀嚼筋の力と萌出力が**均衡する**点まで発育する。

歯と歯槽突起の**水平的位置**は歯列外側の**頬**および**口唇**、そして内側の**舌**によって決まる。歯の安定する位置は頬、口唇および舌の圧が均衡するところ（**中立ゾーン**）にあり、これにより歯列が形成される。診断および治療に際しては、筋に関するこの基本を考慮する必要がある。これは、例えば全部床義歯補綴だけでなく矯正治療においても、満足できる安定した結果を達成するために考慮する必要がある。さもなければ全部床義歯の位置的な誤り、矯正結果の後戻りの原因になる可能性がある。

筋群に関するこの考え方は、Mossが1954年に発表した「**ファンクショナル・マトリックスの理論**」とも一致する。Mossによれば呼吸や心拍動、咬合、咀嚼あるいは嚥下などの生理的機能は一次的に発達し、**軟組織の機能**、骨、靱帯は一次機能の結果として二次的に発達する。「ファンクショナル・マトリックスには骨膜およびカプセルマトリックス、そして顕微骨格的および肉眼的な単位が含まれる。」Mossは大きさの増大と変態を制御する遺伝素質の重要な意味を確認した。ただしMossが指摘したのは、主として軟骨および骨の形態を決定づける優位な構造としての軟組織に対する遺伝的影響である。

1.3 咀嚼器官の静的機能

上顎および下顎の歯は、静的ならびに動的**機能**を持つ。閉口時の上下顎歯列は必要な**顎間距離**を保つ「**咬合支持**」の役目を果たす。この支持は**顎関節**を負担から解放し、矯正的には**頭部の姿勢**に影響を及ぼす。例えば開口は頭部の後方への傾斜を容易にする。開口により前方筋群が「機能的に伸展」するからである。**全身の姿勢**もまた咬合支持および咀嚼筋と関連筋群を介して影響を受ける(矯正機能ないし機能不全(Nicolakisら 1998、2000、Karppinenら 1999))。また正しい上下顎関係で閉口する訓練は身体の姿勢を改善する。閉口時の上下顎関係が正しくなければ、その逆の影響を姿勢に及ぼす。姿勢と頭蓋下顎系が相互に影響し合うことは、これら報告のとおりである。

顎間距離を保つことは審美的な役割も果たす。顔面の比率はとくに下顔面高に影響されるからである(図2-1)。

顔面の審美性と表情は個人を特徴づけ、**コミュニケーション**の役割を果たす。微笑むときには上顎前歯の歯冠が見える。上顎前歯の**切縁をつなぐ線**の走行は**瞳孔線**と平行であることが望ましい。切縁は下唇、すなわち**湿唇と乾唇**の移行部上に位置する。上顎小臼歯の頬側咬頭と下顎第一大臼歯の近心頬側咬頭も見ることができる。上顎前歯の切縁および咬頭頂を結ぶ線は、下唇の上縁とともに**スマイルライン**を構成する。

口唇を閉じたときの調和(口唇を閉じることができる患者が緊張なく閉じた状態)は、顔面の表情に有利に作用する。前歯部が開咬し、口唇が開いたままの表情は、上下顎臼歯列がコンタクトしていても、ぼんやりして間の抜けた(ラテン語では stupere(開いている))な印象を与える。口唇を強制的に閉じたとしても、口唇周囲の筋群が過度に緊張するようでは調和のとれた表情とは言えない。

無歯顎者は、**口唇が陥没**し、**下顔面の短い**、高齢者特有の顔面形態を示す。このような高齢者は口唇周囲の審美性を改善することが必要である。つまり、下顎をより上方に引き上げ前方に押し出して、陥没して**仮性下顎前突**となった口唇の改善を試みるのである。

1.4 咀嚼器官の動的機能

下顎が運動するときには動的機能が発生する。この機能は**呼吸、咀嚼、嚥下、発音、パラファンクション**に関係する。パラファンクションとしては喰いしばり(クレンチング)、歯ぎしり(グラインディング)などのブラキシズム、咬唇、舌による歯への圧迫などがある。

パラファンクションは、一方では**心理**と咀嚼器官の相互関係を示している。パラファンクションを意識的に防ぐことは不可能である。多くは睡眠中、精神を集中する仕事あるいは肉体的負担がかかる仕事中に起こる(ストレス応答)。パラファンクションは、咀嚼器官に破壊的に作用しないかぎり生理的現象とみなすことができる。しかし強度なパラファンクションは著しい咬耗の原因となり、歯周組織を傷害する。またブラキシズムは乳歯の萌出後にすでに始まっていることが知られている。

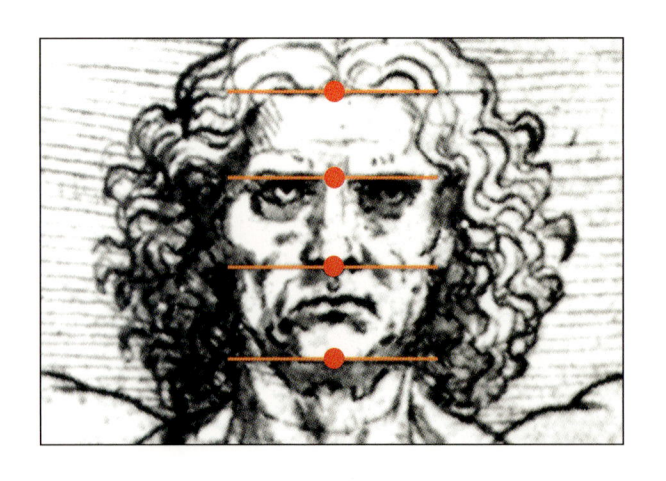

図2-1 顔面比率の単純な基準点:頭髪の生え際、鼻根、鼻下、オトガイ(レオナルド・ダ・ヴィンチ、ウィトゥルウィウス的人間)。

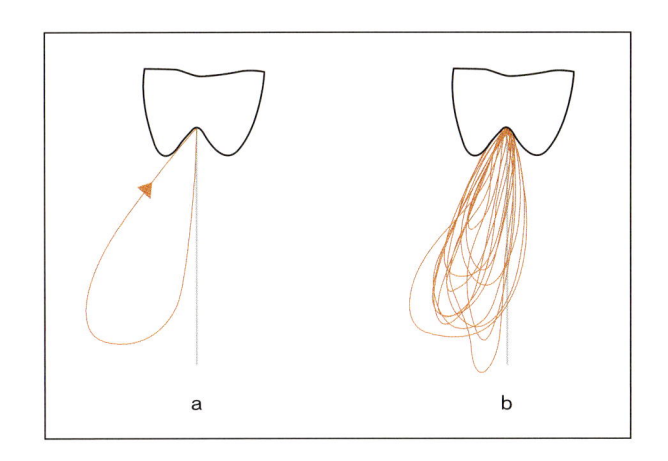

図2-2　a　前頭面で見る下顎の咀嚼運動（咀嚼運動ループ）、
b　咀嚼運動の連続的経路。

他方、ブラキシズムという形でのパラファンクションは歯の咬合干渉あるいは咬頭干渉（それが義歯か自然に萌出した歯列であるかを問わず）が原因であることもある。つまり誤った咬合接触の修正が予防のための一般的処置として、また**顎関節機能障害**の治療として行われるのはそのためである（Dawson 1989、Kirveskari 1998）。

呼吸

呼気が気道を正しく流れるときの呼吸は、ほとんど鼻呼吸である。口呼吸は空気を深く吸い込む深呼吸、あくび、あるいは長時間の肉体的負担を可能にする。

つねに口呼吸をしている場合口唇、口腔、上気道を乾燥させ、口唇の亀裂や歯肉炎、う蝕、アレルギー、集中力の低下あるいは頭痛を起こりやすくし、上顎前突や開咬の原因となり得る（Proffit 1993）。顔面および咀嚼筋群、ならびに舌は口腔顔面の発育に影響するが、口呼吸は親指その他の手指、ゴム製乳首（おしゃぶり）などをしゃぶる習慣、あるいは嚥下および発音機能障害と同様にその発育に悪影響を与える。また、口呼吸者の頭部は後方へ傾いている。

耳鼻咽喉科では、口呼吸の原因として肥大したアデノイドを切除する。場合によっては7〜8歳でアデノイドを切除する（**アデノイド顔貌**：安静位で口唇が閉じない、前歯部の前突、鼻呼吸の欠如による鼻腔の狭窄、口呼吸で舌の位置が低いことによる上顎の狭窄；舌は当然のことながら口蓋および歯列を形成する役目を果たす）。よって、口呼吸者には鼻呼吸の訓練をさせるべきである。

顎矯正治療とならび、**Garliner**の**筋機能療法**は口呼吸治療の基礎をなす。例えばゴムバンド、舌圧子、ボール、カスタムメイドのマウスピースを利用して口唇および舌の訓練をしたり、あるいは口唇を尖らせてシャボン玉を吹く筋トレーニングは、顎矯正治療を補助し後戻りを防止する。この筋機能訓練は、数ヵ月にわたり毎日実行しなければならない。

咀嚼

食物を噛むとき、下顎は垂直、側方および前後方向に運動する。下顎頭は開口時に前下方に移動する。下顎は閉口の初期に**側方へ偏位**する。食物は下顎の閉口運動により、下顎が**側方位から咬合位へ向かい**、咬合するときに粉砕される（図2-2）。この咀嚼運動経路（咀嚼サイクル）は**食物が硬いほど側方および後方に迂回する**。咬耗した歯列はより側方へ運動する傾向が強い。

咀嚼時の開口は、閉口より前方および近心で行われる運動である（Gibbsら 1981）。正常咬合における咀嚼サイクルは円滑であり、交差しない。不正歯列では運動経路が交差し、不安定である（GibbsとMessermann 1971）。

欠損歯のない歯列における食物の粉砕は臼歯部で行われ、第一大臼歯が咀嚼の中心をなす。**作業側の下側第一大臼歯は、遠心・外側からわずかに近心に向かって内側に運動する。非作業側の大臼歯は近心から後方へ運動する**。下顎頭も大臼歯と同様に運動する。

臼歯群は咀嚼時の咬頭嵌合位に向かう下顎運動によりコンタクトする（gliding contacts in the lateral retrusive range；Gibbsら 1981）。このコンタクトはまず非作業側に始まる。作業側は、食塊が次第に粉砕されるまでコンタクトしてこない。臼歯部とは異なり、切歯はコンタクトしない。

咀嚼運動を繰り返す下顎が描く咀嚼サイクルは、食塊の硬さだけでなく、臼歯の形態によってさまざまな角度を示す。咀嚼サイクルのパターンが垂直である場合は、第一大臼歯の咬頭の形態がなお良好に保たれていることを意味する。非作業側の臼歯の早期接触もまた咀嚼運動に影響を及ぼす。**大臼歯の咬頭が平坦**になれば、咀嚼サイクルは**側方にずれ**、その結果として犬歯が咬耗する。

以上は犬歯誘導を離開するための基本として理解すべきである（本章2「咬交」参照、61ページ）。大臼歯の咬頭が崩壊し、あるいは咬耗により平坦になると、犬歯誘導は1年以内に失われることがある。犬歯の修復に際してはこれを考慮する必要がある。上顎第一大臼歯の形態もまた重要な意味を持つ。場合によっては平坦になった第一大臼歯を同時に修復すべきである。これにより側方に傾斜していた咀嚼サイクルが垂直になり、犬歯の咬耗を防ぐことができる（Naito 2000）。

嚥下

嚥下は次の3相から成る：第1相：切歯と舌が食塊または液体をコントロールする；第2相：舌の挙上により食塊または液体が口蓋および上顎歯列弓に圧迫され、後方へ移動する；第3相：舌圧の高まりにより咽頭に入る。下顎と舌は嚥下時に後方に移動し、上下顎の歯列がコンタクトして下顎を支持する。歯列が支持する嚥下は **somatic swallow** と呼ばれる。

口蓋に対する舌の圧迫により下顎を支持するタイプの嚥下は乳歯萌出前の**幼児性**（infantile）ないし**内臓性**（visceral）嚥下、および無歯顎者における嚥下においては生理的なものである。舌が上下顎歯列の中間に位置する嚥下は**異常**（aberrant）**な嚥下**を意味し、顎関節および筋群の障害（筋関節症）を疑うことができる。歯のう蝕あるいは知覚過敏、さらには異常接触による下顎の偏位は正常な閉口を妨げ、幼児性嚥下への退行をもたらす。したがって有歯顎者の幼児性嚥下は機能障害の結果である。

口唇を完全に閉じることができない場合、液体を嚥下するために上下前歯間を舌で封鎖しなければならない（とくに前歯部開咬患者）。前歯群の舌による封鎖は、舌が前方に移動し、口唇または切縁を圧迫することにより可能となる。下顎の前方滑走は筋群に負担をかけ、顎関節周囲の咀嚼筋および関連する筋に症状を発現させることがある。また舌が歯列を圧迫する病的な嚥下は、歯周疾患や歯牙喪失の原因ともなり得る。

療法としては Garliner の筋機能療法および顎矯正法が適用される。この療法の本質的基礎をなすのは、さまざまな嚥下訓練、そして舌の正しい位置（切歯乳頭の後方）の学習である。

発音

発音は呼気の特殊型であると考えられるが、咽頭のほかに次の組織および機能が必要である：口唇、口蓋、口蓋帆、鼻咽腔、歯、下顎の運動。

歯は口唇と支持し、特定の発音（例えば d、f、s、sh、t、英語の th 音）に本質的に関与する。発音に関する基本的知識は補綴治療における重要な項目として考慮する必要がある。

f 音を発音するときには、上顎中切歯の切縁が下唇の乾唇と湿唇の間に位置すべきである。上顎中切歯の切縁が下唇に対し大きく後方に位置する場合、f 音の発音が不明瞭になる。

また、上顎前歯の過度な後方位は s 音（歯擦音）の発音にも影響する。s 音の発音には空気が流れるチャンネルが必要である。この s チャンネルは、口蓋と舌によって形成される。すなわち、舌が側方を封鎖することにより空気は口蓋皺襞領域を通過する。上顎前歯が過度に口蓋側に位置する場合、空気の流れが速すぎるため、s および sh 音は歯擦音が顕著になる。

下顎前歯が十分に唇側に位置していれば、sch および tsch 音の正確な発音が可能である。舌側に位置する下顎前歯は s 音を弱める（Heartwell と Rahn）。s 音を英語の th のように発音する**シグマティズム**（sigmatism）の原因には難聴、模倣および舌運動の病的機能障害のほか、顎の形態的欠陥や唇顎口蓋裂、歯の位置異常がある。高口蓋、上顎前歯の口蓋側面が過大であることもまたシグマティズムの

原因となり得る（sチャンネルの変形）。

　舌が上下顎前方歯群の間に位置する**歯間性シグマティズム**（sigmatismus addentalis）では舌尖が切歯の切縁に位置する。**側方性シグマティズム**（sigmatismus lateralis）におけるs音の欠如は、空気が舌側縁から口腔前庭に抜けるためである。

　英語のth音を発音するときには舌尖が上顎前歯の口蓋側に接触する。上顎前歯が著しく口蓋側に位置する場合、舌が口蓋側に強く接触してth音の発音を妨げる。また、著しく前方に位置する場合には舌が正しく接触せず、th音が歪む。

　上下歯列間の垂直距離もまた正確な発音に重要な意味を持つ。正常な発音時に**上下顎の歯列がコンタクトすることは絶対にない**（Lauritzen）。発音時の**最小発音空隙**（closest speaking space）は、患者にs音を発音させることにより知ることができる（Silvermanの**発音機能検査法**。これは上顎切歯の切縁の走行を下顎切歯の唇側に鉛筆でマークする方法で、**閉口時の走行線**（centric occlusion line）と**s音発音時の走行線**（closest speaking line））間の距離が**最小発音空隙**である。s音は長く発音させるか、60〜66までの数を数えさせる。このとき二つの線の間隔は0〜10mmである。

　有歯顎者の場合、この値を**抜歯前記録**（pre-extraction record）として記録しておけば、のちの補綴（例えば全部床義歯）時に患者本来の垂直距離を可能なかぎり正確に再現することができる。上下顎のいずれか一方、あるいは上下顎の全歯を喪失した患者においては、個人トレー（76ページ参照）あるいは辺縁の材料としてワックスを使用するレジンの床を製作する。トレーないしワックスの辺縁は上顎前歯部で口唇を支持させ、スマイルラインを利用して形成する。この床にs音発音時の最小発音空隙をマークし、上下顎はここからさらに2mm閉口したときにコンタクトすると想定する。発音時にコンタクトしてはならない。コンタクトする場合は垂直距離を修正する

か、または水平的被蓋（オーバージェット）の不正を修正する。蝋義歯の口腔内試適時にも、同じ操作でチェックする。

1.5 咬合

　咬合終末位（occludere：閉じる）とは、下顎が上顎に対しもっとも咬頭嵌合する**静的関係**を意味する。ドイツ語圏では1990年代の初めから**静的咬合**という用語が用いられるようになり、「**上下顎歯列の接触としての咬合**（BumannとLotzmann）」と定義されている。

　咬頭嵌合位（intercuspation、intercuspal position）とは対合する歯列の咬頭が相互に咬み合うことを意味する。良好な咬頭嵌合では1歯が二つの対合歯とコンタクトする。全歯を有する正常咬合においては、下顎中切歯と上顎第二大臼歯だけがこの**1歯対2歯**の理想的関係の例外をなす。咬頭対窩または咬頭対辺縁隆線の接触関係がもっとも安定した咬合位である。咬頭嵌合位を表すもっとも一般な略称はICPまたはIPである。

　上下顎の歯はほとんどの時間、**接触した状態にはなく**、下顎は**安静位**（rest position）にある。安静位とは開口筋、閉口筋および重力が拮抗した状態であり、上下顎歯列は**無意識的に2〜3mmの感覚**を保つ。この感覚は**フリーウェイ・スペース**（freeway space）または**安静空隙**（interocclusal rest space）と呼ばれる。

　安静位は、臨床的には緊張のない状態で椅子に座る患者に閉口を促し、口唇を緊張せずに閉じさせた状態で求める。m音をハミングさせて安静位を求めることもできる。このとき上下の口唇全体が緊張なく初期接触する。

　通常、安静空隙と発音時の最小発音空隙は一致しない（安静位における筋の緊張は非常にわずかであり、発音時の筋はより活性である）。

　上下顎の歯は、このほか咀嚼、嚥下およびパラファンクション時にも咬頭嵌合という意味で**コンタクト**する。嚥下時の接触は1秒まで、パラファンクション時には数秒間持続することもある（夜間のブラキシズムにおける接触は非常に長い）。肉体的に大きな負担がかかるとき、神経の集中が要求されるときにも上下顎の歯は接触する（喰いしばり）。

まとめ：咀嚼期間の機能

顎間距離	咀嚼	表情
顎の支持	嚥下	コミュニケーション
姿勢	呼吸	パラファンクション
顎関節の負担の軽減	発音	口腔顔面の発育
審美性		

1.6 咬合と歯列弓

上顎と下顎とでは歯列弓の幅が異なるので、上顎臼歯群の口蓋側咬頭は閉口時に下顎臼歯群の辺縁隆線および小窩とコンタクトすることができる。これはのちに「Angle の不正咬合分類」の項で説明する咬合関係の理想的な正常咬合にも不正咬合にも言えることである。

臼歯部では、上顎の口蓋側咬頭と下顎の頬側咬頭が荷重を負担する要素を持ち、これら咬頭は**粉砕咬頭**(stamp cusps)とも呼ばれる。

上顎臼歯の頬側咬頭と下顎臼歯の舌側咬頭は**剪断咬頭**(shearing cusps)と呼ばれる。剪断咬頭は食塊を効率的にすり潰す役目を果たす。

正常咬合における咬頭嵌合では上顎臼歯の口蓋側咬頭と下顎臼歯の頬側咬頭は、それぞれ対合歯の**咬合面窩**や辺縁隆線とコンタクトする。これら咬頭は咬合高径を支持するので**支持咬頭**(supporting cusps)とも呼ばれる。

咬耗のない歯列では、これら咬頭の咬頭頂は窩の最深部とはコンタクトせず、咬頭の口蓋側および頬側斜面、そして付加的に近心あるいは遠心辺縁隆線、三角隆線、さらに横走隆線とコンタクトする。これにより咬頭が最多 3 点で接触し、**確実な支持**が成り立つ(tripodism、tripodization)。咬耗が進むにつれて面で接触するようになり、場合によっては明確な下顎位が失われる。

図 2-3 に、Ash と Ramfjord が報告した正常咬合における上顎と下顎の「理想的な」コンタクト(location of centric stops)を示す。

1.7 臼歯の ABC コンタクト

咬頭対窩の原則によれば、臼歯の咬合面は側方面(前頭面投影上)に三つの点で接触する。上顎大臼歯の咬合面における三つの接触点は頬側咬頭内斜面、ならびに舌側咬頭内斜面および舌側咬頭外斜面に位置する。これら接触点は頬側から順に A、B、C コンタクトと呼ぶ(図 2-4、a)。

部分床義歯および全部床義歯補綴においては人工歯の A コンタクトを省略する。これにより、残る B および C コンタクトが顎堤の舌側寄りに荷重をかけ、義歯の転覆を防ぐことで(リンガライズドオクルージョン(lingualized occlusion))義歯の安定性を高める(Payne 1941、Gerber 1955、Pound 1970、Pound と Murrel 1973、図 2-4、b)。

人工歯に A コンタクトを与えた場合、食物を噛むときに生じる応力のため義歯が破折したり、顎堤に圧痕部が形成される傾向が強まる。

1.8 歯列弓の形態と被蓋

舌、口唇および頬は調和のとれた歯列弓を形成する役割を果たす。理想的な歯列弓とは欠損や位置異常歯のない歯列を意味する。その弓状の走行は幾何学的な形として説明することができる。すなわち、上顎臼歯の頬側咬頭頂、犬歯の尖頭および切歯の切縁を結ぶ線は**楕円**の 1/2 に相当し、下顎のそれは放物線を描く。

これにより上顎歯列弓は下顎歯列弓をオーバーラップすることができる(**前歯部被蓋**、**頬側被蓋**)。前歯部の垂直的被蓋、すなわち**オーバーバイト**(overbite、psalidodontia)は 2〜4 mm である。Angle(1899)はこれを歯冠長の 1/3 であると報告した。4 mm 以上の垂直的被蓋は**過蓋咬合**(ドイツ語では Deckbiss；被蓋咬合)と呼ばれる。下顎切歯が完全に被蓋されるような咬合も認められる。2 mm 以下の被蓋は**開咬**の傾向を意味する。切縁あるいは咬頭頂だけが接触する場合は**切端咬合**と呼ばれる。

上下顎前歯部の水平的被蓋(およそ 1〜3 mm)は

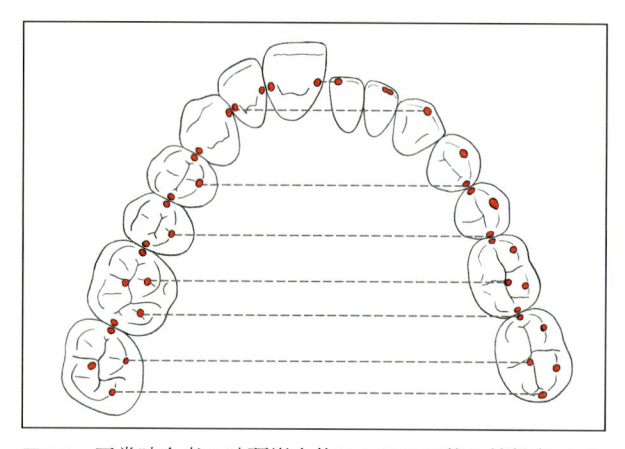

図 2-3 正常咬合者の咬頭嵌合位における可能な接触(Ash と Ramfjord の報告を基に作成した図)。対合する歯を点線で示す。

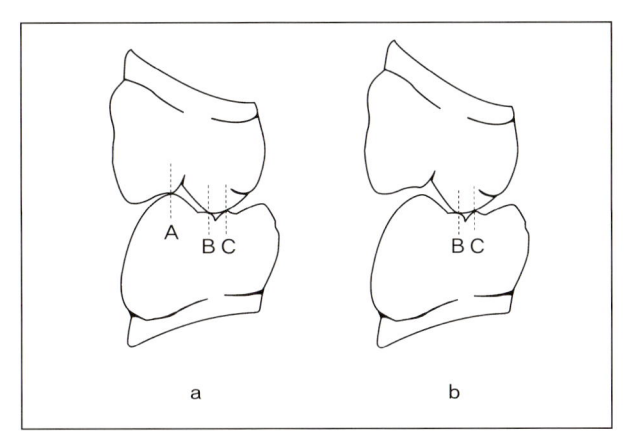

図2-4　a　ABCストップ、b　リンガライズドオクルージョンにおけるAストップを省いた側方的接触。

オーバージェット（overjet）と呼ばれる。全部床義歯補綴における人工歯排列には、**オーバーバイト**と**オーバージェット**の付与が要求される。

　臼歯部における2〜3 mmの**頬側の水平的被蓋**は頬粘膜が上下顎臼歯間に挟まれる（頬粘膜の咬傷）危険を防ぐ役割を果たす。咬合平面の側方彎曲は頬側の被蓋を強めている（本章「**ウィルソン彎曲**」参照、53ページ）。

　頬側被蓋はさらに対合歯に自由なスペースを保証し、これにより下顎は、上顎臼歯頬側咬頭の内斜面に妨げられることなく側方へ運動することができる。同様に前歯の前方および側方への滑走も容易にする。咬頭嵌合位から唇側および頬側に開くこの間隙は**インターコロナルフリースペース**（intercolonal free space）と呼ばれる（図2-5）。歯牙長軸の傾斜が不足するためインターコロナルフリースペースが小さすぎる患者は、咬合位への迅速な閉口が妨げられ、異常接触（干渉）の傾向を示す。切歯間フリースペースは下顎の自由な回転および滑走運動を可能にする。したがって下顎は前方および側方へ自由に運動することができる。

1.9　正常咬合、顎間関係異常、不正咬合

　前記した**正常咬合**（eugnathia）のさまざまな基本から逸脱する咬合関係は**不正咬合**（malocclusion）に属する。不正咬合には歯の位置異常、干渉、交叉咬合（50ページ参照）、歯列の無接触（本章「ノンオクルージョン」参照、51ページ）あるいは**顎間関係の異常**（dysgnathia）が含まれる。

　筋機能の異常とならび、**骨格的な異常**もまた不正咬合の原因となる。骨格的異常を正確に知るためには、頭部X線規格写真による分析が必要である。Sassouniは1962年、矢状面投影上で見るさまざまな顔面形態と不正咬合について報告し、正常に発育した形態を基準として分類した。正常咬合は、顎が頭蓋に対し前後的および左右的に**通常の位置**にあり、垂直距離が顔面方向へ一般的な角度をもって開散する場合に多く見られる（図2-6）。

1.10　骨格的不正の歯と歯槽による代償、垂直的代償および顎関節による代償

　矢状方向あるいは側方に偏位した顎は**骨格的不正咬合**の要因となり、歯列は正常咬合とは異なる咬合を示す。偏位を伴う歯の付加的挺出と傾斜、歯槽突起の傾斜の多くは、上下顎歯列弓に機能的な関係を保つための**歯と歯槽による代償**（デントアルビオラー・コンペンセイション）である。

　垂直距離もまた顎間関係の異常に影響する。垂直距離の不足による短い顔面はhypodivergence（Schudy 1964）ないし**短顔**（Benchら1977）と呼ばれる。例えば下顎が後方に位置する（下顎後退症：mandibular retrognathy）短顔では、下顎歯列の前上方位への移動を可能にするため、下顎は閉口時に前上方へ大きく回転する。これにより下顎歯列弓の後退位は改善され、前後的ディスクレパンシーの**垂直的代償**（バーチカル・コンペンセイション）として解釈さ

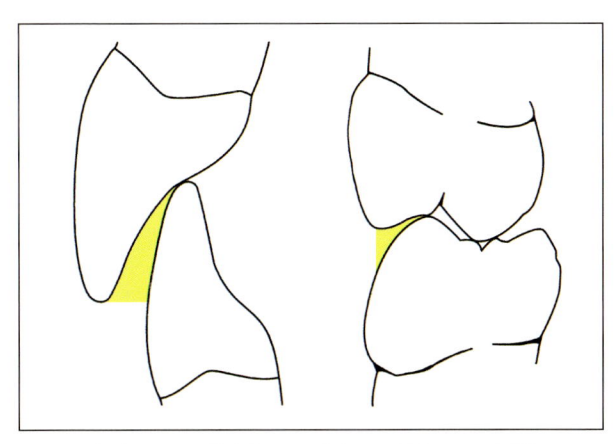

図2-5　緑色で示す前歯部と臼歯部の唇側および頬側のインターコロナルフリースペース。

れている(図2-7)。

Hyperdivergence(Schudy)ないし骨格的**長顔**(Benchら)は垂直距離が大きいことを意味し、**長顔症候群**(long-face syndrome)とも呼ばれる。下顎前方位における長顔は、上下顎歯列の対合を代償する役目を果たす。正常な開散に比べ、下顎がより前方・上方に回転するからである。これも垂直的な代償として説明することができる(図2-7)。

第三の骨格的不正に対する代償は**顎関節による代償**(アーティキュラー・コンペンセイション)である。下顎後退症では、下顎を前方へ押し出すことにより上顎との矢状的に正常な関係が得られる。このとき下顎が咬頭嵌合位にあれば、下顎頭は前方にあり、完全に関節窩の中には位置しない。前方への移動距離は、例えば2mmまたはそれ以上である。したがって下顎は、下顎頭が完全に関節窩中に位置するためには咬頭嵌合位から後方へ2mm滑走する。ただしこの状態では、上下顎歯列は咬頭嵌合しないことが多い。下顎が咬頭嵌合位で咬合できるとすれば、それは筋(外側翼突筋)の活性により下顎が付加的に牽引されるためである。これにより顎関節は、筋群とともに下顎の後退位を代償する。下顎頭は関節窩から関節結節に沿って移動する。

下顎後退位が関節的に代償されていた患者が歯を喪失した場合は、いかなる下顎位で補綴的処置をすべきかが問題となる。前方での咬頭嵌合を維持するためには、顎関節に疾患がなく、筋に症状がないことが前提条件となる。この前提条件が満たされない場合は、まず症状に対する前処置を行う。この治療により、適切な下顎位を得られることも多い。顎関節による代償の規模が大きいほど上下顎の切歯はコンタクトせず、オーバージェットのため前歯部が開咬する。

不正咬合を「正常な」咬合と区別する方法としては、骨格的パラメータのほか、以下に説明するAngleの不正咬合分類法が用いられる。

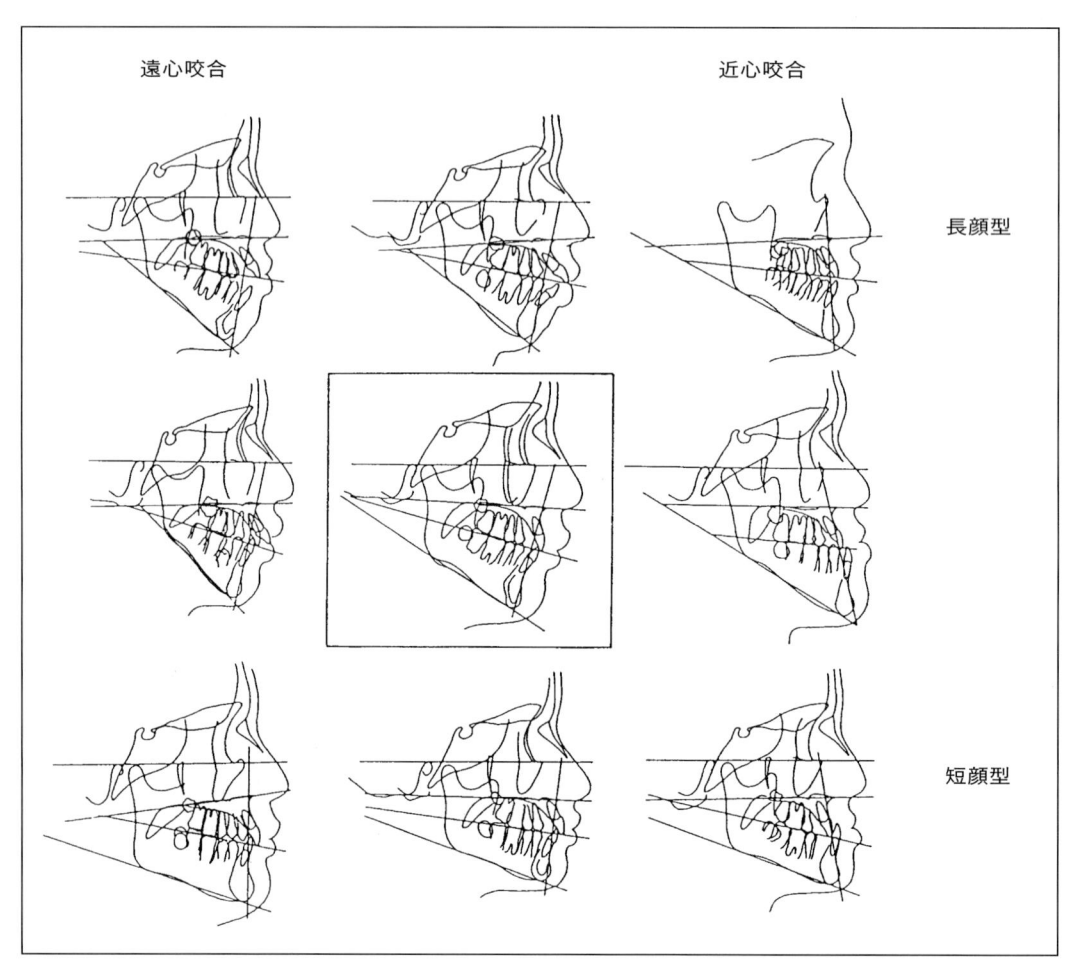

図2-6 Sassouniの法則に基づく垂直距離の顔面方向への開散。図の中央は正常な中顔発育型を示す(Sato 1991：Torin Books、東京)。

1.11 Angleの不正咬合分類

米国の歯科矯正学者 Edward H. Angle は1899年、上顎第一大臼歯の近心頬側咬頭を基準として咬頭嵌合位における上下顎の近遠心的関係により不正咬合を分類した（「咬合の鍵」）。

Angle I 級（中性咬合；neutrocclusion）：上顎第一大臼歯の**近心頬側咬頭**が咬頭嵌合時に下顎第一大臼歯の頬側溝に位置する。下顎が上顎に対し小臼歯の1/2幅だけ近心に位置するこの関係は、犬歯まで連続する（図2-8）。上下顎歯列弓は理想的に咬頭嵌合し、全部床義歯補綴では、この Angle I 級の関係を再現することが試みられる。ただし天然歯列における Angle I 級は、例えば過蓋咬合など歯のさまざまな位置異常や捻転などを伴うことがある（I 級症候群）。

Angle II 級（遠心咬合；distocclusion）：下顎第一大臼歯が I 級における位置より遠心に位置する。小臼歯の幅だけ遠心に位置する完全な II 級では、上顎第一大臼歯の近心頬側咬頭が下顎第二小臼歯の遠心辺縁隆線および第一大臼歯の近心辺縁隆線にコンタクトする。Angle II 級では、下顎歯列弓が小臼歯の幅の1/2だけ遠心に偏位している。1歯対2歯の関係は存在しない。下顎遠心咬合の規模は、1/2あるいは1/4より mm 単位で表記するほうが正確である。この方法では、上顎第一大臼歯の近心頬側咬頭から下顎第一大臼歯頬側溝までの距離を mm 単位で表記する。Angle II 級はさらに1類と2類に分類される。

II 級1類（class II /division 1、図2-9）：上顎歯列弓が狭く、切歯は**唇側転位**または傾斜し、下顎が両側とも遠心に咬合する。左右いずれか片側だけが遠心に咬合する場合は II 級1類の**亜類**（subdivision）として分類される：

II 級2類（class II /division 2、図2-10）：下顎両側が遠心に咬合する。上顎歯列弓は狭くなく、切歯が口蓋側に傾斜する。片側だけが遠心に咬合する場合は、II 級2類の**亜類**に細別される。

Angle III 級（近心咬合；mesiocclusion、図2-11）：下顎が小臼歯1歯分あるいはそれ以上、両側とも近心に咬合する。多くは切歯および犬歯が舌側に傾斜し、上顎と交叉咬合する。片側だけの近心咬合は Angle III 級の**亜類**に分類される。近心咬合の規模は mm 単位で表記すべきである。

Angle はさらに第四の class を設け、片側が近心咬合、反対側が遠心咬合をこれに分類したが、この分類は現在では用いられない。

Andrews は正常咬合の**六つの鍵**（six keys to optimal occlusion）を示し、矯正処置を不要とする基準とした：

1. **大臼歯関係**（molar relationship）：上顎第一大臼歯の遠心頬側咬頭の遠心斜面が下顎第二大臼歯の近心頬側咬頭の近心斜面と対合する。
2. **歯冠の近遠心的傾斜**（crown angulation）：歯頚部は歯冠咬合面側よりやや遠心寄りに位置する。
3. **歯冠の唇舌的傾斜**（crown inclination）：歯冠長軸（歯軸ではない）は切歯が唇側方向、犬歯および臼歯が舌側に傾斜する。下顎犬歯および臼歯の歯冠は舌側に傾斜する。
4. **捻転**（rotation）歯がない。
5. **間隙のない歯列**（no spaces、tight contact points）。
6. **咬合平面**：平坦またはわずかに彎曲した咬合平面（本章「スピーの彎曲」参照、52ページ）。

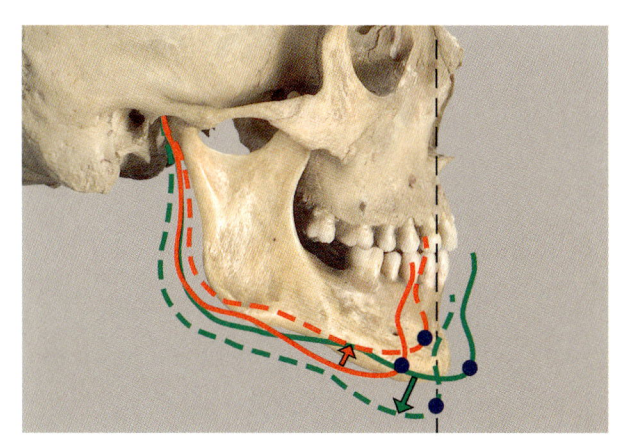

図2-7　垂直的代償：顎間関係の正常な頭蓋。下顎後退症（赤）においては、閉口時に下顎が前方へ運動し、垂直顎間距離を短縮する（赤の点線）；開口時の回転という意味で下顎が発育期に代償的に後方へ偏位し、垂直顎間距離が高まった下顎前突症（緑）においては、下顎が正常な関係で上顎に接近する（緑の点線）。青の点で示すオトガイ点は審美的に有利な、比較的正常な位置へ移動する。基準線を黒の点線で示す。

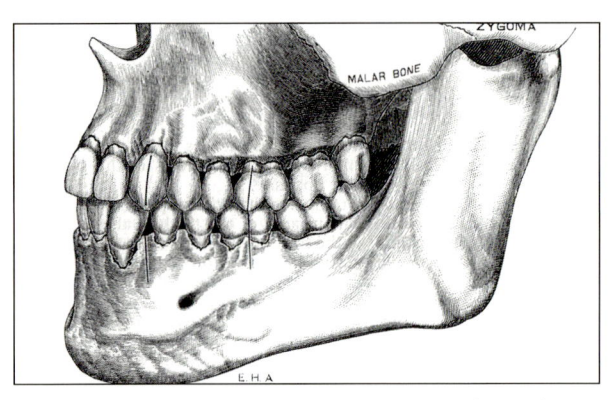

図2-8 Angle Ⅰ級：Angle が Dental Cosmos 誌に発表した Angle 不正咬合分類（1899）から。

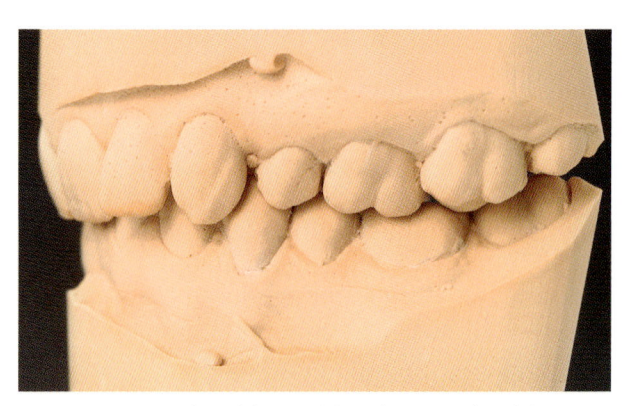

図2-10 Angle Ⅱ級2類：下顎大臼歯が小臼歯の幅1/2だけ遠心に咬合する。切歯は後方に傾斜し、下顎切歯を被蓋する。上顎第二大臼歯が第一大臼歯の頬側に重なっている。

1.12 咬合関係の舌側分類法

上下顎の咬頭の対合関係を頬側から見て説明する方法のほか、**舌側**から分類する方法もある。Wirth（1996a）が **Angle の不正咬合分類**を補う形で**報告**したこの方法は、上顎第一大臼歯の近心口蓋側咬頭の**安定した咬頭嵌合位は三つある**という考え方を基礎としている：

1．下顎第一大臼歯の中心窩（Ⅰ級、図2-12）。
2．下顎第二小臼歯と第一大臼歯の辺縁隆線領域（Ⅱ級、図2-13）。
3．下顎第一および第二大臼歯の辺縁隆線領域（Ⅲ級、図2-14）。

Wirth の分類法では、上顎に対する下顎の関係をつねに**中心位**において分析する。すなわち、下顎頭と関節円板は定義的に関節窩の中央に位置し、関節隆起に沿って前方へ偏位した状態ではない。下顎頭の位置を考慮しない場合、中心位が関節内において下顎咬頭嵌合位よりやや遠心に位置していると、歯牙的咬頭嵌合位のⅠ級が中心位では1/4Ⅱ級になることがある。このような場合、Wirth によれば矯正処置あるいは咬合調整によりⅠ級にするか、または1/4Ⅱ級の状態で十分に咬合を支持する必要がある。

上顎大臼歯の**近心口蓋側**咬頭の下顎大臼歯に対する嵌合位は二つ、すなわち下顎大臼歯の中心窩（Ⅰ級）または下顎大臼歯ないし小臼歯の辺縁隆線（完全なⅡ級；Wirth 1996a）との嵌合だけである。咬合面形態は上顎の口蓋側咬頭が下顎の窩と機能するように特徴づけられている（**口蓋舌側咬合**）。

下顎第一大臼歯の遠心舌側咬頭は上顎第一大臼歯の舌側溝（斜走隆線の遠心の口蓋側斜走溝）と対合する。上顎第一大臼歯の遠心舌側咬頭は下顎第一大臼

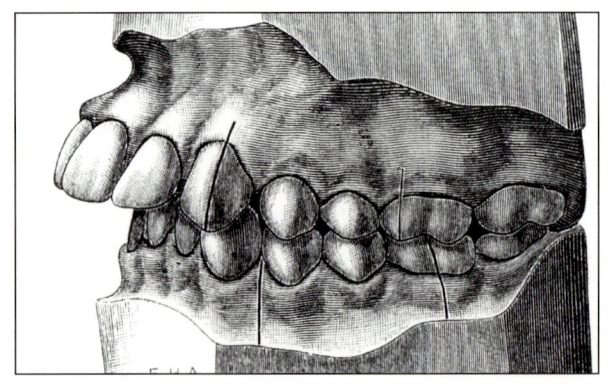

図2-9 Angle Ⅱ級1類（Dental Cosmos 誌 1899）。

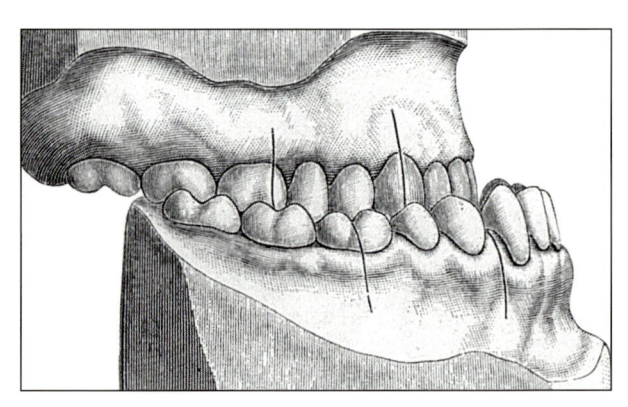

図2-11 Angle Ⅲ級（Dental Cosmos 誌 1899）。

歯の遠心窩または遠心辺縁隆線と対合する。**近心舌側咬頭と下顎中心窩の咬合接触は、下顎を位置的に安定させるもっとも重要な役割を果たす。**

舌側 I 級

　上顎第一小臼歯の舌側咬頭は下顎第一小臼歯遠心窩中央の上方に位置する。上顎第二小臼歯の舌側咬頭は下顎第二小臼歯の遠心窩中に位置する。

　上顎第一大臼歯の近心舌側咬頭は下顎第一大臼歯の中心窩中に位置する。上顎第一大臼歯の遠心舌側咬頭は下顎第一および第二大臼歯の辺縁隆線上にコンタクトする。

　下顎小臼歯の頬側咬頭は上顎小臼歯の辺縁隆線上に位置する。下顎第一大臼歯の近心頬側咬頭は上顎第二小臼歯と第一大臼歯の辺縁隆線とコンタクトする。下顎第一大臼歯の遠心舌側咬頭は上顎第一大臼歯の舌面溝と嵌合する。下顎第二大臼歯に近心頬側咬頭は下顎第一および第二大臼歯の辺縁隆線領域に位置する。

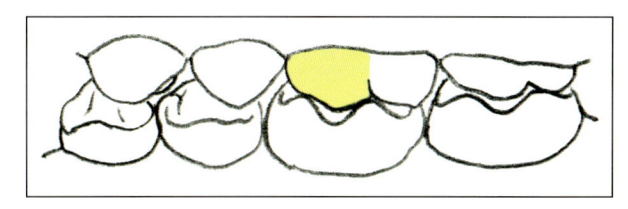

図2-12　舌側分類法のI級。

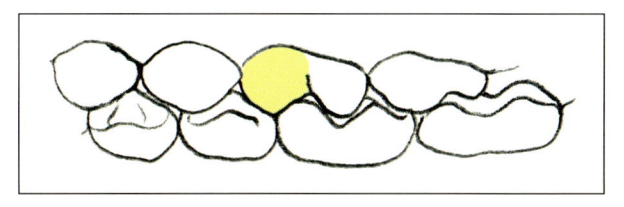

図2-13　舌側分類法のII級。

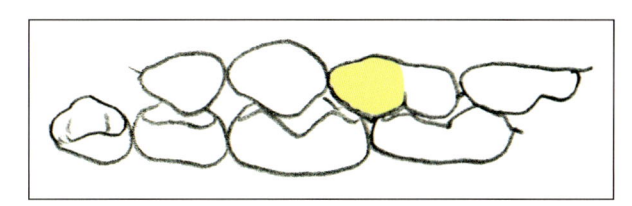

図2-14　舌側分類法のIII級。

舌側1/4 II 級

　下顎第一および第二小臼歯の頬側咬頭は上顎小臼歯のそれぞれ近心窩に位置する。下顎第一および第二大臼歯の近心頬側咬頭は上顎第一および第二大臼歯の近心窩中に位置する。

　上顎第二小臼歯の舌側咬頭は下顎第二小臼歯の辺縁隆線あるいは遠心舌側咬頭の三角隆線とのコンタクトを失う。上顎大臼歯の舌側咬頭は下顎大臼歯の中心窩または遠心窩とのコンタクトを失い始める。

　下顎第一大臼歯の遠心頬側咬頭は上顎第一大臼歯の遠心頬側および遠心舌側の三角隆線、ならびに斜走隆線と咬合する。また遠心咬頭は斜走隆線から遠心窩中に偏位するが、接触はしない。

　下顎小臼歯の舌側咬頭は上顎小臼歯と接触することも多い。ただし、上顎第二小臼歯の舌側咬頭が接触を保つこともある。

　このタイプの咬合を理想的に改善するためには、咬合調整、歯列矯正あるいは下顎を前方へ移動させる顎矯正を必要とする。下顎の咬頭を遠心へ移動させることは、不都合な干渉の原因となる。

舌側1/2 II 級

　下顎小臼歯の頬側咬頭ならびに第一、第二大臼歯の近心頬側咬頭は、それぞれ対合歯の舌側咬頭と頬側咬頭の三角隆線の中央と咬合する。上顎第二小臼歯の舌側咬頭は下顎第二小臼歯との接触を失う。内斜面には下顎側方運動時に咬頭干渉が起きる弊害が潜在する。上顎第一大臼歯の遠心舌側咬頭はもはや、下顎大臼歯の遠心舌側咬頭とコンタクトしない。**舌側1/2 II 級はもっとも不安定な、回避すべきII 級咬合であり、**多くは**顎関節機能に障害のある**患者の小臼歯部に見られる。

舌側3/4 II 級

　下顎小臼歯の頬側咬頭は上顎小臼歯の遠心窩にコンタクトする。下顎大臼歯の近心頬側咬頭はすべて、上顎大臼歯の中心窩と咬合する。上顎第二小臼歯の舌側咬頭は下顎第二小臼歯との接触を失う。上顎大臼歯の近心舌側咬頭も同様に接触を失う。下顎がかなり遠心に位置するからである。咬合干渉を予想しなければならない。

49

第Ⅱ章　咬合と咬交

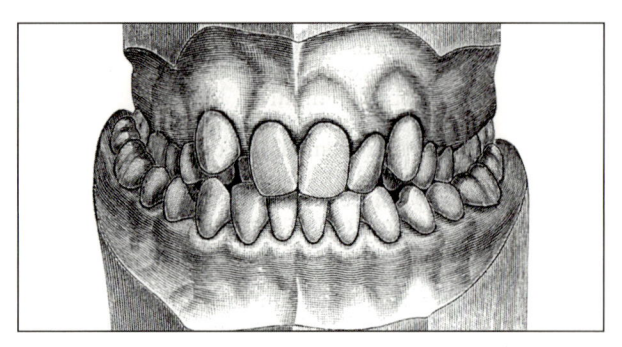

図2-15　側方交叉咬合（Angle、Dental Cosmos誌 1899）。

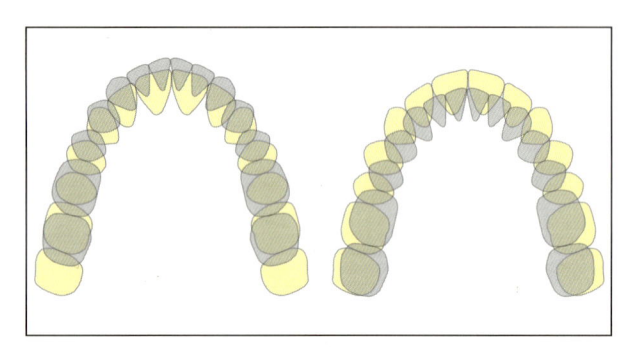

図2-16　AngleⅢ級における交叉咬合の傾向（左）。右はⅠ級。交叉咬合の傾向は下顎歯列弓の前方の側方幅が広いほど強まる。前方に対応して後方に幅が増加する下顎歯列弓の幅が、上顎歯列弓より大きくなるからである。

完全な舌側Ⅱ級

下顎第一小臼歯の頬側咬頭は上顎第一、第二小臼歯の辺縁隆線とコンタクトする。下顎第二小臼歯の頬側咬頭は上顎第二小臼歯と第一大臼歯の辺縁隆線とコンタクトする。下顎第一大臼歯の近心頬側咬頭は斜走隆線とコンタクトする。遠心頬側咬頭は上顎第一大臼歯の辺縁隆線と接触しない（ただし傾斜している場合には接触する。）上顎第二小臼歯の舌側咬頭は下顎第二小臼歯の窩との接触を失う。

舌側Ⅲ級

下顎が中心位にあるとき、下顎歯はⅡ級咬合より近心に位置する。上顎臼歯群の頬側咬頭は下顎の中心窩とコンタクトする。ただし咬頭嵌合は、咬合調整または修復治療ののち初めて可能となることが多い。顎矯正あるいは顎矯正と顎外科処置の併用もまた改善に寄与する。

交叉咬合

交叉咬合（crossbite）とは下顎歯列の一部が上顎歯列より頬側に対合する咬合関係を意味する。上顎大臼歯の頬側咬頭は下顎大臼歯の中心窩に対合する。したがって交叉咬合における上顎大臼歯の頬側咬頭は機能咬頭である（図2-15）。

下顎が前方あるいは側方へ運動するとき、交叉咬合する上顎臼歯は下顎臼歯咬合面の舌側（舌側咬頭の内斜面）と、上顎前歯は下顎前歯の舌側とコンタクトする。したがってこの運動は、正常咬合における咬交とは異なる（本章2.1「咬交と咬交の様式」参照、61ページ）。

交叉咬合の原因としては、**遺伝的素因**のほか**口呼吸**を考慮する必要がある。口呼吸のため下方に深く位置する舌は、上顎歯列弓を側方へ十分に形成することができない。その結果が交叉咬合であることもあり得る。AngleⅢ級においても交叉咬合を考慮する必要がある（前歯部の逆被蓋、臼歯部の交叉）。臼歯部交叉咬合の原因は、側方幅の正常な下顎歯列弓が下顎近心位で咬合するとき、上顎歯列弓より側方へオーバーハングになることにある（図2-16）。

交叉咬合の傾向はすでに**切端咬合**（tête-à-tête position）に認めることができる。対合する歯は相互に咬頭頂と咬頭頂、そして切縁と切縁でコンタクトする。このため頬粘膜を咬合面から十分に離すことができず、**頬粘膜を咬む**危険がある。臼歯部の交叉咬合は全部床義歯補綴に際し問題となる。人工歯の交叉咬合排列は可能なかぎり回避しなければならない。**上顎全部床義歯**の―口蓋側ではなく―頬側に荷重がかかることは、**静力学的に不都合**だからである。全部床義歯補綴においては、交叉咬合のためとくにデザインされた人工歯がある。上顎用の臼歯人工歯を下顎全部床義歯に、そして下顎の臼歯人工歯を上顎全部床義歯に排列することもある。

全歯列の交叉咬合は鋏状咬合と呼ばれる；咬合支持がないため、深い過蓋咬合が生じることになる。

鋏状咬合

1．Psalidodontiaと同義語で、下顎切歯が上顎切歯を1/3まで被蓋（鋏状と表現されている）するヨーロッパ人種の正常な咬合型。
2．交叉咬合の特殊型（完全な交叉咬合）。

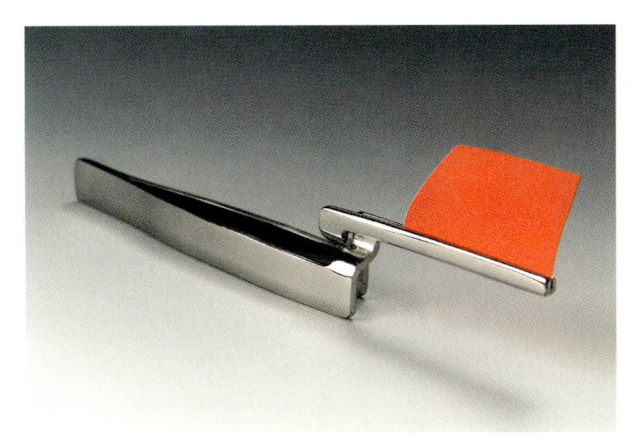

図2-17 咬合シルクを把持した Miller ピンセット。

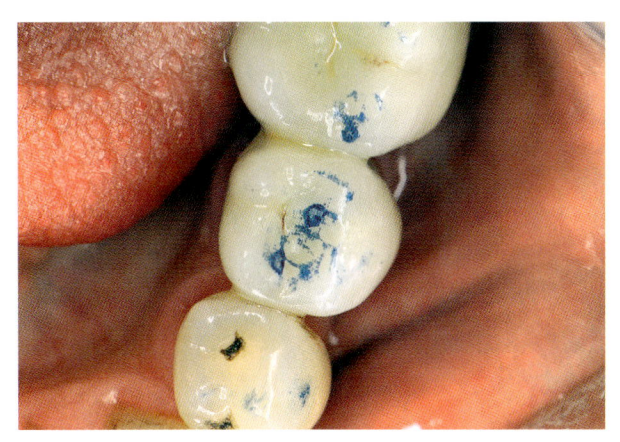

図2-18 第二小臼歯および第一大臼歯の近心に印記されたコッケイド。図2-17とは異なり青の咬合シルクを使用した。

Interlocking Bite

顎を閉じるとき下顎前方領域が上顎の後方に偏位し、上顎に被蓋される。新生児、一部は乳歯列における咬合に相当し、過蓋咬合の先駆とされている（下顎＝箱の身、上顎＝箱の蓋）。Interlocking bite は特定の歯だけにみられることもある（図2-10参照）。

ノンオクルージョン

特定の歯、あるいは多数歯の咬合接触が欠如するノンオクルージョンは、**垂直的要素**（前歯部あるいは臼歯部の開咬、親指しゃぶり、外傷）、または上下顎臼歯列間の著しい**側方的**ディスクレパンシーに起因する。

1.13 咬合接触の様式

咬耗のない歯の対合は非常に限られた**点状**のコンタクトであり、接触面積は合計 2 〜 4 mm² にすぎない（Shaw 1924）。点状のコンタクトは正しい咬合を保証する。

咬耗した歯は**線状**あるいは**面状**にコンタクトする。このため**早期接触**（premature contacts）の傾向が高まり、早期接触する歯の負担が増加し、近心、遠心、頬側あるいは舌側に偏位する。このような咬合接触は、歯および歯根膜の固有受容器を介して筋活性を高め、ブラキシズムを誘発することがある。

強すぎる咬合接触は歯科修復に起因することも多い。早期接触を検査するためには薄い**咬合紙─箔**（8 μm）、**咬合紙**あるいは**咬合シルク**（100 μm）─を乾燥させた咬合面間に挿入し、咬頭嵌合位でコンタクトを印記する。挿入には Miller のピンセットの使用を勧める（図2-17）。

咬頭嵌合位は患者に咬合紙を咬ませて印記する。咬交運動を印記するときのように前方あるいは側方へ「歯ぎしり」させてはならない。非常に強い咬合接触は**コッケイド**（花形の帽章；cockade）のように印記される。強すぎる圧のため色素粒子が接触点の周囲へ圧排されるためである（図2-18）。

点状ではない咬頭嵌合位のコンタクトはすべて調整する必要がある。不正確な咬頭嵌合位は歯に異常な負担をかけ、その結果として**歯周組織の崩壊、筋活性の亢進**および**顎関節に対する過剰な負担**を招く。療法としては咬合挙上スプリントによる前治療（適応症である場合）、**咬合調整**（occlusal adjustment）あるいは歯列矯正的な調整がある。

1.14 咬合理論の概念

小臼歯および**大臼歯**のコンタクトは咬頭嵌合時の負担を担う主要な役割を持つ（Slavicek 1982b）。これにより小臼歯と大臼歯は、切歯および犬歯の負担を軽減する。小臼歯のコンタクトは、最大の荷重を負担し、支持を保証する大臼歯よりわずかながら弱い。

前歯のコンタクトは非常にわずかであり、コンタクトしないこともある。歯周組織は可動性があり、歯周組織の健全な切歯にはおよそ25 μm（1/1000インチ）の「遊び」がある。この遊びは咬筋の活性が最大に達したとき、初めて消滅する。このとき要求され

る下顎のわずかな、大臼歯を支点とする前方回転は、咬む力が最大に達したときに顎関節を保護する役目を果たす（関節頭の崩壊）。この力は咬合面、とくに臼歯群の咬合面に伝達される。臼歯の歯根はその負担に適した形態を示す。

全部床義歯の前歯部は、安定性を高めるためコンタクトさせない（犬歯は例外とする）。これにより前歯部の歯槽突起を保護することもできる。前歯部には、上下顎切歯間に挟んだ厚さ3μmの箔（Shimstockの箔）を抵抗なく引き出せるだけの間隔を与えることができる。犬歯のコンタクトは、尖頭が箔に繊細な線を残す程度とする。臼歯群は、強く咬んだとき箔を確実に保持できなければならない。インプラント補綴においても前歯部はコンタクトさせない（Shimstockの箔を引き出せる間隔）。

同様に、切歯をポンティックとする**上顎前歯部ブリッジ**においても、切歯は**コンタクトさせるべきではない**（ブリッジが唇側へ移動する危険）。支持機能は犬歯およびその後方歯に担わせる。これに対し天然歯と対合する**下顎前歯部ブリッジ**の切歯はコンタクトさせる。犬歯より後方の歯群に支持されるため、ブリッジの唇側傾斜を予想する必要はないからである（図2-19）。正常な前歯部の被蓋は下顎を唇側方向に安定させる。この効果は、反対咬合には期待できない（前歯部交叉咬合）。

最大咬頭嵌合は**可能なかぎり均等**であり、顎関節を基準としていることが望ましい（関節窩中に位置す

る下顎頭—67ページ参照）。これにより下顎頭は咬合時に生理的に正しく位置する（（1）側方に**偏位せず**、（2）矢状方向の偏位2mm以下）ことができる。

1.15 咬合彎曲、咬合平面

歯列の切端および咬頭頂を線で結ぶと彎曲した面が得られる（咬合彎曲）。この彎曲には前後的調節彎曲と側方的調節彎曲があり、それぞれFerdinand Graf SpeeおよびGeorg H. Wilsonを名祖としてスピーの彎曲およびウィルソン彎曲と呼ばれている。念のために記すなら、Francis Balkwillはすでに1866年に前後的調節彎曲と側方的調節彎曲、およびその意義について報告している。

1.16 調節彎曲とその意義

スピーの彎曲とは下顎犬歯の尖頭、小臼歯および大臼歯の頬側咬頭頂、さらに下顎頭の前方領域を矢状方向に結ぶ仮想の線である（Spee 1890；**sagittal compensation curve**、anteroposterior curve、図2-20）。

調節彎曲という概念は上下顎歯列の**等距離性**に由来する。下顎が前方および後退運動するとき、上下顎歯列の咬合面はスピーの彎曲によりほぼ等距離に保たれる。この前後的調節彎曲は、下顎前方運動時に下顎頭と関節円板が彎曲する関節隆起に沿って前方・下方に移動するために必要である。スピーの彎

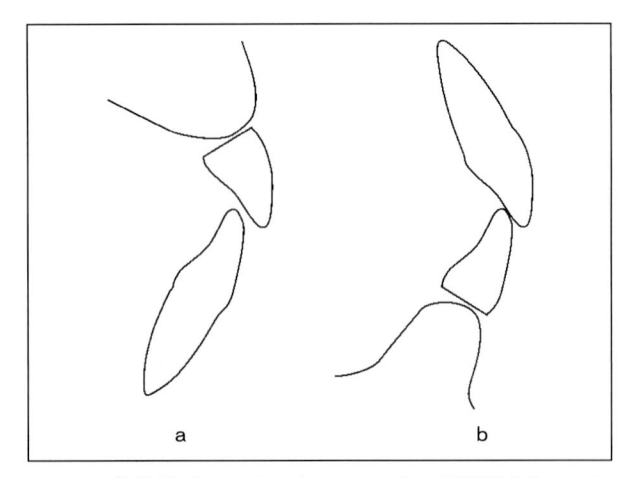

図2-19 前歯部ブリッジのポンティックの咬頭嵌合位のおける接触関係。a　上顎ブリッジ、b　下顎ブリッジ。

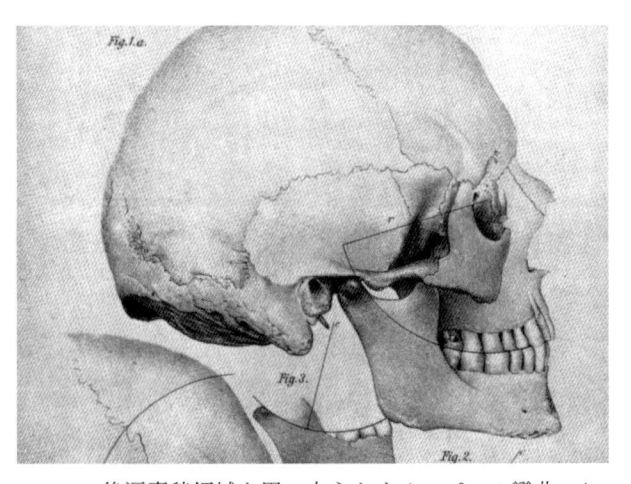

図2-20 後涙嚢稜領域を円の中心とするスピーの彎曲。Archiv für Anatomie und Physiologie誌に発表されたSpeeの論文（1890）から。

曲が**平坦**であるとすれば、下方に凸の彎曲とは異なり、上下顎歯列は**後方が離開**することになる(クリステンセン現象、図2-21)。下顎前方運動および後方運動時の後方歯群が**離開**(disocculsion)する規模は関節隆起、下顎頭と関節円板の形態、およびアンテリアガイダンス(舌側面の傾斜)に依存する。この前後的調節彎曲は対合する咬合面相互の過度な離開を防ぐ役目を果たし、**効率的な**咀嚼を可能にする。

歯列を前頭面断的にみて、頬側と舌側の**咬頭**を右側大臼歯から左側大臼歯まで曲線で結ぶことによる**側方的調節彎曲**は、ウィルソン彎曲と呼ばれる(Wilson 1911、mediolateral curve、図2-22)。上顎第一大臼歯の近心舌側咬頭が近心頬側咬頭より1 mm長いとすれば、上顎の右側および左側第二小臼歯の頬側と舌側の咬頭頂を結ぶ線は直線となる。そして、第一小臼歯における線は上方に凸彎曲する。ウィルソン彎曲の程度は**上顎と下顎で異なる**。これにより頬側には、咬合面間により大きなフリースペースが保証される。側方調節彎曲により、下顎**側方運動**時に上下の歯列は**等間隔**を保つことができる。また外側方にわずかに傾斜する上顎**臼歯群**は、咬筋・翼突筋の環の中でもっとも安定し、大きな咬合圧に対

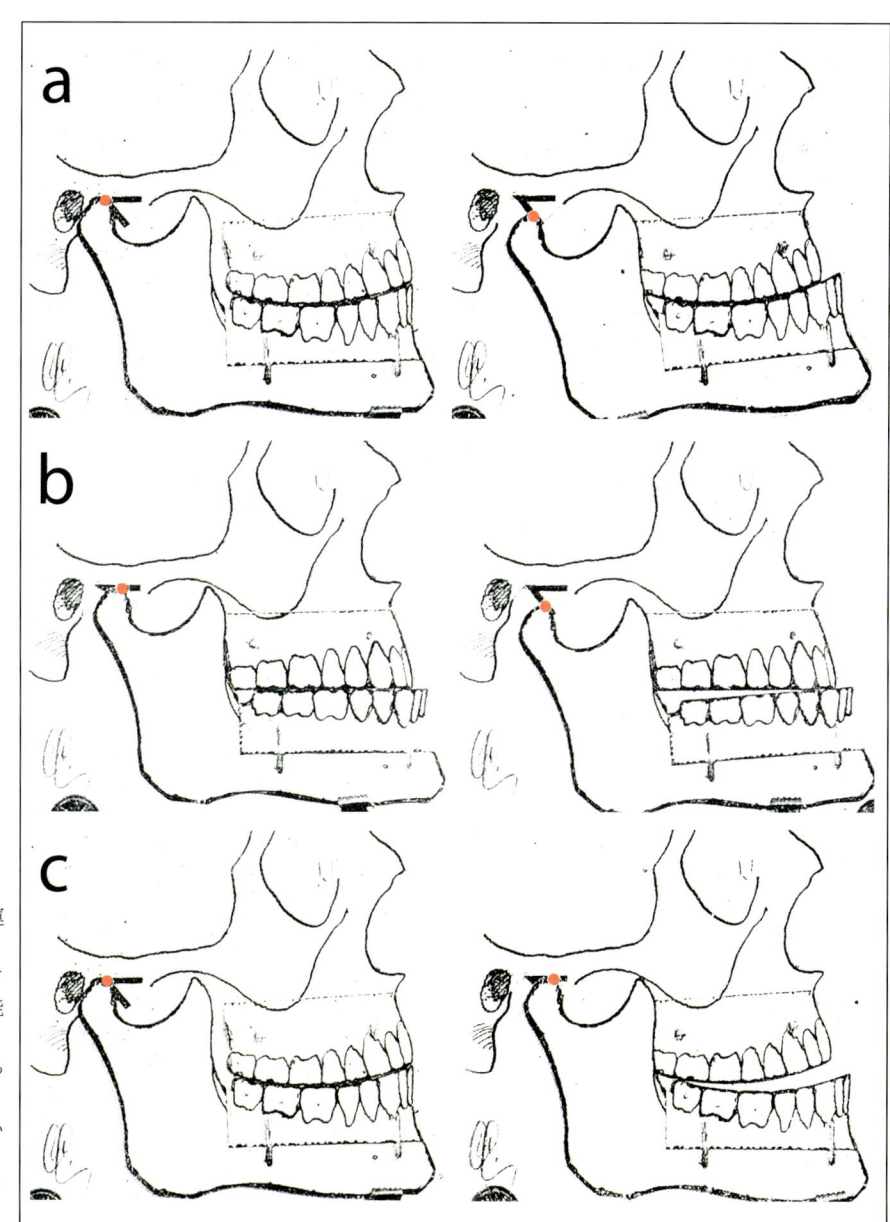

図2-21 Christensenの矢状下顎運動。
a 顆路と咬合彎曲がバランスドアーティキュレーションを可能にする(62ページ参照)。
b 咬合が平坦で顆路が急傾斜である場合のクリステンセン現象。
c 顆路が平坦で咬合が彎曲している場合は後方が早期接触する。
Dental Cosmos誌に発表されたモノクロの図(1905年)から。

第Ⅱ章　咬合と咬交

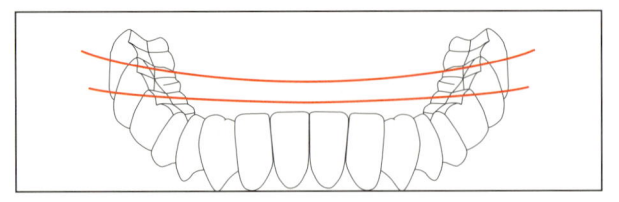

図2-22　大臼歯咬合面の舌側傾斜と一致するウィルソン彎曲。

抗することができる。

　理想化されたスピーの彎曲とウィルソン彎曲の理論を発展させたのが**モンソンの球面学説**である（Monson 1932）。Monson によれば、切縁と咬頭頂に接する面は眉間を中心とする半径4インチの球面の一部をなす。しかし、スピーの彎曲およびウィルソン彎曲を拡大したこの球面を天然歯列に当てはめることはできず、下顎機能との関係をほとんど持たない。モンソンの球面学説は半球面理論（calotte theory）の出発点となった。

　ウィルソン彎曲は**咬耗のない**下顎大臼歯では**凹面**、**咬耗**すると**凸面**になる（舌側方向の咬耗）。すなわち頬側から舌側に向かって上昇する（**図2-23**）。

　咬合彎曲との関係からは、さらにらせん状のねじれという概念を説明すべきであろう。これは次のことを意味する。

　1：**咬耗が著しい下顎歯列は、第三大臼歯を例外**として咬合面が舌側ではなく頬側に傾斜していることを意味する。上顎歯列の咬耗した咬合面は舌側に傾斜している。ここでも智歯は例外である。この

ような咬合面の咬耗は前記した口蓋方向の傾斜と一致する。頬側傾斜への移行領域は第二大臼歯にある（**図2-24、25**）。下顎の反対側への運動により、反対側の咬合面も同様に傾斜する。Campell は1925年、オーストラリア原住民（アボリジニー）におけるこの咬合面形態を報告し、**複合平面**（compaund plane）と呼んだ。1953年には、その幾何学的形状かららせん（helix）と命名された（Smith 1986）。

　歯質の生理的な消耗は**生理的咬耗**（attrition）と呼ばれ、**過度の咬耗**（abrasion）と区別される。咬耗（attrition、abration）面は、下顎歯列が上顎歯列とコンタクトした状態で摩擦運動する主として咀嚼、および付加的な歯ぎしりにより形成される（Wild 1950）。微細咬耗（microabrasion）は頬側の咬頭頂から始まり、上下顎の咬耗面が正確に対応することを特徴と

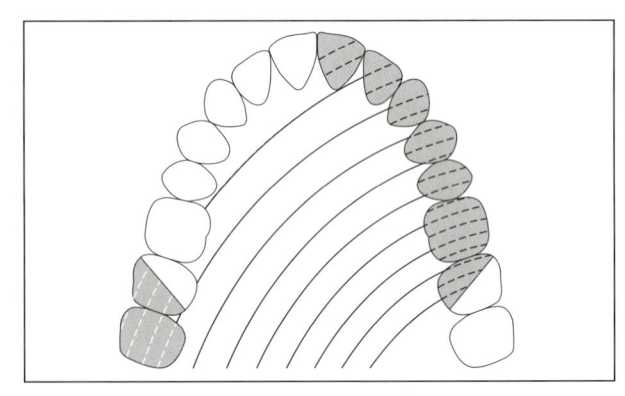

図2-24　咬耗によって生じるらせん状のねじれ。舌側傾斜から頬側傾斜への移行領域は第二大臼歯にある。図は Murphy（1964）に準拠。

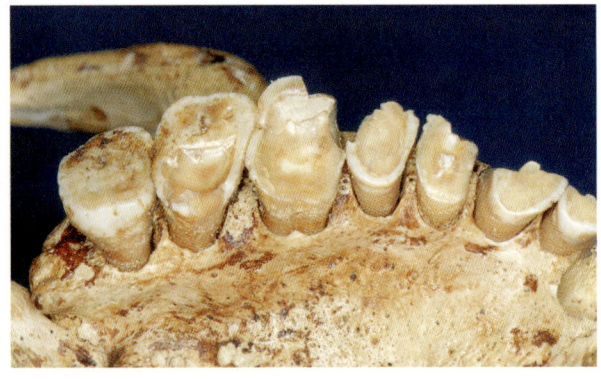

図2-23　口蓋方向に咬耗した上顎第三大臼歯のウィルソン彎曲（ウィーン自然史博物館考古生物学・人類学室の骨学コレクションより）。

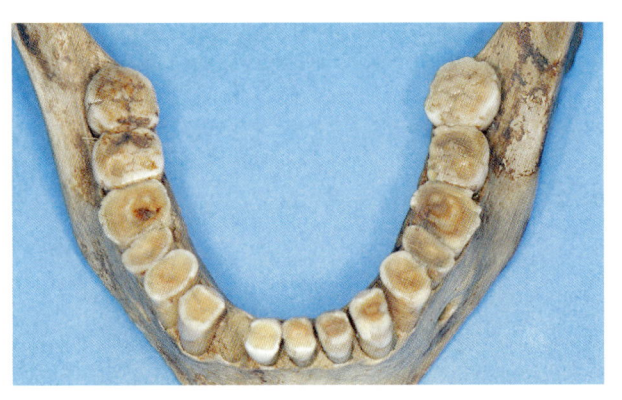

図2-25　図2-23の対合下顎におけるらせん状のねじれ。第三大臼歯を例外としてアンチモンソンカーブを見ることができる（ウィーン自然史博物館考古生物学・人類学室の骨学コレクションより）。

する。臼歯部ではらせん状の咬耗が見られる（Murphy 1964）。パイプ（喫煙具）の吸い口、爪、縫い針、硬い撚糸を噛むことによる摩耗、あるいは化学現象などによる酸蝕症は咬耗症と区別される。

2：らせん状のねじれは前頭面投影した際に見られる凸の咬合彎曲である。ただし最後方の大臼歯は逆の彎曲を示す。Pleasure が1937年に報告したこのらせん**彎曲**はアンチモンソンカーブ（anti-Monson-curve）である。第二大臼歯だけは例外で、頬側咬頭のほうが舌側咬頭より高い。

1.17 咬合平面

咬合彎曲を三つの点に接する面として単純化すると平面が得られる。三つの点として下顎左側中切歯の近心切縁隅角（**下顎切歯点**）および**下顎第一大臼歯**の遠心咬頭を利用したときに得られる面は、**単純化した補綴学的咬合平面**と定義される（図2-26、a）。

この咬合平面を側方から観察すると、二次元の特徴的な線が得られる。発育の正常な歯列においてはこの線の前方が**口裂**を、後方が**下顎孔**を通過する。側貌頭部X線規格写真における分析では、下顎孔をRicketts の **Xi 点**（下顎枝の幾何学的中心点）として構成することができる。これにより、現状の補綴学的咬合平面と前方および後方基準点の診断的な比較が可能である。現状の咬合平面は、下顎切歯点から下顎第一大臼歯の遠心咬頭を結ぶ線として記入する。遠心咬頭は左右の高さの平均を用いる。これにより咬合平面と口裂および Xi 点の関係を求めることができる。

これとは別に、咬合平面をカンペル平面と調和させる方法もある。**カンペル平面**（Camper's plane）は**鼻翼**（ala）下縁と**外耳道上縁**（tip of tragus）を結ぶ線から成る。

咬合平面として直線的な近似の面を用いることは実際用いられる方法であり、咬合平面の位置の判断を容易にする。Carl Wirth（1996a）は上顎犬歯の尖頭、小臼歯の頬側咬頭頂そして第一大臼歯の近心頬側咬頭頂がほぼ直線をなすことを示した。同様に、上顎小臼歯の口蓋側咬頭頂および第一大臼歯の近心口蓋側咬頭頂を結ぶ線もほぼ直線である。

咬合平面の定義では、**第二大臼歯の遠心頬側咬頭**を用いる方法もある（Ash と Ramfjord）。これに対し、例えば**顎矯正分野**では小臼歯と大臼歯に上顎の咬合平面を設定する。Marcotte が用いた**自然咬合平面**（natural plane of occlusion）では、左右第一小臼歯、第二小臼歯および第一大臼歯部が平行するとき、第二小臼歯の長軸に対する垂線を側貌頭部X線規格写真分析で求める。この垂線は第二小臼歯の咬頭頂に接し、前方は切歯の2mm 上方と交差する。こうして得られる**自然咬合平面**は、理想的には上顎と下顎が平行であり、矯正治療の目標ともなる。Downs の咬合平面は切歯のオーバーバイトの1/2の高さと下顎第一大臼歯の近心頬側咬頭に接する（図2-26、b～d）。

1.18 咬合平面の基準面に対する傾斜

咬合平面の傾斜を知るためには基準面が必要である。基準面は歯列の位置を相対的にとらえ、単純化した咬合平面の基準面に対する角度の計測を可能にし、石膏模型を咬合器に付着するための基準となる（84ページ参照）。

解剖学、人類学および側貌頭部X線規格写真分析法においては、基準面として**フランクフルト平面**が用いられる。フランクフルト平面は左右の外耳孔（porus acusticus externus の上縁（**耳点**（porion））と左右の眼窩（orbita）の下縁（**眼点**（orbitale）））を結ぶ線で構成さ

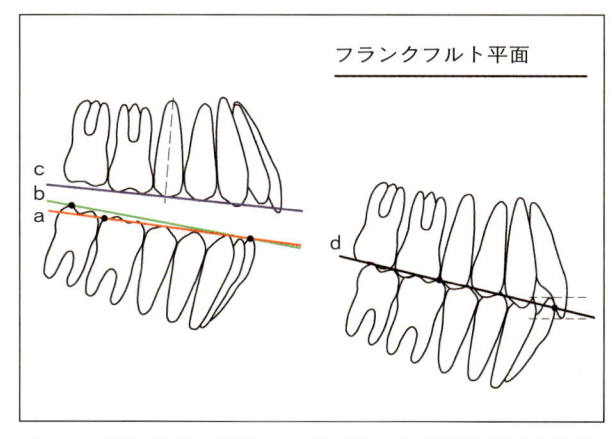

図2-26 咬合平面の定義。a 単純化した補綴学的咬合平面、b 下顎切歯点と第二大臼歯の遠心頬側咬頭に接する咬合平面、c 大臼歯および小臼歯領域の咬合平面、d Downs の咬合平面（切歯のオーバーバイトの1/2を通過する面）とフランクフルト平面の関係。

れる平面で、耳点と眼点は側貌頭部X線規格写真から平均を求める。乾燥した頭蓋の耳点は容易に利用できるが、生体においては推測することしかできない。

これに対し**カンペル平面**の利用ははるかに容易である。カンペル平面は**フランクフルト平面**に対し**10°傾斜する**（前方に開散する傾斜）。

カンペル平面は咬合平面に近くに位置するため、台座付の模型のための十分なスペースのある、操作の容易な咬合器を設計する際に短所となる。

この観点からは、フランクフルト平面に類似する平面のほうに長所がある。**軸眼窩平面**（AOP；axis orbital plane）はこの条件を満たす。軸眼窩平面の基準点は**左側眼窩**および**左右のヒンジ点**である。ヒンジ点は左右の下顎頭が下顎窩の上・後方に位置し、側方に偏位していないときの回転中心点を結ぶ線から得られる。すなわち、この線が皮膚を**貫通する点**が**ヒンジ点**と定義される。健康な顎関節におけるヒンジ点は下顎頭領域に位置する。病変した顎関節（例えば関節炎）においては、下顎頭領域の外側に位置することもあり得る。

ヒンジ点はキネマティックフェイスボウ（90ページ参照）を用いる計測法で求めるか、または推定する（平均的顆頭点、耳珠と外眼角を結ぶ線上の耳珠後縁から11mm前方）。正確な軸眼窩平面は、キネマティックフェイスボウを使用し、患者ごとの正確なヒンジ点を計測したときにだけ得られる。ヒンジ点が可変性であるため、軸眼窩平面のフランクフルト平面に対する角度には0°～10°のばらつきがある（後方に開く角度）。

軸眼窩平面に対する補綴学的咬合平面の傾斜はそれぞれ平均で**有歯顎者13°**、**無歯顎者10°**である。

咬合平面の傾斜は歯列の形態と密接に関係する。咬合平面が後方に向かうほど後上方に上昇する場合、臼歯部は軸眼窩平面に対しより強く傾斜する。下顎前方運動時、傾斜する下顎臼歯部、とくに大臼歯の咬合面が対合歯と干渉を生じる傾向を示す。言い換えるなら、咬合平面の傾斜が急であればあるほど下顎頭が関節隆起に沿って**滑走する顆路と平行**であり、したがって臼歯部の咬頭はそれだけ**短く**（低く）、**小窩裂溝は浅く**なければならない。

これにより、下顎前方運動時の（通常は不都合な）後方歯のコンタクトを防ぐことができる。**後方歯の誘導**は筋に高い活性を要求し、歯、歯周組織、顎関節により大きな負担をかける。咬合平面が急傾斜である場合の後方歯誘導は、下顎側方偏位の原因ともなる。

スピーの彎曲もまた歯列の形態に影響する。スピーの彎曲の臼歯部が**急傾斜**である（スピーの彎曲の半径が小さい）ほど、後方歯による誘導を防ぐため**咬頭**は**低く**、平坦な傾斜であり、**小窩裂溝は浅く**なければならない。半径の大きなスピーの彎曲は高い咬頭そして深い小窩裂溝を可能にする。これで明らかなように、咬合彎曲は動力学的な歯牙接触（本章2「咬交」参照、61ページ）と密接な関係にある。

1.19 ヒンジ点とスピーの彎曲

Orthliebは、**スピーの彎曲**を側貌頭部X線規格写真からほぼ正確に再現する可能性を報告した。補綴学的咬合平面からヒンジ点の距離を利用した。**ヒンジ点は皮膚レベル**にあり、下顎の開口運動初期における左右下顎頭の回転軸の皮膚貫通部に相当する。右側および左側のヒンジ点は矢状投影面上で求める。同様にして、補綴学的咬合平面を臼歯群から求める。左右ヒンジ点の平均と咬合平面からの距離をOrthliebは**咬合平面からの距離**（以下DPO, distance du plan d'occlusion）と呼んだ。この距離は、軸眼窩平面と直角に交差する線上で計測する。計測したDPOの値（mm）を次の等式に代入することにより、スピーの彎曲面の半径Rが得られる：$R = (-1.42 \times DPO) + 134.46$。

Orthliebの研究はDPOとスピーの彎曲の半径が**反比例の関係**にあることを示した。すなわち、DPOが小さければスピーの彎曲は半径が大きく、したがって平坦である（図2-27）。DPOが大きければスピーの彎曲は半径が小さく（図2-28）、強く彎曲し、Speeが報告したように下顎頭に向かう。

1.20 下顎運動の用語とその意義

前方運動（protrusion）：下顎の前方移動、下顎の基準位より前方の位置。van Blarcomの補綴用語辞典（Glossary of Prosthodontic Terms、1999）ではprotrusionを「下顎の中心位より前方の位置」と定義している。中心位とは下顎頭と関節円板が関節窩内において中心関係の状態をいう。下顎前方運動または前方位は、茎突下顎靱帯および蝶下顎靱帯に制限される。

後方運動(retrusion)：下顎の後方移動。この運動は側頭下顎靱帯およびバイラミナゾーンの下層に制限される。この下層ゾーンは下顎頭の後面から線維軟骨性の関節円板に向かって走行し、強靱なコラーゲン線維から成り、関節円板を矢状的に安定させている。

側方運動(laterotrusion)：下顎が側方運動を行うときの外側方運動側の運動。外側方運動側の下顎頭はほとんど移動しない（みかけ上の静止）。反対側の下顎頭は内側・前下方に向かって8〜14mmほど移動する（図2-29）。

下顎が例えば右側方運動をするときは、右側が**外側方運動側**である。外側方運動側の下顎頭は外側へ（正中面から離れる方向に）わずかに移動するだけである。外側方運動側は**作業側**(working side)である。前記の補綴用語辞典における**側方運動の定義：作業側の下顎頭が水平面に描く運動**。側頭下顎靱帯とバイラミナゾーンの下層に制限される。咀嚼時、食塊は外側方運動側の臼歯領域で粉砕される。

メディオトルージョン(mediotrusion)：下顎が側方運動を行うときの内側方運動側の運動。下顎頭が近心へ8〜14mmほど移動する。この運動は茎状下顎靱帯、蝶下顎靱帯およびバイラミナゾーンの上層に制限される。弾性のコラーゲン線維、脂肪および血管から成る疎性の網状構造をなし、骨性および軟

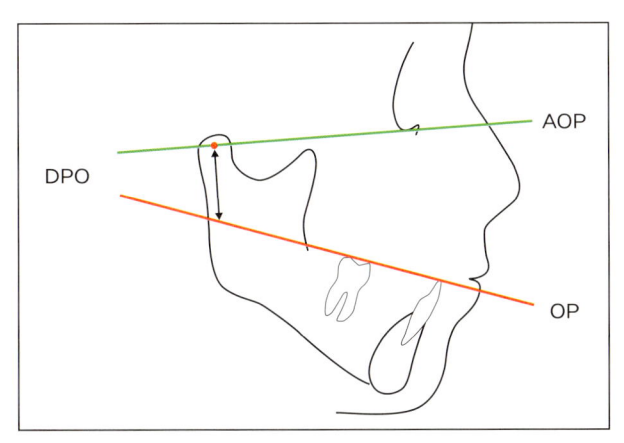

図2-27 DPO（ヒンジ点の咬合平面からの距離）。AOP＝軸眼窩平面、OP＝咬合平面。

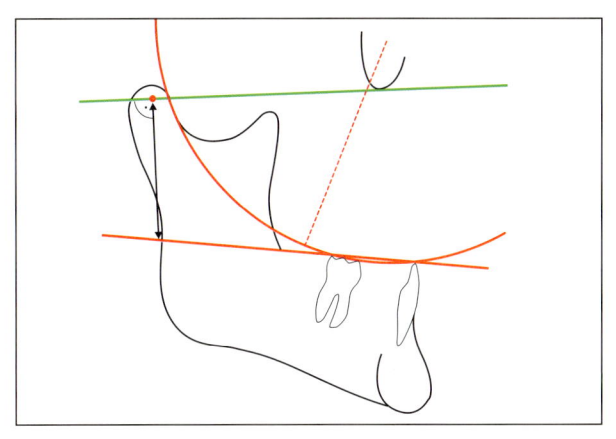

図2-28 DPOが短ければスピーの彎曲は半径が小さく、彎曲が顕著である。

骨耳道、関節突起、耳下腺面から関節円板に至るこの層は、弾性の組織として、閉口の初期に関節円板を引き戻す役目も果たす。

内側方運動側は**平衡側**と同義である。内側方運動側の上下顎歯列は下顎側方運動によって離開するのが望ましい。上下顎歯列のこの離開は**ディスオクルージョン**(disocclusion)または**ディスクルージョン**(disclusion)と呼ばれる。内側方運動側の下顎頭（旋回運動する関節頭）は、歯の接触なしに「**バランスを保つ**」役割を果たす。内側方運動側は**非作業側**(non-working side)または**平衡側**(balancing side)と同義となる。

下顎が運動するときの歯のコンタクト（咬交）、例えば犬歯誘導は外側方運動側で生じるのが望ましい。内側方運動側の咬交は**平衡接触**と呼ばれる。平衡接触する場合でも、外側方運動側のコンタクトは維持される。

ただし、内側方運動側のコンタクトが、**外側方運動側の誘導面が離開するほど急傾斜である場合はハイパーバランス**(hyperbalance)と呼ばれる。ハイパーバランスは根本的に好ましくない。

平衡接触は全部床義歯補綴、一部は切端咬合を伴うAngle III級および交叉咬合におけるバランスドアーティキュレーション理論の重要な考え方である（62ページ参照）。この理論は、まれにではあるが顎関節症患者にも適用される。左右の平衡により内側方運動側の関節頭を負担から解放することがその目的である。その他の症例については、平衡接触を否定しなければならない。

57

第Ⅱ章　咬合と咬交

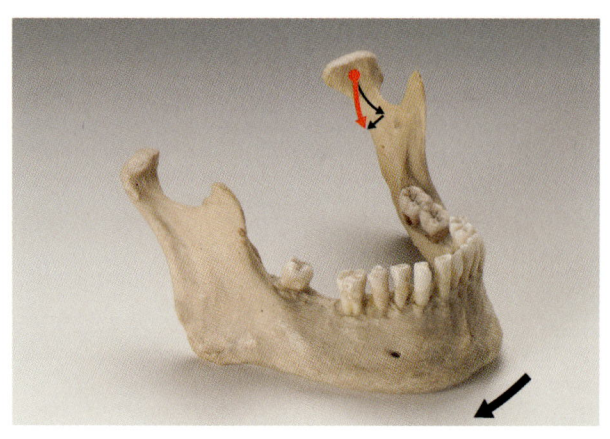

図2-29　下顎の側方運動：内側方運動側の関節頭は前方、内方、下方へ移動する。

下顎の前方、後退、側方運動、そしてこれらの複合運動は**偏心運動**(eccentric movement)という概念で総括される。開口および閉口運動も同様である。このとき関節頭は関節窩の「**中心**」から移動する。

1.21　ベネット運動

下顎が**側方運動**するとき、作業側全体が**外側へ移動**することを**ベネット運動**(Bennet movement)と呼ぶ。非作業側はこの運動により、正中面に向かってより大きく移動することができる(図2-30)。作業側の移動距離は通常0.6〜1.5mmである(Lundeenら1978、Wirth 1996b)。したがって、下顎が旋回する垂直軸も同じ距離だけ外側へ移動することになる。

図が示すように、ベネット運動は単なる側方運動ではなく、付加的に上方、下方、前方あるいは後方に向かう要素を含む運動、したがって**外上方運動**(laterosurtrusion)、**外下方運動**(laterodetrusion)、**前外方運動**(lateroprotrusion)および後外方運動(lateroretrusion)でもあり得る。ただし外上方運動の多くは、下顎頭運動の口外描記における投影条件の結果である可能性が高い。Wirth(1996b)によれば、外下方運動および後外方運動は実際の運動とは一致せず、口外描記法における描記板と描記針が同一線上にないための投影誤差としている。

1.22　ベネット角

定義：前頭面に投影される**非作業側**の顆路と矢状面がなす角度。同義語：側方顆路傾斜角(transversal condylar inclination—TCI)。ベネット角は側方運動の始点から非作業側運動路上の任意の点(2点間の距離はmm単位で表記)を結ぶ直線を基準として計測する。前頭面上に現れる内側方運動側の運動路は曲線を描くことが多い。したがってベネット角を一つの角度として説明することはできない。すなわち患者のベネット角は、さまざまな角度の連続である(図2-31)。

描記された顆路からは、移動距離(mm)ごとにそれぞれベネット角を計測することができる。計測した値は、患者ごとの、咬合器の最善の設定を可能にする(98ページ参照)。もっとも重要な意味を有するのは、移動距離4mmの点で計測するベネット角である。これは、対合する咬合面がなお接近しており、咬合干渉がもっとも予想される状態だからである。

したがって下顎頭が始点から数mm移動した点で計測するベネット角は、咬合器を設定する値としてとくに正確性が要求される。このためには、患者ごとに顆路を描記するのが理想であるが、側方切端咬合位で**咬合採得する**方法(本章「下顎位の記録」参照、98ページ)を次善の方法として用いることもできる。ベネット角に関する情報がない場合には、咬合器を**平均値に設定する**(有歯顎患者：15°、無歯顎患者：20°)。

非作業側の下顎頭は前方、内側そして下方に移動する。内側方運動が一定の割合で起こる場合は**プログレッシブサイドシフト**(progressive side shift)

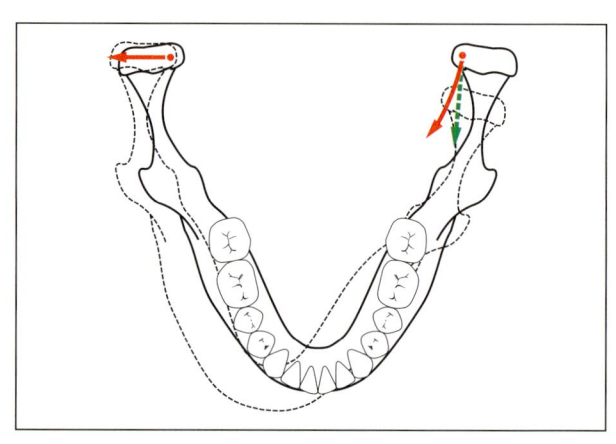

図2-30　作業側のベネット運動：ベネット運動は、非作業側の正中面方向へのより大きな移動を可能にする。

咬合

と呼ばれる。非作業側の下顎頭が運動初期に示す顕著な内側方運動はイミディエートサイドシフト（immediate side shift）と呼ばれる。イミディエートサイドシフトは垂直成分を含まない移動である（Slavicek 2000）。健康な患者における移動距離は、最大 1 mmまでである。これより大きな移動は、下顎頭の位置が顆頭中心位にないことを意味する（reference position；Wirth 1996b）。

1.23 ベネット運動とその咬合接触に対する影響

下顎頭のさまざまな**外側方運動**および**前外方、後外方、外下方、外上方運動**（ベネット運動）はその他の下顎運動を可能にする。これは側方運動時の接触点（咬交）の位置および数のほか、アンテリアガイダンスや関節結節、咬合平面の傾斜にも影響しうる。

ここでは上顎第一大臼歯の近心口蓋側咬頭の運動が特別な意味を有する。この機能咬頭は、正常咬合においては下顎第一大臼歯の深い中心窩とコンタクトし、ここから干渉なく離開されなければならない。

このためには下顎第一大臼歯の遠心頬側咬頭と遠心咬頭の間に位置する**遠心頬側溝**が十分なスペースを保証し、内側方運動時に上顎第一大臼歯の近心舌側咬頭の干渉を防ぐ必要がある。近心口蓋側咬頭の運動路は、**イミディエートサイドシフトが大きいほど下顎の近心頬側咬頭に近づく**。これは強いベネット運動が下顎をより遠心に保つためである。したがって下顎歯列に投影される上顎近心口蓋側咬頭の運動路は、下顎大臼歯のより近心に位置する。Schulteらの研究によれば、プログレッシブサイドシフトの0〜25°の変化は、遠心頬側溝の向きに14°までの影響を与える（図2-32）。

ベネット運動が**大きいほど**、下顎の**内側方**および**外側方運動**時の機能咬頭の運動路が上顎ではより**遠心**に、下顎ではより**近心**に位置する（図2-33）。すでに記したように、ベネット運動が顕著であるほど正中面に向かう運動も顕著である。したがって作業側の咬頭は、上顎の咬合面形態に沿ってより遠心へ移動する。

サイドシフトが強いほど**咬頭**は窩に対して**平坦で短い**。上顎前歯**舌側**の**凹彎曲**はそれだけ**顕著**（より

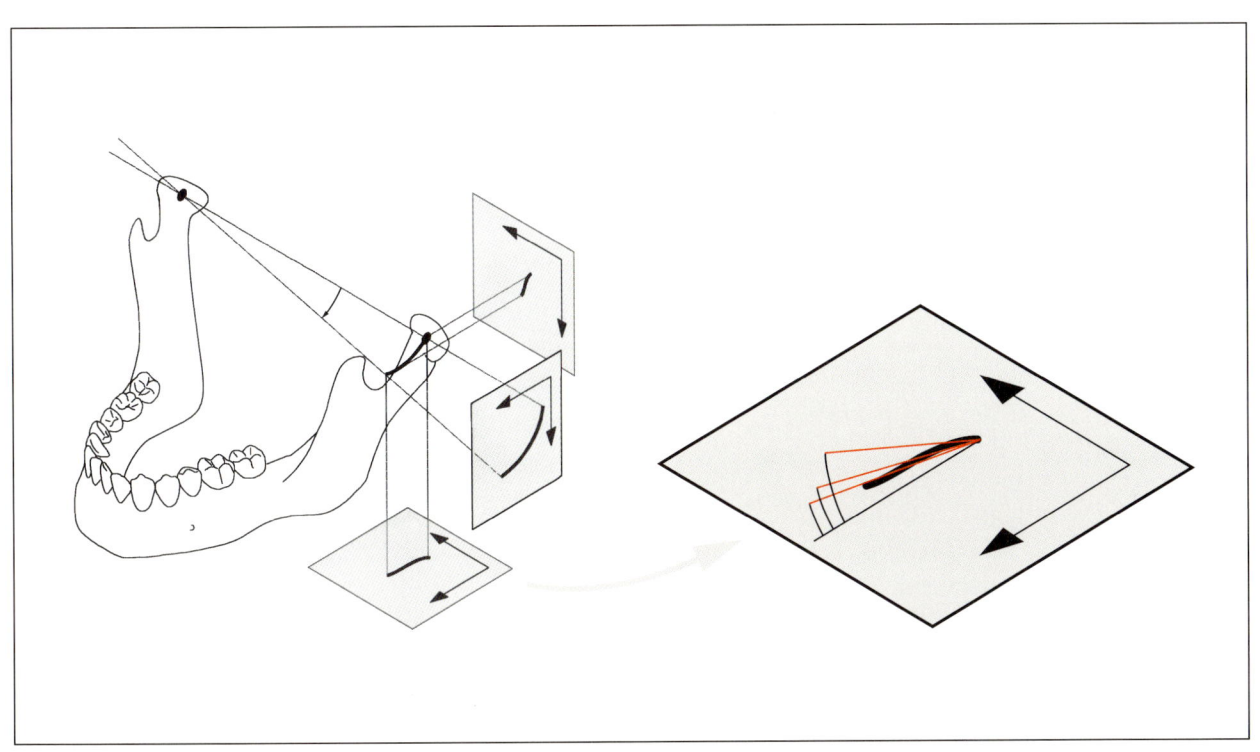

図2-31 三つの基準面に描記した内側方運動側の関節頭の運動路。水平面の運動路からはさまざまな角度のベネット角が得られる。

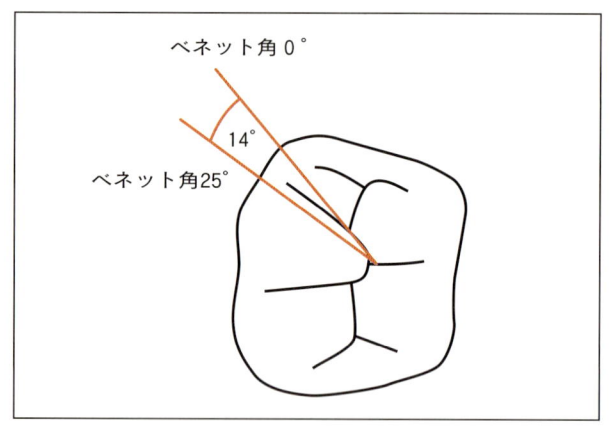

図2-32 ベネット角0〜25°における上顎第一大臼歯近心口蓋側咬頭の「逃げ道」としての下顎大臼歯の遠心頬側溝の向き：Angle I級においては、ベネット角が大きいほど「逃げ道」が近心頬側咬頭に近づく。

深く)でなければならない(AshとRamfjord)。

同様に**後外方運動**時には**上顎咬頭および溝**はより**遠心**に、そして下顎では**より近心**に至る。

したがって前外方運動においては上顎の咬頭と溝がより近心に、下顎はより遠心に位置しなければならない。

外下方運動においては、**機能咬頭**が対合する窩に対し比較的**大きく長く**、**外上方運動**においては反対に**小さく短く**、**上顎前歯舌側**の**彎曲**が強い。

咬合面形態に関するかぎり、ベネット運動の意義は**顆頭間距離**と同様に比較的わずかである。ただし顆頭間距離(平均110mm)は咬頭斜面と溝の位置に影響することがある。**顆頭間距離**が**大きければ**、それだけ咬頭の運動路が**遠心**に位置する、したがって**下顎**の咬頭斜面と内側方に向かう溝もより遠心に、**上顎では**近心に位置することになる。顆頭間距離はCTあるいはオトガイ下・頭頂(Submento-Vertex)X線撮影により計測する。

1.24 下顎限界運動

下顎運動の範囲は解剖学的限界に制限される。制限するのは骨、靱帯、軟組織、筋ならびに上方運動の制限要素としての上顎歯列である。この限界は固有受容器および神経筋を介して制御される。下顎の機能運動はこれらの限界位の範囲で営まれる**下顎限界運動**である。

下顎のさまざまな**限界位**は良好に再現できるとされている(Posselt 1952、HeartwellとRahn 1974)。これは上下顎の関係(intermaxillary relation)に重要な意味を持つ。下顎頭基準位(**中心位**(centric relatrion))として記録される下顎頭が下顎窩の中に位置し、関節結節と接触した状態の限界位がその位置である。

Posseltは1952年、下顎限界運動を下顎切歯点(下顎左側中切歯の近心切縁隅角)の運動として説明した(**ポッセルトの図形**)。

水平面で見る下顎切歯点は、下顎頭が下顎窩から最前方へ移動するとき、前方に向かう線を描く。この前方限界位からの側方運動(右側および左側への限界運動)をするとき、下顎切歯点は前方・側方限界に沿って移動する。ここからさらに中心に向かう後退運動では、下顎切歯点が後方限界に沿って移動する。この運動路を著しく単純化すると、弦が彎曲してリュート(中世の弦楽器)のような形が得られる。Posseltはこの形の一部を**ゴシックアーチ**と比較した(図2-34)。

もっとも古い側方運動の限界および方向の記録(最初のゴシックアーチ)はBalkwill(1866)までさかのぼることができる(Fereday 1994)。Gysi(1908)は無歯顎者の補綴における始点として前方限界運動路を利用し、基準点を求めた。このため彼は二つの咬合床、スプリング式の描記針、描記板およびトランスファーフォークを使用した。

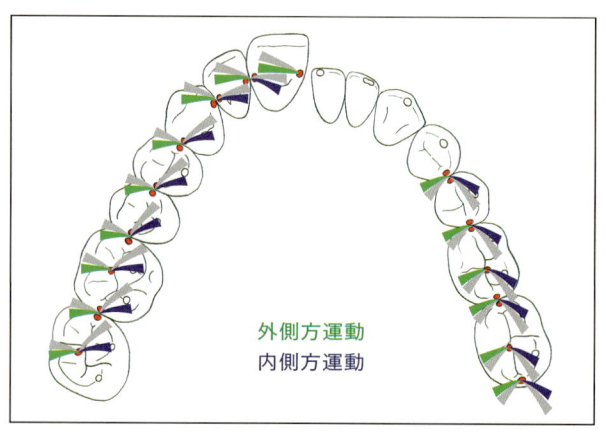

図2-33 対合歯の咬合面に投影した咬頭の側方運動路：カラーで示すサイドシフトが大きいほど、運動路が上顎ではより遠心に、下顎ではより近心に位置する。緑は外側方運動路、青は内側方運動路。咬合面形態の再建に際しては、この関係を考慮すべきである。

図2-35にPosseltの**矢状限界運動**を示す。

下顎後退位における**開口**は後方限界路に沿って行われる運動である(**終末蝶番関係**(THR—terminal hinge axis relation))。下顎頭が純粋に回転するこの運動は終末蝶番関係を描く。下顎切歯点は弧を描いて最大19〜25mm後退し、反転点に達する。この後退位からさらに開口すると、側頭下顎靭帯の作用により関節頭が二次的に前方へ並進し、したがって下顎切歯は前方へ移動する。これにより矢状後方限界運動路は、最大開口位に至る二つめの彎曲を描く(図2-35)。

下顎がこの位置から**最前方位で閉口**すると、下顎切歯点は**矢状前方運動限界**に沿って移動する。このとき下顎頭は関節結節上に位置する。下顎は上下顎歯列がコンタクトした状態で最上方前方位に至る。ここから下顎は、上顎歯列とのコンタクトを保ちながら咬頭嵌合位(以下ICP；intercuspal position)まで滑走することができる。

ICPのとき下顎頭がその基準位(関節窩中)に位置することもある。この場合、矢状後方運動路は直接ICPに至る。下顎後退位からの開口はICPから始まる。

しかし患者の多くはICPからさらに、下顎頭が下顎窩中に完全に位置するまで下顎を0.5〜1mm後退させる可能性を有する。この顆頭基準位(RP—condylar reference position)とICPの**不一致**は、下顎切歯点が上下顎歯列のコンタクトを保ちながら上方限界運動を遠心・下方へ継続することを可能にする。ICPにおける上下顎歯列のコンタクトは下顎が

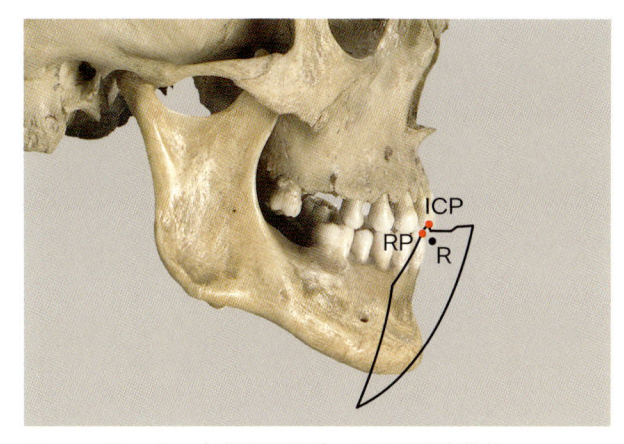

図2-35 Posseltの矢状限界運動。Rは下顎安静位。

最上方位にあることを意味する。RPにおけるコンタクトは後方接触位(RCP—retruded contact position)と呼ばれる。

下顎が**安静位**にあるとき、下顎切歯点は図2-35のRから最大開口位に至る運動路上に位置する。安静位より上方への運動は、筋の記憶により主としてICPへ集束する。

2．咬交

2.1 咬交と咬交の様式

Articulationは、一般的には次のことを意味する：

1．関節結合
2．発音
3．下顎運動時の上下顎歯列の接触関係(咬交)

歯科における**咬交理論**では下顎の運動、およびこの運動に伴う歯のコンタクトを扱う。上下顎の歯がコンタクトした状態での下顎運動は、咬頭嵌合における咬合面接触とは異なる接触関係を生じさせる。

咬合と咬交の区別はBonwill(1887)に始まる。ドイツ語圏ではこの区別が部分的に軽視され、世界的には**咬交**という用語が用いられたにもかかわらず、**動的咬合**と呼ばれた(Lotzmann 1981)。

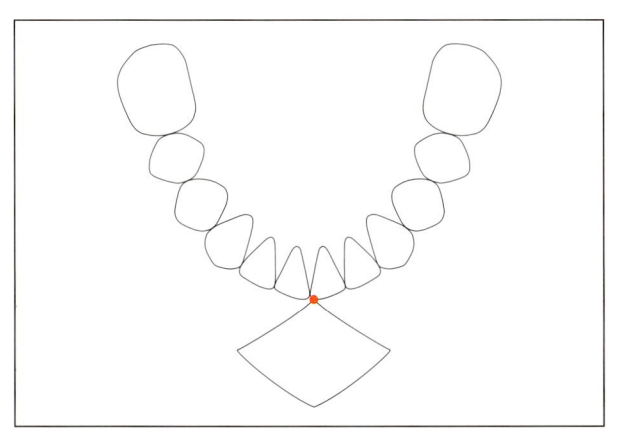

図2-34 水平面で見るPosseltの限界運動。

2.2 咬交の様式

咬交のもっとも重要な様式は**犬歯誘導**、**グループファンクション**および**バランスドアーティキュレーション**である。このテーマの理解を容易にするため、そして完全を期すため、その他の咬交様式にも触れることにする。これらの咬交様式はいずれも、まず**歯科補綴のための原則**として理解すべきである。自然がこれら様式に忠実であるとはかぎらず、様式に反する例、あるいは複数の様式が混合する例は多い。Ingervall は、若い成人に純粋な犬歯誘導あるいはグループファンクションが見られることは非常にまれであると報告した。むしろ犬歯の前方に長いコンタクトと第一小臼歯がともに誘導するグループファンクションの類似様式を示す(Thornton 1990)。

咬交は上下顎の**骨格的配置関係**にも影響される。例えば顕著な遠心咬合を伴う骨格的Ⅱ級不正咬合では、上顎犬歯に対する下顎前歯の誘導は不可能である。その代わりとして、例えば上顎小臼歯が下顎前歯と咬交する。歯質の咬耗や摩耗により、既存の咬交様式は付加的に変化しうる。

バランスドアーティキュレーション

バランスドアーティキュレーションにおいては、**外側方運動側**の**前歯**および**臼歯列**も誘導に関与する。誘導の強さは前歯部から臼歯部に向かって減少する。同時に、平衡を担う**内側方運動側**の**滑走接触**がこの運動を支持する(図2-36)。

平衡接触を実際に再現することは難しい。このためには**顆路の記録**、**全調節性咬合器**、そして義歯の使用開始初期に少なくとも一度、可能であれば数度にわたる中心位での**リマウント**が必要である。リマウントとは、新たな咬合採得ののち上下顎模型を咬合器に装着し、口腔内ではなく咬合器上で確実な咬合調整を行うことを意味する。それでも平衡接触は経時的に**ハイパーバランス**となり得る。

バランスドアーティキュレーション理論は、Spee の下顎運動に関する研究(1890)が基礎となった(D'Amico 1969)。Spee は「食物をすり潰すこの運動は、顎関節の機械的組織だけでなく(むしろ本質的に)咬合面の形態的配置によって決定される。したがって顎関節と咬合面形態は相互に調和しなければならない」と記している。

Christensen、Gysi、Monson と Hall はこの Spee の観察を実践した。McCollum と Stuart、Stallard も同様である。この三者はのちに、天然歯列におけるバランスドアーティキュレーションを否定したが、Granger はこの理論を支持し続けた。

咬耗咬交(原文の意：ソリ(橇)様咬交)

これは、咬耗した歯列の咬交をほぼ無咬頭咬交とみなした問題のある咬合理論である(図2-37)。このような咬交様式は食物を押し潰すことはできても、

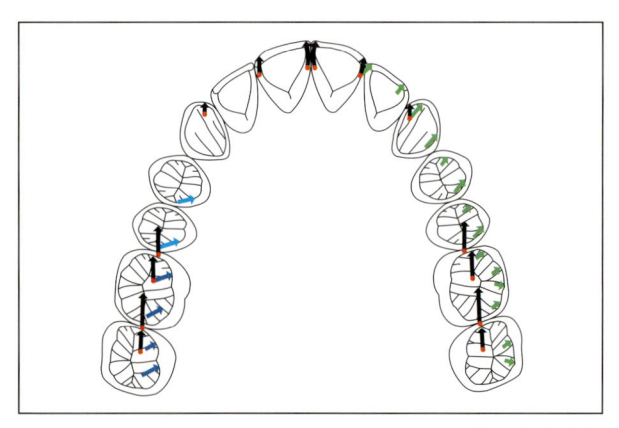

図2-36　バランスドアーティキュレーション：緑；外側方運動、青；内側方運動、黒；前方運動。

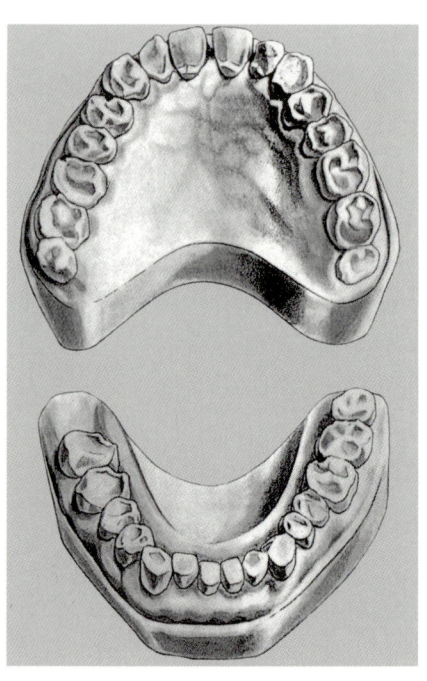

図2-37　咬耗咬交。

咀嚼が容易でなくなり、また義歯の傾斜を防ぐことが不可能になる。

この咬交を与えるためには大規模な咬合調整を行う（Hammerら 1941、Häupl 1950）か、または軽石のパウダーを使用して咬合面を擦り合わせる（Jüde 1996）必要があった。

グループファンクション

顎関節の機能障害、歯周組織の崩壊あるいは過度な咬耗は、両側性の平衡接触を不可能にし、**片側性バランスドアーティキュレーションないしグループファンクション**を考案することとなった（Schuyler 1947、1953；図2-38）。また Beyron はバランスドアーティキュレーションがごくまれであり、しかもそれは不完全であることを示した。これに代わりグループファンクションと咬耗の調和が見られ、咬合圧は歯と歯周組織に均等に分散される。Schuyler の理論は Pankey-Mann 様式の基礎となった（**完全な咬合再構成のための Pankey-Mann-Schuyler 哲学**；Pankey-Mann-Schuyler philosophy of complete occlusal rehabilitation）。

グループファンクションにおいては外側方運動側の**犬歯**、**小臼歯**の**近心頰側**咬頭および**第一大臼歯**の近心頰側咬頭が同時に誘導する。内側方運動側はただちに離開する。前方運動は下顎の前歯‐犬歯群および第一小臼歯が上顎前歯列に対する誘導を担う（図2-38）。

犬歯誘導（Canine Guidance、Anterior Guidance）

犬歯誘導の概念は、Balkwill（1866）、直接的には Nagao（1919）までさかのぼることができる。この咬交様式は Shaw（1924）と D'Amico（1958、1961）により確認された。頻度（Scaife と Holt 1969）および生理学的な基礎（D'Amico 1961、Kruger と Michel 1962、Kawamura 1967）が支持する犬歯誘導は、ナソロジー理論を構成する要素の一部ともなった。

前記のさまざまな様式とは異なり、犬歯誘導では**外側方運動側**の**犬歯**のみが接触・誘導し、他のすべての歯はただちに離開する。犬歯のみのコンタクトにおいては、臼歯領域がコンタクトする様式より筋の活動がわずかである。

純粋な犬歯誘導ではなく、外側方運動側の**前歯部が誘導する**類似型もある。この咬交様式では、前方運動時には下顎前歯、犬歯および第一小臼歯が上顎前歯および犬歯に対する誘導を担う（図2-39）。

Gerber のコンダイル理論

Gerber の**コンダイル理論**による全部床義歯には、「**上顎臼歯群の舌側咬頭が対合歯の窩にコンタクトし、小さな下顎窩（microfossa）の中の小さな下顎頭（microcondyle）のように運動する**」人工歯を使用する（図2-40）。

Gerber はこのような陶歯の舌側化排列により、咬合の中心を舌側に移動し、義歯の安定性を高めた。**皿状の窪み**も同様に舌側に移動させる。Ackermann は**上顎臼歯の頰側**を意図的に**削除**した（舌側化とい

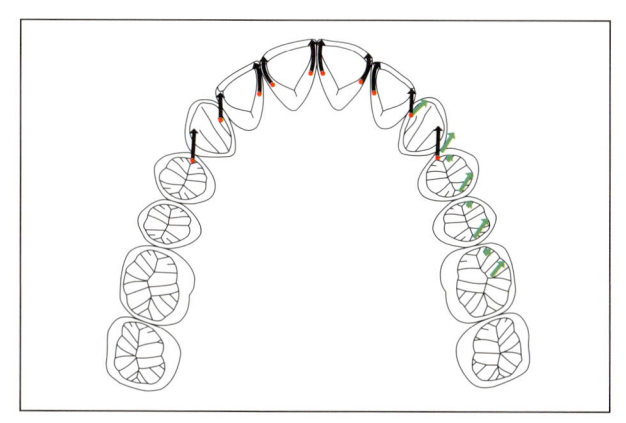

図2-38　外側方運動側のグループファンクション。

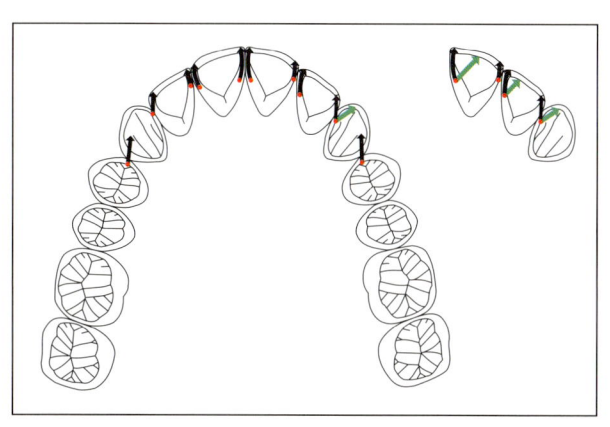

図2-39　前歯‐犬歯誘導、および外側方運動側の切歯がともに誘導する前歯‐犬歯誘導の類似型。

う意味での「咬合の削減」)。上顎臼歯群の舌側咬頭の強調と下顎臼歯群の窩は**杵と臼の原理**の象徴である。第一小臼歯においては逆のコンダイル理論に従い、舌側寄りに位置する上顎の窩が静的咬合時の改善をもたらす(Gerber 1955、1970、Caesar 1993)。

下顎前方運動時には、人工的に延長した下顎の遠心窩(前方咬合小面)に沿って**大臼歯がコンタクトする**(図2-41)。咬耗した顆状の皿は辺縁部の傾斜が急である。前方運動時の接触領域はまず後方から前方の小臼歯上へ移動する。次いで前歯が前方運動を誘導する。**後方咬合小面**は臼歯の咬頭に位置する。

下顎側方運動時の滑走誘導はまず両側臼歯部の窩の中で始まり、外側方運動側の咬頭は後方から前方へ順次に誘導を失い、第一小臼歯および犬歯がコンタクトする。ここで内側方運動側は完全に離開する。

Gerber は、関節に近い大臼歯領域による滑走誘導を関節の保護、すなわち義歯後方領域の誘導による下顎頭の負担軽減という意味で**正常平衡**(ortho-balance)と呼んだ。この咬合様式の実現には正確な、手間のかかる咬合調整が必要である。

前歯‐犬歯制御

Gausch(1986、1995)は全部床義歯補綴のために犬歯誘導の原理に反し、前歯‐犬歯による誘導の傾斜を平坦にした(軸眼窩平面に対しおよそ38°)。Gauschが前歯‐犬歯制御と命名した(図2-42)義歯の平坦な誘導は、前歯人工歯の口蓋側にレジンを追加することにより実現する。

全部床義歯における前歯‐犬歯制御は Gausch よりやや急傾斜(軸眼窩平面に対し切歯45〜55°、犬歯45°)とすることができる。

犬歯主導による外側方運動側の順次誘導

Slavicek は天然歯列における咬頭傾斜角の数値を基礎とし、この咬交様式とそのワックスアップ法を紹介した(Slavicek 1984、Reuschら 1990、Kulmer 1990)。外側方運動側の誘導は第一大臼歯から犬歯までが担い、これにより内側方運動側はただちに離開する。外側方運動側では、側方運動の進行とともにまず大臼歯がわずかな誘導ののち離開する。次いで第二小臼歯が、そしてやや遅れて第一小臼歯が離

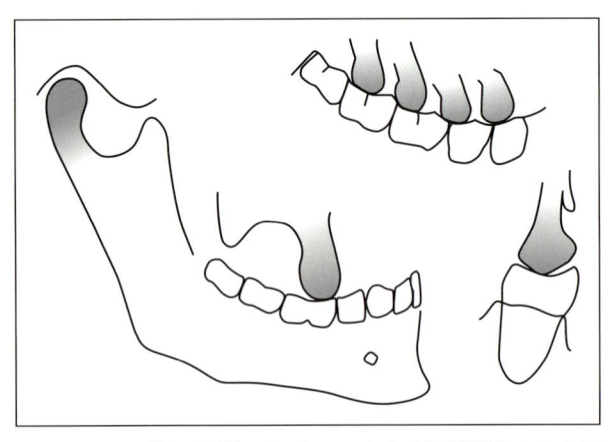

図2-40 コンダイル理論:Gerber の小さな関節頭と小さな関節窩。

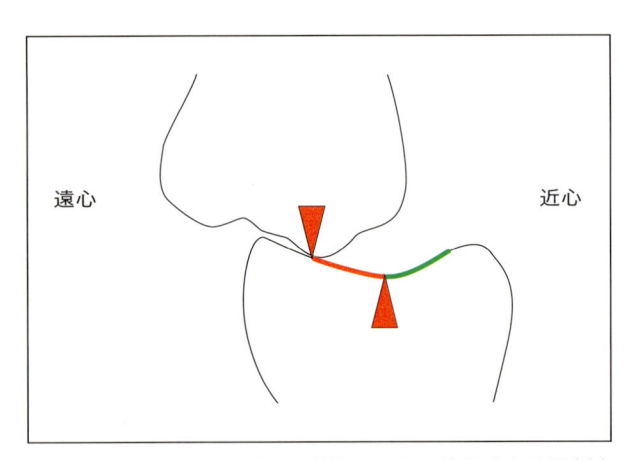

図2-41 Gerber のコンダイル理論における前方咬合小面(赤)と後方咬合小面(緑:三角形は咬頭嵌合位における接触を示す。

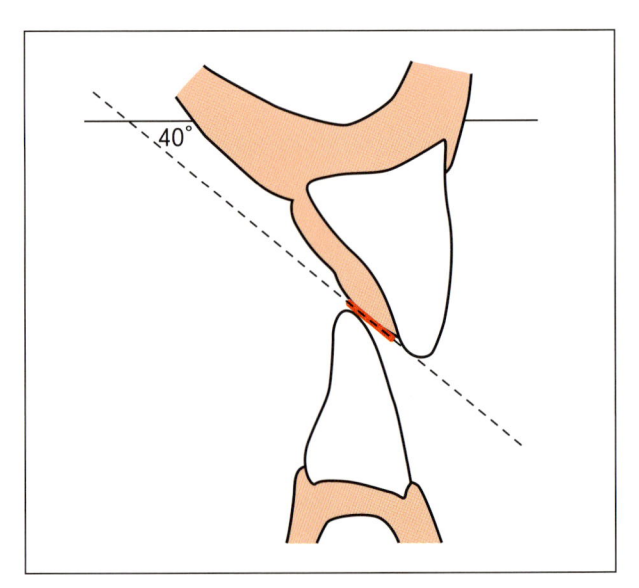

図2-42 前歯‐犬歯制御。

開し、純粋な犬歯誘導に移行する（**犬歯主導**）。側切歯が誘導に加わることもできる。前方運動時の誘導は犬歯誘導と同様である（図2-43）。

この咬交様式においては幾何学的な基本のほか、歯周組織が許容する歯の動揺も順次誘導に重要な意味を持つ。なぜなら犬歯は、歯周が硬直する時点から他の歯を離開させることになるからである。犬歯主導による外側方運動側の順次誘導は、グループファンクションの特殊様式と理解することもできる。Slavicekはこの順次誘導を咬交の基本様式の一つとみなし、この様式からグループファンクションあるいは犬歯の捻転による誘導が派生するとした。

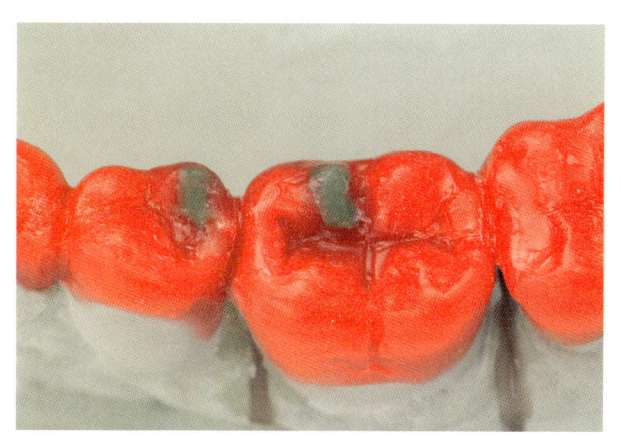

図2-44 交叉咬合における咬交の下顎臼歯による誘導。

交叉咬合における咬交

交叉咬合は咬頭の関係が逆であるため、上顎を対象とする誘導の定義は不可能であり、下顎を対象とする必要がある。すなわち、逆の関係にある**下顎臼歯の舌側咬頭の内斜面**が誘導する（図2-44）。

前歯部が逆の関係にある場合は、下顎前歯の**舌側面**が誘導する。

義歯における咬交の特殊性

ブリッジのポンティックおよび部分床義歯には、可能なかぎり**誘導機能を持たせるべきではない**。すなわち、ポンティックおよび部分床義歯は咬頭嵌合時の均等な支持だけを役割とする。咬合関係Ⅰ級の**上顎前歯部ブリッジ**（犬歯が支台歯）においては、下顎小臼歯に上顎犬歯に代わる誘導を行わせる。これは支台歯の唇側移動を防ぐためである。

下顎前歯部ブリッジにおいては、閉口運動の円弧と調和する形態を与えた切歯のポンティックに誘導機能を担わせることができる（Slavicek 1992）。図2-45に閉口円弧の原理を示す。下顎切歯の歯冠長軸は、Ⅰ級においては閉口円弧の半径に対し45°の関係とすべきである（Ⅲ級より5°後方傾斜、Ⅱ級より5°前方傾斜）。下顎歯列が閉口時に安定するため、前歯部の被蓋が正常であれば、義歯が傾斜することはない（注意：前方交叉咬合）。全部床義歯補綴においても、下顎切歯は閉口運動の円弧と調和するように排列する。

インプラント補綴の場合は、インプラントが支持

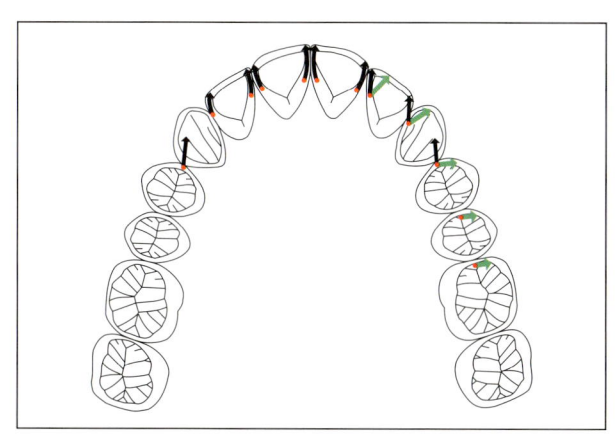

図2-43 犬歯主導による外側方運動側の順次誘導。

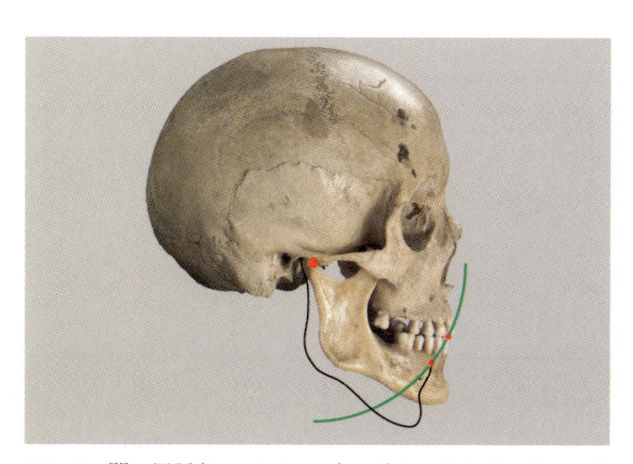

図2-45 閉口円弧（arc of closure）：ブリッジのポンティックおよび床義歯の人工歯は、歯冠の長軸を円弧の半径に対し45°（±5°）の関係とする。

する構造に偏心的荷重をかけることが許される。インプラントが支持する犬歯には前方および側方運動を誘導させる。ただし天然歯が残存する場合は、良好な固有感覚のため第一小臼歯のグループファンクションが望ましい。

かつての**全部床義歯補綴**では、不安定なゴム義歯を安定させるため、偏心位も含め可能なかぎり多くの咬合支持を与えた。このバランスドアーティキュレーションは今日でも応用できるが、かなりの手間（患者固有の顆路の特定、キネマティックフェイスボウの使用、リマウント）を必要とする。この咬交様式に代わり、技術的に容易な犬歯誘導が多く採用されるようになった。

2.3 咬交様式の骨格的方向づけ（機能的分割線）

診断および補綴計画に際しては、いかなる咬交様式を適用すべきかを患者ごとに検討しなければならない。一方には、可能なかぎり歯列の前方領域で誘導し、咀嚼器官の筋群、関節および歯周組織の負担を軽減するという考え方がある。しかしアンテリアガイダンス（anterior guidance）はつねに可能なわけではない。下顎が著しく遠心に咬合する Angle II 級では、側方運動時に外側方運動側の下顎前歯群が上顎犬歯とコンタクトせず、例えば小臼歯とコンタクトする。

Wirth（1970）は Marvin Reynolds の考え方に基づく仮説として、患者ごとの咬交タイプを骨格的様式から特定する方法、すなわち**機能的分割線**（functional dividing line）を提唱した。この方法では、側貌頭部 X 線規格写真上で単純化した補綴学的咬合平面に直交し、オトガイ棘（spina mentalis）の最上方点を通過する線（法線）を引く。オトガイ棘は咬筋の最前方付着部位に相当する。このオトガイ棘を咬合平面上に投影した点は期待する誘導、すなわちこの垂直の機能的分割線より近心に位置する歯を示す。咬筋がより後方に付着する場合は、グループファンクションが多くみられる。分割線より後方歯は離開させるべきである。

2.4 顎関節と下顎の機能

顎関節は上下顎歯列の生理的咬交の中心をなす。ヒトの顎関節（articulatio temporomandibularis）は、運動の自由度に制限のある複雑な蝶番・滑走関節であり、蝶番関節状関節（ginglymoarthroidal joint）、可動関節（diarthrosis）である。

運動は**滑走運動**（translation）および**回転運動**（rotation）である。開口初期の運動は通常 2～12° の純粋な回転運動である（Piehslingerら 1993a）。この角度は 20mm までの切縁間距離に相当する（Campion、Posselt、Lauritzen）。純粋な回転運動の軸としては理論上の軸（ヒンジアキシス）を仮想する。

開口が進むにつれ、**側頭下顎靱帯**の働きにより下顎は前方へ運動し、気道の圧迫を防ぐ（Sicher 1928）。この側頭下顎靱帯の働きは、Posselt の矢状咀嚼ループにおける後方限界運動の方向を変える。下顎の最大回転は25～35°に達する。開口運動を制限するのは側頭下顎靱帯とバイラミナゾーンの上層である。

前方および側方への滑走運動は 8～14mm、運動過度の場合は20mm に達するが、これ以上であることはまれである。

下顎頭と下顎窩の間には関節円板が介在する。**関節円板**は可動性の関節窩として顎関節腔を二つに分割している。上腔は主として滑走運動に、そして下腔は主として回転運動に寄与する。

2.5 矢状、側方および相対的顆路傾斜角

下顎頭と関節円板は、原則として関節結節に沿って下顎窩から前下方へ移動する。このときヒンジアキシスは通常、彎曲する運動路（**顆路、関節路、蝶番軸移動路**）を描く。描かれる運動路は、顎関節の解剖学的形態（関節円板、下顎頭、関節結節）、筋および靱帯機能、そして姿勢がもたらす結果である。

下顎頭の運動の始点から顆路上の任意の点を直線で結ぶことにより、軸眼窩平面に対する角度が得られる。矢状面上で見るこの角度は**矢状顆路傾斜角**（SCI—sagittal condylar inclination）と呼ばれる（図2-46）。英語圏では通常、**水平顆路傾斜角**（HCI—horizontal condylar inclination）が用いられている。

正確を期するためには、矢状顆路傾斜角の数値の記述に下顎頭の始点から顆路上の任意の点までの距離(mm単位の値)を併記すべきである。念のために記すなら、**側方顆路傾斜角**は水平面とベネット角との関係を意味している。ここでも、ベネット角はmm単位の値とともに表記すべきである。

顆路傾斜角との関連からは、さらなる概念として**相対的顆路傾斜角**(以下 RCI)に触れるべきである。RCI とは**顆路傾斜角**の平均が**咬合平面**に対してなす角度である(Slavicek 1984)。顆路も咬合平面も曲線であるが、これを単純化した近似値である線とみなす(図2-46)。

相対的とは、基準面(軸眼窩平面)ではなく**咬合平面に対する顆路の傾斜**であることを意味する。同様に下顎前方運動のアンテリアガイダンスに関しても、その咬合平面に対する角度を意味する用語として**相対的アンテリアガイダンス**(RAG、図2-46)がある。**相対的犬歯誘導**および**相対的咬頭傾斜角**もまた、同様に咬合平面との関係を意味する。

相対的顆路傾斜角の意義は、上顎歯列に対する下顎の運動(干渉のない滑走運動)をも含めた分析が可能なことにある。まず相対的顆路傾斜角の近似値である線と咬頭傾斜角を関係づける。下顎前方および側方運動時に**後方歯群**に離開が好ましい場合、**相対的咬頭傾斜角**は**相対的顆路傾斜角**より緩くなければならない。相対的顆路傾斜角と相対的咬頭傾斜角が同じ場合は、バランスドオクルージョンに近似する咬合の存在を意味する。後方歯群の相対的咬頭傾斜角が相対的顆路傾斜角より急な場合には、過度なバランスドオクルージョンまたは後方歯群による下顎前方運動の誘導が考えられる。

2.6　顆頭中心位と基準位

下顎頭と関節円板は**咬合とは関係なく**完全に下顎窩中に位置することができる。このとき下顎の位置は変わらない。顆頭が適切な位置であれば下顎頭と関節円板の複合体が**上方**、そして、関節隆起に接しているため**やや前方**の位置にある(most superior anterior)。1987年までは逆の、**最後上方位**という問題のある定義がなされていた。

下顎の基準位に関する専門用語は興味深い。かつ

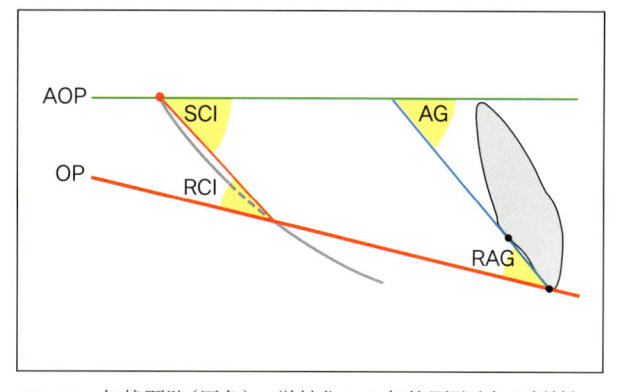

図2-46　矢状顆路(灰色)、単純化した矢状顆路(赤の割線)、咬合平面(OP)、単純化した前歯誘導路(AG)：RCI および相対的アンテリアガイダンス(RAG)はそれぞれ単純化した矢状顆路と前歯誘導路の咬合平面に対する角度、矢状顆路傾斜角(SCI)および前歯誘導路傾斜はそれぞれ軸眼窩平面(AOP)に対する角度である。

ては**中心位**(下顎頭が下顎窩の「中心」にある下顎位)が用いられていた。これと同義語には**顆頭中心位、最後退位、下顎基準位**(以下 RP；reference position)、ならびに英語圏で一般的な**中心位**(以下 CR)がある。

RP においては、顎関節が上下顎間の特定の三次元的関係を決定する。この関係に咬頭嵌合は影響せず、重要なのは下顎頭の位置である。

開口初期の**純粋な回転**により垂直顎間距離が10～20mm 変化しても、下顎頭が外側翼突筋および側頭下顎靭帯の牽引により前下方へ変位するまでは RP は維持される。

歯が接触する RP は後方接触位(以下 RCP—retral contact position)と呼ばれる。かつては**接触位**(CP—contact position)と呼ばれた。この接触は対合する一対の歯だけに限定されることもある。補綴用語辞典(Glossary of Prosthodontic Term)におけるこのような接触位の最新の名称は、**中心咬合位**(centric occlusion = centric relation occlusion)である(van Blarcom、Glossary of Prosthodontic Terms 1994)。

ここでは、中心咬合位がかつて ICP の同義語として扱われ、残念ながら今日もなお用いられていることを記す必要がある。**中心位**は1994年以降の新しい文献に用いられている意味で理解すべきである。Keshvad と Winstanley(2001)は誤解を避けるため、RCP より明確な用語として**中心位接触位**(CRCP—centric relation contact position)を強調している。

RPないしRCPのICPに対する関係

顆頭中心位と最終咬合時の顆頭の位置が一致する患者は少ない（＜10％、AshとRamfjord）。RCP＝ICPの関係が成り立つ場合は**中心位咬合**（centric relate occlusion）と呼ばれる（KeshvadとWinstanley 2001）。

患者の大多数（90％〜95％）はRPとICPにおける下顎位が**異なる**。すなわち、咬合終末位における下顎頭は顆頭中心位ではなく、多くはその0.5〜1mm前方・下方に位置する。したがってICPに至るためには左右の外側翼突筋の活性が必要となる。ICPはRPの遠心あるいは遠心下方に位置することもある（例えば医原性）。

90％〜95％の患者においては、咬合面レベルでRCPからICPへの**滑走**が生じる。これは**中心位滑走**（centric slide）または**中心位への滑走**（スライド・イン・セントリック；slide in centric）と呼ばれる。この滑走は純粋な矢状的滑走であり得る。下顎頭が咬頭嵌合時に近心に位置することもある（近心咬頭嵌合咬合位（medial intercuspal position of occlusion—**MIOP**）。2mm以上の**中心位への前方滑走**はリスク因子とみなされる（McNeill 1997）。

中心位への滑走が側方的である場合は側方咬頭嵌合咬合位（lateral intercuspal position of occlusion—**LIOP**）と呼ばれる。LIOPは**病的**とみなされ、顎関節の予後は不良である（機能障害、関節炎）。

咬頭嵌合により下顎頭が後方あるいは後下方に移動することはまれである。後方運動成分もまた潜在的に病的要因である（下顎頭と関節円板の正常な関係からの逸脱、顎関節の伸延、関節後方組織の圧迫）。

順応中心位（Adapted Centric Posture、Dawson 1995）

構造的に変化した顎関節あるいはクリック音を発する顎関節においては、下顎頭が順応により最上方に位置し、関節結節に接していることもある。これは順応顆頭位と呼ばれ、下顎頭と関節窩の関係は安定し、外側翼突筋（下頭）は受動的である。

このような顎関節は、次に述べる**荷重テスト**（Dawson load test）が示すように圧迫荷重を許容する。このテストでは術者が**両手で下顎を側方から把持**し、親指でオトガイを下方へ押す。同時に他の指で下顎角を上前方へ押すことにより下顎頭は前上方に回転し、関節円板と関節結節を圧迫する。通常、神経支配のない関節円板上に疼痛は生じない。同様に外側翼突筋下頭はRPにおいて受動的であり、医原的伸延による**疼痛は生じない**。無症候性の患者においては、オトガイおよび下顎下縁の圧迫により局所的な疼痛が生じるが、顎関節および外側翼突筋領域には生じない。

荷重テスト中この領域に疼痛が生じる場合、その原因はまず下顎が**前方**に位置することにある。RPに位置しない下顎頭は、左右の外側翼突筋が同時に活性になるとき上方に圧迫され、筋の伸延による疼痛が生じる。一方、顎関節および／または隣接する頬領域に生じる疼痛は病的原因を暗示している（例えば関節円板の偏位、下顎頭によるバイラミナゾーンの圧迫）。

障害性基準位（Deranged Reference Position；DRP）

転位した顎関節の関節円板は、一般的に前内方に偏位している（**円板転位、関節円板障害**）。転位した顎関節に認められる基準位は、**障害性基準位**と呼ばれる。

ポイントセントリック vs ロングセントリック

唯一の「点状」下顎位（**ポイントセントリック**（point centric））のほか、閉口の自由度を与えるという可能性（**ロングセントリック**（long centric））がある。ロングセントリックはとくに、安静位がやや前方にある患者における切歯の干渉のない閉口を可能にする。前歯の干渉は、中心位での早期接触がなくても、患者にとり不快である（「**咬合が横たわるのではなく座る**」）。ロングセントリックは臼歯部に与えることもできる。

ロングセントリックは、垂直顎間距離が変化することなく中心位よりやや前方での咬合を可能にする（「**下顎は、前歯部の垂直顎間距離が変わることなく中心位にも、そのやや前方にも閉口する**」—Dawson 1989）。ロングセントリックの幅は0.2〜0.5mmである（AshとRamfjord；図2-47）。

修復あるいは咬合調整に際しては側方の自由度（**ワイドセントリック**（wide centric））を与えることもで

きる。**ロングセントリック**および**ワイドセントリック**はフリーダム・イン・セントリック(freedom in centric)の概念でまとめられている。Schuyler(1969)はフリーダム・イン・セントリックの規模を0.5〜1 mmと報告した。Shafaghらは中心位の1日の変化を観察し、その結果に基づき**フリーダム・イン・セントリック**を推奨している。

ロングセントリックおよび**ワイドセントリック**はインターコロナルスペースが十分であれば不用とすることができる(Slavicekの個人的報告)。

パワーセントリック(Power Centric)

パワーセントリック(患者に最大の力で咬合させた状態で記録した中心位)は、必ずしもRPと一致しない。大きな力がかかり顆頭がはるかに上方に位置することで、普通に閉口した場合まず前歯が接触することになる(Hickey 1974)。最大限筋を緊張させないと臼歯は咬合しない。最小限の力をもって歯列をバランスのとれた状態で接触させるのが賢明であろう(Hickey 1974)。

2.7　ICP vs RP vs TRP

RPとICPが異なる症例が頻繁であるため、歯科修復に際し「新しい咬合は既存の下顎位で与えるべきか、それとも顆頭基準位か」という問題が生じる。

a）ICPを維持するための前提条件(「習慣性」咬合)
1. 良好な咬頭嵌合(注意：部分欠損歯列、過蓋咬合、早期接触、進行した歯周疾患)：ただし多くは、**正確**な咬頭嵌合(最大咬頭嵌合)と判断できるまで咬合調整を必要とする。また臼歯部の前方誘導および内側方運動側のコンタクトは排除すべきである。
2. 筋症状(過敏、触診時の疼痛、主観的愁訴)および**顎関節痛**がないこと。
3. 最多4歯までの臼歯部修復(Beckerら 2000)：これ以上であると明確な咬合終末位が失われる。前歯の舌側面は斜面であり、臼歯部支持の喪失に伴う咬頭嵌合の欠如には関与しない。
4. 最多3〜6歯での前歯部固定性または可撤性修復(Beckerら)。

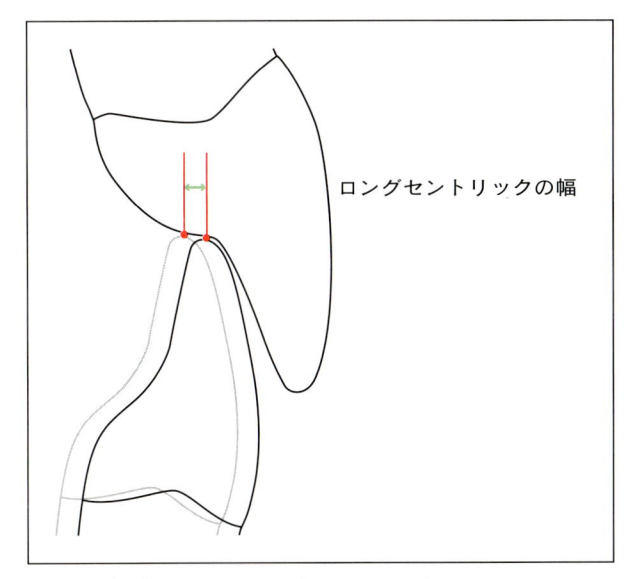

図2-47　切歯におけるロングセントリック。

b）RPにおける修復
1. **咬合の挙上**：垂直顎間距離が低い(一次的あるいは咬耗のため)場合、関節を基準として下顎を開口方向に回転させ、予定される高さにて咬合位を記録する。この際には、RPが再現可能な唯一の咬合位であるとみなす。
2. **筋関節症**の患者(前処置ののち修復を開始する)。
3. 多数の臼歯の修復：欠損する臼歯が3歯以下であるときは、**RP**にて**残存歯の咬合調整**あるいは小規模修復を行う(Beckerら)。注意：咬合位は隣接する大臼歯2歯の咬合面が欠損するだけで不安定となり、したがってICPの特定は不可能となる。これは残存歯が動揺している、あるいはその咬合面が平坦である場合にとくに難しくなる。
4. **無歯顎**—全部床義歯補綴、インプラント補綴。

c）RPの禁忌症

発育過程にある患者においては、ICPをRPとすることは禁忌である。下顎頭の生理的発育は上方に向かう。その十分な発育は、発育刺激として下顎頭が前方滑走路に沿って前方位にあることを要求する。下顎頭の発育は1年2〜9mm、思春期に最大に達する(Nielsen 2001)。

第Ⅱ章 咬合と咬交

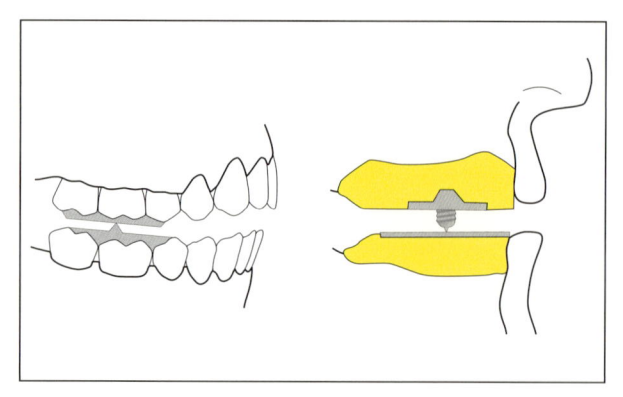

図2-48 有歯顎および無歯顎の口内描記装置。

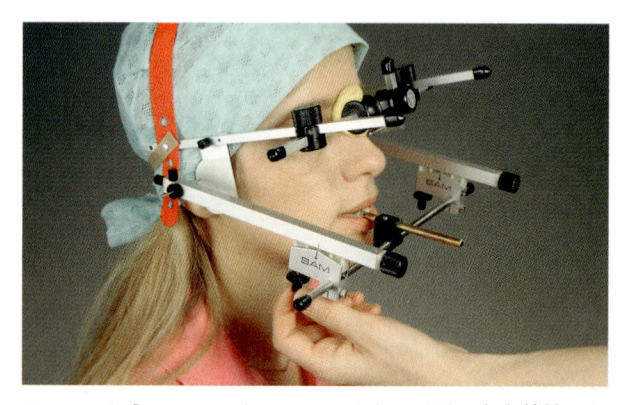

図2-49 キネマティックフェイスボウ：下弓の左右前端にあるツマミを回転させ、後端のスタイラスの先端が1点で回転するまで調節し、これにより後方にある下顎をRPへ誘導する。スタイラスは垂直調節レバーと矢状調節ツマミで調節する。純粋に回転するスタイラスはヒンジ点を示す。Axiograph®と同様にヒンジアキシスの運動軌跡を描記することもできる。

d）治療的下顎位における補綴

円板の転位した下顎を前処置により治療的前方位へ**復位**（reduction）したのち、この下顎位を補綴に利用する。治療的下顎位（TRP）は咬合挙上装置（レジン製の咬合挙上スプリント）により得られる。この装置は改造して咬合採得に使用する。

2.8 下顎基準位RPへの下顎の誘導操作

咀嚼器官の診断および治療には、歯科医師が求めた顎関節を基準とする下顎位を考慮する："Centric relation is the key reference position for analysis and reconstruction of the masticatory system（AshとRamfjord）"．

下顎が**中心位へ滑走**する患者は通常、容易にICPに達することができる。咀嚼筋群は歯のコンタクトにより**固有感覚的**に「プログラミング」されるから、下顎は閉口により干渉が生じることなく、多くは安静位からでもICPに至る。

ただし、**基準位**を獲得するためにはICPの神経筋情報を消去する（デプログラミング）する必要がある（Lucia 1960）。さもなければRPは獲得されず、偏位する可能性が高まるからである。

プログラムを消去する方法としては、前歯と小臼歯の間に**コットンロール**を横方向に置き、患者の下顎後退位で10分間、緊張を解いた状態で軽く咬み続けるよう指示する。コットンロールは咬頭嵌合を妨げ、ICPにおける神経筋情報は消失する。こうしてプログラムを消去して、初めてRPへの正しい誘導が可能となる。

筋の緊張や硬直、あるいは顎関節に疼痛がある状態でRPを確認することはできない。下顎を後方に強く圧すると、下顎頭は中心位から後下方へ移動する。咬合スプリントあるいは咬合板による2〜3週間以上の前処置により、初めて最終的なRPへの誘導が可能となる。

中心位や基準位は誤差0.1〜0.2mmの範囲内で再現することが望ましく、したがって反復により確認する必要がある（Piehslingerら 1933b、McKee 1997）。

RP獲得の方法

1. **描記針による記録法**（Gysi 1908に始まり、Needles 1923a、Phillips 1927、のちにMcGraneとGerberに踏襲された方法）：金属の描記針を固定した上顎咬合床と金属またはガラスの描記板を固定した下顎咬合床を描記装置として使用する。描記針はスプリング付でネジにより高さを調節することができる。描記板はワックスまたはラッカーの層で覆う（図2-48）。下顎の側方運動（前方へ押し出さない）により、ゴシックアーチが描記され、その頂点（左右の線の交点）はRPを示す。短所：描記装置が舌房を狭め運動を妨げる、交点が明瞭に描記されるとはかぎらない、顎関節が圧迫される傾向がある。

2. **口蓋に沿って舌先を後方へ大きく後退させ**、軟口蓋に接触させた状態で閉口する方法（Bach 1920、Schuyler 1932）：再現性が劣るという短所

がある。上顎咬合床の後縁にあるボールに舌尖を触れさせる方法もある。付加的の嚥下運動を行わせる。

3. **嚥下運動**（Bach 1920、Hromatka 1959、Lucia 1964）：嚥下運動は下顎を後方へ移動させる。短所；ICP での嚥下は、CR よりむしろ**後下方下顎位**を予想させる（Čelar ら 1996、2000）。

4. **キネマティックフェイスボウ**（McCollum 1939）：両端に描記針（スタイラス）を持つフェイスボウを下顎歯にセメントで固定する（図2-49）。スタイラスは顎関節領域に位置させる。「下顎を落下させるように開口し、リズミカルに閉口する」よう患者に指示する。これにより、開口および閉口運動の初期の純粋な回転運動におけるスタイラスの位置（円を描かず、1点を指す）がヘッドボウのフラッグに描記される。顎運動からヒンジアキシスを求めるこの方法は、純粋回転運動時の下顎頭が下顎頭中心位にあることを前提としているが、これは必ずしも正しいとは言えない。すなわち、下顎は他の位置でも純粋に回転することができるからである（Wirth 1996b；Dawson の個人的報告 1997）。

5. **オトガイ点誘導**（chin point guidance；Lucia 1960、Lautitzen 1974）：患者は下顎の緊張を解く。術者は親指と人差し指をオトガイ（オトガイ点）に触れ、注意深く、**強制することなく上下に誘導する**（unforced chin guidance、図2-50）。後方へ押す力はわずかとする。強い力は下顎頭を関節円板の後縁方向へ移動させ、あるいは関節を後下方へ伸延させる。術者の前腕は患者の矢状方向と正確に一致させる。側方に傾斜していると、求める基準位が側方に偏位する。

6. **両手による下顎誘導**（bimanual mandibular manipulation、Dawson 1973、1989）：デンタルチェアーに患者を水平に仰臥させ、オトガイを偏位させることなく上方に向ける（口をほとんど閉じた状態）。両手の親指でオトガイを、他の指で下顎角を両側から押さえ（図2-51）、注意深く遠心上方へ誘導したのち、患者に緊張のない開口と閉口を指示する（free arcing）。次にオトガイを親指で下方へ強く、そしてわずかに遠心へ押す。同時に下顎角を押さえる手指は上方へ強く引き上げる。**これにより下顎頭は、関節円板お**

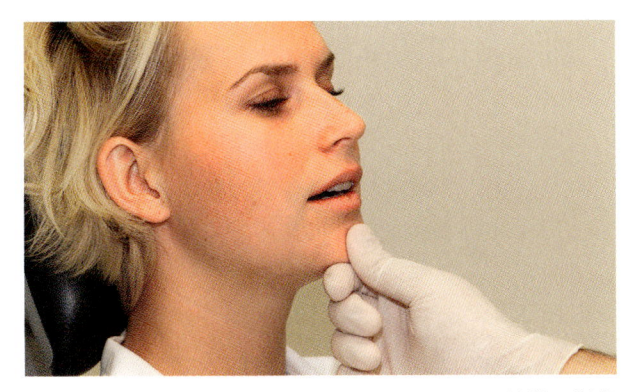

図2-50 Lauritzen の強制することのない下顎の誘導：術者の前腕は患者の正中矢状方向に向ける。

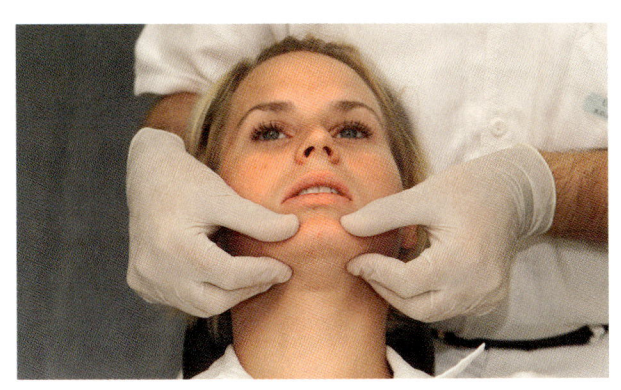

図2-51 Dawson の両手誘導法。

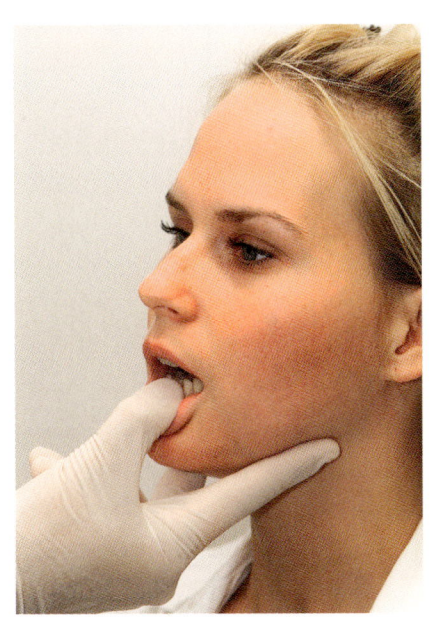

図2-52 Ash と Ramfjord の片手誘導法。

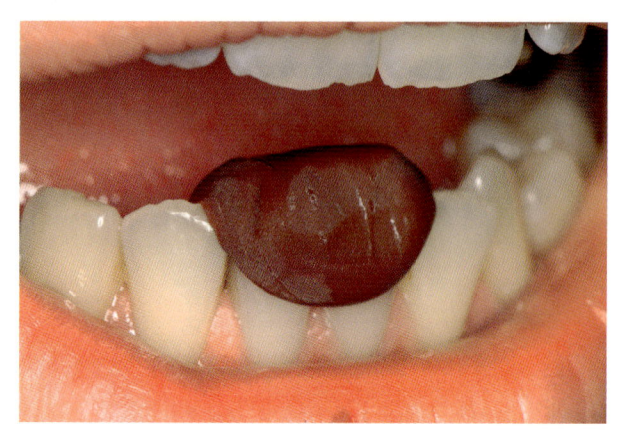

図2-53　アンテリアジグ：上顎切歯の圧痕印が浅く付いているのがわかる。

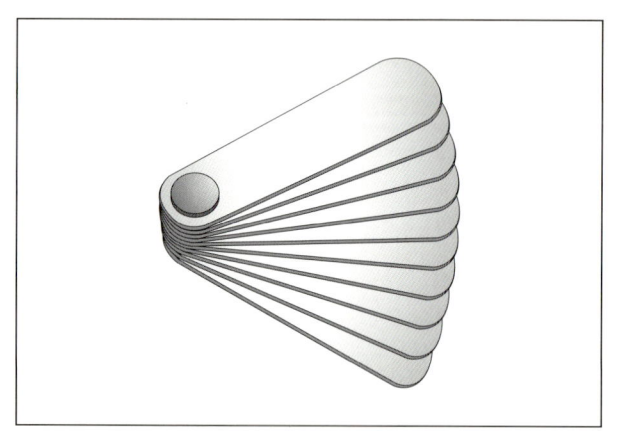

図2-54　リーフゲージ。

よび関節隆起に向かい、**中心位**に至る。信頼性の高いこの方法は、**FGP**（functionally generated path）テクニックにおいても用いられる。

7．Ash と Ramfjord の**誘導閉口**（guided closure）：これは両手法と同じ誘導を片手で行う方法であり、誘導しながら他方の手で、例えば Miller のピンセットを口腔内に挿入することができるため、両手法のようにアシスタントの補助を必要としない。背もたれを30〜45°倒したチェアーに仰臥した患者には、脚の緊張を解き、およそ1 m 離れたところにある物を見つめ、鼻呼吸を指示する。術者の手は患者のオトガイ下にあり、人差し指と中指でそれぞれ下顎角を支える。親指は口唇を挟むことなく下顎切歯の唇側に触れる（図2-52）。ここで患者に軽い開口と閉口を指示する。このとき下顎を遠心へ誘導し、今度は主として術者が、上顎切歯が親指の爪に接するまで開口と閉口を続ける。そして**親指を下方**へ押しながら、下顎を上方へ誘導し、歯牙接触した位置を確実に維持する。

8．**アンテリアジグ**（Lucia 1964）：上顎石膏模型の前歯部に錫箔を圧接し、インサイザルピンの調節により上下顎小臼歯部を5 mm 離開させる。レジンを練和し、パン生地状の状態で上顎前歯部に盛ってジグを形成する。口蓋側はプラットフォーム状に形成する。咬合器を閉じると、下顎前歯の圧痕がジグに採得される。プラットフォームは後上方に向かってわずかに上昇する（slight upward and backward slant）。硬化し、トリミングしたジグは上顎中切歯とその歯肉の辺縁から1〜2 mm までを覆い、口唇小帯を妨げることはない。口腔内で**ジグ**と下顎前歯部の間に咬合紙を置き、患者に前後および左右方向の下顎運動を指示し、ゴシックアーチを描記する。つぎに臼歯部咬合面上にシートワックスを置き、セメントのペーストとオトガイの誘導により臼歯部の中心位における咬合関係を記録する。このとき患者は、シートワックスを強く咬まなければならない。この Lucia の**中心位ジグ**は**前方プログラミング装置**でもある。なぜなら、口腔内でのゴシックアーチの調整と切削が筋に潜在する記憶を排除するからである。二つめおよび三つめの記録は**スプリットキャスト法**によるチェックに使用する（82ページ参照）。習慣性の歯牙接触（咬頭嵌合）は避けなければならない。レジンの代わりにワックスと樹脂の複合材（Kerr Impression Compound®、**図2-53**）をジグの材料として使用することもできる。臼歯部に使用する材料の選択肢としては、速硬性の石膏印象材、硬質シリコーンあるいは精密ワックスがある。

9．**リーフゲージ**（Long 1970）：これは、一端を鋲で留めた厚さおよそ0.25mm の箔（50×13mm）10枚から成るリーフゲージ（**図2-54**）を使用する方法である。まず10枚全部を上下顎の前歯間に挿入し、後方歯が最初にコンタクトするまで1枚ずつ減らしていく。コンタクトしたら、箔を1〜2枚増やして患者に咬ませ、ワックスまた

は可塑性材料で下顎位を記録する。短所：ほぼ水平なアンテリアジグとは異なり斜面を形成するため、下顎が後退しすぎる危険がある。

10. **両側性咬合刺激**(bilateral occlusal stimulation、Perry、Lammie、Crumm)：下顎第一大臼歯上にコットンロールを置き、患者にわずかな力で咬ませる。このとき下顎は、第一大臼歯の歯根膜固有受容器の働きにより後方へ移動するという。Calagnaらは、コットンロールをごく軽く10分咬ませた。

11. Jankelsonの**マイオモニター**：三叉神経の運動枝および顔面神経を穏やかに刺激するバッテリー式装置。両側咬筋領域の表面電極および項部の中性電極を介し、2秒間隔で2 msec/0.5Vのパルス(**経皮的電気神経刺激—TENS**)を発する。これにより咬筋が収縮し、**垂直的および水平的な下顎位**としての**筋中心位**が得られる。ただしこの筋中心位は、他の方法で求める中心位より前下方にあり、ICPよりさらに前方に位置する(外側翼突筋の活性)。顆頭中心位が得られるか否かが疑問である(Lundeen 1974、RemienとAsh 1974、Azarbal 1977)。

2.9 RPの咬合記録（中心位の咬合記録）

1. 口内描記装置の描記針で記録した基準位(70ページ参照)：ゴシックアーチの頂点を深く削除し、付加的にワックスまたはセメントを上下顎咬合床間に挿入することにより、記録した下顎位を確実に保存することができる。

2. シートワックスの咬合記録：室温で変形することなく、脆弱で、しかも温度が適切であれば抵抗なく咬み込むことができる超硬ワックスを使用する。そのようなワックスとしては、例えばBeauty Pink® X Hard Base Plate Wax(Moyco Co社)がある。まずシート1枚を火炎で温め、二つ折りにたたむ。なお温かいうちに上顎模型の歯列弓に圧接し、熱したワックスナイフで余剰を頬側咬頭頂まで切り取る。残存する臼歯の数が十分である場合、前歯部6歯はシートで覆わなくてもよい(図2-55)。シートは口蓋面に沿って彎曲させることなく、平面のままとする。辺縁の圧痕予定領域を火炎で十分に温めたのち、乾燥させた上顎歯列に圧接し、下顎を中心位へ誘導して歯がコンタクトするまで閉口する。このとき下顎は、**均質な**ワックスを咬む。乾燥させた上顎咬合面はワックスシートを確実に維持することができる。下顎は繰り返し圧痕へ誘導する。濡れた下顎歯列にワックスが付着することはないから、両手での下顎誘導が容易である。ワックスにエアーを吹き付けて硬化させたのち、口腔外へ取り出す。正確な適合性を口腔内でチェックするため、上下顎頬側咬頭の圧痕部および軟組織との接触部をメスで切り取る。それでもなお口腔内に正確に適合し、基準位へ干渉なく閉口できなければならない。正確に適合しない場合は辺縁を再度加温し、口腔内に戻して下顎の閉口を誘導する。氷水で硬化させれば、RPのさらなる正確なチェックが可能である。

3. **二層のシートワックス**とAluwax®のストッパー：加温した二層のBeauty Pink®ワックスで上顎歯列弓全域を覆い、余剰を頬側咬頭まで切り取る。Aluwax®を火炎で加温し、氷水で冷却したBeauty Pink®ワックスのプレート下面の前歯部および臼歯部に滴下する(図2-56)。プレートを口腔内に正確に戻し、下顎の中心位をAluwax®に記録する。冷却後、圧痕をチェックする。

4. **Lauritzenのストリップス**：Beauty Pink® X Hardシートワックスを恒温(サーモスタット式)水槽中で52℃に加温する。厚さ0.08mm、幅3mm、長さ8.5cmの錫箔を乾燥させた軟化したシートワックス上に置き、ワックスを折り重ねる。錫箔は両辺をワックスの外にそれぞれ5mmほど出す。幅10mmの二層から成るワックスの中央を鋏で切る。これはワックス層間への水の浸入を防ぐために重要である。これで二つの、長さおよそ4cmのストリップスが得られる。両端に出ている錫箔は取っ手として利用する。筋プログラムを消去する間、ストリップスを52℃の水槽中で軟化させ、患者にはこれから行う操作について説明しておく。水槽から2本のストリップスを同時に取り出し、下顎犬

第Ⅱ章　咬合と咬交

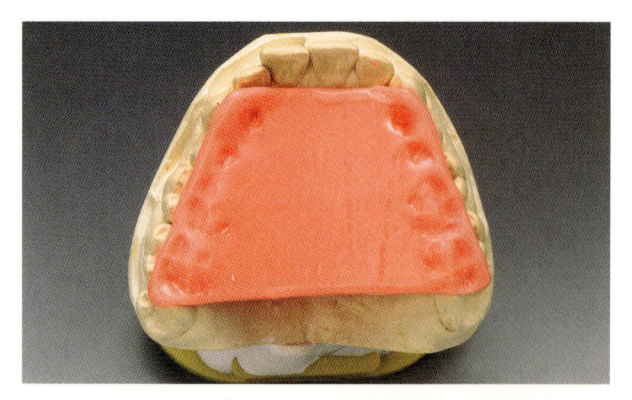

図2-55　Beauty Pink®ワックスの咬合記録。上顎模型上。

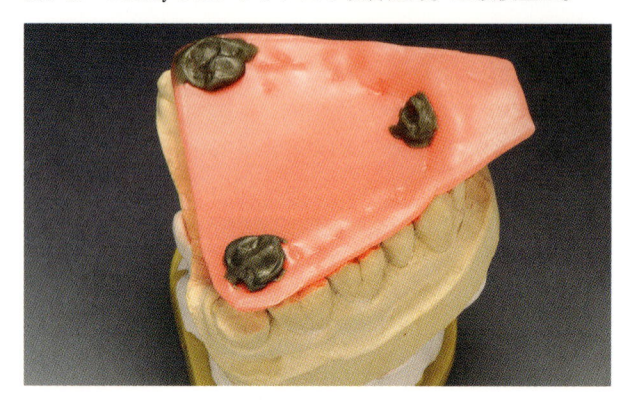

図2-56　二層から成るBeauty Pink®ワックスのプレートとAluwax®のストッパー。

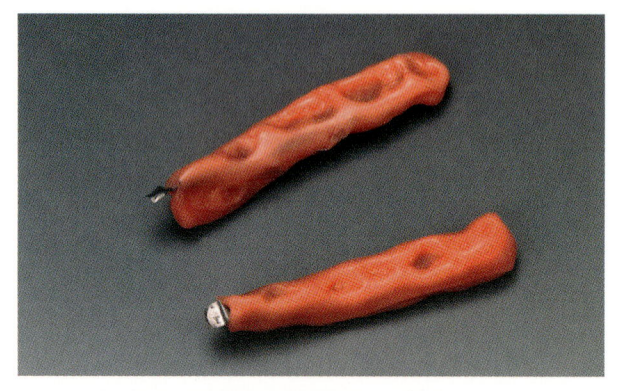

図2-57　Lauritzenのワックスストリップス。

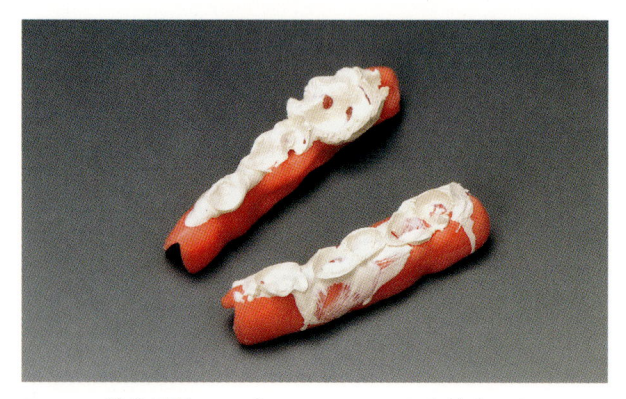

図2-58　酸化亜鉛ユージノールセメントを塗布したBeauty Pink®。

歯から大臼歯に至る**咬合面上に置く**。その際にはワックスが唇頬側軟組織を阻害しないように注意する（ワックスストリップスの位置が狂う危険）。この操作は手早く行う（ワックスが硬化してはならない）。均等な圧痕を得るため、ワックスストリップスは犬歯部を大臼歯部より高くする（鋏の原理）。親指と人差し指を用いるオトガイ点誘導の下で、患者は閉口してワックスを咬み、再び開口する。術者は再度閉口を誘導し、圧痕を確認する。石膏模型には咬合面形態が細部まで正確に再現されているとはかぎらないから、正確な適合のため、**圧痕はできるだけ浅くすべきである**（0.5mm、**図2-57**）。したがって咬頭頂のみの、しかしワックスストリップス全域にわたる圧痕を採得する。この咬合記録を石膏模型上に試適し、動揺することなく適合すること、そして歯肉部と接触しないことを確認する（余剰なワックスは鋭利な鋏で切り取る）。このLauritzenの方法には、ワックスストリップスを口腔内に同時に装着しないと欠陥が生じるという危険がある。温度差があると咬む時の硬さが異なり、咬合関係を正確に記録できないからである。

5．**二つ折りのBeauty Pink®（X Hard）と酸化亜鉛ユージノールセメントの併用法**：Lauritzenのストリップスの変法として二層のBeauty Pink® X Hardワックスから成るストリップスを製作する。錫箔は使用しない。中心位の正確な圧痕を採得し、エアーで冷却したストリップスを口腔外に取り出して冷水中に浸漬する。中心位を記録したワックスのストリップスを口腔内に戻し、適合性をチェックしたのち、ストリップス上に酸化亜鉛ユージノールセメント（Kerr Tempbond®）を薄く塗布する（**図2-58**）。Beauty Pink®のストリップスは酸化亜鉛ユージノールセメントの担体としての役目を果たす。このセメントの硬化は水を滴下することにより（1滴）非常に早まる。硬化後、冷水に浸漬する。患者がワックスの圧痕に対してと同様に、確実に閉口していることを確認しなければならない。

6．**穿孔メタルプレート**（Panadent Bite-Tray®、**図2-59**）**と酸化亜鉛ユージノールセメント**：即乾性

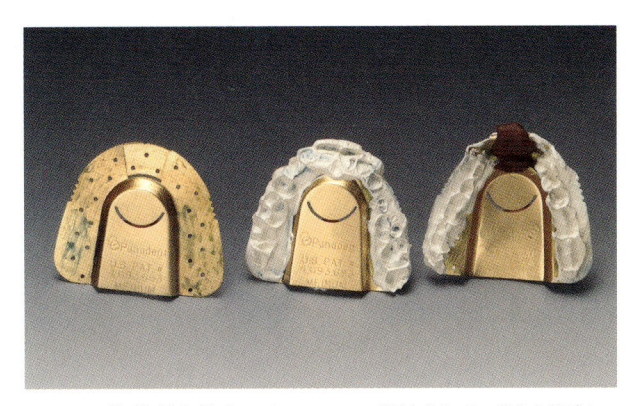

図2-59　接着剤を塗布したBite-Tray®（左）および咬合記録の準備をした上面（中央）と下面（右）。

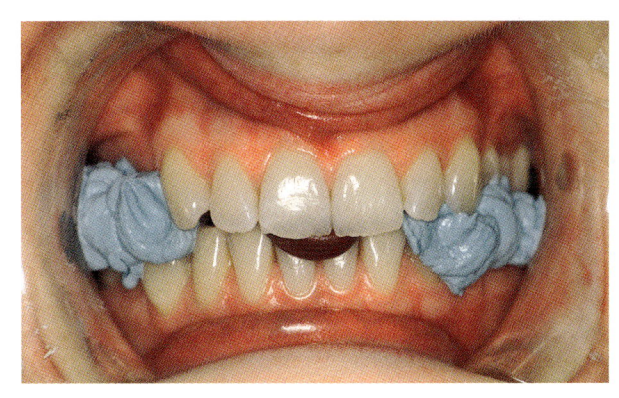

図2-60　前方のアンテリアジグ（Kerr Impression Compound®）と側方の咬合記録（速硬性石膏）。

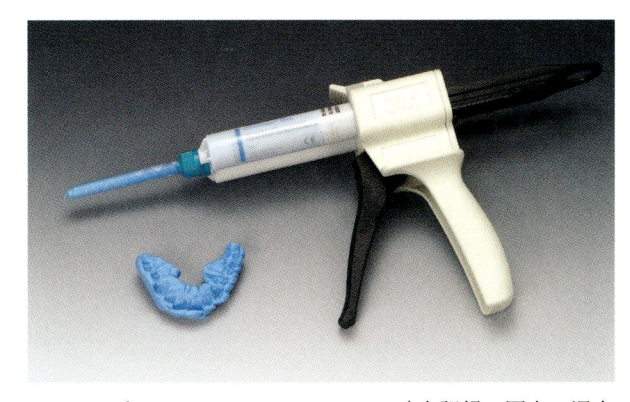

図2-61　ポリビニルシロキサンによる咬合記録。図上は混合ノズルとカートリッジを装着したディスペンサー。

の印象採得用接着剤をメタルプレートの穿孔領域の両面に薄く塗布する。患者は口腔内に挿入されたメタルプレートを力強く咬み、咬合面に適合させる。メタルプレートの遠心が長すぎる場合は鋏で切り、短縮する。上顎側を咬合採得用ペースト（例えばCoe Nogenol®）の薄い層で覆い、上顎歯列に圧接する。ペーストの硬化後、下顎側の切歯領域をコンパウンドで覆い、口腔内に戻して閉口させると、下顎切歯が温められた軟性のコンパウンドを咬む。後方歯群はまだコンタクトしない。下顎切歯の圧痕は深さわずか0.5mm程度とする（場合によっては、コンパウンドの余剰を削り落とす）。下顎基準位は、中心位への閉口を繰り返すことによりチェックする必要がある。次いで下顎側にコンパウンドを3～4mmの厚さに盛り、中心位を完全に記録する。コンパウンドの硬化中および硬化後に患者が開口する際には、Bite-Tray®の小臼歯部辺縁を両側から押さえ、変形を防ぐ。こののち口腔外へ取り出す。

7. **コンパウンド**（Kerr Impression Compound®）の**アンテリアジグと臼歯部に置いた速硬性石膏**（Centridur®；図2-60）：長さおよそ10mmのコンパウンドを軟らかい状態で上顎切歯に貼り付け、下顎基準中心位に閉口させる。臼歯列はコンタクトさせない。基準位をチェックしたのち、上下顎臼歯列間にCentridur®（石膏とレジンの混合材）を注入する。患者は**ジグ**が下顎を支える状態でCentridur®の硬化を待つ。Centridur®に採得された圧痕は可能なかぎり浅くなければならない。必要に応じメスで切り取る（模型の咬合器装着前の修正）。

8. **ポリビニルシロキサン**（ESPE Dimension Bite®、Heraeus Kulzer Memoreg®2—図2-61）：咬合面および頰側面にポリビニルシロキサンを注出し、下顎を中心位に保ちながら上下顎歯列の関係を記録する。短所：ポリビニルシロキサンが硬化するまで（およそ20秒）下顎が動いてはならない。ゴム状に硬化するため、石膏模型の正確な適合を確認しにくい。メスで修正する必要がある（それでもなお欠陥が生じやすい）。改良された材料は、硬化するとワックスに近い硬さを示す。

9. **速硬性アクリレート**（Protemp®；図2-62）：暫間修復用レジンを咬合面上に置き、中心位の咬合関係を記録する。注意：硬化するまで60秒かかり、この間、下顎が静止し続けるとは考えられ

第Ⅱ章　咬合と咬交

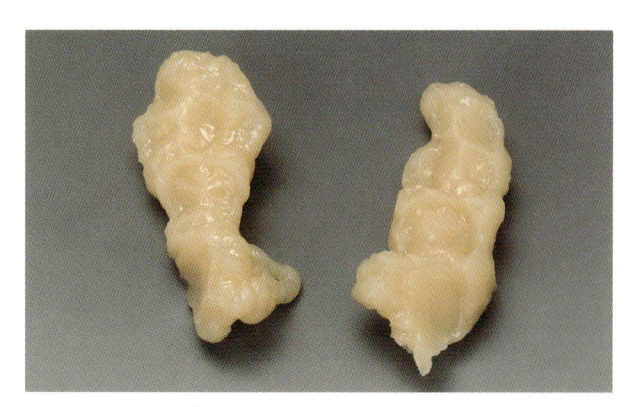

図2-62　Protemp®の咬合記録。

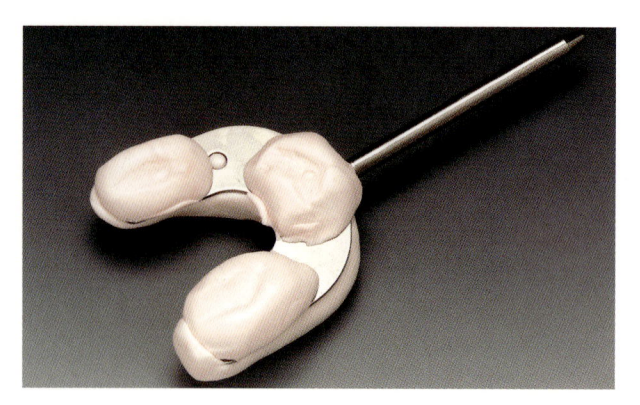

図2-63　シリコーンペーストを盛ったバイトフォークで採得した一次咬合記録。

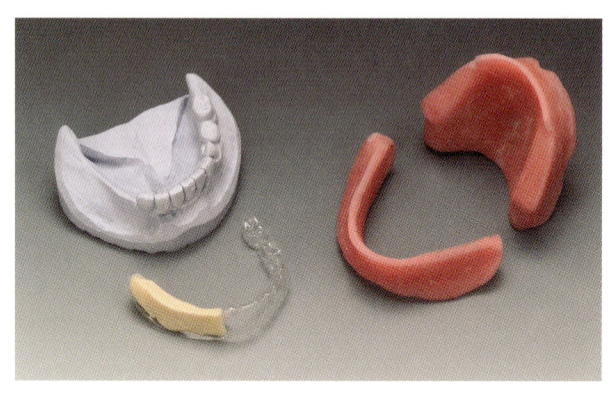

図2-64　圧接成型したスプリント上の部分床義歯補綴用個人トレー（左）。右は全部床義歯補綴用。

ない。患者は座位で身体を確実に支える必要がある。歯列で下顎を支える方法（RCP）が効果的である。いずれにせよ、長い硬化時間がこの方法の弱点である。

10. **無歯顎または少数残存歯列におけるシリコーンペーストによる一次咬合採得**（第Ⅷ章「全部床義歯」参照）：フェイスボウのバイトフォークにシリコーン接着剤を薄く塗布し、乾燥させる。シリコーンペースト（餅状）を盛って無歯顎の印象を採得する（図2-63、上顎）。同じ方法で対合する無歯顎ないし歯牙欠損部の顎堤上のシリコーンに中心位の印象を採得したのち、石膏模型に正確に適合しないことを予想して三つの小さな領域を除く他の部分をメスで切り取る。これにより、模型が正確に適合するようになる。

11. **個人トレー**（第Ⅷ章「**全部床義歯**」参照）：一次咬合印象を利用し、咬合器上で上顎および／または下顎の咬合床を製作する（図2-64）。この咬合床にワックスで採得した中心位の関係が記録される。適用範囲は部分床義歯、全部床義歯およびインプラント義歯補綴である。部分欠損症例においては、圧接成型したレジン箔を担体として咬合床を製作し、残存歯に固定することができる。インプラント補綴においては、咬合採得時に咬合床を確実に維持するため、インプラント上にネジ固定することができる。

中心位の記録時に避けるべき失敗（注意点）：

1. キネマティックフェイスボウ（92ページ参照）ではなく**解剖学的トランスファーフェイスボウ**（94ページ）を使用する場合、患者と咬合器のヒンジアキシスが異なる危険がある。このために生じる誤差を防ぐため、**中心位は最終的な垂直顎間距離**で記録すべきである。すなわち解剖学的トランスファーフェイスボウを使用する場合は、**中心位記録装置が咬合を挙上しないよう注意する。**

2. 記録のための材料は、咬み込むとき**十分に軟らかい状態**にあり、硬い材料の抵抗による下顎頭の沈下を防ぐ必要がある。下顎頭が沈下した状態で記録した下顎位は、**最前方上方の中心位ではなく、顎関節の伸延**を意味する。この誤った下顎位を基に義歯を製作すれば、歯列弓の**後方領域が著しく高位**で対合歯とコンタクトすることになる。

3. 石膏、ポリビニルシロキサンおよびアクリレートは、ハードワックスあるいは水を触媒とする

酸化亜鉛ユージノールに比べ**硬化時間が長い**。
このため硬化中に下顎が移動し、基準位ではなく偏心位が記録される危険がある。
4．中心位咬合記録の精度の確認を怠ってはならない。
5．咬合記録は模型との間に間隙が生じることなく、**完璧に適合**しなければならない。不正確な適合は誤って咬合接触の原因となるから、正確に適合することを確認する必要がある。

2.10 スタディモデルの製作

スタディモデルは治療開始前の歯列状態を**記録**した、**機能分析**および**治療計画**を目的とする模型である。診断のため中心位の咬合記録を用い、**関節を基準として咬合器に装着する**。したがって中心位で咬合するとき早期接触し、**中心位への滑走**（スライド・イン・セントリック）を示す。

スタディモデルが精密であること、そして咬合器に正確に装着することは、有意義な記録と分析のための**前提条件**である。0.1mm単位の誤差は精密な作業によってのみ発見でき、これを歯、歯周組織、筋および顎関節の臨床所見と関係づけることができる。しかし模型の製作は多くの点で**欠陥の生じやすい**作業であり、したがって秩序ある手順と、欠陥を防止するための知識が要求される。

準備

エプロンを着用した患者をチェアーに座らせる。術者は診療衣、手袋、マスクを着用する。印象採得の前に**プラーク**を除去する。

印象採得用器材を用意しておく：適切な印象トレー、練和カップ、練和スパチュラ、計量カップ、印象材、デンタルミラー、ペリフェリーワックス、火炎ランプ（ハノーランプ）、恒温水槽、義歯用の冷水を満たしたシャーレ、氷、水温を計るための温度計、シリコーンペースト、ナイフ（Exactomesser）、秒表示付の時計（図2-65）。

第一ステップとして、口腔内の状態を正確に視診する。著しい**アンダーカット**部は印象採得の前に確認し、スティッキーワックス（ペリフェリーワックス）で封鎖する。そのような**アンダーカット**はブリッジ

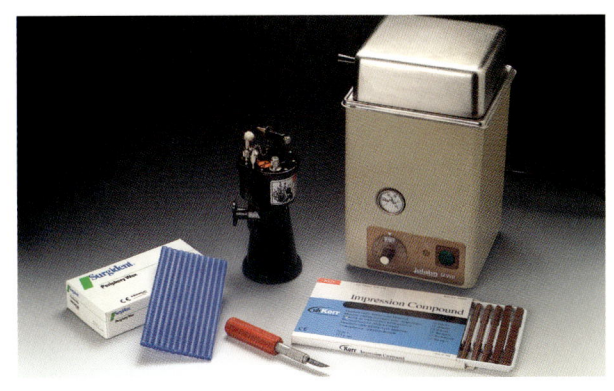

図2-65　ハノーランプ、恒温水槽、青のペリフェリーワックス、ナイフ（Exactomesser）、秒表示付時計。

のポンティック下、あるいは歯を連結固定するクラウン（とくに歯周組織の萎縮した歯の連結固定）下に多くみられる。これを見落とさず、ワックスで封鎖しないと印象を口腔外へ取り出すことが困難、さらには不可能となる。この場合、印象を毀損するだけでなく、印象トレーを切断する必要が生じることもある。動揺の著しい歯は抜歯されてしまう危険がある。そのような歯は予後的にも補綴的にも無価値であるが、それでも患者には、この危険をあらかじめ説明しておくべきである。

印象トレー

リテンション付の印象トレーは印象材の確実な口腔内挿入と維持、石膏注入のための口腔外への取り出しを可能にする。

リテンションには辺縁部の隆起（リムロックトレー、図2-66）と維持孔（例えばSchreinemakersの全部床義歯補綴用印象トレー）がある（図2-66）。

維持孔付の印象トレーは、有歯顎のアルジネート印象には適さない。トレーを口腔外へ取り出すとき、印象材はアンダーカットを克服しなければならない。アルジネートのような**軟らかい材料**はこのときアンダーカット部に把持され、維持孔から引き出されたままになる。このため口腔外へ取り出したアルジネートには変形が残り、印象が不正確である。これに対し内面が滑沢な**リムロック**トレーの場合、印象材はリムロックの内側へ戻ることができる。

リテンションのないトレーは石膏印象に適する。しかし今日では、印象材として石膏が使用されるこ

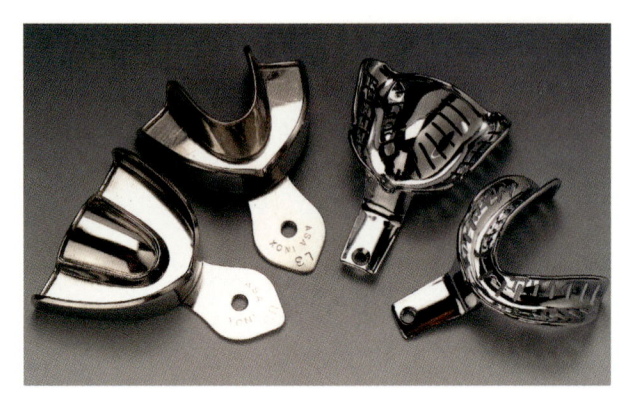

図2-66　リムロックトレーとSchreinemakersのトレー。

とはまれである。例外として、歯肉の可動性が著しい症例（フラビーガム）に石膏印象が適用される。流動性の高い石膏印象材は、歯肉を圧排しないからである。

　石膏印象法は、かつては有歯顎にも用いられる一般的な方法であった。リテンションのないトレーとともに口腔内に挿入した速硬性石膏の硬化後、トレーを口腔外へ取り出す。口腔内に残る石膏印象は割って取り出し、正確に整合したのちスティッキーワックスで破折線の外側を接着する。こののち、分離剤（例えばU-G-Sep*）を塗布し、硬質石膏を注入する。

印象トレーの選択と準備

　初めに印象トレーを口腔内に試適し、適切なサイズを選択する。印象トレーを口腔内に挿入する前に印象トレーの後縁を口裂に近づけ、後縁の幅と歯列弓後方の幅を比較する。歯列弓の幅が印象トレーに十分なスペースを提供すると判断したならば、印象トレーを口角から側方に旋回させながら口腔内に挿入する（図2-67）。

　挿入した印象トレーが歯列に接近しすぎたり、粘膜を圧迫するようであってはならない。また歯列全体をカバーし、印象材を確実に支持できなければならない。上顎トレーは上顎結節領域が十分に大きく、下顎トレーは舌側が十分に小さいことを確認する。

　側方的には適切であるが前後的に短すぎるトレーは、コンパウンド（Kerr Impression Compound®）で延長する（図2-68）。**スティック状コンパウンド**を火炎上で回転させ、均等に加温してトレーの後方に置き、手指で後方に延長して後縁を形成する。硬化したImpression Compound®は剛性であり、必要に応じて短縮、あるいはさらに延長することができる、トレーの**遠心にダムを形成する材料**としても使用できる。ダムは印象採得時にトレーまで咬み込む現象を防ぎ、気泡を閉じ込めることなく遠心歯の印象を正確に採得することができる。

既製トレーの個人トレー化

　既製印象トレーは印象採得の前に症例ごとの要求に応じて個人トレー化すべきである。このためには**歯列の後方、口蓋、歯牙欠損部**（とくに後方歯の欠損部）にダムの形成、部分床義歯補綴においては**サブリンガルロール**（下顎前歯部の歯槽突起舌側と口底の印象を採得する）を形成する。

---

*U-G-Sep®、SAM® Präzisionstechnik社、ミュンヘン

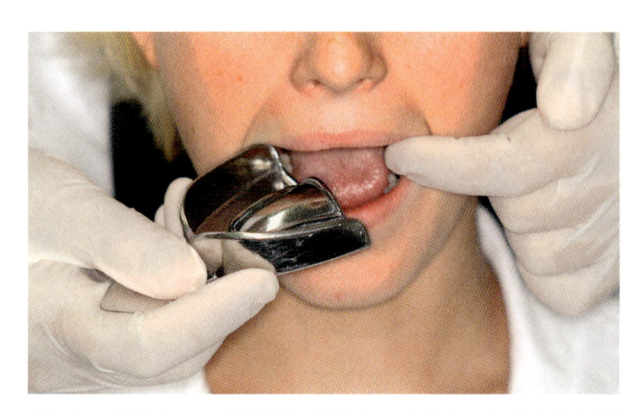

図2-67　印象トレーを側方に旋回させながら、口角から口腔内に挿入する。

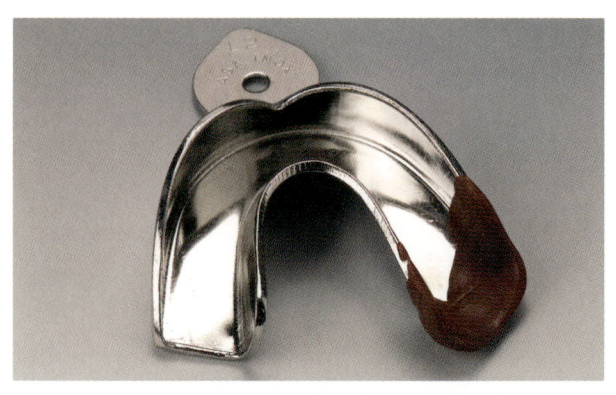

図2-68　Impression Compound®で後方を延長したリムロックトレー。

Kerr社のImpression Compound®でトレーを後方へ延長する必要がない場合は、シリコーンペーストで個人トレー化することもできる（例えばHeraeus Kulzer社のOptosil®、図2-69）。

シリコーンペーストは硬化ペーストと混和する。その際には、パウダー（多くがアレルギー発現性）の付着していない手袋を着用し、患者の皮膚に付着するのを避ける。このパウダーにはさらに、シリコーンの硬化を妨げる作用がある。

コンパウンドで口蓋ストッパーを形成するためには、56℃の恒温水槽で温めたImpression Compound®のプレートを三角に形成し、そのリムロックトレーに面する側をハノーランプで加温したのち、トレーの口蓋領域に置く。ストッパーは歯列のためのスペースを封鎖することなく、トレーの口蓋側に沿って遠心へ延長する（図2-70）。トレー上のコンパウンドをハノーランプで再加温したのち、修正のため付加的に形成することもできる。印象トレーは温かい状態で口角から旋回させながら口腔内に挿入し、印象採得ののち口腔外へ取り出し、氷水中で冷却する。

シリコーンあるいはImpression Compound®の余剰部分を除去し、印象材のスペースを保証するための口蓋側領域のトリミングにはExactomesserを使用する。

個人トレー化した印象トレーの長所：
1．トレーが口蓋の中心へ誘導される。
2．したがって印象材の一部が歯肉および粘膜を強く圧迫することなく、
3．歯牙欠損部およびサブリンガル領域の一次印象を採得することができる。

印象採得

スタディモデルを製作するための印象採得には、アルジネート印象材のパウダーを水と練和して使用する。この低価格で非可逆性の弾性印象材は、金属と架橋して難溶性のゲルとなるアルギン酸塩とフィラーから成る。このゲルは湿気を吸収し、膨潤するため、採得した印象には10〜25分以内に石膏を注入しなければならない（軟らかいアルジネート印象の復元時間は硬いアルジネートより短い；Slavicek 1982a）。細部再現性は寒天印象材あるいはエラストマー印象より劣り、0.05mmまでの細部構造を再現できるにすぎないが、Lauritzenによれば、アルジネート印象は石膏を再注入しても、満足のできる第二の模型が得られる。

粉液比はメーカーの指示に従う（パウダーの計量スプーン、水の計量カップ）。パウダーを計量する前に容器を十分に振り、パウダーの密度を均等にしてから計量する（これを怠ると粉液比が不正確になる）。冷水で練和すれば操作時間が長くなる（Lauritzenによると10℃、温度計によりチェック）が、それでも作業は手早く進めるべきである。

練和時間は45〜60秒とし、アルジネートが不均質になるのを防ぐため、スパチュラをアルジネート用練和カップの内壁に強く押し付けながら練和する。アルジネート遠心分離機あるいは真空練和器で練和（20秒）することもできる。

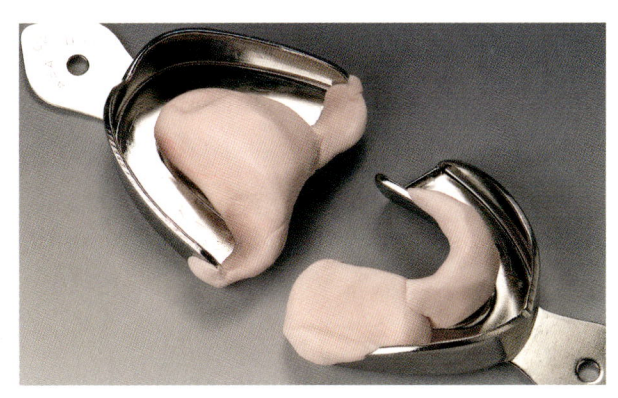

図2-69　遠心ダムと口蓋側ストッパーで個人トレー化した既製印象トレー（左）。右は舌側にサブリンガルロールそして遠心歯牙欠損部にダムを形成した既製印象トレー。

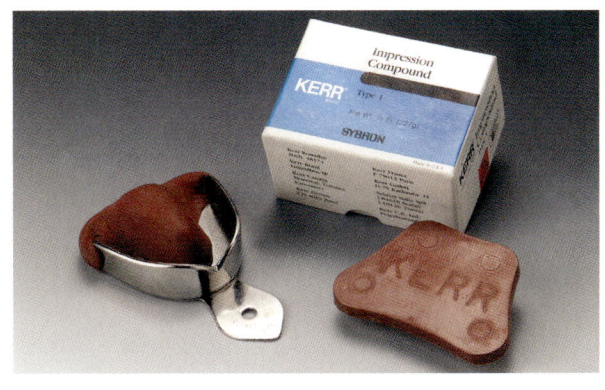

図2-70　Kerr Impression Compound®で形成したストッパー。

十分に練和し、**気泡の混入しない**アルジネートをスパチュラで手早く印象トレーに盛る。術者は手袋を着用し、少量のアルジネートを人差し指にとり、歯列の**咬合面**に押し付けながら**塗布**する。これにより印象の咬合面側に気泡が封じ込まれ、ここに石膏が流入し、模型の咬合面に好ましくない異種の形態が付加されるのを防ぐ。

術者はアシスタントから印象トレーを受け取り、口角から旋回させながら歯列弓上に圧接する。把柄の位置は**口裂**の高さとする。すなわち、トレーを歯列に十分に押し付るようにして口腔前庭の完全な印象を採得する。口腔前庭の印象は、顎の根尖側形態の補綴的あるいは顎矯正的な分析のために重要な意味を有する。

まず維持孔が形成されている**トレーの辺縁**まで歯列に圧接する。このときに咽頭方向に流出する比較的少量の**余剰アルジネート**は、デンタルミラーを用いてただちに除去する。口腔前庭側の余剰部分を口腔外から手指で除去したのち、上唇を下方へ牽引する(アルジネートの余剰が口腔前庭を変形させないため)。上顎の印象採得では、こののち術者が印象トレーを片手で支持する。**下顎**の場合は術者が両手で押さえ、患者は**ほぼ閉口する**。これは、大きく開口した状態で歯列弓後方領域を狭窄するのを防ぐためである。

印象はまず、印象材による嘔吐反射がほとんどない**下顎から採得する**ことを勧める。これにより、上顎を採得するときの嘔吐反射に対する患者の不安を解消することができる。上顎印象を採得する前に、下顎印象の採得時に残された**印象材の残渣**を除去しなければならない。嘔吐反射が生じた場合は、ゆっくりと深い鼻呼吸を患者に指示する。鼻尖をマッサージする方法にも、わずかながら患者の注意を印象を採る際の刺激からそらす効果がある。

口腔内での硬化時間は45〜90秒ほどで、製品および水の温度により異なる。硬化は練和カップに残されたアルジネートでチェックする(硬化したアルジネートは引き裂くことができる)。さらに口腔内のアルジネートを手指で触り、硬化を確認する。こののち、硬化までと同じ時間が経過するまで待つ。

印象を口腔外へ取り出す前には、頰を挙上して口腔前庭に**空気を入れ**、負圧を解除する。こののちトレーを一気に、**梃子の作用を利用することなく**咬合面から**直線的に引き離し**、側方へ旋回させながら口腔外へ取り出す。そして、正確な印象が採得されたか否かをチェックする(理想的にはルーペを使用するチェック)。

チェックにより正確に採得されたことを確認した印象は、冷水中で十分に洗浄したのち湿った材料で包み、あるいは湿潤容器に入れ、ただちに硬石膏を注入する。印象に欠陥がある場合は印象採得をやりなおす必要がある。

アルジネート印象の際の失敗:

1. 練和が適切でなかったための気泡あるいはパウダー塊の混入(練和テクニックの未熟:遠心分離あるいは真空練和器の使用はアルジネート印象の質を高める)。
2. 患者に苦痛を与え、口腔前庭を変形させるような大きすぎる印象トレーの使用。
3. 対象領域全体の印象を採得できない小さすぎる印象トレーの使用。
4. 印象トレーにダムが欠如したために形成された印象遠心の条痕、および模型の付加的形態。
5. 咬合面にアルジネートを塗布しなかったため、印象の咬合面に封入された気泡。
6. 操作練和に時間をかけすぎる、あるいは練和に使用する水の温度が高すぎると印象トレーの挿入が不可能になり、あるいは口腔内で傾斜した状態になることがある。印象トレーが傾斜すれば、採得した印象は印象材層の厚さが不均一となり、これが模型の寸法に影響を及ぼす。
7. 印象トレーの不完全な適合:印象に口腔前庭、あるいは歯列弓の一部が採得されない。
8. 印象トレーを歯列に強く圧接しすぎると、歯牙欠損部の歯肉および粘膜が変形する。またトレーに直接圧迫された残存歯は偏位し、誤った印象が採得される。
9. 多すぎるアルジネートによる嘔吐反射。
10. アンダーカットの見落としによる印象の毀損、変形。
11. 印象トレーが傾斜したため、歯列からの分離が困難になり、あるいは斜めに分離しなければならない。

12. 洗浄の不十分な印象。咬合面形態が模型に正確に再現されない。
13. アルジネート印象を乾燥させたり、水中に浸漬してはならない（正しい保管：湿潤な材料に包むか、湿潤容器に入れて保管する）。

印象への歯科用石膏の注入

スタディモデルの製作にはクラスIIIの硬石膏または、より高価なクラスIVの**超硬石膏**（例えばVelmix®、Die keen®、Fujirock®）を使用する。硬く精度の高いクラスIVは作業用模型（マスター模型）の製作に必須の石膏である。

歯科用石膏は精密材料であるから、湿気を避け、水や蒸気の影響を受けないように**保管**し、質の低下を防ぐ必要がある。容器を開けた石膏は3ヵ月以内に使い切るべきである。

歯科用石膏には添加物が含まれており、温度、湿度そして粉液比により膨張率が異なることがある。石膏は種類およびチャージによって膨張率が異なる。寸法安定性は膨張計（**図2-71**）でチェックすることができる。最高級の石膏（例えばFujirock®）の硬化膨張は0.08％、質の劣る「ブランド製品」の硬化膨張は0.3％以上に達する。

可能なかぎり精密な模型を製作するためには、メーカーの使用説明書に従って石膏および蒸留水を**正確に計量**しなければならない。蒸留水はml（体積）での計量、または重量測定を行う。同様に石膏も正確な重量測定を行う。印象トレーの辺縁はスティッキーワックス（ペリフェリーワックス）で覆い、石膏が金属のトレーに直接接触するのを防ぎ、模型を容易に分離できるようにしておく。

印象表面のアルギン酸を中和するため、スプーン1杯の石膏パウダーを印象に入れ、数滴の水を加え、筆で印象表面全体に広げたのち水で十分に洗い落とす。そしてエアーを注意深く吹き付け、表面を乾燥させる。

石膏練和カップに計量した蒸留水を入れ、石膏を少量ずつ撹拌しながら加える。**真空練和器**を使用する場合は、撹拌容器に蓋をして練和器にセットする。真空練和器は30〜60秒、容器内の気圧を急激に下げながら練和し、石膏中に空気が閉じ込められるのを防ぐ。

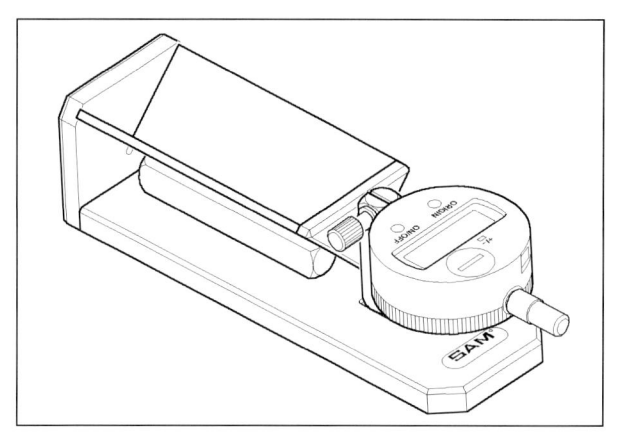

図2-71　膨張計：石膏の種類、チャージ、粉液比による硬化膨張の差異を0.01mmまでの精度でチェックすることができる。

練和した石膏は、印象トレーを**バイブレーター**に押し付けながら印象に注入する。注入した石膏は、バイブレーターの振動により**片側の臼歯部から印象の歯列に沿って前歯部へ、そして反対側の臼歯部まで**流れる。最初に流れる石膏はアルギン酸を吸収する。これを石膏パウダーであらかじめ中和し、洗浄しておけば、模型表面に対するアルギン酸の作用を防ぐことができる。アルギン酸は石膏表面を粗糙にし、模型の精度を低下させる。

練和した石膏の注入に際して**厳守すべき注意点**は、まず**少量ずつ**注入することである。一度に多量の石膏を注入すると、印象の咬合面の空気を逃がすことができないからである。模型咬合面への気泡の封入は絶対に避けなければならない。片側の臼歯部に注入し、反対側の臼歯部まで流す方法は、気泡封入のリスクを軽減する。

咬合面に石膏を流したのちには、やや多量の石膏を順次注入する。残る石膏で**台座**を形成し、やや時間をおいてから印象の上に重ねる。石膏の硬化中は咬合面を下に向けておき、石膏の粒子を**咬合面**側に集める。

石膏は**硬化中**に結晶化する。石膏は理想的環境（飽和水蒸気）中で結晶化させなければならない。Lauritzenは、湿潤容器に入れるか濡れた紙に包んでおく（10分）ことを勧めている。Fujirock®の硬化時間は12分である。**アルジネート印象**の場合は、石膏が残存する酸のため膨張しすぎないよう、模型を**可能なかぎり早期に印象から分離しなければならない**

第Ⅱ章　咬合と咬交

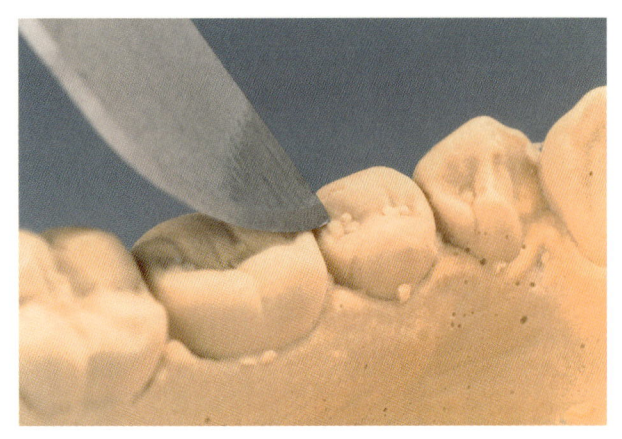

図2-72　咬合面に印象された気泡によるアーチファクトはナイフ（Exactomesser）で切り取る。

（石膏の種類により30〜60分：例えばFujirock®の場合は30〜40分）。完全に硬化するまでには、石膏がなお膨張するため最長1週間を要する。模型は、ここで初めて最終的寸法に達する。

石膏の硬化後、石膏ナイフの先端を印象トレーの辺縁と模型の間に挿入し、模型を印象から注意深く**取り出す**。前歯部の破折を防ぐため、右側と左側を交互に数mmずつ、トレーの辺縁から挺出させる。

副模型を必要とする場合は再度、ただちに石膏を注入し、副模型であることを表記する。副模型を必要としない場合は、模型を取り出した直後にトレーからアルジネート印象を除去し、メタルに対するアルギン酸の不要な作用を防止する。個人トレー化のために使用したImpression Compound®はハンマーでトレーからたたいて落とす。

印象から取り出した模型は、ルーペを使用し、十分な照明の下で咬合面形確をチェックする。アーチファクト、例えば印象表面の気泡に流入したために形成された石膏パールあるいはバリは、メスまたはナイフ（Exactomesser）で修正する（図2-72）。

咬合面を修正しない模型は正確に咬合せず、咬合記録も正確に適合しない。疑問がある場合は、不完全な修正よりやや多めの修正を勧める。

模型は以下の手順で、歯科医院内で製作することができる：模型は第三者の手を借りることなく、以上の作業ステップに従って注意深く製作することができる。これにより第三者の不注意、過誤に起因する失敗を排除する。

スプリットキャスト（チェック用台座）

スプリットキャストとは、一次台座と二次台座が溝と隆起によって適合する**台座**を意味し、その目的はまず模型を咬合器へ装着することにある（84ページ参照、図2-73）。維持方法としては、接着テープあるいは絆創膏を台座に巻き付ける単純な方法ではなく、正確で扱いやすいマグネットの使用を勧める。

スプリットキャストの製作には、模型の大きさに応じて選択するさまざまなサイズの**スプリットキャストフォーマー**と**ゴムリング**を使用する。フォーマーには十字形の隆起が形成されており、その中心にマグネットのケースをマグネットとともに受け入れる構造を持つ（図2-74）。

まずフォーマーの辺縁にゴムリングを装着し、中央に**接着プレート**を置く。接着プレートは、のちに**二次台座**にマグネットとともに維持されるマグネットケースの支持装置である。

次いで**アルジネート印象**に石膏を注入する。フォーマーにもゴムリングの上縁まで、バイブレーターの振動を与えながら石膏を満たし、その上に咬合面側を上にして**印象**を置く。印象を**フォーマー**とともに反転させ、**フォーマー**側を上にし、石膏の硬化を待つ。

石膏が硬化したのち印象を模型から分離する。フォーマーもゴムリングを残して分離したのち、**一次台座の基底面に石膏分離剤***を塗布し、**マグネットケース**と**マグネット**を一次台座の接着プレートに

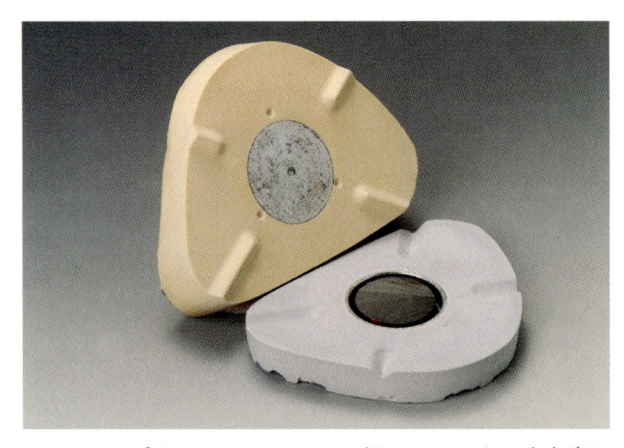

図2-73　スプリットキャスト：マグネットにより一次台座と二次台座を維持する。マグネットはマグネットケースから外し取ることができる。一次台座側にマグネットプレートが見える。

装着する。

再びゴムリングの上縁までバイブレーターで振動を与えながら石膏を注入し、**二次台座**を製作する。この作業では、模型の咬合面に石膏が付着しないよう注意しなければならない。付着したときは、濡らしたブラシでただちに除去する。二次台座が硬化したのちゴムリングを外し取る。

石膏で製作する二次台座の代わりに耐摩耗性のプラスチック製プレート（使い捨て式二次台座）を使用することもできる。この場合は、石膏分離剤の塗布は不要である。

一次台座と**二次台座**を分離し、**間隙が生じることなく正確に適合すること**を確認する。こうして製作したマグネット維持式のスプリットキャストは、トリミングののち咬合器に装着する（93～97ページ参照）。咬合器に装着したのち、**スプリットキャスト**をチェックするため、マグネットリフターでマグネットケースからマグネットを外し取る（97ページ参照）。

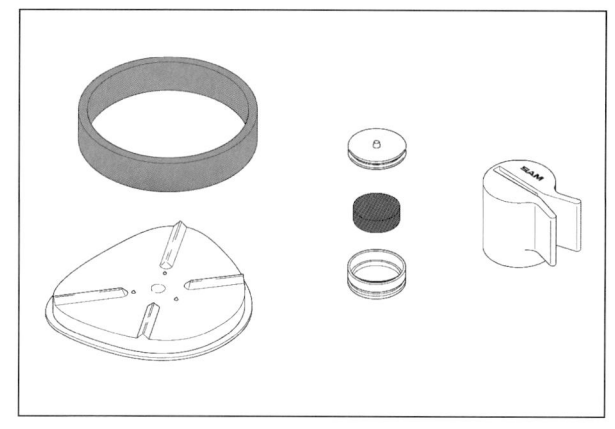

図2-74　スプリットのフォーマーとゴムリング、接着プレート、マグネット、マグネットケースおよびマグネットリフター。

トリミング

ダイヤモンドディスク、硬質メタルディスクが回転するトリマー、あるいはベルト式トリマーは、石膏模型の迅速なトリミングを可能にする。トリミング作業中は、安全のため指輪を外しておく。

湿式トリマーは水道水でディスクを冷却し、付着した石膏屑を洗い落とす。**乾式トリマー**の場合は石膏屑を吸引する。作業用模型のトリミングに際しては、歯型（支台歯形成した天然歯の複製）が濡れないよう配慮しなければならない。石膏が洗われ、不正確になることが考えられるからである。したがって湿式トリマーによるトリミングには注意が必要であり、この点では乾式トリマーのほうが有利である。

まず模型の基底面をトリミングし、次いで後壁、さらに唇頬側をトリミングする。鋭利な辺縁は石膏ナイフまたは切削バーで削り取る（けがに注意）。

こののち模型を洗浄する。これは一次台座と二次台座を分離するとき、石膏屑が**スプリットキャスト**部に付着するのを防止するためである。付着した場合、いかなる清掃法を試みても正確な適合はもはや不可能である。**スプリットキャスト**は咬合器装着の前に１回だけ分離し、ただちに適合させておく。分離が困難な場合は基底部をまず沸騰水に、次いで冷水に浸漬する。このときの急激な温度変化により、二次台座は容易に分離する。

湿式トリマーから回収し、ビンに保管した**スラリーウォーター**（石膏50％、水50％）はビンに保管する。これを十分に撹拌した**スラリーウォーター**には、電子レンジを利用する方法と同様、石膏の硬化を早める硬化がある。すなわち50％ずつの水と**スラリーウォーター**で練和した石膏は、沈殿物が結晶化の核となり早く硬化するから、例えばリマウント用台座の製作に利用することができる。

模型の毀損

毀損した模型は、義歯の製作における絶対的要求すなわち精度の敵である。石膏模型の取扱い、保管および運搬には慎重な配慮、そして適切な包装が必要である。保管する模型は十分に乾燥させる（カビが生える危険）。

模型の欠陥はまず、アルギン酸が必要以上に長時間作用することによって生じる。模型を印象から可能なかぎり早期に分離すれば、酸の作用を減じることができる。ただし早すぎる分離は、印象から模型を取り出すとき歯型（とくに前歯）が破折する危険があるため、避けなければならない。

破折した模型を接着剤などで修理すべきではな

---

*U-G-Sep®あるいはDry Sep®（Steffens-Chemie社、Gräfelfing）

い。破折面に塗布した接着剤が正確な復元を妨げるからである。正確に復元するための妥協的手段としては、**スティッキーワックス**で外側から接着する方法がある。ただしこれは、強度的に信頼できる方法とは言えない。とくに作業用模型およびその対合模型の場合は、製作しなおすのが最善の方法である。

2.11　石膏咬合器、単純蝶番咬合器、垂直咬合器、解剖的咬合器

　上下顎模型を咬合位に保つ手段としてさまざまな装置が開発された。その最古の装置は**固定式咬合器**である。

　もっとも単純な固定式咬合器は、上下顎模型がそれぞれ石膏ブロックと一体をなし、咬合位を再現する**石膏咬合器**である（図2-75）。一次ブロックには、石膏がなお軟らかいうちに矢状方向および側方に溝を切り込む。石膏の硬化後、石膏分離剤を塗布したのち二次ブロックの石膏を注入すると、溝に対応する隆線が形成される。上下顎模型の咬合位は隆線が溝に嵌合することにより再現される。固定式咬合器はのちに金属製となり、これに石膏模型を装着するようになった。

　固定式咬合器に次いで、その改良型として操作が容易で堅牢な単純蝶番咬合器および垂直咬合器が開発された。

　単純蝶番咬合器はGariotが1805年に発明した**咬合器**（図2-76）で、上下顎模型を蝶番で連結し、開口および閉口運動を可能とした。しかし**前方**および**側方運動**は再現できなかった。また歯列とヒンジアキシスの関係を再現できず、このため**開口**および**閉口運動**は患者の開口・閉口運動とは一致しなかった。したがって**垂直顎間距離を変えることは許されず**、咬合記録された高さを維持する必要があった。維持されない場合、矢状方向にも側方にも咬合干渉が生じるからである。

　垂直咬合器は模型の純粋な垂直運動だけが可能な咬合器で、蝶番はなく、石膏模型を垂直方向に直線的にガイドする。前方および側方運動を再現することはできない（図2-77）。

　単純蝶番咬合器および**垂直咬合器**は下顎の静的位置を再現する装置（例えば特定の咬合挙上装置）、あるいは構成咬合位で矯正装置を製作する作業に使用されている。

　咬交が重視される技工物の製作には、下顎偏心運動を再現できる咬合器を使用しなければならない。これはすでに歯科補綴の創始期からの考え方である。なぜなら、単純蝶番咬合器を使用して製作した全部床義歯は、たとえ咬合器上で機能しても、患者の口腔内への装着が困難であったからである。

解剖的咬合器

　定義：上顎と下顎を代替し、上顎および下顎模型を固定する上顎部と下顎部のフレームから成る咬合および咬交運動のシミュレーションが可能な機械装置。顎関節機能に近似する咬交運動（蝶番軸運動）を模倣することができる。単純蝶番咬合器とは異なり、下顎の前方運動および側方運動を再現することができる（図2-78、79）。

　解剖的咬合器の顆路は**顆路指導部**と呼ばれ、**全調節性咬合器**は顆路指導部を患者ごとに矢状方向にも側方にも調節することができる（**矢状顆路傾斜角、側方顆路傾斜角、ベネット角**）。この傾斜は基準面、多くは軸眼窩平面に対する角度として咬合器を調節する。

　顆路は**彎曲**する面である。全調節性咬合器はこの**彎曲**を顆路指導部により模倣することができる。彎曲の特徴は矢状顆路として、そして水平投影面上に描かれる非作業側の下顎頭の運動路およびベネット

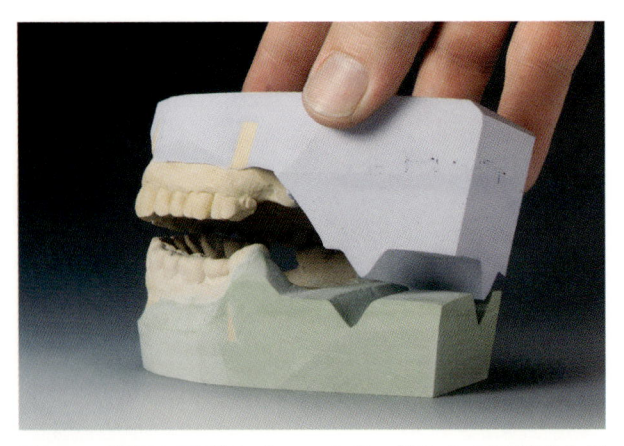

図2-75　模型と石膏のブロックが一体をなす石膏咬合器（Fixator）；ブロックには咬合関係を再現する溝が切り込まれている。

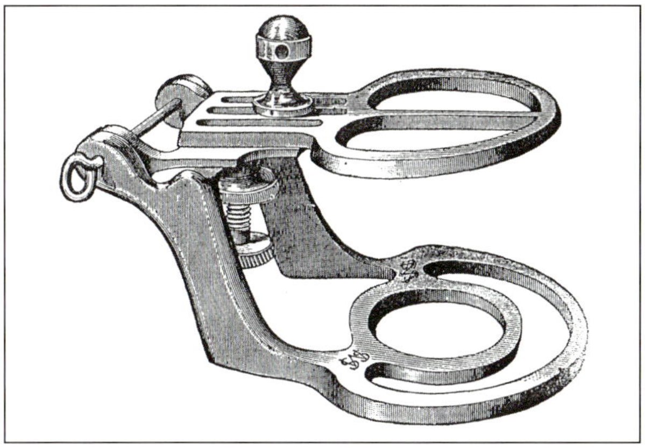

図2-76 Gariot型の単純蝶番咬合器(Okkludator)。高さを調節し、ネジにより咬合終末位を固定することができる。

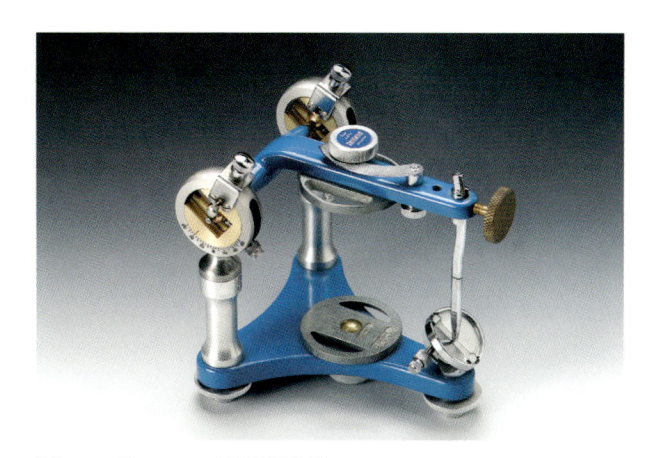

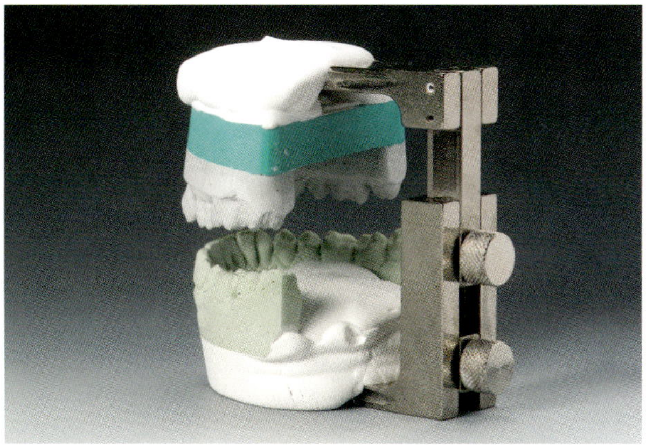

図2-78 Dentatus ARH 咬合器。

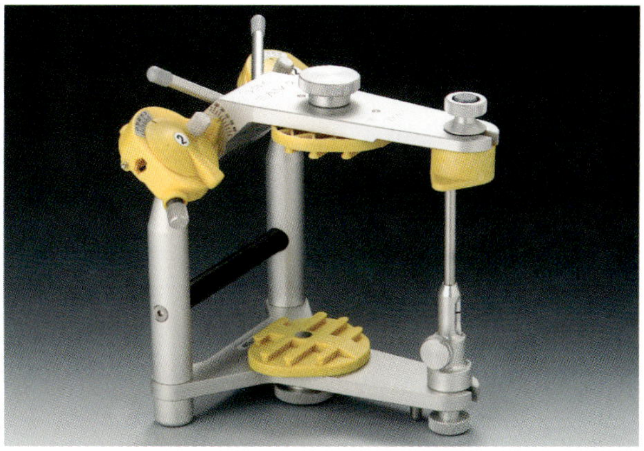

図2-77 側後方から見る垂直咬合器(Vertikulator)。開口状態。

図2-79 SAM® 2P 咬合器。

運動としてとらえることができる。顆路の彎曲に関しては、下顎運動時の下顎頭の運動が直線的ではなく、運動の初期には彎曲のため軸眼窩平面に対しより大きな角度を示すことに注目する必要がある。例えばSAM®咬合器のNo.2のコンダイラーハウジングを矢状顆路傾斜角30°に設定した場合、顆頭球の初期運動の角度は軸眼窩平面に対しおよそ43°に達する(図2-80)。

この原理はベネット角にも共通する。ハウジングに直線ではなく彎曲したベネット運動のガイド(ベネットアタッチメント)を装着した場合、ベネット角を0°に設定しても、SAM®咬合器は例えば側方顆路傾斜角50°のベネット運動、したがってイミディエートサイドシフトを再現する(図2-81)。

顆路を描記し、患者ごとに咬合器を設定する場合には、彎曲したハウジングを使用することにより

顆路傾斜角が大きくなる現象を考慮することができる。咬合器メーカーはその規模を公表すべきである。

調節性の解剖的咬合器は、さらに**アンテリアガイダンス**の傾斜を調節する機構を備えている。傾斜角は基準面に対する角度で表す。アンテリアガイダンスは矢状顆路傾斜角より5〜10°急である。例えば下顎頭がその起点から数mm前方へ移動するときの矢状顆路傾斜角45°の場合、アンテリアガイダンスの軸眼窩面に対する角度は50°に達しうる(McHorris 1979；図2-82)。ただし水平顆路傾斜角より15°、あるいはそれ以上急なアンテリアガイダンスを許容する患者は非常にまれである。

アルコン型とコンダイラー型

アルコン型(articulatorとcondyleの合成語)および**コンダイラー型**はBergström(1950)の命名に由来

85

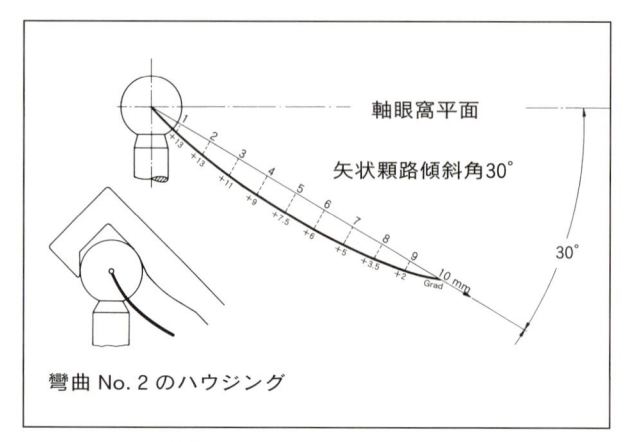

図2-80 SAM咬合器のコンダイラーハウジング。顆路指導部が彎曲しているため、顆頭球の一次顆路は彎曲のない直線的顆路より急傾斜である。

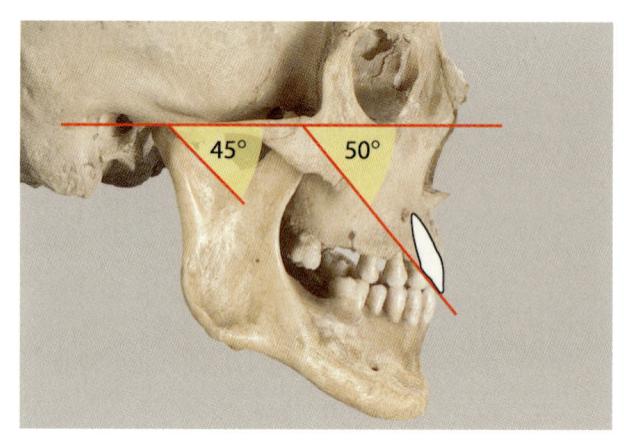

図2-81 彎曲したベネットアタッチメント。側方ガイドをベネット角0°に設定しても、非作業側の顆頭球の初期運動はおよそ50°の側方顆路傾斜角を示す。

図2-82 McHorrisによる初期顆路傾斜角と直線状のアンテリアガイダンスとの関係。

し、調節性咬合器の機械的下顎頭が下弓または上弓のいずれに位置するかを区別するための名称である。

アルコン型咬合器の顆頭球は、生体における下顎頭と同様に下顎側に位置する(例えばStuart®、Whip Mix®、SAM®、Artex Reference SL®)。これに対しコンダイラー型の咬合器においては、顆頭球が上顎側に位置する(例えばHanau®、Dentatus®、Condylator®)。

これら二つのタイプの咬合器は、構造の基本的相違のため**運動の仕方**も異なる。アルコン型咬合器はヒトの下顎と同様、前方運動時に歯列と下顎頭の距離が変化しない。これに対し**コンダイラー型**咬合器の下顎前方運動は**相反運動**である。すなわち上弓の蝶番軸領域に固定された左右の顆頭球は下顎前方運動時に下顎に固定されたハウジングのスロットの中を移動する(図2-83)。

これは、相対的には下弓がハウジングとともに**後方へ移動する運動**である。このため顆頭球と下顎歯列の距離は、前方運動の距離に対応して変化する。顆頭球の運動にはさらに矢状顆路傾斜角の誘導が加わるから、実際には後**上方**へ移動する。したがって顆路はアルコン型咬合器におけるより**急傾斜**である(図2-84)。このように、アルコン型咬合器は、コンダイラー型より良好に下顎頭前方運動をシミュレーションすることができる。

補綴用語辞典(Glossary of Prosthodontic Terms)は、咬合器をさらに次のように分類している:

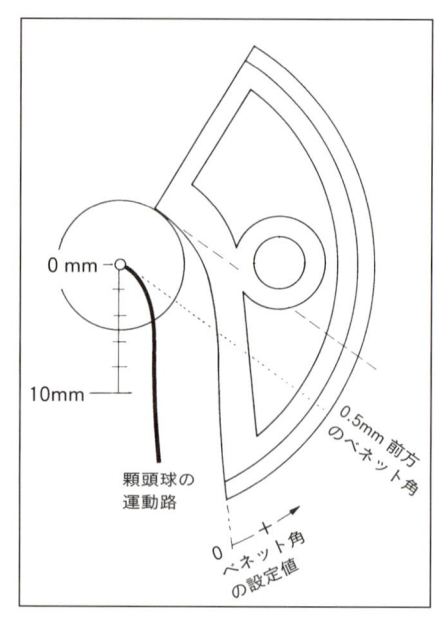

咬合器の分類

- Class I 咬合器：咬合関係の再現に静的咬合記録を使用することができ、垂直運動だけが可能な非調節性咬合器(単純蝶番咬合器、垂直咬合器)。
- Class II 咬合器：水平および垂直運動は可能であるが、顎関節との関係を持たない咬合器。
- Class III 咬合器：下顎頭の運動を平均値でシミュレーションし、矢状顆路傾斜角の調節(半調節性)および顎関節を基準とする模型の咬合器装着が可能なアルコン型またはコンダイラー型咬合器。
- Class IV 咬合器：三次元の偏心位咬合記録を用い、顎関節を基準として模型を咬合器に装着し、下

顎の運動を正確にシミュレーションできる咬合器（全調節性咬合器、ナソロジー咬合器）。

2.12 ナソロジー

ナソロジーの概念は Beverly B. McCollum と Harvey Stallard によって確立された。ナソロジーとは咀嚼器官の解剖学、組織学、生理学および病理学、そして一次所見、診断および計画に基づく咀嚼器官の治療を扱う科学であり、問診、視診、触診、X線所見および咬合器に装着した模型の分析を基礎として、個々の患者における咀嚼器官の機能状態を診断する。

顎口腔（頭蓋下顎）系の機能的相互関係に関する広範な研究はすでに19世紀に始まった。以後、上顎と下顎の静的および動的に正しい関係とはなにか（**咬交の問題**）が、歯科補綴において重視されるようになる。

後方歯群の離開に及ぼす関節隆起の影響について説明したイギリスの Francis H. Balkwill（1866）は、疑いもなくナソロジー先駆者のひとりである。Balkwill はさらに、クリステンセン現象、咬頭干渉、顆路角（バルクウィル角、平均26°）、フェイスボウ（バイトフレーム）、犬歯誘導、ベネット運動、調節彎曲そしてゴシックアーチについても報告した。

William E. Walker は調節性クリノメーターを用いて直線的な顆路を記録した（1896）。George G. Campion は下顎頭領域の皮膚上に小さな間隔でカラーの点を印記する下顎ボウを使用し、開口、前方および作業側の運動を描記した（1905）。Campion は外耳道から鼻下縁に至る（基準面）紙に印記した点を転写し、これを線で結んだ。

寿命が延び、砂糖の消費が増加するにつれう蝕、歯周疾患そして無歯顎に至る歯牙喪失の傾向が強まった。これに伴い種々の咬合器（およびその先駆）が考案され、さまざまな咬交理論および学説が定着した。

歯科補綴学の天才 Alfred Gysi は1907年、咬交問題の解決法を下顎運動の患者ごとの描記、およびその機械的再現により求めた。Gysi は、原理的には Campion の方法に類似する描記装置で顆路を描記し、ゴシックアーチを利用して上下顎の「中心位の関係」を求めた。インサイザルピンとインサイザルプレートを持つ最初の咬合器を開発したのは Gysi である。また、Balkwill が報告した下顎の外側方運動を咬合器により初めて再現した。1911年に開発した咬合器（Gysi Simplex）は顆路傾斜角33°、内側方誘導17°（「平衡下顎頭」）のインサイザルピンとプレートを持つ平均値咬合器である。すでに1908年には顆路傾斜角、側方運動、インサイザルプレートの調節が可能な最初の調節性咬合器（Gysi Adaptable Articulator）を開発している。Gysi は「下顎前方位」を防ぐため、天然歯列においても義歯においても臼歯部の咬合関係の正確な記録が必要であるとした。

McCollum（1920）は下顎の回転軸を求めるために Gysi の装置を使用し、上下顎の関係を咬合器にトランスファーした。そして下顎に固定した Snow のフェイスボウにより、ヒンジアキシスの「最終位」が

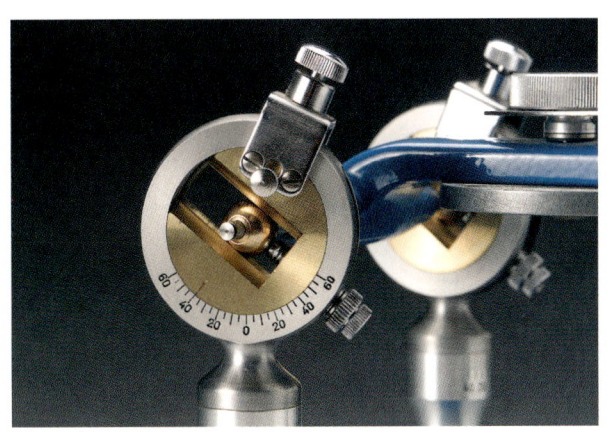

図2-83 コンダイラー型 Dentatus 咬合器の関節部。

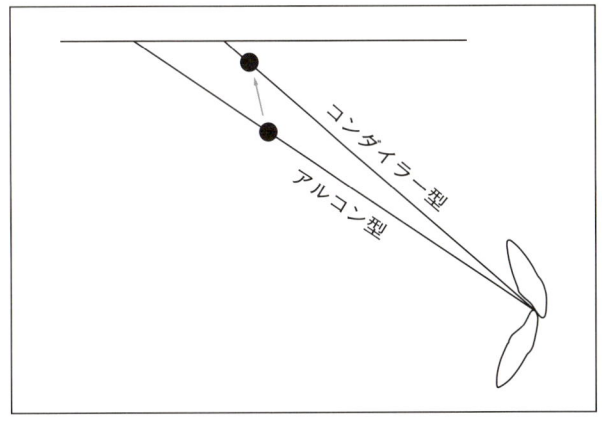

図2-84 コンダイラー型咬合器の矢状顆路傾斜角が強まる傾向（Thomson）。

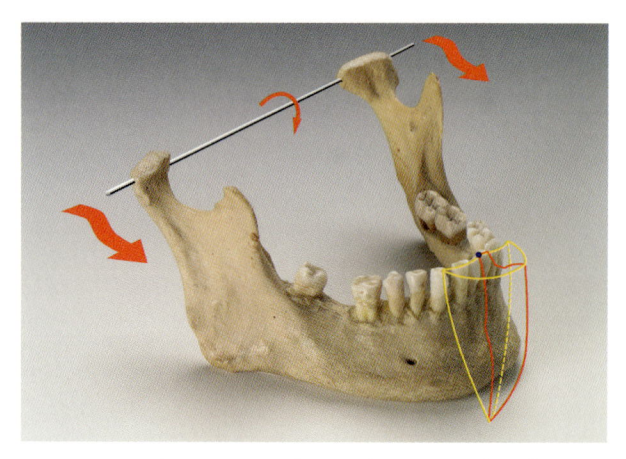

図2-85 ヒンジアキシスの原理と回転および滑走運動。下顎切歯点がポッセルトのバナナを描く。

一定で再現性であることを確認した。McCollum はまた、Wadsworth とともに顆頭間距離を調節できる咬合器を開発した。

Hanau は、Christensen(1905)と同様に前方位のワックスバイトで顆路傾斜角を記録した。ベネット角の記録には Waugh(1908)と同じく側方位のワックスバイトを用いた。また、ベネット角を計算的に求める簡易な方法を示した（L° = A/8° + 12°、A = 矢状顆路傾斜角）。Hanau はまた、その後長年にわたり広く普及することになる Hanou 咬合器モデル H を開発した。彼はバランスドアーティキュレーションの理論を整理し、咬交の決定因子として五つのパラメータ、すなわち**顆路、切歯誘導、調節彎曲、咬頭の相対的高さ、**および**咬合平面**を提唱した。

McCollum は1926年、他の15名（とくに Stallard と Stuart）とともにカリフォルニア・ナソロジー学会（Gnathological Society of California）を創立した。その目的は、まず下顎運動および上下顎の相互関係（顎間関係）を研究することにあった。この目的のため下顎運動を描記し、再現するためのさまざまな機器が開発された。1935年に開発された描記装置 **Gnathograph** および咬合器 **Gnathoscope** がその例である。McCollum は他の研究者と同様、当時の一般的なバランスドアーティキュレーションを咬合器に再現することを試みた。Stuart が、バランスドアーティキュレーションが天然歯列には適さないことを認識するまで、さらに20年の歳月を要した。

Everitt V. Payne は、それまでの彫刻法とな異なる機能的なワックスアップ法を開発した。これは、両側性バランスドアーティキュレーションを実現するための最初の組織的な添加形成法であった。のちに Harry Lundeen がワックスアップにカラーコード法を、そして Peter K. Thomas が咬合を安定させ、荷重を臼歯の長軸方向に伝達するための**機能的カスプトゥフォッサワキシング法**を導入した。

Stuart と Stallard は1947年、オーガニックオクルージョンの咬合様式を発表した。オーガニックオクルージョンとは、下顎運動時に両側の臼歯が前歯の基底結節の形態によってすべて離開し、これにより健康な、あるいは弱体化した歯周組織を保護することを意味する。「ミューチューアリープロテクティッドオクルージョン」は、この咬合様式のもう一つの特徴である。すなわち、小臼歯と大臼歯が顆頭中心位で ICP を支持し、前歯部を過剰な負担から保護する。他方、前歯はすべての後方歯を離開させて保護する。接触点の総面積は 4 mm^2 以下とする。

Stuart は1957年、スチュアートのパントグラフ（pantograph）および咬合器を発表した。彼は1928～1929年の咬合器構想ですでに、パントグラフで描記した顆路の正確な再現を意図していた。パントグラフは調節式平行四辺形の装置で、線および図形を等寸またはさまざまに拡大して描記する描記針を持つ。下顎運動は、上顎用および下顎用フレームのそれぞれ両側に三次元的に取り付けた描記板と描記針により描記する。フレームはアルミニウム製のトレーでそれぞれ上顎および下顎歯列に固定する。描記した下顎運動（パントグラム）を用い、咬合器を設定する。Stuart は、このパントグラムが実際の顆路ではなく、下顎頭の運動を拡大したものであることを知っていた。パントグラムの描記と分析は非常に時間のかかる作業であった（およそ4時間）。

Cannon、Reswick、Messerman と Gibbs は1960年代の前半、上下顎の石膏模型を用いて下顎運動を分析する装置（**Case Gnathic Replicator**）を開発した。患者の上下顎前歯および小臼歯には、それぞれフェイスボウ（重さわずか60g）を固定する。下顎が運動するとき、下顎に固定されたフェイスボウの上顎フェイスボウに対する位置が変わる。六つの線形光学変

咬交

換器（incremental transducer）が二つのフェイスボウ相互間の運動を記録し、変換器からの電子パルスを多チャンネル磁気テープに保存する。こののち下顎運動を再生装置で再生し、六つのサーボモーターで下顎模型の上顎模型に対する運動を再現する。運動の速さは、下顎の運動をよりよく研究するため実際の下顎運動の1/10とした。

1966にはDenarパントグラフが発表された。1969年にはLeeが同線（colinear）フェイスボウシステムを発表し、これに取り付けた歯科用タービンにより顆路をレジンのブロックに形成する装置（dentonamics recording system）で下顎運動を記録した。タービンの切削器はヒンジアキシス上に位置し、レジンブロック間の距離は220mmであった。口腔内中央の支持針が下顎を支持した。レジンブロックに形成した顆路はモーションアナログとして咬合器の設定に利用した。Dentonamics咬合器の顆頭間距離は110mmであった。顆路をレジンブロックに形成する。Dentonamics recording systemはナソロジーにさらなる識見をもたらした（LundeenとWirth）：顎関節疾患が存在する場合を除き、下顎の側方上方、側方下方、側方後退運動は存在しない。同様に1mm以上のイミディエートサイドシフトもフィッシャー角も存在しない（顎関節から遠隔した位置で描記した場合、前方運動路に対し大きく描記される。すなわち単純に観察するなら、前方運動と内側方運動は運動初期に同一の運動路を示したのち、異なる角度を形成する）。Leeの同線理論により多くの人工的因子が消去され、これにより初めて、運動路の分析による顎関節の正しい診断が可能となった。

1976年には、上弓と下弓を用いるAxiograph®法による単純なヒンジアキシスの運動描記が行われた。上弓には左右の顎関節部にそれぞれ矢状方向に一致する描記板が取り付けられている（図2-49および第V章「顎口腔系機能障害の診断と治療」参照）。この装置（Axiograph®）は下顎運動の幾何学的投影が可能である。すなわち、描記時に作業側の下顎頭が静止し、非作業側の下顎頭だけが前方、下方、内側へ移動する場合でも、作業側のスタイラスは遠心へ移動する。下顎の側方偏位は、計測器により0.05mmまでの精度で計測することができる。

その後、ベネット角および顆路傾斜角を算出する

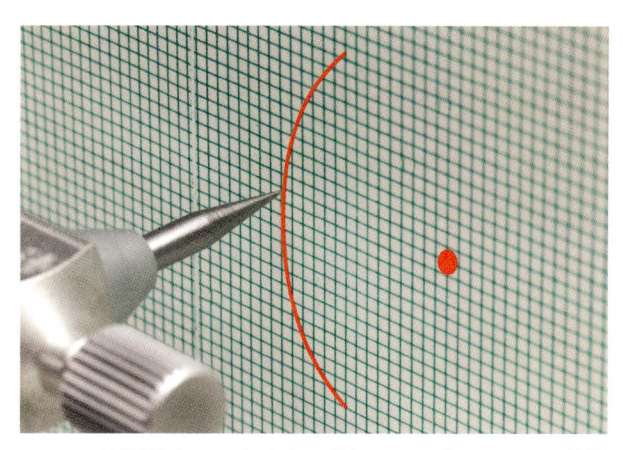

図2-86 下弓後方のスタイラスがなおヒンジアキシスの外側にある状態。下弓のツマミを回し、スタイラスの先端を中心に合わせなければならない。

コンピュータ解析装置が開発された。この装置では、顆頭間距離を逆算することにより下顎運動の詳細な記録を可能とした。近似値を計算によって求めるこの方法は、ヒンジアキシスの運動軌跡を可能なかぎり幾何学的な誤差なく記録し、これにより顆頭間距離と描記板（フラッグ）間距離の差を補正する試みであった。

この他にも、下顎切歯点に装着したマグネットの運動を記録するシステム（例えばシロナソグラフ）、あるいはカメラと複数の基準点に装着した発光ダイオード（LED）で下顎運動を三次元的に求めるシステム（例えばJAWS-3D）などがある。

2.13 ヒンジアキシスの原理と咬合器の機能

下顎頭は、開口初期には関節隆起に沿って前下方へ並進することなく、後退位で回転することができる。このとき顎関節は通常、一つの回転軸（ヒンジアキシス）を持つ蝶番のように機能する。ヒンジアキシスは下顎頭領域に位置することが多い。この想定上の軸は、付加的に前方、下方へ移動できることを特徴とする（図2-85）が、それでもヒンジアキシスの原理は維持される。

咬合器にはこのヒンジアキシスの原理が採用されている。患者の咬交運動に類似（理想的には一致）する運動を再現するためには、咬合器のヒンジアキシス、およびヒンジアキシスと模型との三次元的関係

が**幾何学的に患者と一致**していなければならない。したがってヒンジアキシスをまず患者から三次元的に求め、これを咬合器にトランスファーする必要がある。ヒンジアキシスと歯列の距離および顎の三次元的位置関係を咬合器に再現することも同様に重要である。

　ヒンジアキシスと歯列の立体的関係を咬合器に正確にトランスファーすることは、咬合器に前方、側方および後退運動をさせるとき、模型の咬頭が患者の口腔内における咬頭と同じ運動をするための前提条件である。

　ヒンジアキシス、歯列および基準面の正確な再現のほかに付加的な情報、すなわち**患者固有の顆路**に関する情報も必要である。顆路の計測法には、例えばワックスによる RP および FGP(functionally generated paths)テクニックのための偏心位の記録、あるいは(より正確な方法として)すべての運動を図形として描記する方法(パントグラフまたは Axiograph®)がある。5、6 mm の前方位および側方位でのワックスによる記録では、1～4 mm の顆路が不明である。これに対し描記法では、長さおよび彎曲を含む顆路のすべてが描記される。

　下顎偏心運動時には、少なくとも片側の下顎頭が関節隆起に沿って前下方へ移動する。この**顆路**は特定の方向と空間的な**傾斜**を示す。この傾斜を咬合器に設定するためには、患者の蝶番軸運動の描記時にも、これを再現すべき咬合器にも基準面が必要である。基準面としては軸眼窩平面を利用する。

　模型を解剖学的に正しく装着した調節性咬合器に患者固有の顆路を設定したならば、患者の顆路に理想的に近い傾斜の咬合および咬交接触の再現が可能であると仮定することができる。

　咬合器上の模型と顆路傾斜角が**患者の歯列**、**ヒンジアキシスの解剖学的な位置**、および**患者固有の顆路傾斜角**との間にわずかでも**狂いがあれば**、**咬合器の咬合および咬交運動は当然、患者におけるとは異なるもの**となり、したがって咬合器上での診断、そして機能的に正確な修復物の製作は困難、さらには不可能となる。

　言い換えるなら、患者と咬合器の咬合および咬交運動は一致せず、製作した修復物は患者に対する**医原性の機能不全**を引き起こす危険を意味し、**削合**(付加的作業時間、修復物毀損の可能性)あるいは**再製作**が必要である。

キネマティックフェイスボウによるヒンジアキシスの位置測定

　開口初期の下顎運動は回転運動であるから、**回転の中心は左右の下顎頭の側方頂部、すなわち皮膚の近くにある**と考えることができる。**キネマティックフェイスボウ**を用い、下顎を運動させながらヒンジアキシスを求める方法は、この考え方を基礎としている。ただしこれは、関節を基準とする中心位が開口および閉口時に変化しないことを前提とする。

　下顎の**開口初期**、下顎歯に固定された下弓が開口の回転を追跡する(図2-49参照)。下弓はトレーにより咬合面に係留するか、咬合を阻害しないよう咬合面に近い部位にセメントで固定する。下顎歯が欠損する場合は顎堤と下顎下縁を挟むように付着する「マンディーブラークランプ」を用いる。

　下顎頭に向かう下弓の両端にあるスタイラスが回転軸と**一致するまでは、回転軸を中心とする円**が描記される(図2-86)。描記用紙として方眼紙を使用すれば、スタイラスの運動の確認が容易である。方眼紙は、頭蓋に固定した上弓に貼り付ける。

　キネマティックフェイスボウの矢状および垂直ツマミを回してスタイラスの先端を調節し、円の中心に合わせる。先端が中心(＝下顎の回転軸)と一致すれば、開口の初期および閉口時にスタイラスは移動しなくなり、円の中心で回転する。

　スタイラスの正確な位置は方眼紙とルーペ、またはコンピュータ解析により求める。求めたヒンジ点は皮膚上に印記する。この時患者は椅子に座り、頭位は軸眼窩平面が水平になるように保つ(図2-87)。

平均的顆頭点

　平均的顆頭点は、求め方は容易であるが、キネマティックフェイスボウを用いて求めるヒンジアキシスのように**正確ではない**。平均的顆頭点は下顎開口運動の回転軸の**平均値**を用いて求める。すなわち、耳珠と外眼角を結ぶ線上の**耳珠からおよそ11mm**前方に**ヒンジ点がある**と**推定**する。この距離は文献により10～13mm までさまざまである(Bergström, Thompson)。

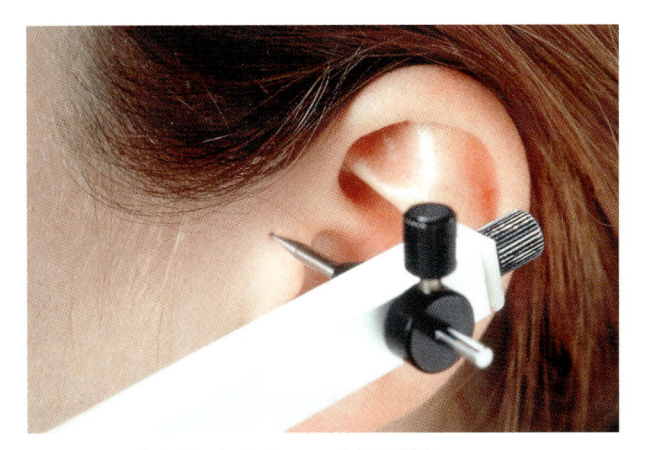

図2-87　スタイラスによるヒンジ点の印記。

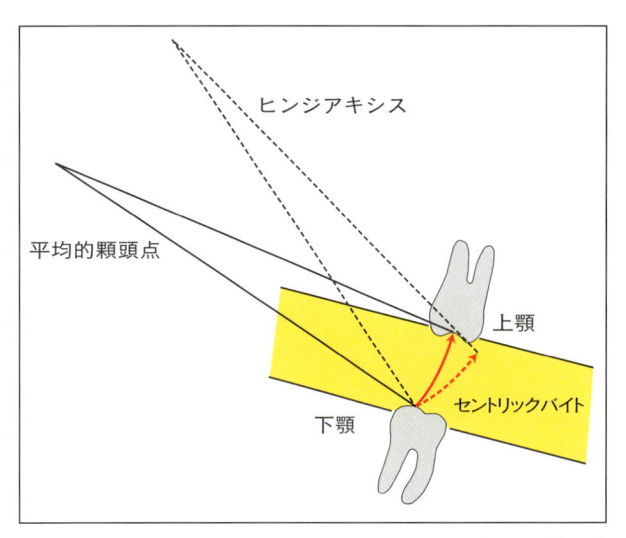

図2-88　キネマティックフェイスボウを用いて求めた閉口時のヒンジアキシスと平均的顆頭点の差異（Adrien と Schouver による）。平均的顆頭点の誤差は、咬合器の垂直顎間距離が変わると（セントリックバイトの撤去）上下顎模型の接触関係が矢状方向および側方に変化する。

平均的顆頭点は近似値であり、キネマティックフェイスボウで求めたヒンジアキシスとは数 mm の差異が生じる（多くは 5 mm 以内）。2 mm またはそれ以上の差異は、下顎歯列の上顎に対する関係に欠陥が生じる原因となる（Bauer と Gutowski）。とくに**垂直顎間距離の誤差**は、模型の咬合器装着後にセントリックバイトを撤去したときと同様の欠陥を生じさせる（図2-88）。

平均的顆頭点がヒンジアキシスより**上方**に位置する場合、下顎は**前方**に**偏位**して閉口し、上顎の遠心に傾斜する咬合面領域、下顎では近心に傾斜する咬合面領域に誤ったコンタクトが生じる（Bauer と Gutowski）。

平均的顆頭点がヒンジアキシスより**下方**に位置する場合には下顎が**後方**に**偏位**して閉口する。この場合には、誤ったコンタクトが上顎の近心に傾斜する咬合面領域、そして下顎の遠心に傾斜する領域に生じる。平均的顆頭点の上下的誤差は前後的誤差より重大な欠陥を生じさせる（Bauer と Gutowski）。

キネマティックフェイスボウにより全運動軸を求める方法には次のような**長所**がある：

1．限界運動の再現性。
2．開口・閉口は咬合器が正確に再現できる唯一の運動であり、厚さが異なる顎間関係を正確に記録できる。
3．したがって咬合器の垂直顎間距離を調節することができる。

2.14　フェイスボウ（トランスファーボウ）

幾何学の原理が要求するように、咬合器は患者の**ヒンジアキシスに対する歯列の位置関係**を再現しなければならない。William Bonwill はすでに1858年、歯列と顎関節の関係を**ボンウィル三角**とした。左右下顎頭の中心点と左右下顎中切歯の接触点（無歯下顎においては接触点に相当する正中線）を線で結ぶと1辺が4インチの正三角形が得られる（図2-89）。Bonwill はこの認識を基に単純で非常にすぐれた、開閉運動のほか水平の前方および側方運動が可能な咬合器を開発した。側方運動時の回転の中心は下顎頭領域に位置した。

ヒンジアキシスに対する上顎歯列の正確な位置関係を三次元的に再現するためには、少なくとも三つの基準点が必要である。フェイスボウおよびフェイスボウに固定したバイトフォーク（トランスファーフォーク）がこれを可能とした（図2-90）。このための基準面としては軸眼窩平面を用いる（カンペル平面を基準面とするものもある）。

フェイスボウはまず**ヒンジアキシスに対する上顎歯列の三次元的関係**、すなわち**上顎歯列からヒンジアキシスまでの距離**を求める。そして第三の基準点

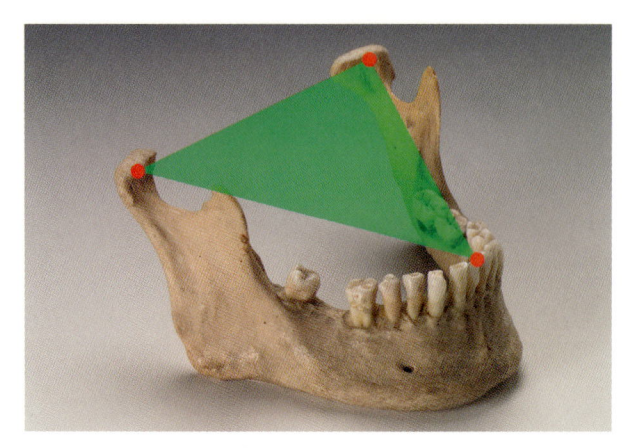

図2-89　ボンウィル三角。

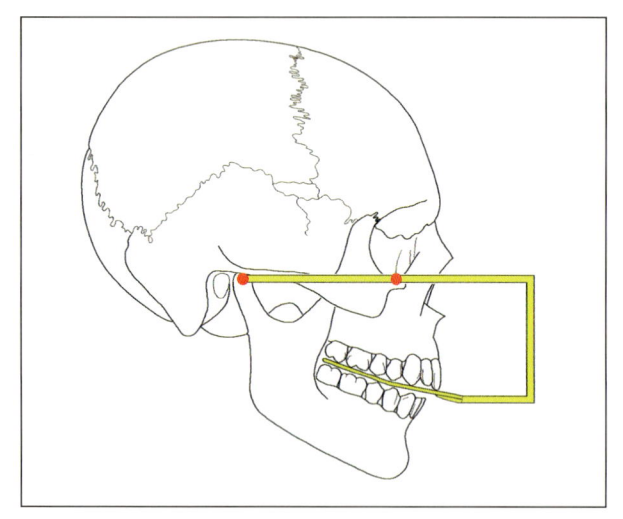

図2-90　フェイスボウの原理：左右のヒンジ点、軸眼窩平面、歯列を三次元的に記録する。

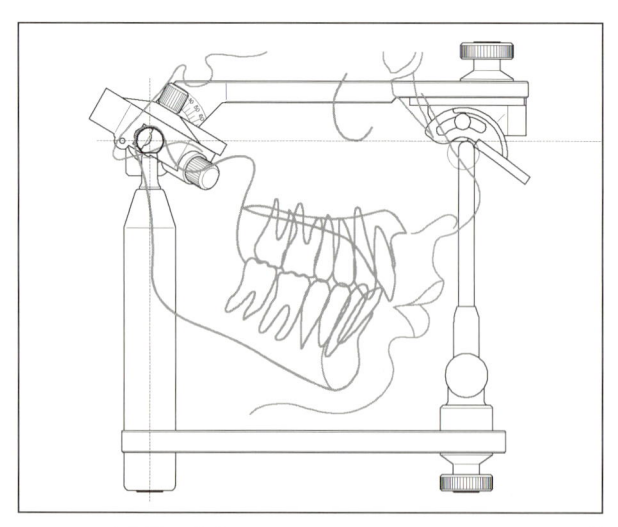

図2-91　咬合器と患者におけるヒンジアキシスおよび下顎頭と歯列との関係の一致。

により基準面に対するフェイスボウの関係が決まる。これにより石膏模型を咬合器に、頭蓋に対する正しい関係で装着することができる（図2-91）。

フェイスボウはボンウィル三角を原理とし、1864年にBalkwillがバイトフレームによりこれを実現した*。最初のフェイスボウを開発したSnowは1899年に「上下顎模型が咬合器に誤って装着されれば、その運動はいかなる点においても口腔内と一致しない」と報告している。この欠陥は、咬合器上の模型のヒンジアキシスに対する距離を患者における距離と一致させることによって防ぎ、あるいは軽減する必要がある。これにより模型の歯列は、咬合器の初期開口および閉口時に口腔におけると同じ運動路に沿って回転することができる。

このためには下顎が基準位（関節窩における最上方、最前方位）にあることが前提条件である。この下顎位は再現が可能であり、無歯顎患者においても基準面の基準点として適する。

キネマティックフェイスボウを用いるトランスファー

キネマティックフェイスボウは上顎模型、右側および左側のヒンジ点および左側眼窩下点（眼窩下縁の最下部）の位置を正確に記録する。ヒンジ点、および眼窩下縁の触診により求めた眼窩下点を皮膚に印記する。眼窩下縁の皮膚は可動性であり、誤差が生じやすい。このため、便宜的な方法として眼窩下点を瞳孔線と平行に皮膚の安定した鼻の側面まで投影し、ここに印記することもできる。

バイトフォークにKerr社のコンパウンドを盛り、上顎の切縁と大臼歯の圧痕を採得し、ただちに口腔外へ取り出す（図2-92）。

コンパウンドを冷却したのち口腔内に挿入し、上顎歯列に確実に、動揺することなく適合することを確認する。動揺する場合は圧痕を採得しなおす必要がある。

欠損歯列においては、顎堤の中でも被圧変位の少ない領域に盛ったコンパウンド、個人トレーまたはシリコーンペーストでバイトフォークを支持する。バイトフォークに盛ったコンパウンドに採得する圧

---

*Br J Dent Sci 1864、7：226

痕は深さ0.5mmとし、模型の正確な適合を保証する(圧痕がこれより深いと、模型の正確な適合の妨げとなる)。

　口腔内のバイトフォークが動揺しないことを確認したのち、下顎歯列上にコットンロールを左右それぞれ一つ置く。そして患者に、下顎が上顎歯列を左右均等に圧するように閉口させる。これによりバイトフォークは口腔内に確実に維持される。

　ここで、キネマティックフェイスボウをオービタルポインターとともにバイトフォークの柄に取り付ける。キネマティックフェイスボウの側方アームを垂直調整レバーおよび矢状調節ツマミで調節し、ルーペでチェックしながら**スタイラスの先端**を印記しておいた**ヒンジ点**に正確に合わせ、**固定**する(図2-93)。

　ヒンジ点を三次元的に記録したスタイラスは、キネマティックフェイスボウを撤去する前に注意深く抜き取る。これはスタイラスによる皮膚の外傷を防ぐためである。オービタルポインターの取扱いにも注意が必要であり(眼の外傷)、ガイドから抜き取るべきである。その際には留め金すべてを締め付け、ポインターを正確に戻せるようにしておく。スタイラスについても同様である。

　キネマティックフェイスボウを用いるトランスファーでは、メーカーないしタイプにより上顎ボウまたは下顎ボウを使用する。ただし原理はいずれも同じで、三つの基準点を咬合器に正確にトランスファーすることが目的である。

キネマティックフェイスボウを用いるトランスファーの適応症

　一つの四分円全域または複数の四分円の修復(**四分円修復**)、**バランスドアーティキュレーション**または**グループファンクション**の実現、咬合器に装着した模型を用いる**咬合調整**の計画には、正確なトランスファーが不可欠の要求である。さもなければ、咬合接触の欠陥(早期接触、咬合干渉)を口腔内で修正する必要が生じる。修正は多くの時間を要する作業であり、場合によっては咬合器上で再現した正確な咬合面形態が失われることもあり得る。

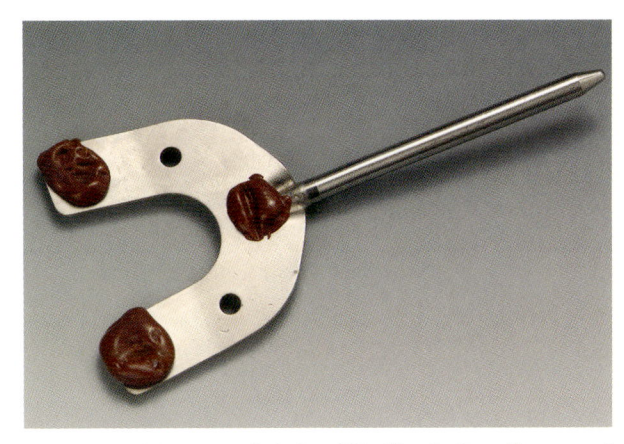

図2-92　バイトフォークと3ヵ所に盛ったKerr社のコンパウンドに記録された圧痕。

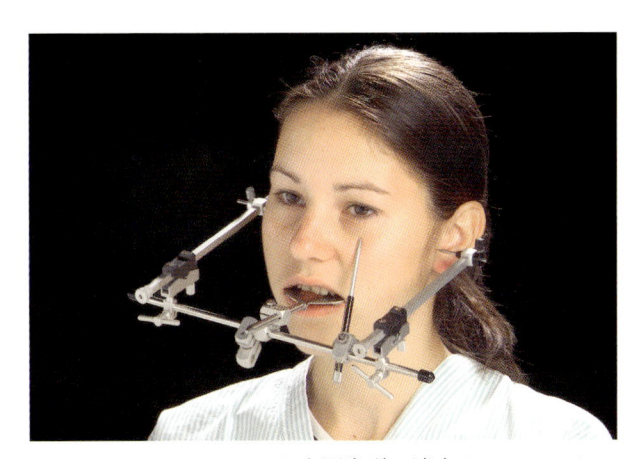

図2-93　バイトフォークを上顎歯列に適合させ、コットンロールを置いた下顎に支持させる。キネマティックフェイスボウのスタイラスは皮膚上に印記したヒンジ点に、そしてオービタルポインターは左側眼窩下のマークに正確に合わせる。

キネマティックフェイスボウを用いるトランスファーにおける上顎模型の咬合器装着

　キネマティックフェイスボウによる記録ののち、**ヒンジアキシスマウント装置**(図2-94)を使用して上顎模型を咬合器に装着する。左右の距離を調節できるヒンジアキシスを持つこの装置は、キネマティックフェイスボウに記録されたヒンジ点および眼窩下点を受け継ぐ。キネマティックフェイスボウを留め具でマウント装置に固定し、スタイラスをヒンジアキシスに合わせたら、垂直調節ツマミ(灰色)で微調整する。上方に開いておいた上部フレームは、軸眼窩平面の高さまで、すなわちオービタルポインターの先端が旋回式の軸眼窩平面インジケーターに接触

第Ⅱ章　咬合と咬交

するまで閉じる。

バイトフォークはレジンのブロック、マウント用石膏＊または調節式のバイトフォーク支持装置で支持しなければならない。こののち初めて、上顎模型をバイトフォークのコンパウンドに印象された圧痕に適合させる。続いて上顎模型の基底面を水で湿らせ、速硬性石膏を基底面とマウンティングプレートに盛り、マウンティング装置の上部フレームに固着する。上部フレームをオービタルポインターが軸眼窩平面インジケーターに接触するまで閉じることにより、上顎模型のトランスファーは終了する。正確なトランスファーのため、この操作はマウント用石膏が軟らかい（クリーム状、ほとんど流動性）うちに終了しなければならない。マウント用石膏は厚さを均等にする（5〜10mm）ことが望ましい。

マウント用石膏は必ずメーカーが指示する粉液比で練和する。水道水で練和した場合、蒸留水より凝結時間が長くなる。ほぼ流動状態の石膏だけが正確なマウントを可能にする。石膏の硬化が早すぎると、上部フレームを閉じるとき模型が正確な位置からずれてしまい、トランスファーの精度が低下する。硬化は粉液比の誤差によっても早まる。また寸法精度にも影響を及ぼし、膨張によってインサイザルピンが高くなる。

マウンティングプレートと模型の間隔は可能なかぎり小さいことが望ましい。マウント用石膏の層が薄ければ、それだけ膨張の影響はわずかである。間隔が大きい場合には、石膏を2回に分けて盛るべきである。まず垂直的に2mmの間隔が残る程度に石膏を盛り、硬化し、冷えるまで待つ。次いで少量の石膏で最終的にマウントする。厚さの異なるマウンティングプレートから適切な厚さを選択する方法もある。これは、模型と上部フレームの間隔に影響されることなくマウント用石膏の層を薄くする方法である。

解剖学的トランスファーフェイスボウ（フェイスボウ）を用いるトランスファー、耳点決定装置

キネマティックフェイスボウでヒンジアキシスを求める方法ではなく、フェイスボウを**外耳道**および**眉間**に支持させる簡単な、時間のかからない方法がある。この方法に用いるフェイスボウ（トランスファーボウ）は**平均的顆頭点**または**耳点**（骨性外耳孔の最頂点）を利用するように設計されている。

解剖学的トランスファーフェイスボウ（以下ATB）は眉間から左右の眼窩下点を結ぶ線までの距離がかなり一定であることを利用し、ナジオンサポート（眉間支持部）が示すこの距離から眼窩下点を求める（図2-95）。すなわちナジオンサポートは、その垂直的高さによりATBを軸眼窩平面と一致させることができる。

前頭面から見たときのATBは瞳孔線と平行でなければならない。すなわち、ATBの前方部を左右の瞳孔を結ぶ線と平行にする。

Carl Wirthは、かつての方法に代えて耳点をトランスファーボウの基準点として利用し、ヒンジアキシスのトランスファーの信頼性を高めることを提案した（**耳点を基準とする解剖学的ヒンジアキシス**）。この平均的顆頭点はBergströmと同様に、外耳道の中心から10mm前方にあり（Baldaufら1996）、側方から見たとき**下顎頭上**に位置する。

バイトフォークの3ヵ所に置いたワックスまたはコンパウンドがなお温かいうちに上顎に圧接する。

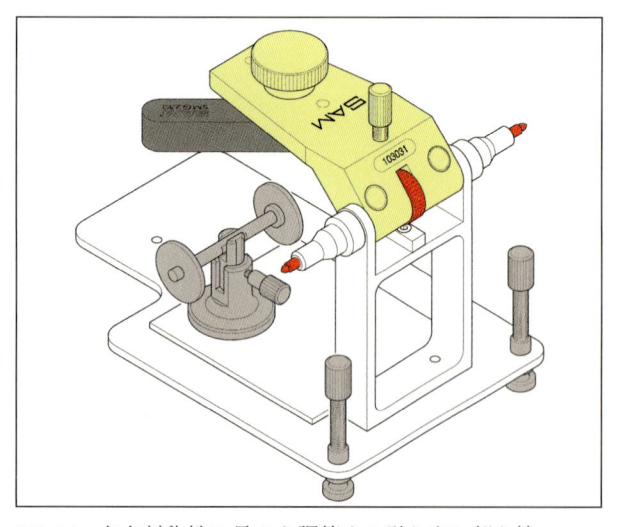

図2-94　左右対称性に長さを調節する引き出し部を持つヒンジアキシス（赤）、水平旋回式の軸眼窩平面インジケーター（暗灰色）、およびバイトフォーク支持部から成るヒンジアキシスマウント装置。スタイラスをヒンジアキシスの先端（赤）に正確に一致させ、オービタルポインターが軸眼窩平面に接触するようにキネマティックフェイスボウを装置する。

＊Mounting Stone®、Whip Mix® Corp., Louisville

バイトフォークの柄をやや左に向けると、クランプを締め付けてトランスファーボウに固定する操作が容易である。バイトフォークは上顎に圧接したのちただちに口腔外へ取り出す。上顎に戻すときには、**動揺することなく確実に適合する**ことを確認しなければならない。

ATBのサイドアームの後端にあるイヤーロッドは、開口状態で外耳道に挿入する。イヤーロッドには、平坦な面が外耳道に向くように衛生キャップを装着する(図2-95)。衛生キャップの装着は、耳点を基準とするヒンジアキシス決定法における正しい操作の前提条件でもある(facebow alignment with ear piece)。イヤーロッドは、このキャップにより初めて外耳道に正しく挿入することができる。

こののち、患者は両手でサイドアームのイヤーロッドに近い部位を支える。術者は**ナジオンサポート**を眉間に合わせる。イヤーロッドは患者自身が外耳道に挿入し、**上内方に圧する**(図2-96)。これにより衛生キャップは外耳道の上方(耳点)に位置し、下方には術者の指示を聴き取るだけの十分な隙間が保証される。

ナジオンサポートは眉間を圧迫することなく接していなければならない。**ノントーション**(捻れのない)クランプは、ATBを**瞳孔線**と平行にして締め付ける(前方からのチェック、締め付けるときATBが偏位しないよう注意;図2-97)。

耳点を基準としてヒンジアキシスを求めるこの方法では、ナジオンサポートが眉間を圧迫せず、トランスファーボウを瞳孔線と平行に保つことが要求される。これにより模型を瞳孔線と平行に咬合器に装着することができ、口裂と平行する**審美的な形態**の修復が可能となる。

矢状面上では、軸眼窩平面に対するほぼ正しい顆路傾斜角が得られる。耳点を基準として求めたヒンジアキシスと全運動軸との差は平均1.1mmである(Wirth 1999)。全運動軸との差1mmは許容することができ、歯列における誤差は0.05〜0.0075mmにすぎない(Fox 1967)。

解剖学的トランスファーフェイスボウの適応症
1. スタディモデル診断のための咬合器装着
2. 四分円の誘導面の修復(犬歯誘導)
3. バランスドアーティキュレーションあるいはグループファンクションを必要としない部分床義歯および全部床義歯補綴
4. 咬合挙上スプリントの製作

ここで再度強調するが、ATBを使用する場合、**咬合記録の高さは最終的垂直顎間距離と一致させなければならない**。これにより、模型を咬合器に装着し、咬合記録を撤去したのちに生じる咬合接触関係の欠陥を防ぐことができる。これは、全部床義歯補綴および咬合挙上療法においては必要不可欠である。有歯顎の場合には、中心位の咬合記録が下顎後退位における垂直顎間距離を高めることがある。したがって、咬合記録は可能なかぎり低くすべきである。

個々のインレーや鋳造冠を製作する場合は、フェイスボウトランスファーを省くことができる。

解剖学的トランスファーフェイスボウのシステムとしての短所

キネマティックフェイスボウを使用し、基準点を正確にトランスファーする方法には、ヒンジ点は下顎頭より外側に位置するが、スタイラス間距離を咬合器の顆頭間距離(110mm)に調整すれば欠陥は生じないという決定的な長所がある。その理由は、患者のヒンジアキシスが咬合器のそれと一致することにある(ヒンジアキシスマウント装置の左右に延長可能なヒンジアキシス)。

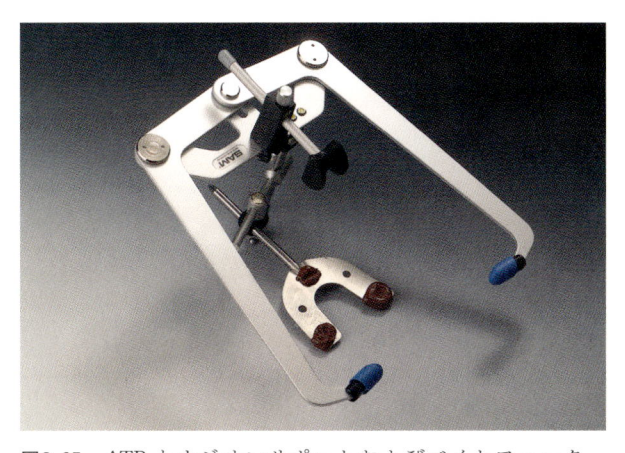

図2-95 ATBとナジオンサポートおよびバイトフォーク。眉間から左右の眼窩下線までの距離はほぼ一定である(アジア人はやや短い)。青のプラスチックキャップがATBの耳道挿入部(イヤーロッド)を覆っている。

第Ⅱ章　咬合と咬交

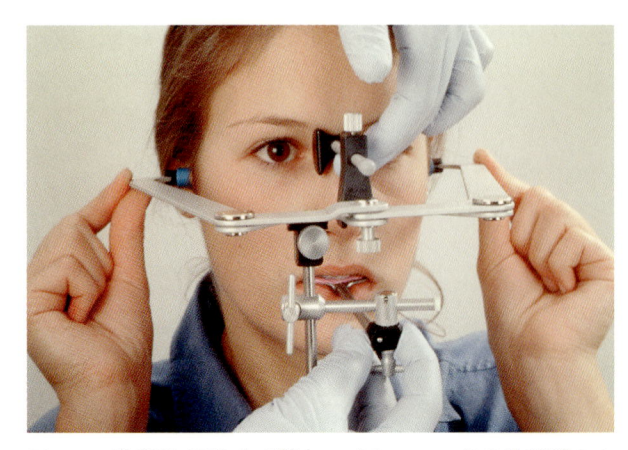

図2-96　患者はATBを支持し、イヤーロッドを外耳道の上方に押し上げる。術者は眉間を圧迫することなく、ナジオンサポートを支える。ATBは、前方から見たとき瞳孔線と平行でなければならない。

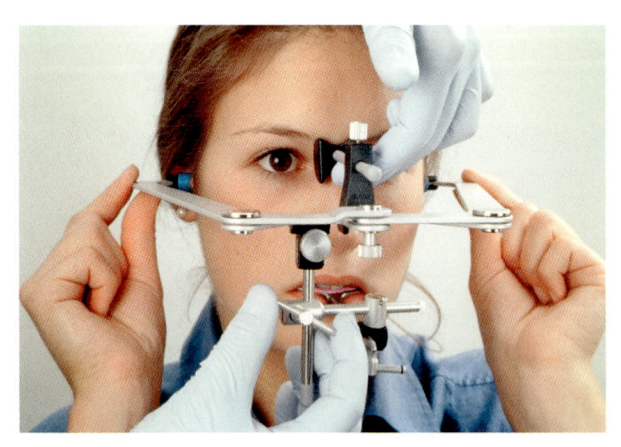

図2-97　瞳孔線と平行であることをチェックする。必要に応じて修正したのち、バイトフォークをトランスファーボウに固定するクランプを、瞳孔線との平行性に狂いが生じないよう注意しながら締め付ける。

これに対しATBでは、**幾何学的な欠陥**が生じやすい。平均的顆頭点は患者のヒンジアキシスと**一致せず**、ヒンジアキシスマウント装置におけるような**ヒンジアキシス延長の可能性がない**からである。また患者の頭蓋および下顎は左右非対称であり、トランスファーボウが矢状面に対し平行でないと、正中面とサイドアームの平行性も得られない（図2-98）。

皮膚に印記した平均的顆頭点は、顆頭間距離の短い咬合器のヒンジアキシス上にトランスファーされる。平行性を持たないトランスファーボウで平均的顆頭点を咬合器にトランスファーすると、**平均的顆頭点が短縮され**、その方向は全運動軸からさらに逸脱する（図2-98）。

全運動軸との差異がわずかであっても、（1）咬合器上での垂直的運動路は患者における運動路とは異なることになり、（2）側方運動の始点も変わる。咬合器上のヒンジアキシスと歯列の関係も、患者における関係と一致しない。

ATBを使用するトランスファーでは、バイトフォークを固定するクランプが捻転すると（**トーションフリーではないクランプ**）、二次的な**欠陥**が生じる。ネジを締め付けるときトランスファーボウおよびバイトフォークが歪み、外耳道に挿入したイヤーロッドあるいはバイトフォークの位置が変化する。この捻転は平均的顆頭点のトランスファーにおける欠陥を倍加する。平均的顆頭点の77％は、全運動軸との差異が5mm以上に達する。また咬合記録の厚さが2mmのときの咬合関係の誤差は0.1mm以上である（Piehslingerら 1995）。**トーションフリーのクランプ**の使用により、バイトフォークを固定するときの歪みを避けることができる（図2-99）。

ATBを使用するトランスファーにおける上顎模型の咬合器装着

上顎模型は咬合器の上弓に直接装着することも、マウント装置を使用して装着することもできる。必ず咬合器メーカーの使用説明書に従って装着しなければならない例：SAM®咬合器に装着する場合は矢状顆路傾斜角ないし水平顆路傾斜角を30°に設定する。

基本的にはまずATBを咬合器の上弓に装着するが、この操作には実際的な理由から図2-100に示すような装置（マウント装置）の使用を勧める。

マウント装置の中に置いた咬合器の上弓を上方に開き、マウント装置の支持器に支持させたバイトフォークの圧痕に上顎模型を適合させ、基底面の中央から短時間圧接する。上弓を試験的に閉じ、模型とネジ式またはマグネット式マウンティングプレートの間隔が十分であることを確認する。必要な場合は模型の基底面をトリミングする。

模型の基底面を水で濡らし、クリーム状に練和した速硬性石膏*でマウンティングプレートに固定す

―――――――

*Mounting Stone®

る。マウンティングプレートとの間隔が2cm、またはそれ以上の場合は2回法で装着する。石膏の硬化後、咬合器からトランスファーボウを撤去する。

下顎模型の装着

咬合記録の厚さ、および上顎歯列のヒンジアキシスに対する位置を考慮して咬合器の**インサイザルピン**を0ポジションから＋方向に上げる。上顎模型がヒンジアキシスに近いほど、インサイザルピンを高くする（鋏の原理）。高める量は通常2〜4mmである。この操作の目的は、下顎模型を装着し、咬合記録を撤去してから咬合器を閉じたとき、インサイザルピンが可能なかぎり0ポジションに戻るようにすることにある。

マウント装置を使用し、顆路を急傾斜にすることにより、上下逆に置いた咬合器の上弓を固定することができる（図2-101）。

すでに装着した上顎模型上に咬合記録を正確に戻し、これに清潔な下顎模型を適合させる。**咬合記録**と**模型の正確な適合は絶対的な要求である**。確実な適合を確認したのち、模型ホルダーと弾性のスティックで上下顎模型の咬合記録を介する正しい関係を確保する（図2-102）。

咬合器の下弓を試験的に閉じる。下顎模型とマウンティングプレートの間には、十分なスペースが必要である。クリーム状の石膏で下顎模型をマウントし、石膏の硬化後にスプリットキャストのチェックを行う。

チェック用台座を用いる方法

これは、**スプリットキャスト**（Needles 1923b、Lauritzen 1974）の台座を利用し、咬合器に装着した模型、および中心位と偏心位で採得した咬合記録（**下顎位の記録**、98ページ参照）を質的にチェックする方法で、このためには正確なスプリットキャストが必要である。マグネットで台座に固定するスプリットキャストのほうが、接着テープで維持する方法より正確である。

咬合器装着の精度は次の方法でチェックする：まず咬合器に固定した上顎のスプリットキャストに咬合記録を適合させる。上顎模型を台座から分離し、マグネットを撤去する。咬合器に装着した下顎模型

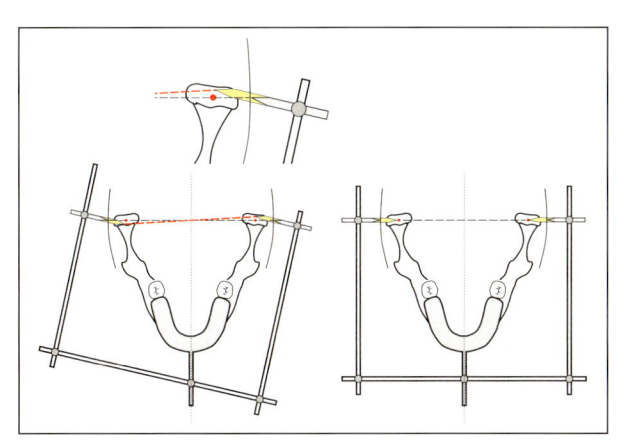

図2-98　左：咬合器へのトランスファーにより顆頭間距離が短縮されると、ヒンジアキシスの方向が変わる。右：平行性の原理。

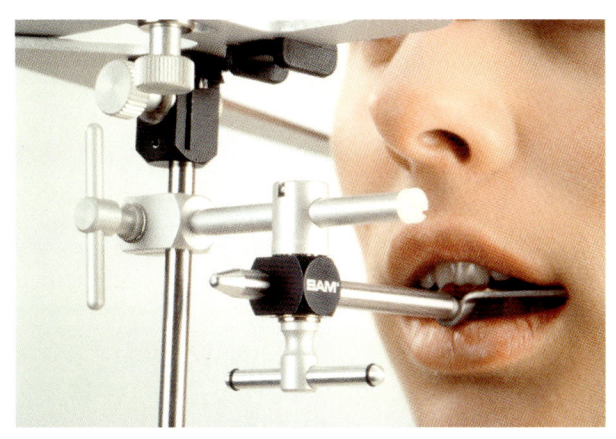

図2-99　ATBをトーションフリーで固定した状態。

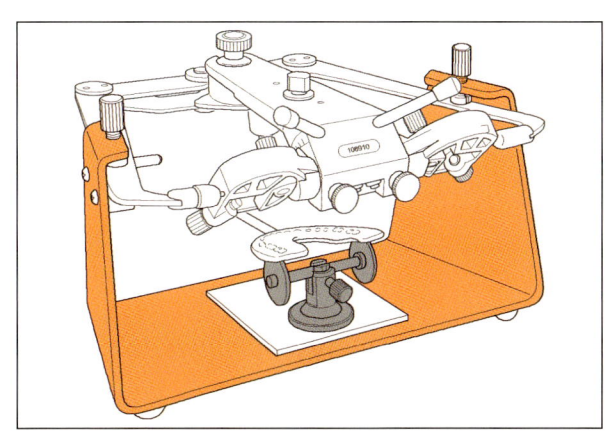

図2-100　咬合器の上弓とトランスファーボウを装着し、調節式のバイトフォーク支持器を置いたマウント装置。

第Ⅱ章　咬合と咬交

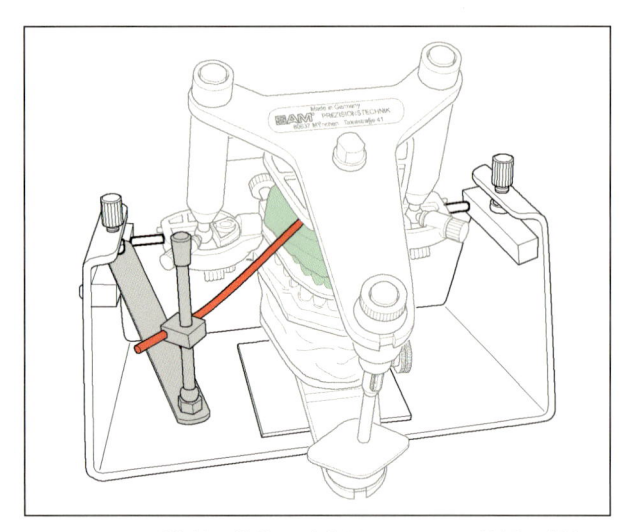

図2-101　下顎模型の装着：咬合器をマウント装置に懸架した状態。模型ホルダーで固着前の下顎模型を固定する。

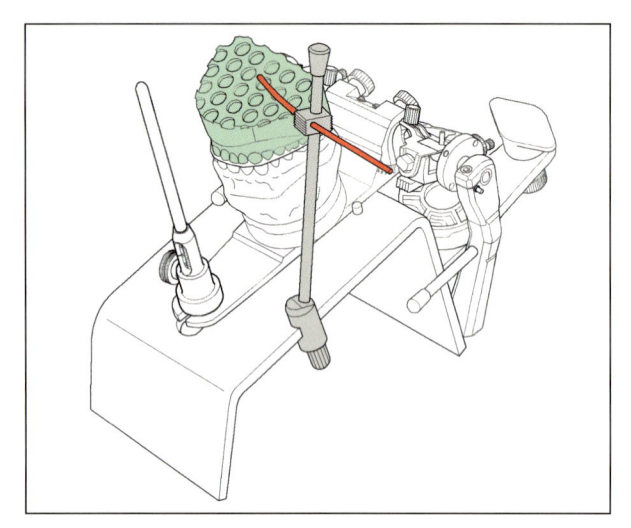

図2-102　図2-100、101のマウント装置に代わる装置としての咬合器と模型ホルダーのマウントスタンド。模型ホルダーは下顎模型を固定する。

に咬合記録を適合させ、上顎模型を乗せて台座の中央を圧する（図2-103の例では左手の指）。

上顎模型が咬合記録に正確に適合したら、右手で上顎模型の側壁を把持する（図2-104）。これで自由になった（台座の中央を押していた）左手で上弓を持ち、固定されているスプリットキャスト台座とともに下弓上に戻し、咬合器を徐々に、スプリットキャストが正確に適合するまで閉じる（図2-105）。

右手は上顎模型を把持し続ける。スプリットキャストは咬合器を閉じた状態で正確に嵌合しなければ

ならない（図2-106；台座の全周をルーペでチェックする）。模型と台座間にわずかでも間隙が観察される場合は再度、このスプリットキャストを利用するチェックを行う。欠陥が確認された場合は、下顎模型をあらためて咬合器に再装着する。

上顎模型の咬合器への装着精度は、上顎模型がなおバイトフォークに適合した状態でチェックすることもできる。このときに欠陥が認められず、スプリットキャストを利用するチェックで欠陥が確認された場合、その欠陥は下顎模型の咬合器装着時に生じたと考えることができる。

咬合器の設定

　上下顎模型を正確に、ヒンジアキシスを基準として咬合器に装着したのちには、矢状顆路傾斜角およびベネット角を設定することにより、調節性咬合器の可能性を完全に利用することができる。これらの機能を設定する目的は、患者の下顎運動に可能なかぎり類似する運動を咬合器に行わせることにある：

1. **平均値の設定**は、分析の平均値を利用する方法である。すなわち、軸眼窩平面に対する矢状顆路傾斜角40〜50°、正中矢状面に対するベネット角（側方顆路傾斜角）15〜20°を平均値として用いる[*]。長期にわたり無歯顎状態であった患者は矢状顆路傾斜角が平坦で（40°）、側方顆路傾斜角は大きい（20°）。咬合器の顆路傾斜角を設定する際には、下顎頭の誘導が直線か彎曲かを考慮する必要がある。

2. **咬耗面の考慮**：最近の咬耗面の一部は機能運動（咀嚼、パラファンクション）によって形成されたものである。咬合器の設定に際しては、装着した模型がこの新しい（active）咬耗面にコンタクトして運動できるかをチェックしなければならない。新しい咬耗は口腔内でも、その光沢のある面により識別することができる。リン酸で処理し、艶消し状にしても、新しい咬耗面は1週間後には光沢を回復する。

3. **下顎位の記録**（Christensen 1905）、**チェックバイ**

---

[*]SAM®咬合器：顆路指導部内の位置1および2における矢状顆路傾斜角はそれぞれ40°／35°、緑のベネットアタッチメント使用時のベネット角5°

咬交

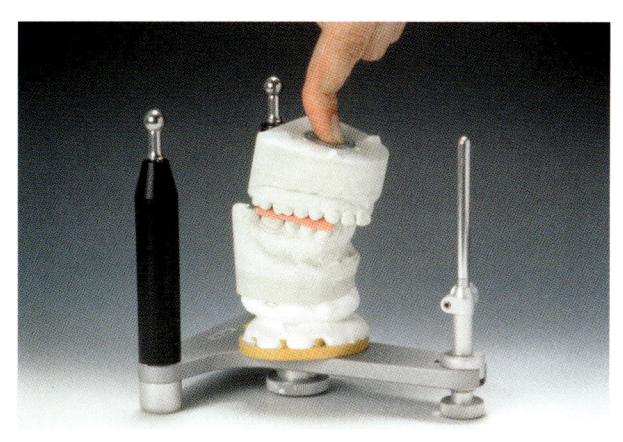

図2-103 咬合器に固定した下顎模型に咬合記録を適合させ、その上に上顎模型を置いた状態。台座の中央を圧することにより、咬合面を正確に再現した上顎模型は咬合記録の正しい位置に適合する。

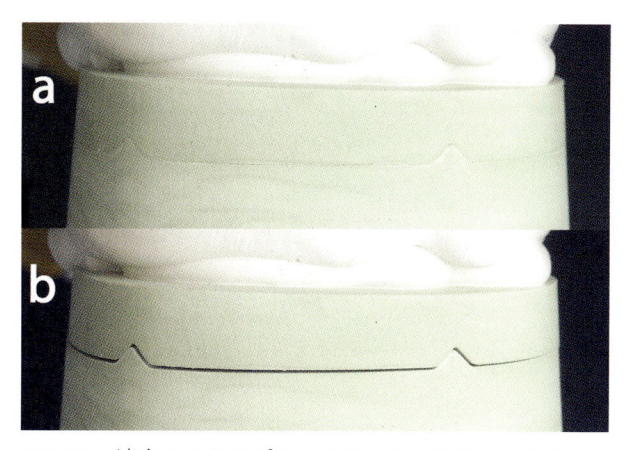

図2-106 適合させたスプリットキャストのチェック：a 間隙のない正確な適合、b 欠陥があるため間隙が生じた状態。

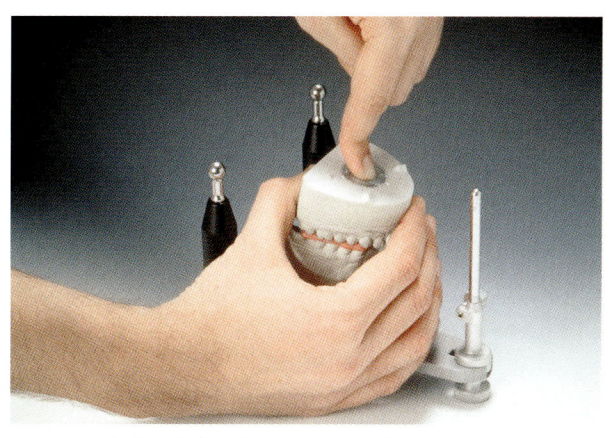

図2-104 台座の中央を押しながら他方の手で上顎模型を把持する。これで台座中央を押していた手は自由になり、図2-105に示す操作のため咬合器上弓を持つことができる。このとき、上顎模型の位置が狂わないよう注意しなければならない。

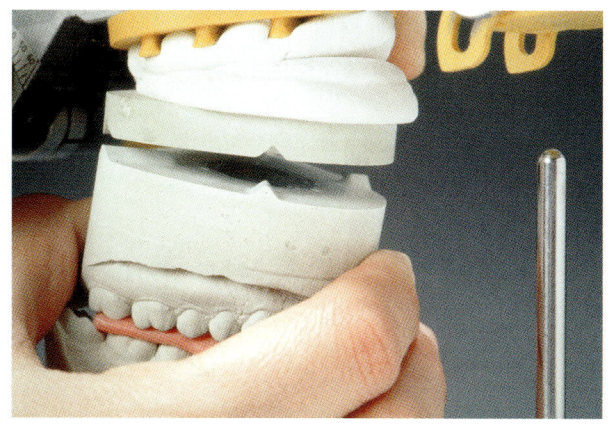

図2-105 咬合器に戻した上弓をゆっくり、スプリットキャストの適合を観察しながら閉じる。

ト（FGP）：5mm前方位で採得したワックスバイトは、下顎位の記録(positional record)に一致する咬合器の設定に利用することができる。まず矢状顆路傾斜角40°、側方顆路傾斜角20°で採得した二つの、幾何学的に連続する前方位の記録を用意する。片側の側方顆路傾斜角を下顎位の記録と理想的に適合するまで調節したのち、反対側も同様に調節する。このとき上下顎模型は下顎位の記録を力強く咬んでいなければならない（咬合器上弓の中央を圧する）。スプリットキャストのチェックを行い、模型が3〜4°の誤差で下顎位の記録に正確に適合することを確認する。二つの記録から得られる値は異なることがある。この場合は、小さいほうの値を用いて咬合器を設定する。作業側の運動を設定するためには、少なくとも3.5mm側方位の記録が必要である。ベネット角を大きくし、上弓を閉じて咬合記録を咬ませて上から力強く押し、ベネット角を―顆頭球がベネット運動指導部に接触するまで―小さくする。のちの修正でベネット角を変える場合は、5°の変更につき矢状顆路傾斜角を1°強くする。スプリットキャストによるチェックでも、模型と台座が正確に適合することを確認する。この方法により、最初の4mmまでの顆路は補完される。しかし事実は不明であり、明らかなのは下顎運動の起点と各偏心位だけである。

4．**下顎運動の描記**：下顎頭の運動を Walker の**クリノメーター**(1896)またはフェイスボウ(Campion 1905、Gysi 1908)で記録する。運動を直接描記する方法、紙に転写する方法、今日ではさまざまなコンピュータ解析によりヒンジアキシスの運動軌跡を記録し、矢状顆路傾斜角を求める。パントグラフおよび Axiograph® は下顎の非作業側の運動およびベネット運動を記録することもできる(第Ⅴ章「顎口腔系機能障害の診断と治療」参照)。

5．**ベネット角を求める Hanau の公式**：Hanau によれば、ベネット角(側方顆路傾斜角 L)は、矢状顆路傾斜角(A)から公式 L = A/8° + 12° により求めることができる。

咬合器による咬合運動の再現

咬合器は歯のコンタクトおよび対合関係の後方からの観察を可能にする。患者においては、後方から観察する可能性は存在しない。咬合器上に装着した模型の運動は、患者の下顎運動と一致するのが理想である。

咬合器による下顎運動の再現には機械的な制限がある。剛体の石膏模型を装着した、同じく剛体の金属および合成樹脂から成る咬合器が、生活する組織の運動を100％模倣することは不可能である。口腔内の運動により近似する運動を再現できる咬合器ほど、診断および治療に適するすぐれた咬合器である。

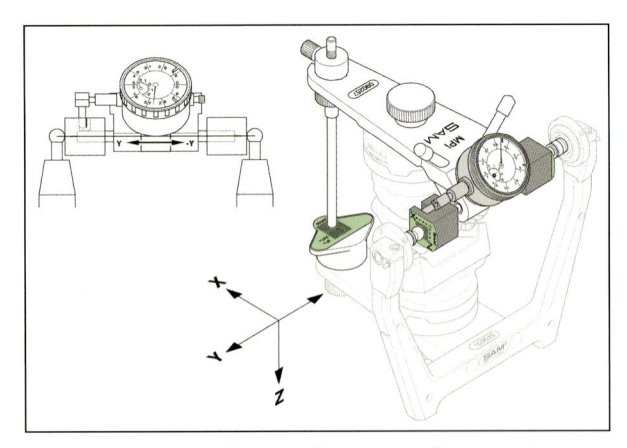

図2-107　左上：SAM®-2咬合器の MPI を後方から見る。右：SAM®-3咬合器上の上下顎模型と MPI。左右の計測キューブにミリメートル方眼紙(緑)を貼り付ける。Ｘおよび z は矢状面、y は左右方向を示す。

また臨床的には、咬合および咬交の欠陥がわずかであれば、それだけ診療時間の短縮が可能となる。

4〜5mm までの初期前方運動および作業側の運動における患者固有の顆路傾斜角を設定できる咬合器を用い、口腔内の咬合接触の再現性を量的に分析した結果によれば、一致率は100％ではなく、平均65％〜81％であった(Hara 1976、Tamakiら 1997、Čelarら 1999)。下顎の初期運動は、対合歯間の距離が近いため、正しい咬合面形態ならびに咬合干渉の発生という意味で、歯科補綴における重要な意味がある。

前記の数値は臨床的に、咬合器上で製作した技工物の正確なチェックが必要であることを意味する。咬合器上の模型の位置(ヒンジアキシスに対する歯列の幾何学的位置)が不正確であるほど大規模な修正が必要になる。矢状顆路傾斜角、側方顆路傾斜角および顆頭球(外側方運動側)のベネット運動の誤差もまた、咬合面形態に欠陥を生じさせる。

2.15　下顎位の分析

下顎模型の位置を計測する装置が Thielemann (1939)、Sears(condyle migration recorder、1952)および Posselt(gnathothesiometer、1957)によって報告されている。

咬合器の診断用補助装置もまた分析の可能性を拡大した。咬合器上のさまざまな下顎位を比較し、計測するために改良した咬合器用部品も使用されている。これは、例えば中心位で採得した複数の咬合記録の再現性の判定、あるいは RP と ICP の比較を可能にする。後者は咬頭嵌合位のヒンジアキシスに対する影響、したがって顆頭位を説明する。

アナログまたはコンピュータ解析により下顎位の分析を可能する装置、例えば改良型 Whip-Mix® 咬合器(Buhnergraph)は顆頭位の矢状的差異を示すことができる(Long 1970)。下顎位インジケーター(以下 MPI)、Kondymeter® あるいは Kondylenpositionsindikator CPI® は三次元的に計測する。

MPI

SAM® の **MPI** は、従来のようなコンダイラーハウジングのない SAM® 咬合器の上弓で、ハウジング

の代わりにヒンジアキシスに沿って**計測ボール**を持つ。計測ボールは側方に移動し（図2-107）、下弓の顆頭球に接触させることができる。左側の計測キューブにはクロックゲージのアームを受け入れる**溝**が形成されている。クロックゲージは、咬合するときの下顎の**側方偏位**を0.05mmの**精度**で計測する（y値）。プラスのy値は下顎の左側偏位を意味する。

計測キューブの外側にミリメートル方眼紙を貼り付け、顆頭球の矢状的偏位を描記する。方眼紙のxおよびy値の読み取り精度は0.2mm（ルーペで読み取る場合は0.1mm；Wirth 1996c）である。さらにインサイザルピンが前方の方眼紙に側方への偏位を描記する。これにより、咬合接触の下顎位に対する影響を三次元的（矢状面上およびヒンジアキシス上の側方）に計測することができる。

咬合接触のヒンジアキシスに対する影響、それとともに下顎頭に対する影響を近似値として知るためには、次の**前提条件**を満たさなければならない：

1．下顎模型を**基準位**で咬合器に装置する。
2．ICPが明確であること。すなわち前歯が残存するか欠損歯が少数であり、良好に咬頭嵌合する上下顎歯列であること。ICPが明確でない場合は、再現性および信頼性の高いMPI分析は不可能である。

下顎位の量的三次元計測におけるMPIの用途
1．**基準位（CR）およびICPにおける下顎頭の位置の比較**：両側の計測キューブを正中に向けて移動させ、外側に貼り付けた方眼紙を穿孔する。この孔はMPIの構造からRPを意味する。咬合器の上弓にインサイザルピンを、下弓にインサイザルプレートを装着する。上弓をRPで閉じ、装着してある上顎模型を下顎模型とRCPで初期接触させる。この状態でインサイザルピンを下げ、その位置を赤の咬合紙でインサイザルプレートに印記する。インサイザルピンの目盛を読み、値を記録しておく。咬合器から上弓を撤去し、上顎模型をMPIに装着し、インサイザルピンの値を低くする。上顎模型をMPIとともに咬合器上の下顎模型にICPで乗せ、計測キューブを顆頭球に押し付け、間に挟んだ咬合紙で顆頭球のICPにおける位置を黒い方眼紙に印記する。左側のキューブの溝にアームを嵌め込んだクロックゲージが、下顎のRPからICPへの側方偏位（y軸）をmm単位で示す。ICPでインサイザルピンを下げると、黒の咬合紙により前方のミリメートル方眼紙にICPが印記される。この時のインサイザルピンの高さを記録しておく。印記したICPが顆路の遠心下方に位置するときは、**顎関節の伸延**を暗示する（図2-108a）。近心上方に位置するときは**顎関節の圧迫**を意味する（図2-108b、第V章「顎口腔系の機能障害の診断と治療」参照）。

2．**さまざまな咬合記録の比較**：MPIにより咬合記録の再現性をチェックすることができる。第一の咬合記録を用いて下顎模型を咬合器に正確に装着したのち、咬合記録を撤去し、第二の咬合記録を正確に適合させる。上顎模型をMPIとともに下顎模型を乗せ、矢状および側方偏位を記録する。計測キューブの方眼紙に印記された平均的位置と一致し、側方偏位がy＝0の場合は、第一および第二の咬合記録が一致することを意味する。

3．**スプリント療法中の下顎位の記録**：下顎位は咬合挙上スプリントによる療法により変化する。**チェアサイド**でスプリントを削合する必要性は、その時点にMPIで治療開始時の下顎位を比較することにより量的に知ることができる。咬合器上で製作した咬合挙上スプリントは、後の時点でも石膏模型に正確に戻すことができる

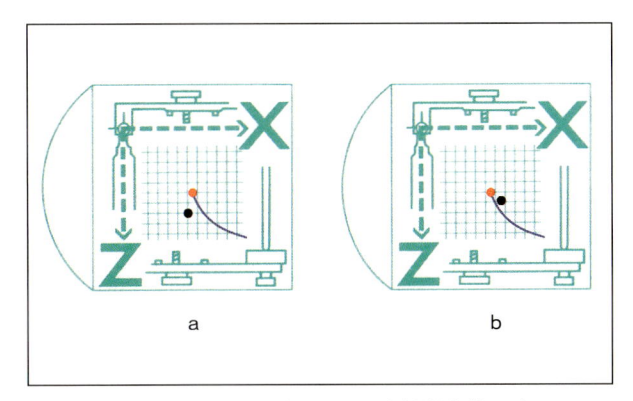

図2-108　MPIの矢状方眼紙：黒は咬頭嵌合位、赤はRP、黒の曲線は矢状顆路を示す。a　顎関節の伸延、b　顎関節の圧迫。

（第Ⅴ章「顎口腔系の機能障害の診断と治療」参照）。
4．咬合器に装着した下顎模型のチェック：下顎模型をRPで咬合器に装着する時に用いた中心位の咬合記録を再度下顎模型に適合させ、上顎模型をMPIとともに下顎模型上に置くための基準として利用する。方眼紙に穿孔した孔と印記したヒンジアキシスが一致し、y値は0でなければならない。MPIはスプリットキャストと同様のチェック機能を果たす。まず咬合紙を用いる印記、次いで計測キューブを正中方向に移動させ、方眼紙を穿孔することを勧める。

不正確な模型（とくに歯の動揺が正常値より大きい症例）の**MPIによる分析**では、誤差が生じる可能性がある（垂直的動揺およそ0.5mm、水平的動揺およそ0.25mm以上：Wirth 1996c）。不正確な咬合記録および模型の咬合器装着、明確でないICP、咬合記録を模型に戻す操作の誤りもまた誤差を生じさせる。

2.16 人工歯に対する要求

陶歯は1837年の時点から使用されるようになった（Ash；イギリス、S.S. White；米国）。これらは手で彫刻した石膏の原型から製造されたが、「**無意味なことを誇張し、重要なことが歪められ、あるいは正しく再現されていない**」人工歯であった（Gysi）。

Gysiの**Anatoformzahn**（解剖形態歯）は形態に咬交を考慮した最初の人工歯であった。小臼歯および大臼歯に本質的な形態を与えるため、Gysiはノコギリ刃状の金属板を工夫し、これを**サメの歯**のように下顎歯列弓状に二列に並べ、咬合器に装着して実験した。咬合器の上弓には石膏のブロックを固定し、側方および前方への咀嚼運動、中心咬合を行わせ、そして上顎のブロックに形成された形態に石膏を流し、上下顎の咬合面を得た。

歯列弓の輪郭の外側は石膏を除去し、辺縁を丸く削除し、溝を深くすることにより前方、後方、側方運動のための**機能小面から成る咬合面**を形成した。咬頭はこれら小面に沿って平衡を保ちながら滑走した（咬合小面理論、Gysi 1929）。

GysiのAnatoformzahnにもかかわらず、第一次世界大戦から第二次世界大戦に至る時代は咬頭の低い、平衡理論としての咬耗咬交が一般的であった。緊密な咬合ではなく、**球形理論**に従って平衡を与える排列法が優先された。平坦な咬合面は「咬頭に起因する顎堤の負担」を軽減する（咬合力水平成分の軽減）というのがその根拠であった。

しかし明確でない咬頭嵌合は下顎位を不明確にし、筋および顎関節に負担をかける。咀嚼効率が低く、大きな咬合圧を必要とするため、顎堤に大きな負担がかかる（Kelseyら1976）。これに対し咬頭と窩の正確な構造は確実な咬頭嵌合、正確な人工歯の排列を可能とし、明確な機能を持つ。人工歯もまた天然歯と同様に機能的な下顎運動を誘導することが理想である。

メチルメタクリレートは1936年から使用されるようになったレジンである。しかし、レジン歯は耐摩耗性に劣る。陶歯の耐摩耗性は通常のメタクリレートレジン歯の10倍も高い。咀嚼効率を高めるため、咬合面にS字形の彎曲したメタルを埋没する方法が試みられた。しかしメタルとレジンの間に間隙が形成され、ここに細菌および色素が沈着し、破折の危険性を高めた。同じことは、床用レジンと機械的に結合するだけの陶歯についても言える。この観点からはレジン歯のほうがすぐれている。レジン歯は床用レジンと化学的にも結合するからである。

簡潔に言うならば、**耐摩耗性の高い人工歯より解剖学的形態を模した人工歯**を優先すべきである。改良の進んだ、コンポジットをベースとする硬質レジン歯は適用範囲が広い。例えばIvoclar SR® Antarisおよび Postarisは天然歯との耐摩耗性の調和を試みた硬質レジン歯であり、部分床義歯のための人工歯として重要な意味がある。天然歯もまた経時的に咬耗するのであり、人工歯の適度な摩耗は残存歯との有意義な調和をもたらすからである。

人工歯のサイズと比率

天然歯の大きさと比率は見た目に与える審美的印象に大きな役割を果たす。人工歯のサイズは、同名の天然歯（なお残存する場合）の厚みおよび幅径を参考に選択する。残存天然歯との比率の一致は頬、口唇、舌および下顔面の**機能的な釣り合いの回復**を可能にする。義歯は周囲筋、舌および頬とのスペースを満たすべきである。

小さすぎる人工歯は頬舌方向のスペースを狭め、**プラークが沈着する不潔域**を形成する。また頬および舌に対する**圧迫**が欠如するため、大きさの十分な人工歯を選択する必要がある。ブリッジのポンティック部にも同じことが要求される。

咬合面の形態と咬頭嵌合

明確な下顎位は運動的に安静をもたらす。これは**正確な咬頭嵌合**および解剖学的人工歯を要求する根拠である。**咬頭嵌合の深さ**は天然歯と調和させ、浅すぎてはならない。患者から固有の咬耗面が要求された場合は、天然歯の浅い咬合面形態を深くするのではなく、人工歯側を浅くすることにより、この要求にはるかに容易、かつ適切に応えることができる。

咬合接触の舌側化は全部床義面および部分床義歯の安定性を高める。

人工歯の咬合面形態は、とくに対合歯が天然歯である場合、全体として残存歯の咬合面形態と一致していなければならない。したがって人工歯は咬合面形態を修正できることが望ましい。とくに全部床義歯補綴およびインプラント補綴においては、材料を追加する方法で修正する。人工歯にレジンを追加する方法により、必要に応じて誘導面を形成することもできる。

審美性と衛生

レジンを追加する方法により人工歯に個性的な**色調**および**形態**を与え、審美性を理想的に高めることもできる。審美的および衛生的な要求に応えるためには**プラークの沈着がわずかで耐変色性**であり、**清掃が容易**でなければならない。

参考文献

Adrien P, Schouver J (1997): *Methods for minimizing the errors in mandibular model mounting on an articulator.* J Oral Rehabil 24: 929-935

Andrews LF (1972): *The six keys to normal occlusion.* Am J Orthod 62: 296-309

Andrews LF (1989): *Straight wire. The concept and appliance.* LA Wells, San Diego

Angle EH (1899): *Classification of malocclusion.* Dent Cosmos 41: 248-64

Ash MM, Ramfjord S (1995): *Occlusion.* 4th ed., Saunders, Philadelphia

Azarbal M (1977): *Comparison of Myo-Monitor centric position to centric relation and centric occlusion.* J Prosthet Dent 38: 331-337

Bach J (1920): *Handbuch der Zahnersatzkunde,* Band I. Meussers Verlag, Berlin

Baldauf A, Mack H, Wirth CG (1996): *Bestimmung der Scharnierachse mittels des äußeren Gehörgangs.* Info Orthod Kieferorthop 28: 459-465

Balkwill FH (1866): *The best form and arrangement of artificial teeth for mastication.* Trans Odontol Soc Gr Br 5: 133-158

Bauer A, Gutowski A (1975): *Gnathologie.* Buch- und Zeitschriften-Verlag „Die Quintessenz", Berlin

Becker C, Kaiser DA, Schwalm C (2000): *Mandibular centricity: centric relation.* J Prosthet Dent 83: 158-160

Bench RW, Gugino CF, Hilgers JJ (1977): *Bio-progressive therapy.* J Clin Orthod 11: 820-843

Bergström G (1950): *On the reproduction of dental articulation by means of articulators.* Acta Odontol Scand 9 Suppl. 4: 7

Beyron HL (1954): *Occlusal changes in adult dentition.* J Am Dent Assoc 48: 674-686

van Blarcom CW, Academy of Denture Prosthetics (1999): *Glossary of prosthodontic terms.* J Prosthet Dent 81: 39-110

Bonwill WGA (1887): *The geometrical and mechanical laws of the articulation of the human teeth – The anatomical articulator.* in: Litch WF. *American system of dentistry.* Vol. II. Lea Brothers & Co, Philadelphia

Bumann A, Lotzmann U (2000): *Funktionsdiagnostik und Therapieprinzipien.* Thieme Verlag, Stuttgart

Caesar HH (1993): *Die Ausbildung zum Zahntechniker.* Band 5: Totalprothesen. Verlag Neuer Merkur, München

Calagna LJ, Silverman SI, Garfinkel L (1973): *Influence of neuromuscular conditioning on centric relation registrations.* J Prosthet Dent 30: 598-604

Campbell TD (1925): *Dentition and palate of the Australian Aboriginal.* Hassell Press, Adelaide

Campion GG (1905): *Some graphic records of the movements of the mandible in the living subject.* Dent Cosmos 47: 39-42

Cannon DC, Reswick JB, Messerman T (1964): *Instrumentation for the investigation of mandibular movements.* Engineering Design Center Report EDC-4-64-8, Case Western Reserve University, Cleveland

Čelar AG, Siejka E, Schatz J, Fürhauser R, Piehslinger E (1996): *Mandibular reference position: Chin-point guided closure vs. final deglutition.* J Craniomand Pr 14: 42-45

Čelar AG, Tamaki K, Nitsche S, Schneider B (1999): *Guided versus unguided mandibular movement for duplicating intraoral eccentric tooth contacts in the articulator.* J Prosthet Dent 81: 14-22

Čelar AG, Kundi M, Piehslinger E, Fürhauser R, Kohlmaier B (2000): *Mandibular position at chin-point guided closure, intercuspation and final deglutition in asymptomatic and temporomandibular disorder subjects.* J Oral Rehabil 27: 70-78

Christensen C (1905): *The problem of the bite.* Dent Cosmos 47: 1184-1195

D'Amico A (1958): *The canine teeth-normal functional relation of the natural teeth of man.* J South Calif Dent Assoc 26: 194-208

D'Amico A (1961): *Functional occlusion of the natural teeth of man.* J Prosthet Dent 11: 899-915

D'Amico A (1969): *Origin and development of the balanced occlusion theory.* J South Calif Dent Assoc 28: 317-318

Dawson PE (1995): *Temporomandibular joint pain-dysfunction problems can be solved.* J Prosthet Dent 29: 100-112

Dawson PE (1989): *Evaluation, diagnosis and treatment of occlusal problems.* 2nd ed. CV Mosby, St. Louis

Dawson PE (1995): *New definition for relating occlusion to varying conditions of the temporomandibular joint.* J Prosthet Dent 74: 619-627

Donaldson K, Clayton JA (1986): *Comparison of mandibular movements recorded by two pantographs.* J Prosthet Dent 55: 52-58

Fereday RC (1994): *Francis Balkwill and the physiology of mastication.* Br Dent J 176: 386-393

Fox SS (1967): *The significance of errors in hinge axis location.* J Am Dent Assoc 74: 1268-1272

Fuhr K, Reiber T (1993): *Die Totalprothese.* Urban & Schwarzenberg, München

Gausch K (1986): *Erfahrungen mit Front-Eckzahn-kontrollierten Totalprothesen.* Dtsch Zahnärztl Z 41: 1146-1149

Gausch K (1995): *Therapie des unbezahnten Patienten.* In: Koeck B. Praxis der Zahnheilkunde 8. 3.A., Urban & Schwarzenberg, München

Gerber A (1955): *Statik, Artikulation und Gestaltung des Kauflächenkomplexes.* Schweiz Monatsschr Zahnheilk 65: 148-157

Gerber A (1970): *Registriertechnik für Prothetik.* Okklusionsdiagnostik und Okklusionstherapie. Condylator-Service, Zürich

Gerber A (1970): *Okklusionslehre, Okklusionsdiagnostik und Okklusionsbehandlung im Wandel unserer Aspekte.* Schweiz Monatsschr Zahnheilk 80: 447-470

Gibbs CH, Messerman T, Reswick JB (1966): *The Case Gnathic Replicator for the investigation of mandibular movements.* Engineering Design Center Report EDC-4-66-14, Case Western Reserve University, Cleveland

Gibbs CH, Messerman T (1971): *Functional movements of the mandible.* J Prosthet Dent 26: 604-620

Gibbs CH, Lundeen HC, Parker EM, Fujimoto J (1981): *Chewing movements in relation to border movements at the first molar.* J Prosthet Dent 46: 308-322

Graf Spee F (1890): *Die Verschiebungsbahn des Unterkiefers am Schädel.* Arch Anat Physiol 16: 285-294

Granger ER (1954): *Functional relations of the stomatognathic system.* J Am Dent Assoc 48: 638-647

Gysi A (1908): *Beitrag zum Articulationsproblem.* Hirschwald, Berlin

Gysi A (1929): *Achsentheorie der Kieferbewegungen.* In: Scheff J. Handbuch der Zahnheilkunde IV. Urban & Schwarzenberg, München

Häupl K (1950): *Lehrbuch der Zahnheilkunde.* Zweiter Band. Urban & Schwarzenberg, Wien

Hanau RL (1926): *Articulation defined, analyzed and formulated.* J Am Dent Assoc 13: 1694-1709

Hall RE (1929): *An analysis of the work and ideas of investigators and authors of relations and movements of the mandible.* J Am Dent Assoc 16: 1642-1693

Hammer H, Reichenbach E, Wannenmacher E (1941): *Lehrbuch der klinischen Zahnheilkunde.* Band 2. JA Barth Verlag, Leipzig

Hara K (1976): *Experimental studies on the representative faculty of closely occluding areas in lateral excursion of jaw on Hanau Model H2 articulator.* Shigagakuhou 76: 1559-1612

Heartwell ChM Jr, Rahn AO (1974): *Syllabus of complete dentures.* Lea & Febiger, Philadelphia

Hickey JC (1974): *Discussion of HC Lundeen's article „Centric relation records: The effect of muscle action".* J Prosthet Dent 31: 251-253

Hromatka A (1959): *Die Schluckbißnahme.* Zahnärztl Welt/ Reform 60: 134-135

Ingervall B (1972): *Tooth contacts on the functional and non-functional side in children and young adults.* Arch Oral Biol 17: 191-200

Jankelson B, Swain CW (1972): *Physiological aspects of masticatory muscle stimulation: the myomonitor.* Quintessence Int 3: 57-62

Jüde HD, Kühl W, Roßbach A (1996): *Einführung in die zahnärztliche Prothetik.* Deutscher Ärzte-Verlag, Köln

Karppinen K, Eklund S, Suoninen E, Eskelin M, Kirveskari P (1999): *Adjustment of dental occlusion in treatment of chronic cervicobrachial pain and headache.* J Oral Rehabil 26: 715-721

Kawamura Y (1967): *Neurophysiologic background of occlusion.* Perio 5: 175-183

Kelsey C, Coplowitz J, Schoonmaker M (1976): *Effects of occlusal forms on pressure and bending during mastication with complete dentures.* J Dent Res 55: 312

Keshvad A, Winstanley RB (2000): *An appraisal of the literature on centric relation. Part I.* J Oral Rehabil 27: 823-833

Keshvad A, Winstanley RB (2000): *An appraisal of the literature on centric relation. Part II.* J Oral Rehabil 27: 1013-1023

Keshvad A, Winstanley RB (2001): *An appraisal of the literature on centric relation*. Part III. J Oral Rehabil 28: 55-63

Kirveskari P, Jamsa T, Alanen P (1998): *Occlusal adjustment and the incidence of demand for temporomandibular disorder treatment*. J Prosthet Dent 79: 433-438

Kruger L, Michel F (1962): *A single neural analysis of buccal cavity representation in the sensory trigeminal complex of the cat*. Arch Oral Biol 7: 491-503

Kulmer S in: Reusch D, Lenze PG, Fischer F (1990): *Rekonstruktion von Kauflächen und Frontzähnen*. Westerburger Kontakte, Westerburg

Lang NP (1970): *Zur Geschichte der Artikulatoren*. Schweiz Monatsschr Zahnheilk 80: 1105-1149

Lauritzen AG (1974): *Atlas of occlusal analysis*. HAH Publications, Colorado Springs

Lee RL (1969): *Jaw movements engraved in solid plastic for articulator controls*. I. Recording apparatus. J Prosthet Dent 22: 209-224

Long JH (1970): *Location of the terminal hinge axis by intraoral means*. J Prosthet Dent 23: 11-24

Lotzmann U (1981): *Die Prinzipien der Okklusion*. Verlag Neuer Merkur, München

Lucia VO (1960): *Centric relation – theory and practice*. J Prosthet Dent 10: 849-856

Lucia VO (1964): *A technique for recording centric relation*. J Prosthet Dent 14: 492-505

Lundeen HC, Wirth C (1973): *Condylar movement patterns engraved in plastic blocks*. J Prosthet Dent 30: 866-875

Lundeen HC (1974): *Centric relation records: The effect of muscle action*. J Prosthet Dent 31: 244-253

Lundeen HC, Shryock EF, Gibbs CH (1978): *An evaluation of mandibular border movements: Their character and significance*. J Prosthet Dent 40: 442-452

Mann AW, Pankey LD (1963): *Concepts of occlusion. The P.M. philosophy of occlusal rehabilitation*. Dent Clin North Am 7: 621-636

McCollum BB (1939): *Fundamentals involved in prescribing restorative dental remedies*. Dent Items Int 61: 522-535

McCollum BB, Stuart CE (1955): *A research report*. Scientific Press, South Pasadena

McHorris WH (1979): *Occlusion with particular emphasis on the functional and parafunctional role of anterior teeth*. Part 2. J Clin Orthod 13: 684-701

McHorris WH (1989): *Focus on anterior guidance*. J Gnathol 8: 1-13

McKee JR (1997): *Comparing condylar position repeatability for standardized versus nonstandardized methods of achieving centric relation*. J Prosthet Dent 77: 280-284

McNeill Ch (1997): *Management of temporomandibular disorders: concepts and controversies*. J Prosthet Dent 77: 510-522

Messerman T (1967): *A means for studying mandibular movements*. J Prosthet Dent 17: 36-43

Monson GS (1932): *Applied mechanics to the theory of mandibular movements*. Dent Cosmos 74: 1039-1053

Moss ML (1954): *Growth of the calvaria in the rat*. Am J Anat 94: 333-361

Murphy TR (1964): *The relationship between attritional facets and the occlusal plane in aboriginal Australians*. Arch Oral Biol 9: 269-280

Nagao M (1919): *Comparative studies of the curve of Spee in mammals, with a discussion of its relation to the form of the fossa mandibularis*. J Dent Res 1: 159-202

Naito M (2000): *Impression technique considering gingival architecture for obtaining aesthetic results*. Kurs Donau-Universität Krems, 29.–31.10.2000

Needles JW (1923a): *Practical uses of the curve of Spee*. J Am Dent Assoc 10: 918-926

Needles JW (1923b): *Mandibular movements and articulator design*. J Am Dent Assoc 10: 927-935

Nicolakis P, Piehslinger E, Nicolakis M, Vachuda M, Fialka-Moser V (1998): *Zusammenhänge zwischen Haltungsasymmetrien und dem Ruhetonus des M.* masseter. Dtsch Zahnärztl Z 53: 608-612

Nicolakis P, Nicolakis M, Piehslinger E, Ebenbichler G, Vachuda M, Kirtley C, Fialka-Moser V (2000): *Relationship between craniomandibular disorder and poor posture*. Cranio 18: 106-112

Nielsen IL (2001): *Facial growth in humans studied with metallic implants & cephalometric analysis of growth and treatment with the structural method*. Vortrag ÖGZMK, Zweigverein Wien, Universitätsklinik für ZMK Heilkunde, 6. 2. 2001

Orthlieb JD (1983): *Intérêt de la courbe de Spee dans la recherche d'un plan d'occlusion en prothèse fixée*. These de troisième cycle, Université d'Aix-Marseille II

Orthlieb JD, Slavicek R (1985): *Geometrische Interpretation der Spee-Kurve*. Z Stomatol 82: 1-18

Payne SH (1941): *A posterior set-up to meet individual requirements*. Dent Digest 47: 20-22

Piehslinger E, Horejs T, Čelar AG, Čelar R, Slavicek R (1993a): *Die rotatorische Kapazität der Mandibula*. Z Stomatol 90: 9-17

Piehslinger E, Čelar AG, Čelar R, Jäger W, Slavicek R (1993b): *Reproducibility of the condylar reference position*. J Orofac Pain 7: 68-75

Piehslinger E, Bauer W, Schmiedmayer HB (1995): *Computer simulation of occlusal discrepancies resulting from different mounting techniques*. J Prosthet Dent 74: 279-283

Pleasure MA (1937): *Prosthetic occlusion – a problem in mechanics*. J Am Dent Assoc & Dent Cosmos 24: 1303-1318

Posselt U (1952): *Studies in the mobility of the human mandible*. Acta Odontol Scand 10: Suppl 10, 1-150

Posselt U (1957): *An analyzer for mandibular positions*. J Prosthet Dent 7: 368-374

Pound E (1970): *Utilizing speech to simplify a personalized denture service*. J Prosthet Dent 24: 586-600

Pound E, Murell GA (1973): *An introduction to denture simplification. Phase II.* J Prosthet Dent 29: 598-607

Proffit WR, Fields HW Jr (1993): *Contemporary orthodontics.* Mosby, St. Louis

Remien JD, Ash MM (1974): *"Myo-Monitor centric": An evaluation.* J Prosthet Dent 31: 137-145

Reusch D, Lenze PG, Fischer F (1990): *Rekonstruktion von Kauflächen und Frontzähnen.* Westerburger Kontakte, Westerburg

Ricketts RM (1981): *Perspectives in the clinical application of cephalometrics. The first fifty years.* Angle Orthod 51: 115-150

Roth R (1981): *Functional occlusion for the orthodontist.* J Clin Orthod 15: 32-51

Sassouni V (1962): *The face in five dimensions.* West Virginia University Press, Morgantown

Sato S (1991): **不正咬合治療へのアプローチ** *(An approach to the treatment of malocclusion in consideration of dentofacial dynamics).* Torin Books, Tokyo

Scaife RR, Holt RE (1969): *Natural occurrence of cuspid guidance.* J Prosthet Dent 22: 225-229

Schmid R (1988): *Spannungsanalyse einer Modellgussoberkieferteilprothese.* Diplomarbeit Institut für Leichtbau und Flugzeugbau, Technische Universität Wien

Schweizer H (1971): *Der Myomonitor.* Schweiz Monatsschr Zahnheilk 81: 1187-1194

Schudy FF (1964): *Vertical growth versus anteroposterior growth as related to function and treatment.* Angle Orthod 34: 75-93

Schulte JK, Hong Wang S, Erdman AG, Anderson GC (1985): *Three-dimensional analysis of cusp travel during a nonworking mandibular movement.* J Prosthet Dent 53: 839-843

Schuyler CH (1932): *Intra-oral method of establishing maxillomandibular relation.* J Am Dent Assoc 19: 1012-1021

Schuyler CH (1947): *The correction of occlusal disharmony of the natural dentition.* NY State Dent J 13: 445-452

Schuyler CH (1953): *Factors of occlusion applicable to restorative dentistry.* J Prosthet Dent 3: 772-782

Schuyler CH (1969): *Freedom in centric.* Dent Clin North Am 13: 681-686

Sears VH (1952): *Mandibular condyle migrations as influenced by tooth occlusions.* J Am Dent Assoc 2: 179-192

Shafagh I, Yoder JL, Thayer KE (1975): *The diurnal variance of centric relation position.* J Prosthet Dent 34: 574-582

Shaw DM (1924): *Form and function in teeth and a rational unifying principle applied to interpretation.* Am J Orthod 10: 703-718

Snow GB (1900): *Articulation.* Read Oct 25, 1899, Rochester. Dent Cosmos 42: 51-55

Sicher H (1928): *Die reine Scharnierbewegung im Kiefergelenk.* Z Stomatol 26: 394-395

Silverman MM (1956): *Determination of vertical dimension by phonetics.* J Prosthet Dent 6: 465-471

Slavicek R (1982a): *Die Abdrucknahme.* Info Orthod Kieferorthop 14: 253-263

Slavicek R (1982b): *Okklusionskonzepte.* Info Orthod Kieferorthop 14: 9-11

Slavicek R (1984): *Die funktionellen Determinanten des Kauorgans. Habilitationsschrift.* Verlag zahnärztlich-medizinisches Schrifttum, München

Slavicek R (1992): *Die Versorgung des Lückengebisses.* Kurs St.Wolfgang, 29. - 30. 5. 1992

Slavicek R (2000): *Das Kauorgan. Funktionen und Dysfunktionen.* Gamma Med.-Wiss.-Fortbildungs-GmbH, Klosterneuburg

Smith HB (1986): *Development and evolution of the helicoidal plane of dental occlusion.* Am J Phys Anthropol 69: 21-35

Spee Graf F (1890): *Die Verschiebungsbahn des Unterkiefers am Schädel.* Arch Anat Physiol 16: 285-294

Stuart CE, Stallard H (1959): *A syllabus on oral rehabilitation and occlusion.* University of California, San Francisco

Tamaki K, Čelar AG, Beyrer S, Aoki H (1997): *Reproduction of excursive tooth contact in an articulator with computerized axiography data.* J Prosthet Dent 78: 373-378

Thielemann K (1939): *Funktionelle Zusammenhänge von Zahnreihenformen, Kiefergelenken und Kieferbewegungen.* Paradentium 11: 144-153

Thomson H (1975): *Occlusion.* John Wright & Sons, Bristol

Thornton LJ (1990): *Anterior guidance: Group function/canine guidance. A literature review.* J Prosthet Dent 64: 479-482

Walker WE (1896): *Movements of the mandibular condyles and dental articulation.* Dent Cosmos 38: 573-582

Wild W (1950): *Funktionelle Prothetik.* Schwabe & Co, Basel

Wilson GH (1911): *A manual of dental prosthetics.* Lea & Febiger, Philadelphia

Wirth CG (1996a): *Erweiterung der Einteilung der Okklusion nach Angle um linguale Kriterien.* Info Orthod Kieferorthop 28: 443-457

Wirth CG (1996b): *20 Jahre Axiographie®.* Info Orthod Kieferorthop 28: 467-478

Wirth CG (1996c): *Der Mandibular-Positions-Indikator (MPI).* Info Orthod Kieferorthop 28: 481-485

Wirth CG (1999): *Face bow mounting & occlusal equilibration.* Vortrag 24.9.1999, Universitätsklinik ZMK-Heilkunde, Wien

第III章
咬合面再建のための順次ワックスアップテクニック

A. Knaus

1．はじめに

粘膜負担様式である全部床義歯の咬合様式としてバランスドオクルージョン（平衡咬合）が提唱されたのは19世紀のことである。この咬合様式においては、義歯は咬合により安定し、下顎偏心運動時の平衡を保つ。初期には天然歯の修復にもバランスドオクルージョン様式が応用された。しかしさまざまな問題が生じたため天然歯列の分析が行われ、その結果、天然歯列におけるバランスドオクルージョンはまれであることが明らかにされた。

D'amicoは、犬歯の傾斜が急で、咬合平面が比較的平坦なプエブロインディアンの頭蓋を調査したところ、下顎側方運動時には作業側の誘導面によりコントロールされ、犬歯以外の歯はすべて離開することを確認した。

この咬合様式はMcCollum（1970）およびStuart（1984）により、ナソロジーにおけるオーガニックオクルージョンに取り入れられた。Thomas（1982）はこの様式から、最終咬合位で1歯対1歯の関係となるように改良したワックスアップテクニックを開発した。

Beyron（1973）は咬耗の顕著なオーストラリア原住民を対象とする同様の研究により、外側方運動側はグループファンクションが優勢であることを示した。

天然歯列を対象とするその他の研究でも、純粋な犬歯誘導はまれであり、犬歯誘導を主とするグループファンクションが多く見られることが明らかにされた（Slavicek 1984および2000、Reuschら 1990、Čelarら 1994、Kulmerら 1999、Stainerら 1999）。これは、他のいかなる咬合様式よりも顎口腔系の筋活性を低く抑えることのできる様式である（BelserとHannam 1985、McMorris 1979、Shupeら 1984、WillamsonとLundquist 1983）。

この咬合様式は、誘導要素の軸眼窩平面に対する角度が大臼歯、小臼歯、犬歯そして前歯の順に強まることを特徴とする。これは、作業側の傾斜の急な誘導面が後方歯、および平行側の全歯を離開させることを意味する。前方運動時には誘導面のもっとも急な犬歯・切歯群が誘導する。この咬合様式は、歯列に咀嚼時の機能的自由を保証する。これに対し、グループファンクション様式は、筋活性を高めるパラファンクションを誘発する因子でもある（BelserとHannam 1985、Shupeら 1984、Shinogayaら 1997）。偏心運動時の歯に対する非生理的な負担は、とくに歯頸部の楔状欠損（アブフラクション）の原因とされている（Klähnら 1974、LeeとEakle 1984）。

以下に犬歯優位の順次誘導のワックスアップ法を示しながら、咬合面相互間の静的および動的な関係を説明する。

2．理論的基礎

2.1 ナソロジーの用語

咬合とは上下顎の歯列が咬頭嵌合し、静止した状態を意味する。

下顎が運動するときの上顎歯列に対する下顎歯列の関係は**咬交**と呼ばれる。

咬頭嵌合位（ICP）は、上下顎歯列が最多点数でコンタクトする下顎位である。

咬合平面は、下顎の切歯点と右側および左側第一大臼歯の遠心咬頭に接する平面を意味する。

スピーの彎曲は臼歯部の矢状調節彎曲を意味し、下顎犬歯の尖頭および小臼歯と大臼歯の頬側咬頭を結ぶ曲線によって構成される。

側方調節彎曲は**ウィルソン彎曲**とも呼ばれ、右側臼歯から左側臼歯まで頬舌側の咬頭を結ぶ曲線で構

成される。歯列の彎曲の度合いは近心から遠心に向かって変化し、頬側咬頭と舌側咬頭の高さが同じ上顎第二小臼歯の頬舌側咬頭を結ぶ線は直線である。小臼歯を結ぶ線は上に凸であり、第一大臼歯では上に凹の曲線を示す。

ヒンジアキシスは直線の軸で、初期開口運動時および閉口運動時に下顎頭がこの軸を中心として回転する。

軸眼窩平面（AOP）は、左側眼窩の最下点と左右側のヒンジ点で構成される。

ベネット運動は、側方運動時、下顎全体、とくに作業側顆頭が外方へ移動することを指す。

ベネット角は、非作業側の側方顆路が正中矢状面に平行する面となす角度を意味する。

下顎頭の運動路は**顆路**と呼ばれる。

矢状顆路傾斜角（SCI）は、下顎が前方へ運動するときの下顎頭の運動路と軸眼窩平面がなす角度を意味する。

2.2 Angleの不正咬合分類

Angleの不正咬合分類法は、上顎と下顎の咬合関係を分類する方法である。

上顎と下顎の切歯は近遠心径が異なるため、上顎歯と下顎歯は1歯対2歯の接触関係を示す。ただし下顎中切歯および上顎智歯は例外で、それぞれ対顎の1歯のみとコンタクトする。

2.2.1 Angle不正咬合Ⅰ級：正常咬合または中立咬合

下顎第一大臼歯の遠心頬側咬頭が上顎第一大臼歯の斜走隆線より前方の近心窩と対合する。上顎第一大臼歯の近心頬側咬頭は下顎第一大臼歯の横溝（近心頬側咬頭と遠心頬側咬頭間の凹部）の中に向かう。下顎犬歯の尖頭は上顎側切歯の遠心辺縁隆線と上顎犬歯の近心辺縁隆線にコンタクトする。

2.2.2 Angle不正咬合Ⅱ級：遠心咬合

下顎第一大臼歯の遠心頬側咬頭が上顎第一大臼歯の遠心窩の遠心（斜走隆線より後方）と対合する。下顎犬歯の尖頭は上顎犬歯の近心窩に位置する。下顎第一大臼歯は上顎第一大臼歯より遠心に位置する。

Angle不正咬合Ⅱ級は、上下顎前歯の位置関係に従ってさらに1類と2類に分類される。

Ⅱ級1類は上顎前歯の前突、Ⅱ級2類は上顎前歯の後退を示す。

2.2.3 Angle Ⅲ級：近心咬合

下顎第一大臼歯の遠心頬側咬頭が上顎第二小臼歯の遠心辺縁隆線および第一大臼歯の近心辺縁隆線と対合する。下顎犬歯の尖頭は上顎側切歯の口蓋側に位置する。

2.3 下顎の運動
2.3.1 対称性運動

前方運動は下顎が咬頭嵌合位から前方に向かう対称性の運動である。

後方運動は下顎が前方位から後退し、咬頭嵌合位に戻る対称性の運動である。後退運動という名称も用いられる（Reusch 1990）。

2.3.2 非対称性運動

外側方運動（laterotrusion）とは、下顎が非対称性に運動するとき外側へ移動する側の運動である。

下顎が非対称性に運動するとき、下顎頭が正中方向に移動する側の運動は**内側方運動**（mesiotrusion）と呼ばれる。

2.4 咬合の様式
2.4.1 犬歯誘導

下顎の側方運動は犬歯のみが誘導し、他の作業側の歯はすべて離開する。平衡側は全歯が離開する。

前方運動は、下顎切歯・犬歯群と第一小臼歯が上顎前歯ならびに犬歯とのコンタクトにより誘導される。

犬歯優位の順次誘導は下顎の側方運動を誘導する特殊な様式である。この誘導様式の基本タイプにおいては、作業側の歯が後方歯を遠心から近心に向かって順次離開させ、側方運動の最後は犬歯のみが誘導する（Slavicek 1986）。

2.4.2 グループファンクション

作業側の下顎犬歯、小臼歯部および第一大臼歯の近心頬側咬頭が側方運動を誘導する。

前方運動は下顎切歯・犬歯群および第一小臼歯と上顎前歯・犬歯群が誘導する。

2.4.3 バランスドオクルージョン（平衡咬合）

作業側のグループファンクションに加え、平衡側も大臼歯が均等に滑走接触する。

前方運動は前歯・犬歯群が誘導し、同時に大臼歯が均等に滑走接触する。

この咬合様式は全部床義歯にだけ与えることができる。その目的は、偏心運動時に全部床義歯の安定を得ることにある。

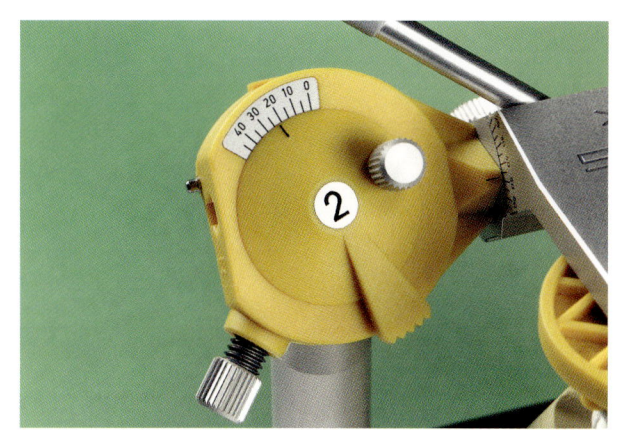

図3-1　No.2のコンダイラーハウジング。

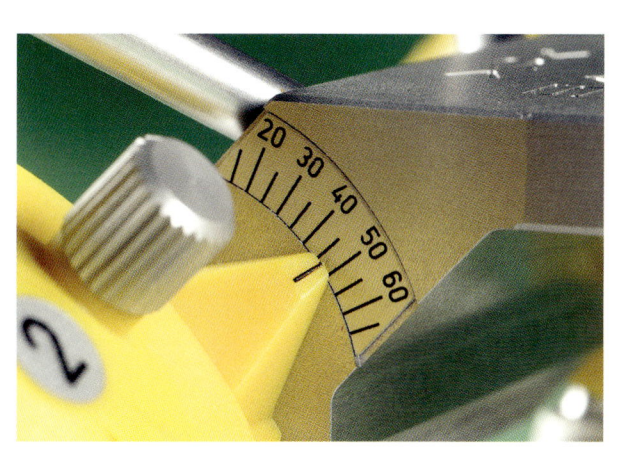

図3-2　矢状顆路傾斜角の設定。

3．ワックスアップテクニック

3.1 咬合器のセッティング

以下に示すワックスアップのため、被験者1名を対象としてAxiograph®によりヒンジアキシス、矢状顆路傾斜角およびベネット角を求め、その値を用いて咬合器（SAM®2）のセッティングを行った。使用したコンダイラーハウジングはNo.2である（図3-1）。

はじめに、咬合器上弓の矢状顆路傾斜角をAxiograph®で求めた値（右側48°、左側45°）に設定する（図3-2）。

下弓のインサイザルピンが0値を示すことをチェックしなければならない。0以外の値を示す場合は、これを記録しておく。ワックスアップ作業の途中でこの値を変えてはならない。垂直顎間距離が

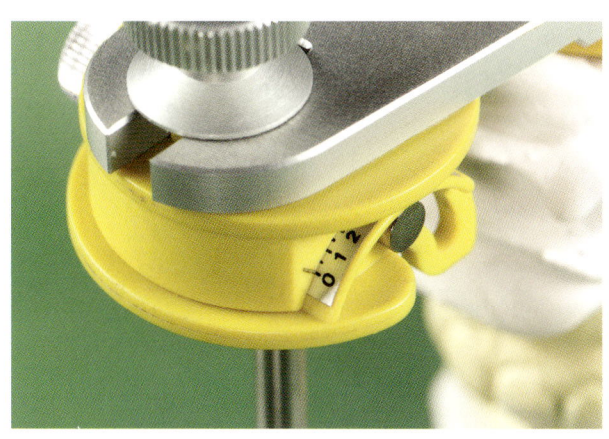

図3-3　インサイザルテーブルの傾斜度の設定。

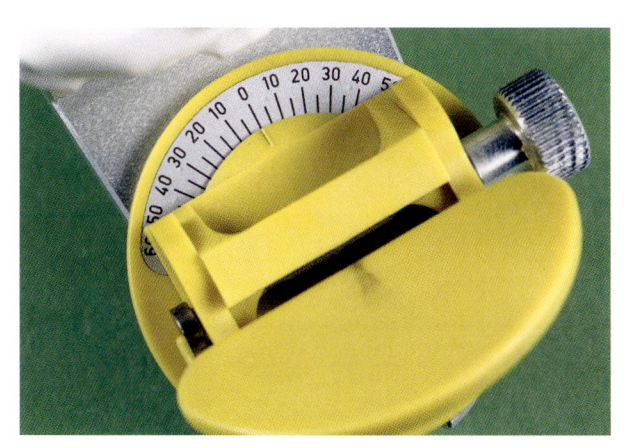

図3-4　アジャスタブルインサイザルテーブルの回転方向の設定。

109

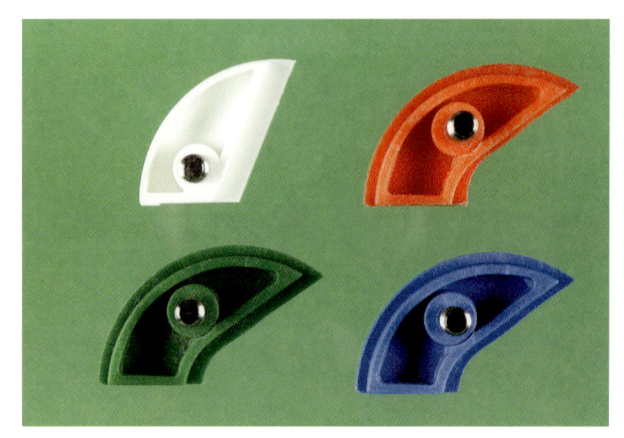

図3-5　ベネット運動アタッチメント（ベネットガイダンス）。

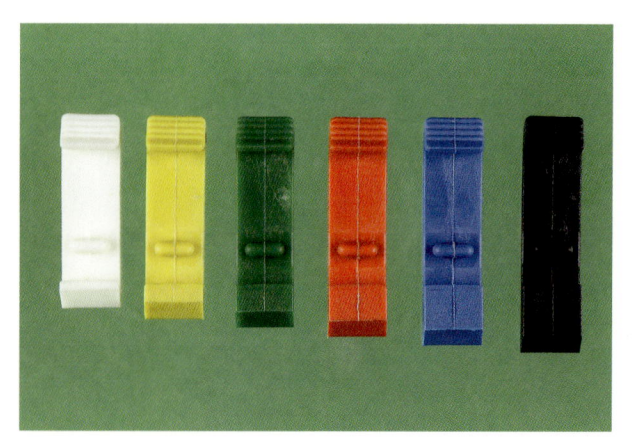

図3-6　前方運動アタッチメント（プロトルージョンインサート）。

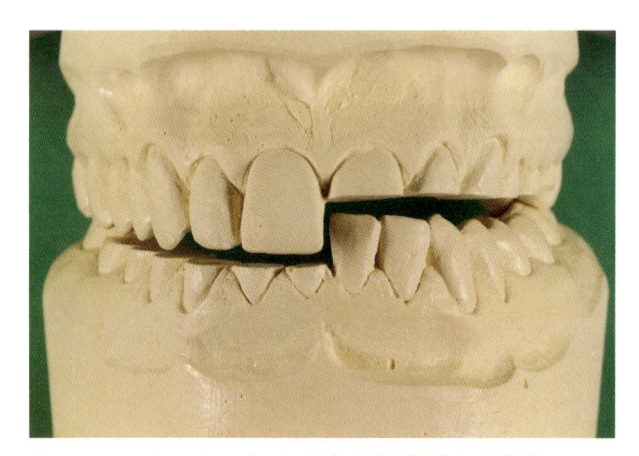

図3-7　ワックスアップのため咬合面を削除した模型。

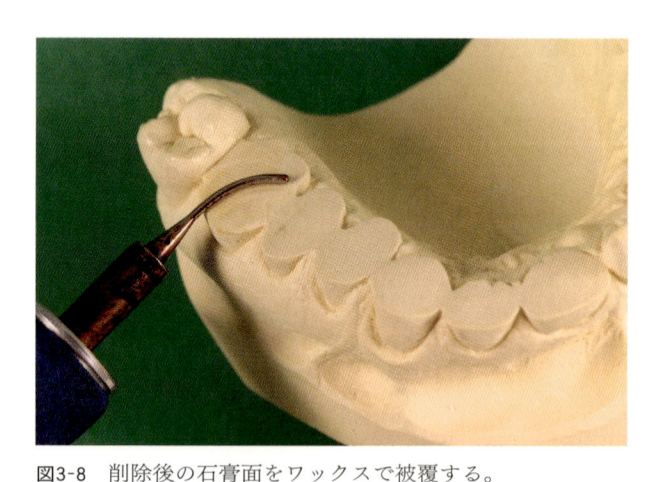

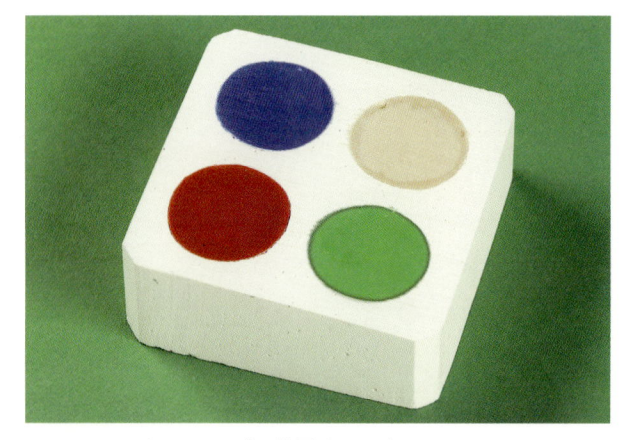

図3-8　削除後の石膏面をワックスで被覆する。

図3-9　ワックスアップに使用する4色のワックス。

高まる危険があるからである。インサイザルピンは、咬合器上弓に固定したインサイザルテーブルの可動部および水平部とコンタクトしていなければならない。インサイザルテーブルの傾斜と回転方向の角度は、ひとまず0°に設定しておく（図3-3、4）。

SAM®2咬合器には、カラーコードで識別できる4種のベネットガイダンスが用意されている（図3-5）。その誘導方向は、ベネット角の付加的な設定により調整することができる。

ホワイト：45°
グリーン：54°
ブルー：68°
レッド：78°

側方運動および前方運動における特定の位置を咬合器に設定するためには、長さにより色分けされた6種類の前方運動用アタッチメント（プロトルージョンインサート）を使用する（図3-6）。

上下顎模型を中心位の関係で咬合器に装着する。

ワックスアップテクニック

ここに示す例における咬合関係はAngle I級である。ワックスアップの手順を示すため、上顎模型は上顎右側中切歯から同側第一大臼歯、下顎模型は下顎右側中切歯から同側第一大臼歯の咬合面側を削除した（図3-7）。削除後の面には太い探針で熱したワックスを薄く延ばし、ワックスアップ用ワックスの付着を確実にする（図3-8）。

ワックスアップには4色のワックスを、それぞれ次の目的に使用する（図3-9）：

レッド：中心位におけるアクティブおよびパッシブセントリックの形成
ブルー：機能領域（外側方運動側の運動、内側方運動側のフリースペース、前方運動）の形成
グリーン：機能的にコンタクトしない領域の形成

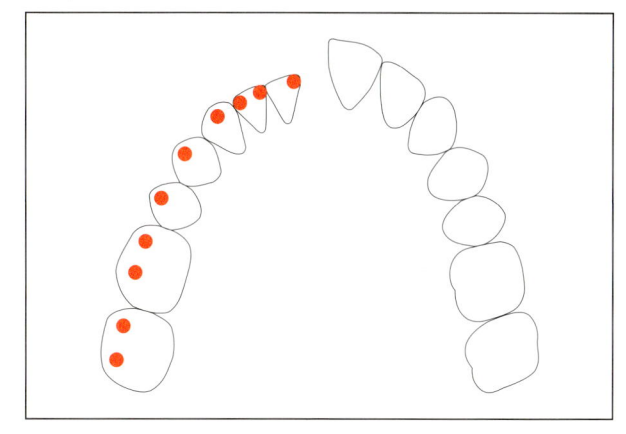

図3-10　下顎のアクティブセントリック。

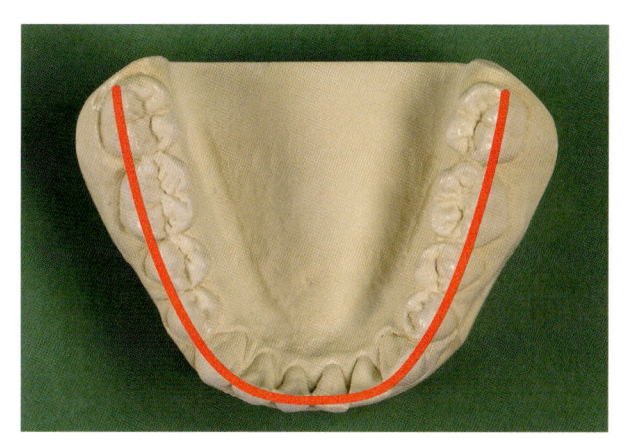

図3-11　下顎のアクティブセントリックを結ぶ線。

ホワイト：頬側の咬合小面の形成

図3-6の色が示す前方運動の長さ：

ホワイト：1mm　　レッド：4mm
イエロー：2mm　　ブルー：5mm
グリーン：3mm　　ブラック：6mm

3.2　セントリックの構築
3.2.1　下顎のアクティブセントリック

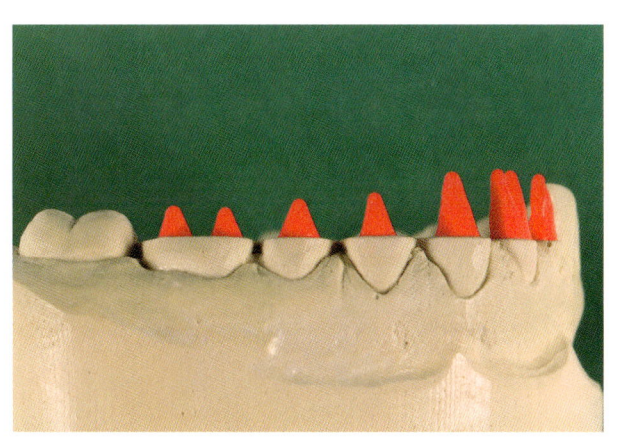

図3-12　アクティブセントリックにワックスのコーンを植立した下顎模型。

　下顎のアクティブセントリックは、上顎歯列とコンタクトする前歯の切縁、犬歯の尖頭および小臼歯と大臼歯の頬側咬頭（機能咬頭）から成る。ただし、下顎第一大臼歯の遠心咬頭は例外である（図3-10）。これら接触点を線で結ぶと、放物線様の曲線が得られる（図3-11）。臼歯部の咬頭を相互に結ぶ線はスピーの彎曲に相当する。もっとも高い接触点は犬歯

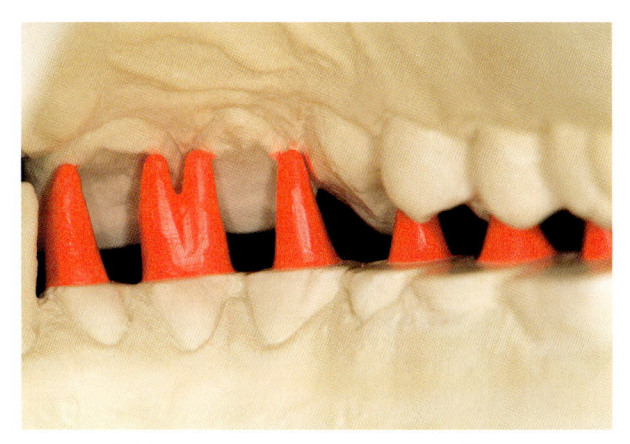

図3-13　前歯部のアクティブセントリックに植立したワックスコーン。

111

第Ⅲ章　咬合面再建のための順次ワックスアップテクニック

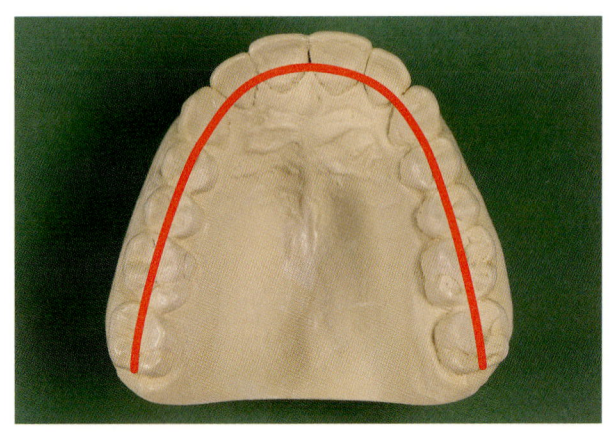

図3-14　上顎のパッシブセントリックを結ぶ曲線（パッシブセントリックライン）。

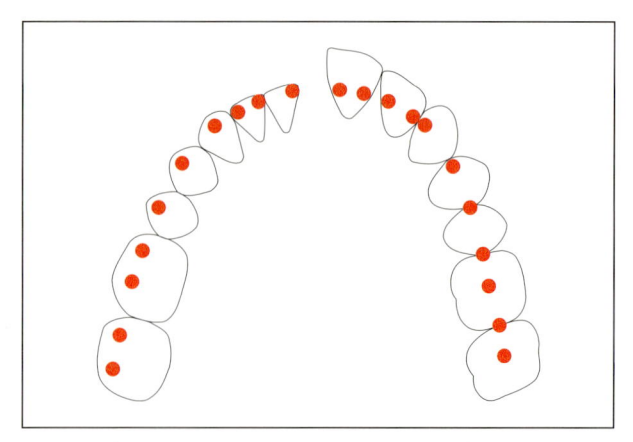

図3-15　上顎のパッシブセントリックを示す（図右）。

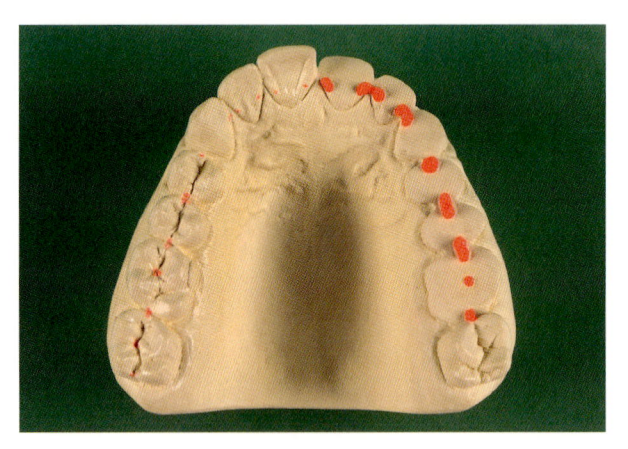

図3-16　パッシブセントリックにコーンを植立した上顎模型。

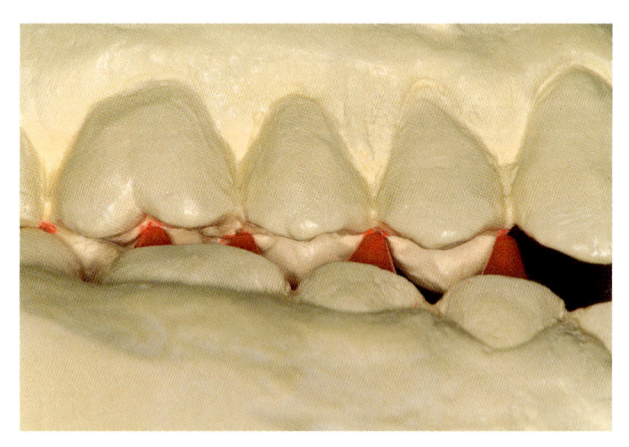

図3-17　下顎の頬側コーンがコンタクトする点（パッシブセントリック）。

の尖頭で、彎曲はここから遠心に向かって下降する。第二小臼歯の頬側咬頭はもっとも低く、曲線はここから遠心に向かって再び上昇する。前歯部（下顎左側から下顎右側）は上に凸の曲線を示す。言い換えるなら、下顎切歯の切縁は犬歯の尖頭よりわずかに高い。

前記したワックスの用途に従い、セントリックポイントにレッドのワックスでコーンを植立する。コーンの基底部は十分に太くし、強度を与える。先端はのちの咬頭頂の位置を正確に示していなければならない（図3-12、13）。

3.2.2　上顎のパッシブセントリック

上顎のパッシブセントリックは下顎のアクティブセントリックがコンタクトする点に相当し、大臼歯の近心窩、および大臼歯、小臼歯、犬歯そして切歯の辺縁隆線上に位置する。これら接触点を結ぶ線は楕円状の曲線である（図3-14）。上顎犬歯の遠心はパッシブセントリックを持たない。

上顎と下顎の前歯は近遠心径が異なるため、下顎中切歯は上顎中切歯の近心辺縁隆線とだけコンタクトする。したがって下顎中切歯にはコーンを一つだけ植立する。下顎側切歯は二つの点、すなわち上顎中切歯の遠心辺縁隆線および側切歯の近心辺縁隆線とコンタクトする。下顎犬歯の尖頭は上顎側切歯の遠心辺縁隆線および犬歯の近心辺縁隆線とコンタクトする。下顎第一小臼歯の頬側咬頭は上顎第一小臼歯の近心辺縁隆線とコンタクトする。これより遠心の下顎歯は、隣接する二つの辺縁隆線とコンタクトする（図3-15、16）。

下顎第二小臼歯の咬頭頂は上顎第一小臼歯の遠心辺縁隆線および第二小臼歯の近心辺縁隆線とコンタ

112

ワックスアップテクニック

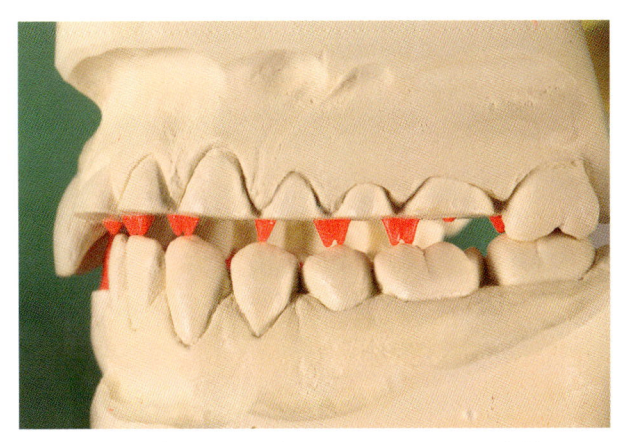

図3-18 閉口時のパッシブセントリックを示す上顎のコーン。

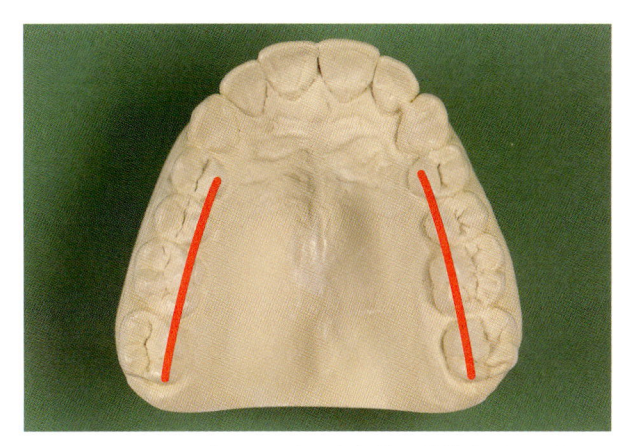

図3-20 アクティブセントリックを結ぶ曲線（スタンプカスプライン）。

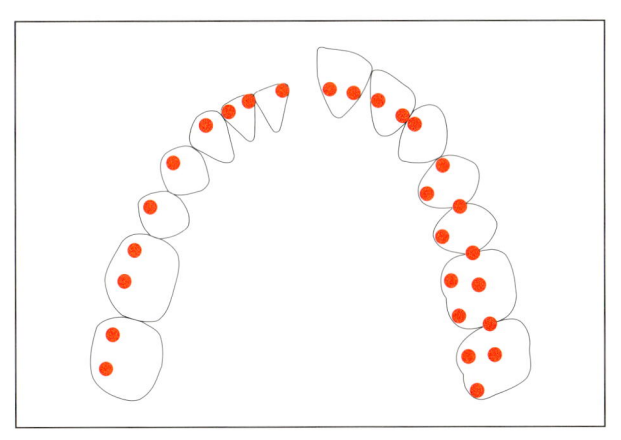

図3-19 上顎のアクティブセントリック。

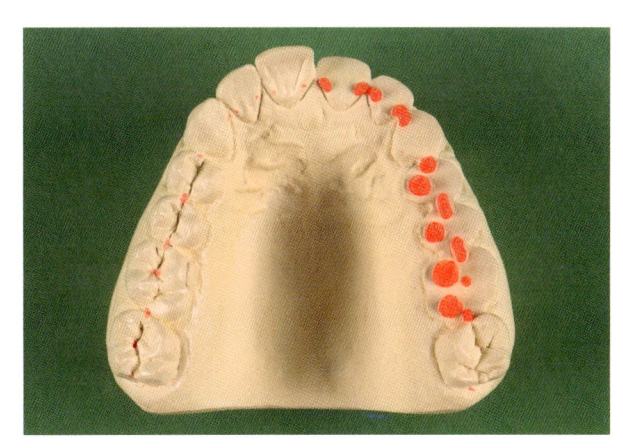

図3-21 上顎のアクティブセントリックの咬合面観。

クトする。下顎第一大臼歯の近心頬側咬頭は上顎第二小臼歯の遠心辺縁隆線および第一大臼歯の近心辺縁隆線とコンタクトする。下顎第一大臼歯の遠心頬側咬頭は上顎第一大臼歯の斜走隆線前方の近心窩にコンタクトする。このパッシブセントリックは後の作業で形成する。下顎第一大臼歯の遠心咬頭は発育不全であるため、対合するパッシブセントリックを持たない（図3-17）。

下顎第二大臼歯の近心頬側咬頭は上顎第一大臼歯の遠心辺縁隆線および第二大臼歯の近心辺縁隆線とコンタクトする。遠心頬側咬頭は上顎第二大臼歯の中心窩とコンタクトする。

上顎第一小臼歯遠心辺縁隆線と下顎第二小臼歯近心辺縁隆線間のパッシブセントリックはもっとも低い位置（スピーの彎曲の最下点）にあり、ここから近心および遠心方向に上昇する（図3-18）。

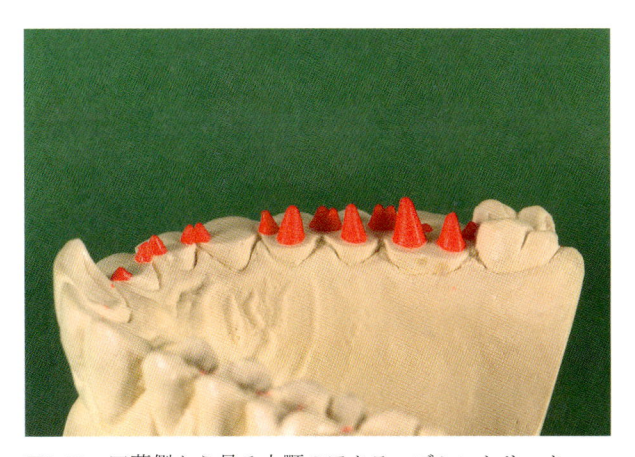

図3-22 口蓋側から見る上顎のアクティブセントリック。

3.2.3 上顎のアクティブセントリック

中心位における上顎のアクティブセントリックは、小臼歯および大臼歯の口蓋側咬頭（作業咬頭）か

113

第Ⅲ章 咬合面再建のための順次ワックスアップテクニック

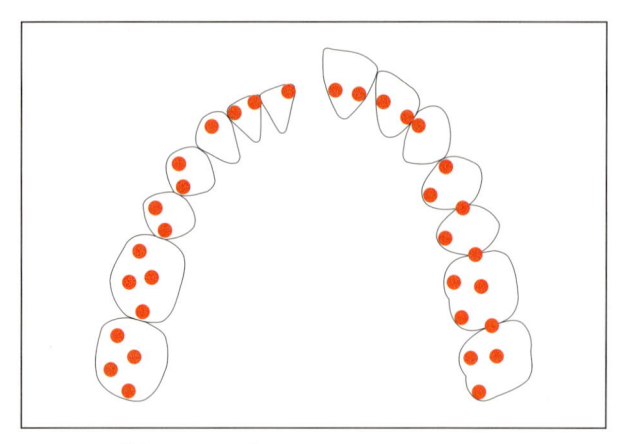

図3-23 下顎のパッシブセントリック。

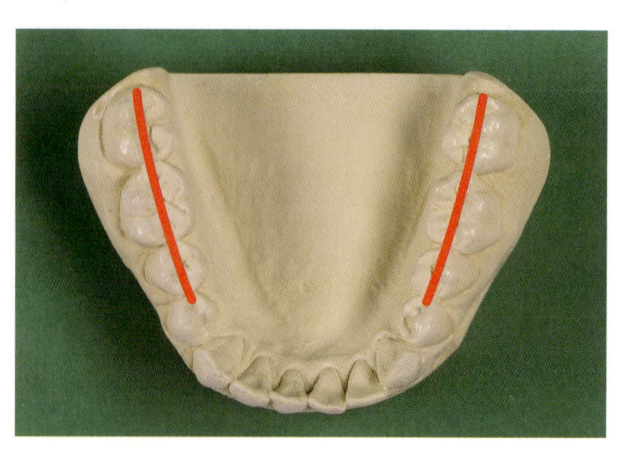

図3-24 下顎のパッシブセントリックを結ぶ曲線（スタンプカスプの接触ライン）。

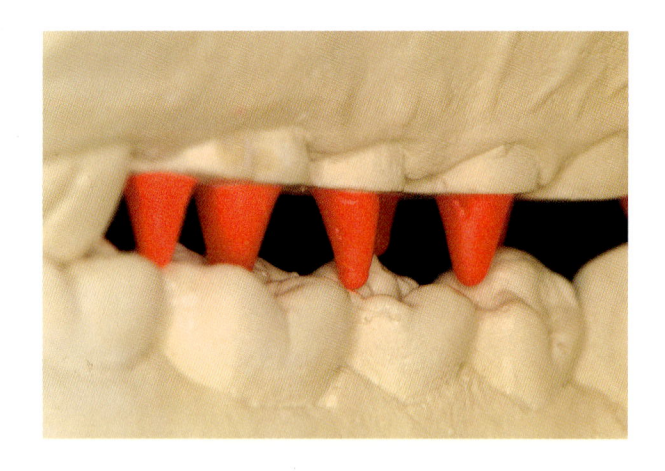

図3-25 口蓋側から見る下顎のパッシブセントリック。

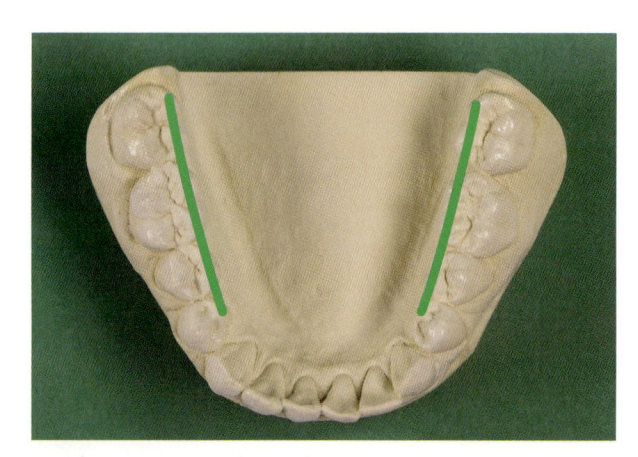

図3-26 シェアリングカスプライン。

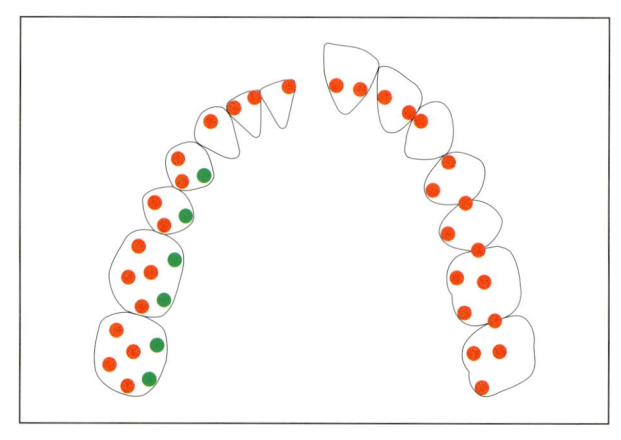

図3-27 グリーンの点で示す舌側咬頭の位置。

ら成る（図3-19、20）。
　咬頭頂がもっとも低く位置するのは上顎第一大臼歯の近心口蓋側咬頭である。ここから近心および遠心歯の咬頭頂は次第に上昇する（図3-21、22）。

3.2.4　下顎のパッシブセントリック
　中心位における下顎のパッシブセントリックは大臼歯の中心窩、および小臼歯と大臼歯の辺縁隆線上に対合する（図3-23、24）。上顎第一大臼歯の近

114

ワックスアップテクニック

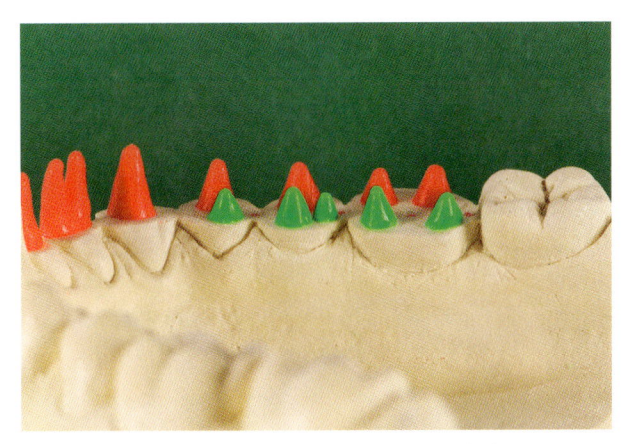

図3-28 グリーンのワックスで植立した舌側咬頭のコーン。

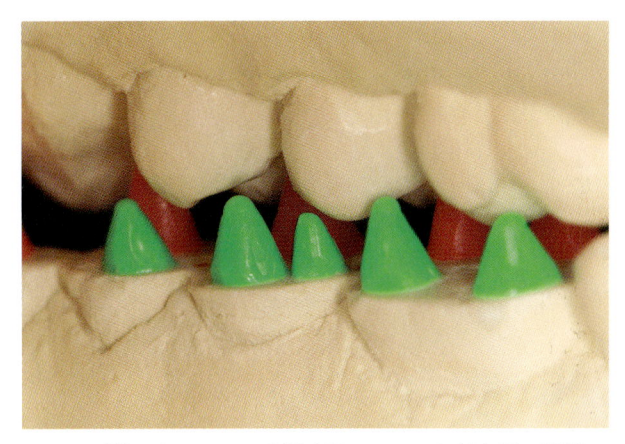

図3-29 閉口時における舌側咬頭のコーンと対合顎の関係。

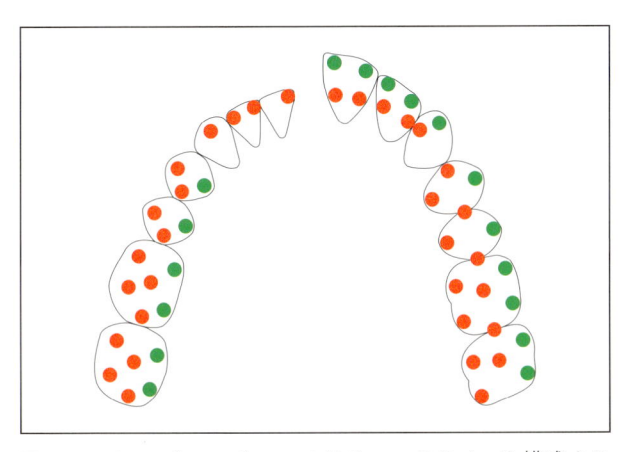

図3-30 ファンクショナルエステティックラインを構成する上顎白歯の頬側咬頭頂、犬歯の尖頭および前歯の切縁。

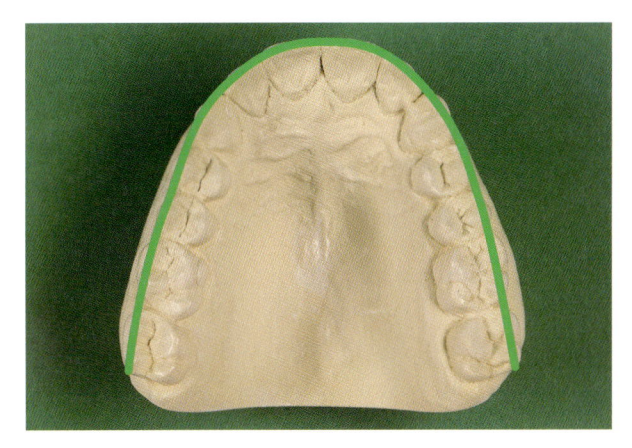

図3-31 ファンクショナルエステティックライン。

心口蓋側咬頭は下顎第一大臼歯の中心窩と3点でコンタクトする（3点接触）。その他の口蓋側咬頭は下顎臼歯の辺縁隆線と対合する場合にだけコンタクトする。咬合面の遠心領域とはコンタクトしない。中心窩のパッシブセントリックは後の作業で形成する（図3-25）。

3.2.5 下顎の舌側咬頭

下顎の舌側咬頭を結ぶ線は限界線とも呼ばれる（図3-26）。下顎の舌側咬頭は非機能咬頭であり、上顎臼歯とはコンタクトしない。したがってそのワックスアップにはグリーンのワックスを使用する（図3-27）。もっとも低い咬頭は下顎第一小臼歯の舌側咬頭で、そのコーンはグリーンのワックスで痕跡的形態に植立する。これより遠心の舌側咬頭は次第に高くなる。下顎第二小臼歯は二つの舌側咬頭を持つ

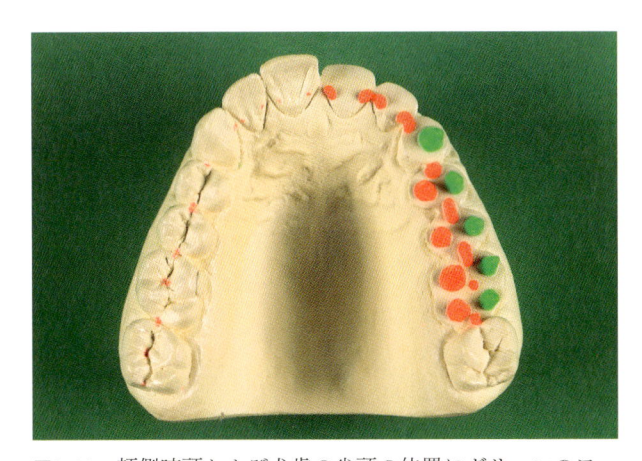

図3-32 頬側咬頭および犬歯の尖頭の位置にグリーンのワックスで植立したコーン。咬合面観。

こともある。下顎第一大臼歯の近心頬側咬頭と近心舌側咬頭は高さが同じである。

これより遠心の咬頭は舌側のほうがやや高く、咀

115

第III章　咬合面再建のための順次ワックスアップテクニック

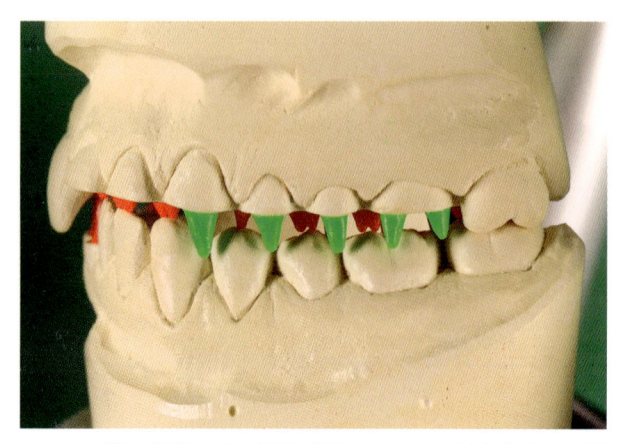

図3-33　閉口状態で示す頬側咬頭のコーンと対合歯列との関係。

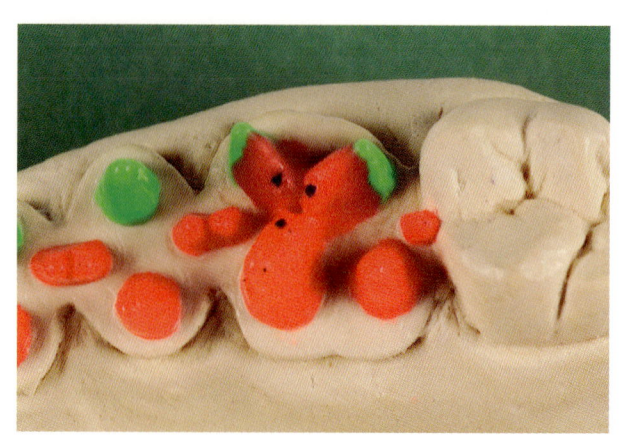

図3-35　下顎第一大臼歯の遠心口蓋側咬頭のためのパッシブセントリック。

嚼時に舌が歯列間に挟まれる危険を防いでいる（図3-28、29）。

3.2.6　ファンクショナルエステティックライン

ファンクショナルエステティックラインは上顎大臼歯および小臼歯の頬側咬頭（非機能咬頭）、犬歯の尖頭および前歯の切縁で構成される（図3-30、31）。このアーチは遠心から近心に向かって下降する。上顎第二小臼歯では頬側咬頭と舌側咬頭の高さが一致し、その遠心歯は口蓋側咬頭頂が、近心歯では頬側咬頭頂が低く位置する。

臼歯の頬側咬頭は咀嚼時に頬を噛み込む危険を防ぐ役割を果たす。切歯（の切縁）の位置は発音機能に重要な役割を果たす。また審美性に対する役割も重要である。審美的な役割は前歯部から小臼歯および第一大臼歯までが担う。上顎頬側咬頭のコーンは、ひとまず遠心から犬歯まで植立しておく（図3-32、33）。

3.2.7　上顎第一大臼歯の近心窩

上顎第一大臼歯の近心窩は近心口蓋側咬頭の内斜面と二つの頬側咬頭の内斜面により構成されている（図3-34）。ここには下顎第一大臼歯の遠心頬側咬頭が3点でコンタクトする（3点接触）。咬頭内斜面の形成にはレッドのワックスを使用する（パッシブセントリックの接触点）。これら咬頭内斜面は上方に凸彎曲し、その基底は幅が広く、咬頭頂に向かって狭くなる。近心口蓋側の咬頭内斜面は遠心頬側の咬頭内斜面に向かって走行する。これは、その遠心に位置する斜走隆線を後に形成するときの方向を示す（図3-35）。

3.2.8　下顎第一大臼歯の中心窩

下顎第一大臼歯の中心窩は、遠心頬側咬頭の内斜面と二つの舌側咬頭の内斜面により構成されている（図3-36）。この中心窩は上顎第一大臼歯の近心口蓋側咬頭のためのパッシブセントリックであり、したがってレッドのワックスで形成する。上顎第一大臼歯の近心口蓋側咬頭は3点でコンタクトする。咬合面の中心に向かって走行するこれらの咬頭内斜面は、中心をやや越えるまで形成し、臼歯に特徴的な屈曲した中心溝の形成を容易にする。下顎第一大臼歯の咬頭内斜面は下方に凸彎曲する（図3-37）。

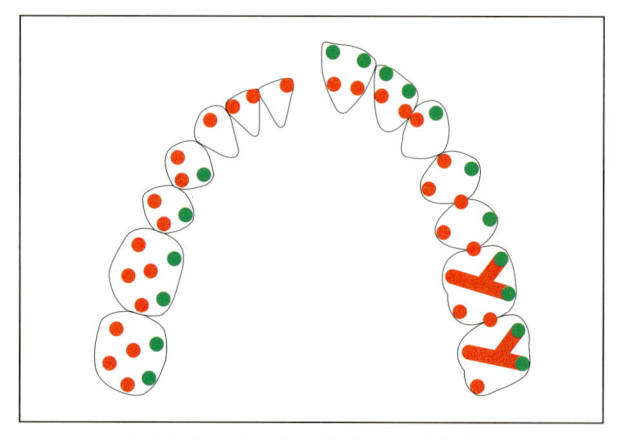

図3-34　上顎大臼歯の近心窩を形成する咬頭斜面。

ワックスアップテクニック

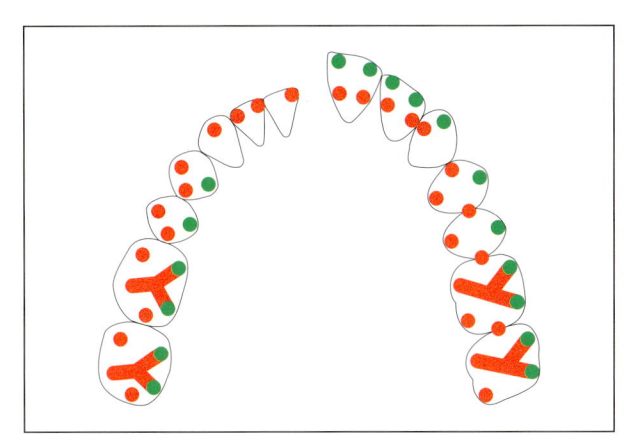

図3-36　中心窩を示す。

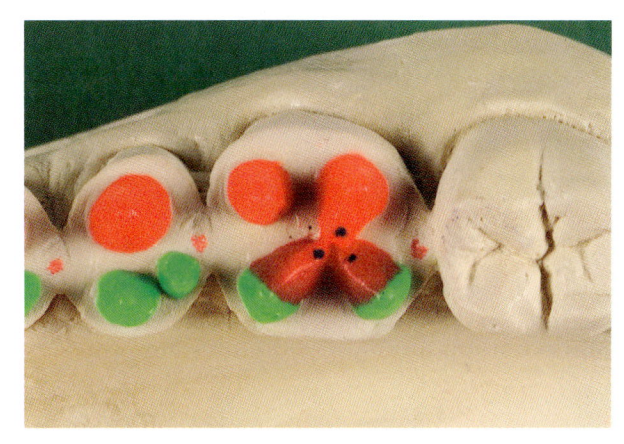

図3-37　下顎右側第一大臼歯の中心窩。

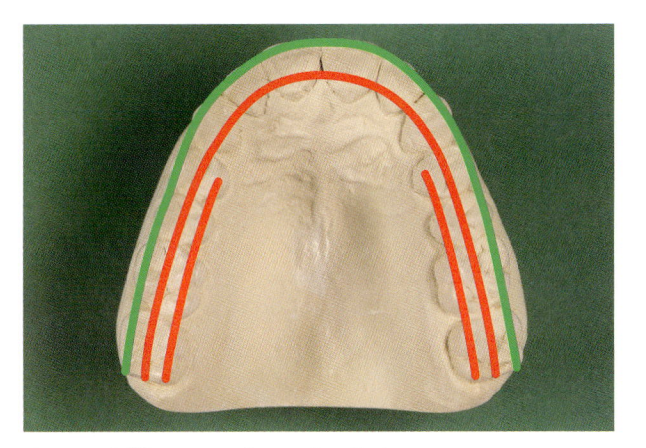

図3-38　上顎のファンクショナルライン。

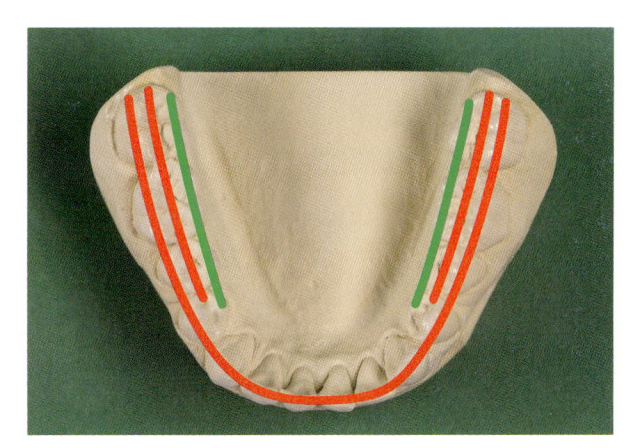

図3-39　下顎のファンクショナルライン。

　以上の方法により、臼歯すべての咬合面の輪郭が決まる。ここでそれぞれのコーンを近心から遠心へ線で結ぶと、3本のほぼ平行な線が得られる(図3-38、39)。これらのラインは外側よりファンクショナルエステティックライン、パッシブセントリックライン、スタンプカスプラインと呼ばれる。以後のワックスアップでは、これまでに形成したワックスの構造が失われないよう注意しなければならない。

3.3　偏心運動：外側方運動 - 内側方運動

　下顎犬歯の尖頭、前歯の切縁および臼歯の頬側咬頭は、中心位で咬合するとき上顎のパッシブセントリックとコンタクトする。下顎側方運動時の外側方運動側は、この中心咬合位から外側方(頬側)に向かって移動する。この時下顎歯は、この移動に適する運動路を上顎に対して必要とする。

　パッシブセントリックにおける接触点はこの運動の起点でもある。これをF1(Function point 1)と呼ぶ。
　外側方運動の終点、すなわち外側方運動側の臼歯の頬側咬頭および犬歯の尖頭が、なお上顎歯とかろうじてコンタクトする状態まで移動したときの接触点は、F2と呼ぶ。これより外側への運動は無接触の運動である。
　Angle I級におけるF2はつねに上顎の頬側咬頭(審美的咬頭)の近心に位置し、この頬側咬頭より低い位置にある。
　順次誘導様式における外側方運動側の下顎第一大臼歯は、まず近心頬側咬頭が外側方運動の起点(上顎第二小臼歯の遠心辺縁隆線と上顎第一大臼歯の近心辺縁隆線上)から移動を開始する。次いで遠心頬側咬頭が離開し、上顎第一大臼歯の二つの頬側咬頭間を通過する。第二大臼歯および智歯は、この時離開するのが理想である。

117

第Ⅲ章　咬合面再建のための順次ワックスアップテクニック

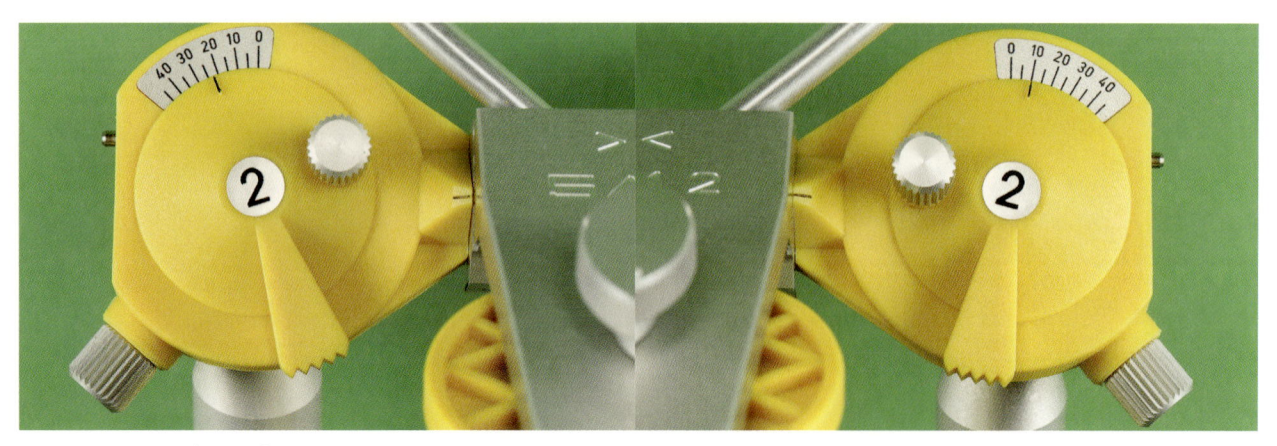

図3-40　ベネット角の設定。

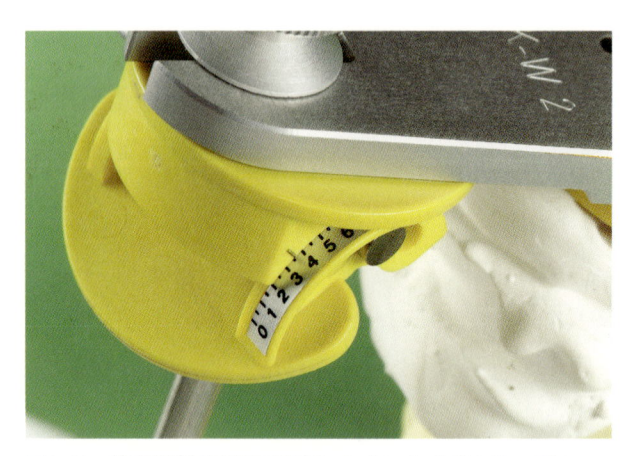

図3-41　前方傾斜を36°に設定したインサイザルテーブル。

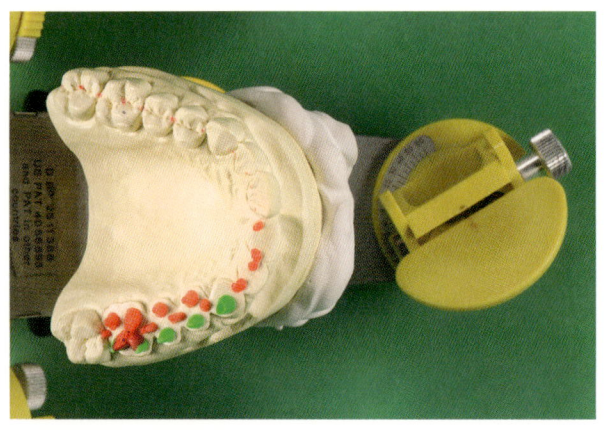

図3-42　外側方運動側へ60°回転させたインサイザルテーブル。

側方運動側はコンタクトしてはならず、内側方運動のための十分なスペースを保証する必要がある。

ここで、咬合器を偏心運動のために以下のように設定する。

右側ベネット角68°に対応するブルーのベネットガイダンスを使用する。ホワイトのベネットアタッチメントを使用する場合はコンダイラーハウジングのベネット角の値を調節する必要がある。すなわち、ベネット角をホワイト（45°）とブルー（68°）のベネトガイダンスの差である23°に設定する。これは左側コンダイラーハウジングのベネット角を10°に設定することを意味する（図3-40）。

インサイザルテーブルを外側方運動側へ60°回転させ、**外側方運動側**の運動路を設定する。傾斜度は右側および左側とも以下のように値を設定する：

上顎右側／左側第一大臼歯：36°
上顎右側／左側第二小臼歯：40°
上顎右側／左側第一小臼歯：46°
上顎右側／左側犬歯：50°

前方誘導：

上顎右側／左側中切歯：58°

3.3.1　上顎右側および左側第一大臼歯の外側方運動路　インサイザルテーブルの傾斜：36°

外側方運動路を形成するためアジャスタブルインサイザルテーブルの傾斜度を36°に設定し、外側方

これは下顎第一大臼歯の移動を誘導する面の傾斜が十分に急であり、その遠心歯の離開を保証すべきことを意味する。内側方に運動する反対側では、下顎臼歯の頬側咬頭が正中面に向かって移動する。内

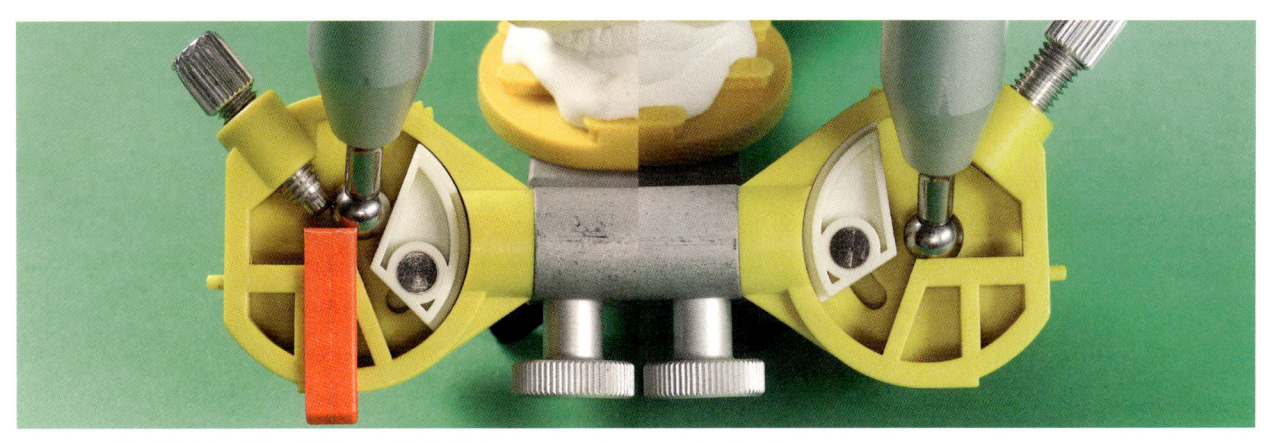

図3-43　平衡側顆頭が最大に移動した状況を設定したコンダイラーハウジング。

運動側へ60°回転させる（図3-41、42）。

　コンダイラーハウジングの固定ネジを緩め、インサイザルピンがインサイザルテーブルとコンタクトしていることを確認したのち、咬合器にいわゆる「切端咬合位（下顎臼歯の頬側咬頭が上顎臼歯の頬側咬頭と対合する位置）」まで側方運動を行わせる。顆頭球をこの偏心位に固定するため、内側方運動側のコンダイラーハウジングにレッドのプロトルージョンインサートを装着し、緩めておいたセントリックロックスクリューを締め付ける。これにより、顆頭球はプロトルージョンインサートおよびセントリックロックスクリューとコンタクトした状態に保たれる。外側方運動側のセントリックロックスクリューは緩めたままにする（図3-43）。咬合器が偏心位にあるこの状態では、インサイザルピンはインサイザルテーブルの斜面に接する。上顎左側第一大臼歯上の下顎左側第一大臼歯の近心頬側咬頭が対合する位置、すなわち審美的咬頭の近心にブルーのワックスで機能点F2のコーンを植立する。このコーンは下顎第一大臼歯の近心頬側咬頭とコンタクトさせる。これにより外側方運動の終点が決まる（図3-44）。ここでコンダイラーハウジングのスクリューを緩め、プロトルージョンインサートを撤去すると、インサイザルピンは再び中心位に戻る。機能点F1とF2を連結する隆線をブルーのワックスで形成し、咬合器を閉じて左側運動を行わせると、下顎第一大臼歯の近心頬側咬頭になお軟らかいブルーのワックスで外側方運動路が形成される（図3-45、46）。この時インサイザルピンは、インサイザルテーブルに設定した36°の斜面に沿って滑走する。咬合器前方の誘導ユニット（インサイザルピン、インサイザルテーブル）は、咬合器に傾斜度の設定値どおりの側方運動を行わせる役目を果たす。外側方運動路は、上顎第一大臼歯の遠心歯すべての離開を保証できるだけ傾斜してい

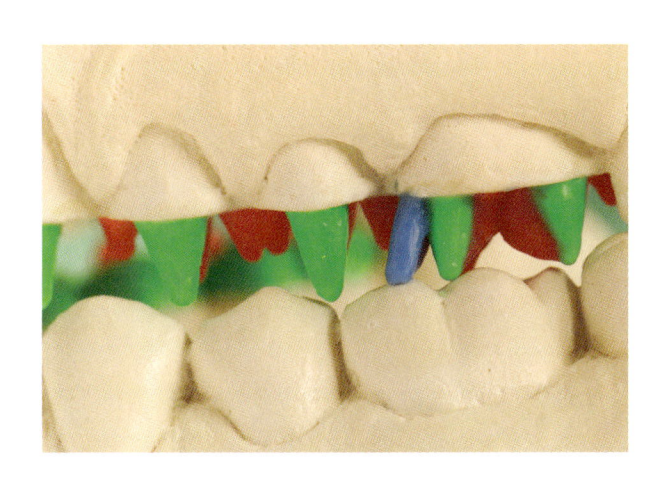

図3-44　下顎第一大臼歯のための機能点F2。

第III章 咬合面再建のための順次ワックスアップテクニック

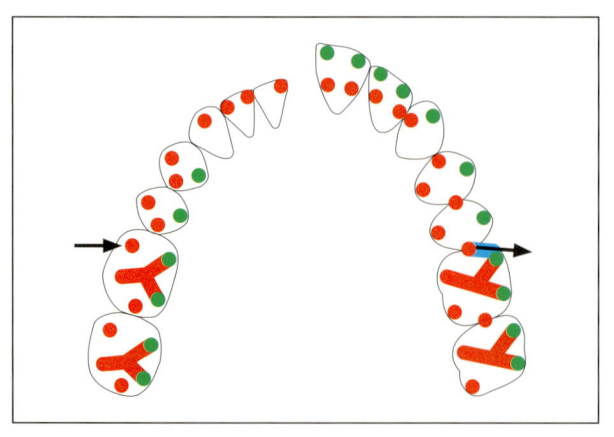

図3-45 側方運動路。

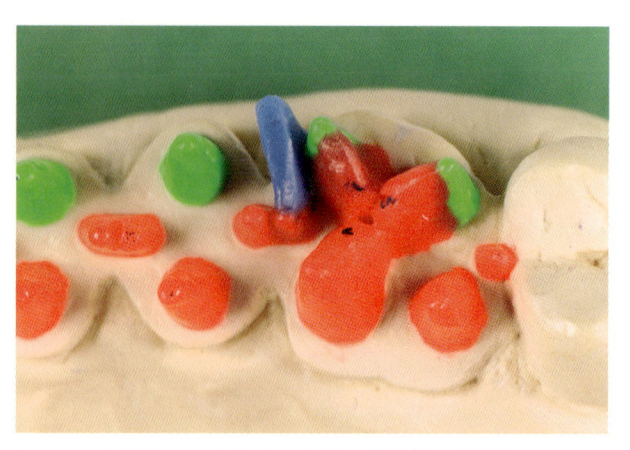

図3-46 上顎第一大臼歯上の外側方運動側の運動路。

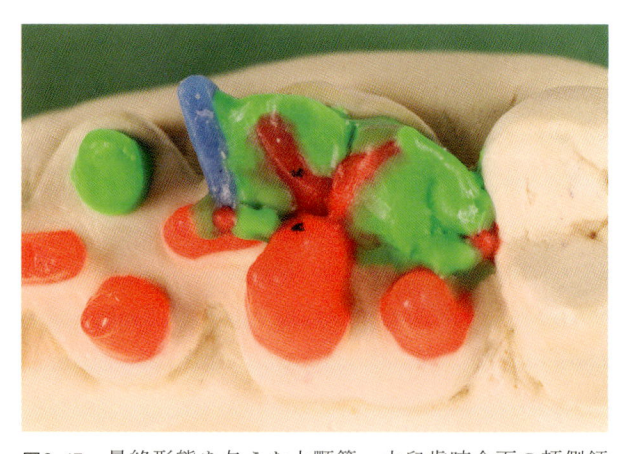

図3-47 最終形態を与えた上顎第一大臼歯咬合面の頬側領域。

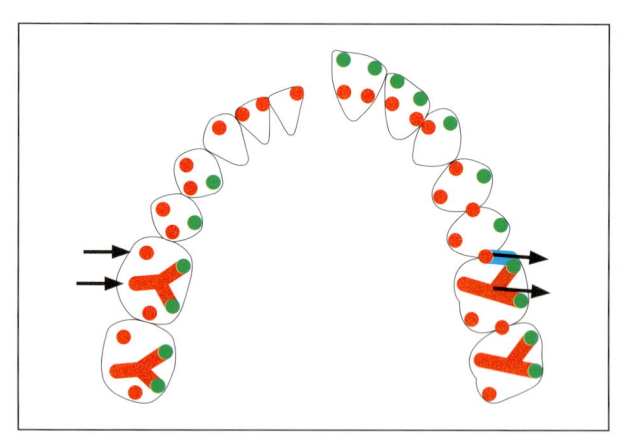

図3-48 外側方へ移動する下顎左側第一大臼歯の運動路を上顎左側第一大臼歯上に示す。

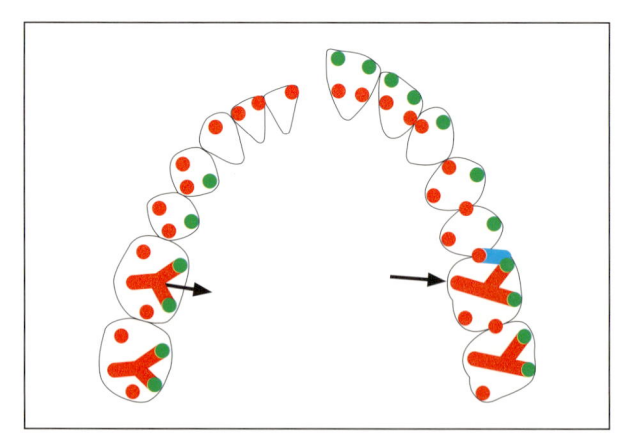

図3-49 下顎右側第一大臼歯の内側方への運動を保証する上顎右側第一大臼歯のフリースペース。

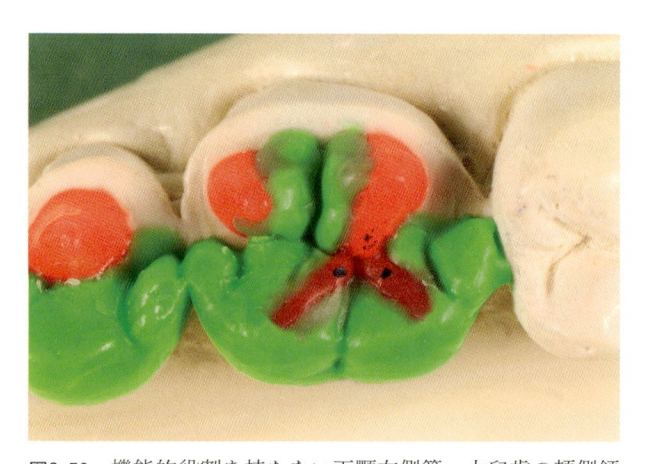

図3-50 機能的役割を持たない下顎右側第一大臼歯の頬側領域のワックスアップ。

なければならない。
　ここでグリーンのワックスを使用し、上顎第一大臼歯の咬合面の頬側領域を最終形態に形成する。二つの頬側咬頭の内斜面はすでに形成してあるため、形成するのはその近遠心領域だけである。遠心頬側咬頭は外側方運動路とほぼ一致している（図3-47）。

120

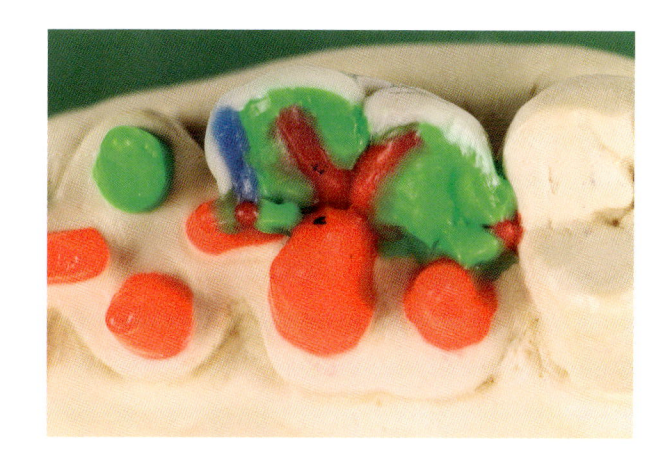

図3-51 ホワイトのワックスで頬側に咬合小面を形成した上顎第一大臼歯。

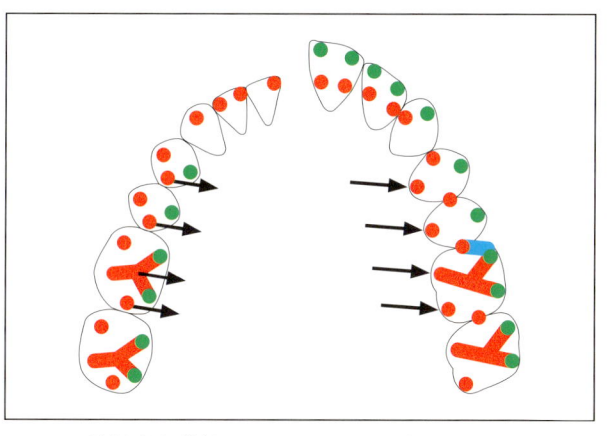

図3-52 外側方運動側における上顎小臼歯および大臼歯口蓋側咬頭の運動路を下顎上に示す。

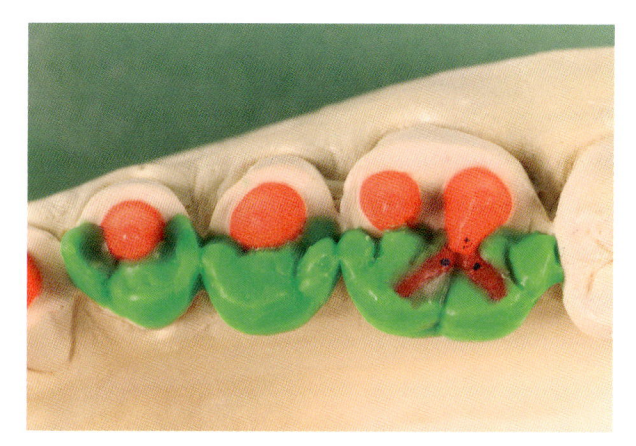

図3-53 外側方運動側の上顎臼歯群の運動路を形成した下顎。

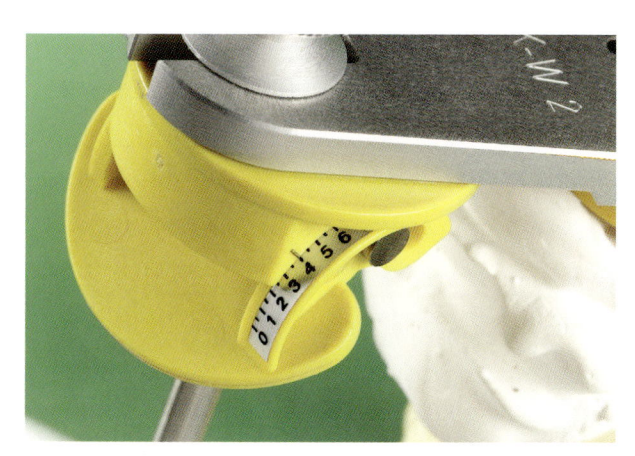

図3-54 40°に設定したインサイザルテーブル。

下顎第一大臼歯の遠心頬側咬頭は近心窩と対合する。咬合面頬側領域のワックスアップを終えた後には、下顎第一大臼歯の遠心頬側咬頭が上顎第一大臼歯の二つの頬側咬頭間を通って自由に、干渉することなく通過できることを確認する（図3-48）。

下顎では、右側第一大臼歯舌側領域の最終形態をグリーンのワックスで形成することができる。下顎右側第一大臼歯の二つの舌側咬頭の内斜面（上顎右側第一大臼歯の、二つの口蓋側咬頭のためのパッシブセントリック）はすでに形成してある。咬合器を外側方へ運動させるとき、上顎第一大臼歯の口蓋側咬頭は下顎右側第一大臼歯の近遠心舌側咬頭間を通り、自由に通過できなければならない（図3-49）。下顎右側第一大臼歯の近心舌側および遠心舌側咬頭間の領域（何ら機能を営まない領域）もグリーンのワックスで形成することができる（図3-50）。

下顎小臼歯は、左右側とも舌側領域の最終形態をグリーンのワックスで形成する。第二小臼歯の舌側には二つの、頬側咬頭より低い咬頭を形成することができる（反対側に健全な第二小臼歯が残存する場合はこれを基準とする）。下顎第一小臼歯の舌側咬頭の

第Ⅲ章　咬合面再建のための順次ワックスアップテクニック

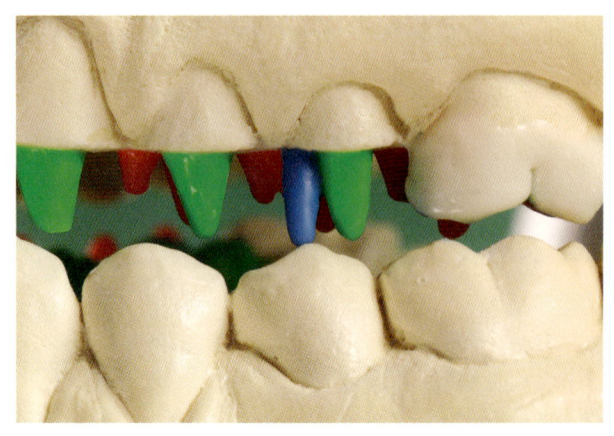

図3-55　上顎左側第二小臼歯の機能点F2（ブルーのコーン）。

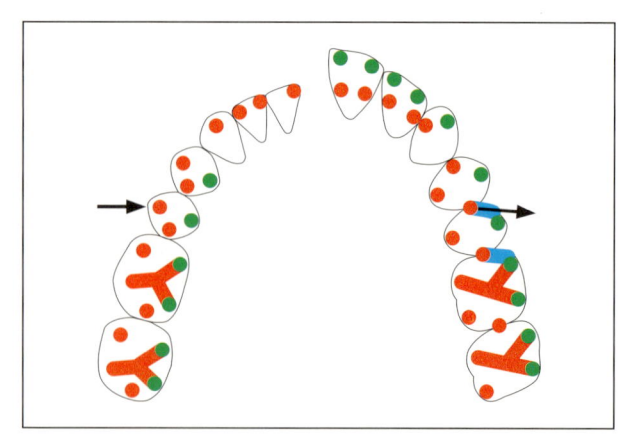

図3-56　上顎左側第二小臼歯上の外側方運動路を示す。

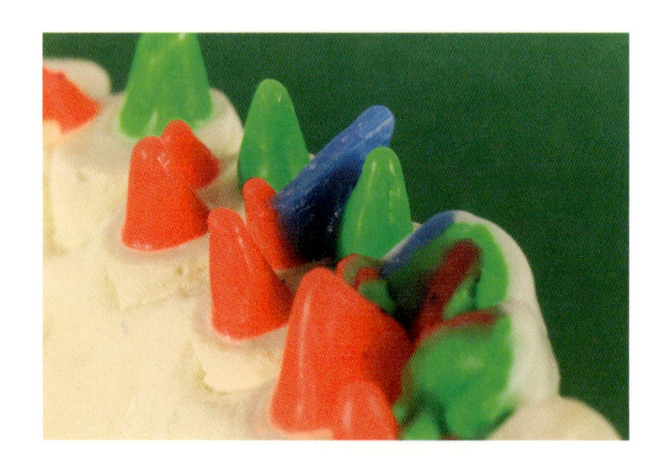

図3-57　咬合面の頬側領域をワックスアップした上顎第二小臼歯。

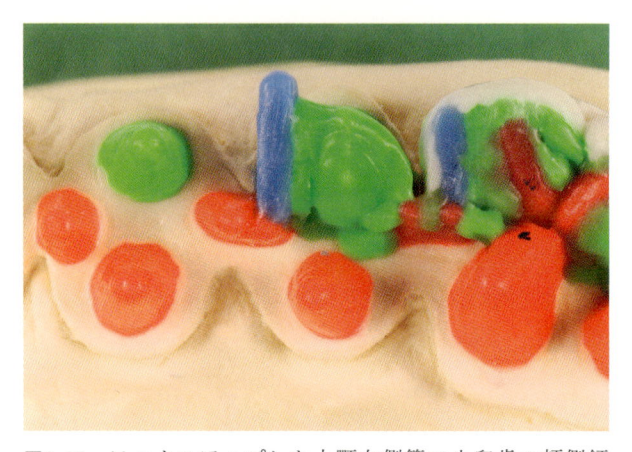

図3-58　ワックスアップした上顎左側第二小臼歯の頬側領域。

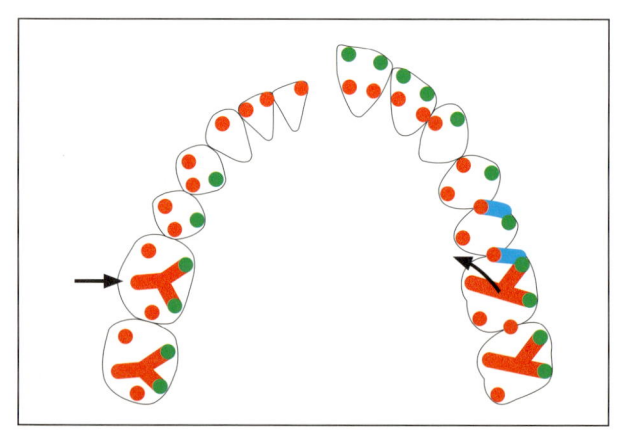

図3-59　下顎左側第一大臼歯の内側方への運動方向を示す。

　多くは痕跡的な形態を示すにすぎない。
　上顎左側第一大臼歯の頬側にホワイトのワックスで咬合小面を形成する。外側方への運動路はわずかに短縮する必要がある（**図3-51**）。咬合器の側方運動時、外側方運動側の上顎小臼歯および大臼歯の口蓋側咬頭は干渉することなく舌側方向に離開できなければならない（**図3-52、53**）。

122

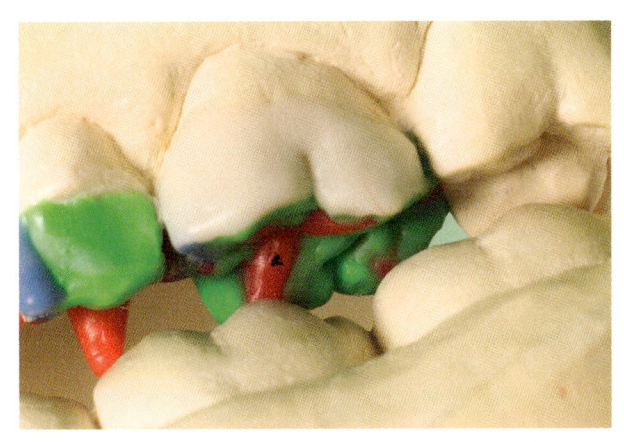

図3-60　反対側に内側方運動の自由を与えた下顎第一大臼歯の遠心頬側咬頭。

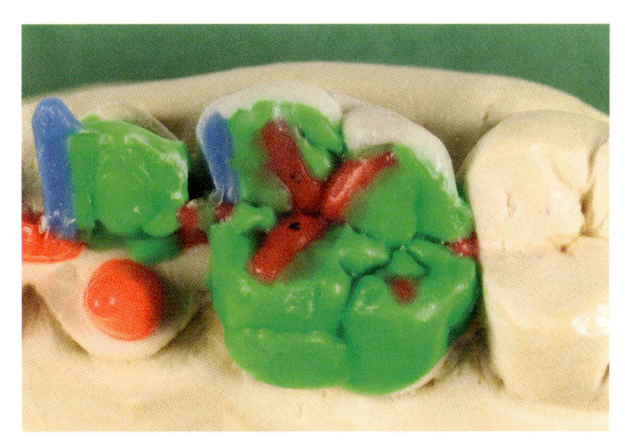

図3-61　口蓋側領域を完成させた上顎左側第一大臼歯。

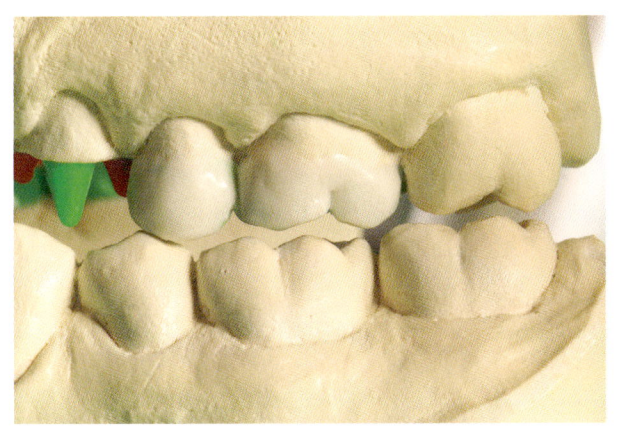

図3-62　ホワイトのワックスで形成した上顎左側第二小臼歯の頬側形態。頬側面観。

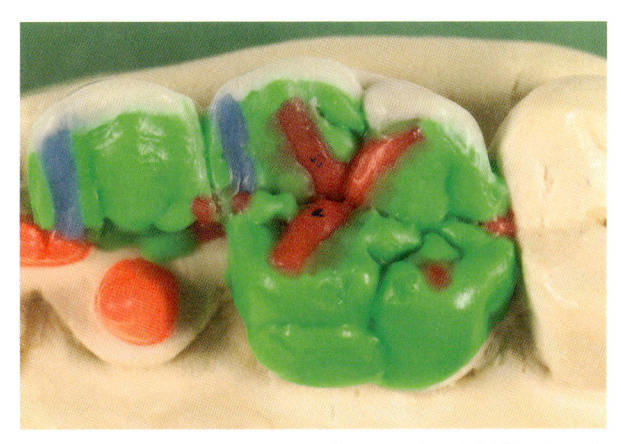

図3-63　ホワイトのワックスで形成した上顎左側第二小臼歯の頬側形態。咬合面観。

3.3.2　上顎左側および右側第二小臼歯の外側方運動路　インサイザルテーブルの傾斜：40°

　上顎第二小臼歯をワックスアップするため、インサイザルテーブルの傾斜を40°に設定する（図3-54）。上顎第二小臼歯の外側方運動路の傾斜は第一大臼歯より強い。したがって下顎第一大臼歯の近心頬側咬頭は、外側方運動の初期に誘導機能を担った後、離開する。上顎第一大臼歯と第二小臼歯の運動路が同じ傾斜度であるとしたら、それはグループファンクションを意味する。咬合器を「切端咬合位」まで側方に運動させ、内側方運動側のコンダイラーハウジングにレッドのプロトルージョンインサートを装着し、スクリューを締める。インサイザルピンはもはや中心位に位置しない。

　外側方運動の終点である機能点F2にブルーのワックスでコーンを植立し、下顎第二小臼歯の頬側咬頭とコンタクトさせる（図3-55）。これにより、このF2より遠心の頬側咬頭はすべて離開する。コンダイラーハウジングのスクリューを緩め、機能点F2とF1を連絡する隆線をブルーのワックスで形成する。プロトルージョンインサートを撤去し、咬合器を閉じて外側方運動を行わせると、なお軟らかいブルーのワックスに下顎第二小臼歯の外側方運動路が形成される（図3-56、57）。ここで、上顎第二小臼歯の頬側領域をグリーンのワックスで最終形態に形成することができる。ここは、これ以上の機能を担わない領域である（図3-58）。

　犬歯優位の順次誘導とは、外側方運動を誘導する犬歯および臼歯群の運動路がそれぞれの遠心歯すべてを離開させ、同時に反対側が内側方に運動す

第Ⅲ章　咬合面再建のための順次ワックスアップテクニック

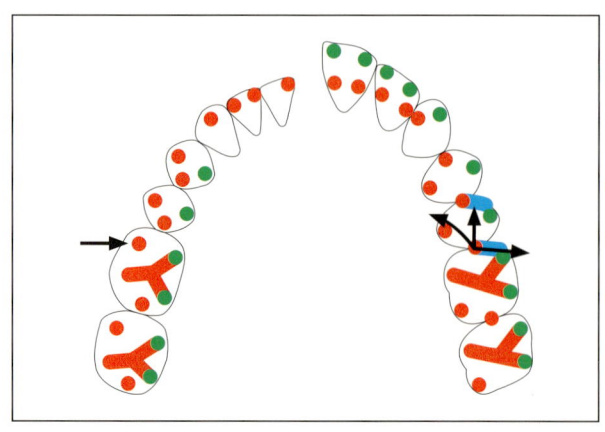

図3-64　下顎左側第一大臼歯の近心頬側咬頭の偏心および前方運動時の運動路を示す。

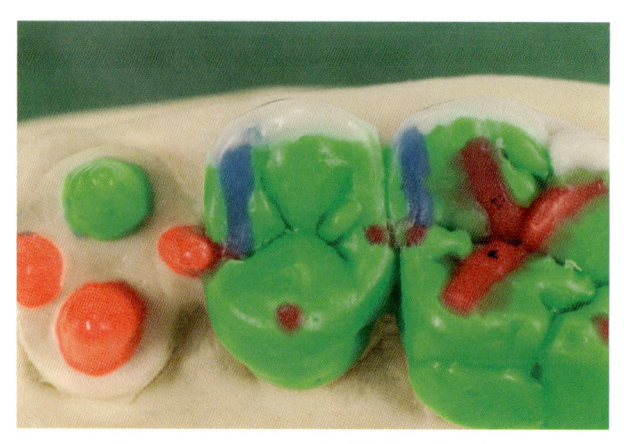

図3-65　グリーンのワックスで解剖学的形態を与えた上顎左側第二小臼歯の口蓋側領域。

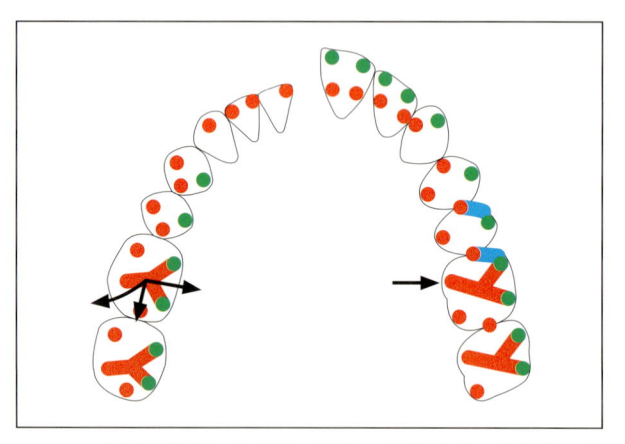

図3-66　上顎右側第一大臼歯の近心口蓋側咬頭の外側方、内側方および前方運動路を示す。

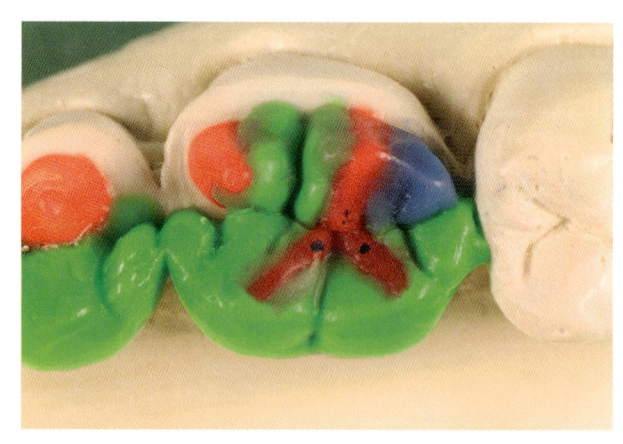

図3-67　下顎右側第一大臼歯が内側方へ運動するためのフリースペース。

る自由を保証する咬合様式である。これは上顎左側第二小臼歯上の外側方運動路が、下顎右側第一第二大臼歯に内側方運動の自由を保証すべきことを意味する。したがって、上顎左側第二小臼歯上に外側方運動路を形成した後には、下顎右側第一第二大臼歯の内側方への自由な移動をチェックすることができる。干渉が生じる部位があれば、自由な移動を保証するため修正の必要がある。

上顎左側第一大臼歯の口蓋側領域（内側方運動側）を最終的にワックスアップするためには、下顎右側第二小臼歯の外側方運動路を調整しなければならない。下顎左側第一大臼歯が内側方へ運動するとき、遠心頬側が前方、内方、下方へ、すなわち近心口蓋側咬頭の近心から口蓋方向に移動する（図3-59）。

上顎左側第一大臼歯の口蓋側領域を完成させるためには、内側方運動の自由を考慮しなければならない。この領域は解剖学的基準に従ってワックスアップする（図3-60、61）。

上顎左側第一大臼歯に形成した下顎第一大臼歯のための外側方運動路は、下顎右側第二大臼歯を離開させる（咬合器上の模型でチェック）。

上顎左側第二小臼歯の頬側にホワイトのワックスで咬合小面を形成するためには、機能点F2を修正する必要がある。**ただしF1からF2までの外側方運動路は、本章の例が示すように、審美性を高める意味においてだけ修正し、機能を犠牲にしてはならない**。運動路が短くなれば、それだけ干渉の危険性が高まる。これは、審美性を高めるため外側方運動路を短くする場合、より遠心の同側咬頭すべての離開、そして反対側の内側方運動の自由を確認すべきこと

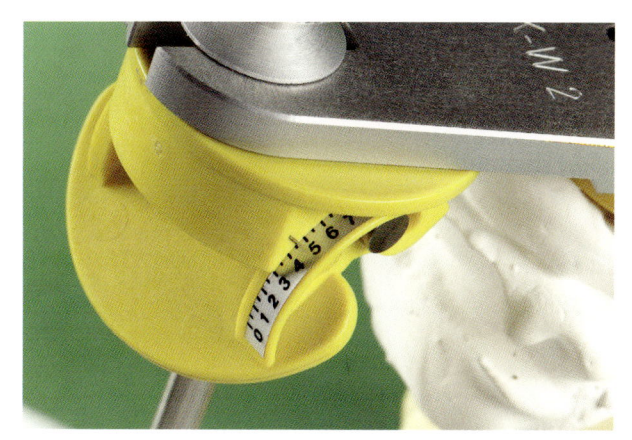

図3-68　傾斜を46°に設定したインサイザルテーブル。

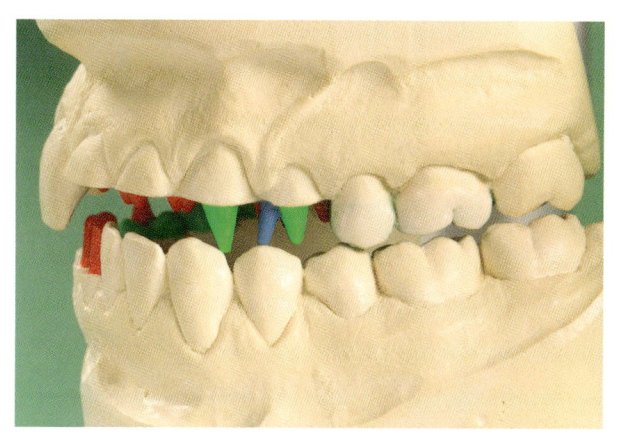

図3-69　上顎左側第一小臼歯に植立した機能点F2のコーン。

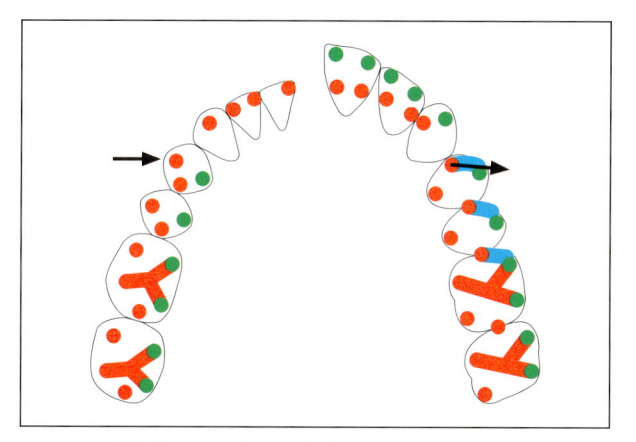

図3-70　下顎第一小臼歯の外側方運動路を上顎左側第一小臼歯上に示す。

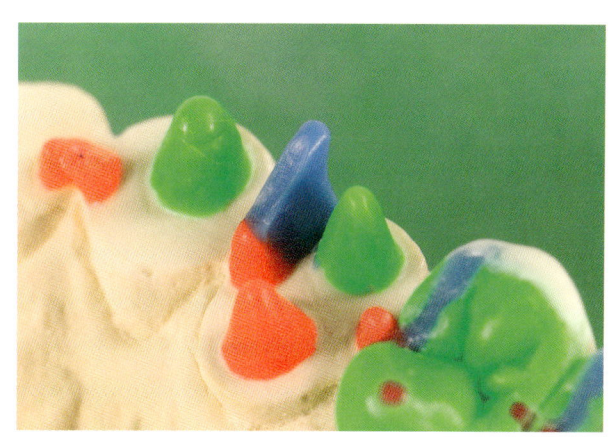

図3-71　上顎左側第一小臼歯にブルーのワックスで形成した下顎第一小臼歯の頬側咬頭の外側方運動路。

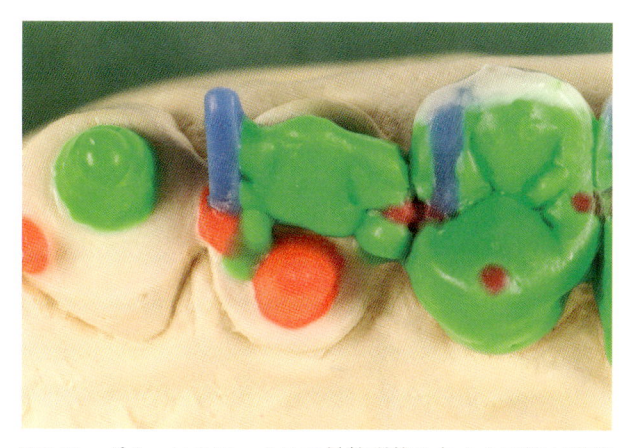

図3-72　グリーンのワックスで最終形態を与えた下顎左側第一小臼歯の頬側領域。

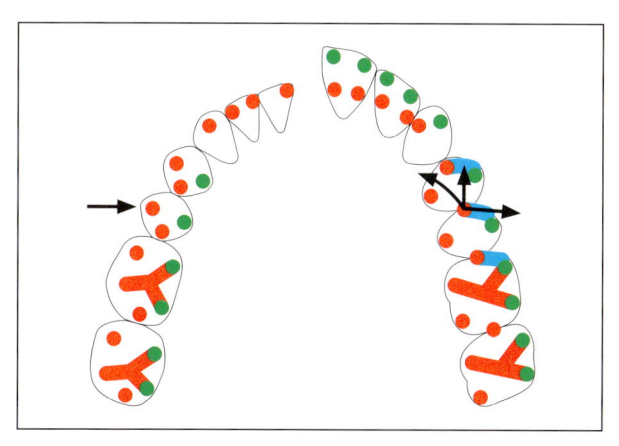

図3-73　下顎左側第二小臼歯の頬側咬頭の偏心運動路および前方運動路を示す。

を意味する。ここで初めて外側方運動路を短縮し、機能性をチェックしたのち、ホワイトのワックスで頬側をワックスアップする（図3-62、63）。

上顎左側第二小臼歯の口蓋側領域は、下顎左側第一大臼歯の近心頬側が内側方へ運動する領域である（図3-64）。内側方へ自由に運動できることを確認し

125

第Ⅲ章　咬合面再建のための順次ワックスアップテクニック

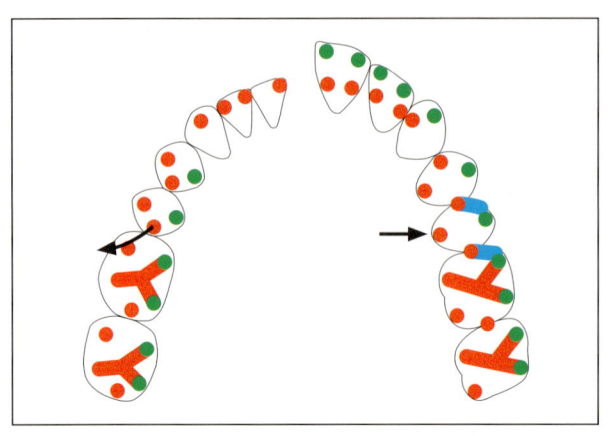

図3-74　上顎右側第二小臼歯の口蓋側咬頭のための偏心運動路を示す。

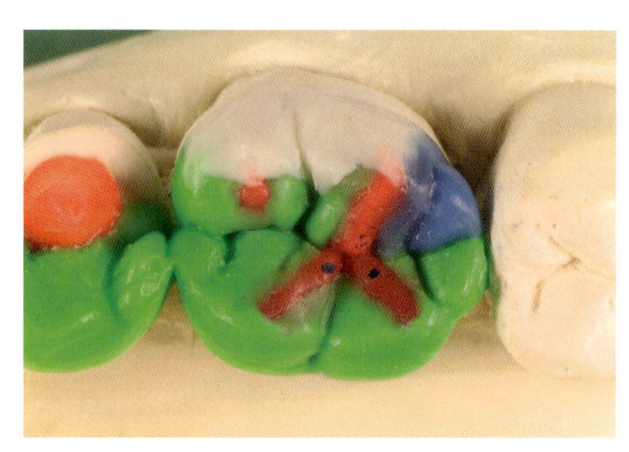

図3-75　ホワイトのワックスで咬合小面を形成した下顎右側第一大臼歯の頬側。

た後、口蓋側をグリーンのワックスで解剖学的形態に形成する（図3-65）。

上顎右側第一大臼歯の近心口蓋側咬頭は、下顎右側第一大臼歯の中心窩と対合する。このもっとも大きな咬頭は、右側が外側方へ運動する際、咬合器上では下顎右側第一大臼歯の二つの舌側咬頭間を移動するように見える。内側方運動時（すなわち反対側が外側方へ移動するとき）には下顎大臼歯の遠心咬頭領域上を越えて移動する（図3-66）。

したがって遠心咬頭のコーンを植立するためには、まず上顎左側第二小臼歯の外側方運動路を調整する。この後、なお残された下顎第一大臼歯の遠心頬側咬頭と遠心辺縁隆線間の領域にブルーのワックスで最終形態を与えることができる。これにより、

上顎大臼歯の内側方運動時のリスク領域がマークされたことになる（図3-67）。

3.3.3　上顎右側および左側第一小臼歯上の外側方運動路　インサイザルテーブルの傾斜：46°

上顎左側第一小臼歯の外側方運動路はインサイザルテーブルの傾斜を46°に設定して形成する。まず咬合器に外側方運動を行わせ、審美的咬頭の近心にブルーのワックスで機能点F2のコーンを植立する（図3-68）。機能点F1とF2のコーンを連結する隆線をブルーのワックスで形成したのち（図3-69）、コンダイラーハウジングからプロトルージョンインサートを撤去すると、インサイザルピンは中心位に戻る。ここで外側方運動を行わせると、下顎第一小臼歯の

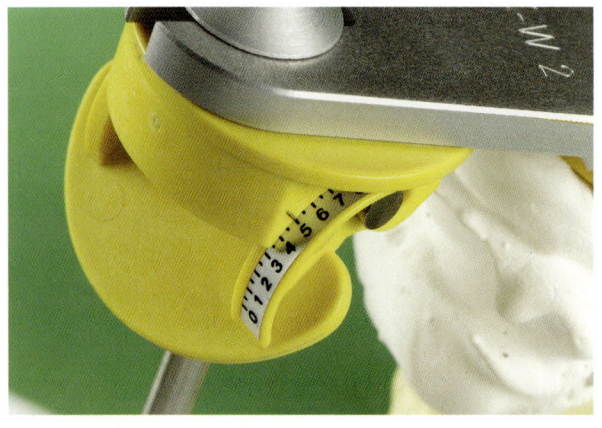

図3-76　傾斜を50°に設定したインサイザルテーブル。

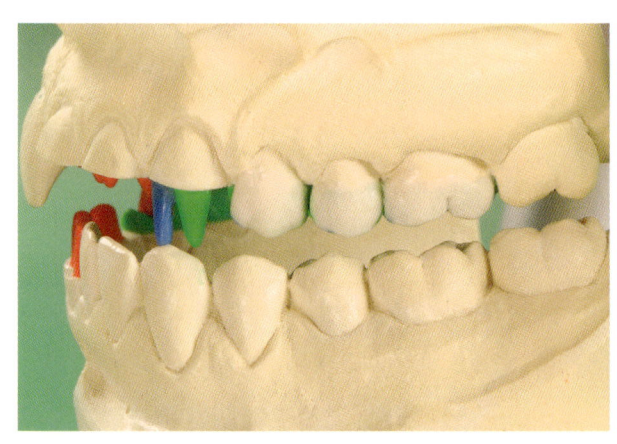

図3-77　上顎左側犬歯の機能点F2の位置にブルーのワックスで植立したコーン。

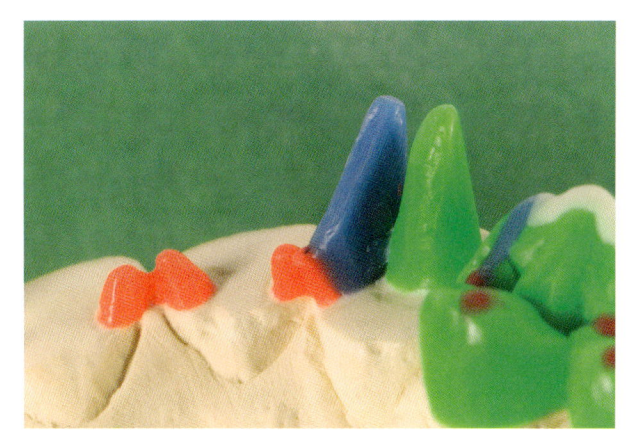

図3-78　上顎左側犬歯の外側方運動路。

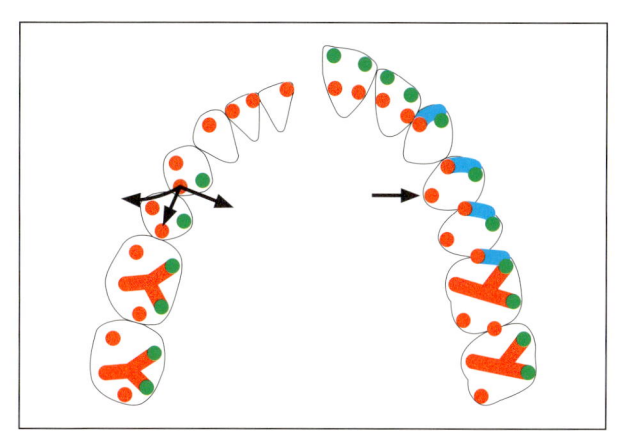

図3-79　咬合器に偏心運動および前方運動を行わせたときの上顎右側第二小臼歯口蓋側咬頭の運動路。

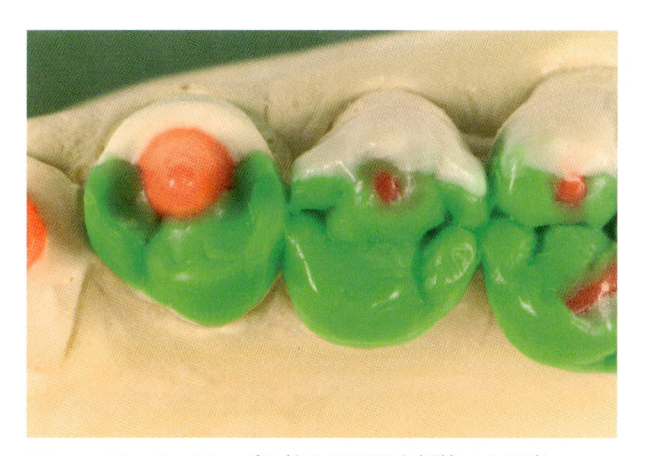

図3-80　ワックスアップを終えた下顎右側第二小臼歯。

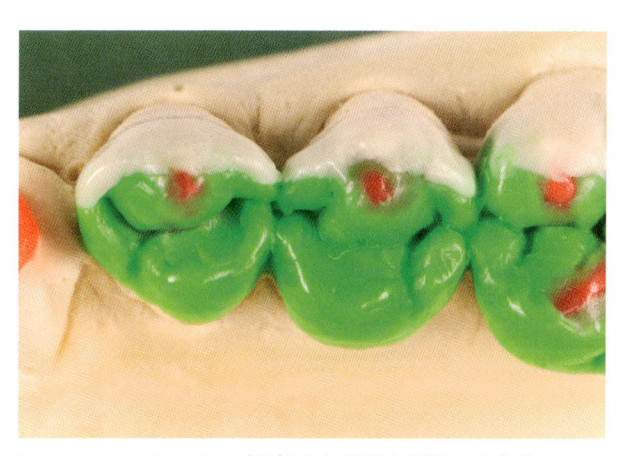

図3-81　ワックスアップを終えた下顎右側第一小臼歯。

頬側咬頭がなお軟らかいワックスに46°の外側方運動路が形成される（図3-70、71）。上顎左側第一小臼歯の頬側領域をグリーンのワックスで最終形態を形成する（図3-72）。

下顎左側第一小臼歯の頬側咬頭が機能点 F2 にコンタクトすると、外側方運動側は遠心の頬側咬頭がすべて離開し、内側方運動時には下顎左側第二小臼歯の咬頭頂が上顎左側第一小臼歯の口蓋側領域を移動できなければならない（図3-73）。

内側方運動の自由が保証されていることを確認したのち、上顎左側第一小臼歯の口蓋側領域に最終形態を与えることができる。内側方運動時には、上顎右側第二小臼歯の口蓋側咬頭が下顎右側第一大臼歯の近心頬側領域上を移動する（図3-74）。内側方運動の自由を考慮しながら、この領域にグリーンのワックスで最終形態を与え、さらにホワイトのワックスで頬側をワックスアップする（図3-75）。

3.3.4　上顎右側および左側犬歯の外側方運動路インサイザルテーブルの傾斜：50°

犬歯の外側方運動路は傾斜がもっとも急であり、犬歯より後方歯は遠心から近心に向かって順次離開する。**犬歯優位の順次誘導**（sequential functional guidance with canine dominance）とはこのことを意味する。

まずインサイザルテーブルの傾斜を50°に設定する（図3-76）。

外側方運動路の終点を求め、内側方運動側のコンダイラーハウジングのスクリューを締め付け、ブルーのワックスで終点に犬歯の尖頭となるコーンを植立する（図3-77）。

咬合器を開き、機能点 F1 と F2 のコーンをブルー

第Ⅲ章　咬合面再建のための順次ワックスアップテクニック

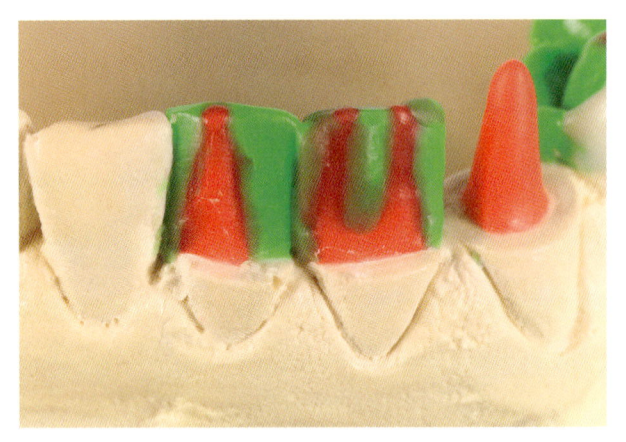

図3-82　下顎前歯の唇側のワックスアップ。

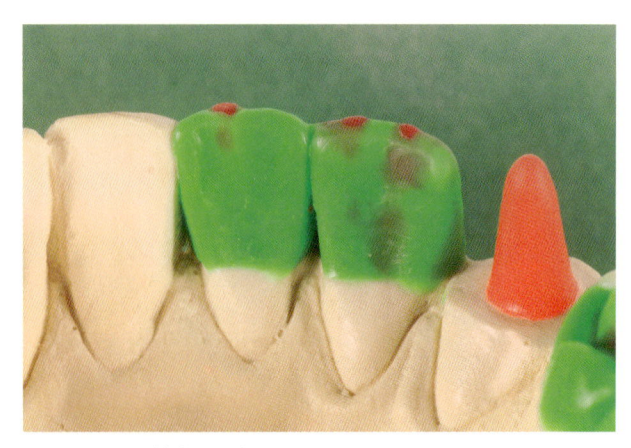

図3-83　下顎前歯の舌側。

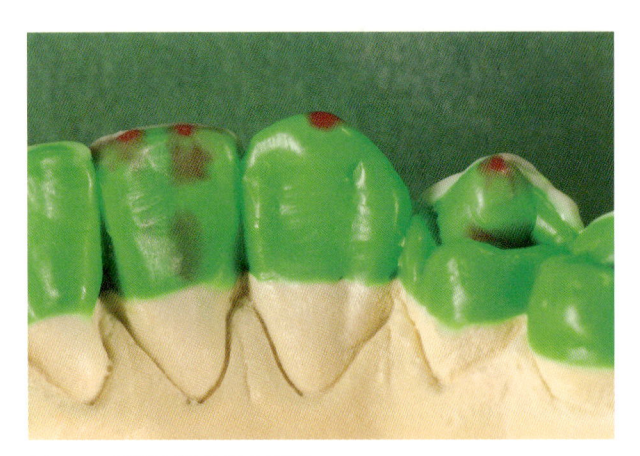

図3-84　下顎右側犬歯の舌側。

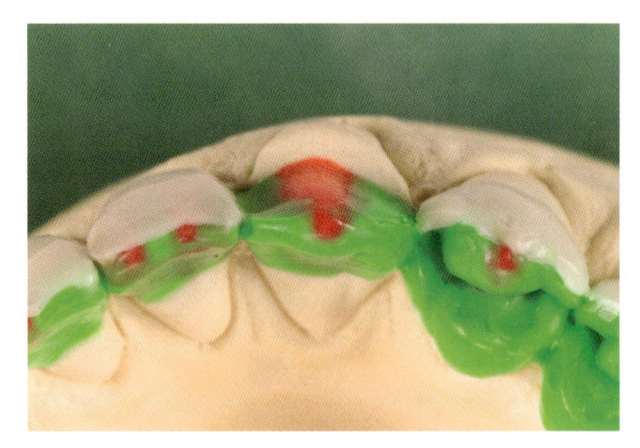

図3-85　下顎における中心位のパッシブセントリック。

のワックスで連結し、咬合器に外側方運動を行わせる。これにより、なお軟らかいワックスに傾斜度50°の外側方運動が形成される（図3-78）。

　下顎右側第二小臼歯の頬側領域をグリーンのワックスで最終形態に形成する。形態が適切であれば、内側方運動時に対合歯と干渉することはまずない。下顎第一小臼歯の遠心辺縁隆線上に対合する上顎第一小臼歯の口蓋側咬頭は、咬合器上では下顎右側第二小臼歯の近心頬側咬頭上を移動するように見える（図3-79）。

　下顎右側第二小臼歯に最終形態を与える際には、内側方へ自由に運動できるよう注意する必要がある（図3-80）。

　下顎第一小臼歯の頬側領域にもグリーンのワックスで最終形態を形成する。ここには内側方運動時のリスク領域は存在しない。ここで下顎小臼歯の頬側にホワイトのワックスで咬合小面を形成する（図3-81）。

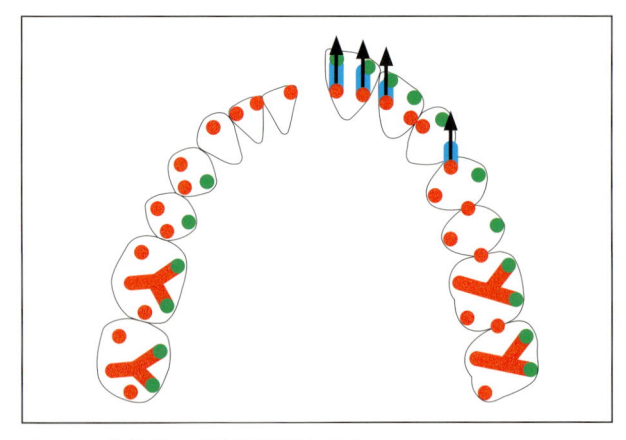

図3-86　前歯部の前方運動路を示す。

3.4　前方運動

3.4.1　下顎前歯のワックスアップ

　まずアクティブセントリックにおける接触点が失われていないことを確認する。レッドのワックスで

128

植立したコーンが下顎右側中切歯に一つ、側切歯には二つ残されていなければならない（図3-82）。

舌側の近心および遠心に暗示程度の辺縁隆線、辺縁隆線間には同じく目立たない凹面を形成する（図3-83）。唇側形態をグリーンのワックスで形成したのち、ホワイトのワックスで唇側に咬合小面を形成する。下顎犬歯には切歯より顕著な辺縁隆線を形成する（図3-84）。ここで重要なこととして、犬歯の尖頭が正しい位置にあることを確認しなければならない（図3-85）。

3.4.2 上顎右側および左側中切歯の前方運動路 インサイザルテーブルの傾斜：58°

上顎前歯部の口蓋側は機能面であり（図3-86）、特徴的な形態を示す。

図3-87に示す上顎切歯の機能点 F1 と F3 を結ぶ傾斜の緩い線 s1 は、F3 から切縁に向かって傾斜の強い線 s2 に移行する。Slavicek（1982）は、s2 が上顎におけるもっとも傾斜の強い誘導要素であることを研究により示した。s2 は機能点 F3 と F2 を結ぶ線で、F2 は前方運動の終点であり、さらに前方への運動は無接触の運動である。切縁は F2 より前方、下方に位置する。機能点 F1 と F3 を結ぶ線 s は傾斜度の平均を意味する。

機能点 F1 ＝ 中心位の機能的接触点。
機能点 F2 ＝ 下顎前方運動の終点。
機能点 F3 は傾斜の緩い s1 から弱い s2 への移行点である（図3-87）。

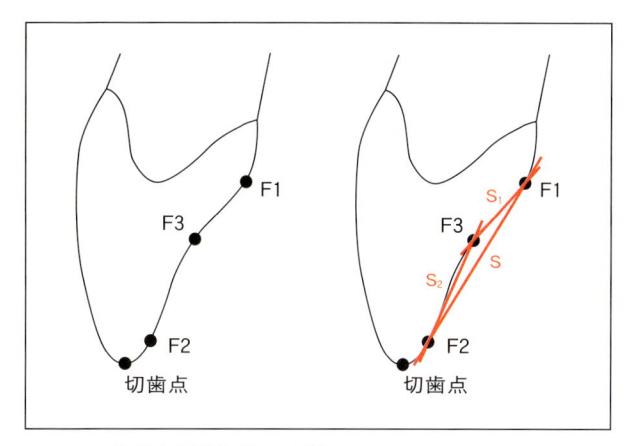

図3-87　上顎左側中切歯の舌側。

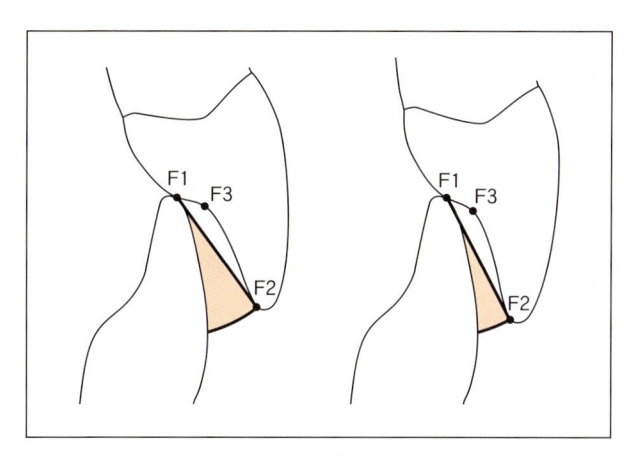

図3-88　インターコロナルオープニングアングル。

上顎前歯舌側の前方運動誘導路は矢状顆路と逆の形態および特徴を示す。これにより、下顎前方運動の初期に大臼歯が離開するための機能的な自由が保証される（Slavicek 1982）。

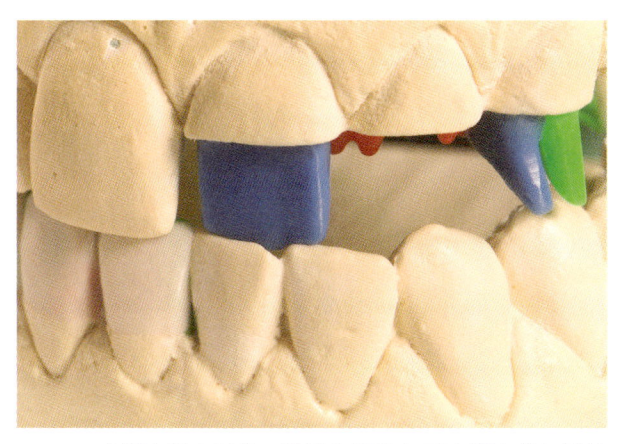

図3-89　上顎左側中切歯の近遠心機能点 F2 を衝立状に連結した隆線。

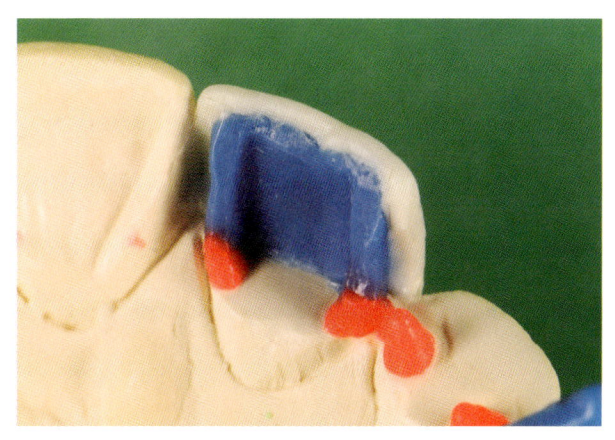

図3-90　上顎左側中切歯の口蓋側に形成した前方運動路。

第Ⅲ章　咬合面再建のための順次ワックスアップテクニック

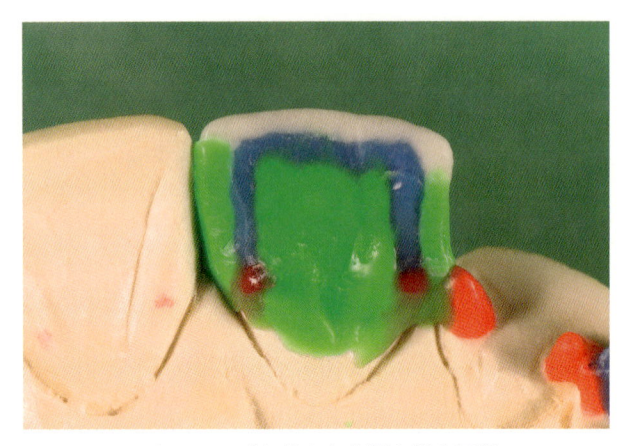

図3-91　ワックスアップを終えた上顎左側中切歯。

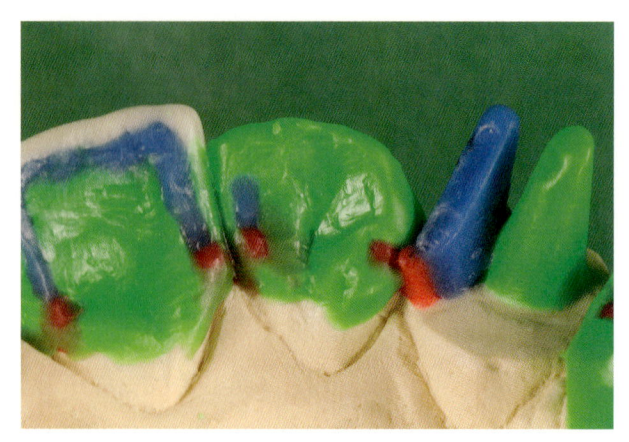

図3-92　上顎左側側切歯の口蓋側に形成した前方運動路。

　機能的に必要な自由空間は、下顎前歯の唇側面と上顎前歯の舌側面の正しい関係により成り立つ。この空間はインターコロナルオープニングアングル（歯冠内開口角）と呼ばれる。この角度を小さくすれば、前歯部干渉の危険が生じる（**図3-88**、第Ⅴ章「**顎口腔系機能障害の診断と治療**」の2.3.4参照）。

　上顎切歯のワックスアップのため、インサイザルテーブルの傾斜度を58°に、回転角を0°に設定し、コンダイラーハウジングのベネット角を0°に戻す。咬合器に切端咬合位まで前方運動を行わせ、レッドのプロトルージョンインサートで左右の顆頭球をこの前方位に固定する。ブルーのワックスで上顎左側中前歯近遠心の機能点F2を連結する隆線を形成する。機能点F2は下顎前歯とコンタクトする（**図3-89**）。咬合器の前方運動時に隆線の十分な強度を保証するため、ホワイトのワックスで隆線の唇側を補強しておく。コンダイラーハウジングのスクリューを緩め、機能点F1とF2をブルーのワックスで連結する。咬合器を閉じて前方運動を行わせ、なお軟らかいワックスに前方運動路を形成する（**図3-90**）。下顎中切歯のための前方運動路は近心辺縁隆線に沿って、側切歯のための前方運動路は遠心辺縁隆線に沿って走行する。最終形態を与えた舌側面は顕著な凹彎曲を示す（**図3-91**）。

　上顎側切歯の近心辺縁隆線には、切歯のための短い誘導路を形成する（**図3-92**）。

　唇側には、反対側の健全な切歯を手本として最終形態を与える。切縁から隣接側への移行部は近心を隅角状、遠心をアーチ状に形成する。歯冠が切歯より1mmほど短い側切歯の隣接面への移行部にも、同様の形態を与える（**図3-93**）。

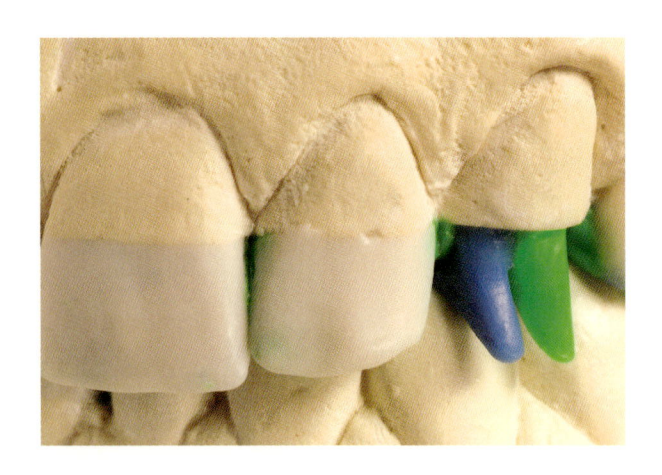

図3-93　ワックスアップを終えた上顎左側切歯の唇側。

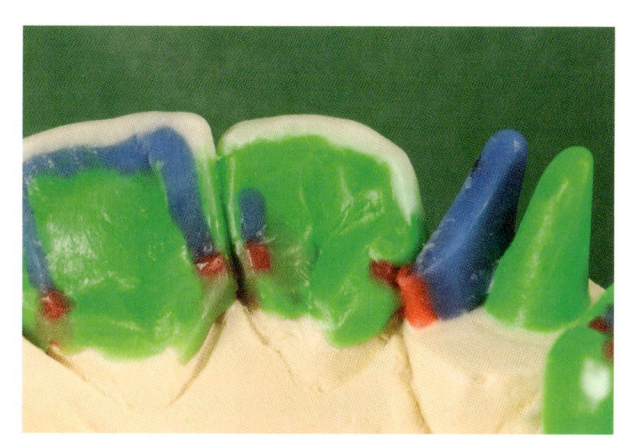

図3-94 上顎左側犬歯の口蓋側に形成した外側方運動路。

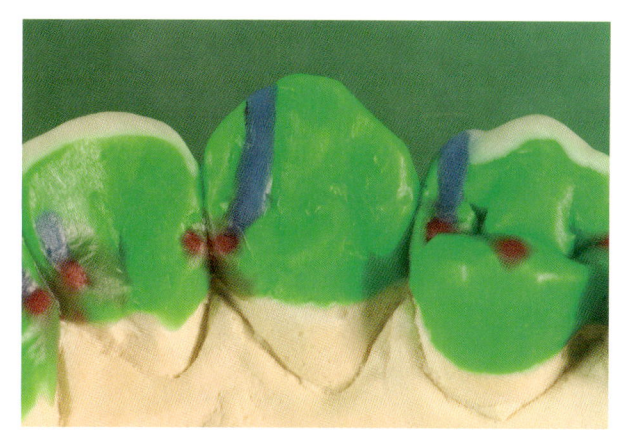

図3-95 最終形態を与えた上顎左側犬歯の舌側。

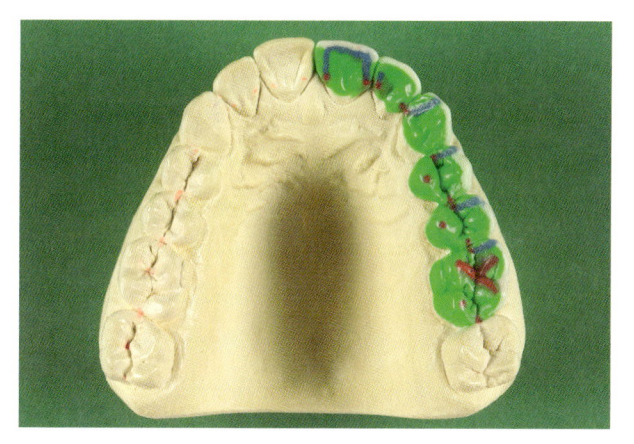

図3-96 ワックスアップを終えた中切歯から第一大臼歯までの上顎左側歯列。

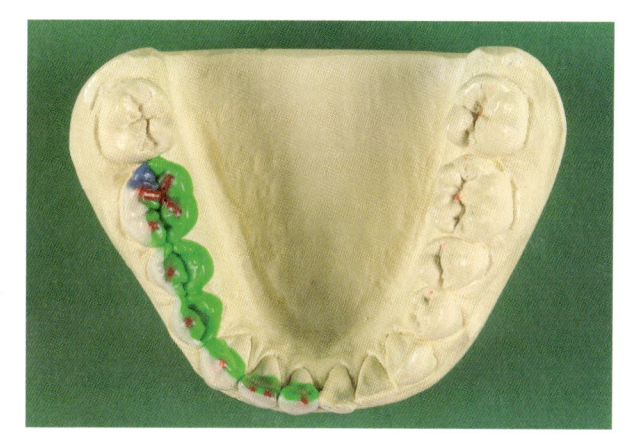

図3-97 ワックスアップを終えた上顎右側歯列。

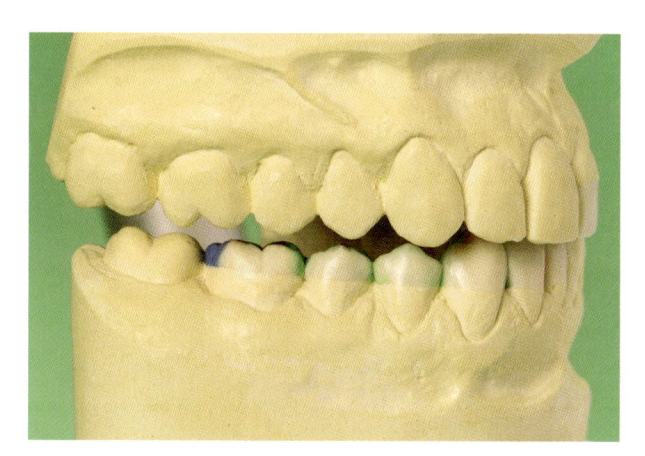

図3-98 外側方運動のチェック。

図3-99 前方運動のチェック。

3.5 犬歯のワックスアップ

　最後に上顎犬歯を最終的にワックスアップする。口蓋側には外側方運動の始点および終点として、機能点F1およびF2の位置をワックスでマークしておいた（図3-94）。咬合器は、再び偏心運動が可能になるようにセッティングする。

　上顎犬歯は顕著な辺縁隆線、および口蓋側を近遠

心の窩に分割する明瞭な中心隆線を示す。遠心窩には、下顎第一小臼歯が外側方へ移動するときの咬頭頂の運動路が見られることもある（図3-95）。

頬側は若干の隆線により近心縁と遠心縁に分割されている。近心縁は近遠心的に狭く、遠心縁は広い。犬歯は歯列弓の重要な位置（key position）にあり、その小面形態により前歯部から臼歯部への橋渡しの役割を果たす。

外側方誘導路を短縮する必要がある場合は、短縮しても機能を保証できることを確認しなければならない。

したがって、外側方運動路を短縮した上顎犬歯は、機能および審美性を考慮してワックスアップする（図3-96、97）。

最後に、犬歯優位の順次誘導および内側方運動側のフリースペースのチェックを行う。このチェックにはワックスアップを終えた歯列の誘導を利用することができるから、インサイザルテーブルはもはや不要である（図3-98、99）。

その他の参考文献

Belser UC, Hannam AG (1985): *The influence of altered working side occlusal guidance on masticatory muscles and related jaw movement.* J Prosthet Dent 53, 406

Beyron H (1973): *Occlusion: Point of significance in planning restorative procedures.* J Prosthet Dent 30 (4): 641-52

Čelar AG, Sato S, Akimoto S, Yamamura S, Matsumoto A, Slavicek R (1994): *Sequential guidance with canine dominance in Japanese and Caucasian Samples.* Bull Kanagawa Dent Coll 22, 18

McCollum BB, Evans R L (1970): *The gnathological concepts of Charles E Stuart, Beverly B*

McCollum and Harvey Stallard. Georgetown Dent J 36 (1): 12-20

McHorris WH (1979): *Occlusion – with particular emphasis on the functional and parafunctional role of anterior teeth.* J Clin Orthod 13, 606

Klähn KH, Köhler KU, Kreter F, Motsch A (1974): *Spannungsoptische Untersuchungen zur Entstehung der so genannten keilförmigen Defekte am Organum dentale.* Dtsch Zahnärztl Z 29, 923

Kulmer S, Rucizka B, Niederwanger A, Moschen I (1998): *Incline and length of guiding elements in the naturally grown dentition.* J Oral Rehab 1999, 26: 650-660

Lee WC, Eakle WS (1996): *Stress-induced cervical lesions: Review of advances in the past 10 years.* J Prosthet Dent 75, 487

McHorris WH (1983): *Einführung in die Okklusionslehre.* Quintessenzverlag Berlin

Reusch D (1990): *Rekonstruktion von Kauflächen und Frontzähnen.* Westerburger Kontakte, Westerburg

Schulz HH (1974): *Aufwachstechnik.* Verlag Neuer Merkur GmbH, München

Shinogaya T, Kimura M, Matsumoto M (1997): *Effects of occlusal contact on the level of mandibular elevator muscle activity during maximal clenching in lateral positions.* J Med Dent Sci 44, 105

Shupe RJ, Mohamed SE, Christensen LV, Finger IM, Wein-berg R (1984): *Effects of occlusal guidance on jaw muscle activity.* J Prosthet Dent 51, 811

Slavicek R (1982): *Prinzipien der Okklusion.* Inf Orthod Kieferorthop 14 (4): 171-214

Slavicek R (1982): *Die funktionellen Determinanten des Kauorgans.* Habilitationsschrift. Verlag zahnärztlich-medizinisches Schrifttum, München

Slavicek R, Kulmer S (1986): *Die Sequentielle Aufwachstechnik.* Vortrag in Gastein

Slavicek R: *Das Kauorgan 2000.* Medizinisch-wissenschaftliche Fortbildungsges. m. b. H., Klosterneuburg

Stainer M, Hilbe M, Leja W, Kulmer S (1999): *Neigung und Sequenz von Führungselementen in gruppengeführten Okklusionen.* Dtsch Zahnärztl Z 54: 325-328

Stuart CE (1984): *Die gnathologische Aufwachstechnik.* Quintessenzverlag, Berlin – Chicago – London – Rio de Janeiro – Tokio

Thomas PK, Tateno G (1982): *Die gnathologische Okklusion.* Quintessenzverlag Berlin

Williamson EH, Lundquist DO (1983): *Anterior guidance: Its effect on electromyographic activity of the temporal and masseter muscles.* J Prosthet Dent 49, 816

第Ⅳ章　補綴計画における患者の指標

B. Gsellmann

歯科補綴においては、骨格的不正咬合がしばしば難しい問題となる。骨格的不正咬合の傾向は、いわゆる発育期の**代償メカニズム**により代償されることがある。代償メカニズムが働く度合いはさまざまである。あるいは完全に欠如することもあり得る。代償メカニズムが完全に働いた場合は、骨格的不正咬合が存在してもAngle Ⅰ級の咬合関係になることも可能である。

咬合関係の骨格的不正が存在し、代償メカニズムが働かず、成人に至るまで顎矯正的治療が試みられなかった場合は、特徴も度合いもさまざまな不正咬合を補綴的に代償する必要が生じる。

次の代償メカニズムが知られている：

1. 垂直的代償（バーチカル・コンペンセイション）
2. 歯と歯槽による代償（デントアルビオラー・コンペンセイション）
3. 顎関節による代償（アーティキュラー・コンペンセイション）

補綴計画に際しては次の分析を行う：

1. 代償機能が働いたかどうか
2. 患者になおどの程度の代償メカニズムを潜有するか

1. 下顎面高をコントロールして骨格的不正咬合の代償をする方法

下顎面とは鼻尖からオトガイに至る、歯科補綴処置により影響を及ぼすことが可能な領域である。下顎面高の同義語として、同じく顔面の下方領域を意味する垂直顎間距離が用いられることもある（図4-1）。

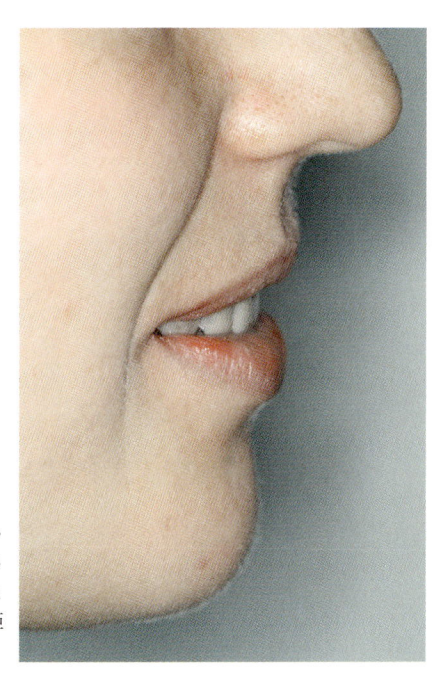

図4-1　鼻尖からオトガイに至る領域：下顎面または垂直顎間距離。

1.1　発育の様式―顔面発育型

顔面の発育型は、顔面骨の形態により三つに分類される。これら発育型は、人類学用語を用いて次のように呼ばれる：長顔、中顔および短顔型である（第Ⅱ章「咬合と咬交」参照）。

患者の発育型により、下顎面高の規格値が異なる。すなわち長顔型（垂直的発育型）は下顎面が高く、中顔型の下顎面は平均的な高さであり、短顔型（水平的発育型）の下顎面高は低い。

審美的、かつ機能的な歯科補綴を可能とするためには、補綴計画に際してまず患者がどの発育型に属するかを判断しなければならない。

1.2 歯科補綴における下顔面高の計測

垂直顎間距離の計測にはさまざまな方法がある。いくつかの臨床的方法（第Ⅷ章「**全部床義歯**」参照）のほか、とくに複雑な補綴症例においては側貌頭部X線規格撮影法により下顔面高を求める方法が用いられる。

側貌頭部X線規格写真は側方から撮影したX線写真であり、これにより頭部硬組織および軟組織を分析することができる。X線束は焦点距離およそ1.5mのときほぼ平行となり、顎顔面構造が均等に拡大されて（8％～10％）撮影される（図4-2）。

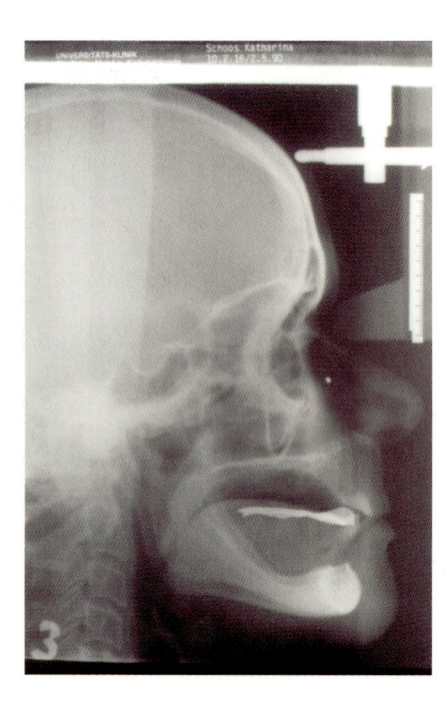

図4-2 側貌頭部X線規格写真は従来法またはコンピュータにより分析することができる。

側貌頭部X線規格写真の硬組織および軟組織をトレーシングペーパーに転写した後、用いる分析法に従ってそれぞれ分析を行う（歯科矯正学の教科書を参照されたい）。

補綴治療の計画立案に際しては、側貌頭部X線規格写真上で頭蓋骨の次の基準点を用いて垂直顎間距離を求める：前鼻棘（ANS点（spina nasalis anterior）—上顎の最前方点）、いわゆるXi点—下顎枝の想定上の重心、およびオトガイ隆起（Pm点（protuberantia mentalis））。

Rickettsの分析法では、XiとANSおよびPmを

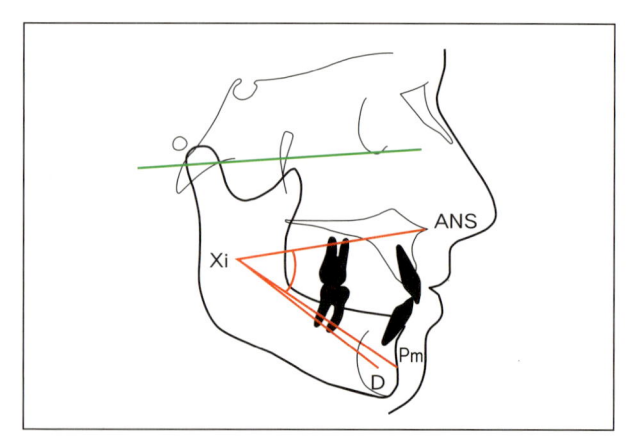

図4-3 側貌頭部X線規格写真および下顔面高の計測に必要な基準点の図解。

結ぶ直線の角度は垂直顎間距離の指標となる（lower facial height：LFH、Ricketts 1956、図4-3）。

1.3 歯科補綴における下顔面高の規格値

前記した角度の規格値は、発育様式の相違により以下のように異なる：

	有歯顎
長顔	48°
中顔	45°
短顔	43°

歯牙喪失後の骨吸収が進行した無歯顎者の場合は、いわゆるD点すなわちオトガイ結合を利用する。したがって全部床義歯補綴では、有歯顎者におけるよりやや大きな値を用いる（Slavicek 1980）。これらの値には、いずれも±2°の偏差を考慮することができる。

	無歯顎
長顔	55°
中顔	52°
短顔	50°

垂直顎間距離の変化に伴い、上下顎間のオーバージェットが小さくなることが考えられる。これは成長とともに代償されることも、顎矯正的に代償することもある。成人に達した後に不正咬合が残された

場合は、補綴に際しこれを完全に、または少なくとも部分的に代償するべきであろう。

1.4 骨格的II級不正咬合の垂直的代償

下顎が上顎に対し過度に後方（ないし上顎が下顎に対し過度に前方）に位置する骨格的II級不正咬合は、遠心咬合とも呼ばれる。骨格的II級不正咬合は、垂直顎間距離を小さくすることにより、理想的には歯的I級の関係まで代償することができる。

これは実際の歯科補綴においては、例えば歯の削合、クラウン・ブリッジ補綴あるいは全部床義歯補綴により垂直顎間距離を小さくし、上顎に対する下顎のより大きな回転（図4-4では時計と逆方向の回転）

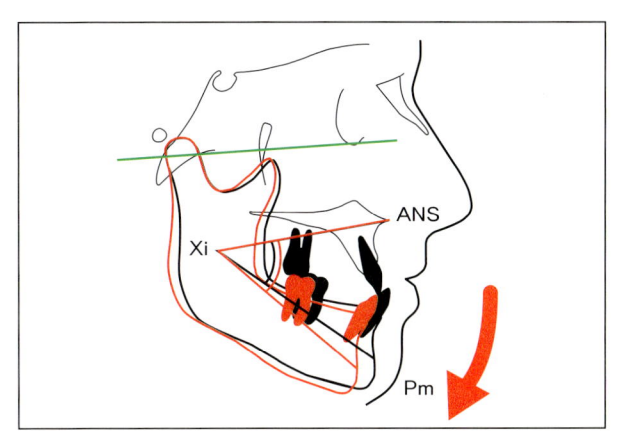

図4-5　骨格的III級不正咬合は垂直顎間距離を大きくすることにより代償する（下顎は時計方向に回転）。

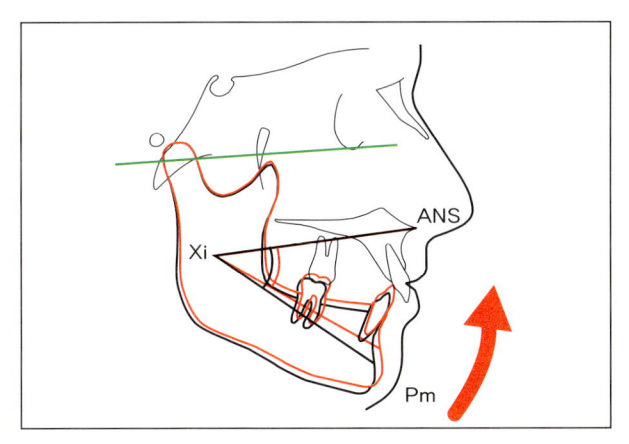

図4-4　下顎面高を小さくし、下顎を時計と逆方向に回転させることによる骨格的II級不正咬合の代償。

を可能にし、下顎に対する上顎のオーバージェットを小さくすることを意味する。

1.5 骨格的III級不正咬合の垂直的代償

下顎が上顎に対し過度に前方（下顎が上顎に対し過度に後方）に位置する骨格的III級不正咬合は、II級とは正反対の方法で代償する。すなわち、垂直顎間距離を大きくすることにより下顎を時計方向に回転させるとともに、II級と同様に骨基底間の前後的ディスクレパンシーを小さくする（いわゆる「咬合挙上」、図4-5）。

1.6 下顎面高の代償

補綴前の計画では、まず側貌頭部X線規格写真を用いて術前の垂直顎間距離を計測する。次いで骨格的な発育の様式を考慮しながら、補綴処置に際し現状の垂直顎間距離を維持するか、あるいは大きく（小さく）すべきかを判断する。

垂直顎間距離が正常である場合はこれを維持することができる。**大きすぎる場合**は補綴的に小さくする必要がある。ただし、いわゆる**垂直顎間距離減少**を補綴的に代償すべき症例のほうがはるかに多い。

1.6.1 垂直顎間距離減少の原因

垂直顎間距離が減少する要因としては、まず遺伝的な発育様式がある。後天的には、臼歯喪失後の補綴処置の欠如、ブラキシズムによる臼歯部の咬耗、あるいはリライニングを怠った部分床義歯および全部床義歯なども垂直顎間距離減少の要因となる。さらに医原性の要因、例えば過度の削合、製作時に「理想的垂直顎間距離」を考慮しなかった低位な補綴物もまた垂直顎間距離を減少させる。

1.6.2 垂直顎間距離減少がもたらすさまざまな障害

垂直顎間距離が減少すると、その結果として下顎の中心咬合位が変わる。すなわち、下顎が上顎に向かって過度に回転するため、さまざまな障害が生じる：

まず咬合平面が後下方に沈下し、咀嚼効率が低下する。患者は意図的に下顎をさらに回転させてこの低下を代償するため、悪循環が始まる。上顎前歯部に強い、非生理的な力が作用し、有歯顎においては前歯間に空隙が形成され（フレアーアウト）、無歯顎者ではいわゆるフラビーガムの顎堤に至る（図4-6）。

垂直顎間距離が著しく減少した患者の臨床像は「仮性下顎前突」であり、これは遺伝性の骨格的III級不正咬合に相当する。骨格的III級不正咬合ないし下顎前突が既存する場合はこれがさらに顕著になる。すなわち、垂直顎間距離のさらなる減少という逆方向の代償（ディ・コンペンセイション）により機能不全に至る。

また赤唇部の減少、鼻唇溝の顕著化、そして全体として弛緩した凹形の、いわゆる老人性顔貌に至る。さらに顎関節の圧迫あるいは伸延を伴う顎関節障害を誘発することもある（図4-7）。

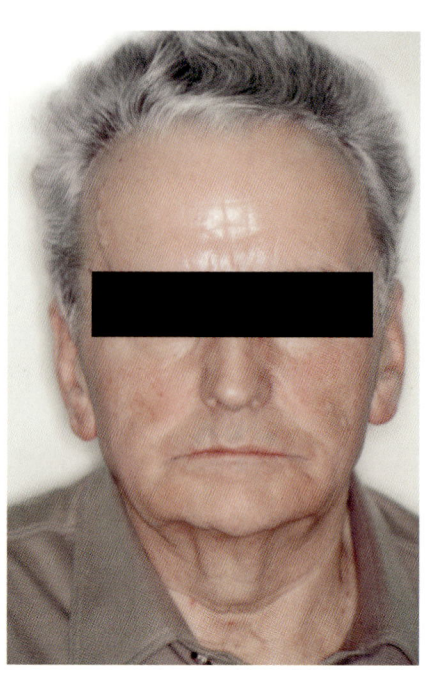

図4-7 垂直顎間距離減少がもたらす臨床的特徴：薄い赤唇、顕著な鼻唇溝。

1.6.3 垂直顎間距離減少に対する治療

複雑な補綴処置の前にはつねに、次のステップで構成される正確な診断を行う：

- 医科的既往歴の診査
- 歯科的既往歴の診査
- 臨床的機能分析
- 機器による機能分析（第V章「顎口腔系機能障害の診断と治療」参照）
- 歯および歯周組織の所見
- パノラマX線写真およびデンタルX線写真による分析
- 頭部X線規格写真のコンピュータ分析

頭部X線規格写真の分析により、骨格的な発育型と骨基底の位置との関係、垂直顎間距離など患者固有のパラメータを求める。

これを基に理想的な垂直的位置（以下IVP）、すなわち患者に適した下顎面高を決定する。このためにはコンピュータの補綴プログラムを利用することも、従来法を用いることもできる。咬合器をIVPに設定した後、咬合挙上スプリント（サンドウィッチスプリント）を製作する。垂直顎間距離減少が著しい場合は、咬合を数ステップに分けて段階的に挙上する必要がある（図4-8、9）。

有歯顎者においては、IVPを設定した咬合器上で診断用ワックスアップ（diagnostic Wax-up®）を行い、複印象を採得したのち石膏模型を製作する。この石膏模型上で暫間義歯と審美的咬合床を製作する。この咬合床を使用して審美的、かつ発音などの機能的観点からのチェックを行うと同時に、患者に新しい垂直顎間距離と咬合位に慣れる機会を与える。この後に支台歯形成を行うか、あるいは新たに全部床義歯を製作する。

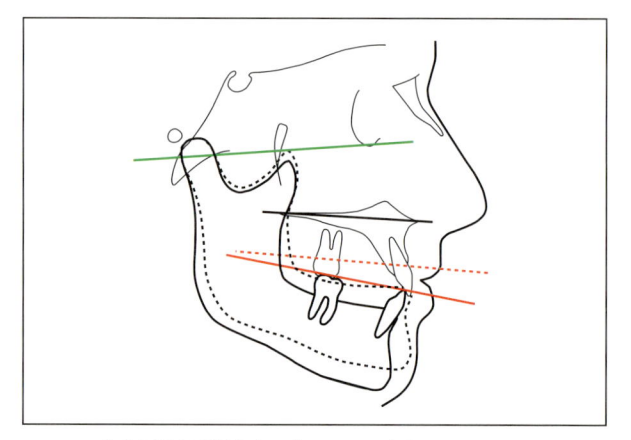

図4-6 垂直顎間距離減少に起因する咬合平面の平坦化。

2．骨格的不正咬合の咬交的代償

咬交による代償は骨格的不正咬合を代償するメカニズムの一つである。

Angle Ⅱ級1類不正咬合が存在する場合、上顎の大きなオーバージェットを代償するため、下顎を前方へ位置づける。われわれはこれを顎関節の**顆頭前方位**と呼ぶ。

したがって、Angle Ⅱ級1類症例における補綴では、下顎を後方へ誘導してはならない。顎口腔系の機能障害をもたらすからである。むしろ補綴処置によって、咬交により代償された下顎前方位を達成すべきである。

図4-10にAxiograph®で記録したAngle Ⅱ級1類患者における前方偏位を示す。

Angle Ⅲ級の場合、その解剖学的構造のため、咬交的代償の可能性に著しい制限がある。Angle Ⅲ級の患者の下顎頭は大きく後退した位置にあり、ここに基準位と習慣性咬合位があることが多い。

3．歯と歯槽の傾斜度の変更による骨格的不正咬合の代償

有歯顎者を対象とする側貌頭部X線規格写真による術後診査では、オトガイ結合の典型的な構造が観察された。歯を支持する下顎歯槽突起の傾斜は、特定の基準面と規則的な関係にあり、骨格的基本構造に対する関連性を示す。

その一つは下顎のクロージングアキシスに対する関係である。下顎オトガイ孔間領域の歯や歯槽部はいわゆる**クロージングアキシスの法則**に従う。

すなわち下顎切歯の長軸は、ヒンジ点から下顎切歯点に至る閉口運動軸に対する角度が90°の関係にある。

これは機能的要求に基づく法則性であり（図4-11）、この法則性からの偏差は、歯と歯槽による代償メカニズムによってのみ生じる。Angle Ⅱ級1類不正咬合はクロージングアキシスを小さくする（訳者注：ヒンジアキシスと下顎前歯を結ぶ直線と下顎前

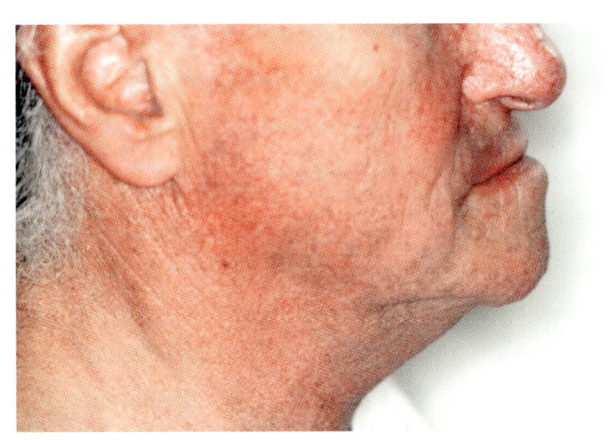

図4-8　この患者は、既存の骨格的Ⅲ級不正咬合が垂直顎間距離減少により増悪された。

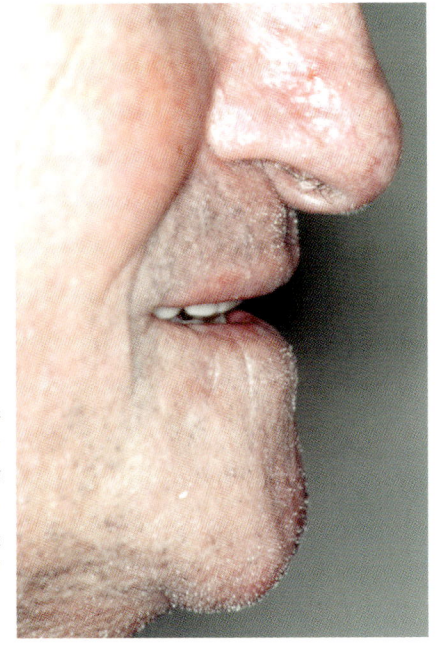

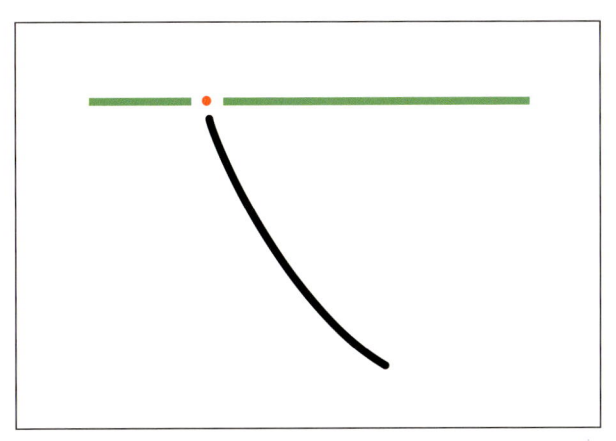

図4-9　咬合の挙上により骨格的Ⅲ級不正咬合が代償され、その結果として審美的および機能的な改善がもたらされた。

図4-10　Axiograph®による顆頭前方位の記録の図解。赤い点で示す習慣性咬合位は前方運動路上に位置する。

歯歯軸のなす角。Ⅰ級の場合は直角である）。下顎オトガイ孔間の下顎歯槽突起が前方へ傾斜し、大きなオーバージェットを代償しようとするためである。

　AngleⅢ級ではこれと反対方向の代償が生じ、クロージングアキシスは大きくなる。具体的には、下顎歯を支持する歯槽突起が後方の上顎前歯部に向かって発育する（Gsellmannら 1993）。

　Björkらは1972年、思春期の患者の下顎（オトガイ結節）および上顎（中切歯間）にメタル片を埋入して長期的な観察を行い、骨格的不正咬合を代償する顎骨や関節、および下顎歯槽突起の発育を証明した（Björk 1972）。

　歯や歯槽骨による代償メカニズムは、歯牙喪失が始まると逆の方向に作用し、骨格的不正咬合が再び顕著化する。したがって全部床義歯の製作に際しては、上下顎骨基底間の関係にとくに注目しなければならない。また個人トレーの製作時にすでに、クロージングアキシスに対する下顎切歯の適切な長軸方向を考慮する必要がある（第Ⅷ章「**全部床義歯**」参照）。

　さらにインプラント補綴において、フィクスチャーをオトガイ孔間領域に埋入する際には、クロージングアキシスに対し正しい角度に埋入しなければならない：

　径の大きいオトガイ結合部は骨が豊富であるためインプラントの埋入に適するが、クロージングアキシスに対する適切な長軸方向という原則から著しく逸脱することも多い。このため上部構造の製作時に難しい問題が生じる。オトガイ孔間に埋入した

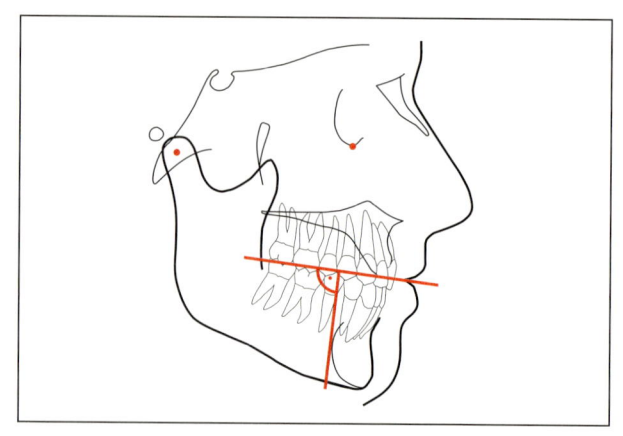

図4-12　機能的分割線とは、咬合平面と直交し、オトガイ棘を通過する直線である。

インプラントが舌側に傾斜している場合、角度付アバットメントによりこれを代償できることもある。ただしこの場合は、上部構造を前方へ大きく増量する必要があり、これは補綴的には重大な問題である（Lewis 1989）。しかも多くの場合、荷重関係の生体力学的なもの、顔面筋の支持の関係、舌運動などに問題が生じる。舌側傾斜したインプラントが骨の喪失傾向を強めることも考えられる（Schramm-Schererら 1989）。

　ただし筆者の調査によれば、萎縮のとくに著しい下顎（Atwoodの分類では4、5および6級─インプラント補綴の主要な適応症）とオトガイ孔間の骨量が十分な症例における、インプラントの長軸方向が適切である率の差はわずかであり、26.78％（3級）～19.72％（6級）にすぎない（Gsellmannら 1993）。

　長軸方向がクロージングアキシスに対し適切に埋入されたインプラントは、インプラント支持による全部床義歯の機能性と審美性を本質的に高める。

4．「機能的分割平面」を用いる咬合様式の判定

　多くの研究者が理想的咬合を定義し、これを修正し、新たな定義を試みてきた。咬交としては、バランスドオクルージョン（咬交）、グループファンクションおよび**犬歯誘導**のいずれもが過去において用いられ、現在も用いられている（第Ⅱ章「**咬合と咬交**」参照）。

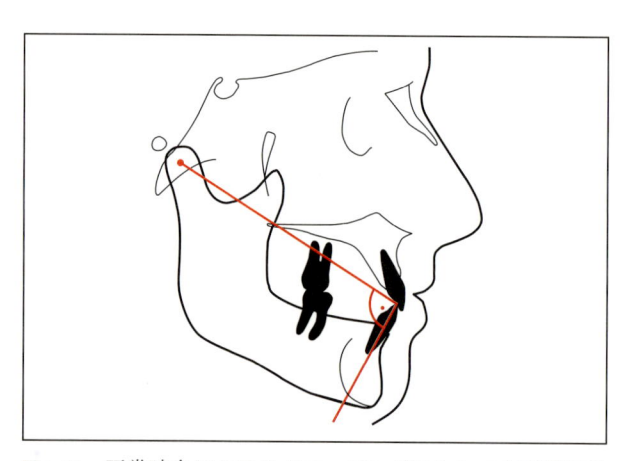

図4-11　正常咬合におけるクロージングアキシスと下顎切歯の長軸は直角の関係にある。

有歯顎者を対象とする術後診査によれば、患者固有の咬合様式の発現は咀嚼筋群の最上前方付着点に依存する（Gsellmannら 1994）。この付着部はオトガイ棘、すなわち癒合した一対のオトガイ舌筋およびオトガイ舌骨筋の起点である下顎骨内側の突起部に位置する。オトガイ棘の前方に付着するのは表情筋群だけである（Pernkopf 1960）。

　機能的分割線（functional dividing line）は咬合平面に直交し、オトガイ棘を通過する直線である。この機能的分割平面より後方には咬交を誘導する面が存在しないことが望ましい（図4-12）。

　下顎が遠心に咬合する Angle II 級不正咬合では、機能的分割平面は小臼歯領域で咬合平面と交差する。したがって誘導面をこの位置まで与えるべきである。これは、**Angle II 級不正咬合**の補綴においては咬合様式として**グループファンクション**を設計すべきことを意味する。

　Angle I 級ないし**Angle III 級不正咬合**では、機能的分割平面がより前方の犬歯領域で咬合平面と交差する。したがって**犬歯誘導**の実現を心がける。

参考文献

Atwood DA (1971): *Reduction of residual ridges: a major oral disease entity.* J Prosthet Dent 26/3: 266-279

Björk A (1947): *The face in profile.* Svensk TandläkTidskr 40: Suppl 5 B

Gsellmann B, Slavicek R, Ulm Ch, Solar P, Traxler M (1993): *Beachtung der physiologischen Schneidezahninklination im Unterkiefer bei Implantationen.* Z Stomatol 90/8: 429-436

Gsellmann B, Ovando-Castro D, Wegscheider W, Ulm, Ch, (1994): *Determinierung von Okklusionskonzepten durch die sog. funktionelle Teilungsebene.* IOK 26 (3): 353-358

Gsellmann B, Piehslinger E, Schmid-Schwap M, Slavicek R (1993): *Das Prinzip der schließachsengerechten dentoalveolären Ausrichtung der Regio interforaminalis mandibulae.* IOK 25 (3): 293-296

Pernkopf E (1960): *Topographische Anatomie des Menschen.* Urban und Schwarzenberg Verlag, Wien

Ricketts R (1956): *Role of cephalometrics in prosthetic diagnosis.* J Prosthet Dent 6: 488-503

Schramm-Scherer B, Behneke N, Reiber Th, Tetsch P (1989): *Röntgenologische Untersuchungen zur Belastung von Implantaten im zahnlosen Unterkiefer.* Z Zahnärztl Implantol V: 185-190

Slavicek R (1980): *Die funktionellen Determinanten des Kauorganes.* Habilitationsschrift, Verlag zahnärztlich-medizinisches Schrifttum, München, S. 70-79

Slavicek R (1986): In: Drücke W, Klemt B (Hrsg.): *Schwerpunkte der Totalprothetik.* Quintessenz Verlag

第Ⅴ章　顎口腔系機能障害の診断と治療

E. Piehslinger

咀嚼器官の機能は食物を噛み、咀嚼するだけにとどまらない。呼吸から発音（構音）、審美性、姿勢、ストレス解消のためのブラキシズムまでが咀嚼器官の機能に含まれる。これら多様な機能の障害は、診断においても治療においても他分野の専門家の協力を必要とする（図5-1）。

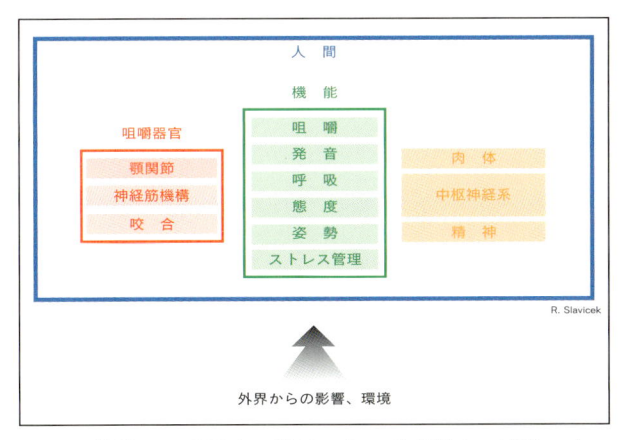

図5-1　複雑な咀嚼器官の関係。左：咀嚼器官の構造；中：咀嚼器官の機能；右：神経的支配。

咀嚼器官の構造は顎関節（TMJ；temporomandibular joints）、咀嚼筋群とその支配神経、そして相互に静的および動的な関係にある上下顎の歯列（咬合および咬交）から成る。

その上部器官としての役目は中枢神経系が担う。咀嚼器官と環境の影響は相互関係にある（Slavicek 2000）。

1. 顎関節の解剖学

Sicher（1929）は顎関節を関節窩が可動性の滑膜関節と呼んだ。関節構造を構成するのは下顎頭と側頭骨下顎窩である。下顎頭のための生理的関節窩をなすのは関節円板の下面である。関節腔は、関節円板により上下に区分されている。これら二つの関節腔は、機能的に異なる役割を果たしている。すなわち上関節腔では滑走運動、下関節腔では回転運動が行われる。

顎関節中で行われる運動は**機能運動**と限界運動に区別することができる。機能運動とは咀嚼、発音、そして歯ぎしりや喰いしばり（ブラキシズム）などのいわゆるパラファンクション時の下顎運動である。**限界運動**とは、関節の解剖学的構造に従い、骨および靱帯が許容する限界に至る関節運動である。顎関節における限界運動は開口／閉口運動（open/close）、前方／後方運動（protrusion/retrusion）、および右側方／左側方運動すなわち右側／左側への内側方運動（left/right mediotrusion）である。

線維軟骨性の**関節円板**は近心および側方の側副靱帯により下顎頭に結合し、線維性の薄い関節包を強化している。関節包内面の滑膜細胞は滑液を産生し、関節軟骨に栄養を補給するとともに、運動する面の摩擦のない相互滑走を支える。矢状投影面上では関節円板の前方肥厚部、中央狭窄部、後方肥厚部を識別することができる。

関節円板-下顎頭複合体の後方には、ウィーンの解剖学者Zenkerが1956年に報告した関節後脈管叢がある。**バイラミナゾーン**とも呼ばれるこの領域には管腔の広い静脈叢（retroarticular vascular plexus、genu vasculosum）があり、関節構造に対する衝撃をある程度まで緩衝する役目を果たす。

下顎が前方位にあるとき、この脈管は十分な血液で満たされている。下顎の後方運動時には血液は押し出される。**円板側頭靱帯**は関節円板を錐体鼓室裂に付着させ、これによりバイラミナゾーンの上層（stratum superius）を形成する。**関節円板の靱帯**は下顎頭に至り、バイラミナゾーンの下層（stratum inferius）を形成している（図5-2）。

141

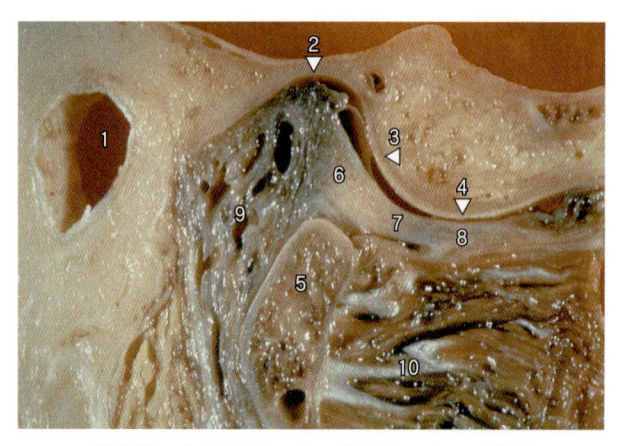

図5-2 顎関節の矢状断面。1：外耳孔；2：下顎窩；3：関節隆起；4：関節結節；5：下顎頭；6：関節円板の後部；7：中間部；8：関節円板の前部；9：関節後脈管叢；10：下顎頭に付着する外側翼突筋の靱帯。

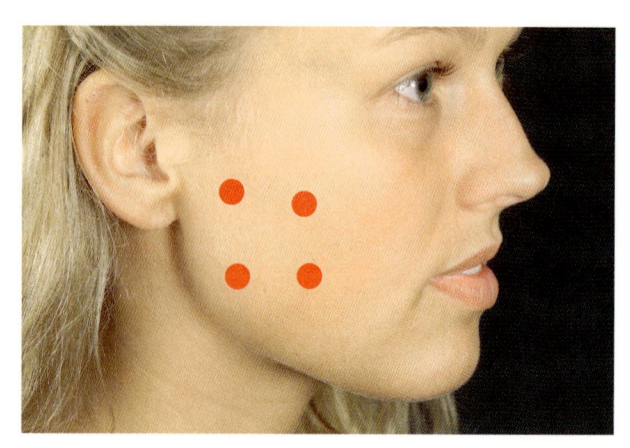

図5-3 赤のマークで示す咬筋浅部触診のための圧迫部。

1.1 顎関節の靱帯

側頭下顎靱帯（lig. temporomandibulae）は側頭骨から上行枝および下顎突起に至る靱帯である。深部は水平の線維から成り、下顎の後方運動および外側方運動を制限し、バイラミナゾーンを外傷から保護している。浅部はより垂直に走行し、開口運動を制限する。外側靱帯は関節包を補強する靱帯で、下顎運動時に関節包を保護する役目を担う（Sato 1996）。近心包を保護する靱帯はタナカの靱帯と呼ばれる（Tanaka 1988）。

茎突下顎靱帯は茎状突起から下顎角の後縁に至り、下顎の前方運動および内側方運動を制限する。

蝶形骨棘から下顎小舌に至る**蝶下顎靱帯**もまた前方運動および内側方運動を制限する。

Pinto が1962年に報告した**円板槌骨靱帯**は、中耳構造（槌骨）から顎関節構造（近心包）に至り、これら構造を連絡している。顎関節領域の炎症が中耳領域に波及するのはこのためである。

1.2 頭蓋下顎系の筋群

咬筋浅部（図5-3）：
筋起始：頬骨弓の下側面
筋停止：下顎角の咬筋粗面
作用：下顎挙上
神経支配：咬筋神経（下顎神経）

咬筋深部（図5-4）：
筋起始：頬骨弓
筋停止：咬筋粗面
作用：下顎頭外側運動の制限、関節包の緊張、下顎頭を関節隆起の中心に保つ働き
神経支配：咬筋神経（下顎神経）

側頭筋前部、中間部、後部（図5-5）：
筋起始：上および下側頭線
筋停止：筋突起
作用：下顎の挙上（前部）、閉口および後方運動（中間部）、閉口および後方運動（後部）
神経支配：深側頭神経（下顎神経）

舌骨上筋群：顎二腹筋前腹
　　　　　　　顎舌骨筋
　　　　　　　オトガイ舌骨筋
　　　　　　　茎突舌骨筋

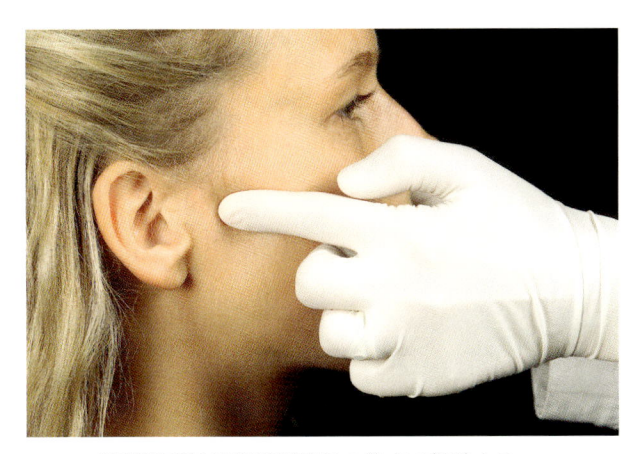

図5-4　咬筋深部は咬筋浅部後縁の後方で触診する。

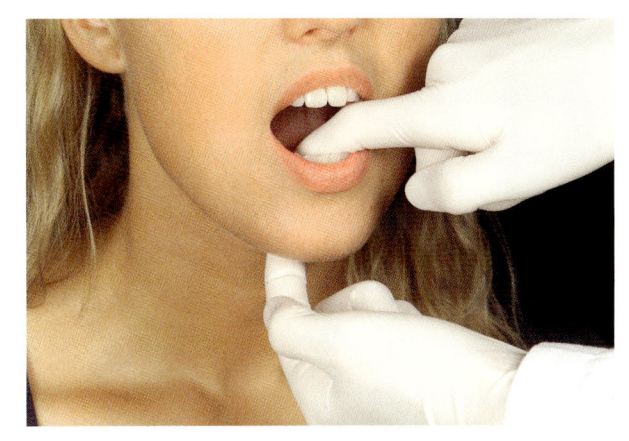

図5-6　口腔底の両手指による触診。

顎二腹筋前腹（図5-6）：
筋起始：オトガイ棘
筋停止：舌骨体
作用：開口、口腔底の挙上、舌骨の前方牽引
神経支配：二腹筋枝（下顎神経）

顎舌骨筋（図5-6）：
筋起始：顎舌骨筋線
筋停止：オトガイ結合から舌骨体に至る正中縫線

作用：開口、舌骨の挙上
神経支配：顎舌骨神経（下歯槽神経）

茎突舌骨筋（図5-7）：
筋起始：茎状突起
筋停止：舌骨体
作用：舌骨の安定
神経支配：二腹筋枝（顔面神経）の茎突舌骨筋枝

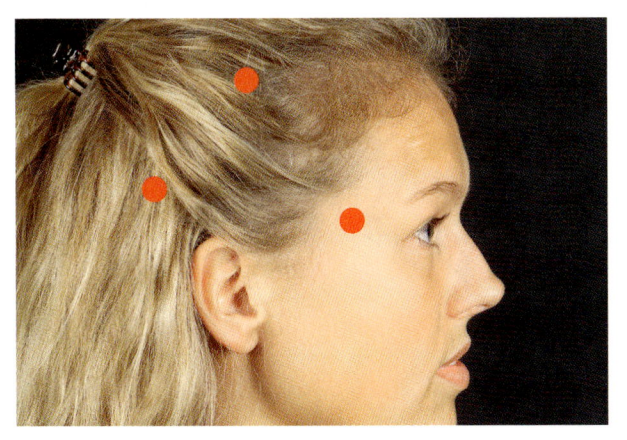

図5-5　側頭筋前部、中間部および後部の触診部位。

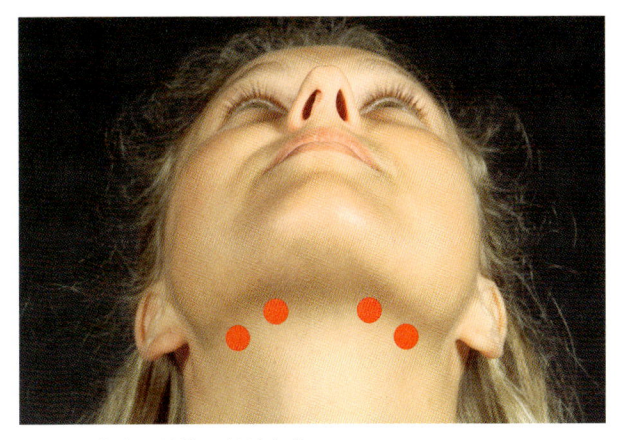

図5-7　茎突舌骨筋の触診部位。

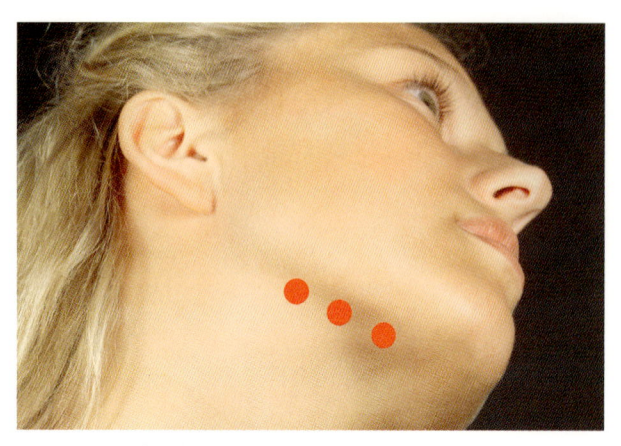

図5-8 口腔底の触診部位。

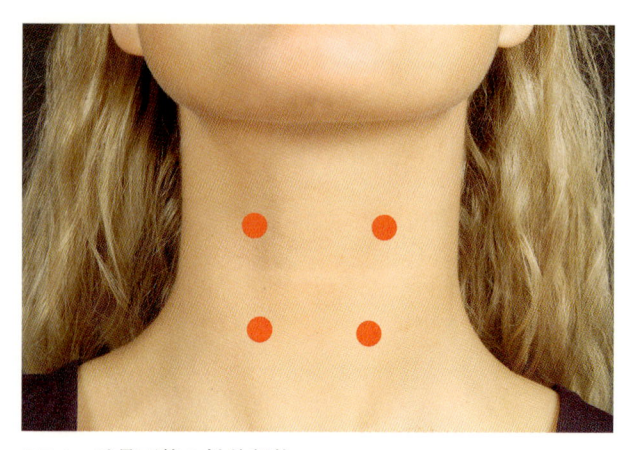

図5-9 舌骨下筋の触診部位。

顎二腹筋後腹（図5-8）：
筋起始：乳様突起内側の乳突切痕。舌骨に固定された中間腱とともに**顎二腹筋前腹**へ移行する。
筋停止：二腹筋窩
作用：開口、後方運動、舌骨下筋が舌骨を安定させる
神経支配：二腹筋枝（顔面神経）

舌骨下筋群：
　胸骨舌骨筋
　肩甲舌骨筋
　胸骨甲状筋
　甲状舌骨筋

胸骨舌骨筋：
筋起始：胸鎖関節
筋停止：舌骨体
作用：舌骨の安定
神経支配：頚神経ワナ

肩甲舌骨筋：
筋起始：肩甲骨上縁
筋停止：舌骨大角

作用：舌骨の安定、筋膜の緊張、深層頚静脈の拡張
神経支配：頚神経ワナ

胸骨甲状筋：
筋起始：胸骨柄
筋停止：甲状軟骨斜線
作用：舌骨の安定
神経支配：頚神経ワナ

甲状舌骨筋（図5-9）：
筋起始：甲状軟骨斜線
筋停止：舌骨体の外側1/3および舌骨大角
作用：舌骨の安定、嚥下時に甲状軟骨を舌骨方向に挙上する
神経支配：甲状舌骨筋枝（舌下神経）

内側翼突筋（図5-10）：
筋起始：翼状突起翼突窩
筋停止：下顎角の内側（翼突筋粗面）。咬筋とともに筋束をなす
作用：下顎挙上、側方運動（片側活性時）
神経支配：内側翼突筋神経（下顎神経）

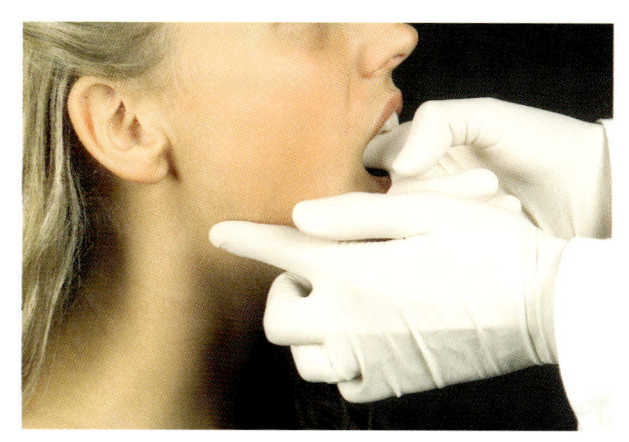

図5-10 内側翼突筋の触診は右側と左側を別々に行う。一方の手で下顎角を外側から支え、他方の手指で下顎角の内側を触診する。

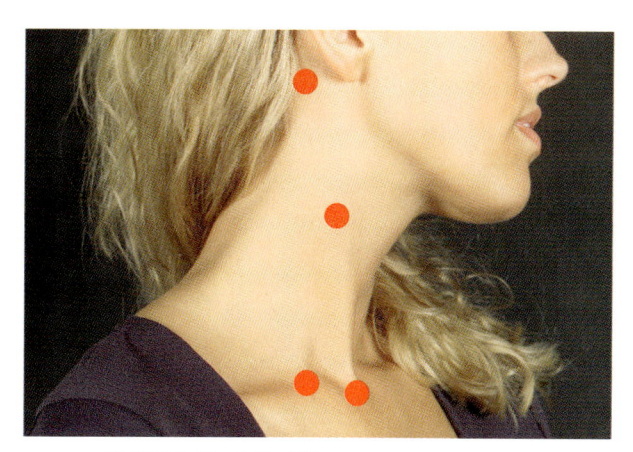

図5-12 胸鎖乳突筋の触診部位。

外側翼突筋、上頭（図5-11）：
筋起始：蝶形骨大翼
筋停止：下顎頸部翼突筋窩、関節円板および関節包
作用：閉口、前方、側方運動。関節円板‐下顎頭複合体を関節隆起の斜面上に保つ。下顎安静位においても活性
神経支配：外側翼突筋神経（下顎神経）

下頭（図5-11）：
筋起始：翼状突起外側板
筋停止：下顎頸部翼突筋窩
作用：開口、前方、側方運動（片側活性時）
神経支配：外側翼突筋神経（下顎神経）

胸鎖乳突筋（図5-12、13）：
筋起始：胸骨柄および鎖骨
筋停止：乳様突起および上項線
作用：頭部の伸展および傾斜
神経支配：副神経および頚神経叢

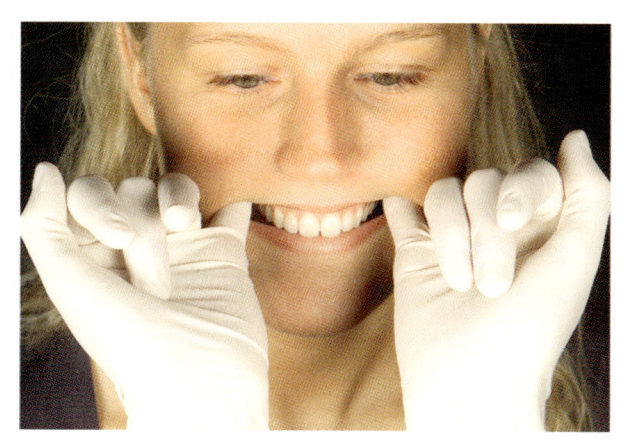

図5-11 外側翼突筋の触診においては、上顎結節の後方を両手小指の指頭で後上方に圧迫する。

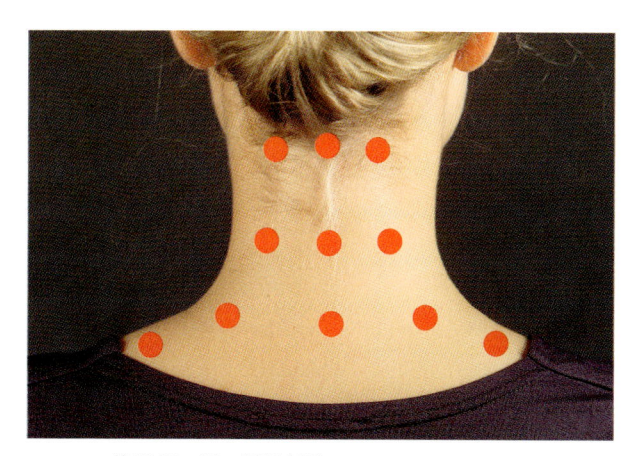

図5-13 後頚部の筋の触診部位。

顎関節の解剖学

145

2. 機能障害の診断

2.1 既往歴の診査

咀嚼器官の機能障害（CMD；craniomandibular disorders）を示す患者の既往歴の診査は医科、歯科および機能障害の多様な因子に関する特別な問診で構成される（図5-14）。

既往歴の診査においては**疼痛についての問診**が特別な意味を持つ。疼痛の始まった時期および強さ（visual analogue scale（以下VAS）を用いて確認する）を質問し、疼痛の質と1日のうち疼痛が最大に達する時点を知ることは、診断上の重要な手がかりとなる（図5-15）。

疼痛は警告と理解すべきであり、必ず適切な治療を必要とする。VASは患者が主観的に経験する疼痛の強さを数値としてとらえることができる。まず患者に左から右へ色の濃度が高まるVASを手渡す。左端は疼痛なし、右端は想像しうるかぎりで最大の疼痛を意味する。患者は指示に従って現時点での疼痛の強さに対応する位置までカーソルを移動させる。スケールの裏側は0～100までの目盛りになっており、カーソルが示す数値を読み取って調査用紙に記入する。

歯科的既往歴の診査では、調査用紙の1～10までの質問により、いわゆる**主観的既往歴指数**を求める。自覚症状の評価は0、1、2、3の4段階から成り、0は疼痛なし、1、2、3の順で疼痛が増強するとする。記録した値を合計し、自覚症状のある項目の数で割って得られる値が主観的既往歴指数である。この指数を繰り返し求めることにより、疾患の経過あるいは治療の効果を記録することができる（図5-16）。

咀嚼器官の機能障害における主症状には次のものがある：

・顎関節および咬筋領域の疼痛
・顎関節雑音
・開口障害

第三大臼歯の罹患に起因する開口障害および他の原因（耳原性、副鼻腔起因性、脈管性、神経性、代謝性、

図5-14 特別な医科的既往歴についての調査用紙。

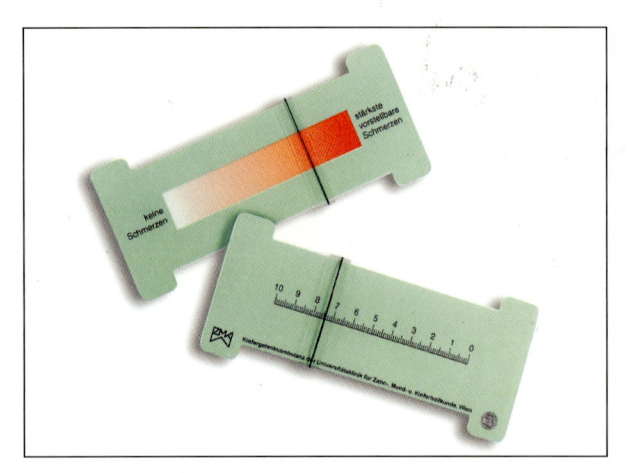

図5-15 VASスケール。

図5-16 歯科的既往歴（既往歴指数）。

機能障害の診断

感染性)による開口障害との鑑別診断をしなければならない(Cooper 1991)。

疼痛については治療を必要とするが、顎関節領域の**雑音**は必ずしも治療を必要としない(本章2.2.2「顎関節雑音の鑑別診断」参照、148ページ)。重要なのは、雑音がどの程度の期間存在したか、また強さを増したか否かを確認することである。成人における疼痛のない雑音は長年にわたり存在しても、強さに変化がなく、疼痛感覚を伴わないかぎり治療を必要としないことが多い。患者が、数ヵ月前から顎関節雑音が聞こえ、過去数週間に強まり、咀嚼時に疼痛があることを訴えた場合には、診断的な解明と治療が必要である。

頭痛は神経科医など専門医の協力を得て解明しなければならない。筋の過緊張が著しい患者においては側頭筋が関与する、いわゆる「緊張性頭痛」が生じうる(図5-17)。

肩および頸領域の緊張および痙攣の既往歴も診査する。肩甲帯、頸椎および顎口腔系は密接な関係にあるからである(Mannheimer、Rosenthal 1991)。他の関節および脊柱の症状に関する診査では、理学療法士との協力が非常に重要である。これら領域に症状があり、姿勢に欠陥のある患者は理学療法的に治療しなければならない。

歯ぎしりや喰いしばりの癖はよく見られるパラファンクションの例である。子供のブラキシズムは生理的なことである(Slavicek 2000)が、成人のブラキシズムは歯質、歯周組織、筋群および顎関節を傷害することがある。そのような患者の多くにおいて、いわゆる病的な攻撃性行動が証明されている(Kail 1986)。攻撃性が自発性か反応性かを問わず抑制しなければならず、このためには心理学者あるいは精神科医(心理療法士)との協力が必要である。

顎関節への影響が考えられる**過去の外傷の既往**も重要である。転倒によるオトガイの外傷、むちうち損傷、その他の頭頸部領域の外傷は顎関節にも影響する可能性がある。関節包、関節円板の転位はつねに診断されるわけではなく、癒着あるいは瘢痕の形成のため、のちの時点で問題を生じることがある。

全身麻酔もまた顎関節の外傷因子である。挿管時の過度の開口により、関節包靱帯を損傷することがあるからである(図5-18)。

隣接する顎関節と中耳は密接な関係にある。これら二つは骨壁で完全に隔てられているわけではない。Pintoは1962年、顎関節構造と中耳構造を結ぶ小さな靱帯(円板槌骨靱帯)について報告した。したがって中耳の炎症が顎関節構造に波及する可能性があり、再発性の**耳炎**は、炎症後癒着および瘢痕形成の原因となり得る。組織学的切片写真の多くは顎関節と中耳構造が連絡する開孔部を示す(Zyhlarz 1994、図5-19)。

Costenは1934年、耳と顎関節の症状の関係を初めて報告した。耳痛、耳鳴、急性の難聴、めまい、味覚障害および顎関節機能障害から成る複合症状はコステン症候群と呼ばれる(Costen 1934)。

2.2　臨床的機能分析

臨床的機能分析として筋と顎関節の機能分析を行うことができる(筋・関節の機能分析)。すなわち顔面の神経学的診断、およびこれと比較するための筋触診を行い、その所見を筋機能障害および発音障害(存在する場合)とともに所見記録用紙に記録する。

2.2.1　疼痛の鑑別診断

筋性および関節性疼痛は**等尺性筋収縮**により

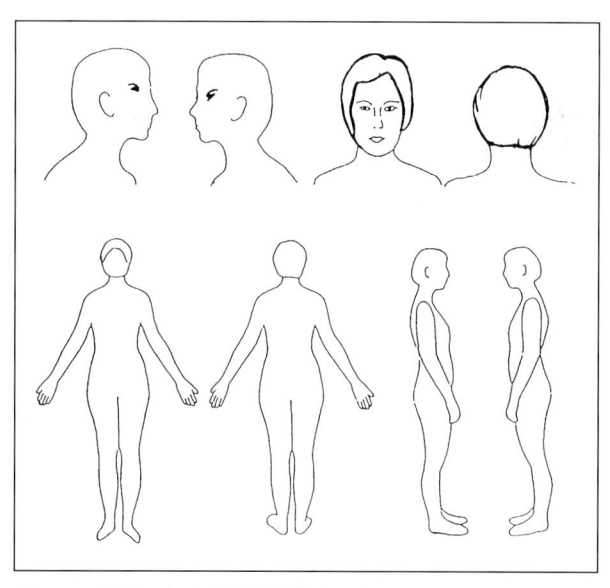

図5-17　疼痛のある部位を記録するためのスケッチ。

図5-18　詳細な歯科的既往歴。

鑑別診断する（Bezuurら 1989、Grayら 1994、Mense 1993）。患者に開口、閉口、下顎前方、後方および側方運動を行わせ、術者はこれら運動を積極的に妨げる。これにより生じる筋群の等尺性緊張（筋の長さが変化しない収縮）は30秒〜1分持続させなければならない。患者には、診断のステップごとに痛みを感じるか否か、**どのような疼痛が診断を受ける理由であったか**を証言するよう指示する（Bumann、Groot Landeweer 1992、Bumannら 1993）。等尺性緊張時に疼痛感覚が誘発される場合、疼痛は筋原性であると考えることができる（図5-20、21）。

等尺性緊張時に疼痛が生じたならば、次のステップとして筋・靱帯組織を触診する。このためには顎関節円板を下方へ**牽引**する。このとき、患者が来院する理由となった疼痛が生じたならば、その原因は筋・靱帯組織にあると考えることができる（図5-22）。

顎関節円板の牽引時に疼痛が生じない場合は、関節面が**動的圧縮**による負担を受けていることを示す。これは術者が、患者に開口、閉口、前方、後方および側方運動を行うとき左右の下顎角を上方に圧迫し、関節面を圧迫すると疼痛が誘発される可能性を意味する。このような疼痛の原因は関節部にある（図5-23）。

動的圧縮が疼痛を誘発しない場合には、疼痛の原因は関節の**後方領域**にあると考えることができる。この領域には、オトガイを後方および後上方に圧迫することにより負担をかけることができる。

2.2.2　顎関節雑音の鑑別診断

顎関節障害におけるもっとも頻度の高い症状は顎関節雑音である（Wabekeら 1989）。顎関節雑音の原因は多様である。一部の患者は顎関節雑音を強く自覚するが、これは骨が雑音を耳に直接伝達するためである。この雑音は関節円板を含めた関節面の形態変化によっても、靱帯を原因としても発生しうる。関節面の変形、下顎頭の形態的異常、関節円板の転位および穿孔がある（Tallentsら 1993）。顎関節雑音は、動的圧縮法（後述）を用いて鑑別診断することも可能である。

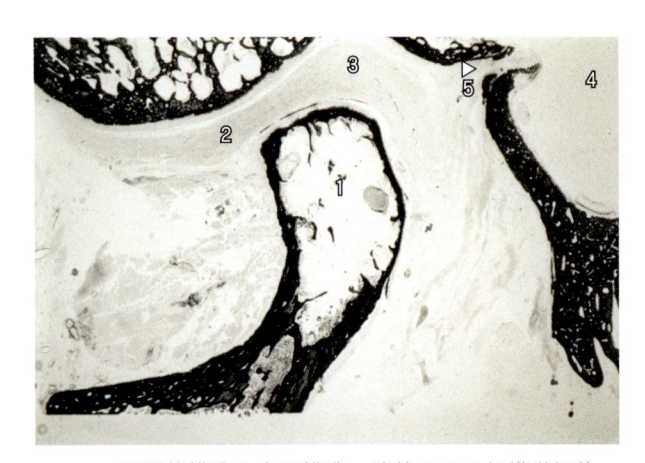

図5-19　顎関節構造と中耳構造の連絡を示す組織学切片。1：下顎頭；2：関節円板；3：下顎窩；4：中耳腔；5：開孔部。

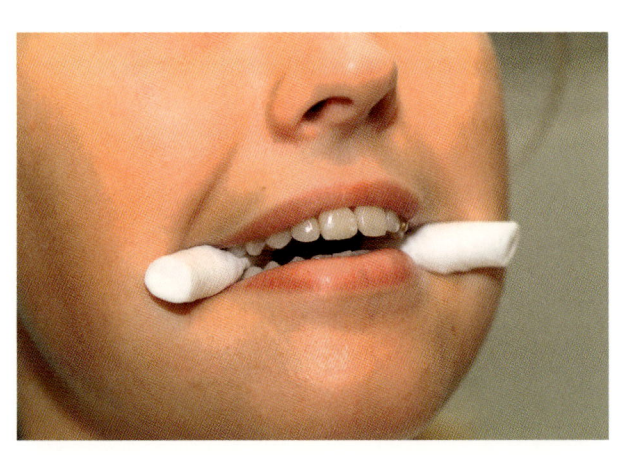

図5-20　閉口筋の等尺性筋収縮による診断。患者は第二小臼歯と第一大臼歯間に置いたコットンロールを咬む。

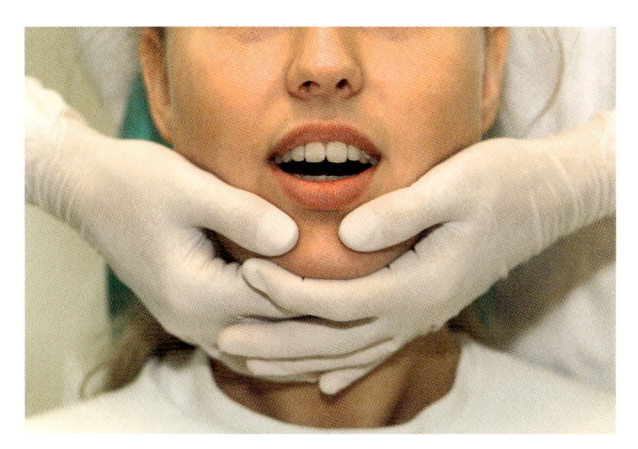

図5-21　開口筋の等尺性筋収縮による診断。患者は術者の手の抵抗に抗して開口筋の活性を試みる。

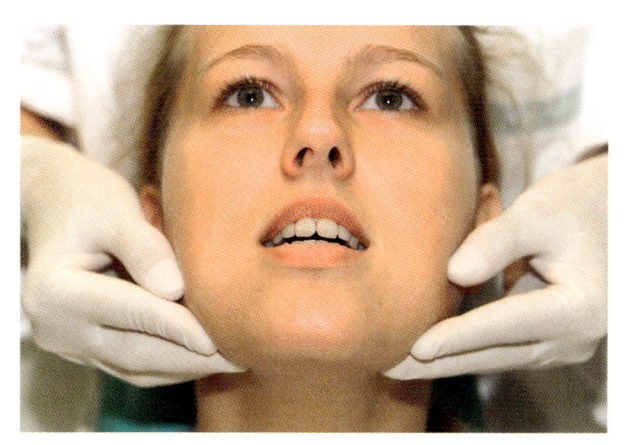

図5-23　動的圧縮による診断。患者が開口、閉口、前方および後方運動を行うとき、術者の手は下顎角を上方に圧迫する。

　顎関節雑音は運動初期に発生することも、運動中期あるいは終末期に発生することもある。また捻髪音（クレピタス）あるいはクリック音がより顕著であることもある。顎関節雑音の鑑別診断では、既往歴の診査が非常に重要である。患者は、いつ顎関節雑音を初めて自覚したか、疼痛を伴うかという質問に答える必要がある。臨床診査には、患者に開口、閉口、前方、後方および側方運動を行わせながら顎関節部を触診する方法を用い、次の点を解明する：

・顎関節雑音がクリック音か摩擦（捻髪）音（クレピタス）か？

・生じるのは顎運動のどの時点か？
・顎関節雑音発生時に疼痛を伴うか？

　ここで再度、動的圧縮の下で（下顎角を上方へ圧迫、図5-23参照）下顎限界運動を行わせ、顎関節雑音が弱まるか強まるかを検査し、触診する。その所見を既往歴記録用紙に記入する（図5-24）。
　関節円板が復位を伴う場合には、開口運動する下顎頭が転位した関節円板に乗り（上がり）、閉口運動するときに関節円板から再び転位するために**クリック音**が生じる。これは下顎頭が閉口状態にあるとき関節円板上に位置せず（図5-60、61参照）、関節隆起に沿って前方へ移動するとき関節円板上に復位し（図5-62、63参照）、閉口するとき関節円板が転位することを意味する。したがって、クリック音は下顎偏心運動（前方または開口運動）時にも、中心位へ戻る閉口あるいは後方運動時にも発生することがある（図5-44参照）。このため、このクリック音は**相反性クリック音**と呼ばれる。**開口運動時**のクリック音は閉口運動時に比べ、**関節の遠隔部**（大きな開口量）で生じる。**動的圧縮時**ではクリック音が**増強**され、下顎角を上方に圧迫する開口運動時のクリック音、すなわち下顎頭が関節円板に乗り上げる（下に復位する）ときのクリック音は、やや**遅れて**関節遠隔部にて生じる。関節円板の転位を解明することは、臨床的に非常に重要である。転位から正常位へ復位可能な関節円板であっても、いずれ非復位性となり、疼

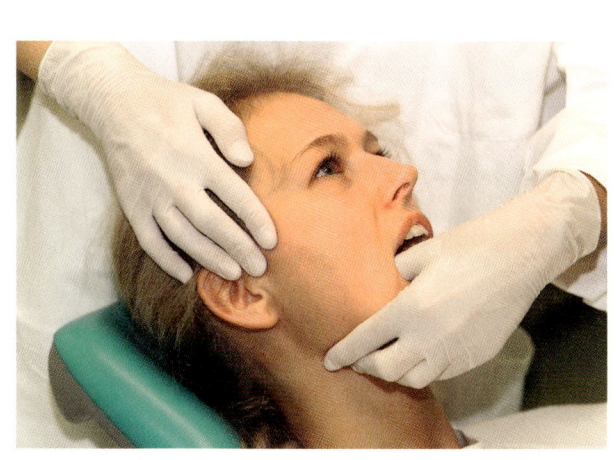

図5-22　顎関節円板の牽引。片手で下顎を把持し、注意深く下方へ牽引する。

149

	クリック音		
	動的圧縮時のクリック音	右側 ○	左側 ○
	捻髪音	右側 ○	左側 ○
	疼痛		
	等尺性緊張時	右側 ○	左側 ○
	牽引時	右側 ○	左側 ○
	前方運動時	右側 ○	左側 ○
	機能検査：左右の差異		
	開口、閉口または前方運動		
	開口時(mm)		

図5-24　既往歴記録用紙。

	筋所見	調査年月日		調査年月日	
		右	左	右	左
1.	肩および頸				
2.	環椎部				
3.a	側頭筋前部				
3.b	側頭筋中部				
3.c	側頭筋後部				
4.a	咬筋浅頭				
4.b	咬筋深頭				
5.	内側翼突筋				
6.	顎舌骨筋				
7.	顎二腹筋				
8.	舌骨上筋群				
9.	舌骨下筋群				
10.	胸鎖乳突筋				
11.	肩甲舌骨筋				
12.	外側翼突筋				
13.	舌				
14.	顎関節				
a.	外側極(静止時)				
b.	外側極(回転運動時)				
c.	後方関節腔				
d.	側頭下顎靱帯付着				

図5-25　筋所見。

痛が強まり、開口障害に至ることがあるためである。

　靱帯に起因するクリック音(**靱帯性クリック音**)は多くの場合、疼痛を伴わない。下顎頭のわずかな形態的変化あるいは外側極の増大(Griffin 1977)のため、外側靱帯が下顎運動時にクリック音を発することもある。**動的圧縮時**の下顎運動では靱帯性クリック音が**弱まり**、あるいは生じないことがある。したがって関節円板の転位に起因するクリック音との識別も可能である。動的圧縮によって相反性クリック音が消滅することもある。ただし、この場合は下顎の滑走運動が制限される。

　関節結節が平坦であり、疼痛が生じることのないクリック音は**前方オーバーローテーションクリック音**と呼ばれる。この場合、関節円板 - 下顎頭複合体が関節結節を超えて前方へ移動する。このクリック現象は過度に開口するときにだけ発生する(終末クリック音)。通常は治療を必要とせず、過度な開口を避けるよう患者に指示する。患者がクリック音に悩まされるようであれば、Le Clerk の運動抑止整形術を実施する(Undt ら 1997)。

　捻髪音(クレピタス)は聴覚的にクリック音と容易に識別することができる。捻髪音は関節面の変性によって生じ、とくに高齢者に頻繁である。この顎関節雑音は、動的圧縮時に顕著であるが、発生する部位は一定である。動的圧縮時に疼痛と捻髪音が生じる場合は骨関節炎、疼痛を伴わない捻髪音は関節面の関節骨炎症性の変化を意味する。開口運動時に生じる捻髪音は下顎頭表面の変化(下部変化)、これに対し前方運動時に生じる捻髪音は下顎窩の形態学的変化(上部変化)を示す。

2.2.3　筋触診

　咀嚼筋の状態を把握するための臨床診査の一つとして、咀嚼筋の診断を行う。等尺性筋収縮により筋に異常があると判断した場合、咀嚼筋群を組織的に診査する。この診査には、右側と左側を均等に圧しながら触診する方法を用いる。口腔内の触診はまず、わずかな圧迫の下で行う。触診の前に、視診により筋の非対称性を診査しておかなければならない。

　触診は両側同時に行い、患者に左右均等に圧迫を感じるか、どちらか片側に強い圧迫を感じるかを問診する。均等に圧迫を感じる場合は所見記録用紙に(－)、片側に強く感じる場合は(＋)の記号を記入する。触診する部位は本章1.2「頭蓋下顎系の筋群(142ページ)」の図に赤のマークで示した。わずかな疼痛を伴う筋群の緊張は(＋＋)、強い疼痛は(＋＋＋)の記号を記入する(図5-25)。

2.2.4 神経学的顔面所見

三叉神経の3枝(第Ⅴ脳神経の第1、第2、第3枝)の終末部および顔面皮膚の感覚を診査する(図5-26)。

- 眼窩上神経(―前頭神経、眼神経から分岐)が眼窩上孔から出る部位を圧迫する。
- 眼窩下神経(―上顎神経から分岐)が眼窩下孔から出る部位を圧迫する。
- 下歯槽神経(下顎神経から分岐)がオトガイ孔から出る部位を圧迫する。

これら部位の触診により急速に消失しない疼痛が誘発された場合は、これを所見記録用紙に記録するほか、さらなる神経学的診査が必要である。圧迫知覚の欠如または知覚異常も同様である。三叉神経の知覚部は前頭から下顎下縁までの半側を支配する(ただし下顎角は頸神経叢から分岐する大耳介神経に支配される)。三叉神経知覚部はさらに口腔、眼および鼻の粘膜も支配する。感覚は接触刺激および温度刺激により検査する。温度刺激と疼痛刺激が分離する障害は変位性障害と呼ばれ、中枢性(三叉神経中脳路核または三叉神経脊髄路核)の障害を示す。

眼の運動性検査、すなわち**動眼神経**(第Ⅲ脳神経)、**滑車神経**(第Ⅳ脳神経)および**外転神経**(第Ⅵ脳神経)の診査には、頭部を固定した患者に対し、術者手指の運動を眼で追うよう指示する方法を用いる。この検査では動眼機能の障害と複視に注意し、これら障害が認められる場合は神経学的解明を必要とする。

顔面神経(第Ⅶ脳神経)の診査:

顔面神経麻痺は中枢性と末梢性に区別することができる。中枢性麻痺の場合、前額部の麻痺がつねにわずかである。眼瞼の閉鎖は弱まるが、閉鎖できなくなることはない。

末梢性顔面神経麻痺の症状には運動機能麻痺、聴覚過敏、涙液および唾液分泌の減少、舌前方2/3領域の味覚障害がある。

運動機能の障害は額および鼻に皺を寄せる、患者に眼を閉じる、口笛を吹く、歯を見せる、笑う、口を尖らせる、しかめ面をするよう指示する方法により診査する(図5-26)。

2.2.5 筋機能障害、発音障害

発音(構音)障害と顎口腔系の状態は密接な関係にある。発音に障害のある患者の多くにおいて下顎運動の非対称性、咀嚼筋および顎関節の異常が証明されている(Gstöttenbauer 1994)。

筋機能障害(嚥下様式の異常、舌習癖、口唇の異常)と発音障害が認められる場合は専門家との協力による治療が必須である。

呼吸、吸啜、咀嚼、そして嚥下する機能は一次機能と呼ばれる。さらにこれより複雑な表情表現、構音および発音(咽頭内で発する音)は二次機能と呼ばれる。これら生理的機能の障害、そしてパラファンクション(ブラキシズム、舌習癖)の治療には耳鼻咽喉科、言語聴覚士(筋機能療法)および心理学の専門家と歯科医師間の協力が必要である(Bigenzahn 1995、図5-27)。

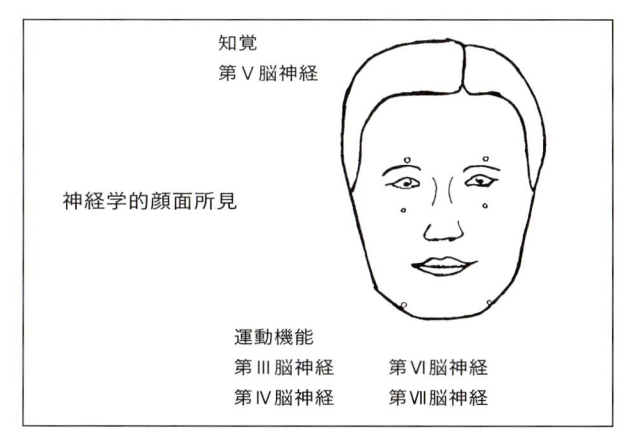

図5-26　神経学的顔面所見。

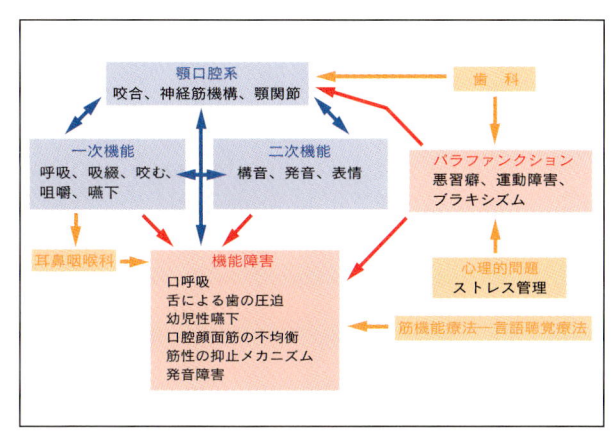

図5-27　顎口腔系における機能関係。

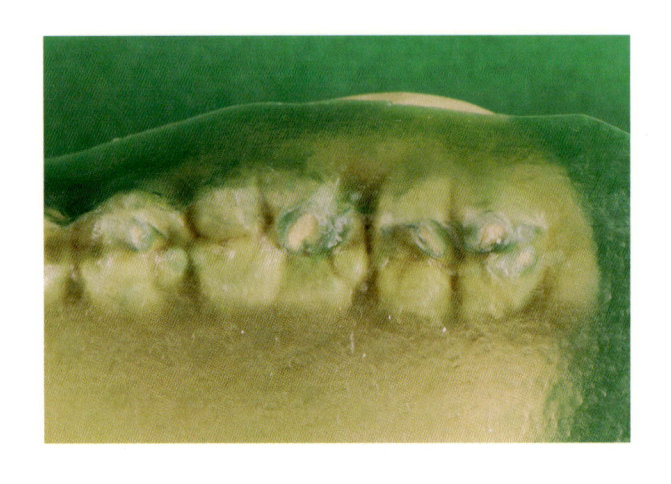

図5-28 下顎の接触を示す下顎模型上のオクルーゾグラムワックス。ワックスを上顎模型上に戻すことにより、同様に上顎の接触を分析することができる。

2.3 機器を利用する診断

機器を用いる咀嚼器官の診断方法には咬合器に装着した模型の分析（第Ⅱ章「咬合と咬交」参照）、オクルーゾグラム、下顎位分析、下顎ヒンジアキシスの運動軌跡の描記、および映像化診断法などの方法がある。

2.3.1 オクルーゾグラム

オクルーゾグラムは歯が誘導する下顎運動について、薄いワックスプレート（オクルーゾグラム用ワックス）を用いて咬合接触点の分析をする方法である。

ワックスプレートは両手の平に挟んで温め、上顎模型に圧接する。患者の上顎歯列弓と幅が一致するワックスプレートを用意するため、歯列弓より外側の余剰部分を鋏で切り取る。

最初のステップとして**習慣性咬合位**（咬頭嵌合位；以下ICP）における歯牙接触を記録する。このためにはワックスプレートを上顎に装着し、これを咬むよう患者に指示する。下顎の誘導は行わない。ワックスに記録された接触点（孔）の分析は上顎模型上で行う。分析結果は所見記録用紙のオクルーゾグラムに記入する。

同じ方法により**基準位（RP）**もしくは**後方接触位（RCP）**の咬合接触を記録することもできる。オクルーゾグラムワックスを上顎歯列に装着し、強制することなくオトガイ点誘導法により基準位へ誘導する。孔が形成されたワックスプレートは同様に模型上に戻す（図5-28）。

次に**前方誘導**を記録するため、ワックスプレートを装着した患者に歯牙接触を保ちながらICPから下顎最前方位に至る「前方向の歯ぎしり」を指示する。これによりワックスに前方誘導を記録した孔が形成される。形成された孔は、犬歯誘導症例では切歯および犬歯領域の誘導、グループファンクションでは上顎前歯部と下顎第一小臼歯および前歯部の誘導を示す。これより遠心歯の接触は好ましくない。臼歯部の誘導は筋活性を高める。記録した前方誘導は所見記録紙に黒で記入する。

後方誘導はICPからさらに後方への下顎運動により記録する。このためには別に用意したワックスプレートを使用する。記録した後方誘導も記録用紙に黒で記入する。後方へは上顎の咬頭斜面近心側（後方咬合小面）が誘導する。

ワックスプレートをさらにもう1枚用意し、同様にして下顎側方運動時の**外側方運動側の誘導**を記録することもできる。患者には「側方への歯ぎしり」を指示する。犬歯誘導症例では、外側方運動側の犬歯だけが側方運動を誘導し、筋活性を最小限に抑制できるのが理想である。他の臼歯はすべて接触すべきではない。同様に内側方運動側も誘導すべきではない。内側方運動時の誘導が存在する場合は、内側方運動側の干渉（平衡干渉）と呼ぶ。グループファンクションの場合は外側方運動側の犬歯が小臼歯の頬側

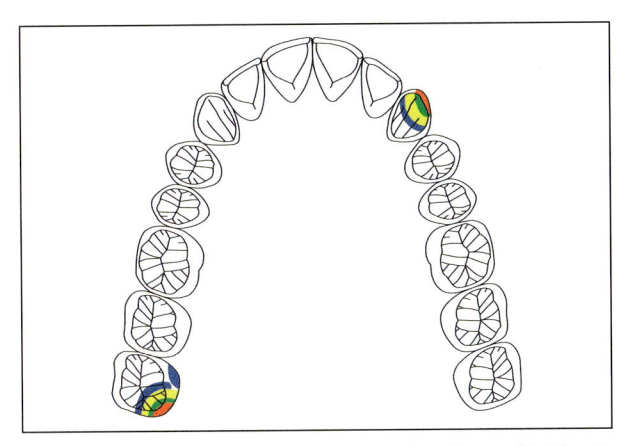

図5-29 臨床例で示す下顎右側が内側方運動する（左側は外側方へ運動）ときの誘導。右側第二大臼歯の干渉に注目。

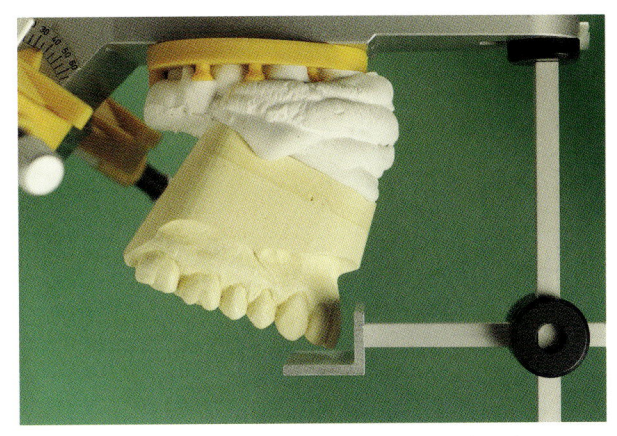

図5-30 上顎前歯の形態を分析する切歯走査装置（アンテリアティースエバリュエーター）。

咬頭および第一大臼歯の近心頬側咬頭とともに誘導することができる。これより遠心歯は接触すべきではない。この場合も反対側の歯は完全に離開すべきである。外側方運動の誘導記録は所見記録用紙に緑で記入する。平衡接触およびハイパーバランスは青で記入する。したがってオクルーゾグラムによる記録は咬交（動的咬合）の記録でもある（図5-29）。

2.3.2 アンテリアガイダンスの分析法

前歯の形態およびインターコロナルオープニングアングル（歯冠内開口角）は、前歯部のシリコーン印象と咬合器に装着した上下顎模型を用いて分析することができる（図5-45参照）。このための前提条件は、咬合紙を用いて、咬合器に付着した模型の前方運動を口蓋側に印記することである。

咬合器の上弓にアンテリアティースエバリュエーターを装着し（図5-30）、練和したパテタイプのシリコーン印象材を盛ったのち、咬合器を閉じる。これにより、上顎前歯部の印象が採得される。

硬化したシリコーンを矢状方向に切り、断面コピー用紙に拡大コピーする。アンテリアティースエバリュエーターの下面は軸眼窩平面（以下AOP）と一致するので、アンテリアガイダンスの角度をAOPに対する角度として計測することができる（第Ⅲ章「咬合面再建のための順次ワックスアップテクニック」参照）。矢状顆路傾斜角（以下SCI）とアンテリアガイダンスの角度は相関関係にある。アンテリアガイダンスは機能的フリースペースを保証するため、SCIより10°以上傾斜しているべきではない（McHorris 1979、Slavicek 1982）。

2.3.3 下顎位インジケーター（Mandibular Position Indicator）を用いた分析

下顎位インジケーター（以下MPI）分析により、上顎に対する下顎位を知るほか、下顎頭の三次元的偏位、顎関節の圧迫および伸延を確認することができる（Slavicek、Mack 1979、Mack 1980a）*。MPIは再現性の高い分析を可能とする（Tuppyら 1991）。機能的に問題のない咀嚼器官においては、下顎歯列が上顎歯列と最多点数で接触する下顎位（ICP）と生理的関節位（基準位；RP）との差異はわずかでしかない（第Ⅱ章「咬合と咬交」参照、67ページ）。下顎頭の0.5mm以上の偏位は患者の疼痛症状に影響を及ぼすことがある（Lotzmann 1999）とされ、McNeilの定義によれば、ICPと後方接触位の2mm以上の差異は頭蓋下顎障害のリスク要因である（McNeil 1997）。

MPI分析をするためには、咬合器に装着した上下顎模型が必要である。下顎模型は基準位に装着しなければならない。また上下顎模型のICPを再現できることが重要である。装備としてはSAM咬合器とMPIが必要である。

まず上下顎模型をMPI（図5-31、第Ⅱ章「咬合と咬

*SAM® Präzisionstechnik GmbH、ミュンヘン、ドイツ

第Ⅴ章　顎口腔系機能障害の診断と治療

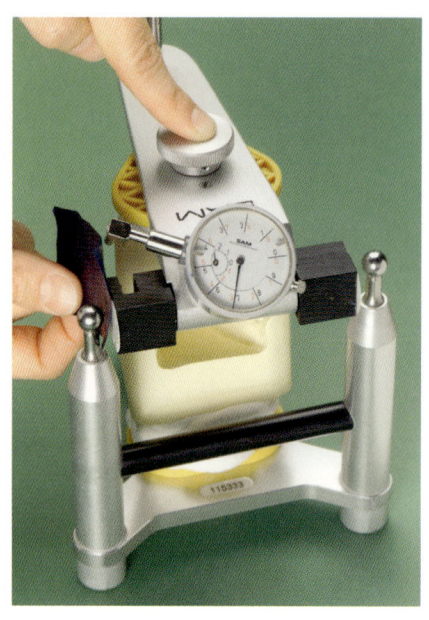

図5-31　MPI。

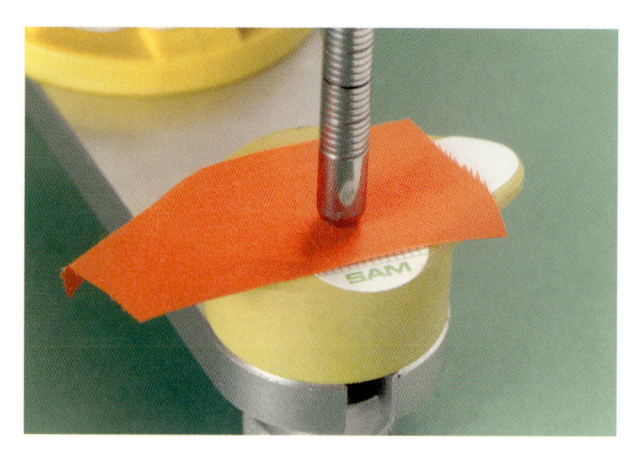

図5-32　インサイザルテーブルに貼り付けた方眼紙に印記される赤いマークが下顎基準位を示す。

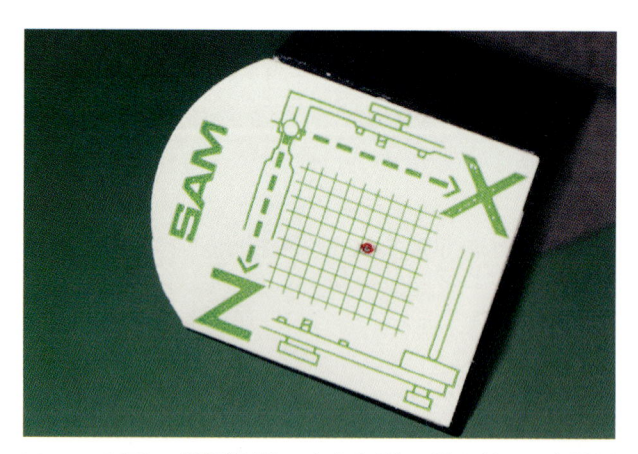

図5-33　MPIの描記板(黒の立方体部)に貼り付けた方眼紙に穿孔した関節中心位。見やすいように赤い点でマークする。

交」参照、100ページ)に装着する。

- 下弓にインサイザルテーブルを装着し、これに接着ラベル付方眼紙を貼り付ける。基準位におけるインサイザルピンの高さを読み取り、値を所見記録用紙に記入する。赤の咬合紙を使用し、インサイザルピンの位置を方眼紙に記録する(図5-32)。
- 上顎模型を咬合器から外し、MPIにネジで固定する。左右の描記板に方眼紙を貼り付け、外側ピンで方眼紙を穿孔することにより、MPIのヒンジ点を記録する。この点は関節中心位(基準位)を示す(図5-33)。
- 上顎模型をMPIから外し取り、咬合器にトランスファーする。上下顎模型をICPで咬合させたのち、この関係を保つ(図5-34)。
- インサイザルピンの高さを再度読み取り、所見記録用紙に記入する。さらにブルーの咬合紙でインサイザルテーブル上の方眼紙にインサイザルピンの位置を印記する。その位置がはじめに印記した赤いマークと一致しない場合は、方眼紙上で「スライド・イン・セントリック」の有無を解明することができる(図5-35)。
- MPIの描記板の上にブルーの咬合紙を置き、咬合器の顆頭球を押し付け、描記板に貼り付けてある方眼紙に青い点をマークする(図5-36)。この点

も、先に印記した赤いマークと一致するのが理想である(ICP＝後方接触位、図5-37、a)。
- 記録した顆頭の位置が咬頭嵌合位と基準位で一致しない場合、その差を貼り付けた方眼紙の記録を用いて矢状的に求め、x軸およびy軸方向の偏位値として所見記録用紙に記入する(図5-37、38)。
- y軸方向の偏位はMPIのゲージから読み取ることができる。ゲージを描の溝に入れ、側方偏位をゲージの外側の目盛りから1/10mm単位で読み取る。ゲージの針が1/10mm目盛りの中間を指す場合、0.05mm単位までの読み取りが可能である。右側への偏位は赤(－)の数字、左側への偏位は黒(＋)の数字で表示される。ゲージ内側の目盛りは1mm単位である。読み取ったy値も所見記録用

154

機能障害の診断

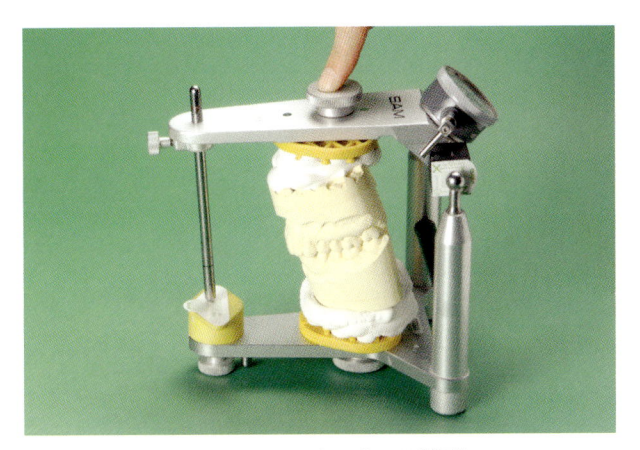

図5-34 ICPで咬合するMPI上の上下顎模型。

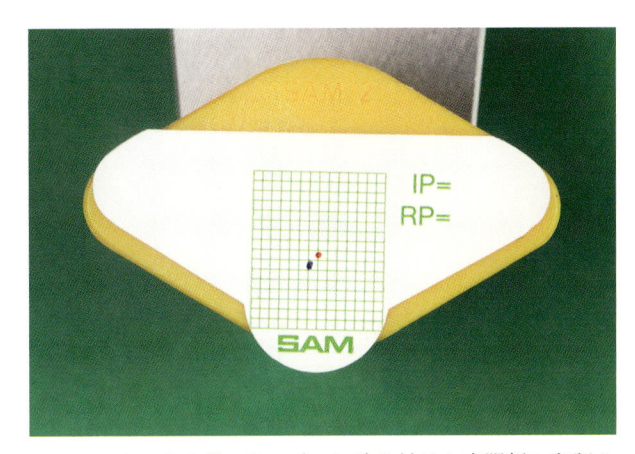

図5-35 インサイザルテーブルに貼り付けた方眼紙に印記された青のマーク(ICP)は赤のマーク(後方接触位)より右前方に偏位している。

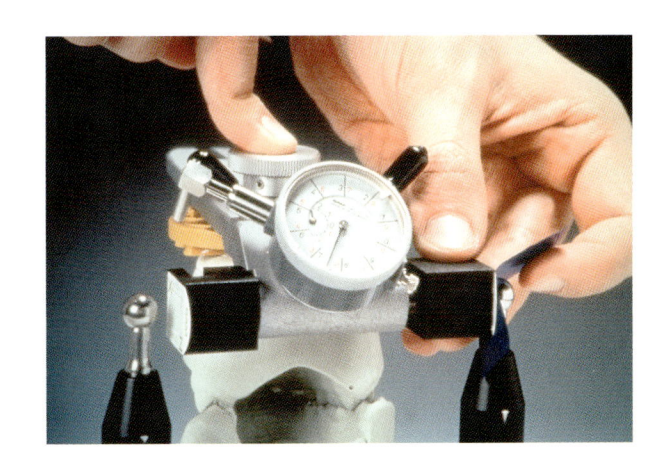

図5-36 ICPにおける顆頭球の位置を示すマーク。

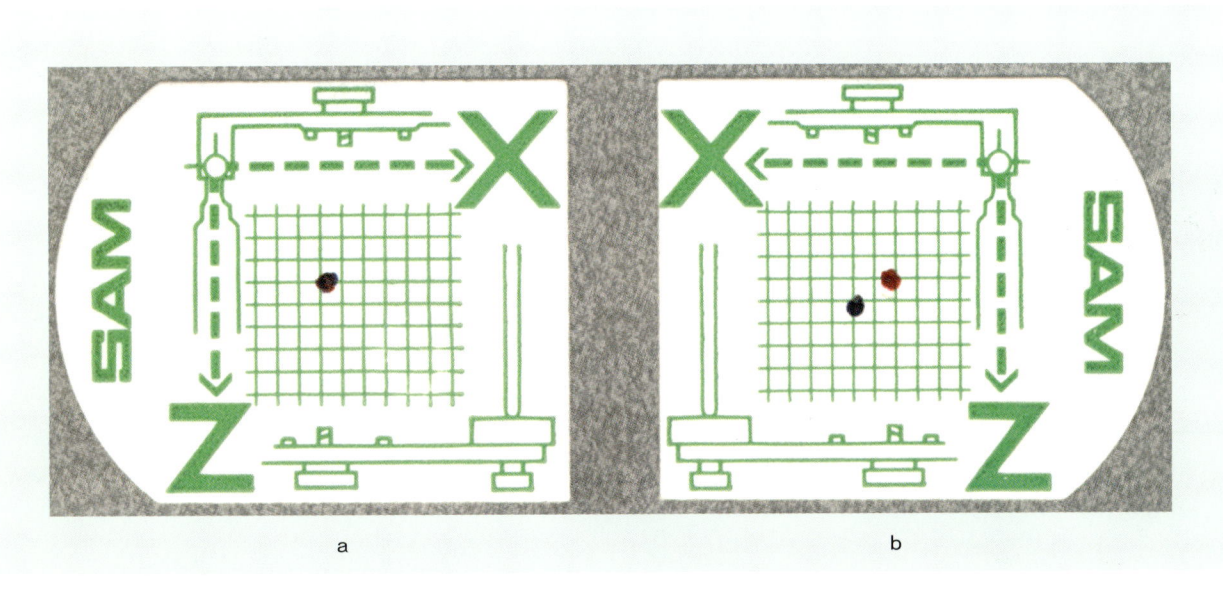

a　　　　　　　　　　　　　　　b

図5-37　a　右側の顎関節は後方接触位とICPが一致する；b　左側の顎関節は後方接触位が前方に偏位している。

155

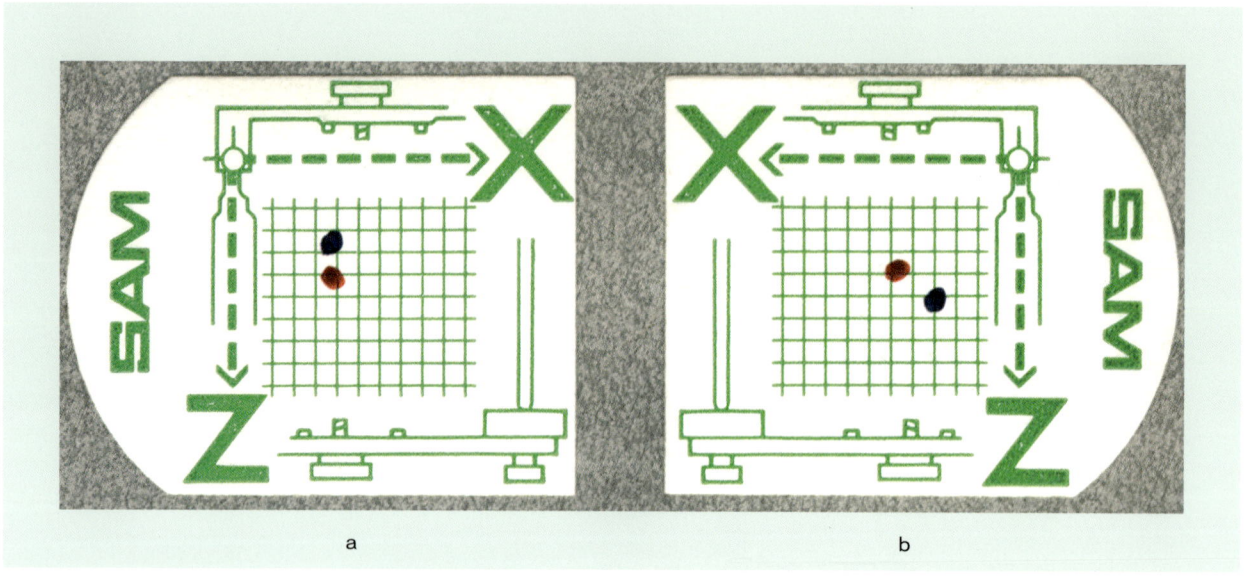

図5-38　a　右側顎関節の圧迫；b　左側顎関節の伸延。

紙に記入する(図5-39)。

顎関節の圧迫および伸延を知ることは、治療的に重要な意味がある(本章「咬合挙上装置を用いる療法」参照、169ページ)。異常所見を示す場合は、補綴前にそれに対する治療を行わなければならない。

2.3.4　蝶番軸運動の描記

下顎運動を描記する装置の進歩には長い歴史がある(第Ⅱ章「咬合と咬交」参照、87ページ)。下顎の蝶番軸運動の描記および分析法は、顎機能に障害のある患者の臨床診査に付加的データをもたらすほか、治療結果の記録にも利用することができる。SCIおよびベネット角は咬合器を理想的に設定する前提となるデータである。

Axiograph®による描記には上下二つのボウから成るダブルフェイスボウシステムを使用する(Mack 1979b、1980、Slavicek、Sperr 1980)。下顎に固定するボウは、上顎に固定するボウの描記板(フラッグ)にヒンジ点の運動を記録するための描記ボウである。下顎ボウは三次元の調節が可能であり、これにより下顎のヒンジアキシスと一致させることができる(第Ⅱ章「咬合と咬交」参照、70、90ページ、図5-40)。

パラオクルーザルクラッチの使用は顎関節診断の可能性を高め(Slavicek 1981)、その範囲を咀嚼器官の機能的およびパラファンクション的運動の洞察に至るまで拡大することができる。パラオクルーザルクラッチは咬合接触を解除した下顎の自由な、あるいは誘導による限界運動の描記と分析、そして機能時(咀嚼、発音)およびパラファンクション(ブラキシズム)時の下顎運動の分析を可能にする。

パラオクルーザルクラッチは常温重合レジン(例えばProtemp®)を材料として製作する。柔軟性のあ

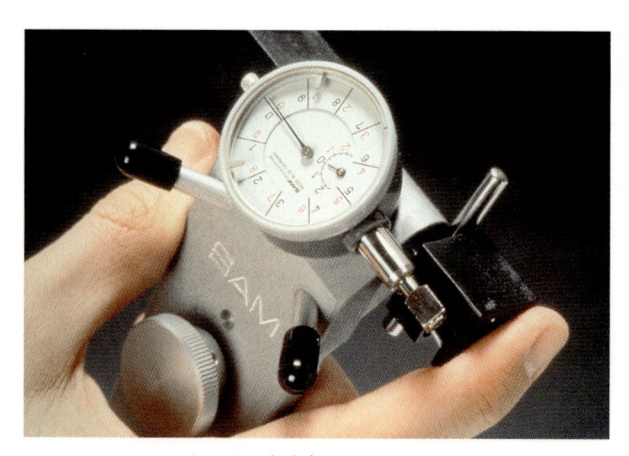

図5-39　MPIのゲージの文字盤。

機能障害の診断

る金属に常温重合レジンを盛りつけ、軟らかい状態で下顎前歯部の唇側面に圧接する。術者は、この状態を保ちながらレジンの硬化を待つ。初期硬化後メスあるいは回転器具で咬合を干渉する余剰部分を除去する。咬合面は完全に開放しなければならない。口腔内でチェックしたのち、下顎前歯部の唇側面に固定する（図5-41）。

Axiograph®により下顎運動を描記するため、上顎ボウの描記板に記録用紙を貼り付ける*。下顎ボウ（描記ボウ）には描記針を持つ計測ゲージをサイドバーに装着する。サイドバーは可及的に平行とし、頭部に確実に固定することにより、描記誤差を最小にとどめることができる。描記針をヒンジアキシスと一致させたのち、次の基本運動を描記する：

・任意の（術者が誘導しない）開口、閉口運動
・任意の前方、後方運動
・右側への任意の内側方運動（患者に左側運動を行わせる）
・左側への任意の内側方運動

偏心運動を描記する間、ゲージが示す値をmm単位で読み取り、記録する。

術者が誘導する限界運動も同様に描記する。術者が誘導する運動を描記するのは、円板および形態的な変化を鑑別診断するためである。描記ののちSCIとベネット角を算出する。

コンピュータを用いたAxiograph®（以下CADI-AX®）は下顎運動を三次元的に描記することができる（Meyer 1986、Slavicek 1988）。付加的な情報として時間的推移を画像化することもできる。全運動軸を求めた時には回転運動と前方運動が同一軌跡上の歪みのない画像が得られる（Piehslingerら 1991）。この方法ではダブルスタイラスシステム（Doppelstylus-system: Gamma社、Klosterneuburg、オーストリア）が回転と前方への滑走距離をとらえる。描記はヒンジ点の運動をコンピュータのモニターに直接転送する電子式フラッグとスタイラスによって行う。下顎が非対称性に運動するとき、矢状方向のフラッグに接する描記装置のテレスコープ式（スプリング付）ス

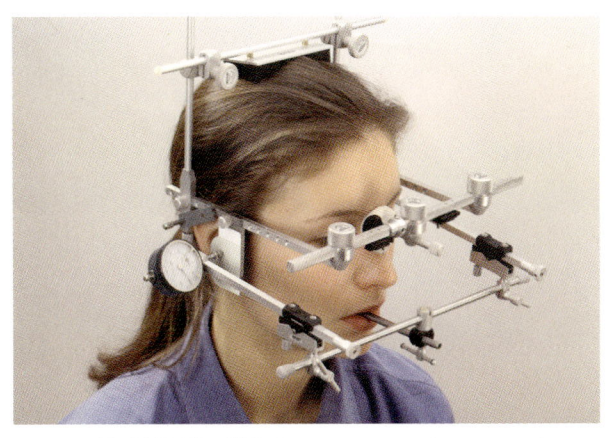

図5-40　蝶番軸運動を描記するフェイスボウシステム（SAM-Axiograph®）。

タイラスは側方に偏位する。この偏位は、フラッグと下顎のサイドシフト（ベネット運動）の関係を意味し、前方運動にサイドシフトする時間的推移を分析することができる。

ダブルフェイスボウシステムを装着し、パラオクルーザルクラッチを固定したのち、例えば患者のオトガイを操作して基準位へ強制することなく誘導する（第II章「咬合と咬交」参照、71ページ）。この基準位は良好に再現できる下顎位（Piehslingerら 1993）であり、蝶番軸運動を描記するさまざまな方法の起点とし、これを座標の0点（スタート点）とする。再現性が高いこの基準位は、咬合面修復のための下顎位としても適する（Tarantolaら 1993a）。下顎中心位の長

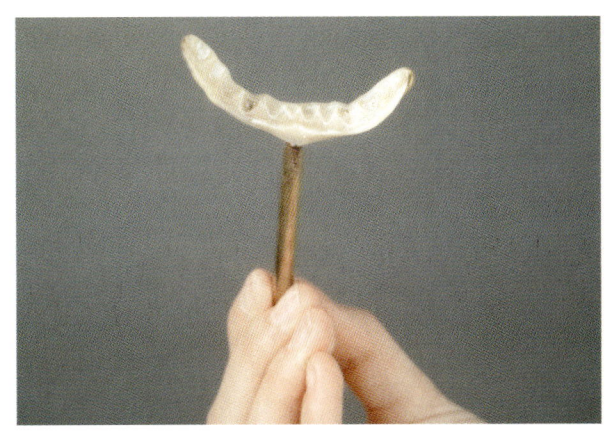

図5-41　パラオクルーザルクラッチ。

*SAM® Präzisionstechnik GmbH、ミュンヘン、ドイツ

第Ⅴ章　顎口腔系機能障害の診断と治療

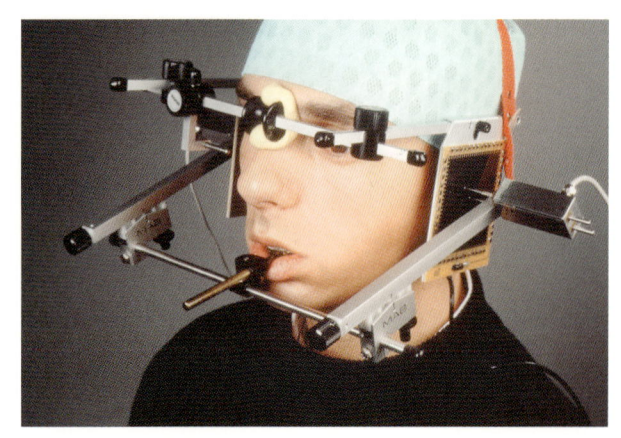

図5-42　下顎運動を電子フラッグとスタイラスで描記するAxiograph®(CADIAX®)。

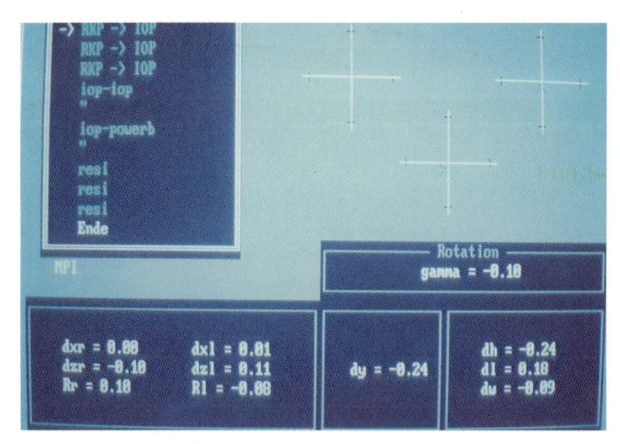

図5-43　CADIAX®によるMPI(EMPI)の記録データ：右側(r)および左側(l)のdx、dy、dzデータ、ならびにインサイザルテーブルのための逆算値。

期的安定性は、補綴治療から11年後の患者においても証明することができる(Hilbeら 2000)。

　ヒンジ点はコンピュータが下顎の回転運動から自動的に求める。このために術者は、患者のオトガイを強制することなく操作し(オトガイ点誘導)、基準位へ誘導する。その際大きな開口運動を行わせてはならない。回転に前方運動が加わることになるからである。開口角7%までの初期開口運動は純粋な回転運動である(Piehslingerら 1993a)。これは上下顎切縁間の距離およそ20mmに相当する。左右のヒンジ点をディスプレーに表示すると、スタイラスまでの距離を読み取ることができる。下顎ボウを調節し、ディスプレー上でチェックしながらスタイラスの先端をヒンジ点と一致させる(図5-42)。

　ヒンジ点を求めたのち、自由な運動や誘導を行った時の限界運動と機能運動(咀嚼、発音、嚥下)を行わせ、再現性をチェックする。この時ディスプレーにはSCIとベネット角が表示される。カーソル(+)を運動路に沿って移動させると、運動曲線のあらゆる位置がx、y、z座標で表示される。基準位からの直線距離「s」も表示される。パラオクルーザルクラッチを使用すれば、Axiograph®による診査時にMPIと同様の検査をコンピュータで描記(EMPI)することができる(図5-43)。

　SCIおよびベネット角の曲線および値をプリンタで印刷する。図における上の座標は水平面上の運動、下の座標は矢状面上の運動を示す。図5-44に示す図形は下顎前後運動であるが、右に示されるグラフは水平面および前頭面上の顎運動である。この図から運動の非対称性を正確に分析することができる。

　図形を重ね、再現性をチェックすることもできる。下顎運動の図形と機能運動(例えば咀嚼、発音)の図形を重ねることにより回避メカニズムを見ることができる。これは臨床的に興味深いメカニズムである。回避の原因として少なくとも咬合を干渉する因子、例えば狭すぎるインターコロナルオープニングアングルが考えられるためである。インターコロナルオープニングアングルとは、咀嚼および発音時に下顎の自由な運動を保障するために必要な上顎前歯口蓋側面と下顎前歯唇側面間の空隙のことである(図5-45)。

　このインターコロナルオープニングアングルが狭小である場合、その原因として傾斜の急な歯軸(不正咬合)、劣悪な歯冠形態(AOPに対する傾斜の急峻なアンテリアガイダンス、本章2.3.2「アンテリアガイダンスの分析法」参照、153ページ)あるいは傾斜を急峻に排列した人工歯が考えられる。これは前歯部だけではなく、臼歯部についても言える。狭すぎるインターコロナルオープニングアングルは歯質の欠損、歯周組織の障害、咀嚼筋の障害、顎関節症を誘発することが考えられる(図5-46)。

　下顎は咬合干渉を避けるための運動をすることがある。回避メカニズムと呼ばれるこの運動は、機能運動時に下顎が後下方に回避する(後下方回避メカニズム)ことを特徴とする。このため関節後部の脈管叢の障害や顎関節痛が誘発される(図5-47)。

機能障害の診断

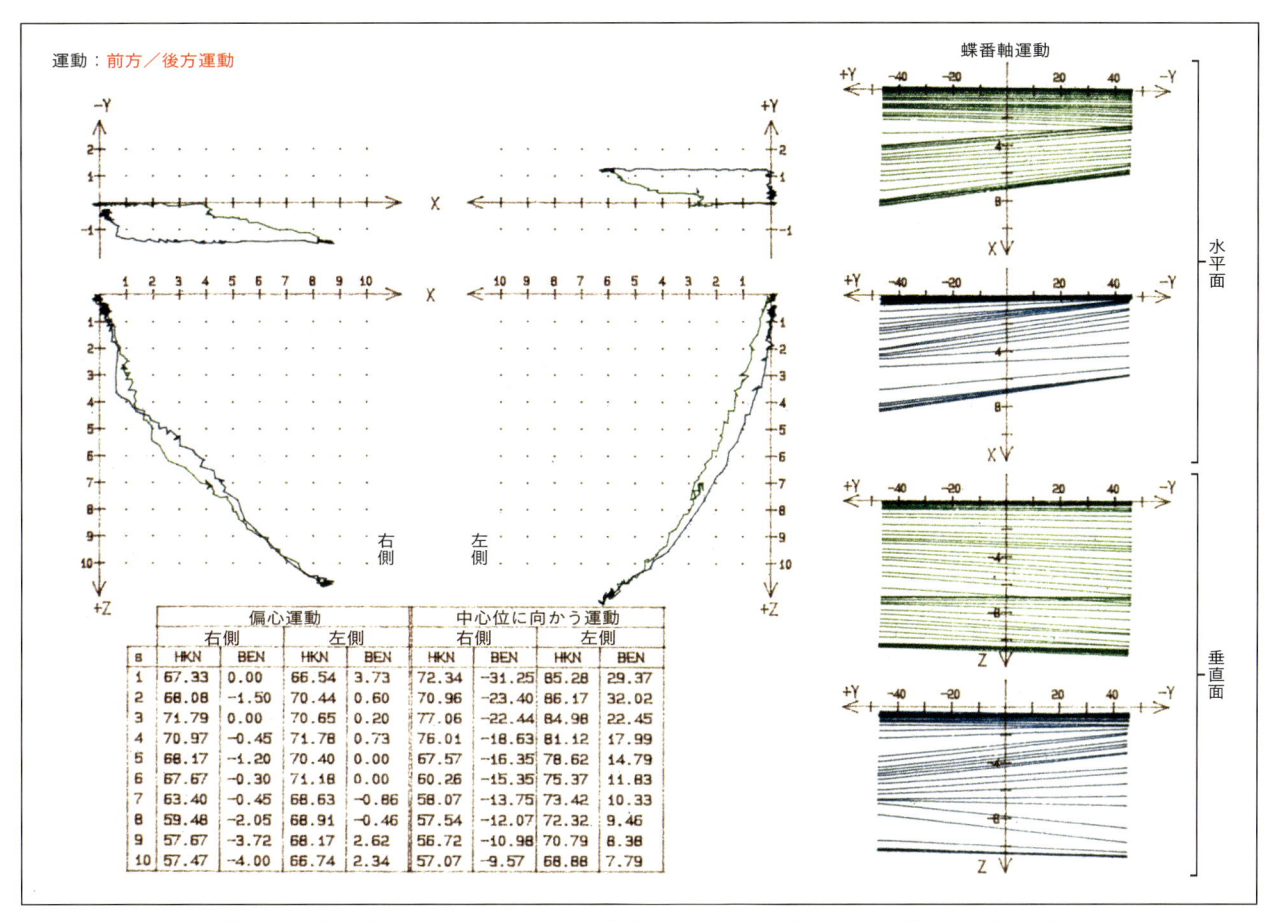

図5-44　CADIAX®で描記した顎運動パターンのプリント。右側の曲線は相反性クリック現象を示す。HKN ＝ SCI；BEN ＝ ベネット角。

　診断のさらなる可能性としてカラーコード式の時間曲線描記法（タイムカーブ）がある。図5-48の上段に示すのは下顎前方運動時に描記される起点からのx、yおよびz軸方向の移動距離（mm単位）である。描記開始前の値はx、y、z軸とも0ライン上に位置（移動距離0 mm）を示すが、患者が下顎前方運動を開始するとx軸（矢状方向）およびz軸（軸方向）の値が変化する。側方向の位置を示すy軸の値は、対称性の前方および後方運動では0ラインから移動しない。xおよびz軸の値は最前方位でピークに達し、後方運動により0ライン上に戻る。

　図5-48中段に示すグラフは時間の関数としてのベネット角およびSCIである。

　下段はx、y、z軸方向の移動速度（秒／mm）を示す。曲線に鋸刃状の波形として現れた速度の変化

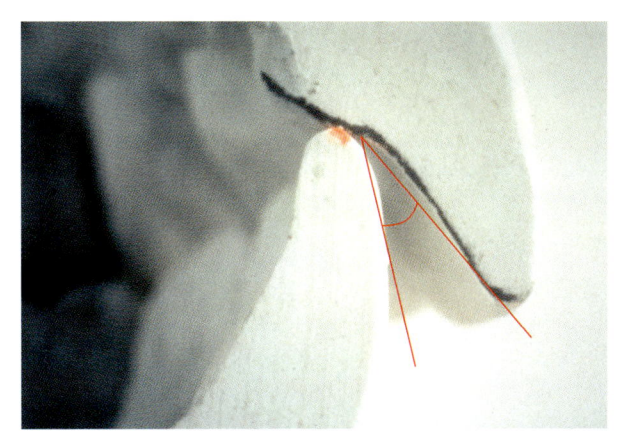

図5-45　上顎前歯口蓋側面と下顎前歯唇側面が形成するインターコロナルオープニングアングル（改変）。

は加速および減速を意味し、顎関節のクリック音の診査に重要な役割を果たす（図5-48）。

　相反性クリック音が生じる場合は、下顎頭が前方運動時に関節円板の下に復位し、後方運動時に再び

159

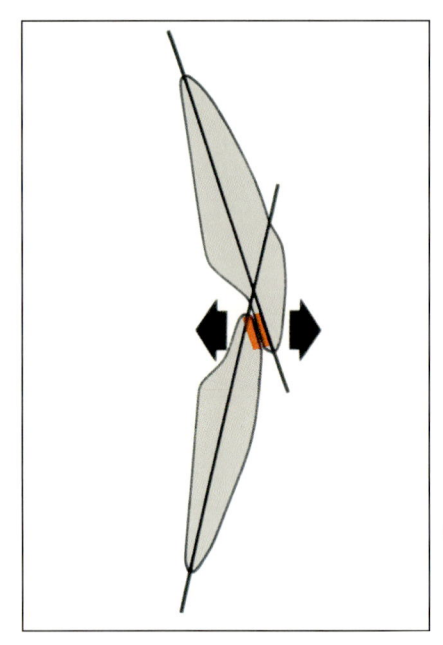

図5-46 狭いインターコロナルオープニングアングル。

転位する現象を図5-48の時間曲線でチェックすることができる。相反性クリック現象は、Axiograph®で描記した曲線に典型的な「8の字ループ」として現れる(図5-44参照)。この曲線からは円板の復位と転位の時点を正確に分析することができる。まさに転位と復位時に、運動速度の著しい変化を意味するピークが現れるからである。下顎頭が関節円板下に滑り込む時と、再び外れる瞬間の運動は加速ないし減速する(図5-49、50)。

CADIAX®による描記ののち、さらに側貌頭部X線規格撮影を行うためヒンジ点を皮膚上に鉛の粒を貼り付けてマークする。

2.3.5 顎機能分析の基準

CADIAX®で下顎運動の生理的基準が確立された。CADIAX®により前方運動時の距離、前方および後方運動時の下顎頭のサイドシフト(Piehslingerら1993a、c)、下顎の回転能力(Piehslingerら1993b)、内側方運動路(Piehslingerら1994a)、そして咀嚼運動の回転成分(Piehslingerら1994b)を測定し、分析することができる。CADIAX®の描記図は規格法により分析することができる。このためには、いわゆる矯正的個別機能分析法が報告されている(Piehslingerら1992)。各運動曲線は、それぞれ個別に分析する。

運動曲線はつねに、患者の既往歴や検査所見と関連づけて分析する必要がある。Axiograph®の描記図そのものを単独で診断手段としてはならない。描記図は診断のための付加的手段であり、既往歴および臨床所見との総合により貴重な情報が得られる。

標準的な**運動量**か否かを分析評価する。運動制限および過剰にはそれぞれ原因がある。運動制限の原因には例えば強い筋疼痛、関節円板の転位、顎関節の癒着や炎症性疾患がある(図5-52)。運動過剰の原因としては、靱帯の伸延が考えられる(図5-51)。

滑液で滑走する健全な顎関節の**蝶番軸運動**は滑らかで一様な曲線を示す(図5-53参照)。筋の協調不全がある場合、曲線の走行が著しく乱れ、質的にも不良な運動を示す(図5-51参照)。

頭蓋下顎系に障害のない被験者における曲線は、**上方に凹**であることが特徴である(図5-53)。この特徴の変化は曲線の平坦化、直線化さらには逆転(上方に凸)として現れる(図5-54)。

生理的な開口、閉口運動、および前方、後方運動は**左右対称性**である。これら運動が非対称性である場合は前記の曲線やヒンジ点の運動から診断することができる(図5-44、51参照)。

ベネット角の大きさは**側方的な分析**により確認することができる。ここでは＋および－の値、そして「イミディエートサイドシフト」を区別することができる。イミディエートサイドシフトは側方運動の初期に非作業側下顎頭が突然、側方へ偏位する運動である(図5-55)。

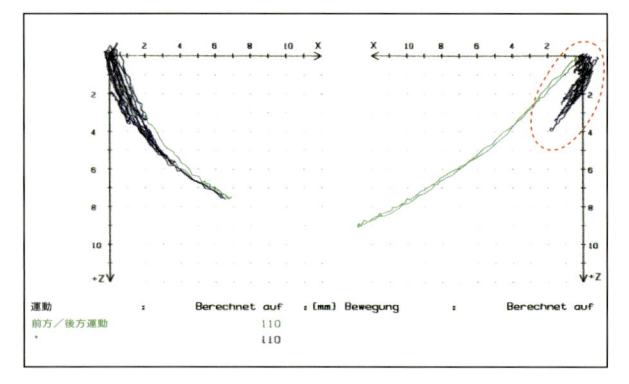

図5-47 前方運動と咀嚼運動の記録の重ね合わせ。左側顎関節が典型的な回避メカニズムを示している。機能運動路が限界運動路より後下方に偏位する(点線、改変)。

機能障害の診断

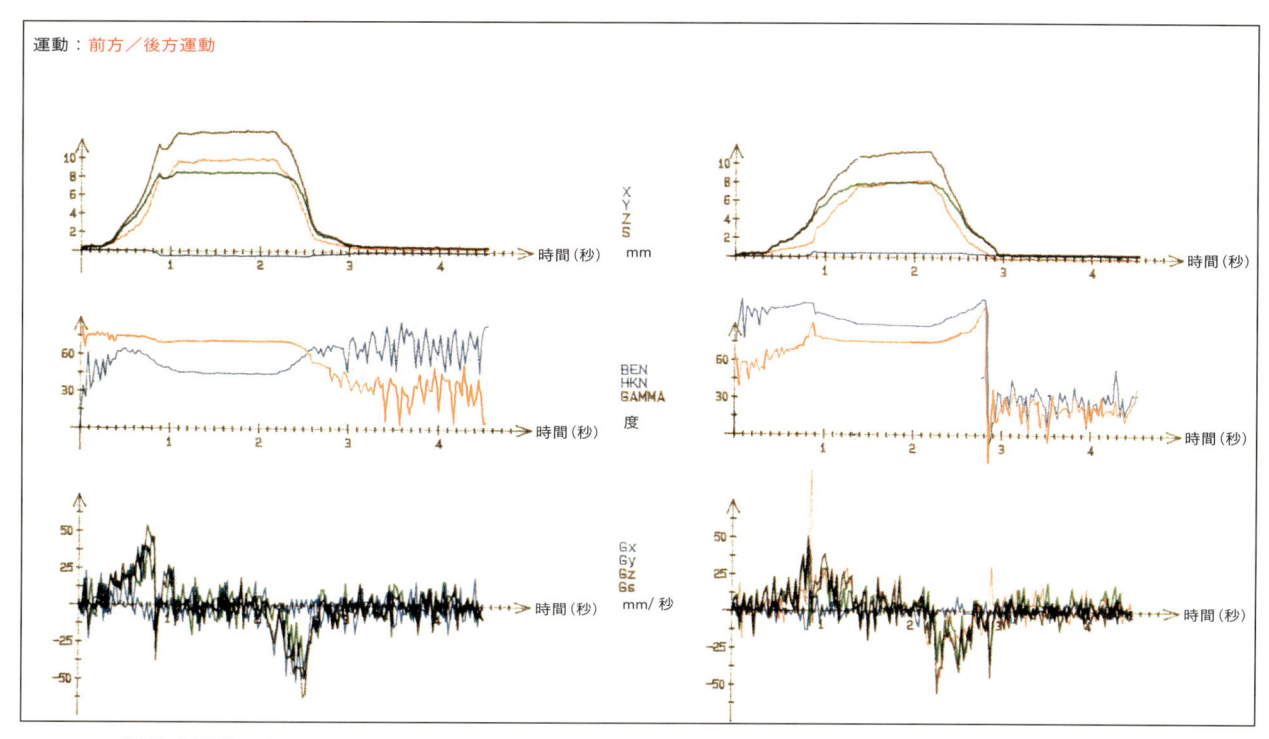

図5-48　下顎前方運動のタイムカーブ。BEN＝ベネット角；HKN＝SCI；GAMMA＝角度。Gx、Gy、Gz、Gs＝x、y、z軸方向および起点からの直線的運動速度。

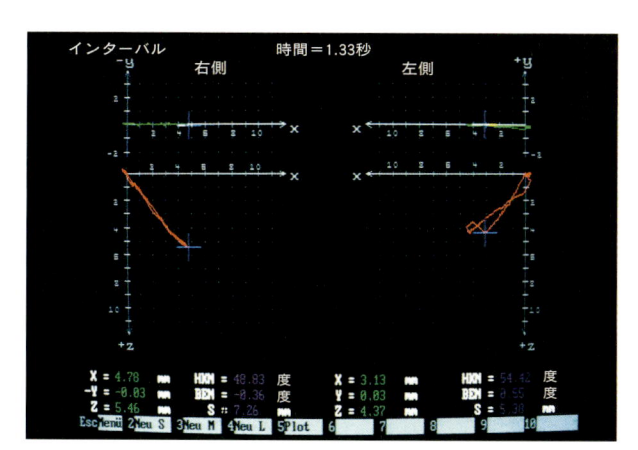

図5-49　CADIAX®で描記した左側顎関節の復位性クリック現象。十字カーソルは、下顎頭が転位した関節円板下に跳び込む1.33秒の位置にある。HKN＝SCI；BEN＝ベネット角。

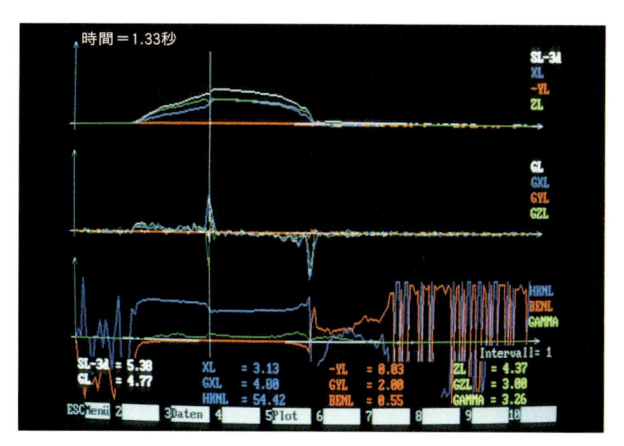

図5-50　時間曲線の1.33秒の時点に現れた最初のピーク（復位クリック現象）。2番目のピークは転位した関節円板から下顎が滑り落ちる、転位性のクリック現象を示す。

　再現性の高い描記は、描記した曲線を分析するための必須条件である。再現性は描記した曲線を重ね合わせてチェックできる。診断に利用できるのは再現性の高い描記記録だけである。

　下顎後方位の安定性は時間曲線（タイムカーブ）から確認することができる。後方位の安定性が良好な場合、下顎頭は基準位において安静状態にあり、時間の経過に伴う曲線の変化、すなわち下顎位の変化および筋的不安定を意味する曲線の振動は生じない。後方位の安定性がやや不良、あるいは不良である場合は、曲線の著しい細動が観察される（図5-48参照）。

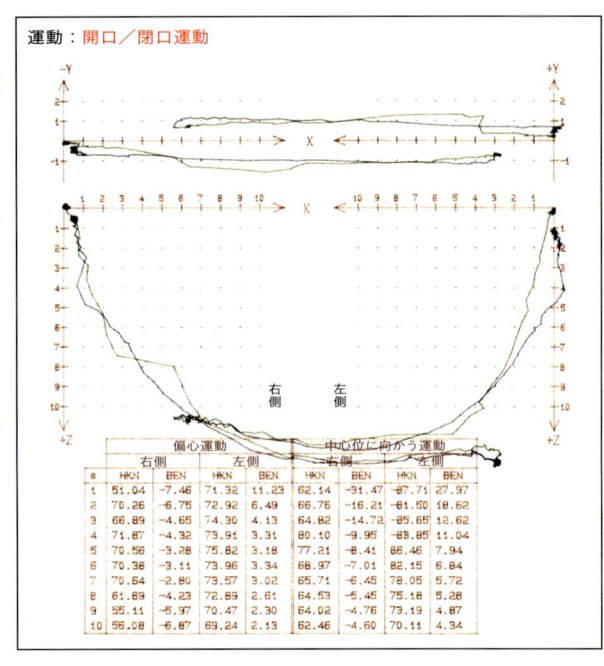

図5-51　下顎運動のオーバーローテーションを示す。HKN = SCI；BEN = ベネット角。

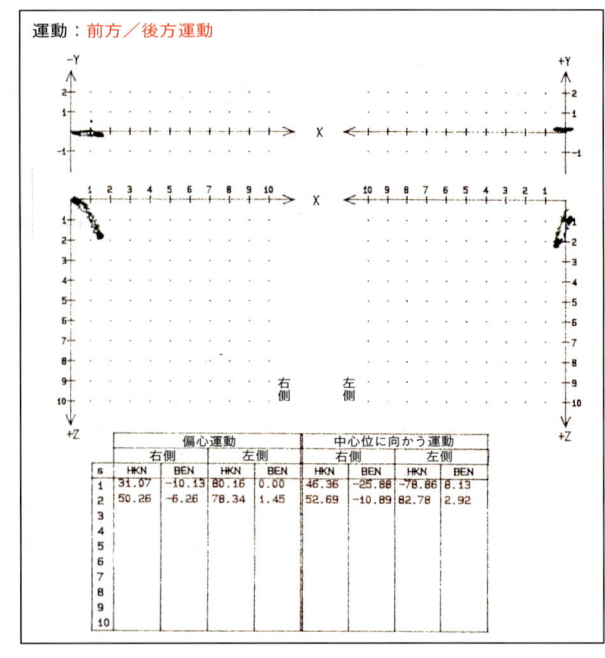

図5-52　運動制限のある患者。HKN = SCI；BEN = ベネット角。

クリック現象に関して、**有用な観察法**が報告されている(図5-44参照)。下顎頭が開口時に関節円板下に復位し、閉口時に再び転位する時点を正確に観察することは、咬合挙上装置(スプリントなど)を製作するための貴重な情報となる(本章4.3「咬合を主因とする障害の原因療法」参照、168ページ)。

2.3.6　顎関節の画像診断

臨床的および器機的診断法とならび、画像診断法もまた頭蓋下顎障害の診断に重要な役割を果たす。**パノラマＸ線写真**は骨構造の一次検査に適し、骨構造の非対称性、下顎頭の扁平、骨棘あるいは茎突舌骨靱帯の石灰沈着(Eagle症候群)を診断することができる。関節鼠は腫脹、疼痛、顎関節雑音、あるいは運動障害に至ることがある(Ercoliら1998、図5-56)。

茎状突起の過長または茎突舌骨靱帯の石灰沈着である**Eagle症候群**(Piehslingerら1990)は、1958年にEagleによって報告された。茎状突起の過長は人口のおよそ4％に見られるが、症状を示すのはこのうち4％にすぎない(Baddourら1978)。石灰沈着した靱帯が損傷し、脳神経を刺激するため症状が現れることもある。典型的な症状は咽頭痛、扁桃部違和感、頭痛、耳痛、項痛、非定型の顔面痛である。靱帯に石灰が沈着した患者はすべて、萎縮性顎関節炎との高い相関性を示す。茎状突起と舌骨の関係も顎関節障害の解明に際し鑑別診断的に考慮する必要がある(Krennmairら1997、図5-57)。

コンピュータ断層撮影(以下CT)は顎関節を詳細に映像化することができる(図5-58、59)。

軟組織および関節円板の映像化には**磁気共鳴画像診断**(以下MRI)が適する。MRIにより閉口時および開口時の関節円板の位置および形態を正確に知ることができる。また骨構造の検査も可能である。

転位した関節円板に下顎頭が復位できる場合、関節円板は下顎頭上部12時の位置にはなく、多くは前方そして内側に偏位している。閉口時の下顎頭は生理的関節窩すなわち関節円板の中に位置せず、転位している(図5-60、61)。

下顎頭は開口運動時に関節円板下に復位する。下顎頭と関節円板は関節結節下に、そして円板後部組織は下顎頭上部に位置する(図5-62、63)。

機能障害の治療

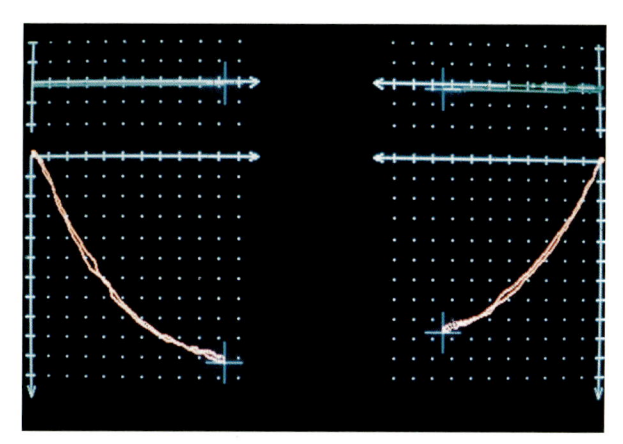

図5-53　標準的な被験者の前方運動路。上方に凹で左右対称であることが特徴である。

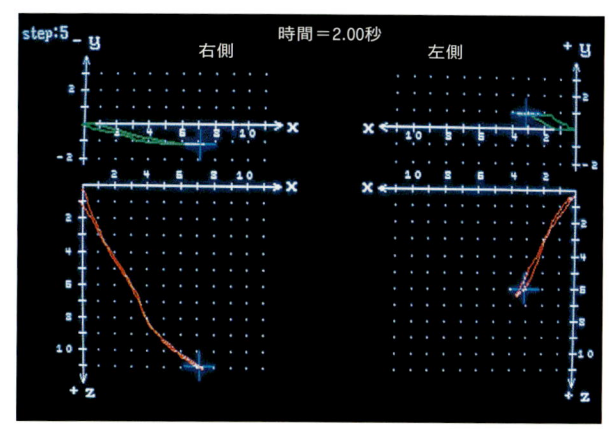

図5-54　左側の顆路は直線的ないし上方に凸に走行し、右側は凹凸走行する。

下顎頭が復位しない場合、関節円板が閉口時は著しく前方に位置しており、下顎頭の変形などが見られる（図5-64、65）。

開口運動時に下顎頭が関節結節下まで移動することなく、したがって復位しない（locked joint）場合は関節円板が球状に変形している。そのような場合、下顎偏心運動時でも復位は認められない（図5-66、67）。

3．機能障害の治療

3.1　対症療法

機能障害の原因を解明することなく対症療法を適用するのは、急性の著しい疼痛を訴える患者に限られる。すなわち開口が著しく制限され、顎顔面領域に激しい疼痛があり、既往歴の診査ですでに長期にわたり存在した機能障害が急激に悪化した患者だけに適用する（例えば軽度の疼痛を伴う相反性クリック音があり、関節円板転位のために、下顎頭が復位しなくなった患者の疼痛が激化し、著しい開口制限が見られる場合）。

このような患者はAxiograph®での分析を可能にするだけの十分な運動機能を持たないため、Axiograph®による顎運動の描記は不可能である。また激しい疼痛のため基準位を求めることも不可能である。したがってスタディモデルの咬合器付着は無意味である。

疼痛の激しい患者における対症療法の目的は、1週間以内に正確な診断を下すことを可能として、原因療法が開始できるまでに疼痛を軽減することにある。

以下に、急性の疼痛を軽減する可能性について簡単に説明する。

3.1.1　カウンセリング

患者と話し合い、病態の説明とアドバイスにより不安を取り除く。とくに食物を噛み切るとき、あくびをするときに口を大きく開けないよう注意するこ

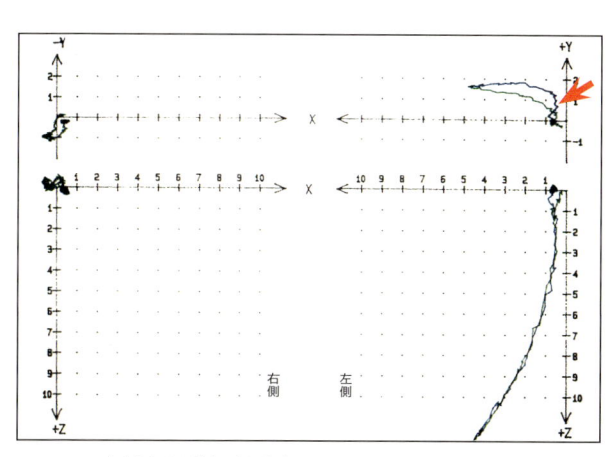

図5-55　内側方運動側（左側）のイミディエートサイドシフト（矢印）。

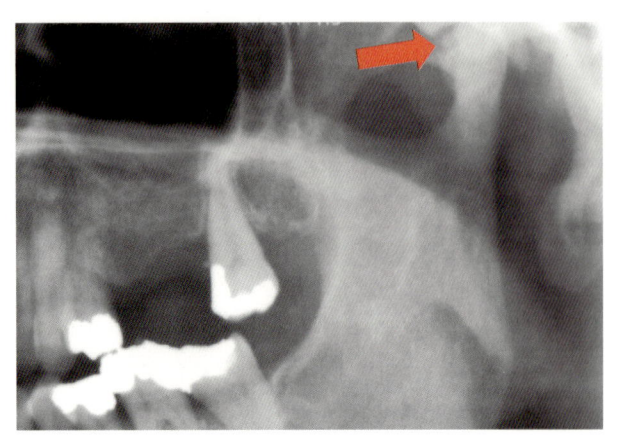

図5-56　骨棘が観察されるパノラマX線（矢印）。

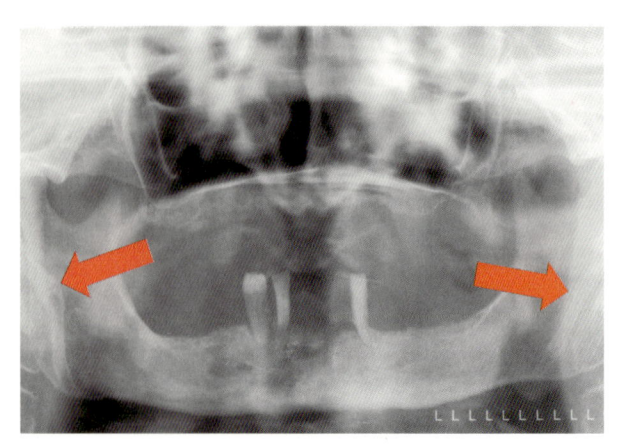

図5-57　石灰が沈着した茎突舌骨靭帯（矢印）。

と。顎関節の安静を保つこと、またチューインガムを噛むなどの付加的な負担をかけないよう指示する。また軟らかい食物を食べるよう勧める。

3.1.2　薬物療法

疼痛の治療薬としてさまざまな製剤がある（Brazeau、Gremillion 1998）。ここでは既往歴を詳しく診査し、鎮痛剤を使用すべきか、他の疾患が存在するか、あるいは他のさまざまな薬物（リウマチ性疾患、胃腸疾患、神経あるいは精神疾患治療薬）をすでに使用しているか否かを患者ごとに解明することが重要である。使用している場合は、それぞれの専門医と話し合う必要がある。

薬物による疼痛治療を行う場合は、とくに鎮痛剤、消炎剤リウマチ治療薬（例えばアセチルサリチル酸誘導体、ジクロフェナクや筋弛緩剤）を使用する。患者には副作用の可能性を説明する。胃の過敏な患者には付加的に胃を保護する製剤を処方する。

3.1.3　物理的処置

疼痛の物理的処置としては温熱、寒冷、照射および経皮的電気神経刺激（TENS）療法を考慮することができる。

温熱

頭蓋下顎疾患および頭蓋頸疾患には温熱療法の適

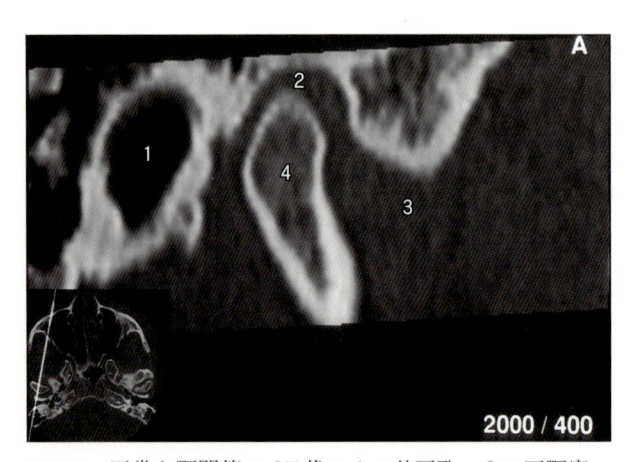

図5-58　正常な顎関節のCT像：1；外耳孔、2；下顎窩、関節結節、4；下顎頭。

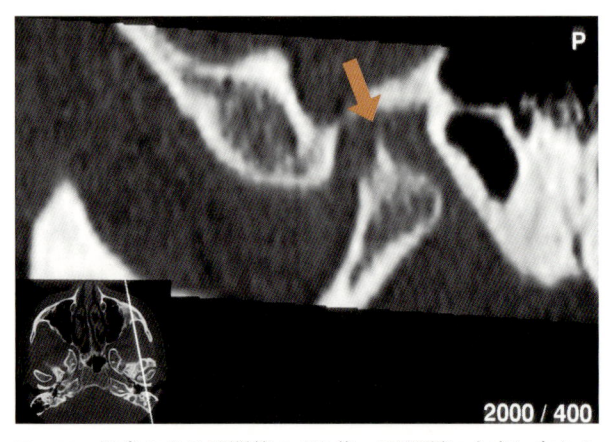

図5-59　異常のある顎関節のCT像：下顎頭に上方に向かう骨棘が見られる（矢印）。

用を勧める。温熱は筋群の血液灌流を促進し、血管を拡張させ、代謝産物の排除を早める。温熱療法は患者が例として**保温器**を使用して実行することができる。

高周波温熱療法には、高周波交流により深部組織を温め、疼痛受容器に直接作用する効果がある。高周波温熱療法はとくに伸張療法前の処置として有意義な方法である。

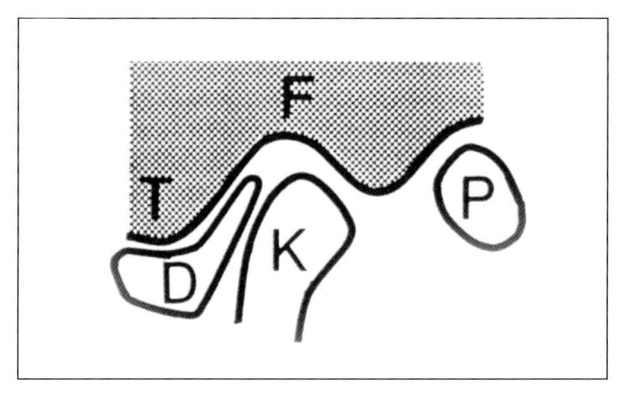

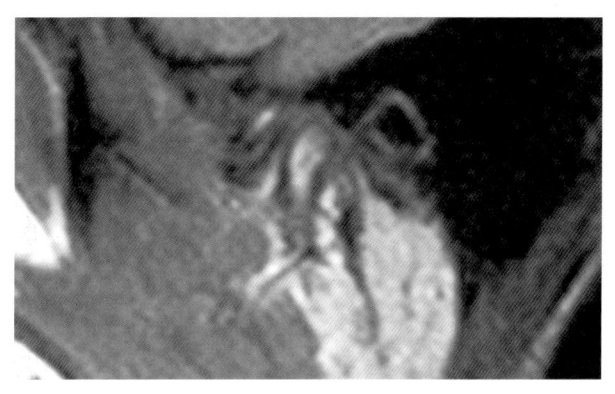

図5-60、61　MRI像：下顎頭が転位した関節円板下に復位する顎関節の閉口状態。P＝外耳孔；K＝下顎頭；D＝関節円板；F＝下顎窩；T＝関節結節。

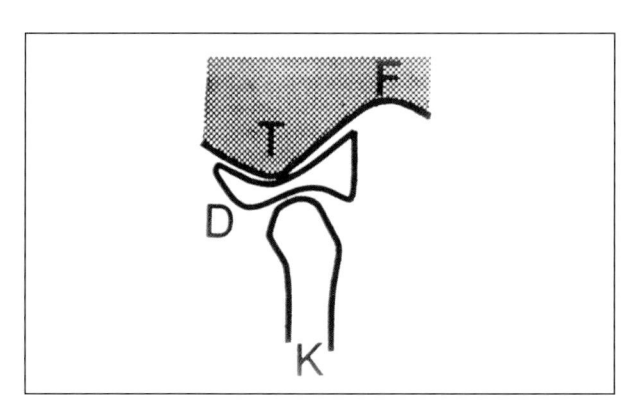

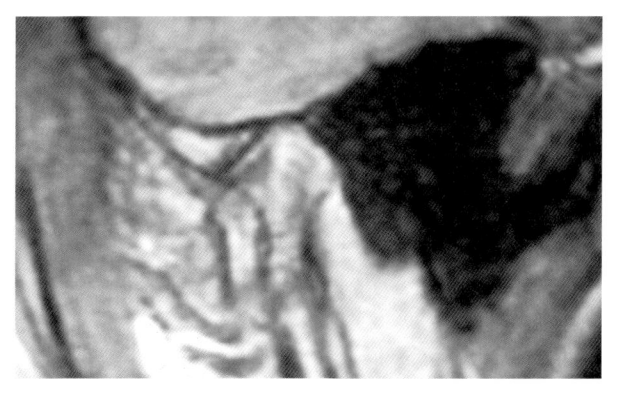

図5-62、63　MRI像：転位した関節円板に下顎頭が復位する顎関節の開口状態。P＝外耳孔；K＝下顎頭；D＝関節円板；F＝下顎窩；T＝関節結節。

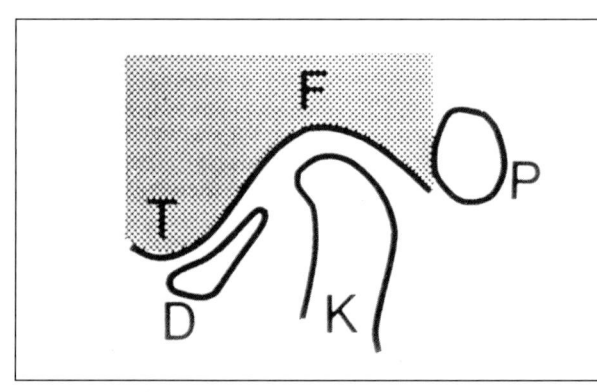

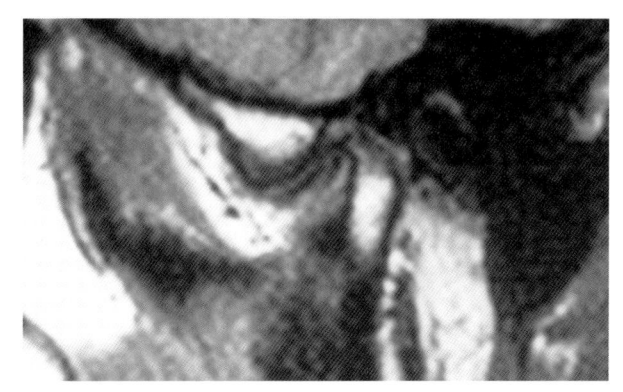

図5-64、65　MRI像：転位した関節円板に下顎頭が復位することのない顎関節の閉口状態。P＝外耳孔；K＝下顎頭；D＝関節円板；F＝下顎窩；T＝関節結節。

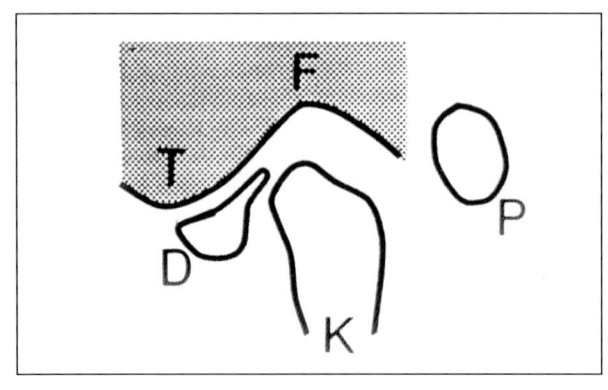

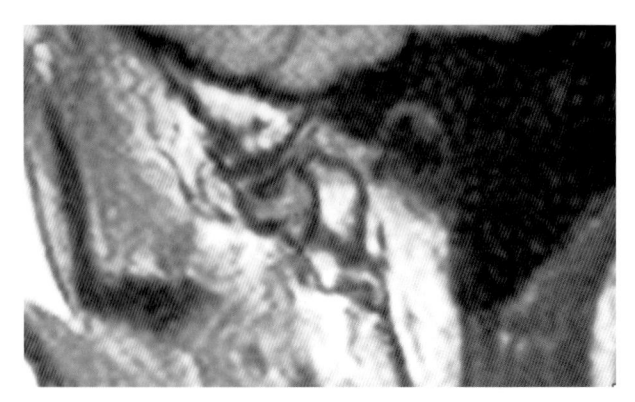

図5-66、67　MRI像：転位した関節円板に下顎頭が復位することのない顎関節の開口状態。P＝外耳孔；K＝下顎頭；D＝関節円板；F＝下顎窩；T＝関節結節。

　超音波療法もまた深部組織を温める高周波療法である。高周波温熱療法は頭蓋下顎障害に対し、プラセボより有意に良好な効果がある（Grayら 1994）。

寒冷
　急性の反射性筋痙縮（筋硬症）には寒冷療法の適用が勧められる。筋硬症においては筋線維が持続的に収縮し、筋に至る血管中で血液が滞留し、筋の周囲は腫脹する。寒冷刺激は筋を痙縮させ、疼痛感覚を低下させる。寒冷刺激を除くと血管が拡張し、筋の血液還流が改善される。

照射
　閉口筋群の活性を低下させ、筋緊張を解消するためには赤外線療法を用いる。電磁波は皮膚の上層でほぼ熱エネルギーに変換される。これに対し赤外線は挙上筋の安静活性および最大活性を低下させる（Strotz 1992）。

TENS
　経皮的電気神経刺激療法では、表面電極を介して一定のリズムで電気パルスを与える。この刺激は疼痛感覚とオーバーラップし、筋の緊張を解く（Rossら 1979）。

物理療法と理学療法
　この複合療法では、理学療法士が付加的に物理的処置を行う。寒冷療法あるいは温熱療法と、付加的な伸延処置のコンビネーションがその例である。温熱療法と運動のコンビネーションにも効果を期待できる。

3.1.4　救急的咬合挙上装置
　救急的咬合挙上装置はとくに臼歯部の咬合支持の喪失、垂直顎間距離の著しい減少、あるいは中間欠損の治療を怠ったための咬合位の強制的偏位に適用される装置で、患者の口腔内で製作することができる。急性の疼痛を訴える患者からまず印象採得し、通常は下顎に装着する咬合挙上装置を製作する。上顎に応用する場合は、下顎臼歯が欠如する症例に限られる。まず模型上でバキュームプレス法により成型した厚さ0.5mmのレジンシートを患者の口腔内に装着し、常温重合レジンを盛る。次いでオトガイ点誘導により患者の下顎を、この時点で可能な基準位へ強制することなく誘導する。このとき筋群は、可能なかぎり緊張のない状態になければならない。
　このようにして製作した咬合挙上装置は臼歯領域による均等な咬合支持を可能にし、下顎の強制的偏位を修正する。この装置は2日に1度、臼歯領域の均等な支持を重視するチェックを行い、修正する。夜間のほか、日中も付加的に数時間使用することにより、1週間以内の急性症状の改善が期待できる。

3.1.5　刺鍼法
　疼痛の治療法として刺鍼法を用いることもできる。刺鍼法はエネルギーの流れを調和させるほか、

筋緊張を緩和する効果も証明されている。Johansson(1991)は、顎口腔系の疼痛症状に対する刺鍼法の治療効果を示した。またGleditsch(1979)は咀嚼器官に機能障害を持つ患者に口腔刺鍼法を用い、成功している。

4．機能障害の原因療法

機能障害の原因療法は障害の原因を直接除去することを目的とする療法である。したがって筋原性および関節性機能障害のほか、不正咬合が対象となる。

4.1 筋領域を主因とする障害の原因療法

筋緊張の除去および習慣となった運動様式を改善するためには**行動療法的処置**が講じられる(Gelb 1977、Schulte 1970)。行動療法は慢性疼痛患者に長期にわたり持続的な効果をもたらす(Dworkin 1977)。**自己観察**により喰いしばり、歯ぎしり、舌および頬を噛む、舌による歯列の圧迫などのパラファンクションを自覚することにより、これら障害を反射的に中断する効果が得られる。

患者と話し合い、助言する方法にも治療的効果を期待することができる(Toller 1974)。

筋群の機能亢進は咀嚼器官に機能障害を生じさせる重要な因子である。筋緊張を除去する装置にはすべて治療効果がある。ここでは支持および維持器官すべての筋群もまた重要な役割を果たしうる。全身の筋緊張を解くためには、例えばヨガあるいはFeldenkrais法などの訓練法を用いることができる(Feldenkrais 1978)。

筋機能訓練法の一つとして機能亢進した筋群の緊張を解き、拮抗筋群を訓練することもできる(Garliner 1982)。

Jacobsonの進行的リラックス法(Jacobson 1938)は筋の緊張と弛緩により筋緊張を除去する積極的方法で、咬筋肥大およびブラキシズムの患者に適用することができる。咀嚼筋の等尺性緊張とこれに続く弛緩は、筋群の活性を低下させる。

精神情緒的に興奮した患者のためには**自律訓練法**がある(Schultz 1978)。自己感化により、患者は深くリラックスすることができる。

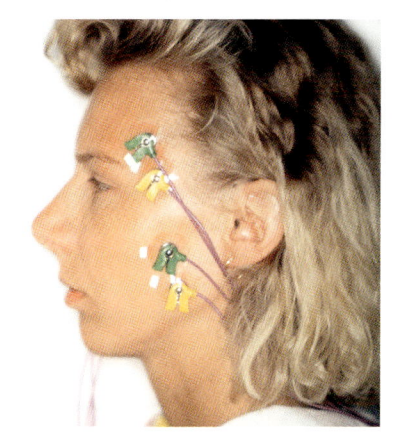

図5-68 バイオフィードバック療法のため咀嚼筋上に貼り付けた表面電極。

バイオフィードバック療法(Stennら 1979、Dalenら 1986)は咀嚼筋および側頭筋上に表面電極を貼付し、筋の緊張状態をコンピュータのディスプレーで見る方法である。患者は視覚的あるいは音響的刺激により咀嚼筋の緊張状態を自覚し、積極的に弛緩を試みる。この方法では、ディスプレーを直接見ながら、緊張と弛緩とを訓練することができる(Gsellmann 1995、図5-68)。

筋に障害のある患者には、内転筋を受動化する**スタビリゼーション型スプリント**を装着する。咬合挙上装置は閉口筋の亢進した機能を抑制し、筋緊張を低下させ、筋痙縮を除去することができる。主として閉口筋の活性を示す患者の場合は、垂直顎間距離を高めることにより咬筋および側頭筋を受動化することができる(図5-69)。

筋膜性の疼痛および機能不全患者における効果的な療法としては、理学療法士が指導する**運動療法**がある。積極的・受動的運動、姿勢の矯正と緊張除去訓練により疼痛症状を軽減し、関節の運動性を改善することができる(Nicolakisら 2001b)。積極的運動療法と並行し、徒手療法と特殊なマニピュレーションにより筋を伸張し、関節の可動性を改善する。

4.2 関節領域を主因とする障害の原因療法

関節炎および関節包炎のような炎症性疾患は薬物(鎮痛剤、消炎剤、解熱剤、抗リウマチ剤)により治療

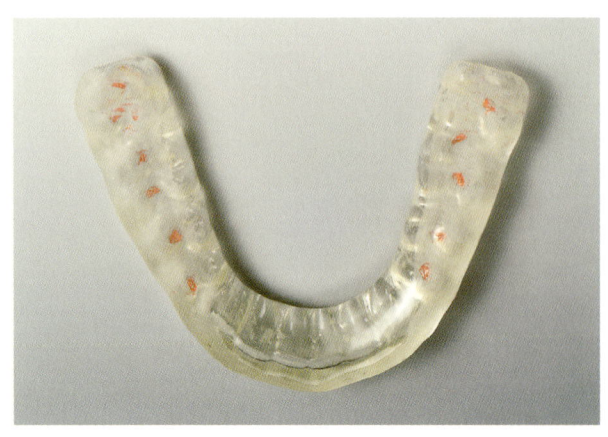

図5-69 スタビリゼーション型スプリント：臼歯部の咬合接触を均等にすることが重要である。

することができる。

MPIにより顎関節の圧迫あるいは伸延が確認されたときは、治療法として**咬合挙上装置**を適用する（本章2.3.3「下顎位インジケーター（Mandibular Position Indicator）を用いた分析」参照、153ページ）。顎関節が圧迫されている場合は、咬合挙上装置により圧迫の軽減を試みる。顎関節の伸延状態は顎関節圧迫スプリントにより治療することができる。顎関節の相反性クリック音は咬合副子（前方整位型スプリント）を用いて治療する。このためには、例えばCADIAX®により治療的下顎位（TRP）を求めなければならない。

前方整位型スプリントを適用する場合は、付加的に理学療法士による運動療法を実施する。これにより、転位した関節円板下に下顎頭が復位するときのクリック現象と疼痛を効果的に治療することができる（Nicolakisら 2000）。

関節円板の転位が長期にわたると、関節円板が復位できなくなる（locked joint）ことがある。そのような症例における患者の典型的な証言によれば、クリック音が次第に激しくなったのち、ある時点で完全に消滅する。クリック音の消滅に代わって今度は顎運動の制限が起きる（開口障害）ようになり、多くはこれに疼痛が伴う。この時点で、**理学療法的処置**（徒手テクニック）により下顎の運動性を改善することを試みる。適切な運動療法は機能の明らかな改善と疼痛の軽減をもたらす（Nicolakis 2001c）。下顎を前方へ注意深く誘導し、牽引することにより関節包の運動性を高める。関節包の運動性の改善は滑液の産生を促し、これがまた運動性の改善を促す。この徒手テクニックにより正常な機能が阻害されず、疼痛が消滅するまで関節の運動性が改善されたならば、関節円板が転位したままの状態でも外科的処置は不要である。

理学療法、とくに徒手テクニック、姿勢矯正および緊張を除去するテクニックは骨関節炎患者に適用され、疼痛症状および機能の改善に顕著な効果を示している（Nicolakisら 2001a）。

理学療法では十分な開口を達成できず、激しい疼痛が残存する症例は、**外科的処置**を必要とする。これにはさまざまな方法がある：

顎関節洗浄療法はもっとも侵襲のわずかな方法である。この方法では関節腔を洗浄（Lavage）することができる（Nitzanら 1991）。炎症性関節疾患を局所的に薬物治療することもできる。

関節面の直接視診には関節鏡を使用する。関節鏡を利用する関節腔の洗浄、あるいは癒着の剥離と関節面の滑沢化も可能である。関節円板が転位している場合には復位と特殊縫合法による固定を行う。

観血的手術法は関節円板の復位と同時に、多くは伸延した関節円板とその周囲関節包などの縫合、修復不可能な関節円板の除去、筋および軟骨組織の置換術、下顎頭の形態修正、さらに関節結節の形態改善を可能とする。

4.3 咬合を主因とする障害の原因療法

欠損歯列の治療を怠ると歯は移動、傾斜、挺出することがある（図5-70）。これは下顎が傾斜、挺出した歯に誘導されて非生理的な最終咬合位で咬合し、顎関節の圧迫、伸延あるいは側方偏位（lateral intercuspidation）することの原因となり得る。顆頭位は下顎位分析法により診断することができる（本章2.3.3参照）。

臼歯部の支持が欠如することも問題である。大きな咬合力は大臼歯部の咀嚼筋の活性によって生じる。この力は下顎大臼歯の機能咬頭から上顎大臼歯の中心窩へ、そしてもっとも強大な歯根である口蓋根へ伝達される。この力はさらに、生理的条件の下

では上顎骨のもっとも強大な領域へ伝達される（図5-71）。大臼歯の支持が欠如する場合、咬合力は顎関節に大きな負担をかけ、その外傷を誘発することがある。

誤った咬合位と臼歯部による咬合支持の欠如は、咀嚼筋領域の疼痛症候群および顎関節痛の原因となり得る。下顎基準位で製作した**スタビリゼーション型スプリント**は顎関節を基準とする咬合位、および臼歯部の均等な支持を可能にする。これにより非生理的な咬合位への強制は排除され、垂直顎間距離が減少した症例においては咬合を挙上することができる。筋疾患スプリントは装着から6〜8週間定期的にチェックしたのち、咬合器にリマウント（咬合採得はスプリントを装着した状態で行う）し、最終的な治療計画を立てる。咬合を主因とする機能障害の治療法には、咬合障害の度合いにより咬合調整、咬合調整と補綴処置、あるいは矯正処置がある。

咬合挙上装置を用いる療法

咬合挙上装置による咀嚼器官機能障害の治療効果については多くの報告がなされている（Greene、Laskin 1972、Carraro、Cafesse 1978、Hamadaら1982、Sheiksholeslamら1986）。咬合挙上装置には正しい咬合位を学習し、咀嚼筋の緊張を解消する効果をもたらし（Hupfauf、Weitkamp 1969）、下顎に異常な運動様式を生じさせる反射的制御メカニズムを排除する。Axiograph®で蝶番軸運動を描記することにより、曲線のさまざまなパラメータから咬合挙上療法の効果を確認することができる（Piehslingerら1995）。

咬合挙上装置は下顎を顎頭基準位で咬合させ、これにより習慣性咬合位を排除することができる。また筋をリラックスさせ、関節構造の負担を軽減することにより咬交機能の改善を促す。このとき、咬合挙上装置は下顎頭が関節円板下に復位する前方位に保つ。これが患者自身の咬合位となるべき下顎位である。

常温重合レジン咬合挙上装置の製作

まず上下顎模型を咬合器に装着したのち、下顎模型を複製する。インサイザルピンを要求される高さに調節する。咬合を挙上する場合は、上下顎歯列の

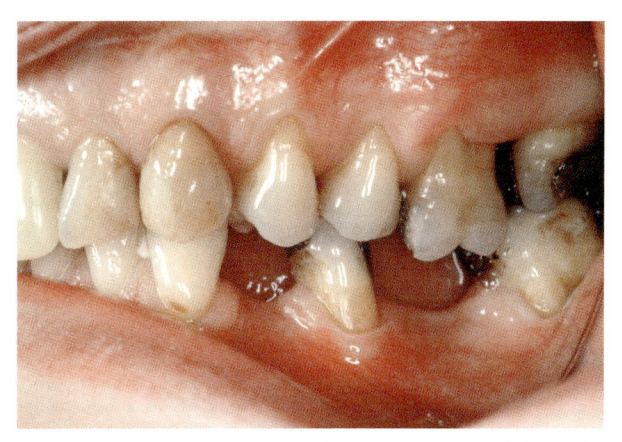

図5-70 補綴処置を怠ったため欠損部に向かって移動し、挺出した欠損歯列。

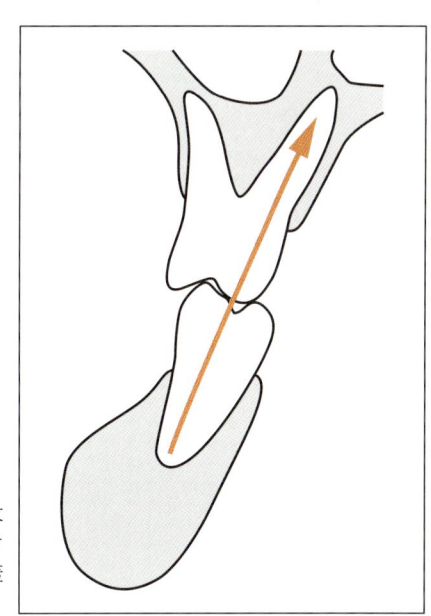

図5-71 第一大臼歯領域における咬合力の口蓋への伝達。

間隔が少なくとも2mmとなるように高める。また、パラレロメーターを使用し、模型にサベイラインを描記する（図5-72）。

次いで厚さ0.5mmのレジンシートを下顎模型に圧接し、サベイライン以下を切り取る。上顎模型の咬合面に分離剤を塗布し、練和した常温重合レジンを圧接したレジンプレートに三つのブロックに分けて盛り、咬合器を閉じて常温重合レジンに上顎模型の咬頭を噛み込ませる。レジンの硬化後、ブロック間の間隙を同じ常温重合レジンで封鎖し、再び咬合器を閉じる。この2回法により常温重合レジンの変

第Ⅴ章　顎口腔系機能障害の診断と治療

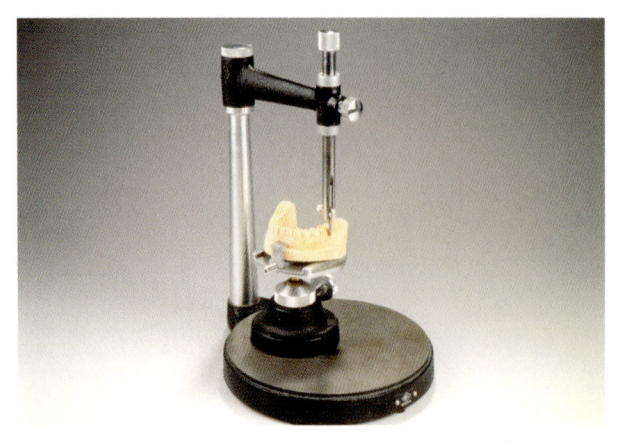

図5-72　パラレロメーターによるサベイラインの描記。

形を防止する(図5-73)。

　咬合挙上装置に記録された圧痕は、すべての咬頭が圧痕の最深部と接触できるように適切に仕上げる。仕上げ前の圧痕は内斜面の傾斜が急峻になりすぎ、咬合紙で印記した接触点が咬印の辺縁に位置するので、細い硬質メタルバーで傾斜を緩くし、上顎模型の咬頭と咬印最深部との接触を可能にする(図5-74)。

　圧痕は咬頭全体を「覆う」ことなく、咬頭頂が最深部に確実に接触できるように仕上げる。とくに注意すべきことは臼歯部の均等な接触である。前歯部は、咬合紙をかろうじて咬める程度に接触させる(図5-75)。

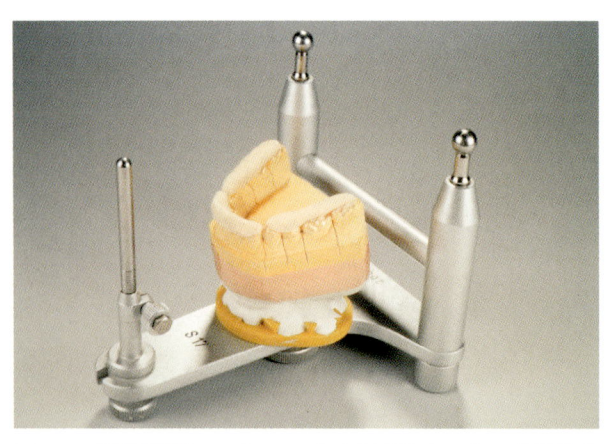

図5-73　下顎模型にレジンシートを圧接したのち、常温重合レジンを三つのブロックに分けて盛る。

　材料としては常温重合レジンのほか、加圧成形タイプの透明なレジンなどを使用することもできる(例えばブラキシズム患者のための長期間使用する装置)。

　咬合挙上装置にはさまざまなタイプがあり、筋性および関節性障害の治療に適用することができる。臨床的、機器的診断および映像化診断の結果を基に適用する装置のタイプを選択する。これら装置は(救急的咬合挙上装置を例外として)いずれも咬合器上で製作する。材料としては主として圧力鍋で重合するレジンを使用する。

　下顎用の咬合挙上装置が優先されるのは次のような理由からである：下顎用咬合挙上装置は口蓋皺襞下の空間に影響を及ぼさず、舌の動きを妨げることが少ない。前歯は「感覚器官」である。下顎前歯は上顎前歯と対合関係にあり、上下顎前歯が接触するとき、下顎前歯ならば上顎前歯を回避することができる。したがって下顎に咬合挙上装置を装着しても、接触関係が阻害されることはない。わずかではあるが口蓋縫合による上顎の可動性が存在する。しかし咬合挙上装置で上顎歯列を連結固定すると、この可動性と、それによる補償メカニズムも失われる。下顎用咬合挙上装置は審美性および発音機能に対する影響もわずかである。

　咬合挙上装置は就寝中、そして日中も数時間使用すべきである(下顎前方位咬合挙上装置は24時間)。治療は4〜6週間後までに終了することが望ましく、この時点で最終的治療を計画する。これは補綴処置であることも、矯正処置、削合あるいは外科的処置であることもある。

　咬合挙上装置を用いる療法における重要な要求として、患者を定期的に来院させ、装置をチェックし、削合すべきことがある。第一週は3回、2週目からは週に1〜3回のチェックと削合を必要とする。咬合接触点に変化がなく、患者が主観的苦痛を訴えない場合はチェックを省くことができる。

　咬合挙上装置は、その適応症により次のように分類することができる：

　咀嚼筋をリラックスさせる**スタビリゼーション型スプリント**。これは下顎基準位を安定させることもできる。模型を下顎基準位に付着した咬合器上で製作し、他の咬合挙上装置と同様に定期的なチェック

機能障害の原因療法

と削合を行う。主として筋性障害の患者に適用し、6〜8週以内に治療を終えることが望ましい。特殊タイプとして、就寝中のブラキシズムといったパラファンクションのためのブラキシズムスプリントがある。ブラキシズムスプリントは、適応症によっては使用期間を延長することができる。スタビリゼーション型スプリントが咀嚼筋活性を抑制する効果は筋電図により証明することができる（Solbergら1975）。

同様に**咬合挙上スプリント**も模型を基準位に付着した咬合器上で製作する。インサイザルピンを高めて製作することにより、垂直顎間距離の減少した患者および過蓋咬合患者を新しい垂直顎間距離に順応させる。

サンドウィッチスプリントは全部床義歯補綴の準備処置として適用する。多くの患者は全部床義歯補綴前に垂直顎間距離を高める必要がある。新しい全部床義歯の製作前に咬合挙上スプリントにより咬合を挙上し、新しい垂直顎間距離に筋群を順応させ、患者の症状の変化を観察する。サンドウィッチスプリントは咬合挙上のほか、咬合平面の傾斜を改善することもできる。

サンドウィッチスプリントを製作するためには、全部床義歯を装着した状態を再現する上下顎模型を製作し、咬合器に基準位で付着する。製作には厚さ0.5mmのレジンシートを上下顎模型の歯列にそれぞれ2枚ずつ圧接し、スプリントを成型する。咬合平面の傾斜度はオクルーザルプレーンインジケーター（図5-76）を利用して調節する（10〜12°）。

まず垂直顎間距離をインサイザルピンの調節により高め、模型の歯列に成型したスプリントを一つ適合させる。次いで二つめのスプリントの内側に常温重合レジンを流し込み、第一のスプリント上に重ね、咬合器を閉じる。こうして製作したサンドウィッチスプリントには義歯の咬合面形態が再現される。挙上量が大きい場合は段階的に挙上することができる（図5-77）。つまり、現在の咬合面形態を利用して垂直顎間距離と咬合平面を変更し、基準位で咬合する義歯に変更するのである。

顎関節の圧迫した患者のためには**顎関節減圧装**

---
*SAM® Präzisionstechnik GmbH、ミュンヘン、ドイツ

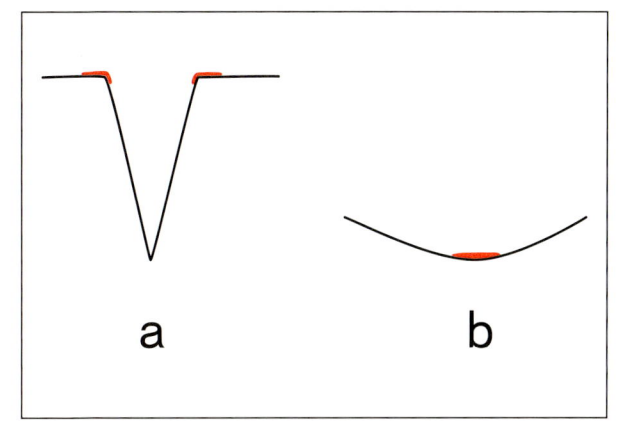

図5-74　a：圧痕の内斜面が急傾斜であると、咬合紙で印記した咬頭の接触点（赤で示す）は圧痕の辺縁に位置する。b：内壁の傾斜を緩くすれば、咬頭は圧痕の最深部に接触する。

置を製作する。顎関節の圧迫はMPIを利用して診断することができる。この咬合挙上装置の製作には、減圧の量を設定できる（平均1mm）下顎位バリオメーター（以下MPV®）*を利用する。減圧は咬合器のコンダイラーハウジングに箔を挿入する方法でも可能である。

MPIにより顎関節の伸延が診断された場合は、同様にして**顎関節圧迫装置**を製作する。

前方転位した関節円板下に下顎頭が復位できる症例にはMPV®を適用する。この装置による治療の成功率を高めるため、復位する位置は関節の近くでなければならない。スプリントが下顎頭を治療的に復位させる位置はAxiograph®により求め、その値

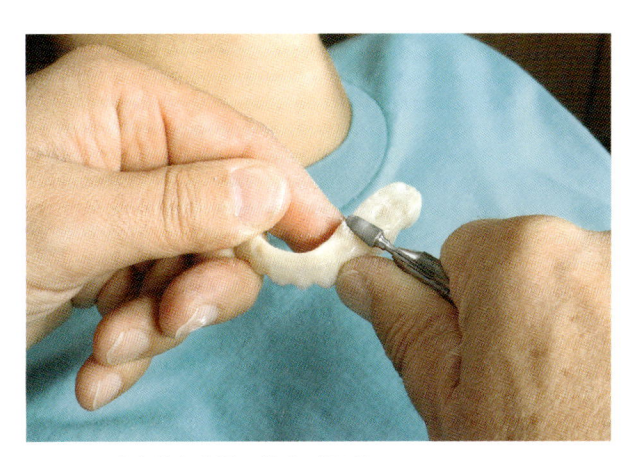

図5-75　咬合挙上装置の仕上げ研磨。

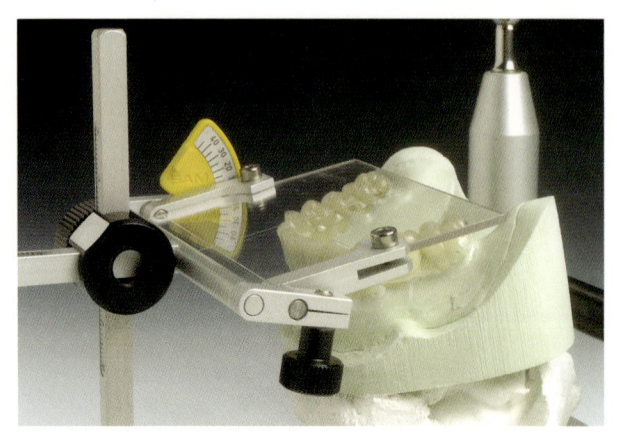

図5-76 オクルーザルプレーンインジケーターを利用する咬合平面の傾斜の調節。

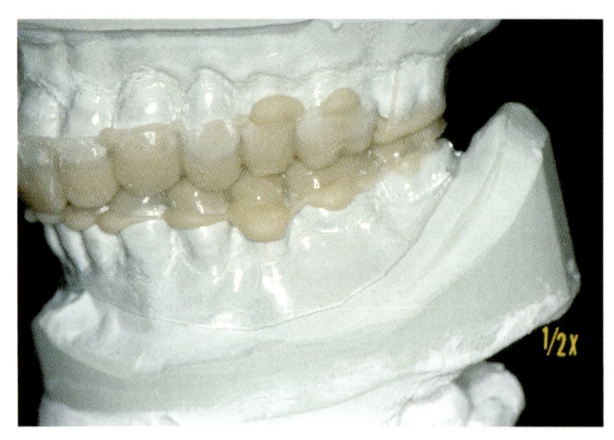

図5-77 咬合器上で製作したサンドウィッチスプリント。

を用いてMPV®のxおよびy軸を調節する。MPV®の調節ネジは精度0.3mmの調節が可能である（図5-78）。

　この咬合挙上装置は24時間装着しなければならない。装着を怠ると、下顎頭が後方へ移動するとき、再びクリック音が生じるようになるからである。重要な診断法の一つとしてはMRIがある。閉口時および開口時の関節円板の位置を正確に知る必要があるためである。前方および後方靱帯が十分に厚く、良好な位置に関節円板が復位していれば治療の長期的成功をもたらすであろう。関節円板が扁平化している場合には、下顎頭の永続的な復位は困難である。下顎前方位型スプリントによる下顎頭の復位はMRIにより検査する。検査はこの装置を装着して行い、下顎頭が復位状態を維持できるか否かを確認する。このときクリック音が生じてはならない。この咬合挙上装置も定期的にチェックし、調整する。およそ6週後にはいわゆる後屈的削合テクニックを用いることができる。これにより下顎頭は、関節円板から脱臼することなく、わずかではあるが、より後方へ移動できるようになる。スプリントを適用するこの療法は実践がもっとも難しい方法であり、治療期間も長い（3ヵ月まで）。治療の終了後には、治療結果として下顎前方位を安定させなければならない。多数の症例は、下顎前方位を維持するための顎矯正処置を必要とする（Morrish 1995）。新しい下顎位は補綴処置によって実現することもできる。下顎前方位咬合挙上装置が適用されることはまれである。操作が難しく、長期にわたり困難な後処置を必要とするからである。治療の成果は、後処置における他の専門領域との密接な協力により初めて達成される。

包括的な治療

　顎顔面系の機能障害が多因子的に起こることは、今日では疑う余地もない。したがって、大多数の症例はインターディシプリナリーアプローチないし他の専門領域との協力による治療を必要とする。以下に、他の専門領域との協力についての三つの代表的なコンセプトについて検討する。

a）理学療法

　運動系と頭部および頸部の姿勢制御・維持筋群、あるいは咀嚼筋との関係はすでに古くから知られている。脊柱の変化はつねに顎関節の位置と運動に影響を及ぼす（Nicolakisら 1998）。患者との1回目の問診で姿勢の問題、その領域の緊張、頸椎の症状および全身的な関節障害などについて既往歴を診査する。ただし、スプリントを適用するだけでは姿勢維持器官に問題のある患者の治療には不十分である。口腔顔面系の障害に対する理学療法の効果を報告した文献はすでに多い（Rocabadoら 1982、Danzig、Van Dyke 1983、Bush 1984、Kirk、Calabrese、1989）。

　理学療法士はその専門的見地から、まず患者の姿勢と呼吸の検査、そして筋および関節の精査を行う。次いで脊柱の運動性、とくに頸椎の神経ブロックによる検査を行う。頸部の伸筋および屈筋、そして肩

甲帯筋群の触診によりこれら筋群の過緊張、あるいは疼痛の激しいトリガーポイントが確認できることも多い(Travell、Simons 1983)。患者ごとに適する訓練法により虚弱な筋を強化し、緊張した筋をリラクゼーション訓練により弛緩させ、顎関節を徒手法により誘導する。顔面筋痛の患者においては運動療法、姿勢の矯正および弛緩テクニックにより機能の顕著な改善と疼痛の明らかな軽減を達成することができる(Nicolakisら 2001a)。

関節円板が転位し、下顎頭が復位しない患者は理学療法士が顎関節を受動する。徒手法で牽引することにより、収縮した関節包を伸延し、顎関節の可動性を回復させることができる。また運動訓練は疼痛の軽減と機能の改善をもたらす(Nicolakisら 2001c)。

姿勢のほか、呼吸もまた重要な意味を有する。生理的呼吸は胸式呼吸と腹式呼吸の複合呼吸である。腹式呼吸は腹壁に手を当てて検査する。腹壁は吸気時に、横隔膜の活動により膨らむ。肩式呼吸は吸気時に肩が上昇することを特徴とし、肺の換気が不十分なため、肩甲帯周囲筋群の緊張と疼痛を誘発する。とくに話すことを職業とする患者の場合、不適切な呼吸法は機能障害の原因となるため胸式と腹式の複合呼吸をするよう努力すべきである。

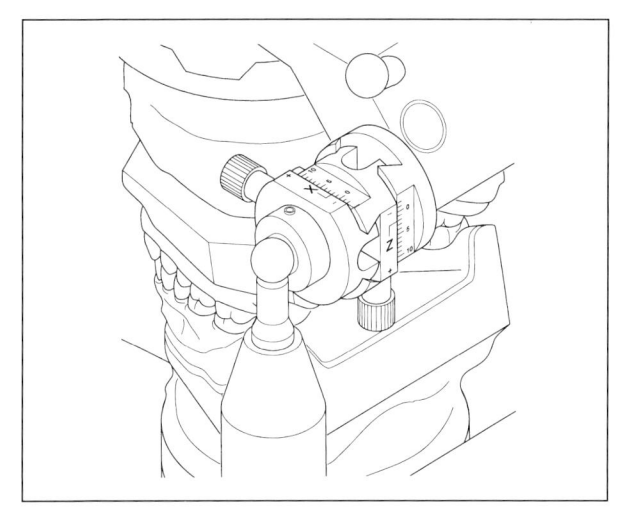

図5-78 患者ごとに下顎頭位を調節する下顎位バリオメーター(MPV®)。

b) 言語療法、筋機能療法

言語(構音)障害のある患者の多くは顎口腔系の機能障害を示す(Gstöttenbauer、1994)。そのような患者は、筋機能の調和により咬合を安定させる。機能障害、咬合障害および言語(構音)障害は共存することがしばしばである。したがって言語訓練士あるいは筋機能療法士との専門間協力は必須の要求である。

c) 心理療法

口腔顔面領域に疼痛や違和感をもつ患者、および慢性の筋緊張を示す患者の15%〜25%は、咬合調整、スプリント療法、物理・理学療法など通常の療法に反応しない(Kail 1985)と言われる。咀嚼器官に機能障害を示す患者の7%は精神的原疾患に悩むことも報告されている(Graber 1989)。咀嚼器官は精神と相関関係にある典型的な器官である。精神的疾患が咀嚼器官に影響を及ぼす場合、これを認識し、適切な治療を行うことが重要である。なぜならば純粋に歯科治療だけで治療目的を達成することは不可能だからである。

歯科医師と精神科医が協力して顎機能障害の治療を支援し、補完する方法としてリエゾン精神医学との連携がある。日本では一般的に使われている。

リエゾン精神医学の特徴は、精神科医が選択した患者を定期的に組織する他の専門領域との協力チームが原疾患に対応する適切な方法で治療することにある。精神科の治療が初めて歯科治療を可能にすることも多く、したがって精神科治療と歯科治療は並行して進められる。精神科の治療は薬物療法から心理療法、さらに催眠術師による一般恐怖症患者の治療までを含む。

リエゾン精神医学の長所は心理療法が歯科治療を補完する方法を積極的に取り入れたことにある(Walterら 1994)。精神科医が歯科医師と患者間の問題を解明することもある。さらに治療恐怖症の患者の抜歯に際し、催眠術師が心理療法的救急処置として催眠術を施すこともできる。したがってリエゾン精神医学は、困難な治療に際し一般的な問題を解決するためのすぐれた方式としても高く評価することができる。

参考文献

Baddour HM, Mc Anear JT, Tilson HB (1978): *Eagle's Syndrome. Report of a case.* Oral Surg 46 (4): 486-494

Bezuur JN, Hansson TL, Wilkinson TM (1989): *The recognition of craniomandibular disorders – an evaluation of the most reliable signs and symptoms when screening for CMD.* J Oral Rehab 16: 367-372

Bigenzahn W (1995): *Orofaziale Dysfunktionen im Kindesalter.* Georg Thieme Verlag, Stuttgart, New York

Brazeau GA, Gremillion HA (1998): *The role of pharmacy in the management of patients with temporomandibular disorders and orofacial pain.* J Am Pharm Assoc 38: 354-363

Bumann A, Groot Landeweer G (1992). *Die „Manuelle Funktionsanalyse".* Erweiterte Untersuchung. Phillip J 5: 207-214

Bumann A, Groot Landeweer G, Lotzmann U (1993): *Die Bedeutung der Gelenkspieltechniken im Rahmen der „Manuellen Funktionsanalyse".* Zahnärztl Welt 102: 338-342

Bush F (1984): *Physical therapy for mandibular movement and jaw pain.* J Dent Res 61: 172, abs no 18

Carraro J, Cafesse R (1978): *Effect of occlusal splints on TMJ symptomatology.* J Prosthet Dent 40: 563-566

Cooper BC, Cooper DL (1991): *Multidisciplinary approach to the differential diagnosis of facial, head and neck pain.* J Prosthet Dent 66: 72

Costen JB (1934): *A syndrome of ear and sinus symptoms dependent upon disturbed function of the temporomandibular joint.* Ann Otol Rhin 43: 1

Dalen K, Ellertsen B, Espelid J, Grönningsaeter A (1986): *EMG feedback in the treatment of myofascial pain dysfunction syndrome.* Acta Odontol Scand 44: 279-284

Danzig, Van Dyke A (1983): *Physical therapy as an adjunct to temporomandibular joint therapy.* J Prosthet Dent 49: 96-99

Dworkin SF (1997): *Behavioral and educational modalities.* Oral Surg Oral Med Oral Pathol Oral Radiol Endod 83: 128-133

Eagle WW (1958): *Elongated styloid process, symptoms and treatment.* Arch Otolaryngol 67: 172-176

Ercoli C, Boncan RB, Tallents RH, Macher DJ (1998): *Loose joint bodies of the temporomandibular joint: a case report.* Clin Orth Res 1: 62-67

Feldenkrais M (1978): *Bewusstsein durch Bewegung.* Der aufrechte Gang. Suhrkamp, Frankfurt

Friedman MH, Weisberg J (1982): *Joint play movements of the temporomandibular joint: clinical considerations.* Arch Phys Med Rehabil 65: 413

Garliner D (1982): *Myofunktionelle Therapie in der Praxis.* Zahnärztl. Med. Schrifttum, München

Gelb H (1977): *Clinical management of head, neck and TMJ pain and dysfunction.* Saunders, Philadelphia

Gleditsch JM (1979): *Mundakupunktur.* WBV Biologisch Medizinische Verlagsgesellschaft GmbH & Co KG, Schorndorf

Graber G (1989): *Kurzexpertise zum Problemkomplex der dysfunktionellen Erkrankungen im stomatognathen System.* Zahnärztl. Mitteilungen 79: 5

Gray RJ, Davies SJ, Quayle AA (1994): *A clinical approach to craniomandibular disorders.* Br Dent J 177: 25-28

Gray RJ, Quayle AA, Hall CA Schofield MA (1994): *Physiotherapy in the treatment of temporomandibular joint disorders: a comparative study of four treatment methods.* Br Dent J 176: 257

Greene C, Laskin D (1972): *Splint therapy for the myofascial paindysfunction (MPD) syndromes. A comparative study.* J Am Dent Assoc 84: 624-628

Griffin CJ (1977): *The prevalence of the lateral subcondylar tubercle of the mandible in fossil and recent men with particular reference to Anglo-Saxons.* Arch Oral Biol 22: 633-639

Gsellmann B, Slavicek G, Gruber R, Rath M, Fürhauser R (1995): *Biofeedback als Therapieergänzung bei craniomandibulärer Dysfunktion.* Inf Orthod Kieferorthop 27: 39

Gstöttenbauer D (1994): *Strukturen des Kauorgans als mögliche Ursache für Sprechstörungen.* Dissertation, Medizinische Fakultät der Universität Wien

Hamada T, Kotani H, Kawazoe Y, Yamada S (1982): *Effect of occlusal splints on EMG activity of masseter and temporal muscles in bruxism with clinical symptoms.* J Oral Rehabil 9: 119-123

Hilbe M, Stainer M, Niederwanger A, Kulmer S (2000): *Langzeitstabilität der gelenkbezüglichen Zentrik.* Dtsch Zahnärztl Z 55: 566-569

Hupfauf L, Weitkamp J (1969): *Ergebnisse der Behandlung von funktionsbedingten Erkrankungen des Kausystems mit Aufbissplatten.* D Zahnärztl Z 24: 347

Jacobson E (1938): *Progressive Relaxation.* University of Chicago Press, Chicago

Kail K (1986): *Behandlungserfolge bei Kiefergelenkbeschwerden in Abhängigkeit von organischen und psychischen Faktoren.* Dissertation, Grund- und Integrativwissenschaftliche Fakultät der Universität Wien

Kirk W, Calabrese D (1989): *Clinical evaluation of physical therapy in the management of internal derangement of the temporomandibular joint.* J Oral Maxillofac Surg 47: 113-119

Kopp S (1977): *Temporomandibular joint osteoarthrosis. A histochemical and clinical study.* Thesis, Göteborg

Krennmair G, Piehslinger E, Slavicek R (1997): *Cranio-mandibuläre Dysfunktion infolge abnormer stylohyoidaler Verhältnisse.* Stom 94/5: 209-217

Lotzmann U (1999): *Studien zum Einfluss der okklusalen Prä-Therapie auf die zentrische Kieferrelation.* Quintessent, Berlin

Mack H (1979): *Offenlegungsschrift.* Deutsches Patentamt, 2934750, München

Mack H (1980a): *Der Mandibular-Positions-Indikator.* Dtsch Zahnärztl Z 35: 611-615

Mack H (1980b): *Instrumentelle Voraussetzungen zur Erfassung des okklusoartikulären Systems*. In: Drücke W, Klemt B. *Kiefergelenk und Okklusion*. Quintessenz, Berlin 1980

Mannheimer JS, Rosenthal BS (1991): *Acute and chronic postural abnormalities as related to craniofacial pain and temporomandibular disorders*. Dental Clinics of North America, Vol. 35, Nr. 1: 185-208

McHorris WH (1979): *Occlusion with particular emphasis on the functional and parafunctional role of anterior teeth. Part II*. J Clin Orthod 13: 684-701

McNeill (1997): *Management of temporomandibular disorders: concepts and controversies*. J Prosth Dent 77: 510-522

Mense S (1993): *Nociception from skeletal muscle in relation to clinical muscle pain*. Pain 54: 241-289

Meyer G (1986): *Entwicklung und Anwendung eines elektronischen Verfahrens zur dreidimensionalen scharnierachspunktbezüglichen Registrierung von Unterkieferbewegungen für die Funktionsdiagnostik des stomatognathen Systems*. Dissertation, Göttingen

Morrish RB, Stroud LP (1995): *Long-term management of the TMD patient*. In: RA Pertes, SG Gross. Clinical management of temporomandibular disorders and orofacial pain. Quintessence Publishing Co, Inc. Chicago

Nicolakis P, Erdogmus B, Kollmitzer J, Kopf A, Piehslinger E, Wiesinger GF, Fialka-Moser V (2001a): *An investigation of the effectiveness of exercise and manual therapy in treating TMJ osteoarthritis*. Cranio 19:1

Nicolakis P, Erdogmus B, Kopf A, Djaber-Ansari A, Piehslinger E, Fialka-Moser V (2000): *Exercise therapy for craniomandibular disorders*. Arch Phys Med Rehabil, Vol. 81: 1137-1142

Nicolakis P, Erdogmus B, Kopf A, Nicolakis M, Piehslinger E, Fialka-Moser V (2001b): *Effectiveness of exercise therapy in patients with myofascial pain*. J Oral Rehabil in press

Nicolakis P, Erdogmus P, Kopf A, Ebenbichler G, Kollmitzer J, Piehslinger E, Fialka-Moser V (2001c): *Effectiveness of exercise therapy in patients with internal derangement of the temporomandibular joint*. J Oral Rehab in press

Nicolakis P, Piehslinger E, Nicolakis M, Vachuda M, Fialka V (1998): *Zusammenhänge zwischen Haltungsasymmetrien und dem Ruhetonus des M.masseter*. Dtsch Zahnärzt Z 53: 608-612

Nitzan DW, Dolwick MF, Martinez A (1991): *Temporomandibular joint arthrocentesis: A simplified treatment for severe limited mouth opening*. J Oral Maxillofac Surg 49: 1163-1164

Piehslinger E, Tuppy F, Nussbaumer M, Ettl L, Slavicek R (1990): *Das Eagle-Syndrom – Eine Darstellung anhand eines Fallberichtes*. Z Stomatol 87/10: 525-530

Piehslinger E, Čelar AG, Čelar R, Slavicek R (1991): *Computerized axiography: principles and methods*. J Craniomand Practice Vol. 9, Nr. 4: 344-355

Piehslinger E, Babka A, Wegscheider WA, Slavicek R (1992): *Elektronische Axiographie zur standardisierten Diagnostik der Kiefergelenkbewegung*. Inf orthod Kieferorthop 2:205-220

Piehslinger E, Čelar AG, Čelar R, Jäger W, Slavicek R (1993): *Reproducibility of the condylar reference position*. J Orofacial Pain 7: 68-75

Piehslinger E, Čelar AG, Futter K, Slavicek R (1993a) *Orthopedic jaw movement observations. Part I: Determination and analysis of the length of protrusion*. J Craniomand Pract Vol.11, Nr. 2: 113-117

Piehslinger E, Čelar R, Horejs T, Slavicek R (1993b): *Orthopedic jaw movement observations. Part II: The rotational capacity of the mandible*. J Craniomand Pract Vol.11, Nr.3: 206-210

Piehslinger E, Čelar AG, Schmid-Schwap M, Slavicek R (1994a): *Orthopedic jaw movement observations. Part III: The quantitation of mediotrusion*. J Craniomand Pract Vol.12, Nr.1: 33-37

Piehslinger E, Čelar R, Horejs T, Slavicek R (1994b): *Orthopedic jaw movement observations. Part IV: The rotational component during mastication*. J Craniomand Pract Vol. 12, Nr.3: 156-160

Piehslinger E, Čelar AG, Čelar R, Slavicek R (1994c): *Orthopedic jaw movement observations. Part V: The transversal shift in protrusive and retrusive movement*. J Craniomand Pract Vol. 12, Nr.4: 247-251

Piehslinger E, Bigenzahn W, Čelar AG, Slavicek R (1995): *The effect of occlusal splint therapy on different curve parameters of axiographic TMJ tracings*. Cranio Vol.13, Nr.1: 35-41

Pinto OF (1962): *A new structure and function of the mandibular joint*. J Prosthet Dent 12: 95-103

Rocabado M, Johnston BE, Blakney MG (1983): *Physical therapy and dentistry: an overview*. Cranio Vol.1, Nr.1: 46-49

Ross G, Terezhalmy G, Pelleu G (1979): *Transcutaneous electric nerve stimulation: an alternative mode of therapy for patients with temporomandibular joint myofascial pain dysfunction syndrome*. J Dent Res 58: 217, IADR abs. no 495

Sato I, Shindo K, Ezure H, Shimada K (1996): *Morphology of the lateral ligament in the human temporomandibular joint*. Oral surg oral med oral pathol: 151-156

Schulte W (1970): *Zur funktionellen Behandlung der Myoarthropathien des Kauorgans: ein diagnostisches und physiotherapeutisches Programm*. Dtsch Zahnärztl Z 25: 422-449

Schulz JH (1978): *Das autogene Training – Konzentrative Selbstentspannung*. Thieme, Stuttgart

Sheiksholeslam A, Holmgren K, Riise C (1986): *A clinical and electromyographic study of the long-term effects of an occlusal splint on the temporal and masseter muscles in patients with functional disorders and nocturnal bruxism*. J Oral Rehabil 13: 137-145

Slavicek R (1982): *Die funktionellen Determinanten des Kauorgans*. Habilitationsschrift, Wien

Slavicek R (1981): *Die Axiographie mit paraokklusalem Löffel*. Inf Orthod Kieferorthop 13: 303-307

Slavicek R (1988): *Clinical and instrumental functional analysis for diagnosis and treatment planning. Part 7: Computer- aided axiography*. J Clin Orthod 22: 776-787

Slavicek R (2000): *Das Kauorgan. Funktionen und Dysfunktionen.* Gamma, Medizin.-Wiss. Fortbildungs-Ges.m.b.H., Klosterneuburg

Slavicek R, Mack H (1979): *Messung der Auswirkung von unterschiedlichen Okklusionsbeziehungen auf die Kiefergelenke.* Schweiz Mschr Zahnheilk 89: 925-930

Slavicek R, Mack H (1982): *Der Axiograph.* Inf Orthod Kieferorthop 14: 53-62

Slavicek R, Sperr W (1980): *Klinische Erfahrungen mit dem sogenannten Axiographen.* Öst Z Stomatol 77: 136-139

Solberg W, Clark G, Rugh J (1975): *Nocturnal electromyographic evaluation of bruxismus patients undergoing short-term splint therapy.* J Oral Rehabil 2: 215

Stenn P, Mothershill K, Brooke R (1979): *Biofeedback and cognitive behavioral approach to treatment of myofascial pain dysfunction syndrome.* Behavior Ther 10: 29-36

Strotz (1992): *Elektromyographische Untersuchungen über die Wirkung von Wärme- und Kryotherapie auf die Muskelaktivität der Unterkieferelevatoren.* Med. Diss. Tübingen

Tallents RH, Hatala M, Katzberg RW, Westesson PL (1993): *Temporomandibular joint sound in asymptomatic volunteers.* J Prosth Dent Vol 69, Nr. 3: 298-304

Tanaka TT (1988): *Advanced dissection of the temporomandibular joint.* Instruction video

Tarantola GJ, Becker IM, Gremillion H (1997): *The reproducibility of centric relation: a clinical approach.* JADA 128: 1245-1251

Toller P (1974): *The mandibular pain dysfunction syndrome. Scientific foundations of dentistry.* Heinemann Medical, London, pp 596-604

Travell JG, Simons DG (1983): *Myofascial pain and dysfunction. The trigger point manual.* The upper extremities, Volume 1: 165, Williams and Wilkins, Baltimore – London – München

Tuppy FK, Schweigreiter H, Piehslinger E (1991): *Der mandibuläre Positionsindikator als praxistaugliche Standardmethode zur Erfassung der Kondylenpositionierung im Rahmen der instrumentellen Funktionsanalyse.* Z Stomatol 88/5: 259-262

Undt G, Kermer C, Piehslinger E, Rasse M (1997): *Treatment of recurrent mandibular dislocation.* Part I: Leclerc blocking procedure. Int J Oral Maxillofac Surg 26 : 92-97

Wabeke KB, Hansson TL, Hoogstraten J (1989): *Temporomandibular joint clicking: a literature overview.* J Craniomand Disorders: Facial and Oral Pain Vol.3, Nr.3: 163-173

Walter H, Piehslinger E, Knaus A, Slavicek R (1994): *Ergebnisse der interdisziplinären Therapie von psychischen Risikopatienten in der ZMK.* Z Stomatol Suppl 6: 79-80

Zenker W (1956): *Das retroartikuläre Polster des Kiefergelenkes und seine mechanische Bedeutung.* Z Anat Entwickl Gesch 119: 375-388

Zyhlarz R (1994): *Evaluierung der funktionellen und morphologischen Situation des Kiefergelenkes mit Hilfe des bildgebenden Verfahrens der Spiral-Computertomographie.* Dissertation an der Medizinischen Fakultät der Universität Wien

その他の参考文献

Bumann A, Lotzmann U (2000): *Funktionsdiagnostik und Therapieprinzipien.* Farbatlanten der Zahnmedizin. Thieme, Stuttgart

Freesmeyer WB (1993): *Zahnärztliche Funktionstherapie.* Carl Hanser Verlag, München – Wien

Pertes RA, Gross SG (1995): *Clinical management of temporomandibular disorders and orofacial pain.* Quintessence Publishing Co, Inc. Chicago – Berlin – London

Siebert GK (1996): *Atlas der zahnärztlichen Funktionsdiagnostik.* Carl Hanser Verlag, München – Wien

Slavicek R (2000): *Das Kauorgan. Gamma Medizin.-Wiss.* Fortbildungs-Ges.m.b.H., Klosterneuburg

Quinn PD (1998): *Color atlas of temporomandibular joint surgery.* Mosby

第VI章　固定性義歯

M. Sengstbratl

1．歴史的背景

　歯科が医学の専門分野の一つとして独立するようになったのは16〜17世紀のことである。しかし当時の歯科治療はなお抜歯に限定されていた。職人に義歯を作らせることができたのは、人口のわずか数%にすぎない裕福な人々だけであった。継続歯やブリッジ、床義歯の材料としては象牙、セイウチの牙、ときにはその他の動物の歯、さらには死者あるいは生きている人間の歯も使用された（Alt 1999）。

　義歯の使用はぜいたくの象徴であったため、審美性が重視される領域の補綴物にはゴールドを含む材料が使用された。

　エトルリアおよびフェニキアの遺跡からは、欠損歯を補綴した世界でもっとも古い義歯、あるいは動揺歯を固定したスプリント（ゴールド製のバンド）が発掘されている。このためエトルリア人はブリッジおよび義歯の最初の製作者とされている（図6-1）。

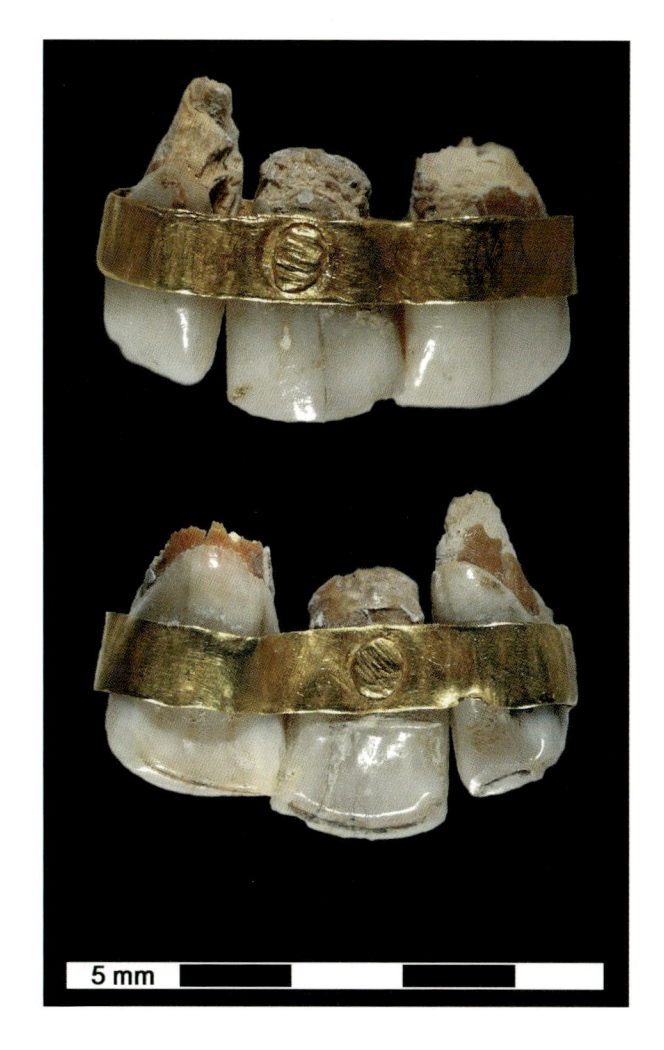

図6-1　エトルリア人のブリッジ：©ウィーン自然史博物館考古生物学・人類学室。写真：W. Reichmann。

第VI章　固定性義歯

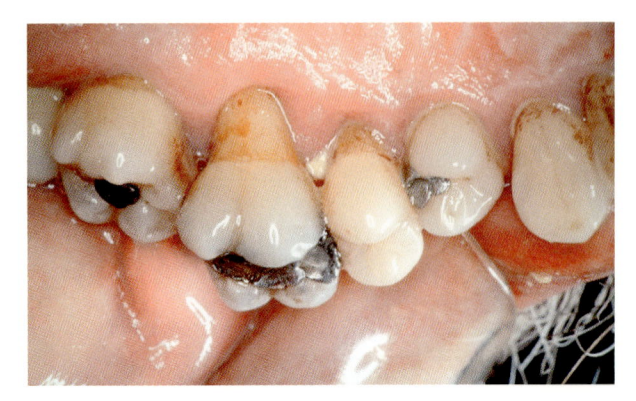

図6-2　挺出した対合歯。

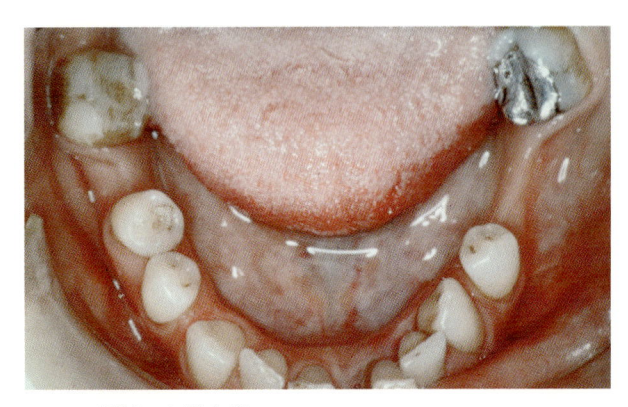

図6-3　傾斜した隣在歯。

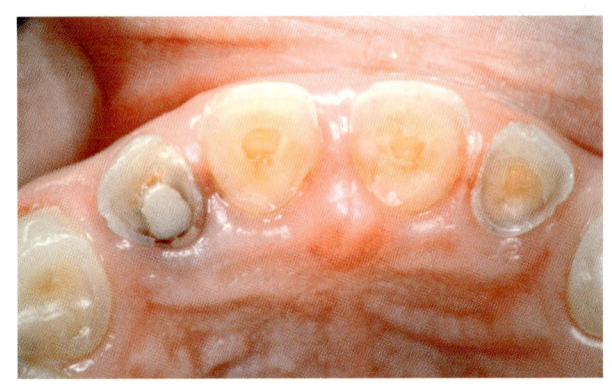

図6-4　咬耗。

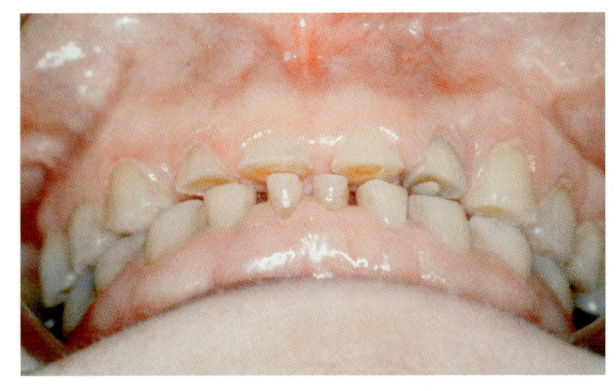

図6-5　咬耗のために減少した垂直顎間距離。

今日の歯科医療における歯科医師の役割は、主として咀嚼機能および発音機能を回復させることにある。患者自身にとっては、主に審美性の回復が義歯を希望する理由である。崩壊した歯列の治療を行わずに放置することは通常、魅力と美しさの喪失を意味する。

2．固定性義歯補綴の基礎

歯の喪失、あるいは崩壊により低下した次のような機能

・咀嚼機能
・発音機能
・審美性

を再現するのが義歯である（Wild 1950）。

歯の崩壊、喪失、あるいは重度の歯列不正は咀嚼および発音機能障害の原因となる。歯の欠損を放置すれば対合歯が挺出し（図6-2）、隣在歯が傾斜する（図6-3）。さらに垂直顎間距離が減少し（図6-4、5）、最終的には咀嚼系の機能障害に至る。

咀嚼機能および発音機能は、客観的検査が可能な機能である。

これに対し審美性は非常に主観的で、患者が生活する文化圏にも依存する感覚である（Hupfaufら1995）。かつての日本では黒く染めた歯が美しいとされ、アフリカでは歯肉の刺青が美しいとされた（Strubら1999）。近東諸国では金合金のクラウンで前歯部を被覆するのが一般的であり、米国では「規則的に並ぶ完璧な、むしろ不自然なほど白く輝く歯」に美を感じる傾向がある。

固定性義歯には次のものがある：

・インレー（1、2、3面および多面インレー：ゴールド、セラミックス、電鋳インレー）
・アンレー
・部分被覆冠
・クラウン（全部鋳造、セラモメタルまたはレジン前装、オールセラミックス、電鋳クラウン）
・継続歯
・ラミネートベニア

- ブリッジ（全部鋳造、セラモメタル、セラミックス、接着、エクステンションブリッジ）

3．治療コンセプト

補綴の目的に合致し、機能的および審美的に理想的で、さらに技術的に高度な義歯を製作するためには、まず補綴開始前の準備として適切で十分な処置を行い、さらにこれを定期的に検査（リコール）することが必要である。

患者の性格および口腔状態、ならびに必要性に応じて1ステップ、あるいは数ステップの補綴前処置を実施しなければならない。

治療計画および補綴前処置の前にはつねに、既往歴の十分な調査および口腔状態の詳細な検査を行い、必要に応じて急性の疼痛を治療することが必要である。

補綴前処置のステップ：

- 補綴前歯周処置：スケーリング・ルートプレーニング、口腔衛生指導、動機づけ
- 補綴前保存処置：う蝕歯の処置、可塑性材料による歯冠の築造
- 補綴前根管治療
- 保存不可能な歯の抜歯
- 機能療法の実施：咬合挙上装置による治療、理学療法
- 診断用ワックスアップ、削合
- 顎矯正処置
- 正常咬合を実現するための外科処置：ヘミセクション／トリセクション、根尖切除、歯肉切除、骨内インプラント

これらの補綴前処置の後には、その状態を持続させるための定期的な後処置（リコール）が重要で、患者を来院させて歯科衛生士による口腔衛生処置と動機づけを行う必要がある。

補綴処置の長期的な成功を獲得するためには、患者のコンプライアンスがぜひとも必要である。患者の協力なしに最善の補綴はあり得ない。

法医学的な理由から、治療開始前にスタディモデルを製作し、既往歴と口腔所見の正確な記録を行い、X線写真とともに保管することが必要である。

患者には、歯科治療に関する所見、診断、治療、治療の選択肢、およびリスクとコストに対する詳細な説明を要求する権利がある。治療計画およびコストについては、治療開始前に患者に提示する必要がある。またこれら補綴開始前の処置はカルテに記録しなければならない。この記録は、証明書とみなされる。

4．色調の選択と補綴における審美性

色調的に理想の固定性義歯を製作し、患者の口腔内に装着するためには、Preston（1980）が定義した以下の点を考慮する必要がある：

1. 既製のシェードガイド（どの歯冠色材料にも、それぞれに適するシェードガイドが用意されている）を用いる色調選択は、時間のかかる支台歯形成の後ではなく、開始前に行うべきである。乾燥した歯は透明度が低下するからである。また神経を集中する長時間の支台歯形成で眼が疲労するため、審美的に正しい色調選択は不可能となるからである（図6-6）。
2. 色調選択に最適の条件を提供するのは昼光である。ただし直射日光下での色調選択は避けなければならない。

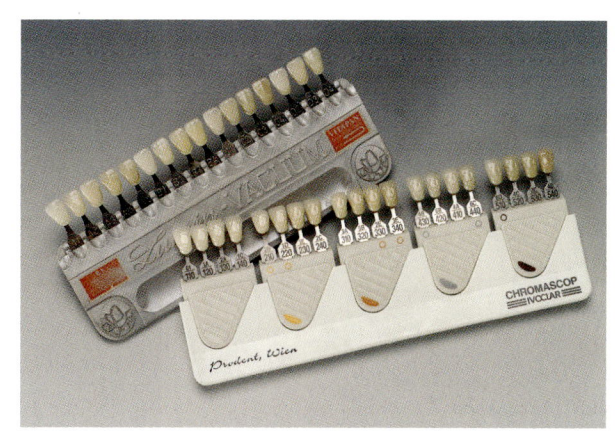

図6-6　シェードガイド。

3．患者は口紅の使用、厚化粧、派手な服装を避ける。色調を選択する際の視覚に影響を及ぼすからである。
4．歯の形態および表面性状を考慮する（つや消し状か滑沢か、豊隆しているか平坦か）。
5．色調の選択と再現には歯科技工士の協力を求めるべきである。
6．色調の選択と固定性義歯の試適はすべての隣在歯および義歯を濡らし、通常の口腔環境を再現した状態で行う。
7．固定性義歯に再現すべき天然歯の特徴は文章またはスケッチにより記録する。
8．とくに前歯部のポーセレンクラウンおよびブリッジ、ならびにポーセレンラミネートベニア修復においては、ビスケットベイク後に口腔内試適を行い、必要に応じて形態あるいは色調を修正すべきである。

色調選択のためには歯の形態に関する一般的知識もまた重要である。例えば、歯列全体の色調的感覚の変化を考慮しなければならない。天然歯列における側切歯は中切歯よりやや暗色である。犬歯の色調は切歯より明らかに暗く、小臼歯よりも暗色である。犬歯は一般に黄色味を帯びた色調を示す（Payne 1934）。若年者の歯は透明度および明度が高く、青く見えることもある。高齢者の歯は不透明であり、明度も2ステップほど低い（Brockmann 1988、Meyer 1982）。明度低下の原因は切縁の咬耗、そして咬耗による光透過性の低下にある（Meyer 1982）。エナメル質層が欠如する歯頚領域は暗く、切縁部1/3はもっとも明るく透明である。この特徴を考慮することが色調選択、したがって審美性の再現に重要な意味がある（Brockmann 1988）。当然のことながら、固定性義歯により再現する歯に隣在歯の形態、大きさ、位置、表面性状そして歯軸の傾斜を考慮することも重要である。

色調および審美的な観点からは、天然歯との区別が困難であり、補綴物であることを第三者に気づかれない義歯だけが成功といえる。

5．材料学的ヒント

5.1 歯科材料に対する要求

・牽引、圧縮および剪断強さ
・耐蝕性
・生体親和性
・寸法安定性
・加工操作性
・審美性再現の可能性（色調、透過性、不透明性）

5.2 歯科材料の長所と短所

5.2.1 金合金／ポーセレン焼付金合金

合金のタイプは、含有比のもっとも高い元素により分類される。歯科用合金の場合は貴金属合金（金合金、銀合金）と非貴金属合金（コバルト合金、ニッケル合金、鉄合金、チタン合金）に分類される。またポーセレン焼付の可否により分類することもある。

長所：
　—良好な長期的臨床結果がある
　—難しい窩洞の修復が可能である（修復物のマージンが象牙質と接する窩洞）
　—プラークの沈着がわずかである
　—色調安定性が高い
　—疲労破折しない（大きな引張り強さ）

短所、問題点：
　—ポーセレンを焼き付けた場合、ポーセレン層下のメタルフレームが透明感を妨げる。
　—熱伝導が高い。
　—維持構造を与える支台歯形成をする必要があり、それだけ歯質が犠牲となる。
　—口腔内での修理に限界がある。

5.2.2 チタン合金／ポーセレン焼付チタン合金

長所：
　—すぐれた生体親和性がある
　—相対的にX線透過性である
　—修復物下のう蝕を診断できる
　—軽金属である

―熱伝導率が低い
―良好なコストパフォーマンス

短所、問題点：
―特別なチタン鋳造機が必要である
―ポーセレンによる色調表現が難しい
―プラークの沈着性がやや高い

5.2.3 電鋳法

電気分解の原理を利用する電鋳法の起源は、イタリアの医師ガルバニー（Luigi Galbani：1737～1798）までさかのぼることができる。のちに電鋳法を開発したドイツの物理学者フォン・ヤコビ（Moritz Hermann von Jacobi：1801～1874）は、電鋳法の確立者と呼ばれている（Krämerら 1959）。

今日では、電鋳法により前歯および臼歯のクラウンからインレー／アンレー、ブリッジ、インプラント補綴における上部構造、可撤性義歯のテレスコープクラウン、そして全部床義歯の基礎床まで製作することができる。

長所：
―材料として純度99.7％のゴールドを使用する
―生体親和性が良い
―プラーク沈着がわずかである
―わずか0.2mm厚のフレームを製作することができる
―材料の無駄なく製作することができる
―歯髄の保護効果が高い
―高い精度を有する
―適合性がすぐれている
―辺縁封鎖性が良好である
―審美性の高いクラウンおよびテレスコープクラウンを製作することができる
―歯肉縁が変色しない

短所、問題点
―インレーおよびアンレー修復における審美的な欠点がある
―模型を複製する必要がある
―歯科技工所に特殊な機械装置を配備する必要性がある

―スパンの長いブリッジを製作できない

5.2.4 オールセラミックス

すぐれた修復手段として長年にわたり評価されてきたゴールドインレーには、歯の色と異なるという短所がある。今日、患者は、生体親和性にすぐれた審美性の高いセラミックインレーを希望するようになってきている。

Nicolas Dubois de Chemant は1788年に発表した人工の歯をテーマとする博士論文の中で、歯科材料としてのセラミックスの使用を初めて報告した（Strub 1992、Lässigら 1983）。1889年、Charles Land のセラミックスによるジャケットクラウンの製法に特許権が与えられた（Hickelら 1997）。しかしセラミック修復物は破折しやすく、適合性もゴールド修復に比べ劣るため日常臨床に適用されなかった。セラミックスの弱点が解消されたのは、セラミック接着システムが開発され、これが使用されるようになってからである。これに伴い、さまざまなセラミックシステムが開発された。

酸化アルミニウムで強化したセラミックス（InCeram®）は従来の長石系セラミックスの2倍の強度を示す。単純なオールセラミックシステムの強度が100±30Mpaであるのに対し、InCeram®システムのコア材の値は350～600Mpaに達する（Claus 1990）。酸化アルミニウム系セラミックスの短所を指摘するならば、接着技法による前処理が不可能なことである。したがってこのセラミックシステムで製作したオールセラミック修復物は、グラスアイオノマーまたはリン酸塩セメントで合着しなければならない。

今日、臨床で使用されているEmpress® 2（Ivoclar）は、かつてのリューサイト系セラミックス（Empress® 1）とは似て非なるオールセラミックシステムであり、フレーム用の二ケイ酸リチウムセラミックスと積層用のアパタイトセラミックスから成る。Empress® 2は450Mpaの曲げ強さを示す。形態形成の方法は次の二つのタイプに大別することができる：

・追加形成法
・削除形成法

a）追加形成法

追加形成法とは可塑性材料を用いるあらゆる形態形成（モデリング）法の総称である。

- 焼結法：焼結法とは熱を利用して粉末を—その粒子が完全には融合することなく—固形化する方法である（Öl 1961）。歯科用の焼結セラミックスは、かつて原料として長石と石英が使用されていたため長石系セラミックスとも呼ばれるが、歯科用セラミックスがますます進歩している今日、この名称はもはや時代遅れである。焼結セラミックスで製作した修復物は色調的にもっともすぐれているが、対合歯の咬耗が著しい（Krejciら 1993）。

- キャスタブルおよびプレスセラミックス：金合金の鋳造と同様、製作する修復物の形態をまずワックスで形成し、埋没後に鋳造（Detrey-Dentsply社のDicor®）またはプレス成型（Ivoclar社のEmpress®）する（Hickelら 1997）。Empress®には色調を表現する二つの方法がある：

    a）クラウン、インレー、ラミネートベニアの製作におけるステインを塗布する方法

    b）前歯部クラウンの製作における積層法：Empress®のフレームに焼結セラミックスを積層する方法

b）削除形成法

削除形成法とは、工業的に製造したセラミックブロックから修復物を削り出す方法を意味する。

製作システムとしては、歯科医師が院内で使用するシステムと歯科技工所が使用するシステムがある。歯科医院用システムの長所は、支台歯形成の後、歯科医院でただちに修復物を製作できることにある。したがって印象採得も暫間修復物も製作する必要がなく、患者を1回来院させるだけで支台歯形成から最終的修復物の口腔内装着までを終えることができる。

製作システムはさらにアナログ式かデジタル式か、そして工業的テクノロジーを利用する方法かで分類することもできる：

a）アナログシステム（コピーミリング）：Celay®、Ceramatic®

b）デジタルシステム（CAD/CAMシステム）：Cerec II / I ®、Ceramatic II ®、Automill®、Cercon®

c）酸化アルミニウムセラミックスのフレームを工業的に製作するシステム：Procera®（Nobel Biocare）の場合、デジタル化したフレームおよび歯型データを、モデムを介してストックホルム（スウェーデン）のSandvik社に伝送する。Sandvik社はCAD/CAMシステムにより焼結法でクラウンのフレームを製作し、歯科技工所に郵送する。このフレームに歯科技工士がセラミックスを積層し焼成する

CAD/CAMとは、三次元データとしてとらえた支台歯形態からコンピュータがフレームをデザインし（CAD = Computer Aided Design）、コンピュータの制御によりセラミックブロックからフレームを切削形成する（CAM = Computer Aided Manufacturing）システムである。

Degussa社のCercon®は、クラウンと複数のポンティックから成る臼歯部ブリッジを酸化ジルコニウムセラミックスで製作することを可能とした最初のCAMシステムである。このシステムでは、第一ステップとしてまず歯科技工士がワックスパターンを形成する。これにより正確な適合性と辺縁封鎖性が保証される。このワックスパターンをCercon® brainスキャナ・ミリング装置が第二ステップとしてデジタル化し、フレームを切削形成する。第三ステップとして審美性表現のためにセラミックスを積層する。これを行うのは歯科技工士である（図6-7）。

長所：
—審美性が高い
—プラーク沈着がわずかである
—色調安定性が良い
—熱伝導率が低い
—支台歯への接着が可能であり、マクロ力学的維持を必要としない

短所、問題点：
—脆性であること
—弾性がないこと
—破折のリスクがあること
—口腔内での修理に限界があること

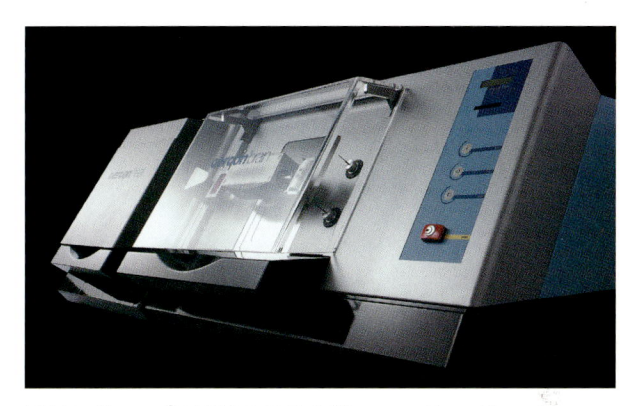

図6-7 Cercon® CAM システム（Degussa Dental）。

6．支台歯形成

6.1 支台歯形成の基礎

Shillingburgら（1986、1988）によれば、支台歯は次の原則に従って形成すべきである：

・歯質の保存
・維持および支持
・修復物の安定
・形成マージンと良好な辺縁封鎖性
・歯周組織の保護

ただし、これら原則の範囲内で妥協が必要なこともある。

6.1.1 歯質の保存

多量の歯質削除は維持力の不足、歯髄炎に至る温度覚過敏、さらに歯の失活に至る壊死などの問題を引き起こす。支台歯形成に起因する失活は、審美的な理由からも防ぐ必要がある。しかし支台歯が傾斜あるいは挺出しているため、多量の削除が避けられないことも多い。ここでは適用する修復法の正しい選択、適切な支台歯形態が修復物を支持する構造、そして歯質の削除量の決定などについて考察する。

6.1.2 支持・維持構造

維持が必要か、維持をどのような構造的規模とすべきかということは、選択した修復法によって決ま

る。例えばオールセラミック修復を適用する場合の特徴としては、機能時のさまざまな力に対抗するための修復物の維持は接着技法により得られるので、支台歯に形成する維持構造はわずかでよい。歯科医師が選択する支台歯形態も維持の規模に影響を及ぼす。側壁面がほぼ完璧に平行な支台歯形態は維持がもっとも大きい。ただし、そのような支台歯形態はアンダーカットないしオーバーハングが形成されやすく、セメント合着が不可能となることも予想される。このためテーパー6°の支台歯形態が理想とされている（図6-8）。ただし、オールセラミック修復における支台歯形態は、前記の理由から例外とされる。合着セメントが付着する面積もまた維持に影響する。すなわち、合着セメントを支台歯面にひろく付着させられれば、それだけ鋳造修復物を維持する力は大きくなる。

鋳造修復物の維持は支台歯の長さ／高さにも依存する。ボックスおよびチャンネルの形成により付加的に維持を強化することもできる。チャンネルは幅、深さとも1.0mm以上とする。長さは形成マージンを越えないように、可能なかぎり大きくする。ただし修復物の装着を妨げてはならない。

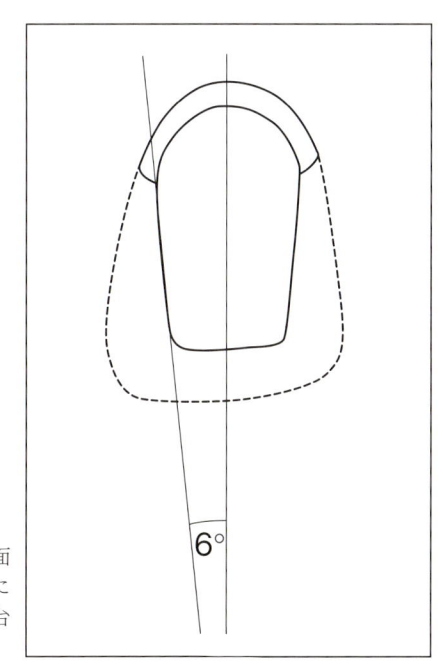

図6-8 側壁面が、切縁方向に6°傾斜する支台歯形成。

第VI章 固定性義歯

6.1.3 装着方向

装着方向は、支台歯形成を始める前に決めておく必要がある。単独クラウンのための支台歯形成では通常、歯軸を装着方向とする。ただし支台歯が傾斜している場合は、歯軸を装着方向とすることはできない。隣在歯の隣接面がクラウンの装着を妨げることが予想されるからである。この場合は、装着方向として咬合平面に対し直角の方向を選択する。傾斜がとくに著しい場合には、補綴前処置として矯正的に整直させるべきである(Steinら 1960)。ブリッジ修復においては、支台歯すべてに共通する装着方向を選択しなければならない。前歯部の支台歯には図6-9に示す二つの面 E1、E2を形成する。E1はクラウンの装着方向(通常は長軸と平行な面)に相当し、E2は切縁部1/3すなわち審美的に重要な領域の軸と並行する面である。E2のみを形成することは唇側の維持を完全に放棄することを意味し、しかも歯質を大量に削除するため露髄し、したがって支台歯が失活する危険がある。

鋳造した修復物の確実な適合を可能とするため、アンダーカットないしオーバーハング部はすべて削除しなければならない。形成した支台歯が切縁または咬合面方向に細くなる円錐形であることを確認するため、鏡を利用して30cmの距離から片眼で側壁の平行性(テーパー)をチェックする方法が勧められる(Shillingburgら 1988)。

6.1.4 形成マージン

原則として形成マージンの位置は、歯科医師がチェックし、患者が清掃できる位置に設定する。したがって、可能なかぎり歯肉縁上とすべきである。しかし審美的要求、歯肉縁下う蝕、あるいはマージンが歯肉縁下にある既存の修復物の存在、あるいは臨床歯冠が短いなどの理由から、形成マージンの歯肉縁下への設定を避けられないことも多い。形成マージンのデザインには次の三つのタイプがある(図6-10a〜c):

a) 丸みを強調したシャンファー

優先すべきデザイン:

その原則は Lustigら (1972)および Lustig(1976)により報告されている。

長所:

―形成マージンを歯肉縁上から歯肉縁下まで、あらゆる高さに設定することができる
―歯髄に対する影響が比較的わずかである
―形成マージンが明瞭であり、容易にチェックすることができる
―余剰な合着セメントが容易に流出し、合着欠陥のリスクが低い
―クラウンから歯質へスムーズに移行する

短所:

―形成が難しい

b) ショルダー(ステップ)

長所:

―形成マージンが理想的に明瞭である
―ポーセレンの焼付あるいはレジン前装のための

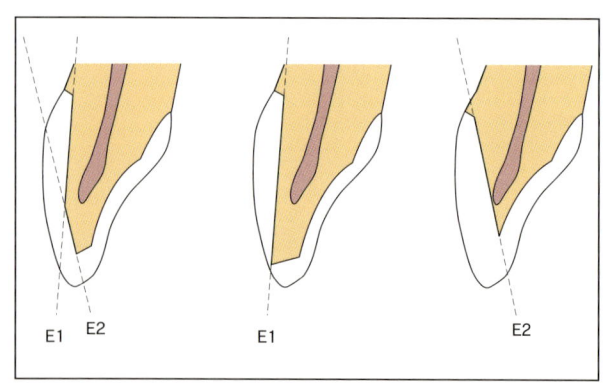

図6-9 前歯の支台歯形成面 E1およびE2。

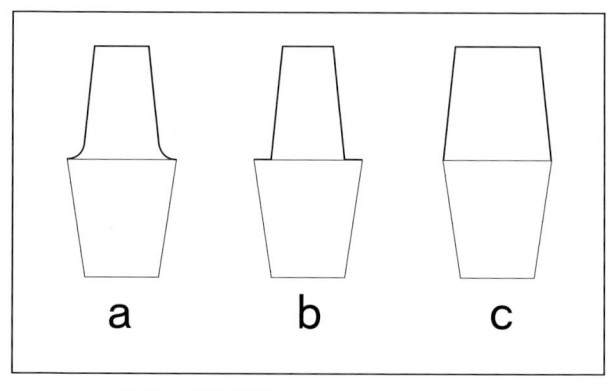

図6-10 支台歯の辺縁形態。

十分なスペースが得られる
―支台歯形成が容易である
―クラウンから歯質へスムーズに移行する

短所：
―多量の歯質を犠牲にする（露髄の危険）
―余剰なセメントが流出しにくい（浮き上がりが生じやすい）

c）接線状の形成マージン（ナイフエッジ）
長所：
―歯質の削除量がもっとも少ないデザインである
―支台歯形成が容易である
―余剰なセメントが容易に流出する

短所
―形成マージンを確認しにくい
―クラウンから歯質へスムーズに移行しない（クラウンのオーバーカントゥア）
―クラウンの鋳造時に問題が生じやすい（歯科技工的にスペースが不足する）

6.1.5　支台歯形成の順序
a）機能面
上顎：
切歯および犬歯の口蓋側面と切縁、ならびに小臼歯および大臼歯の咬合面
下顎：
切歯および犬歯の切縁、ならびに小臼歯および大臼歯の咬合面

b）維持面
隣接面、舌側面、および頬側面

c）審美面
頬側面、とくに前歯唇側面の切縁部1/3

6.1.6　歯周組織の保護
前述したように形成マージン、すなわちクラウンのマージンは可能なかぎり歯肉縁上とすべきであるが、審美的な理由、支台歯のう蝕あるいは短い臨床歯冠のため、形成マージンを歯肉縁下に設定せざるを得ない場合も多い。Alexander(1968)、Silness(1970)、Silnessら(1974)、Larato(1975)が報告しているように、クラウンのマージンが歯肉縁下に位置する患者には歯肉炎が頻繁に観察される。これらの報告は動機づけした患者を対象とするKoth(1982)の調査により相対的に評価され、またRichterら(1973)により否定された。いずれにせよ2mmの**生物学的幅径**を保証することが重要と思われる。これを軽視すると、生物学的幅径が2mmとなるまで骨が吸収される（Ingberら1999、Günayら2001）。2mmを保証する支台歯形成が不可能な場合には、臨床歯冠を外科的に長くする必要がある。矯正的に挺出させることも一つの方法として考慮する。

6.1.7　支台歯形成用器具
歯髄の外傷と、その結果としての失活を防ぐため、つねに高速回転コントラアングルハンドピースを使用し、水・空冷の下で支台歯を形成する。支台歯形成用器具の基本セットに次のダイヤモンドポイントをそろえるべきである（図6-11～18）：

- 先端の丸いテーパー6°の円錐形、粗粒／微粒
- 先端の平坦なテーパー6°の円錐形、粗粒／微粒
- 先端の丸いテーパー4°の円錐形、粗粒／微粒
- 先端の平坦なテーパー4°の円錐形、粗粒／微粒
- 卵円形、粗粒／微粒
- シャンファー形成用、大／小、粗粒／微粒
- 分離ポイント、長／短、粗粒／微粒

6.2　形成形態

6.2.1　インレー／アンレー（ゴールド、セラミックス、図6-19～23）
咬合面のボックス窩洞（図6-24）は、先端の丸い円錐形ポイント（テーパー4°または6°）を使用し、中心溝およびその副溝に沿って形成する。歯質を可能なかぎり保存することは支台歯形成におけるもっとも重要な原則であるが、ここでは形成マージンが中心位（以下ICP）の接触点あるいは咬耗面を含んではならないということに注意する必要がある。このため、ICPの接触点および咬耗面は支台歯形成の前に咬合紙にてマークしておくべきである。ゴールドイ

第VI章　固定性義歯

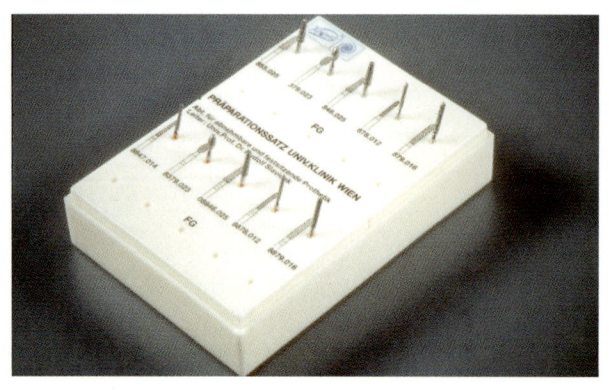

図6-11　支台歯形成用ダイヤモンドポイントの基本セット。

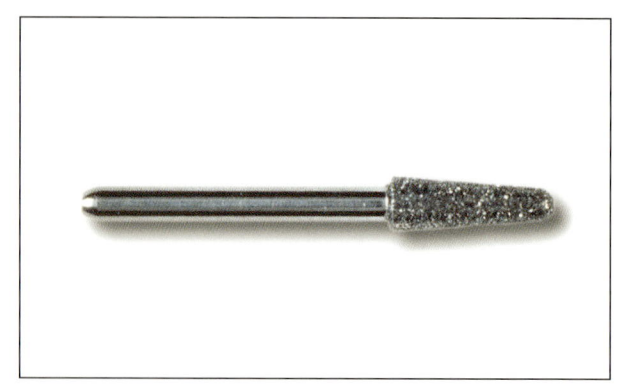

図6-12　先端の丸いテーパー6°の円錐形。

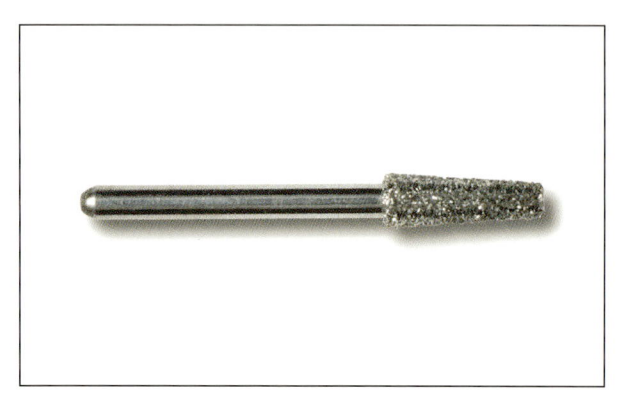

図6-13　先端の平坦なテーパー6°の円錐形。

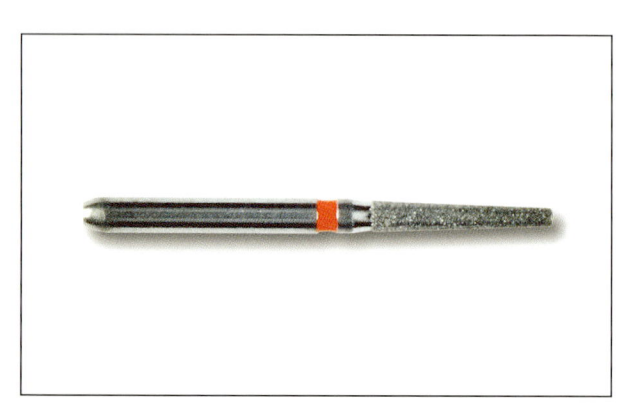

図6-14　先端の平坦なテーパー4°の円錐形。

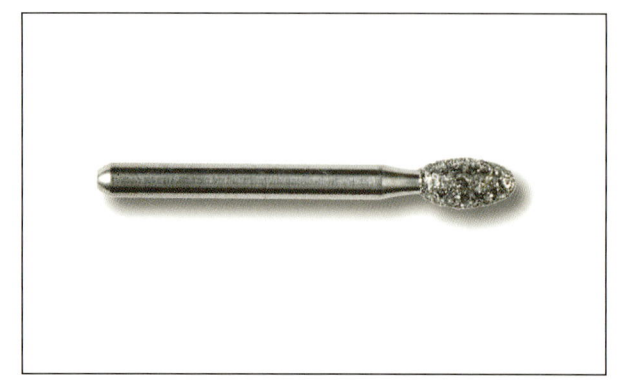

図6-15　卵円形。

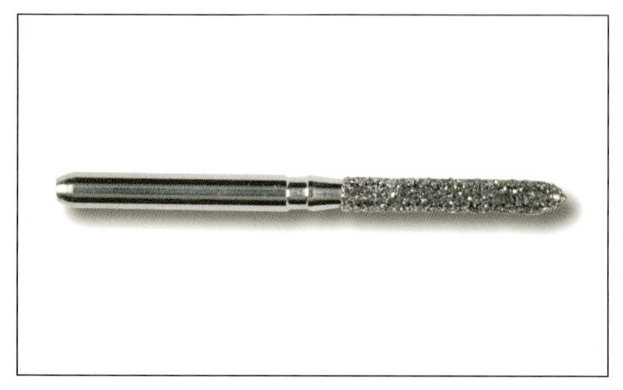

図6-16　シャンファー形成用（魚雷形）、ワイド。

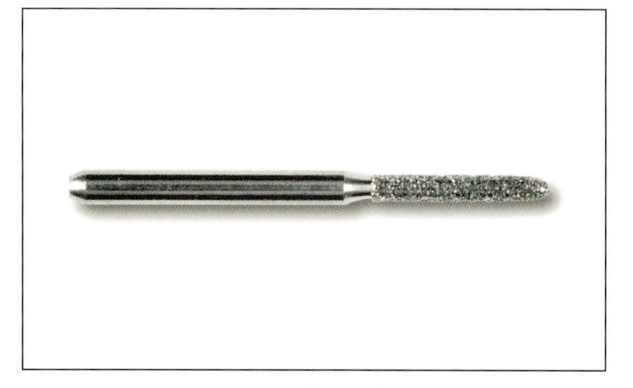

図6-17　シャンファー形成用（魚雷形）、ナロー。

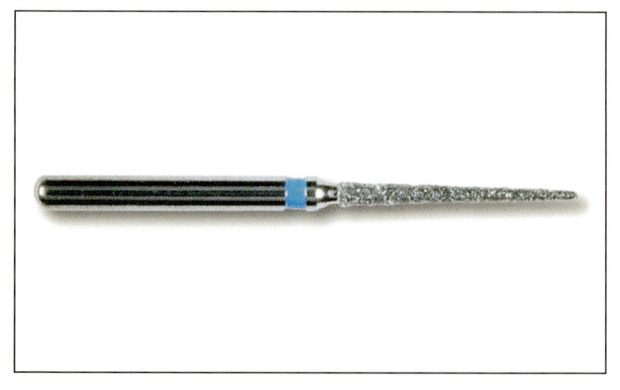

図6-18　分離用、ロング。

ンレーはフリクションによって窩洞中に維持されるので、窩洞の側壁は**ほぼ平行（4〜6°）**とする必要がある。深さが1.5mm以下であってはならない。幅も同様に1.5mm以上とする必要がある。二面インレーの場合は鳩尾形、または側室の維持形態により維持力を高めることができる。側室を形成するときは、露髄しないよう注意しなければならない（図6-25）。

　隣接面の窩洞はテーパー6°の円錐形ポイントで順次拡大し、隣在歯側に突出するように残しておいた遊離エナメル質層を削除する。この方法には、隣在歯まで切削してしまう危険を防ぐという長所がある。隣在歯と平坦な面で接している場合は歯間にスチールバンドを挿入し、隣在歯を保護する。これらの配慮により、隣在歯まで切削するという重大なミスを防ぐことができる。歯科技工士に理想的な作業条件を提供するためには、窩洞形成した歯と隣在歯を明瞭に分離しなければならない。隣接面にボッ

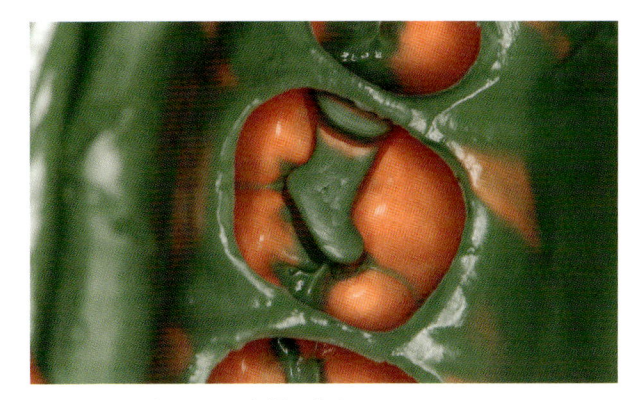

図6-21　二面インレー窩洞の印象。

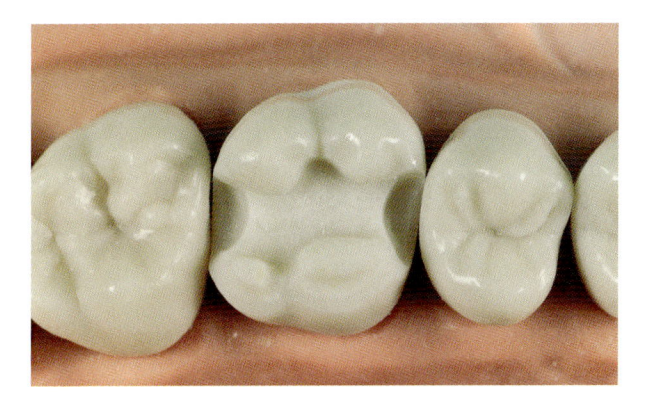

図6-22　三面インレー窩洞。

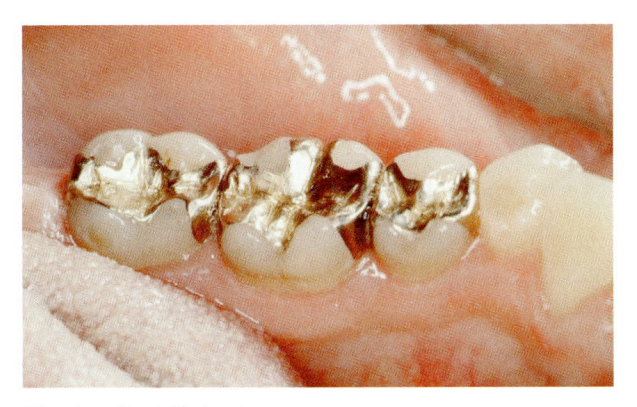

図6-19　ゴールドインレー。

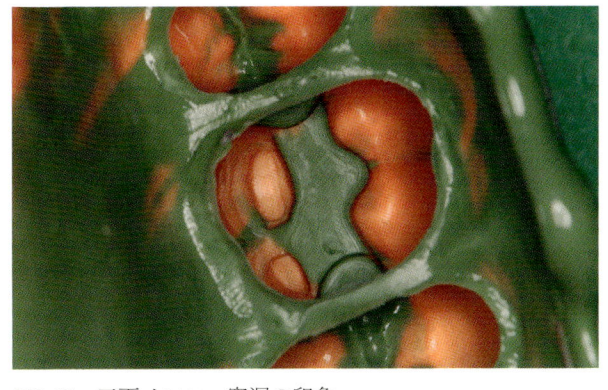

図6-23　三面インレー窩洞の印象。

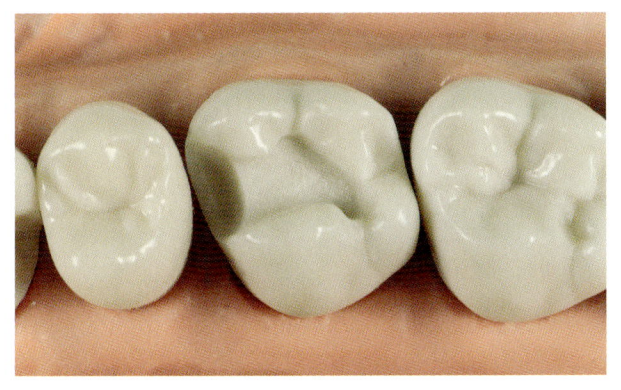

図6-20　二面インレー窩洞。

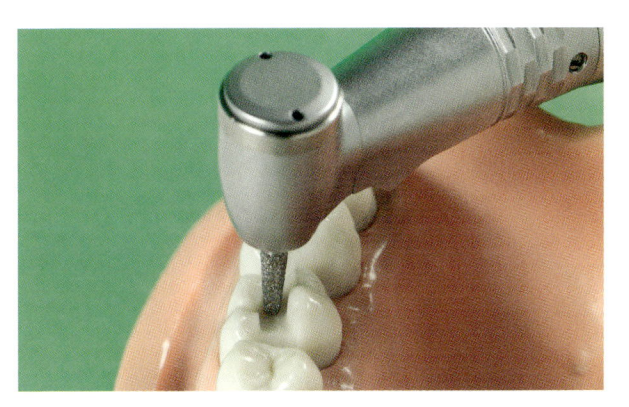

図6-24　咬合面のボックス窩洞。

第VI章　固定性義歯

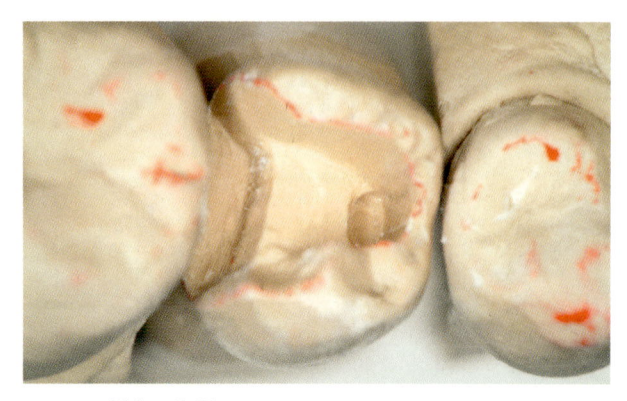

図6-25　側室の窩洞。

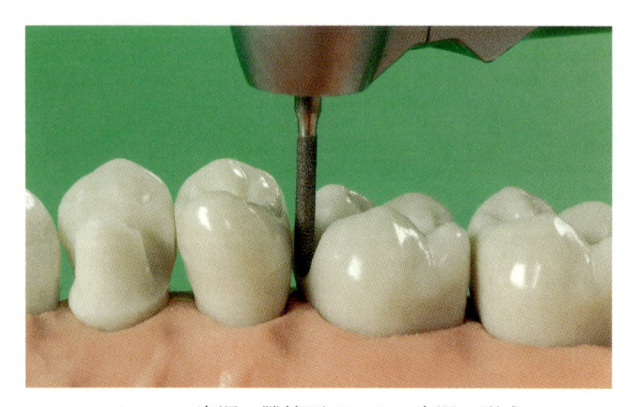

図6-26　インレー窩洞—隣接面ボックス窩洞の形成。

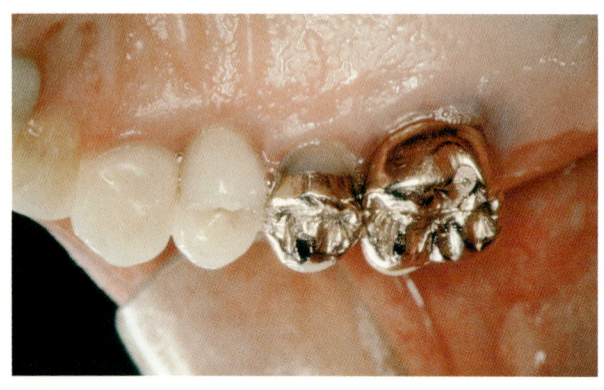

図6-27　ゴールドアンレー。

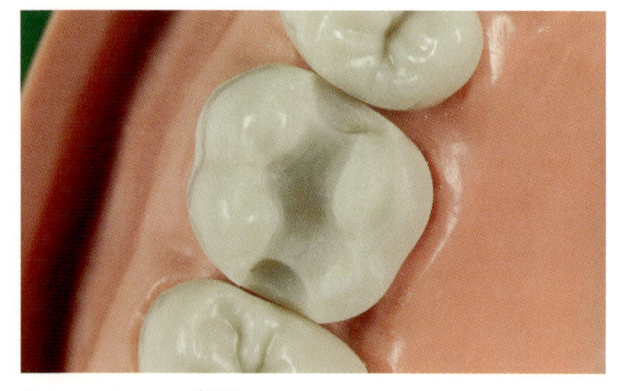

図6-28　アンレー窩洞。

クス窩洞を形成したのち、咬合面の窩洞を隣接面のボックス窩洞に向けて拡大する。鋭角に形成された場合は丸く修正しなければならない。隣接面のボックス窩洞の辺縁には幅の広い、または狭いシャンファーを形成する（図6-26）。最後に微粒ダイヤモンドフィニッシャーとアーカンサスストーンで仕上げ研磨する。

インレー修復の適応症は、歯質が十分に存在し、咬頭の強度を保てる症例である。

アンレー修復は脆弱な咬頭を被覆し、荷重による咬頭破折を防ぐための修復法であるから、窩洞形成時には咬頭を被覆するための形態を与える。すなわち、被覆する咬頭を咬合面側から適切な量だけ削除しなければならない。形成マージンにはシャンファーを形成する（図6-27、28）。

セラミックアンレー修復のための窩洞は、前記とは大きく異なり維持形態をわずかとすることが特徴である。ゴールドアンレーにおけるような維持形態の窩洞を形成すれば、試適時にすでに微細な亀裂が発生し、いずれ破折する危険があるためである。ゴールドインレーにおいては、窩洞の内側壁をほぼ平行（テーパー4〜6°）とするが、セラミックインレーのための窩洞は内側壁に8〜10°のテーパーを形成すべきである。ただし皿状の窩洞を形成し、維持力を完全に放棄することが好ましいわけではない。インレーの適合を明確に確認できなくなることが考えられるからである。また、インレーのマージンが非常に薄くなるような窩洞を形成してはならない。歯科技工士がセラミックスでそのようなマージンを再現することは不可能であり、再現したとしても簡単に破折することが予想されるためである。隣接面領域の窩洞は窩洞側壁の角度を＞90°（鈍角）とし、エナメル質の辺縁が張り出していてはならない。

必要に応じ、セラミックアンレーで咬頭を被覆することも可能である。窩洞の辺縁には、セラミックインレーにおけるのと同様のシャンファーを強調した形態、あるいはステップを形成する必要がある。セラミックアンレーには1.5〜2mm以上の厚さが必要である。

6.2.2　鋳造コア（図6-29、30）

根管治療後の歯は非常に脆弱であり、破折の危

険性が高いため、かつて鋳造コアはポストが歯根を強化し、コアは支台を築造すべきものとみなされた（Kantorら 1977）。鋳造コアにより根管を強化するというこの考え方はその後、一部の研究者により否定された。根管形成に伴う象牙質の付加的な喪失は、むしろ歯をさらに脆弱化するというのが否定の根拠である（Morganoら 1993、Assifら 1994、Kernら 1995、Morgano 1996、Rinkeら 1999）。このため今日では、鋳造コアは修復物の支持・維持に必要な場合にだけ適用されるようになった（Goerigら 1983、Assifら 1994、Morgano 1996、Rinkeら 1999）。

鋳造コアの失敗はほぼ例外なく維持力の喪失（過度の根管拡大、過度なテーパーをもつ根管形成）、または歯根破折（多くは垂直破折）に起因する。この二つのリスクは、根管を適切な深さまで、しかも根尖を封鎖した根管充填材を破壊することなく形成することにより避けることができる。**根管充填材は根尖から少なくとも3〜4mm残し**、根管充填材の偏位による辺縁封鎖性の喪失を防ぐべきである（Goerigら 1983）。ポストの長さは少なくとも**歯冠の長さ**（Morganoら 1993、Morgano 1996）、または**歯根の長さの2/3以上**とすべきである（Goerigら 1983）。歯肉縁上の歯質が十分な強度を示し、う蝕の穿通がない場合は、歯肉縁上歯質すべてを削除することは好ましくない。ただしアンダーカット部位はすべて削除する。クラウンのマージンは健全な歯質に接していなければならない。コアにマージンのための形態（シャンファー）を形成することは原則に反する。形成マージンは歯肉縁から少なくとも2mm歯冠側とし、クラウンのマージンが健全な歯質を覆うことが絶対的な要求であるので、コアのマージンから2mm以上の健全な歯質が必要である。これによりクラウンがこの領域をリング状に把持し、歯根を固定するスプリントの役目を果たすことができる（Sorensenら 1990）。

根管拡大形成法は根管ごとに固有の拡大形成法と既製の拡大形成システムを使用する方法に大別することができる。

a）各個根管拡大形成法

これは適切なサイズの前形成ドリルと非切削性の拡大器（図6-31）を使用し、まず前形成と根管を解

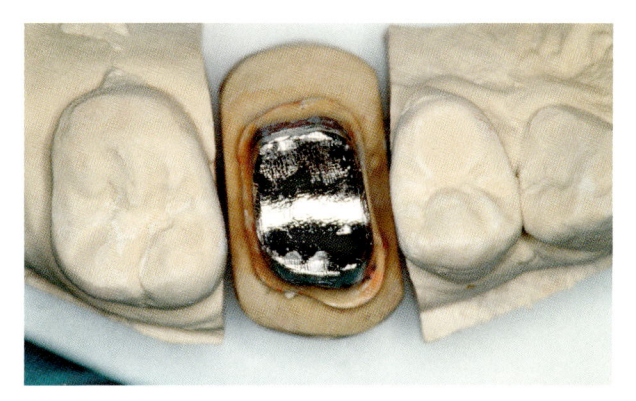

図6-29 鋳造コア。

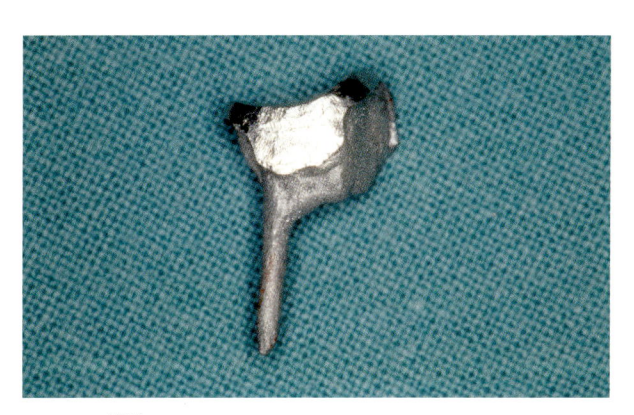

図6-30 鋳造コア。

剖学的形態に対応して拡大する方法である。ハンドピースとしてはグリーンの低速右回転（時計回り）のコントラアングルを、水冷せずに使用する。前形成ドリルによる根管形成時には、繰り返しチェックしながら（根管壁の穿孔を防ぐため）根管の深さを測定する。X線写真により正しい深さを確認したのち、非切削性拡大器で根管を拡大する。根管口部は漏斗状に形成すべきである。多根歯の根管拡大形成においては、どの根管がポストの挿入に適するかを拡大の開始前に確認しなければならない。上顎小臼歯の場合は、いずれの根管も適するが、通常は口蓋根を優先する。上顎大臼歯は口蓋根、下顎大臼歯は遠心根を優先する。他の根管の根管口部はほんのわずかだけ深くする。多根歯の場合は必要に応じて（例えば根尖切除した短い歯根）には、もう一つの根管を拡大する。第二の歯根へのポストの挿入方向が初めに形成した第一の歯根と異なる場合は、歯科技工士が図6-32に示すような分割コアを製作する。根管を

第VI章　固定性義歯

形成拡大したのちには、形成前の歯冠形態を正確に知ることはできなくなる。したがって、この時点で形成マージンを正確に形成しておかなければならない。何らかの理由でこれが不可能な場合には、少なくともシャンファーを形成しておき、歯科技工士に後の形成マージンをおおよそ知らせる必要がある。

b）既製拡大形成システムを利用する方法

既製拡大形成システムを使用する方法も、規格拡大器と最後に使用した拡大器のサイズに対応する印象採得用ポストを使用することを除き、基本的には各個根管拡大形成法と同じである。前形成ドリル、さまざまな拡大器、印象採得用ポスト、そして焼却性ポストから成る既製拡大形成システムはさまざまなメーカーから発売されている（例えば Cendres Metreaux 社の Mooser®-System、Dentsply 社の Unicast®、Alphadent NV 社の Preci-Line®-System、図6-33）。ジルコニウム製ポスト（例えば Ivoclar 社の CosmoPost®、図6-34）およびグラスファイバー製ポスト（例えば Coltène Whaledent 社の ParaPost Fiber White®、図6-35）はすでに最終的ポストであり、のちにセラミックスのコアをこのポストに装着し、印象を採得する。これらのポストのための形成拡大にも規格拡大器を使用する必要がある。

（訳者注：ジルコニウムポストでは、形成した根管の長さ・太さに適合したポストを選択し、印象採得を行う。その後、模型上で歯冠部分のワックスアップを行い、ジルコニウムポストとセラミックコアをプレス加工により接合して製作する。）

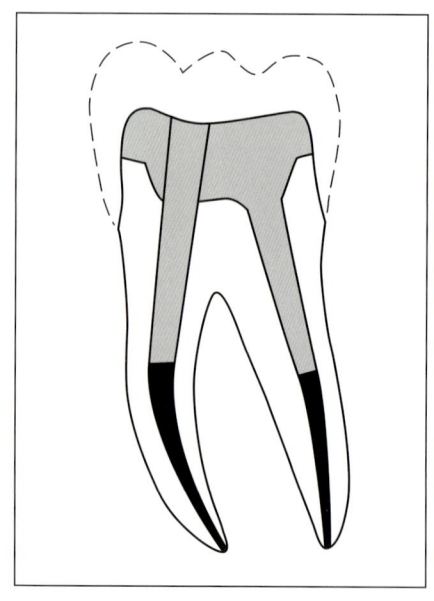

図6-32　分割コア。

6.2.3　クラウン／ブリッジの支台歯（図6-36〜43）

支台歯形成のはじめに機能面（本章6.1.5「**支台歯形成の順序**」参照、185ページ）を検討し、まず削除する深さの目安となる溝を形成する。ただしこの溝は、直径の知られた切削器で形成したときにだけ目安として役立つ。次いで**テーパー6°の先端の丸い円錐形ポイント**で小臼歯および大臼歯の咬合面を（図6-44）、卵円形のポイントで上顎切歯および犬歯の口蓋側（凹面は凸の切削器で、図6-45）および上下顎前歯の切縁を形成する。クラウンで修復する切歯の支台歯形成では、とくに機能面の構成に留意する必要が

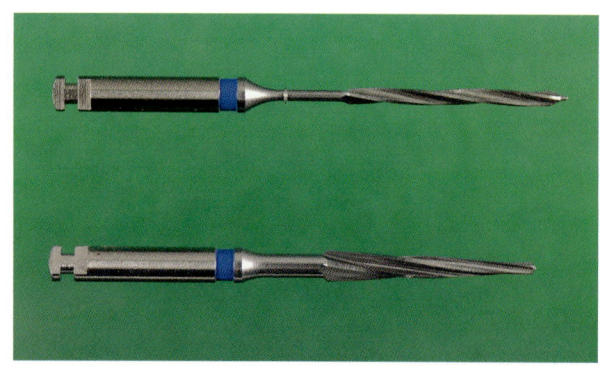

図6-31　前形成ドリルと拡大形成器。

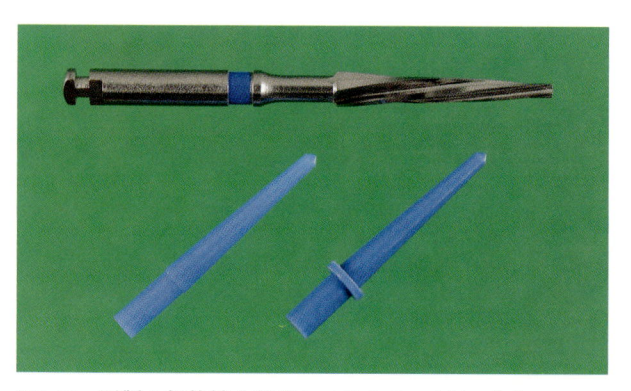

図6-33　既製の根管拡大形成システム Perci-Line®-System。

ある。前歯が咀嚼時に接触することは避けなければならない。発音には上下顎歯列弓の全体的調和が重要である。歯、とくに前歯は感覚器官と理解すべきである(Sigmund 1867、Slavicek 2000)。これを修復するためには、適用する方法と使用する材料によって、それぞれ必要となるスペースに対応して歯質を削除しなければならない(歯科技工士は、ゴールドの咬合面；1〜1.5mm、セラモメタル；1.5〜2mm、オールセラミックの場合は少なくとも2mmのスペースを必要とする)。ここでは、歯科技工士が審美的要求に応えられるのは、十分なスペースがある場合に限られることを認識する必要がある。咬合面は、歯質を削除したのちも咬頭形態にならって形成する。咬合面間距離が十分であることを確認するためには、形成後の咬合面全体を覆うピンクワックスを完全に咬み、歯列間に維持するよう患者に指示する方法を勧める。この後、咬み貫かれた孔、すなわち削除の不十分な部位をチェックする。

以下の形成ステップでは**維持面**すなわち頬側、舌側および隣接面を形成する。これらの維持面は、それぞれ要求に応じて**太さの異なるシャンファー形成用ダイヤモンドポイント**で形成する(図6-46〜48)。形成マージンを歯肉縁の高さとするか、歯肉縁上あるいは歯肉縁下とするかはさまざまな因子によって決まる(本章6.1.4「形成マージン」参照、184ページ)。隣在歯を保護しながら(必要に応じ隣在歯にメタルバンドを装着)まず分離用の細い**ダイヤモンドポイント**で、接触点の領域を分離する。形成が進んだのち**シャンファー形成用ポイント**で形成マージンを形成する。必要に応じ、維持力を高めるためのチャンネルを同じく**シャンファー形成用ポイント**、または**テーパー6°の円錐形ポイント**で形成する。

支台歯形成の最後のステップとして**審美的に重要な領域**、すなわち**頬側面の切縁部1/3**を形成する。この領域はやや舌側へ傾斜するように形成し、審美的要求に応える修復を可能にするスペースを確保する。下顎歯においては、歯冠の舌側傾斜を考慮して歯質を削除しなければならない。このため維持力はわずかながら失われることになる。最後に**微粒のダイヤモンドポイント**、カーバイドバーおよびアーカンサスストーンを使用し、形成面の仕上げ研磨を行う。

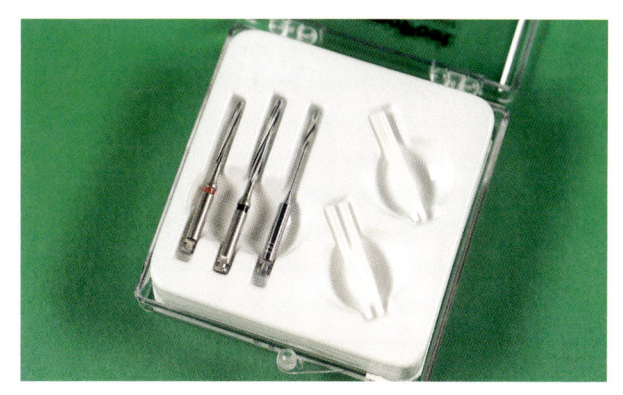

図6-34 ジルコニウムのポストがセットされた既製根管拡大形成システム CosmoPost®-System。

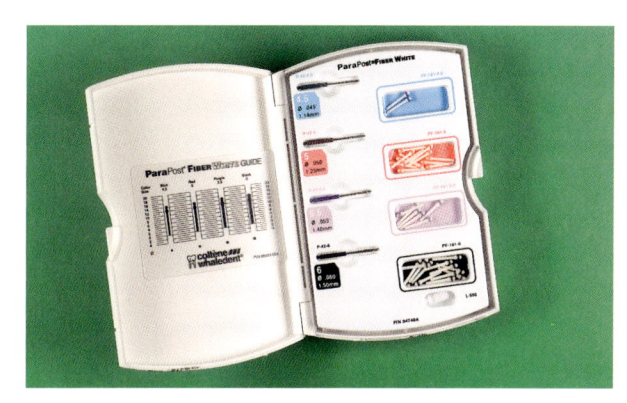

図6-35 グラスファイバーのポストがセットされた既製根管拡大形成システム ParaPost Fiber White®-System。

ブリッジを支持する支台歯も、クラウンの支台歯における支台歯形成の原則に従い、各支台歯間の平行性を考慮しながら形成する。

オールセラミッククラウンの支台歯を形成する場合は、破折の潜在的リスクを意味する鋭利な稜角、あるいは隅角を形成しないよう厳重に注意する必要がある。形成マージンにはシャンファーを強調した形態(より大きなスペースの確保)、あるいは隅角の丸いショルダーを形成する。また他のオールセラミック修復と同様、維持を強調しすぎた面が形成されないよう注意する。

6.2.4 接着ブリッジ(Marylandブリッジ、ロチェットブリッジ、図6-49、50)

接着ブリッジの長所は接着技法により口腔内に接

第VI章　固定性義歯

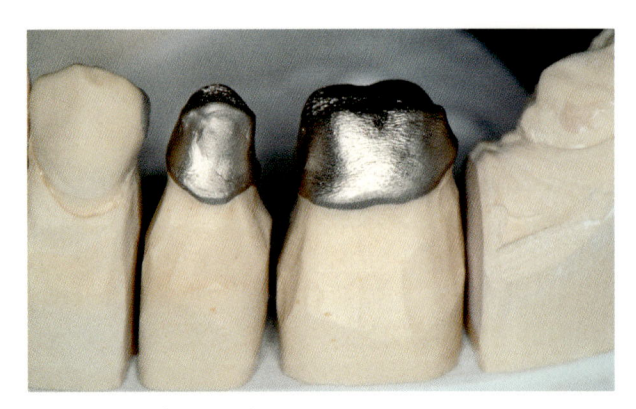

図6-36　クラウンのメタルフレーム。

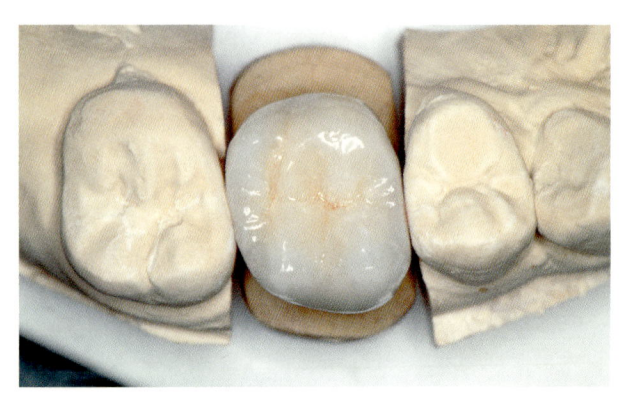

図6-37　セラモメタルクラウン。

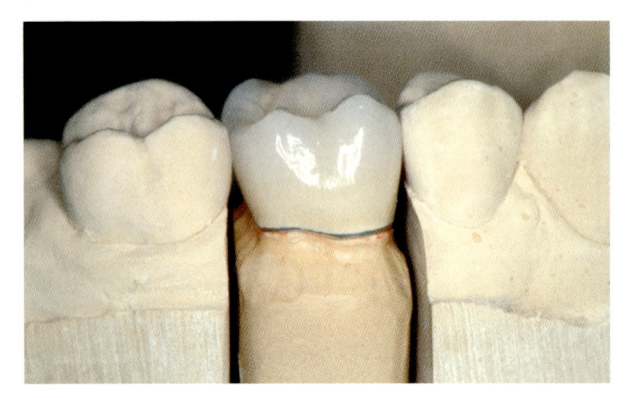

図6-38　セラモメタルクラウン。

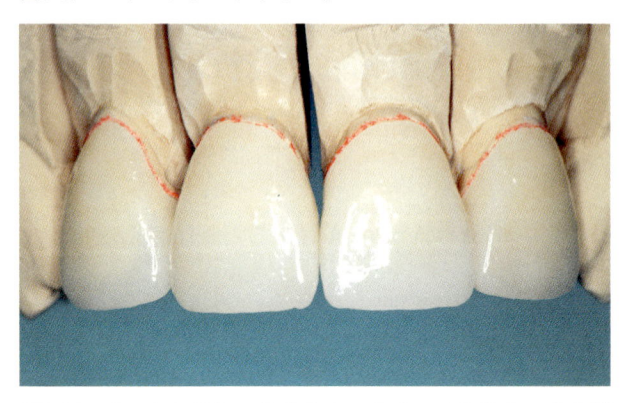

図6-39　オールセラミッククラウンとオールセラミックス部分被覆クラウン。

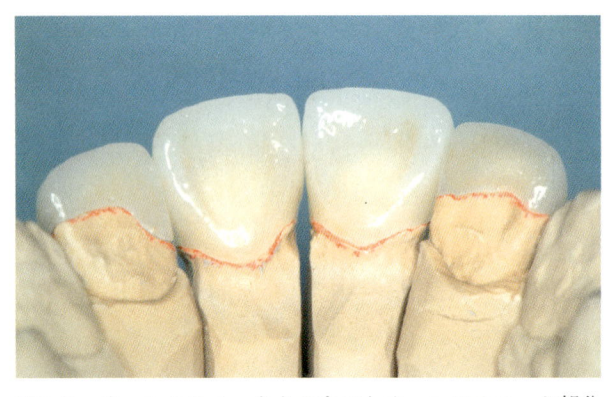

図6-40　オールセラミッククラウンとオールセラミック部分被覆クラウン。

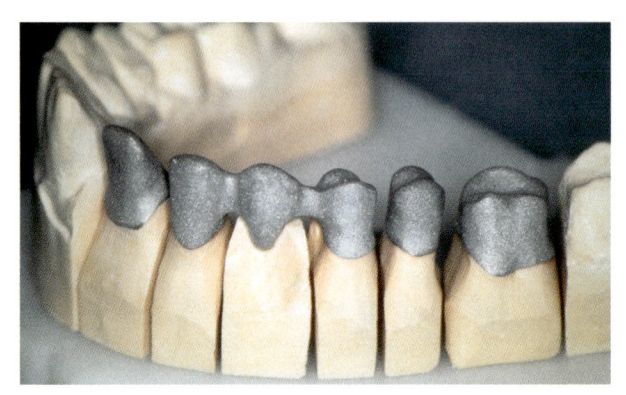

図6-41　ブリッジのメタルフレーム。

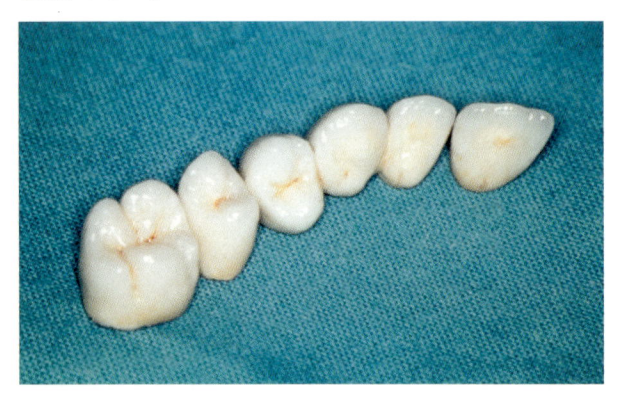

図6-42　ポーセレンを焼き付けたブリッジ。

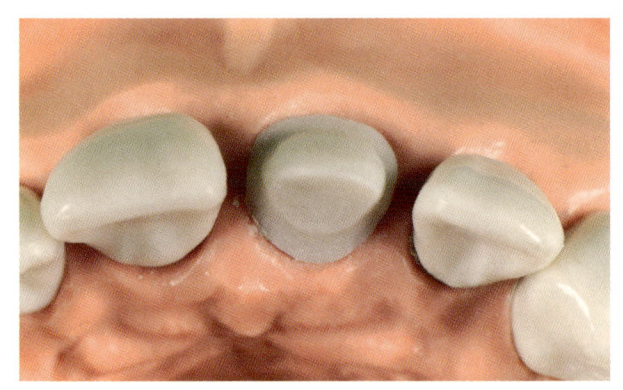

図6-43　支台歯形成。

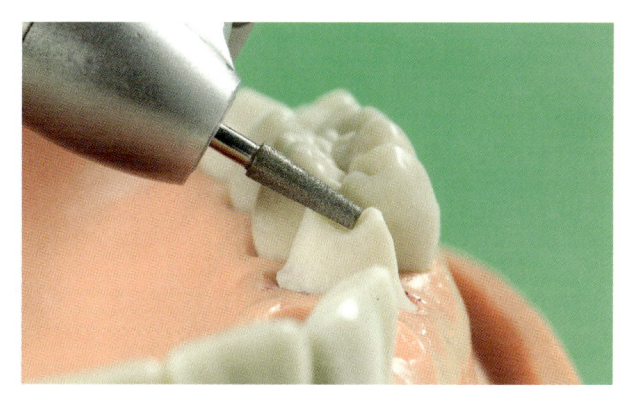

図6-44　クラウン修復のための支台歯形成：小臼歯の機能面の形成。

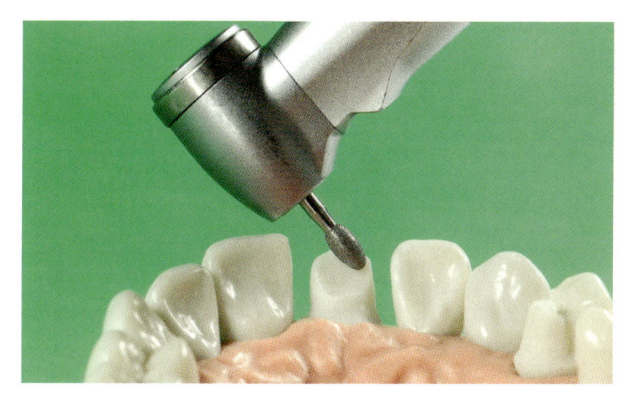

図6-45　クラウン修復のための支台歯形成：切歯の舌側機能面の形成。

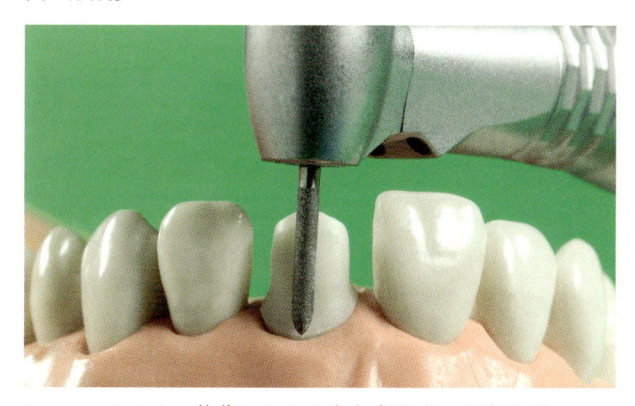

図6-46　クラウン修復のための支台歯形成：切歯唇面。

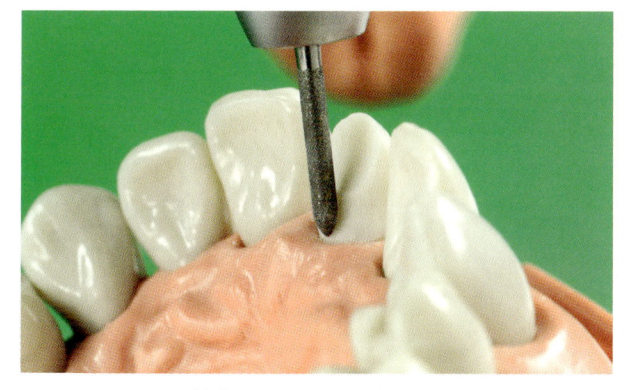

図6-47　クラウン修復のための支台歯形成：切歯舌側軸面。

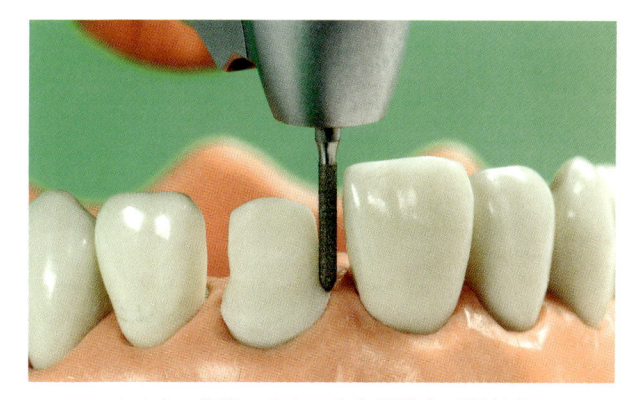

図6-48　クラウン修復のための支台歯形成：隣接面。

着できることにある。すなわち、ほんのわずかに支台歯形成（浅い溝）した隣在歯に二つのウイングを接着するので、支台歯を「ほぼ完全な」自然の状態に保つことができる。支台歯形成時に象牙質に至るような歯質削除をしてはならない。スペースが十分である場合は、支台歯形成をまったく必要としないこともある。接着ブリッジのほとんどは前歯部に適用される。適用の検討に際してすでに舌側／口蓋側に十分なスペースが存在することを確認し、この段階で咬合干渉を排除しておく。下顎前歯部の舌側からの荷重が問題となることはない。ただし、前方から加わる荷重をわずかとすること、あるいは排除することを考慮する必要がある。上顎においては、スペースの不足（例えばⅡ級2類）が接着ブリッジの適用を不可能にする。下顎前歯部は切歯部4歯までに適用することができる。上顎前歯部には2歯以上の欠損への接着ブリッジを適用すべきではない。パラファンクション（ブラキシズム）が接着ブリッジ適用の可否を決定する因子であることも大切である。

　歯質を削除する範囲は可能なかぎり**歯頸結節領域**に限定し、ここに**テーパー4°の円錐形ポイント**で小さなショルダーを形成するか、または**卵円形ダイヤモンドポイント**で半球形の窪みを形成する。必要に応じ、**隣接面にシャンファー形成用ポイント**で付加的な（頬側まで達することのない）ガイドチャンネルを形成することもある。

6.2.5　ベニア（ラミネート、フェイシング、前装シェル、図6-51、52）

　支台歯形成の前にまずう蝕歯質を除去する。既存

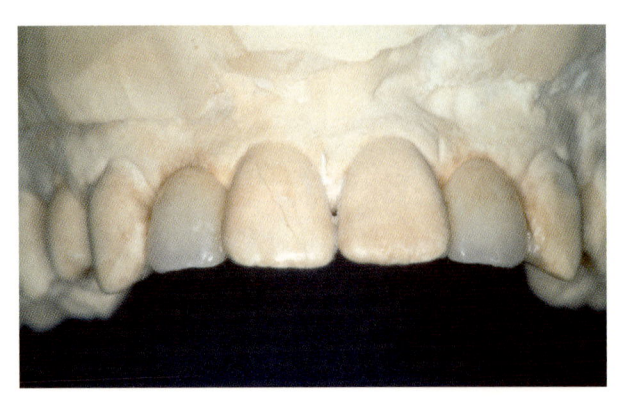

図6-49 接着ブリッジ。

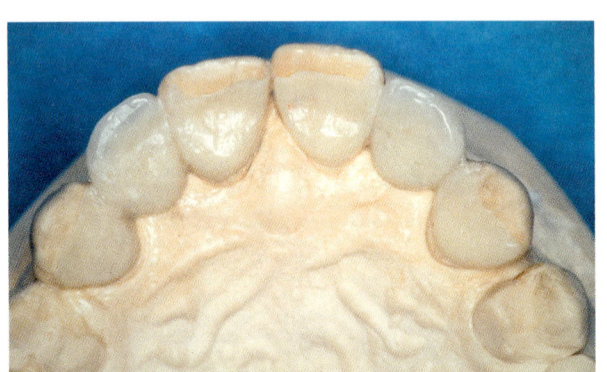

図6-50 接着ブリッジ。

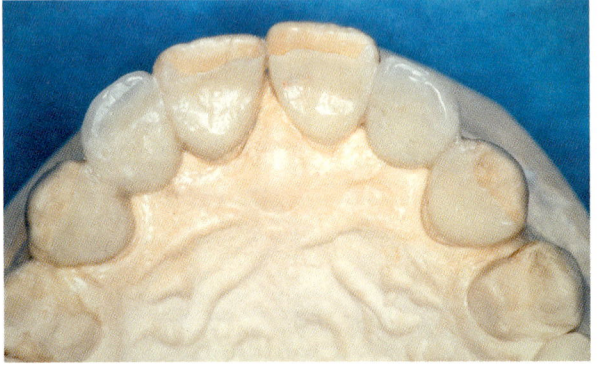

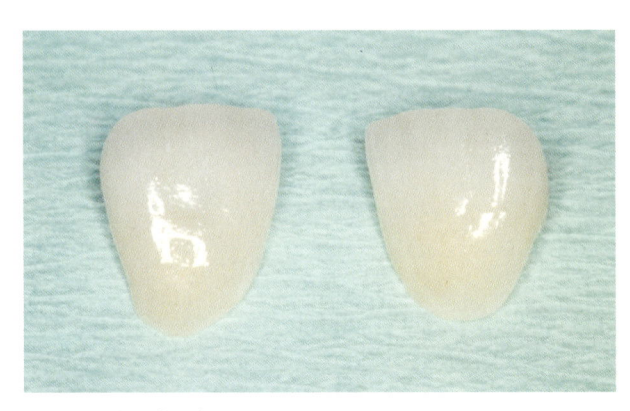

図6-51 ラミネートベニア。

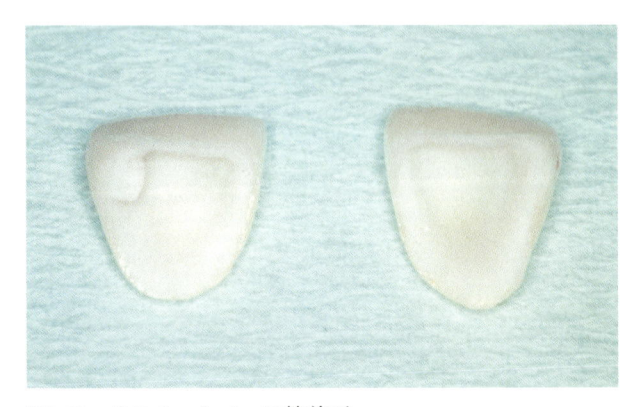

図6-52 ラミネートベニア接着面。

　の古い充填物は除去し、新たな充填を行う。

　頬側はごくわずかだけ削除し(最大で1.5～0.8mm)、可能なかぎりエナメル質層を残す。ガイドグルーブを形成すれば(直径1mmのポイントが直径の1/2まで埋まる深さ)、**シャンファー形成ポイント(細/太サイズ)**を使用する支台歯形成により容易に、適切な量の歯質を削除することができる。形成マージンはできるだけ歯肉縁上、または歯肉縁の高さとする。歯肉縁下とすることはまれである。切縁もわずかに(1～1.5mm)短縮する。ただし、咬耗歯列の場合には短縮を必要としない。形成マージンには**シャンファー**を形成する。Schmidseder(1998)によれば、切縁を覆わないポーセレンラミネートベニアが破折する確率は13%である。通常、隣接面の接触点は削除しない。最後に**微粒のシャンファー形成用ポイント、カーバイドバーあるいはアーカンサスストーン**を使用して最終的に仕上げる。多数の充填物が既存する場合、とくに前歯部においてはラミネートベニア修復ではなく部分被覆クラウンのための支台歯形成を行う。

　ラミネートベニアがクラウンよりすぐれている症例も多い。例えば下顎切歯の場合、クラウンで審美的に満足できる結果が得られることはきわめてまれである。ラミネートベニアは、そのような症例においてもすぐれた審美性を達成することができる。

7. 印象採得

7.1 目的

- 記録および治療計画のためのスタディモデルの製作
- 暫間義歯製作のための作業用模型の製作
- 矯正装置、固定性および可撤性義歯およびコンビネーション義歯製作のための作業用模型の製作

7.2 印象材に対する要求 (Viohl 1996)

- 高度な細部再現性
- 十分な弾性と硬度
- 問題のない味覚、および臭い
- 滅菌可能
- 良好な生体親和性
- 良好な寸法安定性（膨張／収縮）
- 適切なコストパフォーマンス
- 適切な操作／硬化時間

7.3 印象トレー

印象は既製の印象トレー（多くは金属製）または個人トレー（常温重合レジンまたは紫外線重合レジン）を使用して採得する。柔軟性の印象トレーは勧められない（とくにパテ状印象材を使用する場合）。口腔内に挿入するとき印象トレーが変形し、この状態で印象材が硬化するからである。このため、印象トレーが元の状態に復元するとき、印象が予測不可能な変形をする。

Lehmann(1987)によれば、印象トレーは次の要求を満たさなければならない：

- 印象トレーは十分に大きく、印象領域の歯、顎および軟組織を覆うことができ、トレーの内壁から歯までの十分な距離（少なくともアンダーカットの深さの2〜3倍）を保証しなければならない（図6-53）；印象トレーは必要に応じてコンパウンドで延長する（図6-54）
- 十分な安定性

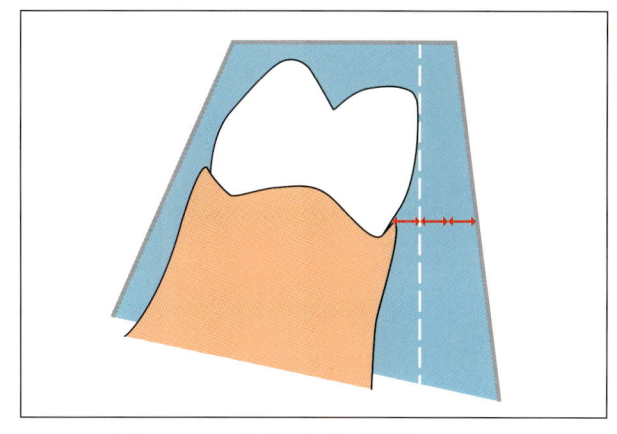

図6-53　印象トレーの内壁と歯列の間隔。

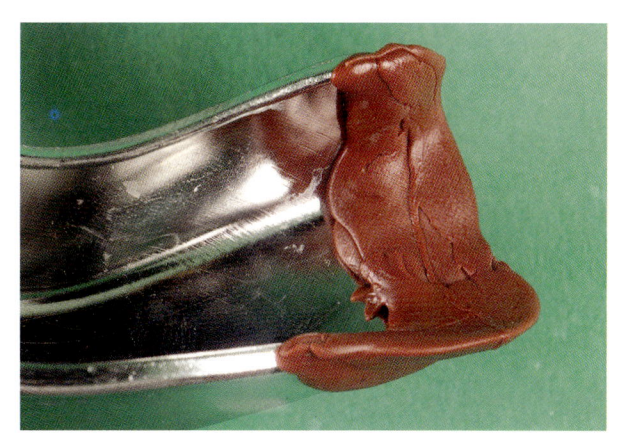

図6-54　コンパウンドで延長した印象トレー。

- 印象材を維持するための維持構造（メッシュ、リムロックなど）を有すること。個人トレーは印象材を注入する前に接着剤を塗布しなければならない（例えば Heraeus Kulzer 社の Universal Adhesive®）。接着剤は薄く塗布するほど効果的である

7.3.1 印象トレーの種類

- リムロックトレー：アルジネート、シリコーン、ポリエーテル印象材用
- Schreinemakers のトレー：全部床義歯補綴用
- 個人トレー：全部床義歯および部分床義歯補綴用、特殊な症例（例えば顎形態の異常）においては固定性義歯を製作するための印象採得にも使用する
- ハイドロコロイド（寒天）印象用の二重壁トレー：冷却水のホースを接続し、循環させて印象材を硬化させる

第VI章　固定性義歯

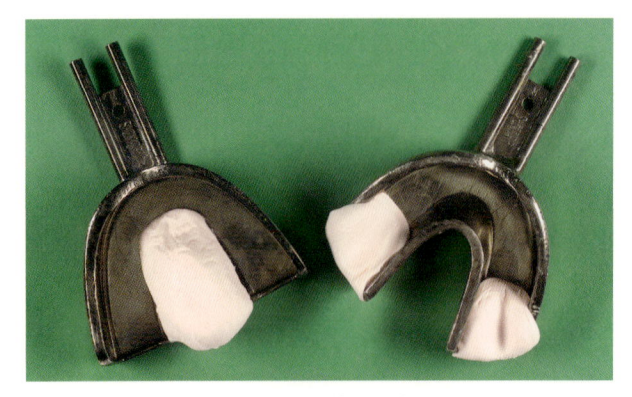

図6-55　パテ状シリコーンで封鎖した寒天用トレー。

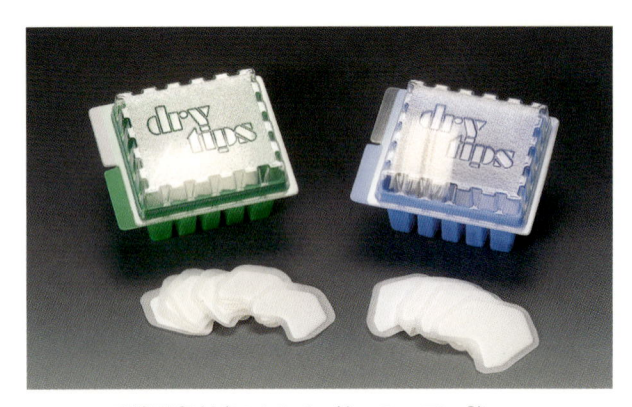

図6-56　唾液吸収材（Mölnlycke社のDry-Tips®）。

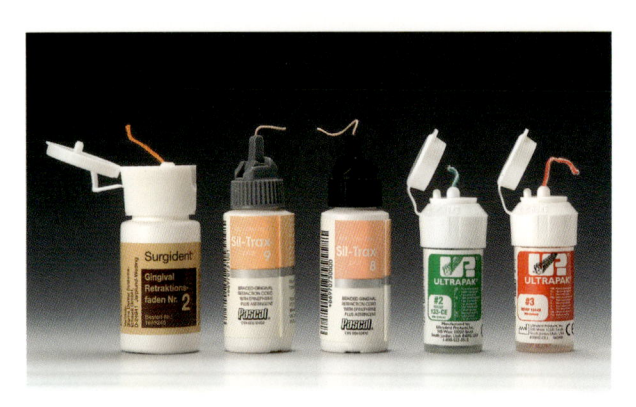

図6-57　歯肉圧排糸。

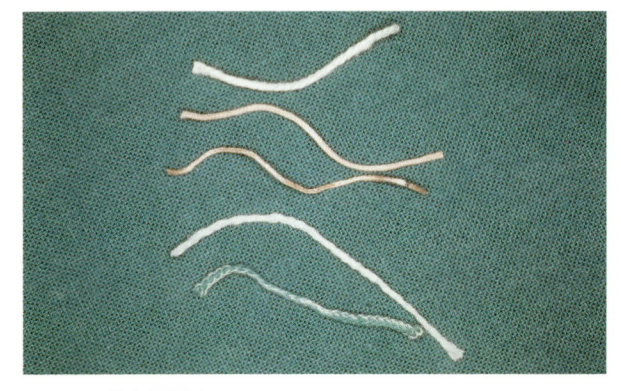

図6-58　歯肉圧排糸。

7.4　印象採得の準備

　適切な支台歯形成と支台歯／窩洞の洗掃―例えばアルコール（96％）、クロルヘキシジン（例えばBlock Drug社のChlorhexamed®）*、Dental Therapeutics社のTubulicid®あるいはLege Artis社のFokaldry®―をした後、歯肉が健全で強靱であり、形成マージンが歯肉縁上に位置する（少なくとも歯肉縁と同じ高さ）症例では、同じ来院時に印象を採得する。形成マージンが歯肉縁下にある場合は患者をあらためて来院させ、印象採得を行うべきである。歯肉はこの時点までに支台歯形成時の、ある程度は避けられない外傷から回復し、したがって印象を問題なく採得することができる。

　印象採得の前には次の準備が必要である：

1. まず患者に疼痛がなく、術者に容易で正確な印象採得を可能とするための麻酔を施行する。
2. 次いで適切な印象トレーを選択し、必要に応じて各患者の歯列に適合させる。アルジネート印象材を使用する場合は、アルジネート印象トレーの口蓋／舌下領域あるいは臼後三角領域をパテ状シリコーンで封鎖し、患者が印象材を完全に咬み込んでしまうのを防ぐ必要がある（図6-55）。
3. 印象採得領域および支台歯形成した領域を排唾管、コットンロールおよび唾液吸収材（例えばMölnlycke社のDry-Tips®、図6-56）で乾燥させる。これは正しい位置、すなわち耳下腺の開口部に装着し、先端を後方に向ける。エアーによる乾燥には注意が必要であり、形成した支台歯が失活するほど吹き付けてはならない。
4. 支台歯／窩洞の洗掃。
5. 歯肉圧排糸（図6-57、58）の挿入（注意：乱暴に圧入しないこと）により歯肉を圧排し、歯肉溝を拡大する。最初に装着する圧排糸は滲出液を吸収することを主たる目的とするので、細い圧排糸を選ぶべきである。次いで、歯肉溝をさらに拡大するため太い圧排糸を装着する。圧排糸の歯

---

*クロルヘキシジンは、本邦においては口腔内に使用してはならない。

肉溝圧入には圧排糸充填器またはHeidemannのスパチュラを使用する(図6-59)。圧排糸はアシスタントにピンセットで持たせ、操作させることを勧める。2本の圧排糸は位置をずらして装着し、太い圧排糸を撤去するときに細い圧排糸が同時に撤去されないようにする。装着してからおよそ10分待つ。圧排糸には、薬剤処理されていないタイプ(Ultradent 社の Ultrapak®)と8％のエピネフリン(アドレナリン)、硫化第三鉄あるいは塩化アルミニウムを含浸させたタイプ(例えば Espe 社の Epipack®、Ultradent 社の Ultrapak E®、Heraeus Kulzer 社の Surgident®、Pascal Comp 社の Sil-Trax-Plus®)がある。通常は歯肉の出血を効果的に抑止する薬剤を含浸させた圧排糸を使用すべきである。ただし、既往歴(高血圧、心臓血管疾患)によっては無処理の圧排糸、または塩酸アルミニウム含浸圧排糸を選択する。Strubら(1999)は歯肉の圧排について、薬剤含浸圧排糸を使用する**物理化学的圧排**と無処理圧排糸を使用する**物理的圧排**に分類した。印象採得の直前に多機能シリンジで圧排糸を濡らし、印象採得時の撤去を容易にする。まず太い圧排糸をピンセットで、微細な毛細血管が切れて出血しないよう、注意深く撤去する。

6. 出血した場合は、これを制御するため止血剤(アドレナリン)を使用する(例えば Ultradent 社の ViscoStat® あるいは Septodent 社の Racestyptine®)。ここでも患者の既往歴に注意する必要がある。これら薬剤は吸収が早く、全身に作用する可能性があるためである(血圧の上昇、頻拍)。

7. **高周波メス**(図6-60、61)を利用する歯肉圧排法─エレクトロサージェリーによる歯肉圧排法(Pameijer 1985)とも呼ばれる─は、その適応症を正しく選択しなければならない。この方法は圧排糸を装着する圧排法のすべてに代替できるわけではない。適応症としては、形成マージンが著しく歯肉縁下に位置する症例、あるいは歯肉が非常に可動的であり、歯肉の圧排を印象採得が終了するまで保証できない症例が考えられる。エレクトロサージェリーの開始前に、麻酔の効果が十分であることを確認する。電極で切

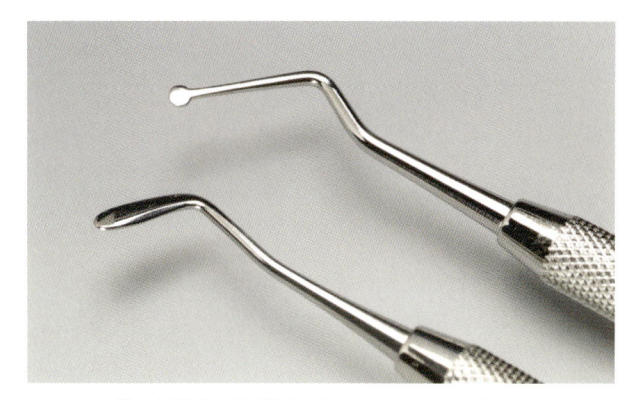

図6-59 歯肉圧排糸充填器と Heidemann スパチュラ。

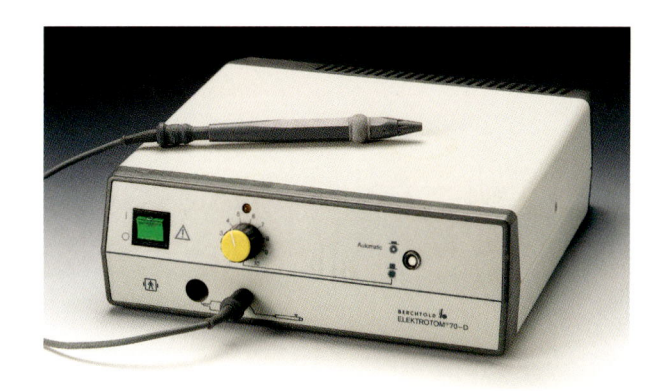

図6-60 高周波メス。

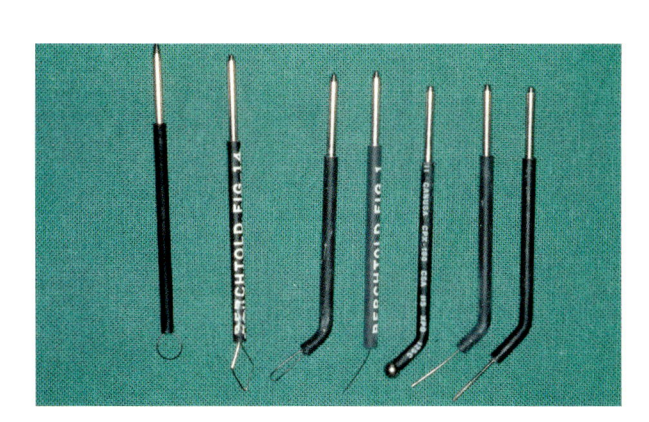

図6-61 高周波メスのさまざまな電極。

開するときに生じる不快な臭気はバキュームで吸引する。使用する吸引チップは金属製ではなく、プラスチック製でなければならない。金属製のチップを不用意に電極と接触させると、火傷の危険があるからである。この理由から、口腔内のエレクトロサージェリーにおける金属製吸引チップの使用は禁止されている。

注意：心臓ペースメーカーを使用する患者にエレクトロサージェリーを適用することはできない。

7.5 印象採得の手順

良好な印象を採得するためには、印象する範囲を麻酔すべきである。Wöstmann（1996）によれば、局所麻酔の後に採得した印象は、麻酔なしに採得した印象よりはるかに良好である。局所麻酔薬に含まれる血管収縮剤が麻酔域を虚血状態にし、歯肉溝の出血を防ぐ効果も付加的な長所である。

印象トレーを口腔外に取り出す技術は印象の質に少なからず影響する。誤った操作は印象を永久変形させることがあるからである。そのような失敗を防ぐため、印象は支台歯に形成した装着方向に正確に一致する方向に取り出さなければならない。印象トレーは次の原則に従って分離する（図6-62）：

- 下顎臼歯部の支台歯：支台歯側をまず分離する
- 上顎臼歯部の支台歯：支台歯の反対側をまず分離する
- 前歯部の支台歯：唇側の後方をまず分離する
- 両側の支台歯を同時に印象採得した場合：ある程度の変形は避けられない。そのためには印象トレーの適切な選択がとくに重要である（本章7.3「印象トレー」参照、195ページ）。

印象採得には、歯科医師を含め少なくとも2名、通常は3名、難症例においては4名の協力が必要である。

形成した窩洞／支台歯はシリンジを使用し水、場合によってはアルコール（96％）で洗掃し、唾液あるいは血液の残存を防止する。オレンジオイル、アルコール、クロルヘキシジンなどで洗掃する場合は、印象材の完全な硬化の妨げにならないよう印象採得の前に確実に除去しなければならない。支台歯の洗掃に使用した過酸化水素水も、水銃で完全に除去する。印象材が、歯肉溝に残留する過酸化水素水と反応して発泡し、辺縁部の正確な印象を妨げるからである。

印象する範囲は排唾管、レトラクターまたはデンタルミラー、コットンロール、唾液吸収材を用いて乾燥させ、乾燥状態を保つ（例えばMölnlycke社のDry-Tips®）；舌もまた圧排しておく必要がある。印象材を歯肉溝に挿入する直前に太い歯肉圧排糸をピンセットで注意深く撤去する。細い圧排糸は歯肉溝中に残しておく。

清掃し、乾燥させた歯肉溝、および支台歯／窩洞にシリンジで気泡の混じらないようライトボディーを（支台歯に接触させながら）注入し、周囲に盛り上げたのち、印象トレーにも同じく気泡のないライトボディーを注入しておく。

コットンロールおよびDry-Tips®（Mölnlycke社）を残し、デンタルミラーで頬を圧排した状態でライトボディーを注入した印象トレーを口角から注意深く、旋回させながら口腔内に挿入する。そして印象する範囲に正確に適合させたのち、頬を圧排していたデンタルミラーを注意深く取り出す。印象トレーは印象材が完全に硬化するまで、術者またはアシスタントが押さえ続ける。

こののち印象を口腔外へ取り出し、流水で唾液および血液の残渣を洗い落とし、殺菌する（本章7.8「印象の殺菌」参照、204ページ）。印象の出来を判断する方法としては、顕微鏡を利用する方法がもっとも適する。その後に歯肉溝に残しておいた細い圧排糸を撤去し、必要な場合は印象材の残渣を除去する。印象材の残渣は歯肉炎を誘発することがあるからである。

鋳造コアの支台歯の印象採得においては、まずレ

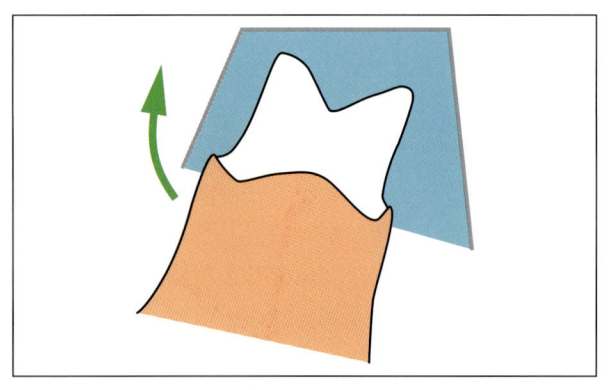

図6-62　印象トレーの分離テクニック。

ンツロで形成拡大した根管にライトボディーを注入する（最低速、右回転）。ダイヤモンドポイントまたはメスで維持部（長軸と交差する溝）を形成したポスト（Redtenbacher のポスト、図6-63〜65）に接着剤（例えば Heraeus Kulzer 社の Universal Adhesive®）を薄く塗布する。次いでライトボディーに浸漬してから、わずかにポンプ運動を加えながら根管に挿入する。さらに付加的ライトボディーで支台歯を完全に覆ったのち、ヘビーボディーを注入した印象トレーを適合させる。クラウン修復用印象トレーの用意がない場合には、ヘビーボディーを部分的に注入した全顎用トレーを使用する。

　既製の根管拡大形成システムを利用した印象採得では、システムにセットされている印象採得用ピン（拡大形成の最後に使用した形成器と同じサイズ）を使用する。このピンは根管に完璧に適合するので、ライトボディーを送り込む必要はない。支台歯をライトボディーで覆ったのち、ヘビーボディーを注入した部分印象トレー（クラウン修復用トレー）を適合させる。クラウン修復用印象トレーがない場合は、全顎用トレーの印象する範囲に注入して使用する。

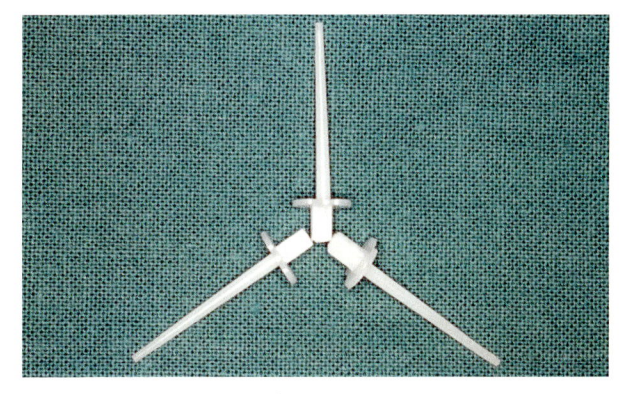

図6-63　Redtenbacher のポスト。

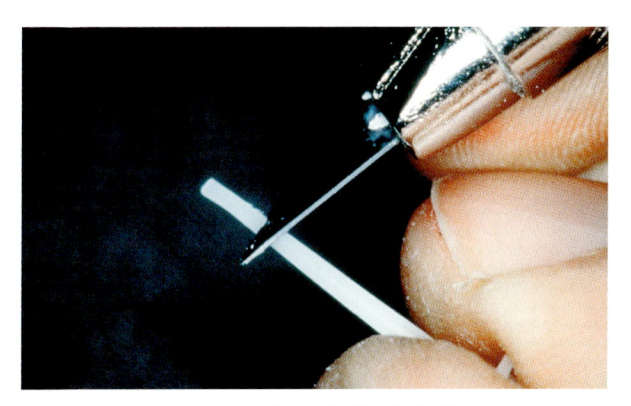

図6-64　Redtenbacher のポストに維持部を形成する。

7.6　印象材の種類

7.6.1　不可逆性非弾性印象材
・印象用石膏（全部床義歯補綴に使用）
・酸化亜鉛ユージノール印象材（例えば SS White 社の S. S. White®、全部床義歯補綴に使用）

7.6.2　可逆性非弾性印象材
・熱可塑性印象材（Kerr 社の板状または棒状ワックス／樹脂複合印象材）
・印象用ガッタパーチャ（今日では使用されない）

7.6.3　可逆性弾性印象材
・ハイドロコロイド（寒天）印象材

7.6.4　不可逆性弾性印象材
・アルジネート印象材
・エラストマー印象材
・シリコーン印象材
・ポリエーテル印象材

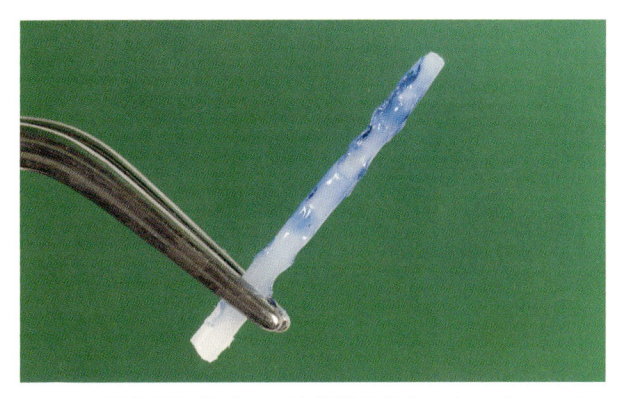

図6-65　維持部を形成し、接着剤を塗布した Redtenbacher のポスト。

・チオコール（ポリサルファイド）印象材：今日では使用されない。毒性のある二酸化鉛を含む

　固定性義歯補綴においては、これら印象材のうち対合歯列模型およびスタディモデルの製作にアルジネート印象材、形成した支台歯の印象採得にハイド

第Ⅵ章　固定性義歯

ロコロイド、シリコーンないしポリエーテル印象材を使用する。

7.6.3のハイドロコロイド印象材について

寒天を主成分とするハイドロコロイド印象材、例えばVan R社のAcculoid®は1930代の半ばから多様な支台歯の印象採得に使用されるようになった（Thompson 1953）。

用途：
　固定性義歯による補綴全般

長所：
　—良好な親水性
　—高い印象精度
　—容易な石膏注入
　—容易な印象の分離
　—良好なコストパフォーマンス

短所：
　—温度差が大きい
　—印象の質は石膏模型を製作して初めて評価が可能であり、印象の状態では評価不可能である
　—採得した印象には、20分以内に石膏を注入しなければならない
　—注入は1回のみ可能である
　—準備時間を計算に入れる必要がある

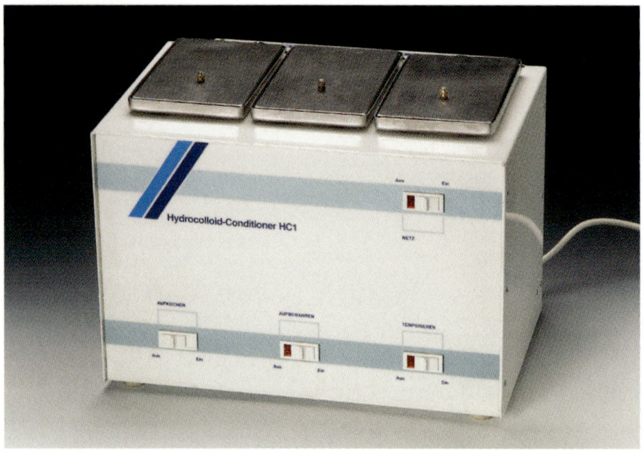

　—歯肉縁下にある形成マージンが問題となる：薄い辺縁が破れる（Nicholsら 1987）

患者に苦痛を与えず術者が冷静に正確な印象を採得できるよう、ハイドロコロイドによる印象は印象する範囲を局所麻酔し採得すべきである。

ハイドロコロイド印象の採得には特殊な印象トレー、いわゆる二重壁印象トレーを使用する。ハイドロコロイドを硬化させるため、この印象トレーをスピットンまたは専用のアダプターに接続する。これにより還流する冷却水がハイドロコロイドを冷却し、硬化させる。二重壁印象トレーには通常、準備としてシリコーンペーストを填塞する（上顎用トレーは口蓋領域、下顎用トレーは舌下または臼後三角領域および歯の欠損部）。これはトレーが歯列と接触するまで圧迫されるのを防ぐためである。

ハイドロコロイドは室温では固体である。精密な印象を採得するためには、ハイドロコロイドコンディショナー（**図6-66**）中で100℃、10〜12分煮沸し、コロイド化ないし流動化させる。この後チューブとカートリッジ式シリンジをハイドロコロイドコンディショナーの恒温槽（65〜68℃）に入れる。印象採得は、用いるテクニックにより以下の手順で採得する：

a）ダブルミックス（連合印象）法（図6-67〜69）

パテ状シリコーンを填塞し、適切に準備したハイドロコロイド用トレーに気泡を封じ込めることなくヘビーボディーを注入してハイドロコロイドコンディショナーの恒温槽に浸漬する（45〜48℃／5分）。5分後、ただちに印象採得する支台歯／窩洞をライトボディーで、同じく気泡を封じ込めないよう注意しながら（シリンジと支台歯の接触を保つ）覆う。ここで使用するライトボディーは恒温槽に浸漬せず、貯蔵槽から直接取り出す。ヘビーボディーを注入し、恒温槽中で緩冷したトレーを印象する範囲に適合させたのち、この状態を維持しながら水冷を開始する。通常、少なくとも5分の水冷が必要である。ののちトレーを注意深く印象する範囲から分離し、口腔外へ取り出す。これにより、サンドウィッチ法より良好な印象を採得できる。したがってダブルミックス法を優先すべきである。

図6-66　ハイドロコロイドコンディショナー。

b）サンドウィッチ（連合印象）法（図6-70、71）

ダブルミックス法と同様に準備し、パテ状シリコーンの填塞と殺菌を行ったハイドロコロイド用トレーにヘビーボディーとライトボディーを（チューブから）注入し、恒温槽（45～48℃）に浸漬する。5分の緩冷後、トレーを口腔内に挿入し、印象する範囲に適合させる。通常は7分後、トレーを印象する範囲から注意深く分離し、口腔外へ取り出す。サンドウィッチ法は5歯以上の支台歯を同時に印象採得する場合に用いる。

口腔外へ取り出し、水で洗浄し、殺菌したハイドロコロイド印象には、ただちに（遅くとも20分以内）石膏を注入する。これが不可能な場合は湿潤ボックスに保管する（最長20分）。石膏注入の10分前に2％の硫酸カリウム水溶液、またはスラリーウォーターに浸漬し（Lauritzen 1974）、ハイドロコロイドに含ま

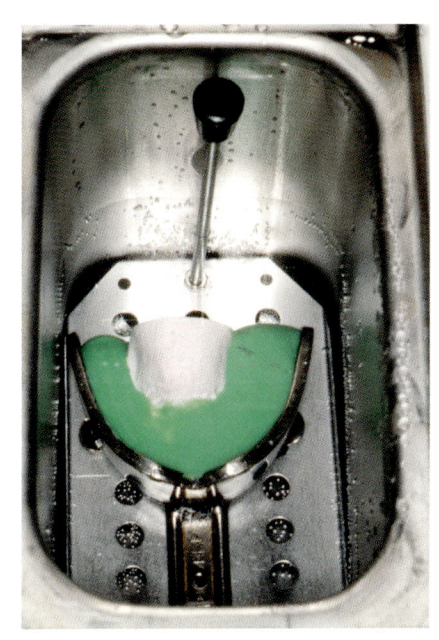

図6-69　ハイドロコロイド印象―ダブルミックス法。

れるホウ砂の作用を中和する。これにより表面の滑沢な硬い石膏模型が得られる。

7.6.4のシリコーン印象材について

縮重合型シリコーン（C-シリコーン）が歯科に導入されてからおよそ20年後の1975年、その改良タイプである付加重合型シリコーン（A-シリコーン）が精密印象材として使用されるようになった（例えば3M社のExpress®、Procter & Gamble社のBlend-a-

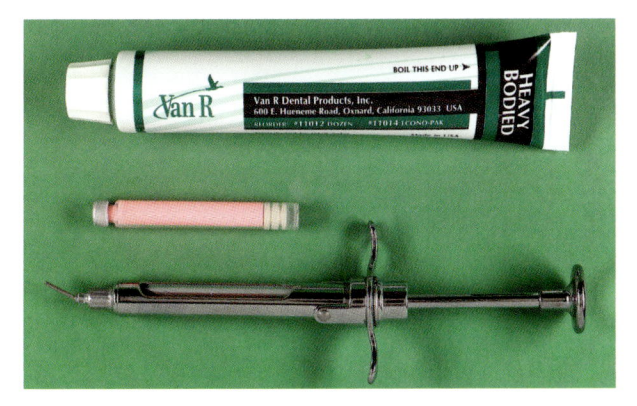

図6-67　ハイドロコロイド印象―ダブルミックス法。

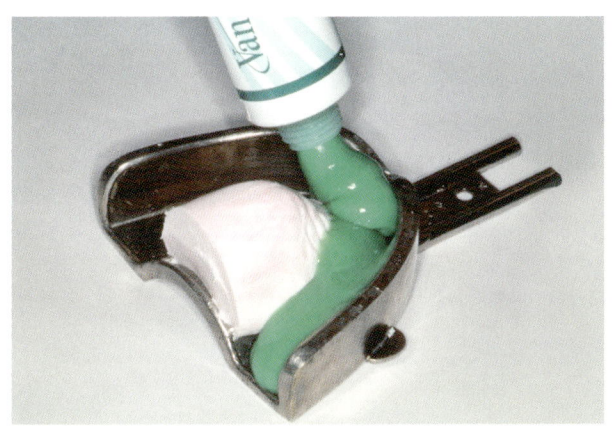

図6-68　ハイドロコロイド印象―ダブルミックス法。

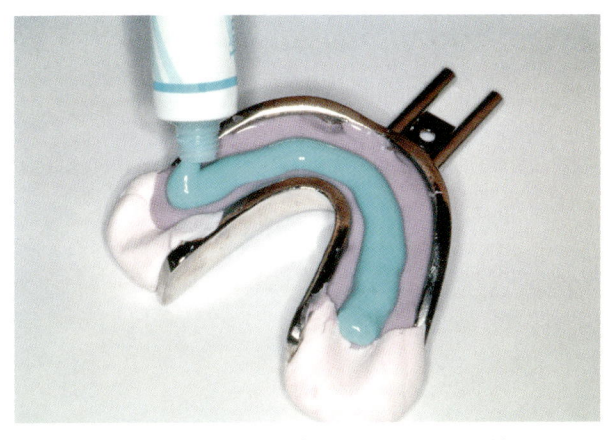

図6-70　ハイドロコロイド印象―サンドウィッチ法。

第VI章　固定性義歯

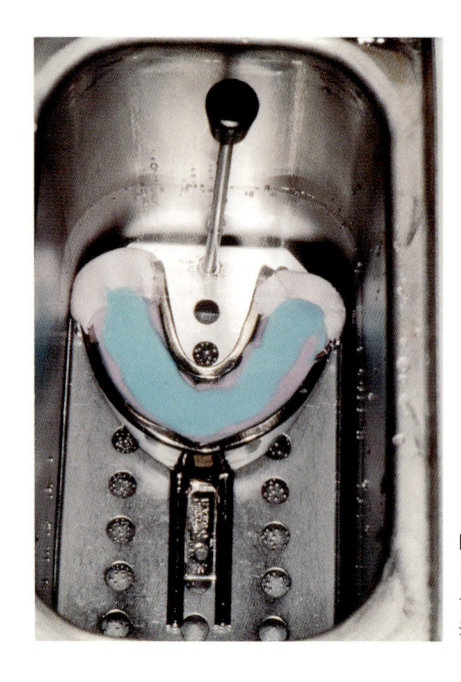

図6-71　ハイドロコロイド印象―サンドウィッチ法。

Gum®、3M社のImprint®、Coltène社のPresident®、Kerr社のExtrude®、Heraeus Kulzer社のFlexitime®）。

用途：
　すべての固定性義歯補綴
　インプラント補綴

長所：
　―高度な寸法安定性
　―支台歯の印象を質的に確実に評価することが可能
　―チクソトロピー（良好な流動性）
　―準備時間が不要で、ただちに使用可能
　―繰り返し石膏注入可能
　―郵送可能

短所：
　―疎水性
　―高価
　―変形（印象を口腔外へ取り出すときに生じる）からの復元時間：石膏注入まで少なくとも30分待つ必要がある

注意：
　アンダーカット部、ブリッジのポンティック、楔状欠損（歯頸部の顕著な歯質欠損）はPeriphery-Wax®（Surgident社、図6-72）で必ず封鎖する。これを怠ると、印象トレーを通法で口腔外へ取り出せなくなる（ダイヤモンドディスクを使用し、トレーを口腔内で分割することが必要となる）。

　印象材のチクソトロピーとは、安定性が高く、しかも加圧下で流動性が良好であることを意味する。
　従来のダブルミックス印象法では、用いるシリコーン印象材によりパテ状のヘビーボディー（例えば3M社のExpress®、Procter & Gamble社のBlend-a-Gum®、図6-73、74）を手で練和し印象トレーに填塞するか、あるいは注入用ヘビーボディー（例えば3M社のImprint®、Kerr社のPresident®、図6-75）をダブルミックスシリンジで印象トレーに注入したのち、ライトボディーをダブルミックスアプリケーターで気泡が封じ込まれないよう、支台歯との接触を保ちながら窩洞に正確に注入し、支台歯を被覆していた（図6-76）。採得した印象はメーカーの指示に従い、5〜7分後に口腔外へ取り出す。
　石膏は、シリコーン印象材の復元時間を考慮し、少なくとも30分待ったのちに注入する。シリコーン印象材は25℃以下で保管しなければならない。これ以上の温度は硬化時間を著しく短くするので、冷蔵庫内での保管を勧める。

7.6.4のポリエーテル印象材について

　縮重合型シリコーンの開発から10年後の1965年、

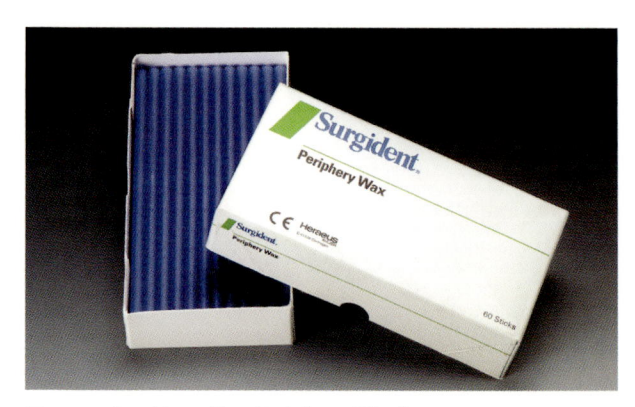

図6-72　Surgident社のPeriphery-Wax®。

ポリエーテル印象材が精密印象材として発売された（例えば Espe 社の Impregum soft® および Permadyne®）。

用途：
　あらゆる固定性義歯補綴
　インプラント補綴

長所：
　―やや親水性
　―高度な寸法精度
　―チクソトロピー
　―正確な再現性
　―形成マージンを正確に確認可能
　―準備時間を必要とせず、ただちに使用可能
　―繰り返し石膏注入可能
　―郵送可能

短所：
　―高価
　―最終硬度が大きい
　―変形からの復元時間が長い；石膏注入まで少なくとも30分待つ必要がある

注意：
　アンダーカット部、ポンティックおよび歯頚部の著しい欠損、豊隆の大きな歯は必ず Periphery-Wax®（Surgident 社）で封鎖する。封鎖を怠ると歯を抜歯する危険、あるいは印象を通常の方法で口腔外へ取り出せなくなる危険がある（口腔内の印象トレーをダイヤモンドディスクで分割する必要性が生じる）。

　ポリエーテルゴム印象材は非常に硬いため、歯科技工士には好まれない。模型を印象から分離するとき、石膏の歯あるいは支台歯が折れる危険があるからである。
　従来法では、ポリエーテル印象材（例えば Espe 社の Impregum® あるいは Permadyne®）はダブルミックス法で採得する。この場合は専用のシリンジ（Impregum シリンジ）を用い、同じ印象材（ミディアム）を印象トレーに注入し、支台歯および窩洞に塗布する（図77）。現在では、印象材を自動練和装置 Penta-Mix®（Espe 社）を使用してトレーに注入し、支台歯

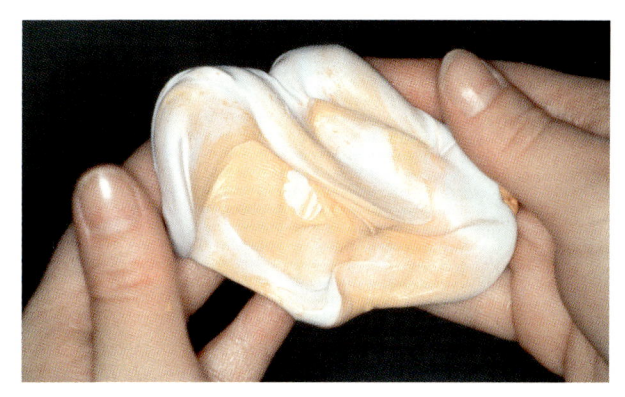

図6-73　手で捏ねるパテ状ヘビーボディー。

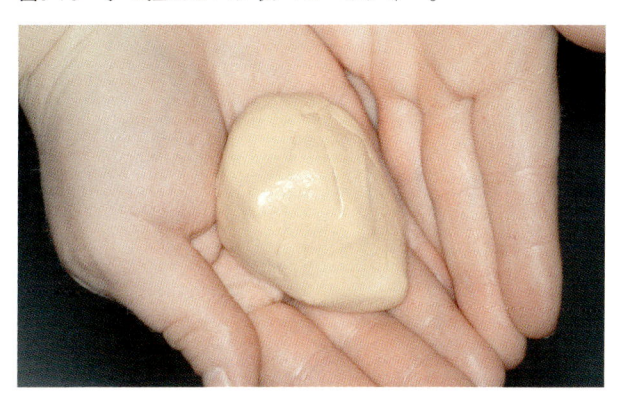

図6-74　均質に捏ねられたパテ状ヘビーボディー。

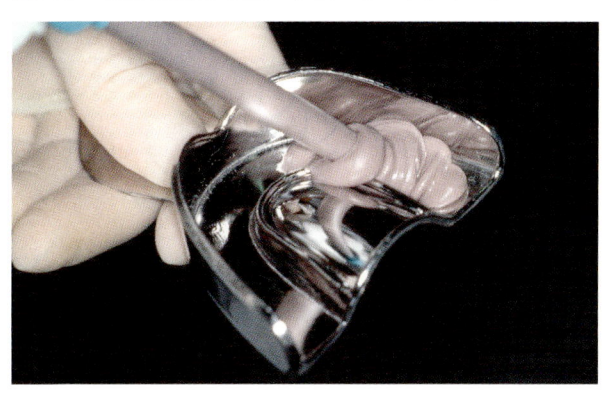

図6-75　ダブルミックスシリンジを用いる印象トレーへのヘビーボディーの注入。

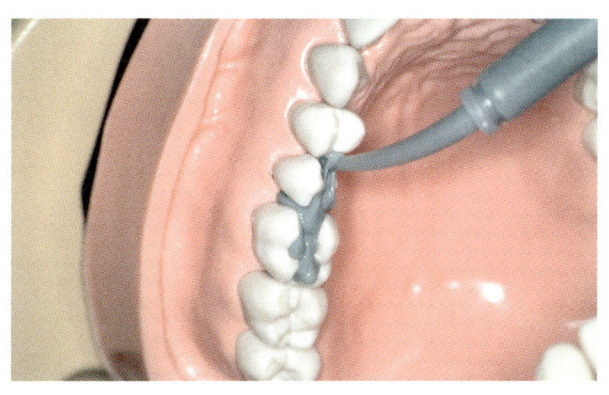

図6-76　ライトボディーはダブルミックスアプリケーターで印象領域に塗布する。

第VI章　固定性義歯

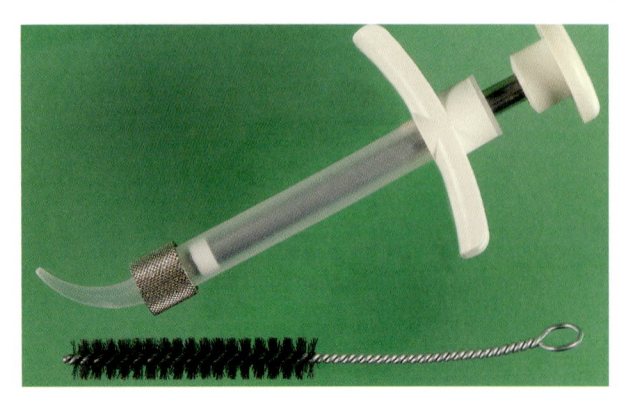

図6-77　Impregum®シリンジ。

および窩洞に応用すべきであり、Impregum®を手で練和するのは過去の方法となりつつある。ポリエーテル印象材も25℃以下の温度で保管すべきである。25℃以上であると、操作時間が著しく短くなるからである。冷蔵庫内での保管を勧める。

7.7　使用する印象材による印象採得法の分類

7.7.1　作業ステップの数による分類

- 1回法（アルジネート印象材、Espe社のImpregum®およびPermadyne®、石膏印象材）
- 2回法（修正印象法）

7.7.2　印象材のコンポーネント数による分類

- 1コンポーネント／単純印象法：ミディアム（例えばEspe社のImpregum®）
- 2コンポーネント／連合印象法：ヘビーボディーとライトボディー（ハイドロコロイド；例えばVan R社のAcculoid®、3M社のExpress®）

7.8　印象の殺菌

印象した後の材料は、殺菌剤（例えばEspe社のImpresept®）の吹き付け法または浸漬法で確実に殺菌するのが原則である（Strubら1999）。ただし、殺菌が寸法精度および細部再現性に影響することがあってはならない。

8．ダウエルピン模型の製作

ダウエルピン模型（分割模型とも呼ばれる）は、歯科技工士が修復物を製作するために使用する作業用模型である。印象を陰型として再現した作業用模型の精度が、その印象以上に精密であることはない（Schönenberger 1985）。作業用模型は次の要求を満たしていなければならない（Pameijer 1985）：

- 形成した支台歯の正確な再現
- 形成した支台歯と隣在歯の正確な関係
- 歯列全域の再現
- 咬合器への正確な装着に適する台座

必ず、口腔外に取り出した印象に付着した血液および唾液をただちに流水で洗い落とす。製作する作業用模型の余剰部分はトリミングする。

アルジネート印象はアルギン酸を中和するため、2％硫酸カリウム水溶液の中で5分間の前処理を行う。

エラストマー印象は変形から復元するまで少なくとも30分要する。したがって採得した時間を歯科技工士に知らせる必要がある。

分割模型は原則として二段階の作業ステップで製作する。

8.1　歯列模型の製作

1. Ⅳ級の超硬石膏（例えばHeraeus Kulzer社のDie-Keen®、GC社のFujiRock®）を使用し、ダウエルピンの長さに対応する十分な高さの、気泡を排除した歯列模型を製作する（第Ⅱ章「咬合と咬交」参照）。
2. 硬化した歯列模型を印象から注意深く外す。
3. 歯列模型の基底面を咬合平面と平行な平面にトリミングし、口腔側と口腔前庭側の余剰な石膏を、カーバイドバーで歯列弓の走行に沿って削除する。

8.2 ダウエルピンの植立

1. ダウエルピン植立装置（図6-78）を利用し、歯列模型の基底面と直角に、ダウエルピンを挿入する相互に平行な穴（ピンホール）を形成する。ダウエルピン植立装置の多くは、ピンホールの形成位置をスポットライトで明示するようになっている。ピンホールはワックスアップする支台歯の区分に二つ、これに隣接する区分にも二つ形成する。歯が多数残存する大きな区分は両端にそれぞれ一つずつ植立する。
2. ピンホールの形成後（図6-79）、エアーで十分に切削粉を除去し、ダウエルピンおよびピンホールの適合性（遊びのわずかな適合性）をチェックする。
3. 次いでダウエルピンを一滴の瞬間接着剤でピンホール中に接着し（図6-80）、余剰な接着剤は除去して硬化させる。
4. ダウエルピンに対応する金属製またはプラスチック製のチューブを、ダウエルピンに正確に適合させる（図6-81、82）。

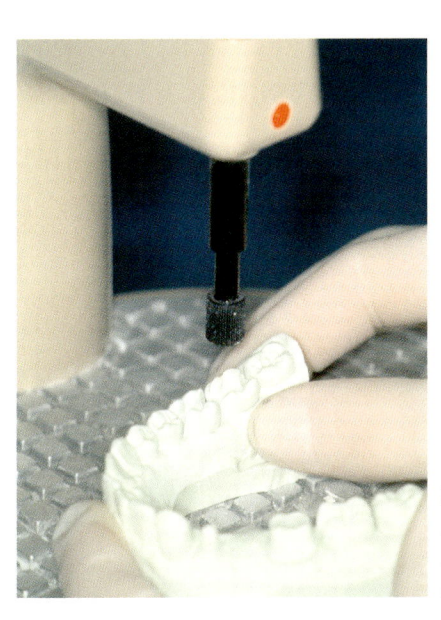

図6-78　ダウエルピン植立装置上でのピンホールの形成。

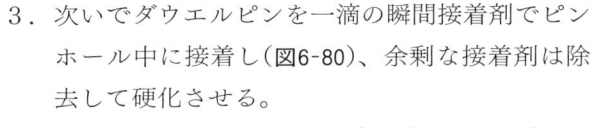

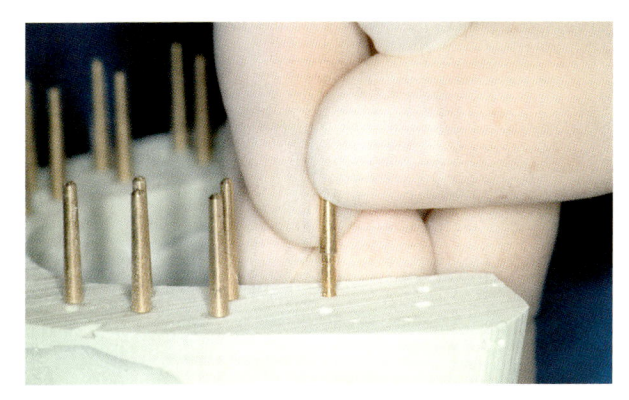

図6-80　ダウエルピンの接着。

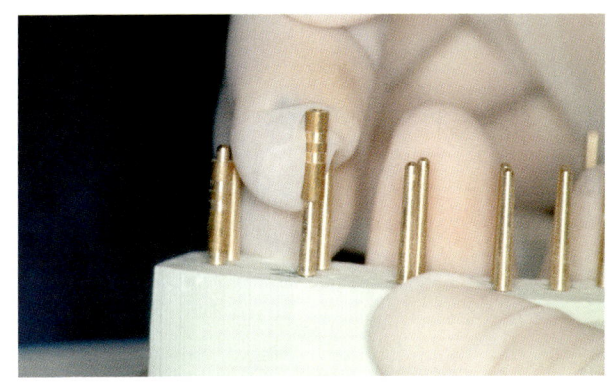

図6-81　チューブの装着。

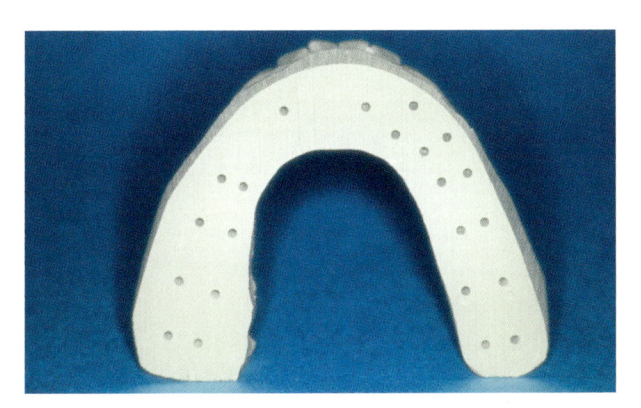

図6-79　ピンホールを形成した歯列模型。

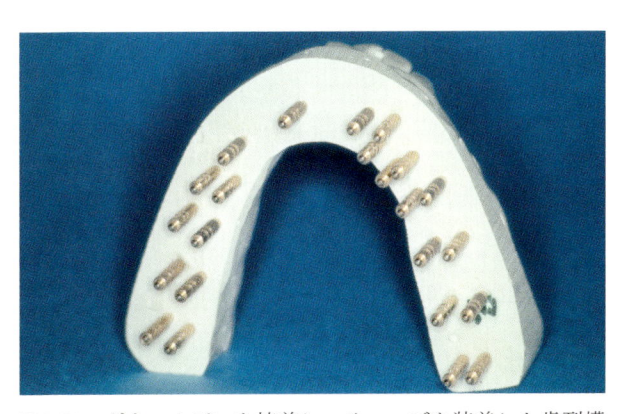

図6-82　ダウエルピンを接着し、チューブを装着した歯列模型。

8.3 一次台座の製作

ダウエルピンを接着した歯列模型の基底面に石膏分離剤（例えば Top Dent 社の DrySep®）を注意深く吹き付けるか、または塗布する（図6-83）。

歯列模型の大きさに適する台座成形器を選び、その所定の位置にメタルのプレートを置き、ゴム製の枠の上縁まで超硬石膏を注入する。気泡が封じ込まれるのを防ぐため、歯列模型基底面のダウエルピン間に超硬石膏を塗布しておく。

注意深く振動を与えながら石膏を注入し、台座成形器の中に歯列模型を置き、硬化を待つ。

8.4 二次台座の製作

一次台座が硬化したら台座成形器を取り外し、一次台座の基底面に石膏分離剤を塗布する。マグネットをマグネットポットとともに台座成形器中に置き、再び超硬石膏をゴム製の枠の上縁まで注入する。

8.5 模型のトリミング

第Ⅱ章「咬合と咬交」参照。

8.6 模型の咬合器装着

第Ⅱ章「咬合と咬交」参照。

8.7 歯列模型の分割

歯列模型の分割には手用鋸を使用することも（短所：切断方向の平行性に問題を生じることがある）、平行性を保証する電動鋸を使用することもできる（図6-84、85）。

近遠心の切断面が平行な歯型は台座から容易に、任意の順序で撤去し、戻すことができる。

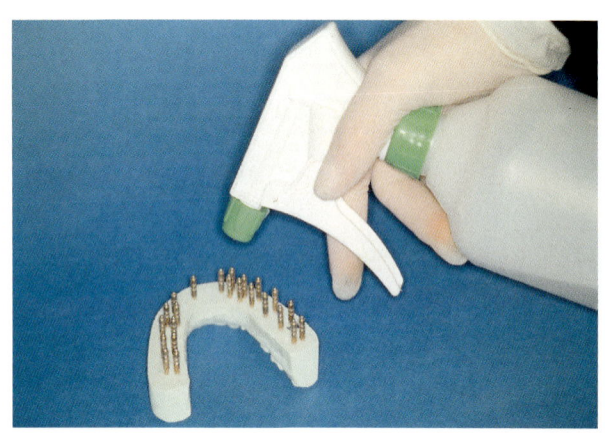

図6-83　基底面への分離剤の吹き付け。

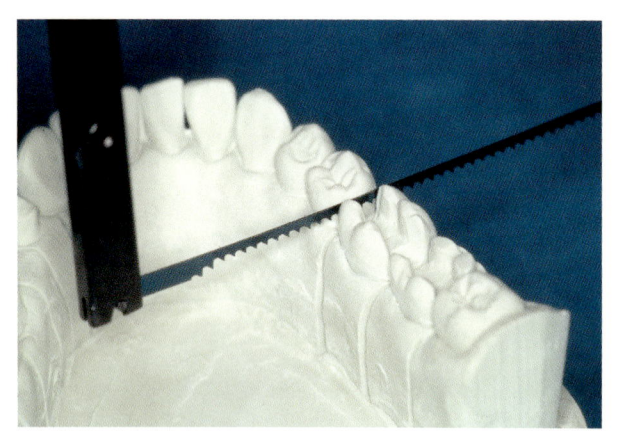

図6-84　歯列模型の分割。

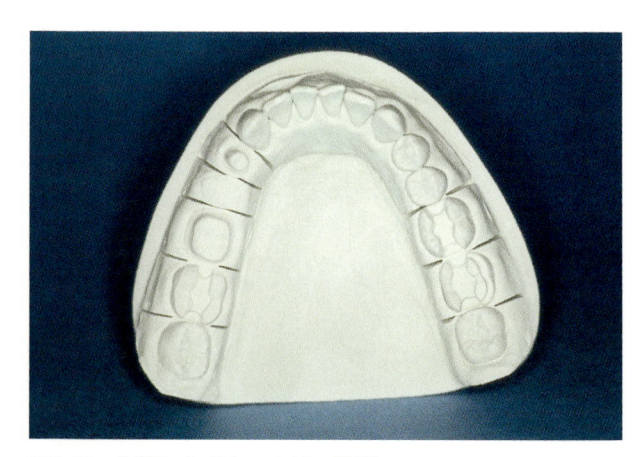

図6-85　分割したダウエルピン模型。

9．メタルフレームの製作

　正確なダウエルピン模型は歯科技工士の作業の基礎をなすものであり、したがって正確に適合する固定性義歯を製作するための前提条件である。

歯科技工所でのステップ：

1．クロスカットのカーバイドバーを使用し、ダウエルピンを植立した歯型の歯肉領域を、以後の作業ステップで形成マージンの処理が可能となるように顕微鏡下で調整する（図6-86）。
2．石膏表面硬化剤を薄く塗布する（図6-87）。
3．黒鉛を含まない色鉛筆で形成マージンを繊細な線でマークする（黒鉛の粒子がワックスパターンに付着すると、鋳造結果にマイナスの影響を及ぼす、図6-88）。
4．スペーサーを形成マージンのおよそ1mm手前まで均等に塗布する（図6-89）：これにより、合着セメントのために必要な間隙（セメントスペース）が確保される。
5．スペーサーを塗布した歯型は、ワックス分離剤を塗布し、さらにディッピング法または手作業により薄いワックス層で覆う。形成マージンは、理想的な辺縁封鎖性を達成するため歯頸ワックスであらためて形成する（図6-90）。
6．スプルーを植立し、溶融したメタルの流入を可能にする（図6-91）。
7．鋳造リボンでライニングした鋳造リングにワックスパターンを埋没する。
8．鋳造リングを予熱し、鋳造する。
9．室温まで冷却したのち、鋳造体を取り出す（鋳

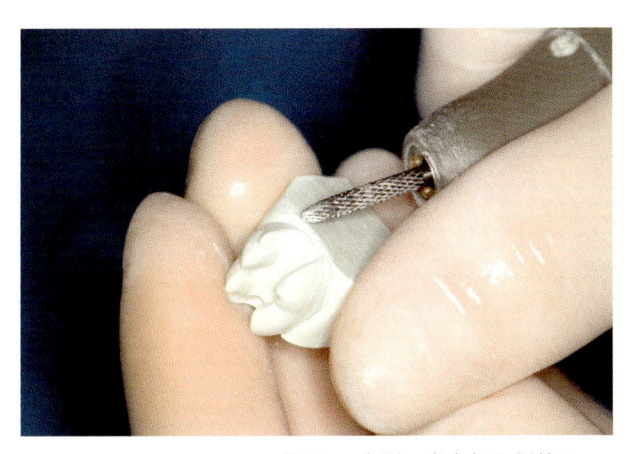

図6-86　カーバイドバーを使用し、歯型の歯肉部を調整する。

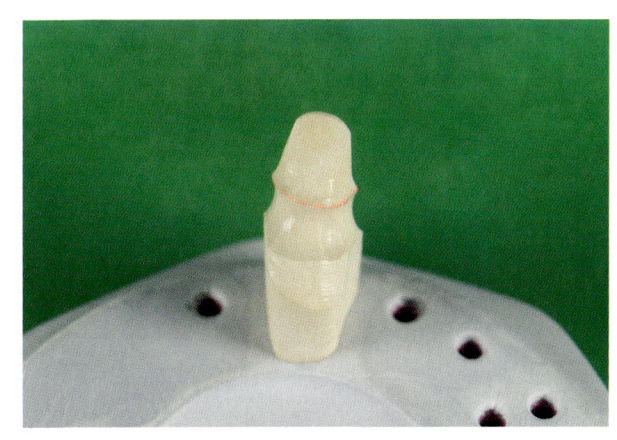

図6-88　形成マージンをマークした歯型。

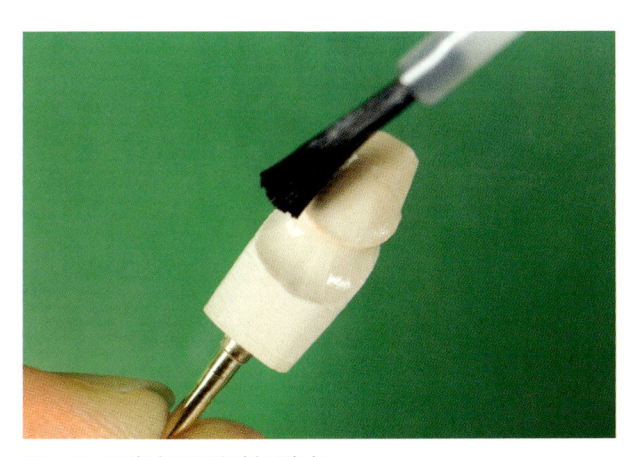

図6-87　石膏表面硬化剤の塗布。

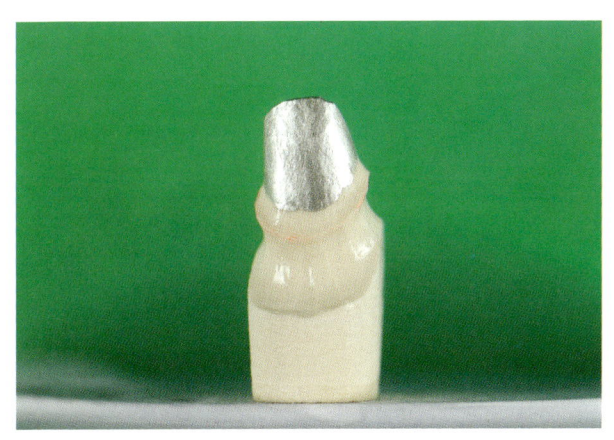

図6-89　スペーサーを塗布した歯型。

第Ⅵ章　固定性義歯

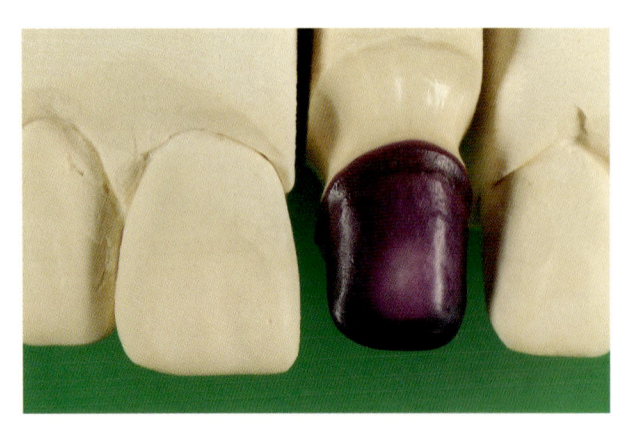

図6-90　ワックスパターン。

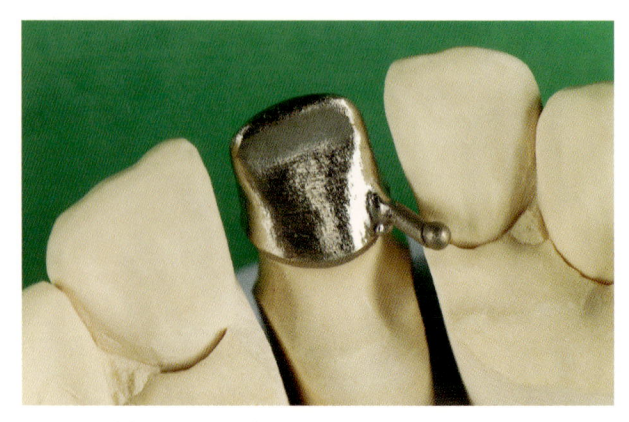

図6-92　清掃し、仕上げを行ったメタルフレーム。

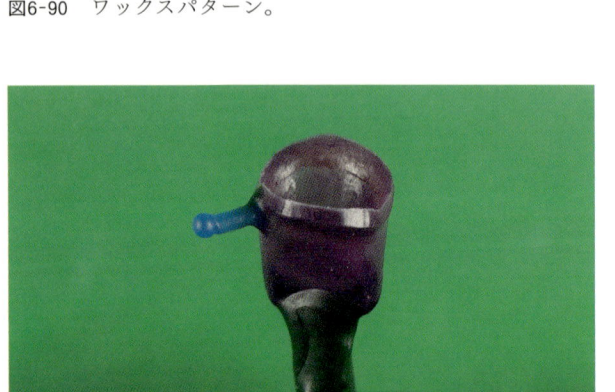

図6-91　スプルーを植立したワックスパターン。

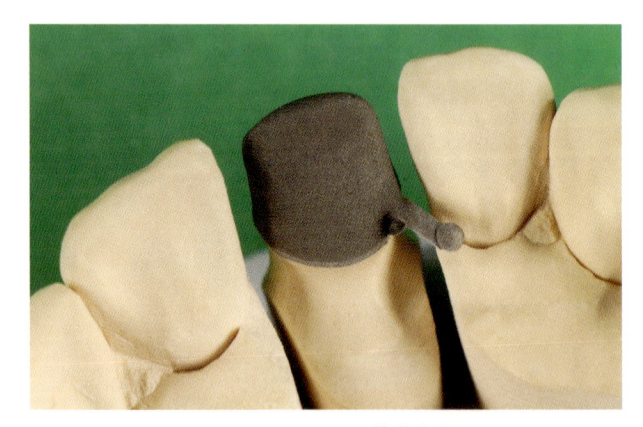

図6-93　セラモメタルクラウン—熱酸化処理したメタルフレーム。

造体からの埋没材の除去）。
10. 光沢研磨用パールによる鋳造体のサンドブラスト、清掃。
11. 鋳造体の適合性を顕微鏡下で精密に調整する。
12. 鋳造体の表面研磨（図6-92）。

ポーセレンを焼き付ける場合はさらに次の作業が必要である：

13. 熱酸化処理：これによりメタルフレームとポーセレンの化学結合が可能となる（図6-93）。
14. ウォッシュオペーク焼成（一次焼成）：メタルフレームとポーセレンの結合を付加的に強化する。
15. 本オペークペースト焼成：メタルフレームを均等に被覆するオペーク層の焼成（図6-94）。
16. デンチン、エナメルポーセレンの積層。

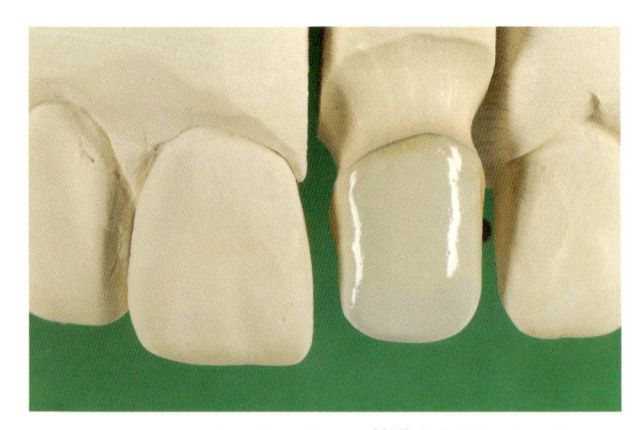

図6-94　セラモメタルクラウン—熱酸化処理したメタルフレーム。

17. デンチンポーセレンの中間焼成（築盛テクニックによっては省く）。
18. 本真空焼成（真空焼成、図6-95）。
19. 修正焼成：修正が必要な場合。

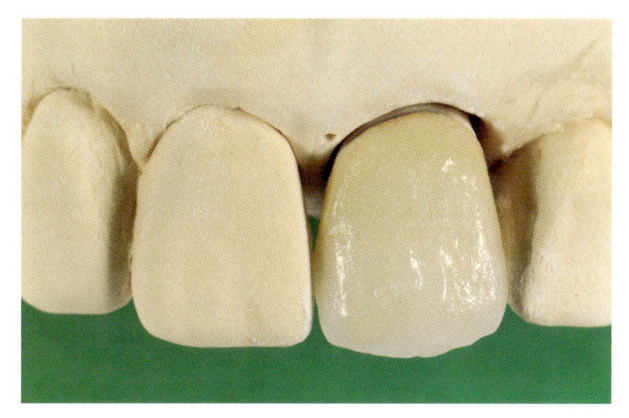

図6-95　セラモメタルクラウン―主真空焼成後。

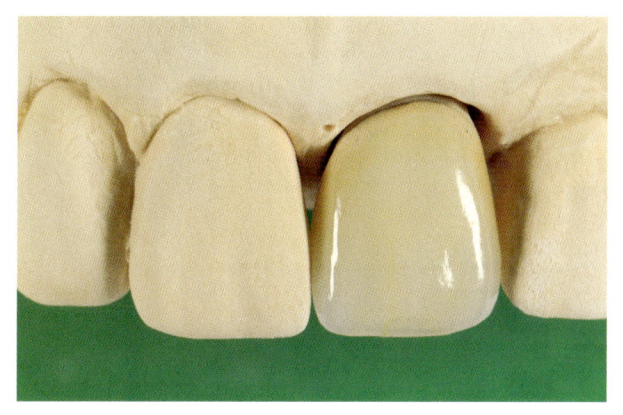

図6-96　セラモメタルクラウン―グレーズ焼成後。

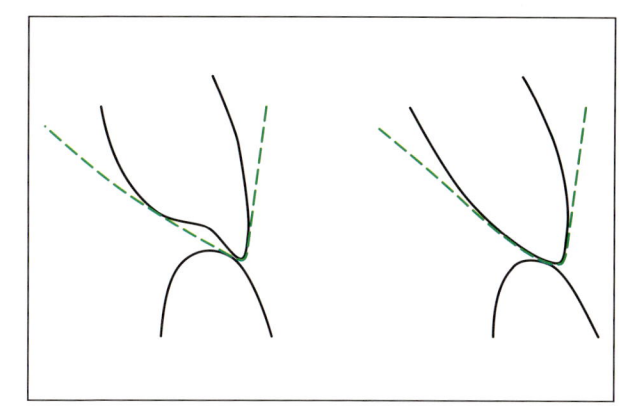

図6-97　ポンティックの形態。

20. 以上のビスケットベイクと口腔内試適の後、グレーズ焼成を行う（図6-96）。
21. 最終的な仕上げと研磨。

セラモメタルクラウンではなくレジン前装の場合は、メタルフレームを熱酸化処理する代わりにワックスパターンにリテンションビーズを振りかける。

焼成回数が多くなれば、それだけ審美性が犠牲となる。すなわち透過性が低下し、赤みを帯び、生命感を失う。

ブリッジ修復においては、歯科技工士がポンティックに適切な形態を与えなければならない（図6-97）。ポンティックの理想的な形態を簡単に説明するならば、以下のようにまとめることができる：天然歯と同様、ブリッジのポンティックもまた、清掃および歯周保護上の理由からすべての面を凸にしなければならない。凸面は清掃が容易であり、適切な清掃によりプラークが沈着しない状態を保つことができる。

これに対し、凹面の全域を清潔に保つことは困難である。ポンティックが顎堤と十分に接触し、粘膜を覆うように考慮すべきであるが、接触が強すぎて潰瘍を起こすようであってはならない。患者がポンティック・粘膜間をスーパーフロスで清掃できるような形態を与える必要がある。

10. 暫間修復

10.1　暫間修復の目的

・化学的、物理的、生物学的な刺激からの保護（露出した象牙質は創傷面である）
・歯肉に対する刺激の排除、ないし最小化
・咬合および咀嚼機能の保証
・発音機能および構音機能の維持
・歯の移動防止
・審美性の維持
・支台歯の保護（本質的な目的）

暫間修復には、最終的修復により変更を計画する咬合機能、発音／構音機能および審美性をテストする役割もある。

10.2 製作法

10.2.1 直接法（口腔内での製作）

a）概形印象（アルジネート、パテ状シリコーン）を利用する方法（図6-98）

支台歯形成後、スタディモデルを製作するための印象に常温重合レジン（例えば Espe 社の Pro-Temp®、Meyer-Haake 社の Stabilo®）を注入し、支台歯に適合させる。Pro-Temp を使用する場合は唾液が分離剤としての役目を果たす。Stabilo の場合は、支台歯にワセリンまたはパラフィン油を塗布する必要がある。レジンが可塑性相から弾性相に移行したら、成型された暫間クラウンとともに概形印象を口腔外に取り出す。Pro-Temp の暫間クラウンは、温水中で最終的に硬化させる。Stabilo の暫間クラウンは—冷水で冷却しながら—支台歯への試適を繰り返したのち、同様に温水中で最終硬化させる。仕上げには目の細かいクロスカットバー、必要に応じてダイヤモンドディスク（注意：手指の外傷）、そして研磨ディスク（バフ）を使用する（図6-99）。成型のバリを除去し、歯間空隙の開放と研磨の後、支台歯に適合させて咬合、審美性をチェックする。そして歯肉および歯間乳頭に為害性のない暫間クラウンであることを確認する。

b）既製暫間クラウン（例：Franz Sachs 社の Frasaco® クラウン、3M 社の Ion® クラウン）を利用する方法（図6-100、101）

まず支台歯に適する暫間クラウンを選択する。金冠鋏で余剰部分を切り取ったのち、常温重合レジンを注入して支台歯に適合させる。以後の手順は本章 10.2.1「直接法」のa）（前項）ですでに説明した。

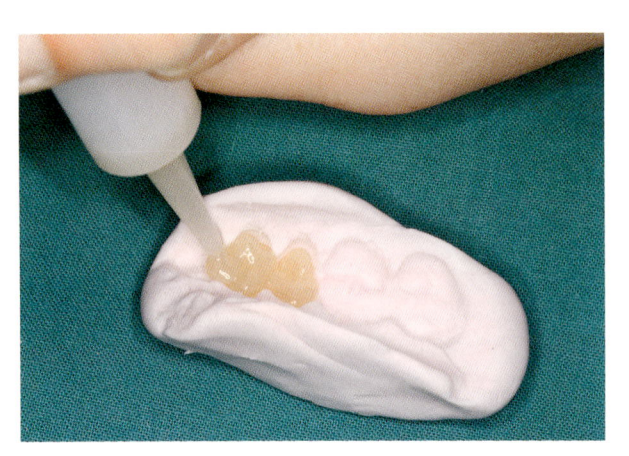

図6-98　パテ状シリコーン。

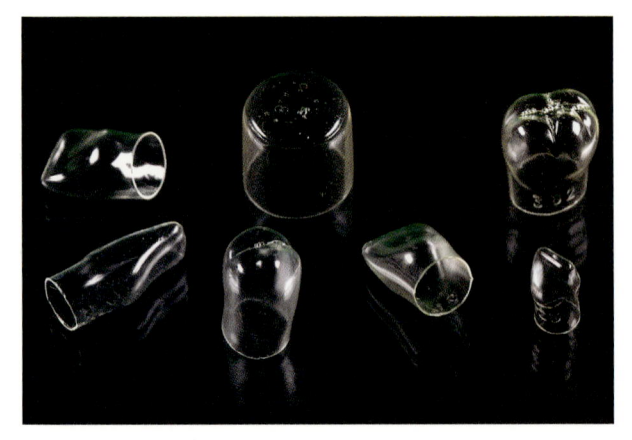

図6-100　Frasaco®クラウン。

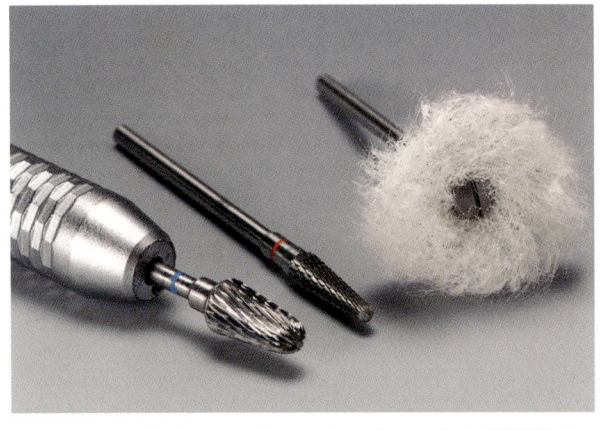

図6-99　ハンドピース、クロスカットバーおよび研磨バフ "Wuschl"。

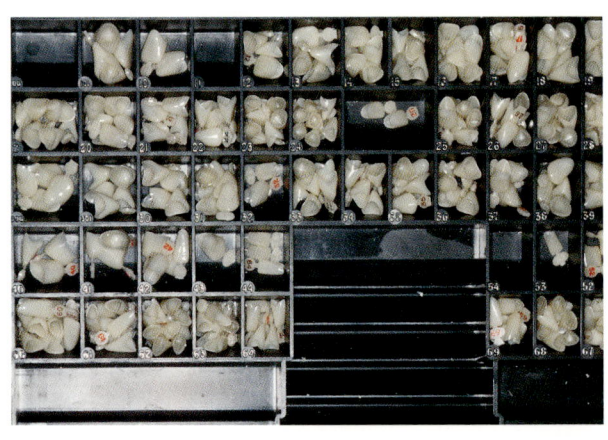

図6-101　Ion®クラウン。

暫間修復

c）模型上でポリエチレン箔（厚さ0.5mmの圧接成型用箔）を圧接成型する方法（図6-102）

圧接成型したポリエチレン箔を鋏でトリミングし、常温重合レジンを注入し、支台歯に適合させる。以後の手順は本章10.2.1「直接法」のa）（210ページ）で説明した。

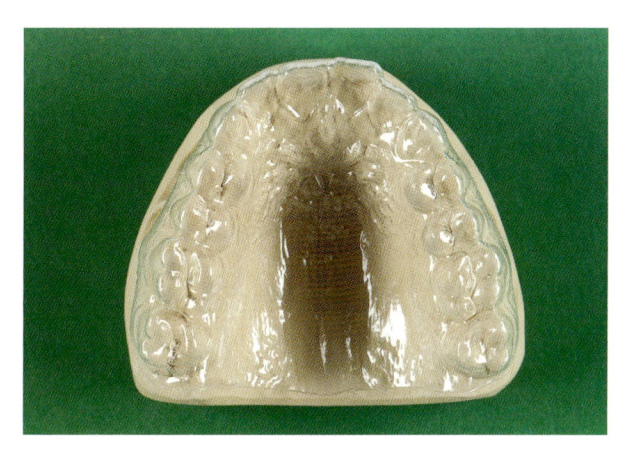

図6-102　石膏模型上で圧接成型したポリエチレン箔。

d）改造したクラウン／ブリッジを利用する方法

通常、古いクラウン／ブリッジはスリットを形成してから撤去する。これを洗浄したのち、常温重合レジンを注入し、支台歯に適合させる。以後の手順は本章10.2.1「直接法」のa）（210ページ）で説明した。

e）ポストコア上の暫間クラウン

本章10.2.1「直接法」のa）〜d）（210、211ページ）の手順に従うほか、形成拡大した根管に付加的な維持を求めるため短縮したRedtenbacherのポストを使用する。

f）インレーにおける暫間修復

・Fermit®（Vivadent社）
・Clip®（Voco社）

隣在歯間スパチュラまたはHeidemannスパチュラを用い、洗浄ののち乾燥させたインレー窩洞に可塑性のFermit®あるいはClip®を填塞して適度な形態に形成する。なお可塑性の状態のうちに患者に咬ませ、咀嚼時の干渉を防ぐため歯ぎしり様の運動を指示する。こののち、紫外線でFermit®ないしClip®を硬化させる。

長所：
―手法が簡単で、わずかな時間で暫間修復できる

短所：
―正確な辺縁封鎖性、理想的な咬合面形態は得られず、隣接面の接触点の維持は難しい

・Pro-Temp®（Espe社）またはStabilo®（Meyer-Haake社）の連結インレー

複数のインレー窩洞の装着方向が共通である場合は、常温重合レジンの連結インレーによる暫間修復を勧める。以後の手順は本章10.2.1「直接法」のa）およびc）（210、211ページ）で説明した。

長所：
―比較的良好な辺縁封鎖性、良好な接触点。セメントの選択により接着力を調整できる

短所：
―時間がかかる

・ガッタパーチャ
今日では、歴史的な意味を有するにすぎない。

g）ラミネートベニアにおける暫間修復

Pröbster（1995）によれば、歯質の削除がエナメル質層の範囲内であることが確実であるときは、暫間修復を省くことができる。しかし筆者らは、ラミネートベニア修復においても暫間修復がつねに必要であるというSchmidseder（1995、1998）の考え方に従う。

・直接法によるコンポジットベニア暫間修復

まず、歯質を削除した歯面の中央を点状に酸エッチングし、エッチング部位だけに少量のボンディング剤を塗布する。ボンディング剤は完全に重合させない。次いでコンポジットを直接塗布し、歯冠形態を補完するように形成したのち、紫外線で重合し、最終的に仕上げる。

- ポリエチレン箔またはシリコーンのコアを利用する方法

採得したシリコーンコアまたは圧接成型したポリエチレン箔に常温重合レジンを注入し、形成した支台歯に適合させる。以後の手順は本章10.2.1「直接法」のa）（210ページ）で説明した。ラミネートベニアのために歯質を削除した歯面は中央を点状にエッチングし、暫間ラミネートベニアを光硬化型ボンディング剤で接着する。

以上二つの方法で製作し、接着した暫間ラミネートベニアはゾンデあるいは鎌型スケーラーで比較的容易に撤去することができる。

10.2.2　間接法（歯科技工士による模型上での製作）

まず支台歯形成前の模型からシリコーンコアを採得するか、またはポリエチレン箔を圧接成型する。支台歯形成後、アルジネート印象を採得し石膏模型を製作する。形成マージンを鉛筆で正確に記入し、常温重合レジンを満たしたシリコーンコアまたは圧接成型したポリエチレン箔を適合させる。硬化した暫間修復物は圧力鍋中で最終的に重合する。この後本章10.2.1「直接法」のa）（210ページ）で説明した手順により仕上げ、研磨する。

長所：
　—直接法よりすぐれた適合性
　—常温重合レジンを口腔内で操作する必要がなく、口腔粘膜を刺激したり歯髄を傷害することがない
　—臭気が患者に負担をかけない
　—審美的積層を行える
　—圧力鍋中での重合。したがってモノマーが残存しない
　—メタルフレームあるいはグラスファイバーのメッシュで強化することも可能

短所：
　—時間的に手間がかかる
　—コストが高い

10.3　暫間修復物の仮着

- 形成した支台歯ないし窩洞をクロルヘキシジン（例えばBlock Drug社のChlorhexamed®、Dental Therapeutics社のTubulicid®）、96％アルコール、あるいはFokaldry®（Lege Artis社）で洗掃する。注意：セラミック修復の場合はフッ化物を含む液剤で洗掃してはならない。酸エッチング処理に悪影響を及ぼすからである。
- 支台歯ないし窩洞の乾燥。支台歯が失活するほど乾燥させてはならない
- 仮着用セメントを塗布した暫間修復物を適合させる
- 硬化するまで待つ
- 余剰なセメントを確実に除去する（ゾンデ、デンタルフロス、スーパーフロス、オレンジオイルで）。セメントの残渣は歯肉炎を誘発する
- 咬合のチェック

10.4　仮着用セメント

- Opotow Temporary cement®（Teledyne Water Pik社）
- Opotow Trial cement®（Teledyne Water Pik社）
- TempBond®（Kerr社）
- Ledermix-Zement®（Wyeth-Lederle-Pharma社）
- Freegenol®（GC社）、Procem®（Espe社）
- ResoPac-Zahnfleischverband®（Meyer-Haake社）、Fitty Dent Periodontal Dressing®（Fritty Dent Int社）

10.4.1　維持力の選択

- Optow Trial cement®：本来は試適用の非常に軟らかいセメント
- Opotow Temporaly cement®：モディファイヤーを加えたTempBond®と同程度の維持力を示す
- TempBond®＋モディファイヤー：標準的な仮着用セメント
- TempBond®単独：注意：維持力が非常に大きい

TempBond®には、加えるモディファイヤーの量により維持力を調節できるという長所がある。

10.4.2 用途による選択

- 小さな維持：試適用（例えば Opotow Trial cement®）
- 標準的維持：Opotow Temporaly cement®、TempBond®＋モディファイヤー
- 強い維持：TempBond®単独
- オールセラミックスの維持：Freegenol®、Procem®
- 切削歯髄炎：Ledermix-Zement®
- 歯肉炎：ResoPac-Zahnfleischverband®、Fitty Dent Periodontal Dressing®

10.4.3 特殊な仮着用セメント

- Ledermix-Zement®：歯髄が支台歯形成に対する反応として充血した場合（切削被害による歯髄炎）に使用する。
- Freegenol®、Procem®：オールセラミック修復を計画している場合は、ユージノールを含まない仮着用セメントを使用する必要がある。ユージノールはコンポジットとボンディング剤、およびコンポジットとセラミックスの接着に悪影響を及ぼすからである。
- ResoPac-Zahnfleischverband®または Fitty Dent Periodontal Dressing®：歯肉炎が存在する症例のための2回法用（例えば、撤去した古いクラウンのマージンのオーバーハングに起因する歯肉炎）：

　第一ステップ；古い修復物を撤去し、1回目の支台歯形成ののち、圧接成型したポリエチレン箔の暫間修復物に ResoPac-Zahnfleischverband® または Fitty Dent Periodontal Dressing®を注入し、分離剤としてワセリンを塗布した支台歯に適合させる。

　第二ステップ；2～3日後に暫間クラウンを撤去し（ワセリンを塗布したので簡単に撤去できる）、最終的な支台歯形成を行う。以後のステップは通常の方法に従う。

ResoPac-Zahnfleischverband®および Fitty Dent Periodontal Dressing®には、前記のような原因で起きた歯肉炎が非常に早く治癒するという長所がある。

10.5　暫間修復物の修理

暫間修復物の小さな破損は Pro Temp®、Stabilo®あるいはコンポジットを使用して修理することができる。正しい位置に戻らないほど破損が大きい場合は、新しく製作しなければならない。

11. 固定性義歯の口腔内装着

ビスケットベイク後の口腔内試適時に歯科医師あるいは患者が希望し、これに応じて歯科技工士が審美性観点から修正したセラミック修復物は、最終的セメント合着／接着するための口腔内試適に際し次のチェックを行うべきである：

- 正確な適合性
- メタル／セラミックマージンの仕上げ状態
- 歯間空隙の仕上げ状態
- 咬合（咬頭嵌合位（以下 ICP）、偏心位）
- 発音／構音
- 隣接面コンタクトの状態
- フリクション／維持力
- 色調
- 表面性状
- 歯冠形態
- 切縁
- 隅角の特徴
- スマイルライン／口唇線

例えば Fit-Checker®（GC 社）で適合性をチェックしたのち、セメント合着／接着する前に内側面をサンドブラスターで清掃する。この清掃を怠ると、修復物が確実に維持されない可能性がある（Millsteinら 1989）。

セメント合着／接着の前に審美性に対する患者の同意を得ておくべきである。この同意は文章としてカルテに記録しておく。

11.1　セメント合着または接着の手順

McLeanら（1984）は、合着セメントに要求される理想的性質を以下のようにまとめた：

第Ⅵ章　固定性義歯

- 粘稠度が低く、セメント層を薄くできること
- 操作時間が長いこと
- 口腔内で早く硬化すること
- 水および酸に対する耐性があること
- 圧縮および引張り強さが大きいこと
- 曲げ強さが高いこと
- 歯質および修復物との接着性が良いこと
- う蝕予防効果があること
- 歯髄に対する為害作用がない
- 透明度
- X線透過性

もっとも高頻度に使用される合着セメントは次の2種類である：

- リン酸亜鉛セメント（例えば Richter & Hoffmann Harvard Dental 社の Harvard-Zement®、Mizzy 社の Fleck's®）。
- グラスアイオノマーセメント（例えば Espe 社の Ketac-Cem®、GC 社の Fuji CEM®）。

11.1.1　リン酸亜鉛セメントを用いる合着

リン酸亜鉛セメントは、Rostaing di Rostagni が1877年に歯科に導入した歯科用のもっとも古いセメントで、今日もなお、おそらくもっとも使用頻度の高い合着セメントである（Abelson 1980、Reiber ら 1995、Martin ら 2000）。

リン酸亜鉛セメントの維持力はその嵌合力に基づく（Øilo ら 1978、Marxkors ら 1993）。

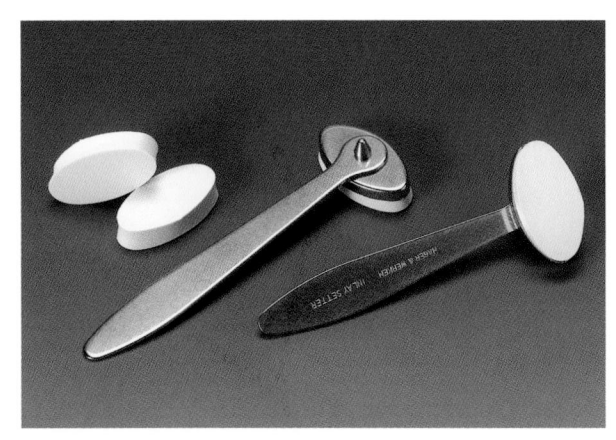

図6-103　インレーセッター。

1. 試適ののち、清掃（ごく短時間のサンドブラスト、96％アルコールによる洗掃）する。
2. 場合によっては支台歯の知覚テストの後、支台歯／窩洞が過敏であるときは局所麻酔を施す。
3. コットンロール、唾液吸収材、排唾管で口腔を乾燥させ、必要に応じて歯肉圧排を行う。
4. 支台歯／窩洞を96％アルコール、クロルヘキシジン（例えば Chlorhexamed®）*、Tubulicid® および Fokaldry®（＋軽石のパウダー）で清掃する。
5. コットンまたはスポンジ片で支台歯を乾燥させる。エアーを使用する場合は完全に乾燥させないよう注意深く吹き付ける。
6. セメントの練和：リン酸亜鉛セメントは冷蔵庫に保管しなければならない。操作時間を—粘稠度に影響することなく—長くできるほか、より多くのパウダーがリン酸を吸収し、毒性を弱めるからである。冷えたリン酸亜鉛セメントは、同じく冷却し、またアルコールで清潔にしたガラス練板を使って練和する。まずガラス練板上に取り出したパウダーを少量ずつに小分けし、液で練和する。第一のパウダーは少なめとし、練和の後30〜60秒おいてリン酸を中和させる。次いで他のパウダーも迅速に、糸を引くクリーム状の粘稠度になるまで（スパチュラでチェック）練和する。
7. 練和したリン酸亜鉛セメントを筆で支台歯ないし窩洞に正確に塗布する。同様に修復物にも薄く塗布する。
8. 修復物を支台歯／窩洞に適合させ、正しく適合したことをゾンデで確認したのち、手指で徐々に力を強めながら10〜20秒間圧接する。合着域の乾燥状態を保つため、ワセリンを塗布（使い捨て式シリンジの使用を推奨）したのち、コットンロール、唾液吸収材で防湿を続ける。また、インレーセッター（図6-103）を、セメントが硬化するまで強く咬み続けるよう患者に指示する。前歯部クラウンは例外で、術者がセメントの最終的硬化まで圧接し続ける。ポストコアのセメント合着においては、形成拡大した根管

---

*クロルヘキシジンは、本邦においては口腔内に使用してはならない。

をアルコール（96％）、クロルヘキシジン（例えば Chlorhexamed®）、あるいは Tubulicid®、Fokaldry® で洗掃し、ペーパーポイントで乾燥させたのち、レンツロを低速回転で使用してリン酸亜鉛セメントを送り込む（**注意**：必ず右回転）。以後の手順は通常の方法に従う。
9. リン酸亜鉛セメントの完全な硬化後（ガラス練板に残ったセメントで硬化を確認する）、余剰のセメントと歯肉圧排糸を除去する。さらにデンタルフロス、スーパーフロス、細いゾンデ、アルコール、オレンジオイルで合着域を確実に清掃する。
10. 咬合紙、Shimstock の箔を利用し、咬合（ICP、偏心位）をチェックする。
11. リコールの日時を決める。

11.1.2　グラスアイオノマーセメントを用いる合着

　グラスアイオノマーセメント（GIC）はケイ酸アルミニウムの粉末とポリアクリル酸から成り、1960年代の末、Wilson と Kent（1972、1973）によって開発された。リン酸亜鉛セメントとの比較における長所としては、まずフッ素イオンの遊離によるう蝕予防効果がある（Robertello ら 1999）。またエナメル質および象牙質と接着する性質があり、形成した支台歯／窩洞のコンディショニング液による処理（10％〜25％のポリアクリル酸で10〜20秒）により、象牙質との接着を強化できることも特徴である。

　カプセル入りのグラスアイオノマーセメント（例えば Espe 社の Ketac-Cem®、GC 社の Fuji PLUS®）は便利である。カプセルを冷蔵庫に保管しておき、合着操作の直前に取り出すことにより、操作時間を長くすることができる。

　合着の方法と手順は、リン酸亜鉛セメントを使用する場合と同じである。

　グラスアイオノマーセメントは接着性であるため余剰セメントの除去がリン酸亜鉛セメントに比べて難しく、時間がかかることもある。合着から1週間後の検査を勧める。最近のグラスアイオノマーセメントはX線不透過性であり、X線写真によるチェックができる。

11.1.3　接着技法によるオールセラミック修復物の合着（例：Vivadent 社の Variolink®）

　オールセラミック修復物の接着技法による合着には、原則として流動性の高い接着用コンポジット（以下接着剤）を使用する。これに対し超音波合着（USI = Ultra Sonic Insertion）法では粘稠度の高いコンポジットが使用される。

　セラミックスの内面はフッ化水素酸でエッチングすることにより、微細な物理的維持が得られる。そして、セラミックスと接着剤の結合は、シランカップリング材により付加的に強化することができる。

1. 必要に応じて支台歯／窩洞の知覚テストを行い、過敏である場合は局所麻酔。
2. ラバーダムの装着。
3. **フッ化物を含まない液**（クロルヘキシジン＊、Fokaldry®、Tubulicid®、96％アルコール）＋軽石のパウダーによる支台歯／窩洞の洗掃。
4. コットンペレット、場合によってはエアーを注意深く吹き付けて乾燥させる（完全には乾燥させない）。
5. 歯肉の圧排。
6. 試適し、適合性と隣接面コンタクトのチェックを行う（**注意**：破折の危険があるため咬合のチェックは省く）。色調の確実なチェックのため、Try-in-Paste を使用する。
7. 3％〜5％のフッ化水素酸（例えば Vita 社の Vita Cerec Etch® 5％）でオールセラミック修復物の酸エッチングを行う（図6-104、**注意**：きわめて強酸性のため危険。保護眼鏡、手袋を着用する）。フッ化水素酸は注意深く、形成マージンまで塗布しなければならない。エッチングに要する時間はセラミックスの種類により異なるが、少なくとも1分間作用させる。エッチング後、水のスプレーで酸を十分に希釈する（**注意**：フッ化水素酸は陶器製の流し台にも作用する）。さらに水とエアーのミックスで洗浄した後は、内面が乳白色の白濁した色を呈するのが理想である（図6-105）。表面を乾燥させたのち、接着を付加的に強化するプライマーとしてシランカップリング材を塗布し、5分間の放置により溶剤を蒸発させる。このときエアーを注意深く

第VI章　固定性義歯

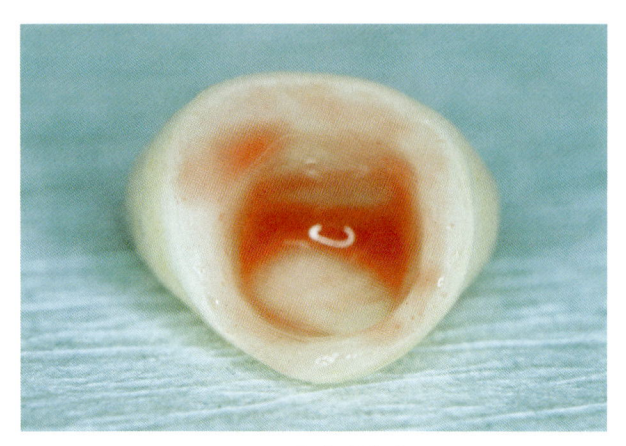

図6-104　3％〜5％のフッ化水素酸ジェルによるオールセラミッククラウンのエッチング。

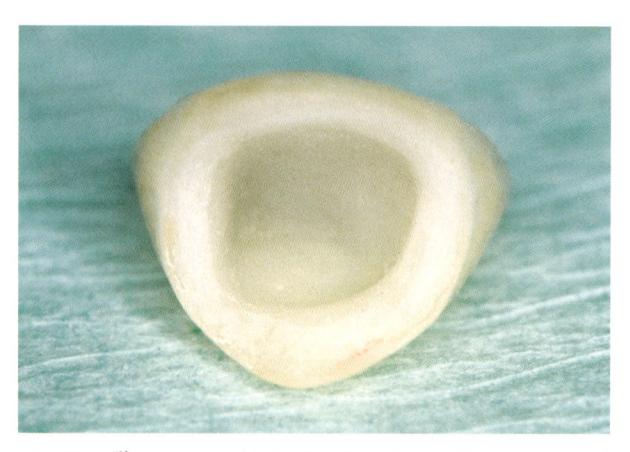

図6-105　酸エッチングしたオールセラミッククラウン。霜のように白い内面を示す。

　吹き付け、蒸発時間を短縮することもできる。この処理に際し、修復物を保持する便利な方法としては、ダイヤモンドピンセットの使用、あるいはスティッキーワックスでプラスチック製スティック（例えばPulpdent社のPic-n-Stic®、図6-106）に固定する方法が知られている。酸エッチングおよびシラン処理後の修復物は汚染を防がなければならない。

8．次いで、あるいは7の処理と並行して30％〜40％のリン酸による支台歯のエッチングを行う。作用時間はエナメル質30〜60秒、象牙質は10〜15秒とする。隣在歯の隣接面はセルロイドのストリップスで保護する必要がある。良好な酸処理面が得られるよう、歯面に塗布したエッチングゲルは筆で絶えず撹拌し続けなければならない。エッチングゲルを水で、続いて水／エアーのミックスで洗い落とした後、支台歯を乾燥させる。

9．エッチング後、露出した象牙質にデンチンプライマーを筆で塗布し、エアーを軽く吹き付けて、薄いプライマー層が残るように余剰部分を除去する。デンチン接着剤も同様に塗布し、10秒後にエアーで薄い層が残るように余剰部分を除去する。

10．ここで修復物と支台歯にボンディング剤を薄く塗布し、余剰を注意深く吹き飛ばす。可視光線による硬化処理は**行わない**。

11．次いで練和ブロックとプラスチックのスパチュ

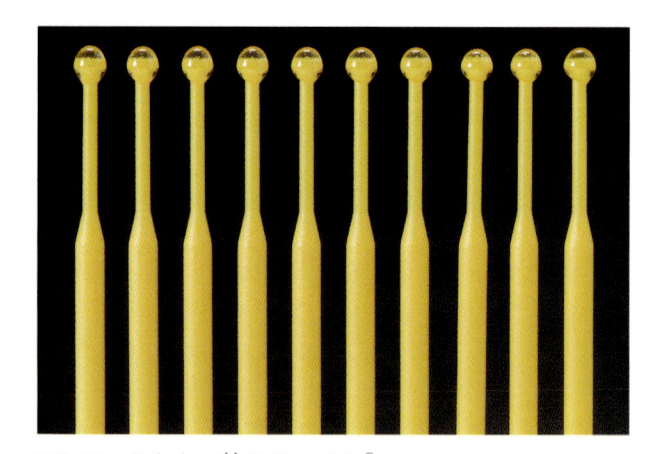

図6-106　Pulpdent社のPic-n-Stic®。

ラを使用し、接着剤を比率1：1で気泡が混入しないように練和する。これを速やかに、注意深く修復物に塗布し、支台歯に適合させ、可視光線で硬化させる。深部まで確実に硬化させるため、デュアルキュア型コンポジットの使用を勧める。Flemmingら（1995）によれば、純粋に光硬化型のコンポジットで接着したインレーは、デュアルキュア型コンポジットで接着したインレーより破折することが多い。接着剤は確実に練和したのち即座に修復物に塗布し、同様に塗布した支台歯／窩洞に適合させる（**注意**：必要に応じて透明なマトリックスバンドを使用する；場合によっては光透過性のウェッジを使用）。コンポジットの余剰部分はスポンジ片（例えばVoco社のPele Tim®）でただちに、接着間隙にアンダーカットが形成されないように除去す

る。Hickelら（1997）およびSchmidseder（1998）は、湿式ブラッシング（"wet-brushing"）による余剰部分の除去、すなわちボンディング剤を含ませた筆で除去する方法を勧めた。ただしこの方法には、ボンディング剤およびレジンを歯面全体に分散させるという短所がある。

10秒間の予備重合後であれば、余剰部分は容易に除去することができる。

12. コンポジットの最表層を正確に硬化させるため、可視光線を照射する前にセメントラインをグリセリンジェル（例えばDentsply社のAirblock®）で覆い、酸素を遮断する（Leinfelder 2001）。
13. こののち可視光線で最終硬化させる。硬化の最終段階にはセラミック修復物を球形のアマルガム充填器で軽く押さえ、正しい位置からずれないようにする。可視光線は各面に少なくとも40～60秒照射する。
14. マトリックス、ラバーダム、歯肉圧排糸を撤去したのち、接着剤の余剰がある場合はスケーラー、KaVo社のコントラアングルとファイル（Eva®-WinkelstückとProxoshape®-File）およびコンポジット用研磨ストリップスで除去する。コンポジットと歯質間は色調的に見分けづらいので、この作業は困難を伴うことがある（手順16参照）。
15. 咬合をチェック（ICPおよび偏心位）し、必要に応じてダイヤモンドポイント（スーパーファイン）で修正する。
16. 接着剤を仕上げ研磨ディスク（Soflex®）で研磨する。
17. 最後に、支台歯のフッ化物処理を行う（例えばGebro社のElmexfluid®）。
18. 数日後のチェック：唾液のため見落とした余剰のコンポジットも容易に発見、除去することができる。

熟達した術者であれば多数のインレーを1回で問題なく合着できるが、ゴールドインレーとは異なり、多数歯のセラミック修復を行う症例においては、以上のステップに従って1歯ずつ接着することを推奨する。

12. 臨床および技工作業の流れ

P ＝患者に対する処置
L ＝歯科技工所における作業
I ＝適応症
KI ＝禁忌症
VT ＝長所

12.1　インレー／アンレー（ゴールド）

I ：十分な歯質量
KI ：未処置の歯周疾患
　　歯質の不足
　　注意：歯質の量が不足する場合、インレー／アンレーが楔として作用し支台歯が破折する危険
P1 ―スタディモデル製作のための印象採得、ATB（解剖学的トランスファーフェイスボウ）による顎関節と上顎の関係の記録、中心位の咬合記録、既往歴の調査、全顎デンタルX線写真の撮影
L1 ―スタディモデルの製作
　　―必要に応じ、暫間インレー／アンレーを製作するためポリエチレン箔を圧接成型
P2 ―治療計画、料金計画
P3 ―暫間インレー／アンレーを製作する場合は作業用模型製作のための印象採得
　　―局所または伝達麻酔
　　―古い充填物の撤去とう蝕歯質の除去（う蝕検知液）
　　―必要に応じ、アンダーカットないしオーバーハング部の封鎖（例えばコンポジットで）
　　―支台歯形成
　　―印象採得の準備
　　―印象採得（**前提条件**：健全な歯肉。歯肉の状態が不良である場合は、印象採得を延期する）
　　―対合歯列のアルジネート印象採得
　　―ATBによる記録
　　―暫間インレー／アンレーの仮着：インレーの仮着にはFermit®またはClip®、アンレーはProtemp®を使用する（本章10.2.1「**直接法**」参照、210ページ）
L2 ―ダウエルピン模型の製作

第VI章　固定性義歯

　　　—対合歯列模型の製作
　　　—ATBによる記録を用い、上顎模型を咬合器に装着する

P4　—暫間修復物の撤去
　　　—咬合採得と下顎模型のチェアサイドでの咬合器装着
　　　—残間修復物の再装着
　　　インレーの場合は確実なICPを前提条件とするため、P4は省くことができる

L3　—インレー／アンレーのワックスパターン形成、鋳造、最終仕上げ

P5　—局所または伝達麻酔
　　　—暫間修復物の撤去
　　　—必要に応じ、仮着用セメントの残渣を除去、窩洞の洗掃
　　　—インレー／アンレーの試適：
　　　　・確実な適合性、
　　　　・完璧な辺縁封鎖
　　　　・隣接面コンタクトポイントのチェック
　　　　・咬合のチェック（ICP、偏心位）
　　　—窩洞の洗掃と乾燥
　　　—リン酸亜鉛セメントまたはグラスアイオノマーセメントによる合着
　　　—セメント残渣の除去と最終チェック

P6　—リコール

12.2　鋳造コア（ゴールド）

I　：失活歯
KI：薄すぎる根管壁
　　短すぎる根管
P1　—スタディモデル製作のための印象採得、ATBによる顎関節と上顎の関係の記録、中心位の咬合記録、既往歴の調査、全顎デンタルX線写真の撮影
L1　—スタディモデルの製作
　　　—必要に応じ、暫間修復物を製作するためポリエチレン箔を圧接成型
P2　—治療計画、料金計画
P3　—暫間修復を行う場合は作業用模型製作のための印象採得

　　　—古い充填物の撤去とう蝕歯質の除去（う蝕検知液）
　　　—支台歯形成：正確なシャンファーの形成
　　　—X線写真でチェックしながら根管の形成拡大
　　　—印象採得の準備
　　　—印象採得（**前提条件**：健全な歯肉。歯肉の状態が不良である場合は、印象採得を延期する）
　　　—暫間修復物の仮着（本章10.2.1「**直接法**」のe）参照、211ページ）

L2　—ダウエルピン模型の製作
　　　—ポストコアのワックスパターンの形成、鋳造、最終仕上げ

P4　—暫間修復物の撤去
　　　—必要に応じ、仮着用セメントの残渣を除去、支台歯および形成拡大した根管の洗掃
　　　—鋳造したポストコアの試適：
　　　　・確実な適合
　　　　・完璧な辺縁封鎖
　　　　・隣接面コンタクトポイントのチェック
　　　　・咬合のチェック（ICP、偏心位）
　　　—支台歯と根管の洗掃と乾燥
　　　—リン酸亜鉛セメントまたはグラスアイオノマーセメントによる合着
　　　—セメント残渣の除去と最終チェック

12.3　セラモメタルクラウン

I　：インレー／アンレー窩洞の形成には歯質が不足する症例
　　前歯部：審美性、歯列不正、変色の改善
KI：未処置の歯周疾患
　　ラミネートベニア修復で十分な症例
P1　—スタディモデル製作のための印象採得、ATBによる顎関節と上顎の関係の記録、中心位の咬合記録、既往歴の調査、全顎デンタルX線写真の撮影
L1　—スタディモデルの製作
　　　—必要に応じ、暫間修復物を製作するためポリエチレン箔を圧接成型
P2　—治療計画、料金計画
　　　—色調の選択
P3　—暫間修復を行う場合は作業用模型製作のため

の印象採得
　　―局所または伝達麻酔
　　―古い充填物の撤去とう蝕歯質の除去（う蝕検知液）
　　―必要に応じ、アンダーカットないしオーバーハング部の封鎖（例えばコンポジットで）
　　―支台歯形成
　　―印象採得の準備
　　―印象採得（**前提条件**：健全な歯肉。歯肉の状態が不良である場合は、印象採得を延期する）
　　―対合歯列のアルジネート印象採得
　　―ATBによる記録
　　―暫間クラウンの仮着（本章10.2.1「**直接法**」参照、210ページ）
L2　―ダウエルピン模型の製作
P4　―暫間クラウンの撤去
　　―咬合採得と下顎模型のチェアサイドでの咬合器装着
　　―暫間クラウンの再仮着
L3　―メタルフレームのワックスアップ、鋳造および仕上げ
P5　―暫間クラウンの撤去
　　―必要に応じ、仮着用セメントの残渣を除去、支台歯の清掃
　　―メタルフレームの試適：
　　　・正確な適合
　　　・完璧な辺縁封鎖
　　　・メタル機能面（金合金）の場合は咬合のチェック（ICP、偏心位）
　　―2回目の咬合採得
　　―暫間クラウンの再仮着
L4　―デンチンおよびエナメルポーセレンの積層、焼成
P6　―ビスケットベイクしたクラウンの口腔内試適（前歯部クラウンの場合は必須）：
　　　・正確な適合
　　　・完璧な辺縁封鎖
　　　・咬合のチェック（ICP、偏心位）
　　　・色調、形態および表面性状のチェック
L5　―必要に応じて修正
　　―グレーズ焼成
P7　―局所または伝達麻酔

　　―暫間クラウンの撤去
　　―必要に応じ、仮着用セメントの残渣を除去、支台歯の洗掃
　　―セラモメタルクラウンの試適：
　　　・正確な適合
　　　・完璧な辺縁封鎖
　　　・隣接面コンタクトのチェック
　　　・咬合のチェック（ICP、偏心位）
　　　・色調、形態、表面性状のチェック
　　―支台歯の洗掃、乾燥
　　―リン酸亜鉛セメントまたはグラスアイオノマーセメントで合着
　　―セメント残渣の除去と最終チェック
P8　―リコール

12.4　セラモメタルブリッジ（金合金のメタルフレーム）

I：歯周の状態から支台歯に適する歯が数的に十分残存する中間欠損
KI：未処置の歯周疾患
　　歯周組織の脆弱な支台歯
　　支台歯の不足
　　スパンの長すぎる中間欠損
P1　―スタディモデル製作のための印象採得、ATBによる顎関節と上顎の関係の記録、中心位の咬合記録、既往歴の調査、全顎デンタルX線写真の撮影
L1　―スタディモデルの製作
　　―必要に応じ、暫間修復物を製作するためポリエチレン箔を圧接成型
P2　―治療計画、料金計画
　　―色調の選択
P3　―暫間修復を行う場合は作業用模型製作のための印象採得
　　―局所または伝達麻酔
　　―古い充填物の撤去とう蝕歯質の除去（う蝕検知液）
　　―必要に応じ、アンダーカットないしオーバーハング部を封鎖する（例えばコンポジットで）
　　―支台歯形成
　　―印象採得の準備

219

第Ⅵ章　固定性義歯

　　　　—印象採得（**前提条件**：健全な歯肉。歯肉の状態が不良である場合は、印象採得を延期する）
　　　　—対合歯列のアルジネート印象
　　　　—ATBによる記録
　　　　—暫間修復物の装着（本章10.2.1「**直接法**」参照、210ページ）
L2　　—ダウエルピン模型の製作
　　　　—対合歯列模型の製作
　　　　—ATBによる記録を用い、上顎模型を咬合器に装着する
P4　　—暫間修復物の撤去
　　　　—咬合採得と下顎模型のチェアサイドでの咬合器装着
　　　　—暫間修復物の再装着
L3　　—メタルフレームのワックスパターン形成、鋳造、仕上げ
P5　　—暫間修復物の撤去
　　　　—必要に応じ、仮着用セメントの残渣を除去、支台歯の洗掃
　　　　—メタルフレームの試適：
　　　　　・正確な適合
　　　　　・完璧な辺縁封鎖
　　　　　・メタル機能面（金合金）の場合は咬合のチェック（ICP、偏心位）
　　　　—最終的な咬合採得
　　　　—暫間修復物の再装着
L4　　—デンチン、エナメルポーセレンの積層と焼成
P6　　—ビスケットベイク後の口腔内試適（前歯部ブリッジの場合は必須）：
　　　　　・正確な適合
　　　　　・完璧な辺縁封鎖
　　　　　・咬合のチェック（ICP、偏心位）
　　　　　・色調、形態、表面性状のチェック
L5　　—必要に応じ修正
　　　　—グレーズ焼成
P7　　—局所ないし伝達麻酔
　　　　—暫間修復物の撤去
　　　　—必要に応じ、仮着用セメントの残渣を除去、支台歯の洗掃
　　　　—完成ブリッジの試適
　　　　　・正確な適合
　　　　　・完璧な辺縁封鎖

　　　　　・隣接面コンタクトのチェック
　　　　　・咬合のチェック（ICP、偏心位）
　　　　　・色調、形態、表面性状のチェック
　　　　—支台歯の清掃、乾燥
　　　　—リン酸亜鉛セメントまたはグラスアイオノマーセメントを用いる合着
　　　　—セメント残渣の除去と最終チェック
P8　　—リコール

12.5　インレー／アンレー（セラミックス）

I：審美領域
　　　歯色の修復を希望する患者
　　　窩洞の大きな咬合面
　　　保存の可能性は低いが歯質を保存できる症例
　　　咬頭の再構築、補強
KI：未処置の歯周疾患
　　　歯肉縁より著しく深く位置する形成マージン
　　　乾燥ないし乾燥維持が不可能な症例
　　　象牙質と接する形成マージン
　　　口腔清掃習慣の欠陥
　　　著しいパラファンクション
VT：小臼歯は歯質量がわずかな場合でも、接着技法で歯質とセラミックスを接着することにより破折を防ぐ効果が得られる
P1　　—スタディモデル製作のための印象採得、ATBによる顎関節と上顎の関係の記録、中心位の咬合記録、既往歴の調査、全顎デンタルX線写真の撮影
L1　　—スタディモデルの製作
　　　　—必要に応じ、暫間修復物を製作するためポリエチレン箔を圧接成型
P2　　—治療計画、料金計画
　　　　—色調の選択
P3　　—暫間修復を行う場合は作業用模型製作のための印象採得
　　　　—局所または伝達麻酔
　　　　—古い充填物の撤去とう蝕歯質の除去（う蝕検知液）
　　　　—必要に応じてアンダーカットないしオーバーハング部の封鎖（例えばコンポジットで）
　　　　—支台歯形成

220

—印象採得の準備
—印象採得（**前提条件**：健全な歯肉。歯肉の状態が不良である場合は、印象採得を延期する）
—ATBによる記録
—暫間修復物の仮着（インレー：Fermit®/Clip®、アンレー：Protemp®、本章10.2.1「**直接法**」参照、210ページ）
注意：ユージノールを含まないセメント（例えばFreegenol®、Procem®）だけを使用する

L2 —ダウエルピン模型の製作
—対合歯列模型の製作
—ATBによる記録を用い、上顎模型を咬合器に装着する

P4 —暫間修復物の撤去
—咬合採得、チェアサイドでの下顎模型の咬合器装着
—暫間修復物の再装着
インレーの場合は確実なICPを前提条件とするため、P4は省くことができる

L3 —ワックスパターンの形成、セラミックインレー／アンレーのプレス成型

P5 —局所または伝達麻酔
—暫間修復物の撤去
—必要に応じ、仮着用セメントの残渣を除去、窩洞の洗滌—**注意**：フッ化物を含むTubulicid®は使用しない
—インレー／アンレーの試適：
  - 確実な適合。ただしゴールドインレー／アンレーとは異なり、接着のための間隙が必要である
  - 完璧な辺縁封鎖。ただし肉眼で見える程度の間隙を保証する
  - 隣接面コンタクトのチェック
  - **咬合のチェックは行わない**。チェックする場合には細心の注意を必要とする。接着前のセラミックインレー／アンレーは破折の危険性がとくに高いからである
  - 色調のチェック
—ラバーダムの装着
—窩洞の洗滌、乾燥—**注意**：フッ化物を含むTubulicid®は使用しない
—接着（例えばVariolink®）。個々の接着手順については本章11.1.3「**接着技法によるオールセラミック修復物の合着（例：Vivadent社のVariolink®）**」参照、215ページ
—接着剤残渣の除去
—咬合のチェック（ICP、偏心位）
—観察調整
—フッ化物処置（例えばElmexfluid®）

P6 —1週間後に再チェックし、接着剤の残渣があれば除去する

P7 —リコール

12.6 ジルコニウムのポストコア（オールセラミックスのポストコア）

I：失活歯
コア上にはオールセラミッククラウンを合着する（とくに前歯部）—**注意**：処置前にブリーチングする必要がある

KI：薄すぎる根管壁
短すぎる根管

P1 —スタディモデル製作のための印象採得、ATBによる顎関節と上顎の関係の記録、中心位の咬合記録、既往歴の調査、全顎デンタルX線写真の撮影

L1 —スタディモデルの製作
—必要に応じ、暫間修復物を製作するためポリエチレン箔を圧接成型

P2 —治療計画、料金計画
—内部のブリーチング

P3 —暫間修復を行う場合は作業用模型製作のための印象採得
—古い充填物の撤去とう蝕歯質の除去（う蝕検知液）
—支台歯形成：正確なシャンファー形態を形成する
—X線写真でチェックしながら、根管の規格形成拡大を行う
—印象採得の準備
—ジルコニウム製の既製ポストを使用する印象採得（**前提条件**：健全な歯肉。歯肉の状態が不良である場合は、印象採得を延期する）
—暫間修復物の装着（本章10.2.1「**直接法**」のe）

参照、211ページ）

　　　注意：ユージノールを含まないセメント（例えば Freegenol®、Procem®）だけを使用する

L2　—ダウエルピン模型の製作

　　　—印象採得時に使用したジルコニウムの既製ポストを用いてワックスパターンを形成し、コアをプレス成型する

P4　—暫間修復物の撤去

　　　—必要に応じ、仮着用セメントの残渣を除去、支台歯および形成拡大した根管の洗掃

　　　注意：フッ化物を含む Tubulicid® は使用しない

　　　—ポストコアの試適：
　　　　・確実な適合
　　　　・わずかな（ないし非常にわずかな）フリクション
　　　　・高さのチェック

　　　—ラバーダムの装着

　　　—支台歯および形成拡大した根管の洗掃と乾燥—**注意**：フッ化を含む Tubulicid® は使用しない

　　　—接着（例えば Variolink®）—個々の接着手順については本章11.1.3「**接着技法によるオールセラミック修復物の合着**（例：Vivadent 社の Variolink®）」参照、215ページ

　　　—接着剤残渣の除去と最終チェック

12.7　オールセラミッククラウン

I：インレー／アンレー窩洞の形成には歯質が不足する症例
　　前歯部：審美性、歯列不正、変色の改善
　　エナメル質形成不全（栓状歯）

KI：未処置の歯周疾患
　　ラミネートベニア修復で十分な症例

P1　—スタディモデル製作のための印象採得、ATBによる顎関節と上顎の関係の記録、中心位の咬合記録、既往歴の調査、全顎デンタルX線写真の撮影

L1　—スタディモデルの製作

　　　—必要に応じ、暫間修復物を製作するためポリエチレン箔を圧接成型

P2　—治療計画、料金計画

　　　—色調の選択

P3　—暫間修復を行う場合は作業用模型製作のための印象採得

　　　—局所または伝達麻酔

　　　—古い充填物の撤去とう蝕歯質の除去（う蝕検知液）

　　　—必要に応じ、アンダーカットないしオーバーハング部の封鎖（例えばコンポジットで）

　　　—支台歯形成

　　　—印象採得の準備

　　　—印象採得（**前提条件**：健全な歯肉。歯肉の状態が不良である場合は、印象採得を延期する）

　　　—対合歯列のアルジネート印象採得

　　　—ATB による記録

　　　—暫間修復物の仮着（本章10.2.1「**直接法**」参照、210ページ）

　　　注意：ユージノールを含まないセメント（例えば Freegenol®、Procem®）だけを使用する

L2　—ダウエルピン模型の製作

　　　—対合歯列模型の製作

　　　—ATB による記録を用い、上顎模型を咬合器に装着する

P4　—暫間修復物の撤去

　　　—咬合採得、チェアサイドでの下顎模型の咬合器装着

　　　—暫間クラウンの再仮着—**注意**：ユージノールを含まないセメント（例えば Freegenol®、Procem®）だけを使用する

L3　—セラミックフレームのワックスアップとプレス成型

P5　—暫間クラウンの撤去

　　　—必要に応じ、仮着用セメントの残渣を除去、支台歯の洗掃—**注意**：フッ化物を含む Tubulicid® は使用しない

　　　—セラミックフレームの試適
　　　　・確実な適合：ただしセラモメタルクラウンとは異なり、接着のための間隙が必要である
　　　　・完璧な辺縁封鎖：肉眼で見える程度の接着間隙が必要である

　　　—最終的な咬合採得

　　　　―暫間クラウンの再仮着―注意：ユージノールを含まないセメント（例えば Freegenol®、Procem®）だけを使用する
L4　―局所または伝達麻酔
P6　―暫間クラウンの撤去
　　　　―必要に応じ、仮着用セメントの残渣を除去、支台歯の洗掃―注意：フッ化物を含む Tubulicid® は使用しない
　　　　―オールセラミッククラウンの試適
　　　　　・確実な適合：接着のための間隙が必要
　　　　　・完璧な辺縁封鎖：肉眼で見ることができる間隙
　　　　　・隣接面コンタクトのチェック
　　　　　・**咬合のチェックは行わない**。チェックする場合には細心の注意を必要とする。接着前のセラミックスは破折の危険性がとくに高いからである
　　　　　・色調、形態、表面性状のチェック
　　　　―ラバーダムの装着
　　　　―形成歯の清掃と乾燥―注意：フッ化物を含む Tubulicid® は使用しない
　　　　―接着（例えば Variolink®）―個々の接着手順については本章11.1.3「**接着技法によるオールセラミック修復物の合着（例：Vivadent 社の Variolink®）**」参照、215ページ
　　　　―接着剤残渣の除去
　　　　―咬合のチェック（ICP、偏心位）
　　　　―最終チェック
　　　　―フッ化物処置（例えば Elmexfluid®）
　　　　指導：研磨性の高い歯磨剤を使用しないよう、超音波洗浄器を使用するときはマージンに向けないよう清掃指導する
P7　―１週間後に再チェックし、接着剤の残渣があれば除去する
P8　―リコール

12.8　オールセラミックブリッジ

I：歯周の状態から支台に適する歯が数的に十分残存する中間欠損
　　とくに審美的に重要な領域
KI：未処置の歯周疾患
　　歯周組織の脆弱な支台歯
　　支台歯の不足（とくに臼歯部）
　　スパンの長すぎる中間欠損
P1　―スタディモデル製作のための印象採得、ATB による顎関節と上顎の関係の記録、中心位の咬合記録、既往歴の調査、全顎デンタルＸ線写真の撮影
L1　―スタディモデルの製作
　　　　―必要に応じ、暫間修復物を製作するためポリエチレン箔を圧接成型
P2　―治療計画、料金計画
　　　　―色調の選択
P3　―暫間修復を行う場合は作業用模型製作のための印象採得
　　　　―局所または伝達麻酔
　　　　―古い充填物の撤去とう蝕歯質の除去（う蝕検知液）
　　　　―必要に応じ、アンダーカットないしオーバーハング部の封鎖（例えばコンポジットで）
　　　　―支台歯形成
　　　　―印象採得の準備
　　　　―印象採得（**前提条件**：健全な歯肉。歯肉の状態が不良である場合は、印象採得を延期する）
　　　　―対合歯列のアルジネート印象採得
　　　　―ATB による記録
　　　　―暫間ブリッジの仮着（本章10.2.1「**直接法**」参照、210ページ）
　　　　注意：ユージノールを含まないセメント（例えば Freegenol®、Procem®）だけを使用する
L2　―ダウエルピン模型の製作
　　　　―対合歯列模型の製作
　　　　―ATB による記録を用い、上顎模型を咬合器に装着する
P4　―暫間ブリッジの撤去
　　　　―咬合採得とチェアサイドでの下顎模型の咬合器装着
　　　　―暫間ブリッジの再仮着―注意：ユージノールを含まないセメント（例えば Freegenol®、Procem®）だけを使用する
L3　―メタルフレームのワックスアップと製作
P5　―暫間ブリッジの撤去
　　　　―必要に応じ、仮着用セメントの残渣を除去、

第VI章　固定性義歯

　　　　支台歯の洗掃―注意：フッ化物を含むTubu-
　　　　licid®は使用しない
　　　―メタルフレームの試適
　　　　・確実な適合：セラモメタルブリッジとは異
　　　　　なり、接着のための間隙が必要
　　　　・完璧な辺縁封鎖：ここでも肉眼で見える接
　　　　　着間隙が必要
　　　―新たな咬合記録
　　　―暫間ブリッジの再装着―注意：ユージノー
　　　　ルを含まないセメント（例えばFreegenol®、
　　　　Procem®）だけを使用する
L4　―オールセラミックブリッジの完成
P6　―局所または伝達麻酔
　　　―暫間ブリッジの撤去
　　　―必要に応じ、仮着用セメントの残渣を除去、
　　　　支台歯の洗掃―注意：フッ化物を含むTubu-
　　　　licid®は使用しない
　　　―完成ブリッジの試適：
　　　　・確実な適合：セラモメタルブリッジとは異
　　　　　なり、接着のための間隙が必要
　　　　・完璧な辺縁封鎖：ゴールドインレーでは肉
　　　　　眼で見える接着間隙が必要
　　　　・隣接面コンタクトのチェック
　　　　・**咬合のチェックは行わない。**チェックする
　　　　　場合には細心の注意を必要とする。接着前
　　　　　のセラミックスは破折の危険性がとくに高
　　　　　いからである
　　　　・色調、形態、表面性状のチェック
　　　―ラバーダムの装着
　　　―支台歯の清掃と乾燥―注意：フッ化物を含む
　　　　Tubulicid®は使用しない
　　　―接着（例えばVariolink®）―個々の接着手順に
　　　　ついては本章11.1.3「**接着技法によるオール
　　　　セラミック修復物の合着**（例：Vivadent社の
　　　　Variolink®）」参照、215ページ
　　　―接着剤残渣の除去
　　　―咬合のチェック（ICP、偏心位）
　　　―最終チェック
　　　―フッ化物処置（例えばElmexfluid®）
P7　―1週間後に再チェックし、接着剤の残渣があ
　　　　れば除去する
P8　―リコール

12.9　接着ブリッジ（Marylandブリッジ、ロチェットブリッジ）

I　：上顎および下顎の前歯部中間欠損
　　　欠如歯
　　　外傷歯
　　　矯正治療後の歯列
　　　歯周疾患に起因する歯の喪失
KI：未処置の歯周疾患
　　　健全性を失った支台歯
　　　歯周組織の脆弱な支台歯
　　　支台歯の不足
　　　歯の近遠心径より大きな中間欠損
　　　大きな正中離開
　　　パラファンクション（ブラキシズム）
　　　スペースの不足（Angle II級2類、とくに臼歯部）
P1　―スタディモデル製作のための印象採得、ATB
　　　　による顎関節と上顎の関係の記録、中心位の
　　　　咬合記録、既往歴の調査、全顎デンタルX線
　　　　写真の撮影
L1　―スタディモデルの製作
P2　―治療計画、料金計画
　　　―色調の選択
P3　―古い充填物の撤去とう蝕歯質の除去（う蝕検
　　　　知液）
　　　―支台歯形成
　　　―印象採得の準備
　　　―印象採得（前提条件：健全な歯肉。歯肉の状態
　　　　が不良である場合は、印象採得を延期する）
　　　―対合歯列のアルジネート印象採得
　　　―ATBによる記録
　　　―暫間修復は不要
L2　―ダウエルピン模型の製作
　　　―対合歯列模型の製作
　　　―ATBによる記録を用い、上顎模型を咬合器
　　　　に装着する
P4　―チェアサイドでの下顎模型の咬合器装着
L3　―メタルフレームのワックスパターン形成、接
　　　　着ブリッジの製作
P5　―メタルフレームの試適
　　　　・確実な適合
　　　　・完璧な辺縁封鎖

L4 ―接着ブリッジの完成
P6 ―接着ブリッジの試適
- 確実な適合
- 完璧な辺縁封鎖
- 隣接面コンタクトのチェック
- **咬合のチェックは行わない**。チェックする場合には細心の注意を必要とする。接着前のセラミックスは破折の危険性がとくに高いからである
- 色調、形態、表面性状のチェック

―ラバーダムの装着
―支台歯の洗掃と乾燥―**注意**：フッ化物を含む Tubulicid® は使用しない
―メタル面のシラン処理
―接着（例えばデュアルセメントまたは Variolink®）―個々の接着手順については本章 **11.1.3「接着技法によるオールセラミック修復物の合着（例：Vivadent 社の Variolink®）」**参照、215ページ
―接着剤残渣の除去
―咬合のチェック（ICP、偏心位）
―最終チェック
―フッ化物処置（例えば Elmexfluid®）

指導：研磨性の高い歯磨剤を使用しないよう、またウォーターピックを使用する場合は噴射口を接着間隙に向けないよう患者を指導する

P7 ―1週間後に再チェックをし、接着剤の残渣があれば除去する
P8 ―リコール

12.10　ベニア（ラミネート、フェイシング、前装シェル）

I：審美領域、唇側あるいは頬側の変色（テトラサイクリン変色、斑状歯、根管充填材による変色）
　咬耗、酸蝕
　歯列不正の修正（正中離開）
　歯の形態修正（外傷後、形成不全歯）
　破折歯
　咬合の挙上（低位咬合症例）
　切歯誘導の再現

KI：未処置の歯周疾患

エナメル質の不足、歯冠の広範囲にわたる欠損
著しいパラファンクション
著しい変色
不十分な口腔清掃

P1 ―スタディモデル製作のための印象採得、ATB による顎関節と上顎の関係の記録、中心位の咬合記録、既往歴の調査、全顎デンタルX線写真の撮影
L1 ―スタディモデルの製作
　―必要に応じ、暫間修復物を製作するためポリエチレン箔を圧接成型
P2 ―治療計画、料金計画
　―色調の選択
P3 ―暫間修復を行う場合は作業用模型製作のための印象採得
　―局所または伝達麻酔
　―古い充填物の撤去とう蝕歯質の除去（う蝕検知液）
　―支台歯形成
　―印象採得の準備
　―印象採得（**前提条件**：健全な歯肉。歯肉の状態が不良である場合は、印象採得を延期する）
　―対合歯列のアルジネート印象採得
　―ATB による記録
　―暫間修復：本章10.2.1「**直接法**」のｇ）参照、211ページ
　　注意：ユージノールを含まないセメント（例えば Freegenol®、Procem®）だけを使用する
L2 ―ダウエルピン模型の製作
　―対合歯列模型の製作
　―ATB による記録を用い、上顎模型を咬合器に装着する
P4 ―チェアサイドでの下顎模型の咬合器装着
L3 ―ラミネートベニアのワックスアップとプレス成型
P5 ―局所または伝達麻酔
　―暫間修復物の撤去
　―必要に応じ、仮着用セメントの残渣を除去、支台歯の洗掃―**注意**：フッ化物を含む Tubulicid® は使用しない
　―ラミネートベニアのチェック：
　　・確実な適合：ただし接着のための間隙を必

- 要とする
- 完璧な辺縁封鎖：肉眼で見える接着間隙が必要
- 隣接面コンタクトのチェック
- **咬合のチェックは行わない。**チェックする場合には細心の注意を必要とする。接着前のセラミックスは破折の危険性がとくに高いからである
- 色調、形態、表面性状のチェック

―ラバーダムの装着
―窩洞の洗掃と乾燥―注意：フッ化物を含むTubulicid®は使用しない
―接着（例えばVariolink®）―個々の接着手順についてば本章11.1.3「**接着技法によるオールセラミック修復物の合着**（例：Vivadent 社のVariolink®）」参照、215ページ
―接着剤残渣の除去
―咬合のチェック（ICP、偏心位）
―最終チェック
―フッ化物処置（例えばElmexfluid®）

指導：研磨性の高い歯磨剤を使用しないよう、またウォーターピックを使用する場合は噴射口を接着間隙に向けないよう患者を指導する

P6 ―1週間後に再チェックし、接着剤の残渣があれば除去する

P7 ―リコール

参考文献

Abelson J (1980): *Cementation of complete crown retainers.* J Prosthet Dent 43: 174-179

Alexander AG (1968): *Periodontal aspects of conservative dentistry.* Br Dent J 125: 111-114

Alt KW (1999): *Die historische Entwicklung der zahnärztlichen Prothetik.* In: Strub JR, Türp JC, Witkowski S, Hürzeler MB, Kern M (1999): *Curriculum Prothetik Band I.* Quintessenz, Berlin: 37-51

Assif D, Gorfil C (1994): *Biomechanical considerations in restoring endodontically treated teeth.* J Prosthet Dent 71: 565-567

Brockmann HH (1988): *Farbbestimmung und Farbanpassung natürlicher und künstlicher Zähne.* Zahntechnik heute 2: 17

Claus H (1990): *Vita In-Ceram, ein neues Verfahren zur Herstellung oxidkeramischer Gerüste für Kronen und Brücken.* Quintessenz Zahntech 16: 35-46

Flemming I, Brondum K (1995): *A clinical evaluation of porcelain inlays.* J Prosthet Dent 74: 140-144

Goerig AC, Mueninghoff LA (1983): *Management of the endodontically treated tooth – Part I: Concept for restorative designs.* J Prosthet Dent 49: 340-345

Goerig AC, Mueninghoff LA (1983): *Management of the endodontically treated tooth – Part II: Technique.* J Prosthet Dent 49: 491-497

Günay H, Schulze A, Roßbach A, Geurtsen W (2001): *Intrasulkuläre Zahnpräparation und parodontale Gesundheit.* Dtsch Zahnärztl Z 56: 109-113

Hickel R, Kunzelmann KH (1997): *Keramikinlays und Veneers.* Hanser, München – Wien

Hupfauf L, Nolden R (1995): *Ästhetik in der Zahn-, Mund- und Kieferheilkunde.* Urban & Schwarzenberg, München – Wien – Baltimore

Ingber JS, Rose LF, Coslet JG (1977): The „*biologic width*" – A concept in periodontics and restorative dentistry. Alpha Omegan 10: 62-65

Kantor ME, Pines MS (1977): *A comparative study of restorative techniques for pulpless teeth.* J Prosthet Dent 38: 405-412

Kent BE, Lewis BG, Wilson AD (1973): *The properties of a glass ionomer cement.* Br Dent J 135: 322-326

Kern M, Pleimes AW, Strub JR (1995): *Bruchfestigkeit metallischer und vollkeramischer Stiftkernaufbauten.* Dtsch Zahnärztl Z 50: 451-453

Koth DL (1982): *Full crown restorations and gingival inflammation in a controlled population.* J Prosthet Dent: 48: 681-685

Krämer OP, Weiner R, Fett M (1959): *Die Geschichte der Galvanotechnik.* Leuze, Saulgau

Krejci I, Lutz F, Reimer M, Heinzmann JL (1993): *Wear of ceramic inlays, their antagonists and luting cements.* J Prosthet Dent 69: 425-430

Larato DC (1975): *Effects of artificial crown margin extension and tooth brushing frequency on gingival pocket depth.* J Prosthet Dent 34: 640-643

Lässig HE, Müller-Köln RA (1983): *Die Zahnheilkunde in Kunst- und Kulturgeschichte.* DuMont, Köln

Lauritzen AG (1974): *Atlas of occlusal analysis.* Johnson Publishing Co., Boulder, Colorado

Lehmann KM (1987): *Abformung und Modellerstellung.* In: Hupfauf (Hrsg.) *Festsitzender Zahnersatz – Praxis der Zahnheilkunde, Bd. 5 (2. Auflage).* Urban & Schwarzenberg, München – Wien: 105-129

Leinfelder KF (2001): *Will ceramic restorations be challenged in the future?* JADA 132: 46-47

Lustig LP, Perlitsh MJ, Przetak C (1972): *A rational concept of crown preparation*. Quint Int 8: 35-44

Lustig LP (1976): *A rational concept of crown preparation revised and expanded*. Quint Int 11: 41-48

Martin M, Ernst CP, Willershausen B (2000): *Ketac-Cem® – eine Literaturübersicht (Teil 1 und Teil 2)*. ZWR 109: 388-391, 475-481

Marxkors R, Meiners H (1993): *Befestigungszemente*. In: Marxkors R, Meiners H: *Taschenbuch der zahnärztlichen Werkstoffkunde*. Hanser, München – Wien: 77-80

McLean JW, Wilson AD, Prosser HJ (1984): *Development and use of water-hardening glass-ionomer luting cements*. J Prosthet Dent 52: 175-181

Meyer E (1982): *Farbe und Form der natürlichen Frontzähne in Abhängigkeit vom Alter und Rückschlüsse auf die prothetische Versorgung*. Dtsch Zahnärztl Z 37: 198-203

Millstein PL, Ho JC, Naim W, Nathanson D (1989): *Effect of a silicone fit-indicator on crown retention in vitro*. J Prosthet Dent 62: 510-511

Morgano SM, Milot P (1993): *Clinical success of cast metal posts and cores*. J Prosthet Dent 70: 11-16

Morgano SM (1996): *Restoration of pulpless teeth: Application of traditional principles in present and future contexts*. J Prosthet Dent 75: 375-380

Nichols C, Woelfel JB (1987): *Improving reversible hydrocolloid impressions of subgingival areas*. J Prosthet Dent 57: 11-14

Øilo G, Jørgensen KD (1978): *The influence of surface roughness on the retentive ability of two dental luting cements*. J Oral Rehabil 5: 377-389

Öl HJ (1961): *Characterisation and sintering of powders. Symposium on Agglomeration Philadelphia*. Hrsg. Kuepper WA, Interscience Publishers, Wiley, New York

Pameijer JHN (1985): *Parodontale und okklusale Aspekte der Kronen- und Brückenprothetik*. Adeva, Graz

Payne JL (1934): *Problems of aesthetics in connection with artificial dentures*. Br Dent J 6: 282-287

Preston JD (1980): *Farbe in der zahnärztlichen Keramik*. In: Schärer P, Rinn LA, Kopp FR: *Ästhetische Richtlinien für die rekonstruktive Zahnheilkunde*. Quintessenz, Berlin: 13-26

Pröbster L (1995): *Die provisorische Versorgung von Veneer-Präparationen*. Phillip J 12: 221-228

Reiber T, Dietrich H (1995): *Therapie – Durchführung bei Kronen- und Brückenersatz*. In: Freesmeyer WB: Klinische Prothetik 1. Hüthig, Heidelberg: 264-325

Richter WA, Ueno H (1973): *Relationship of crown margin placement to gingival inflammation*. J Prosthet Dent 30: 156-161

Rinke S, Hüls A (1999): *Postendodontische Frontzahnversorgung – praxisbezogene Kriterien zur Material- und Systemauswahl*. Quintessenz 50: 893-903

Robertello FJ, Coffey JP, Lynde TA, King P (1999): *Fluoride release of glass ionomer-based luting cements in vitro*. J Prosthet Dent 82: 172-176

Schmidseder J (1995): *Veneers – von der Planung bis zur Nachsorge*. Phillip J 12: 213-220

Schmidseder J (1998): *Ästhetische Zahnmedizin. Farbatlanten der Zahnmedizin – Band 15*. Hrsg.: Rateitschak KH, Wolf HF. Thieme, Stuttgart – New York

Schönenberger AJ (1985): *Voraussetzung für die Arbeit unter dem Mikroskop*. Dent Lab 33: 327-338

Shillingburg HT, Hobo S, Whitsett LD (1986): *Grundlagen der Kronen- und Brückenprothetik*. Quintessenz, Berlin

Shillingburg HT, Jacobi R, Brackett SE (1988): *Grundlagen der Zahnpräparation für Zahnersatz aus Metall und Keramik*. Quintessenz, Berlin

Sigmund (1867): *Die Empfindung der Zähne*. Dtsch Vierteljahrschr f Zahnheilkunde H III

Silness J (1970): *Periodontal conditions in patients treated with dental bridges*. J Periodont Res 5: 60-68

Silness J, Ohm E (1974): *Periodontal conditions in patients treated with dental bridges. V. Effects of splinting adjacent abutment teeth*. J Periodont Res 9: 121-126

Slavicek R (2000): *Das Kauorgan – Funktionen und Dysfunktionen*. Gamma, Klosterneuburg

Sorensen JA, Engelman MJ (1990): *Ferrule design and fracture resistance of endodontically treated teeth*. J Prosthet Dent 63: 529-536

Stein RS, Glickman I (1960): *Prosthetic considerations essential for gingival health*. Dent Clin N Amer: 177-188

Strub JR (1992): *Vollkeramische Systeme*. Dtsch Zahnärztl Z 47: 566-571

Strub JR, Türp JC, Witkowski S, Hürzeler MB, Kern M (1999): *Curriculum – Prothetik Band II*. Quintessenz, Berlin

Thompson MJ (1953): *Standardized indirect technic for reversible hydrocolloid*. JADA 46:1-18

Viohl J (1996): *Abformwerkstoffe*. In: Eichner K, Kappert HF: *Zahnärztliche Werkstoffe und ihre Verarbeitung. Band 1. Grundlagen und Verarbeitung*. Hüthig, Heidelberg: 273-302

Wild W (1950): *Funktionelle Prothetik*. Schwabe, Basel

Wilson AD, Kent BE (1972): *A new translucent cement for dentistry*. Br Dent J 132: 133-135

Wöstmann B (1996): *Klinische Bestimmungsvariablen bei der Abformung präparierter Zähne*. Stomatol 93: 51-57

その他の参考文献

Alt KW, Parsche F, Pahl WM, Ziegelmayer G (1990): *Gebissdeformation als „Körperschmuck" – Verbreitung, Motive und Hintergründe*. Zahnärztl Mitt 80: 2448-2456

Ante IH (1928): *The fundamental principles, designs and construction of crown and bridge prosthesis*. Dent Item Int 50: 215-232

Eichner K, Kappert HF (1996): *Zahnärztliche Werkstoffe und ihre Verarbeitung, Band 1: Grundlagen und Verarbeitung*. Hüthig, Heidelberg

Fenske C, Sadat Khonsari MR, Jüde HD (2001): *Der Einfluss verschiedener Abformtechniken auf die Dimensionstreue von Modellstümpfen*. Dtsch Zahnärztl Z 56: 35-38

Fleming GJP, Shelton RM, Landini G, Marquis PM (2001): *The influence of mixing ratio on the toughening mechanisms of a hand-mixed zinc phosphate dental cement*. Dent Materials 17: 14-20

Freesmeyer WB (1995): *Klinische Prothetik 1*. Hüthig, Heidelberg

Hager B, Odén A, Andersson B, Andersson L (2001): *Procera AllCeram laminates: a clinical report*. J Prosthet Dent 85: 231-232

Hickel R, Kunzelmann KH (1997): *Keramikinlays und Veneers*. Hanser, München – Wien

Hör D, Wendel S (2000): *Galvanokeramische Einzelkronen – Eine bewährte Behandlungsmethode*. ZWR 109: 704-708

Hupfauf L (1987): *Festsitzender Zahnersatz. Praxis der Zahnheilkunde 5*. Urban & Schwarzenberg, München – Wien – Baltimore

Hupfauf L, Nolden R (1995): *Ästhetik in der Zahn-, Mund- und Kieferheilkunde*. Urban & Schwarzenberg, München – Wien – Baltimore

Hoffmann-Axthelm W (1985): *Die Geschichte der Zahnheilkunde*. Quintessenz, Berlin

Jäger K, Stern M, Wirz J (1995): *Laminates – reif für die Praxis?* Quintessenz 46: 1221-1230

Körber K, Ludwig K (1982): *Zahnärztliche Werkstoffkunde und Technologie*. Thieme, Stuttgart – New York

Küpper H, Spiekermann H (1992): *Titan: Ein neuer Dentalwerkstoff für prothetische Restaurationen?* Zahnärztl Mitt 7: 56-66

Lombardi RE (1974): *A method for the classification of errors in dental esthetics*. J Prosthet Dent 32: 501-513

Marxkors R, Meiners H (1993): *Taschenbuch der zahnärztlichen Werkstoffkunde*. Hanser, München – Wien

Marxkors R (2000): *Lehrbuch der zahnärztlichen Prothetik*. Deutscher Zahnärzte Verlag DÄV-Hanser, Köln

McLean JW (2001): *Evolution of dental ceramics in the twentieth century*. J Prosthet Dent 85: 61-66

Odén A, Andersson M, Krystek-Ondracek I, Magnusson D (1998): *Five-year clinical evaluation of Procera AllCeram crowns*. J Prosthet Dent 80: 450-456

Pröbster L (1995): *Die provisorische Versorgung von Veneer-Präparationen*. Phillip J 12: 221-228

Ring ME (1997): *Geschichte der Zahnmedizin*. Könemann, Köln

Rufenacht CR (1990): *Ästhetik in der Zahnheilkunde*. Quintessenz, Berlin

Schmidseder J (1995): *Veneers – von der Planung bis zur Nachsorge*. Phillip J 12: 213-220

Schmidseder J (1998): *Ästhetische Zahnmedizin. Farbatlanten der Zahnmedizin – Band 15*. Hrsg.: Rateitschak KH, Wolf HF. Thieme, Stuttgart – New York

Schwickerath H (1976): *Das Formverhalten von Abformmaterialien im Versuch und in der Praxis*. Dtsch Zahnärztl Z 31: 680-684

Setz J, Diehl J, Weber H (1989): *Der Randschluss zementierter galvanokeramischer Kronen*. Quintessenz 40: 1439-1445

Shillingburg HT, Hobo S, Whitsett LD (1986): *Grundlagen der Kronen- und Brückenprothetik*. Quintessenz, Berlin

Shillingburg HT, Jacobi R, Brackett SE (1988): *Grundlagen der Zahnpräparation für Zahnersatz aus Metall und Keramik*. Quintessenz, Berlin

Strub JR, Türp JC, Witkowski S, Hürzeler MB, Kern M (1999): *Curriculum Prothetik, Band I*. Quintessenz, Berlin

Strub JR, Türp JC, Witkowski S, Hürzeler MB, Kern M (1999): *Curriculum Prothetik, Band II*. Quintessenz, Berlin

Thull R (1992): *Titan in der Zahnheilkunde – Grundlagen*. Zahnärztl Mitt 82: 40-45

Wirz J, Jäger K (1997): *Einzelkronen – Versuch einer Wertung*. Quintessenz 48: 395-407

Wirz J, Hoffmann A (1999): *Galvanoprothetik – neue Wege zum biologischen Zahnersatz*. Quintessenz, Berlin

Wirz J (1999): *Galvanotechnologie – ein bewährter Weg zum biologischen Zahnersatz*. Quintessenz 50: 65-70

Wiskott A (1987): *Labortechnische Arbeitsschritte beim Herstellen von Modellen und ihre klinische Bedeutung*. I u. II. Quintessenz Zahntech 14: 779-789, 877-886

第Ⅶ章　部分床義歯

R. Fürhauser

インプラントロジー時代の到来とはいえ、部分床義歯は今日もなお歯科補綴において本質的に重要な位置を占めている。歯周組織に関して予後不良が懸念される場合、支台歯をさまざまな方法で連結固定する可撤性装置である部分床義歯が最善の補綴手段であることも多い。また部分床義歯は、規格製作の可能な鋳造クラスプを用いることにより、低コストで、しかも質的に高度な部分欠損歯列の補綴を可能にする方法である。

部分床義歯の設計は、その義歯の維持と残存歯の保護とのバランスを求める作業でもある。本章で紹介する方法は、物理的な問題と並んで解剖学的構造を考慮し、これに対する荷重を生理的な範囲内とすることを試みている。この生物学的・論理的（"biologic"）方法はSlavicekによって考案された。

1．部分欠損歯列

1.1 歯の喪失とその結果

歯の喪失により安定していた歯列弓の形態が崩れ、咬合関係に変化が生じ、次のような歯の移動が発現する：

・対合歯の**挺出**（図7-1、2）
・隣在歯の欠損部への**傾斜**（図7-1、2）
・歯の**回転**
・歯列弓に沿った歯の移動

大臼歯による咬合の支持機能が失われると**顎関節が圧迫されるとともに、前歯部に過剰な負担がかかる**ようになる。前歯部の歯周組織が良好な状態にある場合は前歯に咬耗が発現する（図7-3、4）。歯周組織が退縮している場合には、前歯の移動が起こる（図

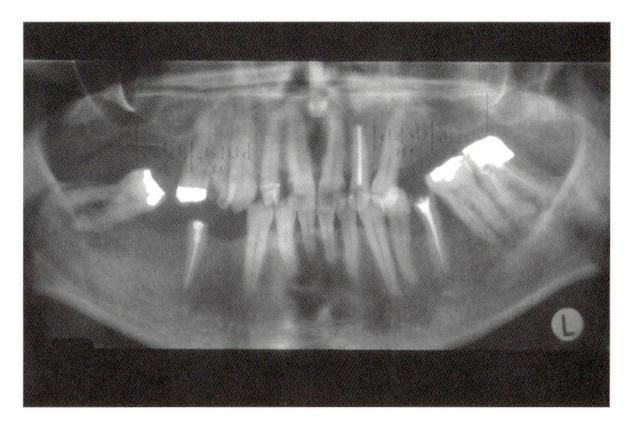

図7-1　機能的問題のある欠損歯列のパノラマX線写真：下顎左側臼歯部は著しく挺出している。歯槽突起とともに挺出した下顎左側第二大臼歯および同側第三大臼歯は咬合平面を越えて高位となっており、また近心に移動、傾斜している。

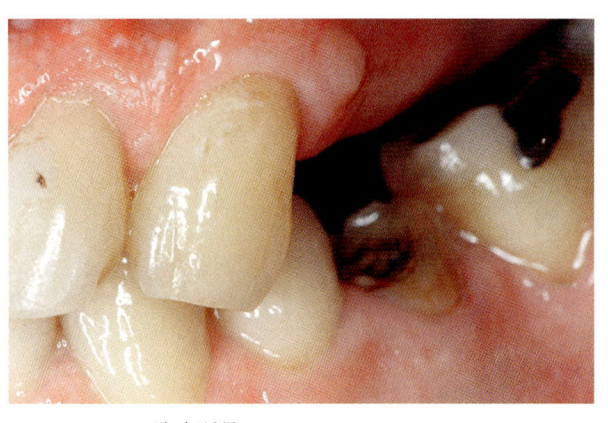

図7-2　図7-1の臨床所見。

7-5、6）。そして垂直顎間距離の減少が進行する。

歯の移動は早期接触や咬合干渉を誘発する。このような**機能不全**は補綴処置前の診査によって確認し、治療開始前に改善する必要がある。

歯の喪失が影響する咀嚼器官の機能：

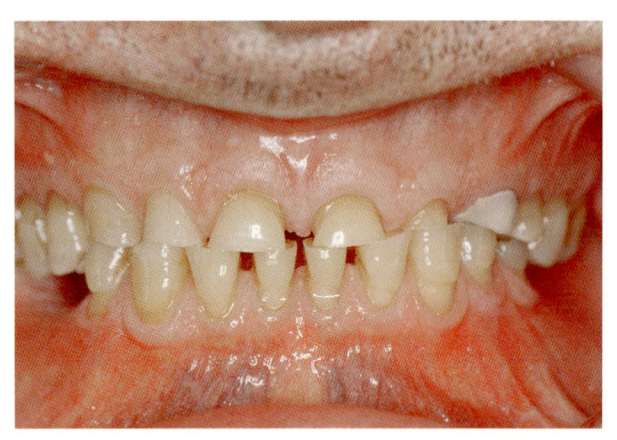

図7-3 後方臼歯による支持の欠如。歯周の状態は良好であり、前歯部が著しい咬耗を示している。

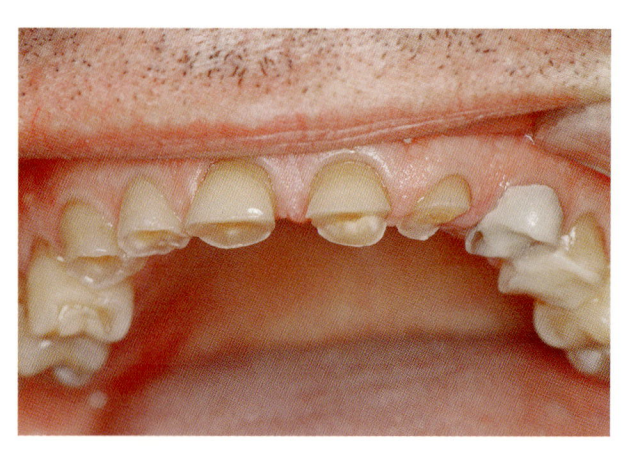

図7-4 対合歯を失った大臼歯に比べ、前歯部の咬耗が顕著である。

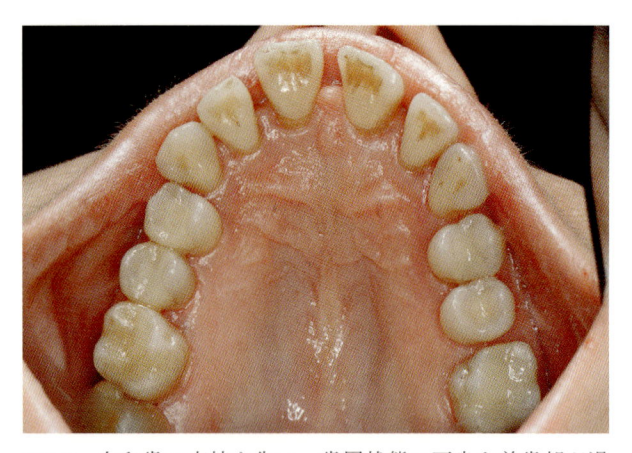

図7-5 大臼歯の支持を失い、歯周状態の不良な前歯部が過剰な負担のため扇状に唇側傾斜した歯列。

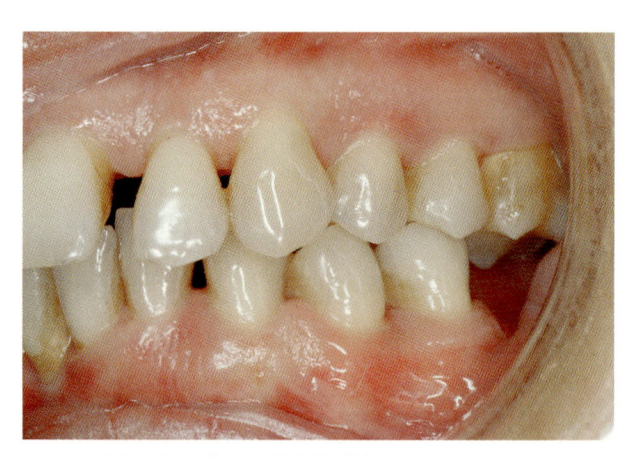

図7-6 咬合支持を失った左側臼歯部。

1．咀嚼（咀嚼効率）
2．発音（構音機能）
3．審美性
4．パラファンクション（咀嚼器官の「安全弁」および下顎頭蓋系の防御的適応）

（訳者注：クレンチング、ブラキシズムは大脳辺縁系を介してストレス発散の役割を果たしている。この機能を咀嚼器官の安全弁あるいは防御的適応と表現した。）

　これら機能を回復させることが補綴的リハビリテーションの課題であり、この課題は正確な既往歴の診査および診断によって初めて解決することができる。ここでの診査・診断とは、患者本来の咬合を診査するものではなく、歯のさまざまな移動をもたらした原因の把握を行うための診査である。

　欠損歯列の咬合は、欠損に伴うさまざまな歯の移動の総合的結果であり、その多くは改善を必要とするものである。

1.2　部分欠損歯列における補綴の可能性

・固定性補綴
・可撤性補綴
・骨内インプラント補綴（原因療法として）

　部分床義歯の典型的適応症は遊離端欠損である。その適用範囲はインプラント補綴により次第にカバーされつつあるが、支台歯となる歯の歯内あるいは歯周組織に問題があり、また患者の経済的理由によって可撤性義歯が適用される。

可撤性補綴の長所：
・支台歯が喪失したときに改修が可能
・残存歯の清掃が容易
・残存歯の二次的連結固定と安定化（とくにテレスコープクラウン、コーヌスクローネ）
・クロスアーチスプリント（対側固定）が可能
・低コスト

可撤性補綴の短所：
・審美的な欠点（とくに鋳造クラスプ）
・患者が「日常的に体験する咬合の欠陥」に起因する心理的負担
・大連結子により固有口腔のスペースが狭くなる
・歯科医師および歯科技工士への高度な生体力学的知識の要求
・頻度の高いメインテナンスの必要性（リライニング、アタッチメントの調整、維持装置の修理・再製作）

1.3　部分欠損歯列の診断

部分欠損歯列の診断はまず既往歴を調査し、患者の希望を把握することから始まる：

・歯科医院を訪れた理由
・補綴に対する期待
・補綴に対する特別な希望
　―審美性
　―扱いやすさ
・支台歯喪失後の改修の可能性（積極的あるいは防御的方法）
・部分床義歯の使用経験
・古い部分床義歯への不満の理由
・どのような補綴法を希望するか
・患者の希望の分析―希望と現実
・患者自身の協力の必要性に関する啓発
・コストに関する最初の説明

この時点で患者の協力を求めることには非常に重要な意味がある。それによって患者は自身の希望が尊重されるという印象を受け、以後の診断ステップに煩わしさを感じることなく、診断過程に関心を示すようになる。

残存歯が少数となった咀嚼器官の機能および残存歯の診断に際しては、次の所見が重要である：

・歯に関する所見
　―修復処置の有無
　―歯髄の有無
　―動揺度
・オクルーゾグラム（早期接触、後方歯の滑走誘導などの記録）
・歯周所見（歯周組織全体の予後判定）
・X線診断：
　―根管治療歯の評価
　―歯周状態の評価
・模型分析：
　―中心位記録
　―早期接触の発見
　―欠損部の分布状態および生体力学的な初期の分析

その他随時行うもの：
側貌頭部X線規格写真
　―垂直顎間距離
　―骨格関係
　―機能的分割平面
アキシオグラフ（Axiograph®）
　―顎関節機能不全の疑い、および顎関節雑音などがある場合
スタディモデル（削合調整前の分析に用いる）

以上の所見に基づき、患者とともに治療計画を立てる。

1.　一次処置―補綴前治療
・一次補綴の方法：
　―患者の希望
　―所見的現実

この一次補綴処置は通常、患者ごとの歯周組織保存の可能性に依存し、その観察期間中に再検討する必要がある。

・保存価値のない歯をいわば「便宜的処置」により抜

歯。観察期間中の暫間義歯としては、粘膜負担型レジン義歯の短期的な適用も考慮
- 歯周治療
- 根管治療：不良な根管充填のやり直し
- 減少した垂直顎間距離の修正：咬合挙上スプリントの適用
- 機能療法：咬合挙上スプリントによる治療的下顎位の決定
- 先天的な歯列不正、二次的移動に起因する位置異常の矯正治療

2. 最終的補綴法の決定
   一次処置の終了後、その結果を評価する：

- 歯の所見に変化が見られるか？
- 支台歯の予後に関する評価（歯周病学的、歯内療法学的）。
- 初めに計画した補綴法は、一次処置の結果から妥当か
- この結果は、患者の希望に応えられているか？
- 患者の希望の再検討（患者とともに）
- 医学的因子の考慮
  ──例えば早朝硬直を伴う慢性多発性関節炎
     振戦（パーキンソン病）
     視力
- 知的能力（精密部品の操作、問題が生じたときの認識、アフターケアへの協力）。

このように計画した補綴法は箇条書きでカルテに記録する。この記録は患者に対する責任ある啓発に役だつほか、法医学的な記録となる。

2．部分床義歯

部分床義歯は**粘膜負担型、歯根膜負担型**の二つに大別することができる。

2.1 粘膜負担型部分床義歯

粘膜負担型の部分床義歯は粘膜だけが支持し、残存歯は維持の目的にのみ利用される。維持装置の役割はワイヤークラスプが果たし、義歯そのものはレ

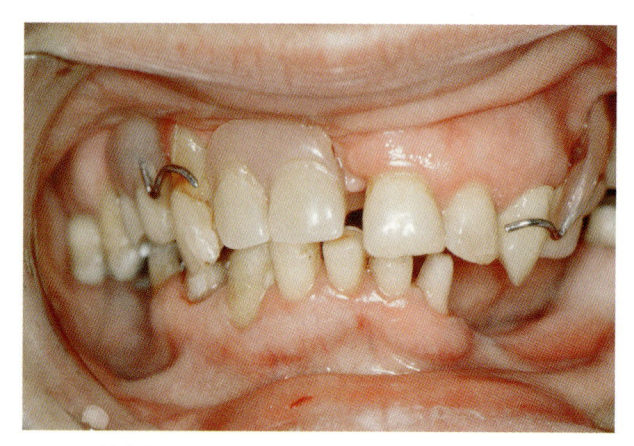

図7-7 粘膜負担型部分床義歯。対合歯と接触する領域が明らかな沈下を示す。

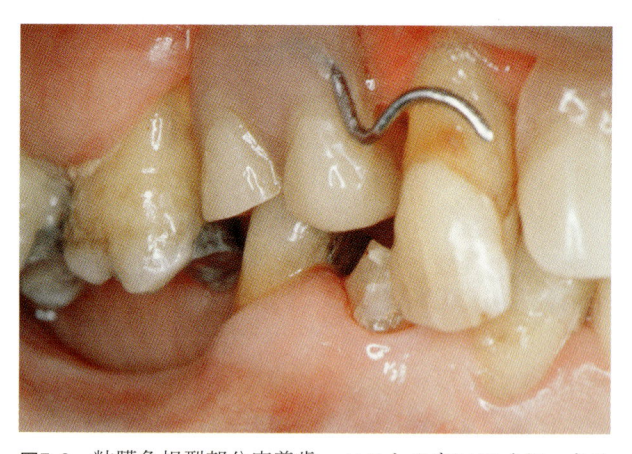

図7-8 粘膜負担型部分床義歯。レストのないワイヤークラスプは維持機能だけを果たす。

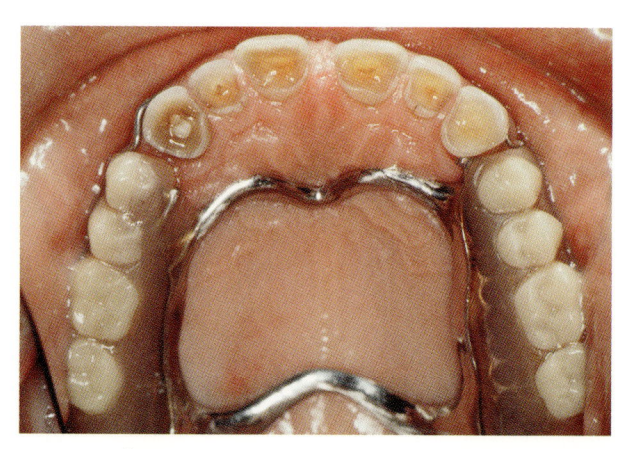

図7-9 口蓋面を覆わないメタルフレーム（「枠形床」）義歯とワイヤークラスプにより維持。義歯の沈下により上顎右側犬歯の歯髄が露出している。

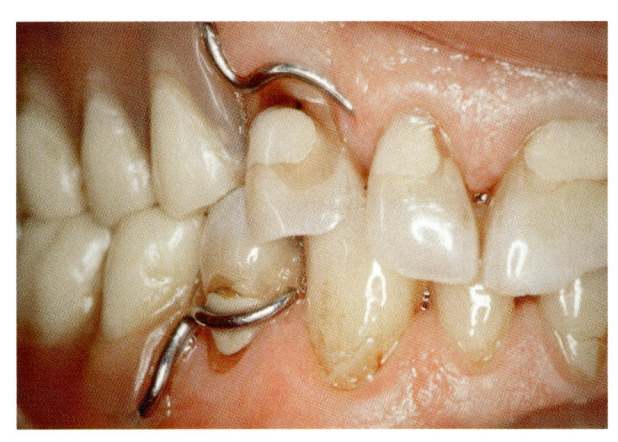

図7-10 粘膜負担型部分床義歯。上顎右側犬歯のクラスプが歯肉を干渉するまで沈下が進んだ状態。

ジン材料で製作する。

ワイヤークラスプはスチールワイヤーの屈曲により製作するが、本章6「支持・維持装置」(242ページ)に記述する鋳造クラスプの役割を代替することはできない。レストがなく、支持機能を持たないため義歯は沈下し、支台歯の歯肉を傷害することになる(図7-7〜10)。

ワイヤークラスプは、残存応力と矯正的な弾性により支台歯を動揺させる。

以上の理由から、沈下性の粘膜負担型部分床義歯は即時義歯あるいは暫間義歯としてのみ適用することができる。ただし次のような場合にも適用される。すなわち、前歯のインプラント補綴における暫間補綴(図7-11、ただし最近は接着ブリッジを適用する例が多くなった)、改修可能な金属床義歯が存在しない症例における抜歯直後の即時補綴として適用する。

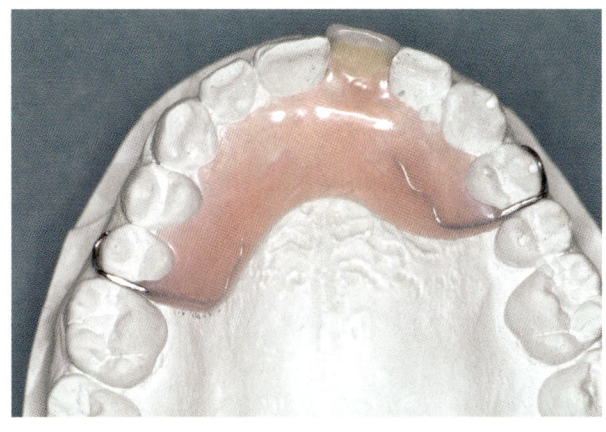

図7-11 インプラント補綴における粘膜負担型の単独歯補綴暫間義歯。

2.2 歯根膜負担型部分床義歯

歯根膜負担型の部分床義歯を支持するのは残存歯の支持組織である。この歯根膜負担型部分床義歯にとって、**支持装置**は、それが鋳造クラスプのレストであるか、テレスコープクラウン、コーヌスクローネであるか、あるいはアタッチメントを持つクラウンのようなクラスプのない支持・維持装置であるかを問わず、本質的に重要な構成要素である(本章6「支持・維持装置」参照、242ページ)。

歯根膜負担型部分床義歯は**メタルフレーム義歯**あるいは**金属床義歯**とも呼ばれる。これらの名称は、作業用模型の複製である耐火模型上でワックスパターンを形成したのち鋳造するという製作法に由来している。そのもっとも一般的な支持・維持装置は、メタルフレームとともに鋳造する鋳造クラスプである。鋳造クラスプは長期的に支持および維持の役目を果たし、支台歯に負担のない装置である。

遊離端欠損症例(本章5「生体力学的基礎」参照、238ページ)においては、残存歯だけでなく欠損部顎堤も支持のために利用される。そのような義歯は歯根膜粘膜負担型部分床義歯と呼ばれる。

金属床義歯の構成要素(図7-12〜14)
1. **支持・維持装置**：支持装置は咬合圧を歯周組織に伝達し、維持装置は義歯を顎堤上に維持する役割を果たす。鋳造クラスプは金属床義歯の代表的な支持・維持装置であり、規格化されており低コストで製作できる。このほか、クラス

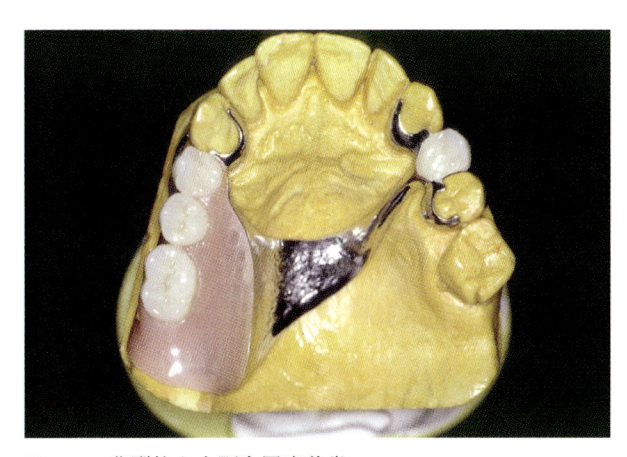

図7-12 典型的な上顎金属床義歯。

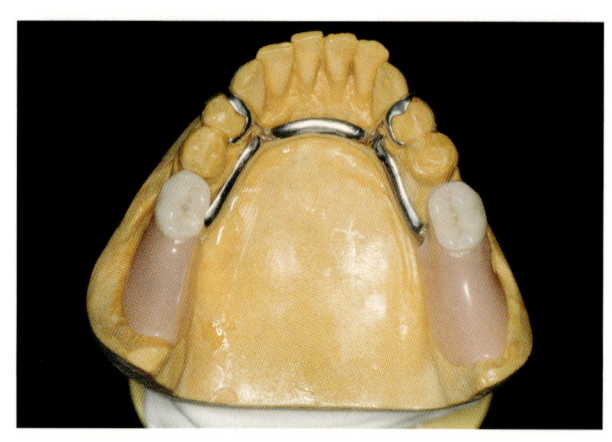

図7-13　典型的な下顎金属床義歯。

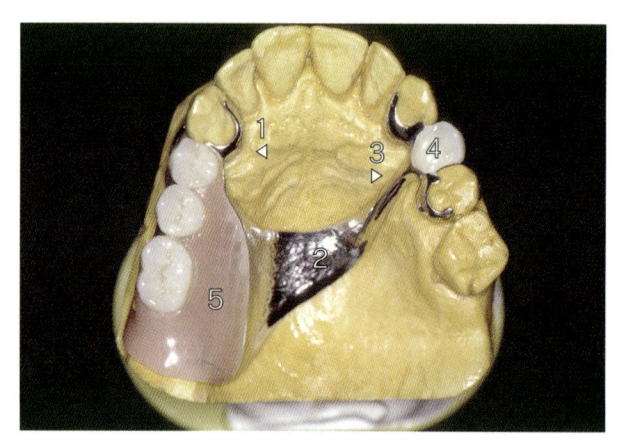

図7-14　金属床義歯の構成要素：1クラスプ、2パラタルバー、3小連結子、4ポンティック、5義歯床

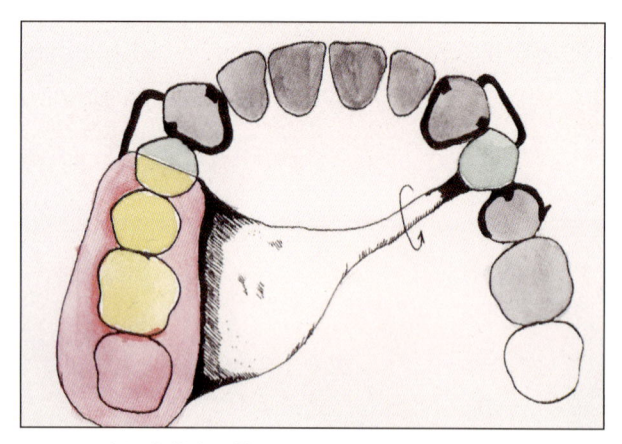

図7-15　金属床義歯の構造をスケッチで示すときに用いる各構成要素の色分け。

プのないさまざまな維持装置がある（本章6「**支持・維持装置**」参照、242ページ）。

2．**大連結子**：義歯の両側を連結し、一側に作用する力を反対側に伝達する役目を果たす（本章7「**大連結子**」参照、266ページ）。

上顎：パラタルバー（トランスパラタルバー、図7-12、14）

下顎：サブリンガルバー（図7-13）

3．**小連結子**：支持・維持装置と大連結子の連結部（本章8「**小連結子**」参照、274ページ）。

4．**ポンティック**：中間欠損部を補綴するポンティックには、ブリッジのポンティックと同様の形態を与えるべきである（本章9「**ポンティックの原理**」参照、274ページ）。遊離端欠損の最近心部の人工歯は**ハーフポンティック**の構造とすべきである。

5．**義歯床**：遊離端欠損部の顎堤に咬合圧を伝達する床。可能なかぎり幅径を大きくし、後方へ延長する（かんじきの原理）。この要求は補綴する歯の数とは無関係に考慮しなければならない。

歯科医師と歯科技工士の円滑なコミュニケーションのため、これら構成要素を次のように**色分け表記**する方法が便利である（図7-15）：

- 黒—メタルフレーム
- 緑—ポンティックおよびハーフポンティック
- 黄—床に排列する人工歯
- 赤—義歯床

3．咀嚼器官の生物学的基礎知識

3.1 歯の動揺

歯は支持組織の歯根膜により歯槽骨と結合し、さまざまに運動(動揺)する。運動の様式は作用する力の方向、程度は力の大きさにより異なる。この動揺は直線的運動ではなく、また力の作用方向から逸脱するような動揺ほど大きな力を必要とする。ただし動揺の限界領域では、大きな力が作用しても逸脱の量はわずかで、限界に達すると歯は**強直化**する。すなわち、歯槽突起を破壊することなくこれ以上運動することはできない状態となる。

運動の様式	規模	強直
沈下	0.05mm	あり
傾斜	0.15〜0.3mm	あり(近軸的)
挺出	0.1mm	なし

3.1.1 沈下

沈下とは、咬合圧の歯軸方向への作用により臼歯であれば骨内に0.05mm程度の範囲で押し込まれるという生理的運動である。大きな咬合圧が作用すると歯の支持組織は静脈叢の抵抗を受けて強直化し、咬合圧を非外傷的に受け止める。沈下は固定性義歯だけでなく、可撤性義歯においても同様に発現する現象である。

歯槽および歯軸が傾斜している前歯には、咬合接触点の位置との関係から近心方向への力だけが作用するため、特別の考慮が必要である。クラスプの口蓋側レストは近心方向への力を増強する。このことは、前歯に形成するレスト座をグリッパーの窩とし、歯軸方向への荷重と立体的把持を保証して、近心方向への力の影響を軽減させる根拠となっている(本章6「**支持・維持装置**」参照、242ページ)。またこの要求は支台歯の歯冠にチャンネルおよびショルダーを形成する方法、あるいは二重冠を維持装置とすることにより満たすことができる。

3.1.2 傾斜

歯の傾斜運動は線状ではない。わずかな力で傾斜する一次的動揺に始まり、より大きな荷重によりさらに動揺するが、しかしこれは一次的動揺よりわずかに傾斜するにすぎず、最終的に歯槽縁部が強直化する。この傾斜はすでにMühlemannにより、次の三つの段階に分けて説明されている(Mühlemann 1953)。

1．一次的動揺
傾斜：0.2mm
歯根膜隙および歯を牽引する弾性組織の反応
作用する力：120g

2．二次的動揺
傾斜：0.3mm
歯根膜および歯槽骨に対する荷重の反応
荷重：1,500g(一次的動揺におけるものより明らかに大きな力)

3．最終的動揺
ほとんど測定不可能なほどわずかな運動＝**強直化**
歯槽突起の変形反応
荷重の時間的因子に依存し、最終的動揺の初期はほとんど測定不可能
荷重＞2,000g

短時間の荷重は歯根膜を強直化させ、歯槽突起を変形させる。遊離端欠損において予想される持続的荷重は骨のリモデリングと吸収を発現する。定期的なリライニングを怠る患者は、傾斜が付加的に強まることを認識する必要がある。

一次的動揺の限界を超えるまで傾斜させる力が持続的に作用することは、生体力学的に問題である。持続的荷重による歯の動揺が生理的範囲内であれば歯根膜が強直化することはなく、骨が吸収されることもない。遊離端の義歯床の構造的延長と拡大により、支台歯の遠心傾斜を可能なかぎり抑制することが義歯設計における本質的に重要な要素である。支台歯を確実に把持する支持・維持装置(例えばアタッチメント、二重冠)はこの要求を満たし、支台歯を保護することができる。

3.1.3 挺出

歯を挺出させる力は非生理的であり、歯根膜が強直化することがなく、最終荷重は歯槽だけに作用

する。

　支台歯を挺出させる力は可能なかぎり避けなければならない。したがって、義歯の設計においては支台歯を挺出させる力を、義歯床の沈下を防ぐ抵抗源として利用する「作用・反作用、梃子の原理」の適用は否定しなければならない。本項の生体力学的検討は、義歯の支持および維持に関係するすべての組織に生理学的な力を作用させるための試みでもある。

3.2　顎堤

　残存歯による支持が不可能な欠損部では、義歯を支持する土台として顎堤を利用しなければならない。顎堤の弾性ないし被圧縮性は義歯の沈下を左右する。

　顎堤の被圧縮性は、直径1mmの球形ヘッドをもつアマルガム充填器を利用し、ヘッドが粘膜に押し込まれる度合いにより計測する（第Ⅷ章「全部床義歯」参照）。

0	強靭な顎堤	正中縫線
1	圧入深さ0.5mm	歯槽突起
2	圧入深さ1mm	腺領域
3	圧入深さ＞1mm	病的被圧縮性（フラビーガム）

　顎堤の被圧縮性に起因する義歯の動揺は支台歯の傾斜および挺出の原因となる。支台歯に対する荷重を軽減するためには、まず義歯床の幅を可能なかぎり広くし、後方へ延長しなければならない（かんじきの原理）。また被圧縮性が病的な領域、例えば骨隆起領域は、必要に応じて外科的に処置する。

　部分床義歯補綴の被圧縮性の高い領域に対する外科的処置は、全部床義歯補綴の場合よりも重要である。

3.3　下顎の変形

　下顎が大きく偏心運動したときの変形もまた生体力学的課題である。KoeckとSanderの報告によれば、下顎は**最大開口位**のときおよそ100μm舌側方向へ圧縮される（KoeckとSander 1978）。これは、臼歯部が外側翼突筋水平部の影響により内側へ傾斜するためである。

　最大前方位へ運動するときには、大臼歯間の間隙は初期の500μmから100μmに減少する。その原因は外側翼突筋、内側翼突筋および咬筋の牽引方向にある。剛性構造の義歯を設計するとき、下顎の変形は生体力学的な意味を有する。スパンの長い固定性非分割下顎ブリッジの最後方歯のクラウンが外れる現象は、下顎の変形が原因である。可撤性義歯においては、この変形をサブリンガルバーの形態および剛性によって補償することになる（本章7「**大連結子**」参照、266ページ）。

4．合金の性質

　部分床義歯の設計においては、金属床用合金の性質に関する知識が重要である。金属床用合金としてはコバルト・クロム・モリブデン鋼が今日でも一般的であるが、チタンおよび貴金属合金もまた金属床の材料として使用されている。

金属床用合金の物性
弾性係数：

　弾性の尺度；弾性係数が高いほど、荷重が同じであれば変形はわずかである。

0.2%耐力：

　可塑性は金属のもっとも重要な性質であり、鋳造クラスプによる維持に不可欠である。耐力は永久変形が始まる限界における単位断面積あたりの力で表される。

ビッカース硬さ：

　押し込み硬さ試験法で求めた値で表される硬さ。ダイヤモンド・ピラミッド圧子を用いて所定の力で試験片に荷重をかけ、荷重による永久変形の大きさを計測する（理論値）。

4.1　コバルト・クロム・モリブデン鋼

　これは金属床の材料として通常使用される合金である。すぐれた物理的強度、耐蝕性、小さな比重そして低コストという長所をあわせ持ち、繊細で十分な強度のクラスプを製作することができる。

金属床用合金の物性

合金	弾性係数 (N/mm²)	0.2%耐力 (N/mm²)	ビッカース硬さ
コバルト・クロム・モリブデン鋼 （例：Vitallium®）	200,000	550	350
チタン*	120,000	390	160
貴金属合金 （例：Degunorm®）**	70,000	500（焼入れ後）	230

* グレード4チタン（Geis-Gersdorfer 2000）
** Degunorm®（Degussa Dental、ハノー、ドイツ）の構成：金 73.8 / 銀 9.2 / 白金 9.0 / 銅 4.4 / 亜鉛 2.0 / インジウム 1.5 / イリジウム 0.1（%）

Vitallium®（Austenal GmbH社、ケルン、ドイツ）を例とすれば、コバルト・クロム・モリブデン鋼の成分比は次のとおりである：

コバルト	60.6%	―	硬さ、強度
クロム	31.5%	―	耐蝕性、不動態化
モリブデン	6.0%	―	強度、耐蝕性
マンガン	0.7%	―	粒度、曲げ強さ

炭素、鉄、ケイ素

DIN（ドイツ連邦規格）13 912では、ニッケル1%以上を含有する場合、これを表示することを規定している。ニッケルに過敏なアレルギー患者のためには、コバルト・クロム・モリブデン鋼に代わる材料を選択すべきである。コバルトおよびモリブデンのアレルギー発現性も知られている。

コバルト・クロム合金の融点は1,300～1,500℃であり、比較的高い。鋳造に際しては昇温に特別の配慮が必要である。昇温が鋳造体の質に本質的な影響を及ぼすからである。

4.2 チタン

比重が小さく物性にすぐれたチタンは、金属床用材料として古典的なコバルト・クロム・モリブデン合金に代わる、生体親和性が高く、低アレルギー性の金属である。純チタンの高い融点（1,760℃）は鋳造する場合の問題点であり、低反応性の埋没材を必要とする（Wirz 1993）。鋳造時の窒素および酸素の吸収は物性に影響する。すなわち耐力、硬さ、引張り強さが上昇するのに対し、曲げ強度は低下する（Geis-Gersdorfer 2000）。このため、とくに構造の繊細なクラスプに微細亀裂が発生することがある。

弾性係数がコバルト・クロム・モリブデン合金より低いため、クラスプの断面積は貴金属合金のクラスプと同様に大きくする必要がある。

チタンは鋳造が難しく、機械特性もコバルト・クロム・モリブデン合金に比べ劣るが、とくに低アレルギー性の選択肢としての意味を有する貴重な材料である。

4.3 貴金属合金

クラスプを支台装置としない可撤性義歯の材料として貴金属合金を使用する本質的な理由は、その生体親和性である。口腔内の金属の種類を減らす努力の帰結として、ポストコアからミリングクラウン、アタッチメント（例えば multi-CON-Geschiebe®）まで、そして部分床義歯そのものを1種類の合金（Degunorm®、いずれもDegussa社、ハノー、ドイツ）で製作することが可能となった。この可能性に対する患者の関心も高まり、ニッケル、クロムあるいはコバルトアレルギー患者のための選択肢の一つになっている。

貴金属合金の短所としては剛性が低いこと、そして比重が大きいことを挙げる必要がある。低い剛性はクラスプに問題を生じさせる。アンダーカットの深さおよび鉤腕の長さが同じ場合、十分な維持力を保証するため断面積を大きくしなければならない。

比重が大きいことは、とくに上顎の大きな金属床の維持に影響するので、適切な構造の傾斜防止装置により義歯の傾斜を防ぐ必要がある。

5. 生体力学的基礎

5.1 欠損歯列の分類

欠損歯列はさまざまな方法で分類されるが、まずその代表としてKennedyの分類を示す：

- Ⅰ級　両側遊離端欠損
- Ⅱ級　片側遊離端欠損
- Ⅲ級　中間欠損
- Ⅳ級　正中を横断する前歯部中間欠損

Slavicekはより明瞭な表現で、生体力学と直接関連づけた次の分類法を提案した：

- 中間欠損
- 遊離端欠損
- 機能的に遊離端欠損である欠損歯列

5.1.1 中間欠損

中間欠損とは欠損部の両端に歯が残存する欠損である。義歯に加わる咬合圧は両端の残存歯に伝達され、その歯軸方向に作用する（図7-16）。

支台歯の歯軸方向に作用する咬合圧は歯周組織に伝達され、支台歯が0.1mm沈下すると歯根膜は強直化する。この強直のため、さらに大きな咬合圧が作用しても支台歯のこれ以上の沈下は不可能となる。これに対し粘膜は、細胞の弾性の和としての弾性を有する。

多数の細胞に対する面状の荷重は歯の欠損部粘膜を強直化させる。この強直は歯周組織における強直より遅れて起こるので、中間欠損部の荷重はすべて支台歯の歯周組織に伝達されることになる。したがって、部分床義歯の中間欠損部をレジンの義歯床で満たしたとしても支持機能を果たすことはなく、その点で無意味である（図7-17）。これは生体力学的には固定性義歯におけるブリッジに相当し、したがって中間欠損部には**ポンティック**様の形態を与えることが適切である（図7-18）。ただし、歯槽突起が大きく欠損する場合は例外である（本章9「ポンティックの原理」参照、274ページ）。

前歯部の中間欠損、とくに上顎前歯部について

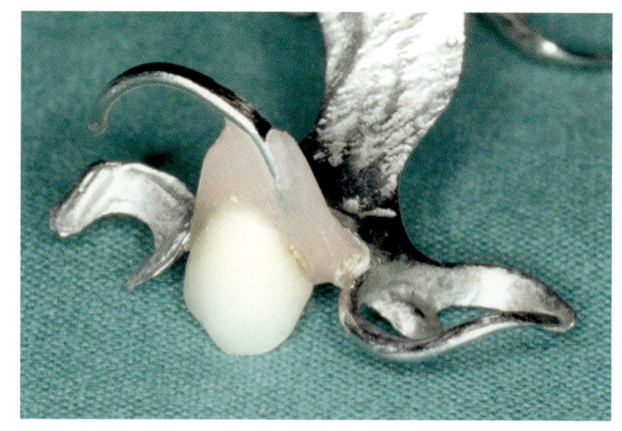

図7-17　意味のない義歯床の悪例：粘膜は支台歯の歯周組織より弾性があるので、中間欠損部が大きい場合を除きレジンの義歯床は不要である。

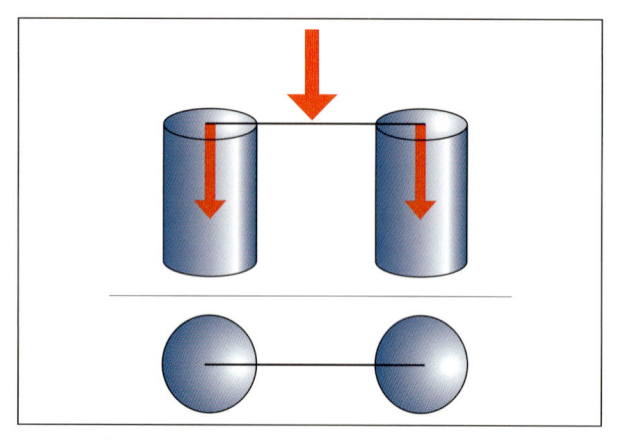

図7-16　中間欠損における義歯の静力学。

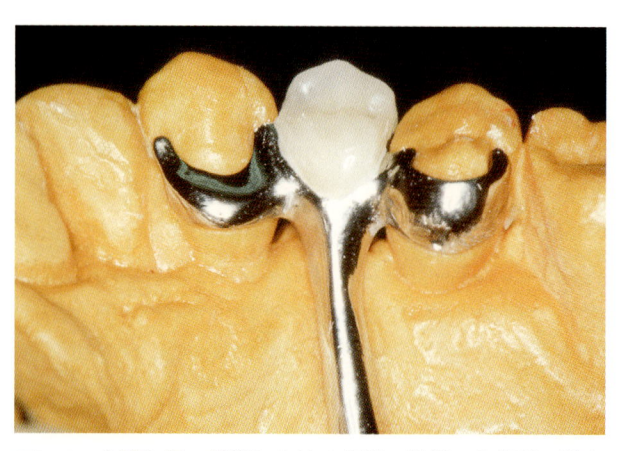

図7-18　中間欠損の補綴における細部の特徴：欠損部の隣在歯にレストを持ち、小連結子が欠損部に入り込むポンティックのような形態。

は、前記とは異なる視点からの検討が必要である。ここでは審美性および発音機能を重視しなければならない。抜歯から補綴までの期間が短い症例は義歯床型とすべきである。欠損部歯肉が退縮した場合はリライニングを行い、退縮を補う。抜歯から長期間経過し、歯槽堤が安定している症例は欠損部をポンティック形態とすることができる。

設計

　クラスプのレストの位置とは関係なく、まず欠損部の両端に隣接する支台歯の咬合面のほぼ中心を支持点とし、これら支持点を直線で結び（支持線）、支持域を求める。欠損部を補綴する人工歯が支持線上あるいは支持域内に位置する場合は、中間欠損の生体力学的補綴と呼ぶことができる（図7-19）。人工歯が支持線の外側に位置する場合は、機能的に遊離端欠損の場合と同様の生体力学的法則に従う（図7-20）。

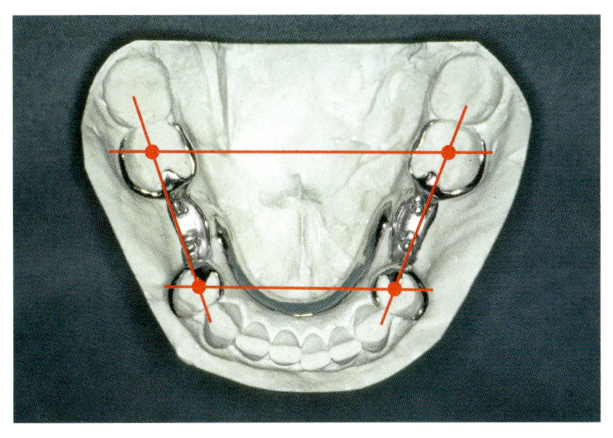

図7-19　下顎の両側中間欠損：支台歯の支持点、支持点を結ぶ支持線、支持線で囲まれた支持域；欠損部を補綴する人工歯が支持線上あるいは支持域内に位置する場合、生体力学的要求は満たされる。

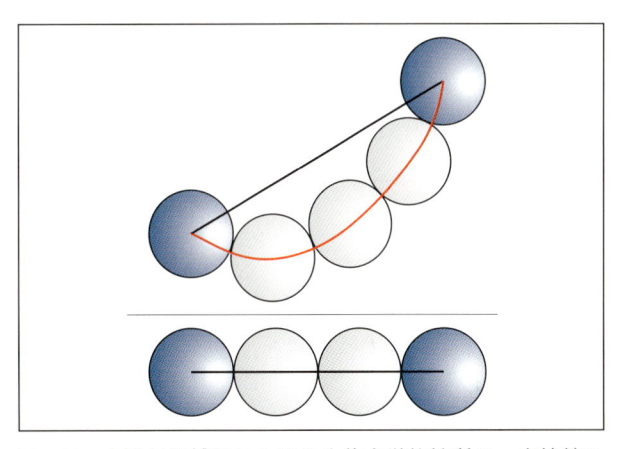

図7-20　中間欠損補綴における生体力学的性質は、支持線を視点として検討する必要がある。図の上のような設計は、支台歯に偏心力が作用する。

中間欠損の特徴と補綴
・欠損部の両端が残存歯である
・純粋な歯根膜負担型義歯
・生体力学的性質は支持線の走行に依存する
・欠損部をポンティック形態とする
・前歯部の中間欠損には審美性および発音機能を考慮する

5.1.2　遊離端欠損

　欠損部の遠心に残存歯がない遊離端欠損は、遠心の歯根膜支持が不可能なため粘膜に支持を求める。このような部分床義歯は粘膜負担型である。

　本項ではまず遊離端欠損と**短縮歯列**を明瞭に区別しておく。すなわち反対側にも同程度の欠損があり、その遠心に支持歯が残存しない場合は、遊離端欠損ではなく短縮歯列と呼ぶことができる。例えば、両側とも第一大臼歯まで残存する場合、これが十分な支持機能を果たし、顎関節を保護するとみなすことができるので、単に歯列が短縮した形態と考えることができる。

　第二小臼歯まで喪失した短縮歯列は、特別な例外を除き、顎関節を十分に保護することはできない。このような欠損の放置は、次のような場合にのみ許容することができる：

1．顎関節に問題がないこと
2．Kennedy分類のⅠ級；小臼歯の咬合面が十分に咬合接触すること
3．垂直顎間距離が正常であり、パラファンクションの傾向がみられないこと；臼歯部の支持に欠陥があると、歯質の咬耗により垂直顎間距離が減少する危険がある

遊離端欠損補綴における生体力学

　遊離端義歯は、遊離端欠損部の顎堤で支持する必要があるため、粘膜負担型である。顎堤粘膜の被圧

縮性による義歯の運動は欠損領域の長さと分布、そして被圧縮性の規模に依存する。

　義歯が被圧縮性により患者の疼痛閾値まで沈下するときの咬合圧を、実際的な荷重限界とみなす必要がある（Schmid 1989）。この沈下は支台歯を傾斜させる。傾斜の大きさは遊離端の義歯床の長さに直接的に依存する。遊離端床が短い場合は、支台歯の沈下量が同じでも、長い場合より強く傾斜する（図7-21、22）。

　Mühlemannによれば、支台歯にかかる負担はその初期動揺度の範囲内とすべきであるから、遊離端床の沈下と支台歯の傾斜との関係は義歯設計時の重要な基準となる。長さ50mmの遊離端床を維持する犬歯は、初期動揺により0.11mm傾斜する程度である。

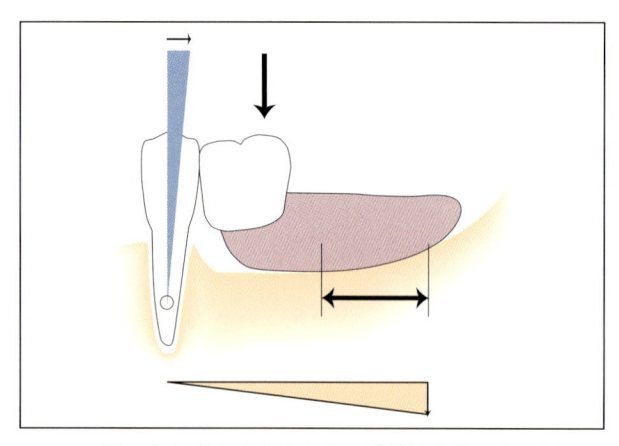

図7-21　第二小臼歯を支台歯とする遊離端義歯：床が短く、支持する粘膜の面が小さい場合は床を大きく傾斜させ、支台歯が強く傾斜することになる。

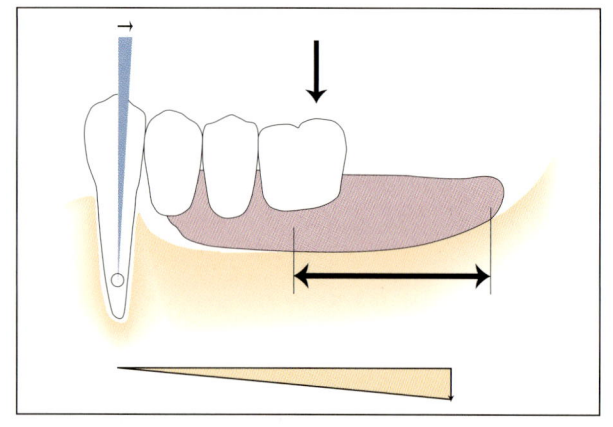

図7-22　犬歯を支台歯とする遊離端義歯：床が長く、支持する粘膜の面積が大きいので支台歯の傾斜はわずかである。

　長さ20mmの遊離端床を維持する第二小臼歯の初期動揺による傾斜は、荷重限界を意味する0.24mmに達し、したがって歯槽骨縁のリモデリングを起こすと考えねばならない。

　長い遊離端床は支台歯にとり有利な条件となる。したがって短い遊離端床は、クラスプの構造によって可能なかぎり長くする。

　床を長くするためのクラスプの設計は、本章に示す方法の本質的基礎をなしている。

　第一小臼歯を最遠心の支台歯とする場合は、遊離端床の大連結子と鋳造クラスプの近心レストとを連結する。これにより床は第一小臼歯の近遠心径だけ長くなり、第一小臼歯の傾斜を弱めることができる。ただし小連結子が歯肉に接して近心へ走行するため、生体力学的な短所を受け入れなければならない（図7-23、24）。

　上記の理由で、第二小臼歯を最遠心の支台歯とすることは、構造的に避けなければならない。このためのクラスプと床との連結構造には無数の可能性が考えられる（図7-25）。

　遊離端義歯全体の構造には、以上のような生体力学的な原則を考慮しなければならない。われわれは、その可能性を次の二つに大別している：

・両側の遊離端欠損における可能性
・片側の遊離端欠損における可能性

・**両側遊離端欠損**は、義歯床を左右対称性に沈下させる。床が矢状方向に十分長く、パラタルプレートが粘膜と大きな面で接触する**上顎**遊離端義歯は、顎堤をほとんど圧迫沈下させることなく口蓋で良好に支持させることができる（図7-26）。

　下顎の両側遊離端義歯におけるサブリンガルバーは、大連結子としてより、むしろ支持装置としての役割が大きい。このためバーの断面は半洋梨状にすべきである（本章7「**大連結子**」参照、266ページ）。

・片側遊離端義歯は非対称的に運動する。このため**片側遊離端欠損**症例における補綴は、とくに規格化した方法に従って計画することが重要である（本章10「**構造上の基本**」参照、275ページ）。これを、上顎における片側遊離端欠損の部分床義歯補綴を

生体力学的基礎

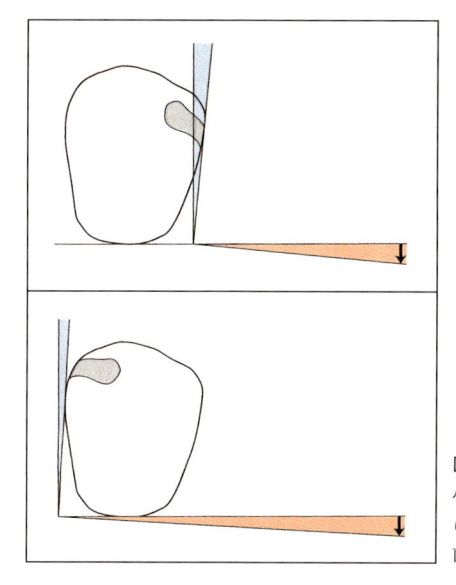

図7-23　床と近心レストの連結による第一小臼歯の傾斜の抑制。

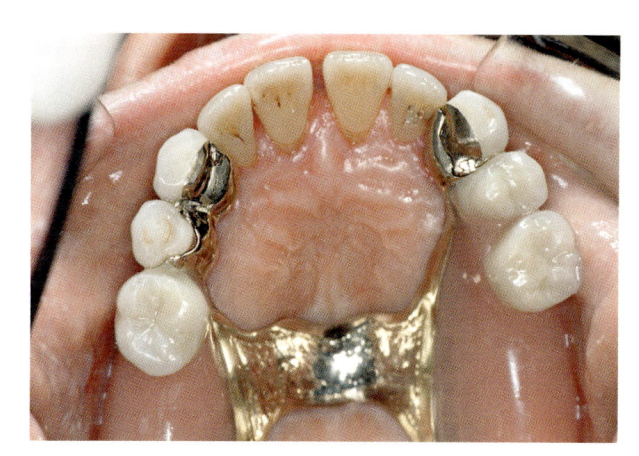

図7-26　上顎両側遊離端義歯と強度の十分な半洋梨状のパラタルプレート。

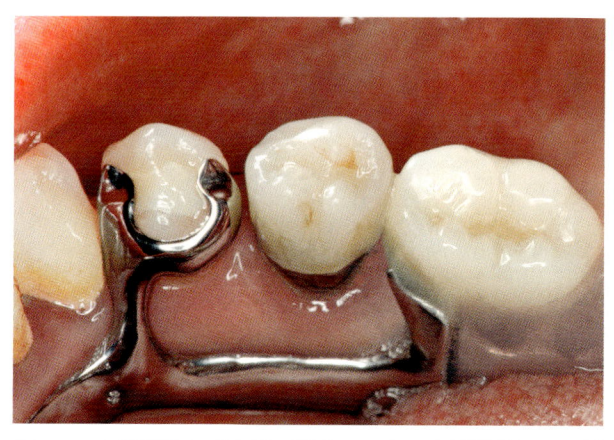

図7-24　大連結子と支台歯の近心レストの小連結子による連結。

例として以下に説明する（図7-27）：

1．欠損：右側に大きな遊離端欠損、左側に小さな中間欠損
2．支持点：遊離端欠損の大きな**右側**では、犬歯を支持点として選択し、これを支台歯として義歯床からのクラスプを直接連結する。**左側**は中間欠損部に隣接する近遠心歯を支持点として選択する
3．支持線：支持点を結ぶ支持線の記入により三角の支持域が形成される。計画する人工歯は明ら

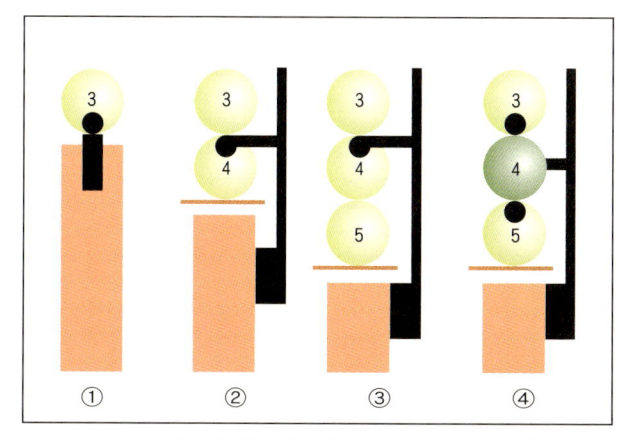

図7-25　1：犬歯が最遠心歯の場合、2：第一小臼歯の近心レストとサブリンガルバーを小連結子で連結し、床を第一小臼歯の近遠心径だけ近心へ延長する、3：最遠心の第二小臼歯を避け、第一小臼歯の近心レストとリンガルバーを小連結子で連結する、4：第一小臼歯が欠損する場合は、小連結子を欠損部の中に導く構造とすべきである。

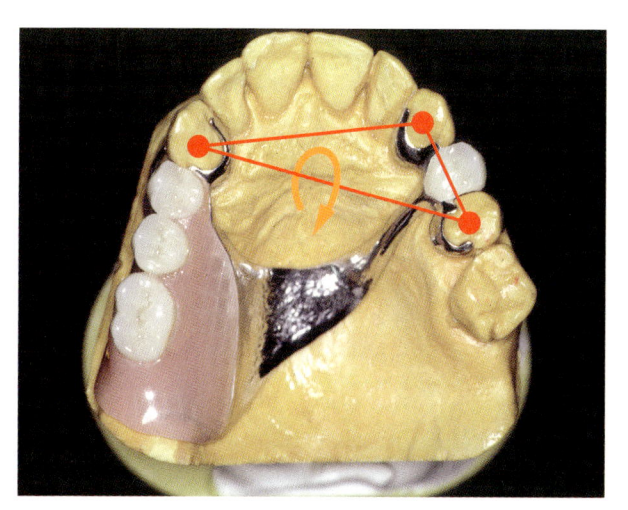

図7-27　右側が遊離端欠損、左側が中間欠損する症例における部分床義歯の支持点と回転軸。

241

かにこの支持域の外側となる。義歯が完全に剛体であると仮定すれば、義歯は左右最遠心歯のレストを結ぶ線を軸として右側後方へ斜めに回転する

すなわち、義歯が回転する軸となるのは遊離端床にもっとも近い支持線である。

荷重の分析：右側の支台歯には傾斜力が作用する。左側は、回転軸上の支台歯に対する荷重はきわめてわずかであるのに対し、回転軸より前方の支台歯には挺出力が作用する（図7-28）。この挺出力の大きさは回転軸までの距離に直接比例する。挺出力は歯根膜を強直化させる性質を持たない問題のある荷重であるから、構造的な配慮、とくに大連結子の改良により十分に軽減しなければならない（本章7「大連結子」参照、266ページ）。

5.1.3 機能的遊離端欠損

前歯部も大きく欠損する遊離端欠損症例の部分床義歯は、機能的遊離端義歯である。なぜなら前歯部の中間欠損は両端に天然歯が隣接するが、この欠損を補綴的に再現する人工歯は、支持域の外側に位置することになるからである。遊離端床が沈下すると、その長さに対応して支台歯を傾斜させる力が生じる。この荷重を軽減するために遊離端床を長くする方法は、前歯部が残存する症例に準じる（図29、30）。

6．支持・維持装置

支持装置は咬合圧を支台歯の歯周組織に伝達し、義歯を支持する役目を果たす。したがって、歯根膜負担型義歯の安定において中心的役割を果たす装置である。

維持装置は義歯を顎堤上に保ち、義歯を偏位させたり、牽引する力に対抗する役割を有する。これにより食物の効率的な粉砕を可能にし、上顎においては義歯に対する重力の作用を防止する。

支持・維持装置には次のことが要求される：

1．歯根膜支持
　　―歯周組織への荷重の伝達

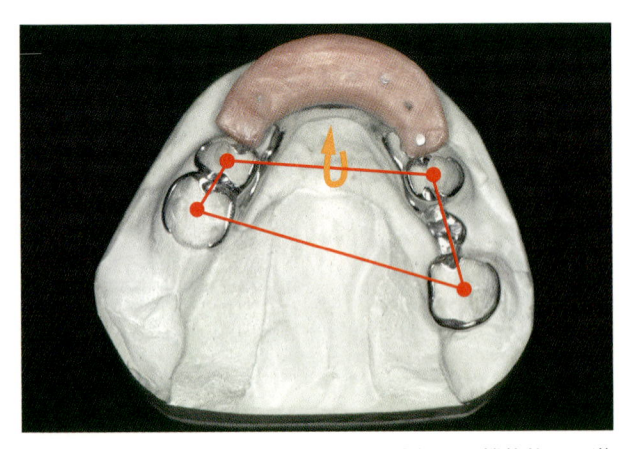

図7-29　前歯部が欠損するこのような症例も、機能的には遊離端欠損症例である。前方に大きく彎曲する床が支持域の外側に位置している。

図7-28　支台歯に対する荷重：遊離端床側の支台歯には傾斜させる力（k）が作用し、反対側は遠心支台歯がほとんど荷重を受けず（O）、近心支台歯を挺出させる力（e）が作用する。

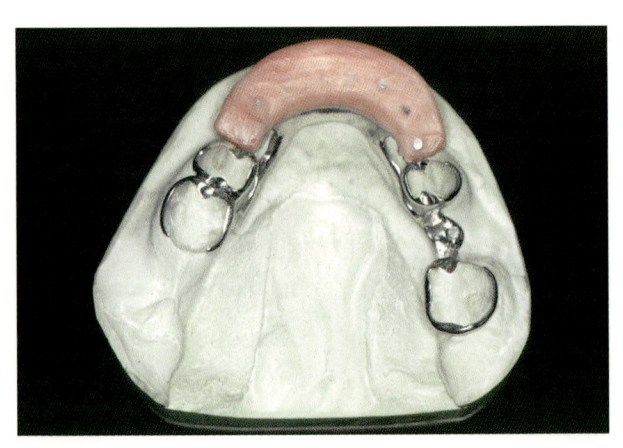

図7-30　小連結子により床から離れた位置までクラスプへ導く。

2．支台歯の確実な把持
　—支台歯の半周以上を把持
　—支台歯の挺出予防

3．拮抗的把持
　—鉤腕の非維持部は、サベイラインを越えたのち支台歯を拮抗的に把持
　—矯正力の作用を排除

4．維持
　—義歯を顎堤上に安定させる

支持・維持装置の種類：
1．鋳造クラスプ
2．アタッチメントを持つクラウン
3．二重冠：テレスコープクラウン、コーヌスクローネ
4．アンカー
5．バーアタッチメントとリーゲル

6.1 鋳造クラスプ

　鋳造クラスプは適用頻度のもっとも高い支持・維持装置である（図7-31）。床のメタルフレームとワンピースで鋳造され、拮抗的把持の要求を満たす。鋳造クラスプの維持力はワックスパターンの形成時に正確に決定することができる。

鋳造クラスプの長所：
・歯質の削除量がわずかであり、レスト座を形成するだけでよい
・ワックスパターンの形成時に維持力を決定することができる
・遊びのある間隙適合（動揺度0の支台歯に理想的）

鋳造クラスプの短所：
・審美性に影響する
・支台歯の把持が不十分である（動揺度＞1の支台歯には不都合）

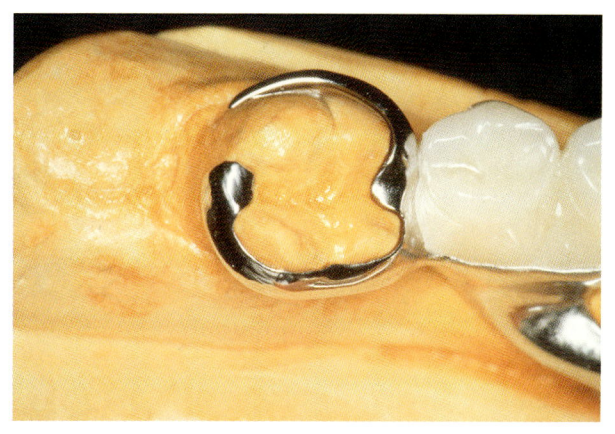

図7-31　大臼歯を支台歯とする鋳造クラスプ。

鉄則：
支台歯の動揺度が小さいほど把持力は大きく、逆に動揺度が大きいほど遊びが小さくなる。

鋳造クラスプの構成部分（図7-32）：
1．レスト　　　—歯周組織による支持
2．ショルダー　—支台歯の把持、緩圧
3．上腕　　　　—支台歯の把持、緩圧
4．下腕　　　　—維持、緩圧

　下腕の維持部は必ずしもショルダーとの移行部から延長する必要はなく、床との連結部に始まり、支台歯の頬側面に向かう部分を維持部とすることもできる。そのようなクラスプ（例えばRPIバー—252ページ参照）は**分割クラスプ**と呼ぶことができる。

6.1.1　レスト

　レストは鋳造クラスプの中心をなす部分であり、咬合圧を支台歯の歯周組織に伝達する役目を果たす。したがって鋳造クラスプを支持・維持装置とする義歯は歯根膜負担型義歯であり、純粋な粘膜負担型義歯とは本質的に異なる。

　支台歯にはレストを受け入れる座として、大きさが咬合面の頬舌径の1/3～1/4に相当する深さ約1mmのレスト座を形成する（図7-33、34）。形成する位置は辺縁隆線領域とするので、形成時に象牙質層が露出することはほとんどない。この領域には厚さ2mm以上のエナメル質層が存在するからである。

第VII章　部分床義歯

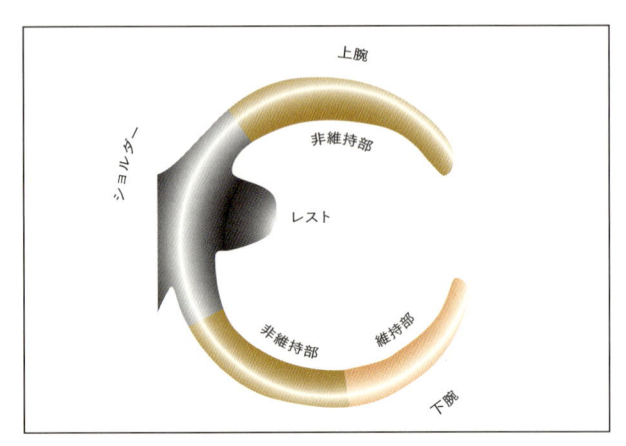

図7-32　鋳造クラスプの図解。

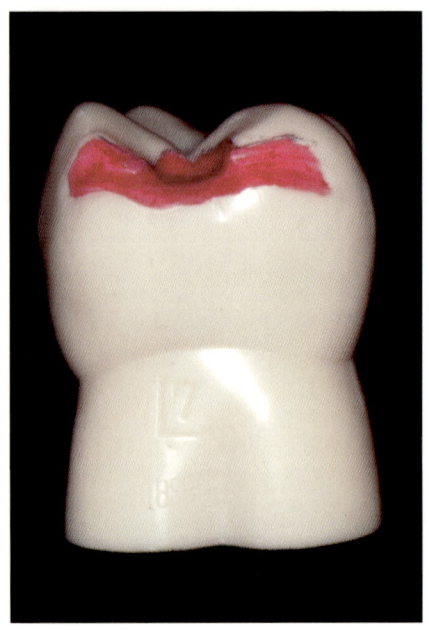

図7-34　クラスプ断面を大きくするために形成した溝は、レスト座と同様に深さ約1mmである。

レスト座を形成した支台歯はフッ化物で処置する。辺縁は丸くし、薄くて鋭利な構造により生じる鋳造時の問題を回避する。ただし**歯周組織に問題のある歯の固定を目的とする場合はこの原則の例外**である。把持不足の場合は**辺縁の鋭角なレスト座を形成**し、二つのレストをデザインすることにより改善する。ただし、この場合はむしろ把持力の大きな二重冠の適用を優先すべきである。

レストの位置

レストの位置は生体力学的な原則に従って選択する。**中間欠損においては、欠損部に隣接する2歯をレストの位置として選択し、咬合圧を支台歯に直接伝達させる**（図7-35）。

遊離端欠損においては、支台歯の傾斜を軽減させるため遊離端床延長の原則に従う。すなわち、遊離端欠損部から**離れた位置**にレストを設定する。

レストを二つ持つクラスプを適用することもできる。このダブルレストは動揺する支台歯の把持の改善に適している。傾斜した支台歯に対する近軸的荷重を軽減することもできる（図7-36）。

もちろん傾斜歯については矯正的な補綴前処置を考慮する必要がある。

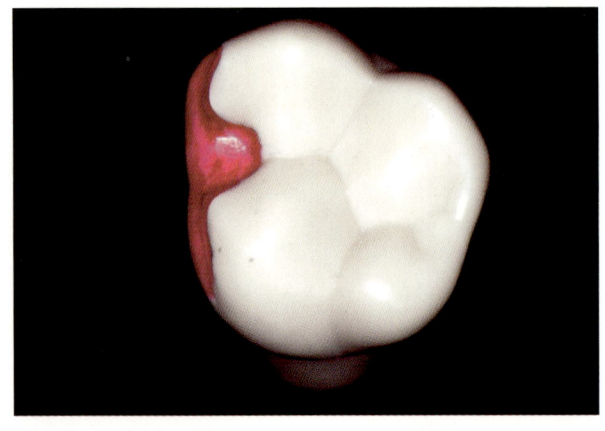

図7-33　大臼歯に形成した大きさが咬合面径のおよそ1/4のレスト座：この例のようにクラスプの断面積を大きくする必要があるのは、隣在歯と接触する場合だけである（245ページ参照）。

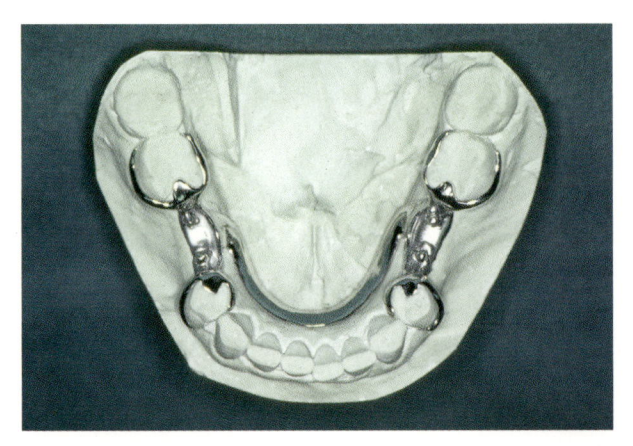

図7-35　下顎の両側中間欠損におけるクラスプ。レストが欠損部に隣接する。

構造のさまざまな「連続クラスプ」にもダブルレストが必要である（図7-37）。

レストの位置：
- 欠損部に隣接するレスト　　　—中間欠損
- 欠損部から離れたレスト　　　—遊離端欠損
- ダブルレスト　　　　　　　　—動揺歯、傾斜歯、「連続クラスプ」

グリッパー

前歯部には臼歯部と異なる形態のレスト座が必要である。切歯および犬歯の口蓋側に形成したレスト座は、唇側に向かう力のモーメントのため前歯が移動する危険がある。

斜面に位置するレストは禁忌である。

支台歯の歯軸方向への荷重と立体的把持という要求は前歯部においても共通である。この要求を満たすためには、近遠心の切縁隅角にレスト座を形成しなければならない。したがって前歯部のクラスプはダブルレストとすることが原則である（図7-38～40）。そのような形態のクラスプはグリッパーと呼ばれる。図7-36に下顎右側および左側犬歯を支台歯とするグリッパーの適用例を示す。

維持部を持つ鉤腕はレストの一つから、あるいは分割クラスプの唇側部から延長することができる。

6.1.2　ショルダー部（肩部）

鋳造クラスプのレストから上腕および下腕へ移行する部分はショルダーと呼ばれる。ショルダーはクラスプの一部として支台歯を立体的に把持し、ストレスを緩衝する役目を果たす。レスト座の形成時には、ショルダーを受け入れる十分なスペースを形成しなければならない。これは、辺縁隆線上のショルダーと対合歯の接触を防ぐために非常に重要である（図7-41）。遊離端欠損に隣接する支台歯の近心にレストを設ける場合はとくに、この原則に反する典型的な失敗を招きやすい。ショルダーのための溝は**プロフィル強化溝**と呼ばれる。この要求を軽視した場合、ショルダーが断面積の不足から破折したり、咬合に干渉することがある。対合歯が咬耗することもまれではない（図7-42、a、b）。

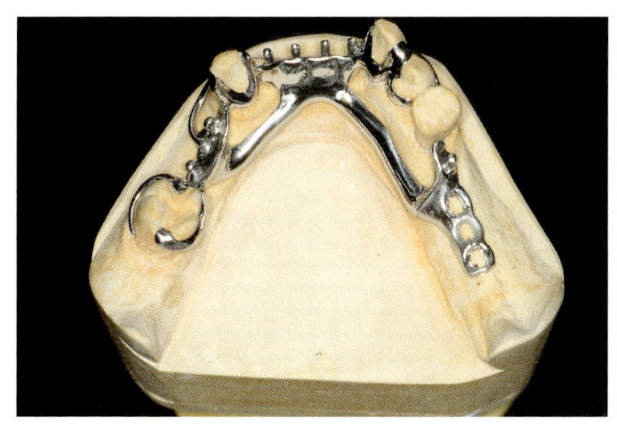

図7-36　傾斜した下顎左側第二大臼歯上のダブルレスト。遊離端欠損の右側はレストの位置を欠損部から離してある。犬歯のクラスプは両側とも把持クラスプ。

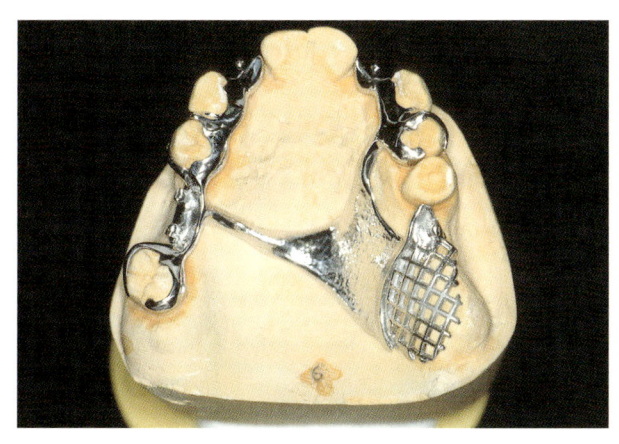

図7-37　上顎右側犬歯および第一小臼歯を支台歯とする「連続クラスプ」。側切歯は両側とも遊離端ポンティック。

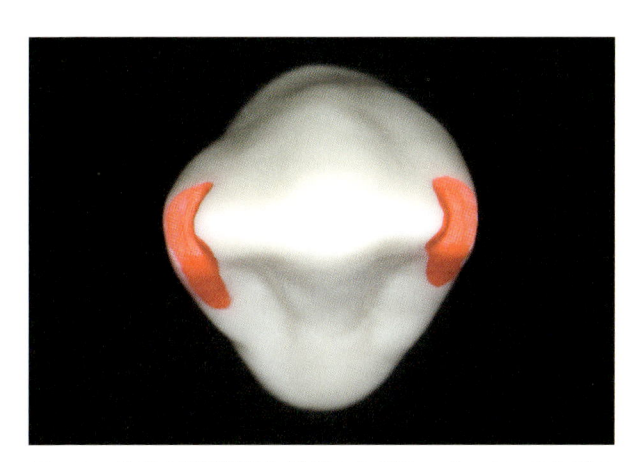

図7-38　犬歯の切縁隅角に形成したグリッパーのレスト座：唇側と口蓋側から明確につかむように形成し、立体的な把持を確実にする。

第Ⅶ章　部分床義歯

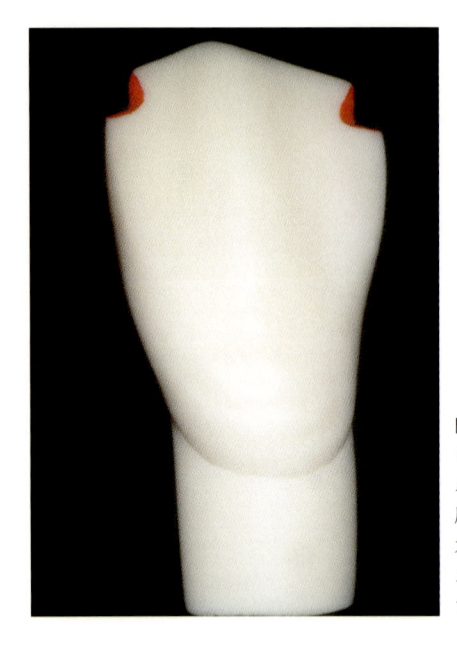

図7-39　唇側から見たグリッパーのレスト座：垂直および水平の辺は長さおよそ1mmとする。

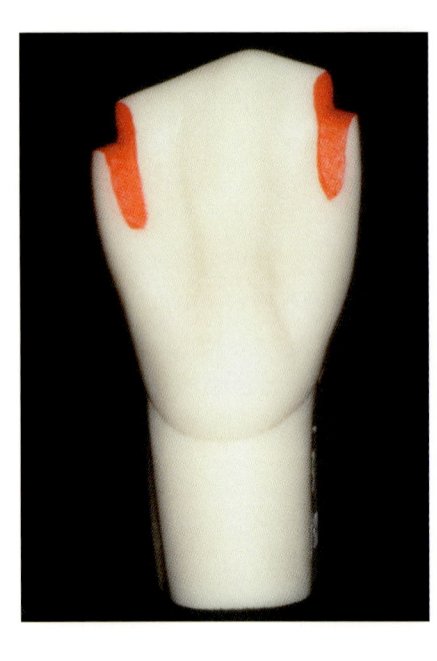

図7-40　口蓋側から見たグリッパーのレスト座：隣在歯とのスペースが不足する場合は、垂直の溝を形成し、鉤腕の断面を大きくする。

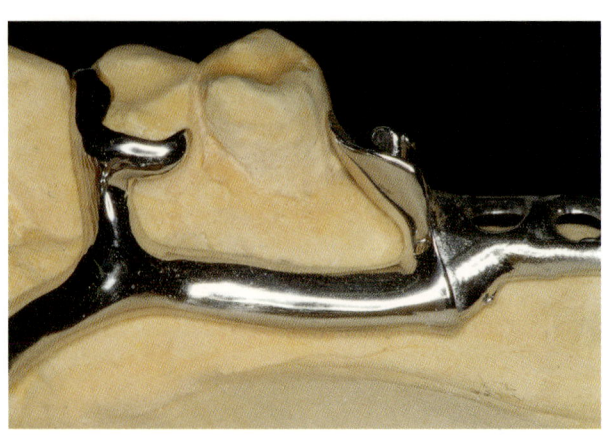

図7-41　第一小臼歯の、遊離端床から離れた近心をつかむレスト：ショルダーを受け入れるスペースの十分な溝を形成した。遊離端床のフレームの遠心側には、最近心の人工歯をポンティック様とするため半洋梨状の形態を示す。

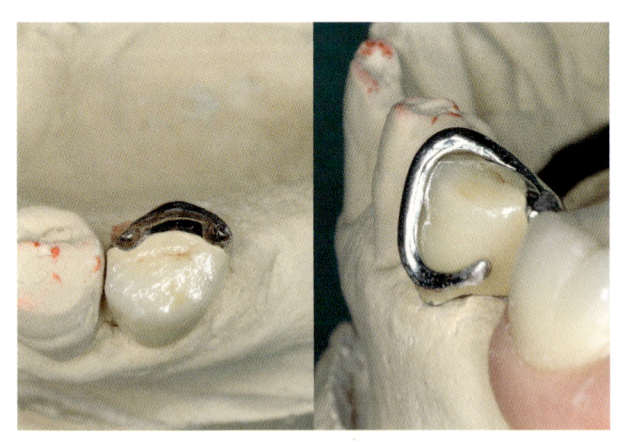

図7-42　好ましくない鋳造クラスプの例：a　ミリングクラウンに鉤腕維持部の断面積を大きくする溝が欠如している。b　ショルダー部が著しいオーバーカントゥアを示し、鉤腕維持部が「釣り針状」である。

6.1.3　上腕

クラスプの上腕はショルダーと同様、支台歯を立体的に把持する部分であり、水平方向の荷重を緩衝する。上腕は支台歯のサベイラインを頬側から把持させるべきである。

6.1.4　維持力—Bios-System®

クラスプの下腕は義歯を浮き上がらせる力に抵抗し、義歯を顎堤上に維持する役割を担っている。この維持は、咀嚼時に義歯を安定化させ、上顎義歯においてはさらに重力による落下を防ぐ役目を果たす。

下腕が維持の役目を果たすためには、支台歯として選択した残存歯の頬側が豊隆していなければならない。歯の最大豊隆は赤道と呼ばれる。最大豊隆部は通常、個々の歯の長軸に対し90°の関係にある。

ただし支台歯における赤道は、義歯の装着方向を共通の基準とする複数の支台歯それぞれの赤道である。しかも支台歯はさまざまに、大きく傾斜していることがあるから、クラスプをデザインするためにはサベイラインを求めなければならない。すなわち**サベイライン**とは、義歯の装着方向を軸とし、これに対し90°の最大豊隆の外周である（図7-43）。

義歯全体の装着方向を決定するため、模型を自由に、三次元的に傾斜させることができるホルダーに固定し、パラレロメーターのテーブル上に置く（図7-44、45）。装着方向を決定するこの操作は**サベイング**と呼ばれる。

着脱方向のパラメータ
1．患者にとって容易な前方からの装着
2．サベイラインを可能なかぎり支台歯の歯冠長1/2の高さとなるようにするための、支台歯相互間のアンダーカットエリアの調和

クラスプを支台歯から外すときには**牽引力**が必要である。この牽引力は500〜1,000pであり、大きな牽引力が支台歯に作用することはない。大きな牽引力は非常に短く、断面積の大きなクラスプだけに考えられることであり、このときクラスプは弾性限界を超えて可塑性変形するはずである。

鋳造クラスプ一つの平均的な維持力を700pとすれば、義歯を外すために次の総牽引力が必要である：

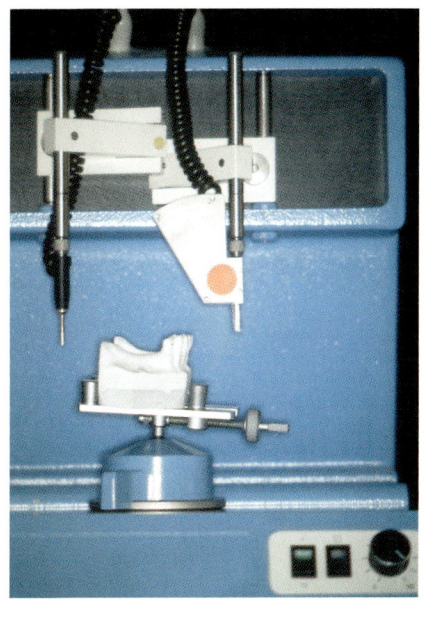

図7-44　パラレロメーター、ホルダーが自由に傾斜するセンタリングテーブル、ロッド、深さ計測器。

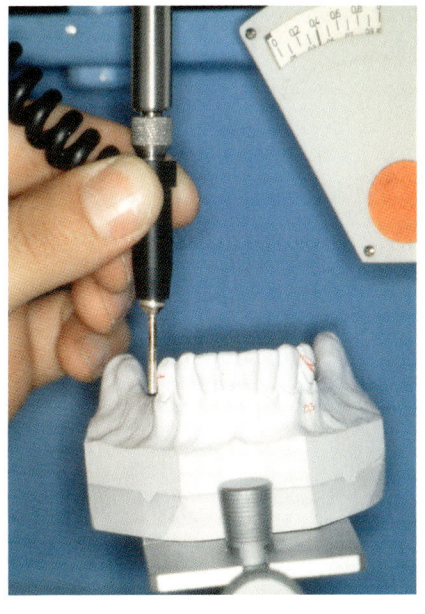

図7-45　パラレロメーターのロッドを操作して、センタリングテーブルに固定した模型のサベイラインを求める。

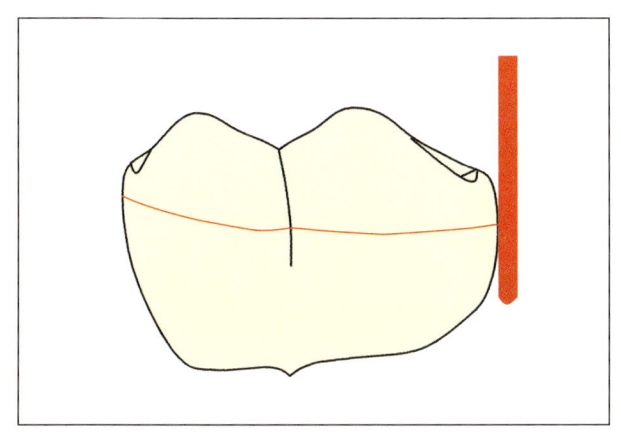

図7-43　サベイラインの図解。

上顎：
　およそ2,000p（クラスプ数3 ×700）
下顎：
　およそ1,400p（クラスプ数2 ×700）

維持力のパラメータ
1．**アンダーカットの深さ**
　クラスプの維持力は、下腕鉤尖部が接するアンダーカットが深いほど大きい。アンダーカット

の深さとはサベイラインの接線から下腕先端部までの水平距離を意味し、通常は0.1〜0.5mmである(図7-46)。

2．鉤腕の長さ

鉤腕が長いほどクラスプの維持力、言い換えると鉤腕がサベイラインを越えるために必要な牽引力は小さい。この力と鉤腕の長さとの関係は直線的ではなく、長さの三乗に比例して維持力が減少する(図7-47、48)。

3．使用する合金の性質

クラスプがサベイラインを越えるときに必要とする牽引力は使用合金の物性(本章4「**合金の性質**」参照、236ページ)にも依存する。コバルト・クロム合金のクラスプが必要とするこの牽引力は、例えばチタンのクラスプに比べおよそ2倍、貴金属合金のクラスプに比べおよそ3倍である(図7-49)。

4．断面の大きさ

クラスプの断面を大きくすると維持力は大きくなる。これは臨床的に重要な意味を持つ。なぜなら鉤腕の長さ、アンダーカットの深さ、そし

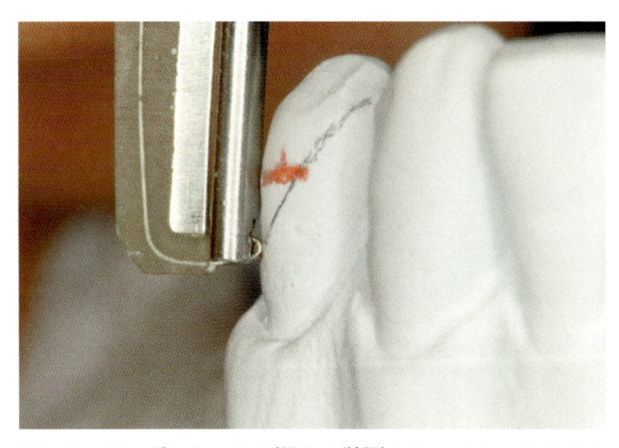

図7-46　アンダーカットの深さの計測：サベイヤーのスタイラスで鉤腕先端の接触点を走査し、深さ表示器(図7-45)の目盛りからアンダーカットの深さを読み取る。

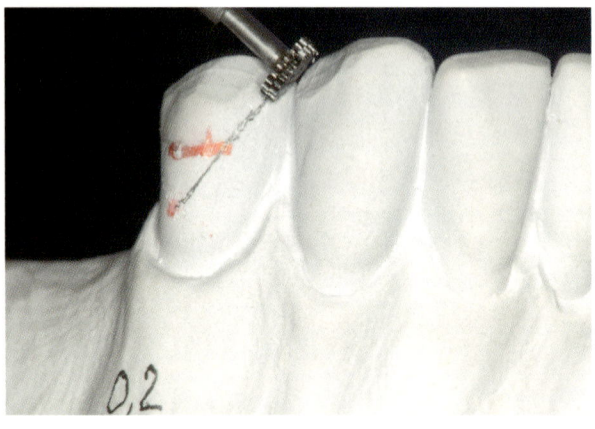

図7-47　鉤腕長の計測。

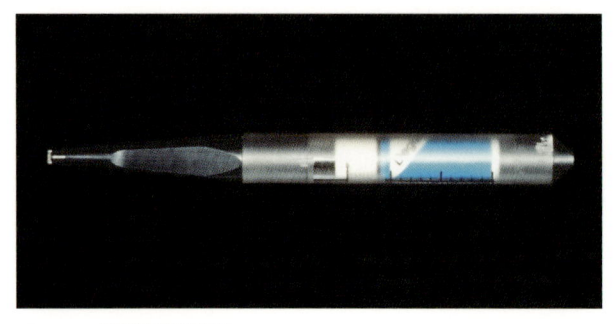

図7-48　鉤腕長計測器。

図7-49　コバルト・クロム・モリブデン合金の鋳造クラスプの維持力(データ表の一部)。最上段に水平の列で示す数値：アンダーカットの深さ(0.10〜0.30mm)。最左側に示す垂直の列で示す数値：鉤腕の長さ、水平のサベイラインを越えるとき必要とする牽引力。水平の列と垂直の列の交差点でクラスプを外すとき必要な牽引力を読み取る。アンダーカットの深さ0.10、0.20、0.30の右にそれぞれ示す数値−1〜−5(mm)は、図7-50の既製ワックスパターンの先端を短縮する量。

て使用する合金を一定とした場合、クラスプの維持力は断面の大きさによって調節できるからである。この理由から断面形態を規格化したクラスプ鋳造用の既製のワックスパターンが開発された。

これは Bios 社(ボームテ、ドイツ)から Bios-System® という商品名で発売され、現在は、Degussa Dental 社(ハノー、ドイツ)が Rapidflex-System® の商品名で販売している(図7-50)。Rapidflex-System® は断面が幅と高さの比 10：8 の楕円の1/2の形で、先端から断面積が連続的に大きくなることに特徴がある。そこで断面積および維持力を、さまざまなコバルト・クロム合金および貴金属合金で鋳造したのちに計測した。

前述のパラメータである断面の大きさを考察するため、先端から 1〜5 mm 短縮し、断面の大きさが異なるクラスプを鋳造した。アンダーカットの深さ、クラスプの長さ、および合金を一定としたとき維持力が不足する場合は、先端を短縮し、したがって断面積をより大きくしたクラスプの維持力を順に計測し、その値を合金ごとにまとめ表を作成した。この表を用いることにより維持力を正確に調節し、支台歯の歯周の状態に対応するクラスプを鋳造することができる(図7-49)。

鉤腕のデザイン

鉤腕は、レストの位置と同様に生体力学的な視点から設計する必要がある。

鉤尖部の位置はまず次の項目に従って決定する：

1. 生体力学的に好ましい鉤腕の位置；これは遊離端義歯における鉤腕のデザインに重要な意味を持つ基準である。なぜなら顎堤の弾性により遊離端義歯が沈下すると、これを維持するクラスプを活性化させるからである。支台歯に対するクラスプの荷重は可及的に軽減すべきである。**鉤腕が遊離端床から遠くにあるクラスプ**はこれを可能にする(図7-51)。

遊離端床が浮き上がろうとするとき、クラス

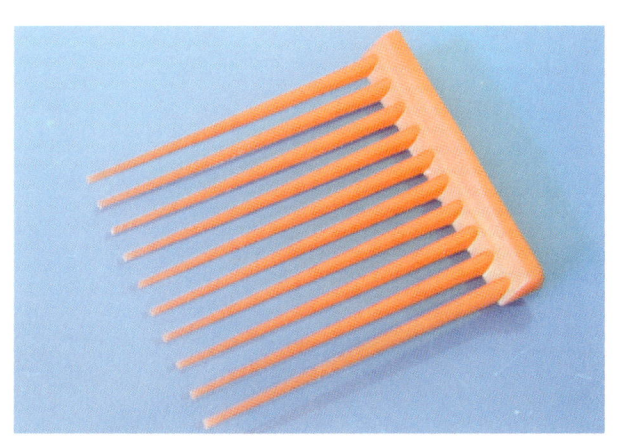

図7-50 Rapidflex®-Profil：維持力を規格化するクラスプの既製ワックスパターン。

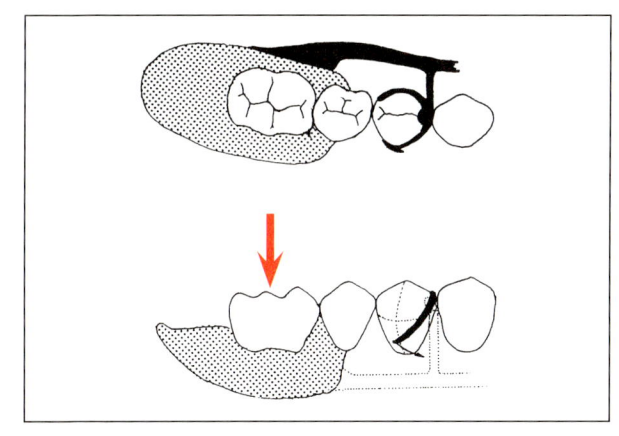

図7-51 遊離端義歯における床から離れたレスト、近心から遠心へ走行する維持鉤腕(床から離れた鉤腕)：遊離端義歯に**咬合圧**が作用すると、維持鉤腕は床から離れたレストを中心として支台歯のアンダーカット領域に向かって回転する。

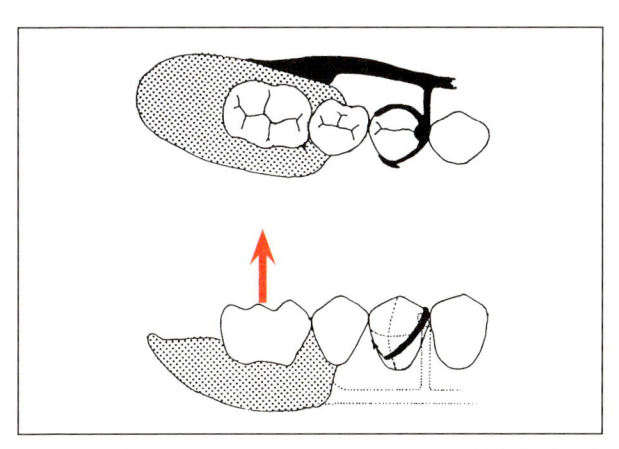

図7-52 遊離端床が**浮き上がろう**とするとき、維持鉤腕は支台歯遠心の豊隆の抵抗を受けて活性化し、傾斜防止装置の役割を果たす。

第VII章　部分床義歯

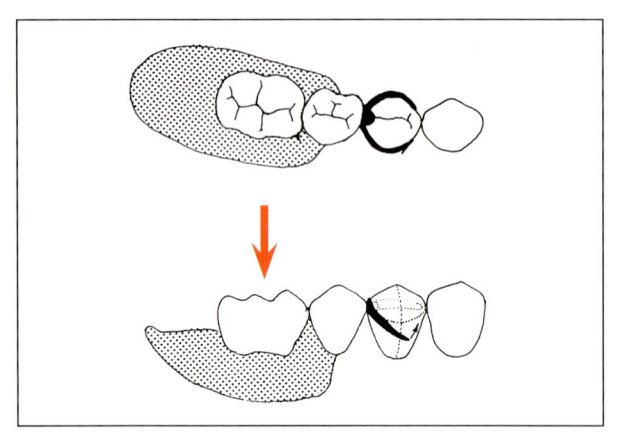

図7-53　遊離端床に隣接するクラスプ：遠心から近心に向かう維持鉤腕は遊離端に**咬合圧**が作用すると、支台歯頬側の豊隆の抵抗により活性化する。

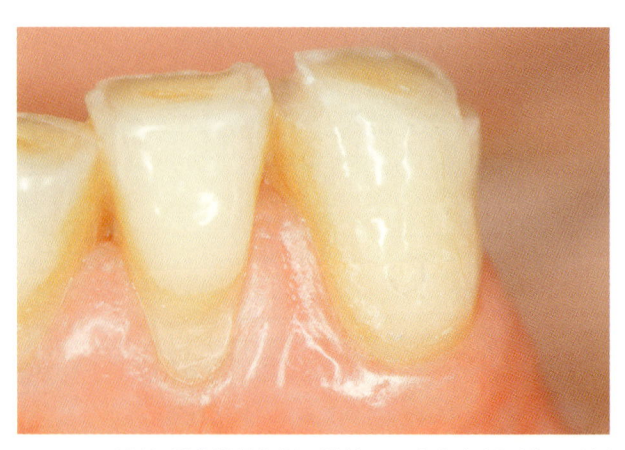

図7-55　下顎左側遊離端欠損に隣接する支台歯（犬歯）：唇側に豊隆が欠如する。グリッパーのレスト座。

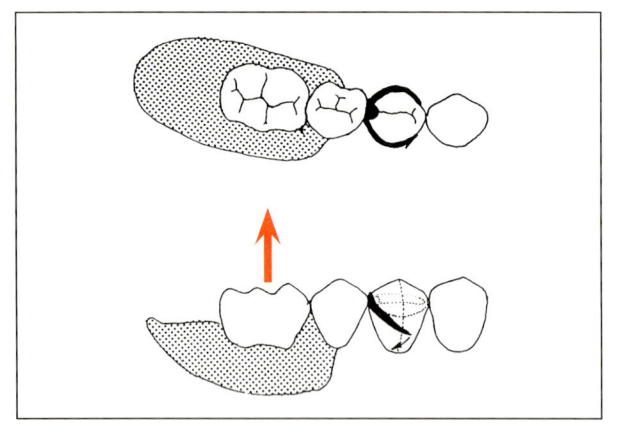

図7-54　遊離端床に隣接するクラスプ：**咬合圧**から**解放**されるとき維持鉤腕は支台歯頬側の豊隆の抵抗を受けず、活性化していないので、傾斜防止装置の役割を果たすことができない。

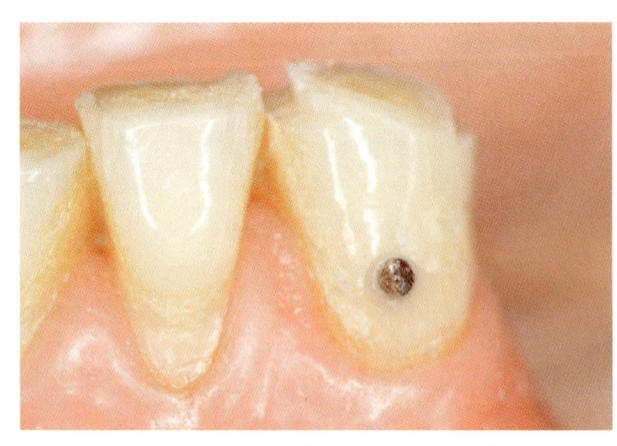

図7-56　ゴールドワイヤー（直径0.8mm）を受け入れる座を形成し、セメント合着した状態。

プは支台歯頬側の豊隆の抵抗を受けて活性化する（図7-52）。したがってクラスプは、このとき**傾斜防止装置**としての役割を果たす。

　下腕が支台歯を遠心から把持するクラスプは、二つの欠点（遊離端床に咬合圧が作用したときのクラスプの活性化（図7-53、54）と遊離端床の傾斜防止機能の欠如）を有している。

2．少なくとも1mm歯肉から離す；これ以上近接すると歯肉の自浄作用が妨げられ、慢性の歯肉炎を誘発する危険がある。歯肉が腫脹の傾向にある場合は、炎症を起こした歯肉にクラスプの先端が干渉する。

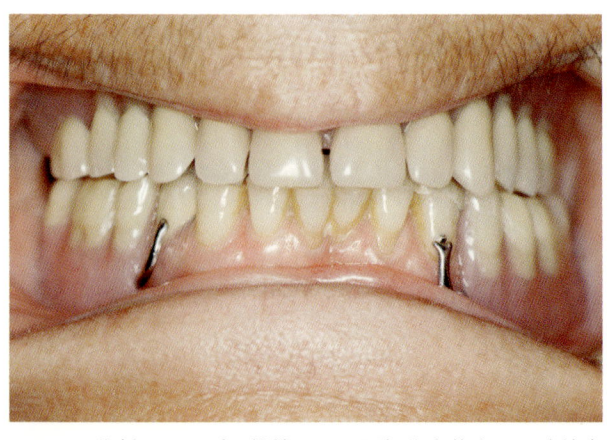

図7-57　分割クラスプが維持する下顎部分床義歯。口腔前庭を走行する維持鉤腕。グリッパーの先端に面が形成されている。

3．少なくとも0.1mmのアンダーカット；十分な維持力を約束するためには深さを0.2〜0.3mmとすべきである。アンダーカットの深さが不十分の場合は、**支台歯の歯冠**に補助装置を接着する。例えば支台歯にう蝕がない場合には、ゴールドワイヤーの小片をセメント合着する（図7-55〜57）。コンポジットによる豊隆の築盛も可能であるが、長期的な解決法とは言えない。

クラスプ先端部の位置を決定したのち、鉤腕の走行を設計する。鉤腕はレストから直接、「釣り針状に屈曲することなく」先端に向かうよう設計すべきである（図7-42参照）。釣り針状の屈曲はサベイングを省いて設計したクラスプであるとの疑いを持たせる。屈曲部が先端部より低い位置にあるからである。このようなクラスプがサベイングのデータと一致することは現実的でない。

6.1.5 クラスプのタイプ

クラスプの形態は生体力学の原則に従ってデザインする。鋳造クラスプは適切な位置にあるレストに始まる緩圧から鉤腕が支台歯を立体的に把持する部分で構成され、これら構成部分（モジュール）には、その構造についてそれぞれ説明の可能な根拠がある。したがって、そのような鋳造クラスプはモジュールシステムであり、ここからさまざまな、それぞれ固有の名称を持つクラスプが派生し、その多くがすでに長年にわたり臨床的に定着している。歯科医師と歯科技工士のコミュニケーションにはこれらモジュールの名称を用いるべきである。

エーカースクラスプ

これは適用頻度のもっとも高いクラスプタイプであり、その典型的な適用対象は中間欠損症例である（図7-59）。

逆エーカースクラスプ

このクラスプは**支台歯の義歯床から離れた側**にレストを持ち、したがって上腕と下腕がレストから床の方向に下降することを特徴とする。義歯床開放型側方クラスプと呼ぶこともできる。床が小臼歯の近遠心径だけ延長され、床に荷重が作用したときの支

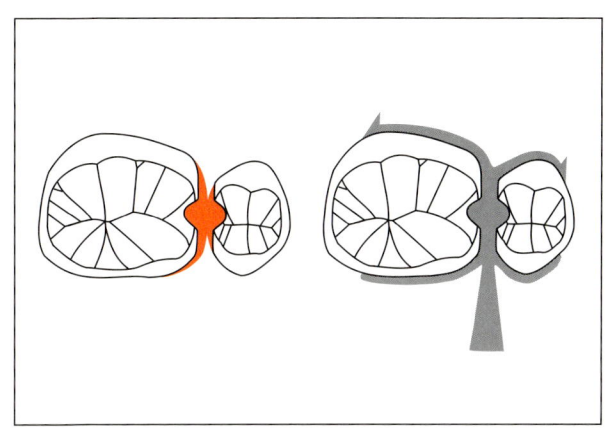

図7-58 Bonwillクラスプ：ショルダーの断面積を大きくするための支台歯の形成（左）。右は維持鉤腕の図解（先端を矢尻で示す）。

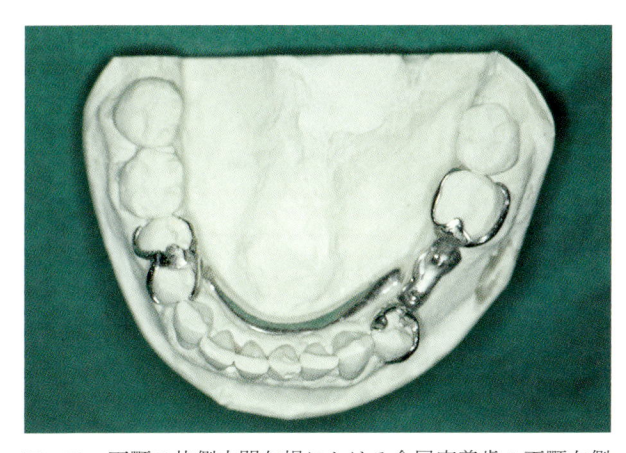

図7-59 下顎の片側中間欠損における金属床義歯；下顎左側第一小臼歯および同側第二大臼歯をそれぞれ支台歯とするエーカースクラスプ。下顎右側第一小臼歯、同側第二小臼歯上はBonwillクラスプによる維持。

台歯の負担を軽減することが大きな特徴である（図7-51、52）。

ここでは、このタイプのクラスプが審美性を害する可能性を指摘する必要がある。とくに下顎では、支台歯の近心を下降する下腕維持部が発音時に外見に触れることがある。したがって、維持腕が口腔前庭を走行する分割クラスプを適用するほうが審美的に好ましい。

Bonwillクラスプ（ダブルエーカースクラスプ）

これは二つのエーカースクラスプを持つダブルエーカースクラスプであるが、連結子が一つである

第VII章　部分床義歯

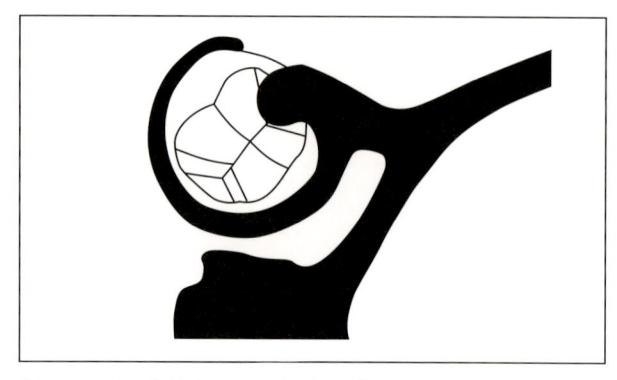

図7-60　バックアクションクラスプ。

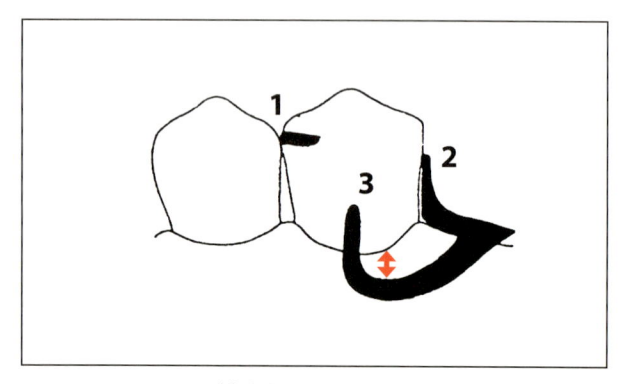

図7-61　RPIバーの構成部分：1　レスト、2　隣接面プレート、3　Iバー（歯肉に対し3mmの間隔を与える）。

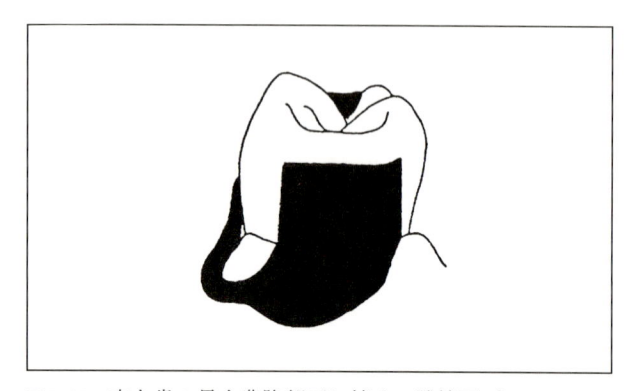

図7-62　支台歯の最大豊隆部下に接する隣接面プレート。

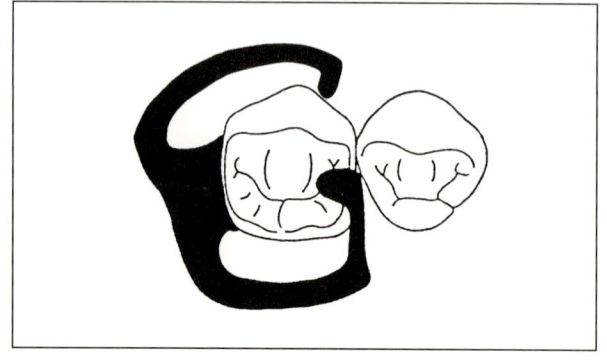

図7-63　隣接面プレートによる支台歯の時計皿様把持。

ことを長所とする。小連結子の数を可能なかぎり減らすという要求は二つの維持部により満たされ、歯周病学的にも意義がある。支台歯ショルダー部には断面積を大きくするための形成が必要であることをここで再度指摘する（図7-58、59）。

リングクラスプ

リングクラスプは二つのレストを持ち—すでに「レスト」の項で説明したように—強めの立体的把持が望まれるとき、支台歯が傾斜しているときなどに、連続クラスプとして適用される（図7-31）。維持腕の走行は生体力学的観点から、遊離端欠損部に隣接する傾斜した支台歯の維持領域を考慮して設計される。そのような支台歯の維持領域は近心頬側面だけに存在することが多い。

バックアクションクラスプ

これはNey Company社が1956年に発表した一連のNeyクラスプの一つである。当時はワイヤークラスプがメタルフレームで補強した床義歯維持装置の主流であり、このクラスプは規格化された唯一の鋳造クラスプであった。ここでは、今日もなお適用されているという意味でこのバックアクションクラスプに触れておく。

遊離端義歯を維持する装置として開発されたバックアクションクラスプは、舌側の上腕から下腕へ直接連続することにより、下腕維持部が支台歯の審美性に有利な遠心頬側に位置する（図7-60）。しかし義歯床に咬合圧が加わるとクラスプが持続的に活性化し、支台歯を挺出させる作用が生じる。したがってバックアクションクラスプは、本章で用いる種々の鋳造クラスプのような適用対象はない。

分割クラスプ

このクラスプは維持腕をレストおよびショルダーから延長するのではなく、口腔前庭から支台歯の維持領域に導くものである。

RPIバー

Krolが発表したこのクラスプ（1977）は次の三つの部分から構成される（図7-61）：

1．R（レスト）　　　　　—レスト、歯根膜支持部
2．P（隣接面プレート）　—支台歯の遠心に接するプレート
3．I（Iバー）　　　　　—口腔前庭から支台歯の維持領域に至るI字形のクラスプ

支台歯の三次元的把持は非常にわずかで、事実上三つの面状の接触により把持することになる。したがって、歯周組織の強固な支台歯にのみ適する。

遠心に接する隣接面プレートはサベイラインの直下まで達し、義歯床とともに（矢状方向に）沈下するので、レストとしての機能は持たない（図7-62）。頬側から口腔側に至る隣接面プレートの接触により、支台歯を時計皿様に把持する（図7-63）。

義歯床から口腔前庭に出るIバーは床のメタルフレームとともに鋳造する。歯肉縁に対する干渉を防ぐため、少なくとも3mmの間隔を確保しなければならない（図7-61）。支台歯の下方で屈曲し、歯肉縁上を縦断するIバーは長く、したがって十分な維持力を与えるため断面積を大きくする必要がある。

RPIバーの禁忌症
1．深さの不十分な口腔前庭：歯肉縁から歯肉頬粘膜移行部までの距離は3mm以上必要である
2．アンダーカットの深い口腔前庭：食物が滞留する危険
3．動揺する支台歯：RPIバーの立体的把持がわずかであるため
4．上顎補綴において笑うときに歯肉が見える患者（ガミースマイル）

RPIバーは支台歯を立体的に把持する主要部分が隣接面プレートであるため、適用は遊離端欠損部に隣接する小臼歯に限定される。すでに記したように、遊離端義歯では最前方の人工歯を連結して床を可能なかぎり長くし、最後方残存歯を支台歯とすることを構造的に避ける必要がある。したがってRPIバーは、本章で構想する鋳造クラスプとしては、歯周組織の強固な、欠損部に隣接する第一小臼歯を支台歯とする場合にのみ適用される（図7-64）。

犬歯領域では、Iバーが鋳造クラスプの維持腕と

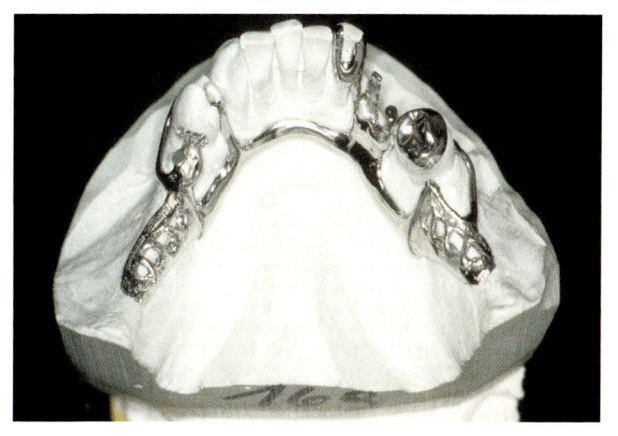

図7-64　下顎左側第一小臼歯をRPIバーの支台歯とし、下顎右側第二小臼歯がメタル機能面支持の下顎金属床義歯。

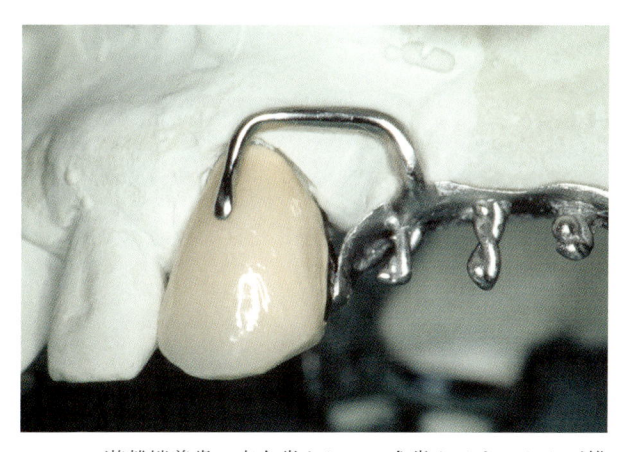

図7-65　遊離端義歯の支台歯としての犬歯クラウンおよび維持腕としてのIバー。上腕は舌側に位置する（立体的把持）。

して頻繁に適用される（図7-65）。ここは審美的に微妙な領域であり、審美性に対する患者の希望と生体力学的原則との兼ね合いによりIバーとは異なる解決法の選択を強いられることが多い。

義歯の動揺がほとんど予想されない中間欠損症例では、維持腕を遠心のグリッパーから犬歯の維持領域に導くことができる。犬歯唇側面の遠心領域は外見にほとんど触れないから、ここへクラスプを導くことは審美的に許容される。それでも—ガミースマイルの問題がある患者を除き—とくに下顎はIバーのほうが望ましい選択と言える。

中間欠損症例へのIバーの適用は審美的に意味がある。これに対し、遊離端欠損症例においては生体力学的問題を重視しなければならない。すでに説明

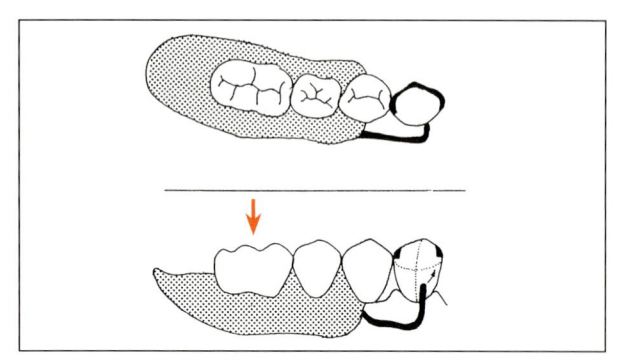

図7-66 遊離端欠損における支台歯の**近心**維持領域に位置するIバーの先端：義歯床に咬合圧が作用すると近心上方に旋回し、支台歯を負担から解放する。

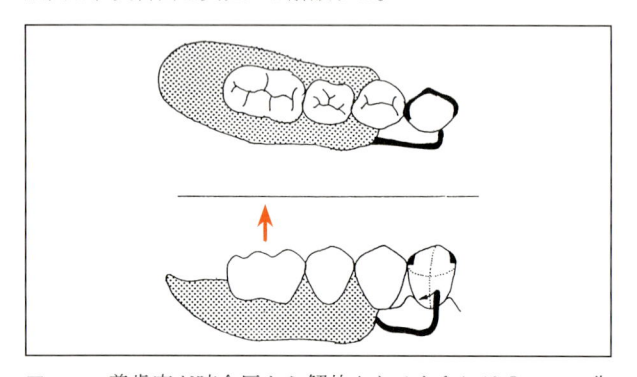

図7-67 義歯床が咬合圧から解放されるときにはIバーの先端が頬側の近遠心的豊隆に接近し、回転防止装置として機能する。

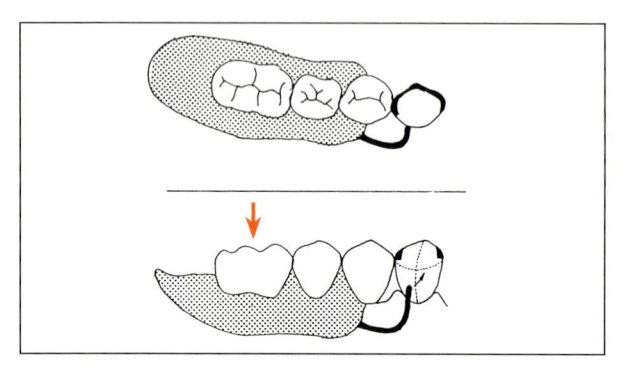

図7-68 遊離端欠損における支台歯の**遠心**維持領域に位置するIバーの先端：頬側の近遠心的豊隆に向かって旋回する。

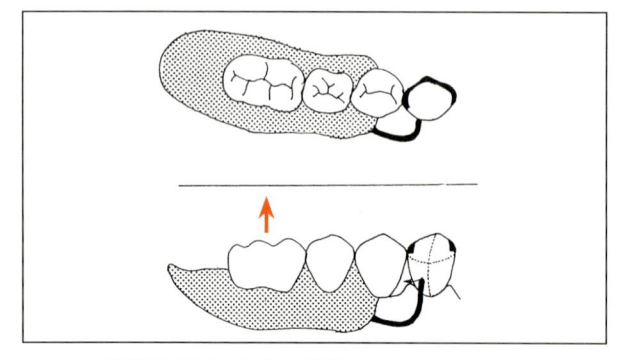

図7-69 義歯床が咬合圧から解放されるときにはIバーの先端が後方へ運動し、支台歯との接触を失う。

したように、義歯床に咬合圧が作用したときには維持腕による支台歯への負担を軽減すべきであるが、遠心のグリッパーから延長した維持腕は支台歯を挺出させる作用を発揮する。一方、近心のグリッパーから維持腕を延長することは審美的理由から好ましくない。

Iバーもまた義歯床に咬合圧が作用すると、遠心のグリッパーを支点としてクラスプを回転させる。近心の維持領域に位置するIバーは、先端で円弧を描きつつ維持領域から遠ざかる（図7-66）。義歯床が咬合圧から解放されるときには、Iバーの先端が近遠心的豊隆部に接近し、義歯床の傾斜防止装置として機能する（図7-67）。

Iバーの先端が支台歯の遠心に位置する場合は、作用が逆となる。すなわち義歯床に咬合圧が作用するとIバーは活性化し、先端が近遠心的豊隆部に向かって旋回し（図7-68）、咬合圧から解放されるときには遠心方向へ自由に運動する（図7-69）。

Iバーの**禁忌症**については厳密に検討するべきである。支台歯領域に付着歯肉が欠如する場合、鉤腕が粘膜に干渉するようになる。ガミースマイルを示す患者の上顎に適用することはできない。口腔前庭から出るIバーが外見に触れ、審美性を著しく妨げるからである。

ミリングクラウン

ミリングクラウンは、クラスプを受けるための構造を持つクラウンである。その典型的な特徴は、

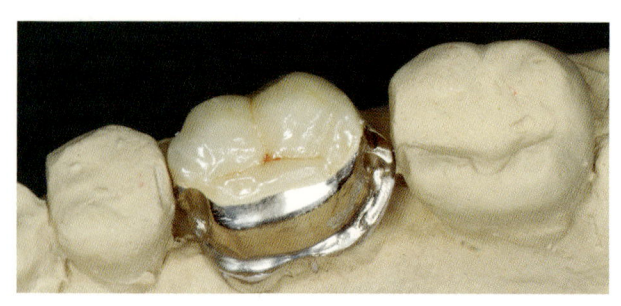

図7-70 舌側にチャンネルショルダーを形成した典型的なミリングクラウン：維持腕の傾斜はワックスパターンの形成前に決めておかなければならない。頬側に向かう鉤腕の断面に対応するスペースを確保する必要があるからである（図7-42と比較）。

口腔側に立体的把持のためのウイングを受け止めるチャンネルショルダー様の構造を与えることである（図7-70）。

ミリングクラウンの適応症は本質的に変化している。予防歯科の志向が発達し、可能なかぎり歯質を保存する支台歯形成の時代が到来した今日、クラスプを受け入れる歯はすべてクラウンで被覆するという考え方はもはや存在しない。

ミリングクラウンの適応症：

1. 広範なう蝕のある症例
2. 維持領域が欠如している症例（この場合はゴールドワイヤーの接着などの選択肢を考慮する）
3. 咬合挙上の必要な症例（選択肢：メタル機能面、本章11「部分床義歯の咬合」参照、277ページ）
4. 装着方向に問題のある症例

ミリングクラウンを適用する手順は本章12「臨床ステップ」（279ページ）で詳しく扱うので、ここでは簡単な説明にとどめる：

- アタッチメントのないミリングクラウン；暫間クラウンの仮着後、天然歯の場合と同様にアルジネート印象を採得する。この方法により、金属床義歯のリマウント用模型とともにミリングクラウンを咬合器にトランスファーするという誤差の生じやすい操作を省くことができる。例外については本章12「**臨床ステップ**」（279ページ）に説明する。
- アタッチメントを持つミリングクラウン：ミリングクラウンにパトリックスを組み込み、金属床義歯と連結する作業は必ず、ミリングクラウンを作業用模型にトランスファーしたのちに行う。印象は、必ずミリングクラウンを適合させたうえで採得する。ミリングクラウンの合着は義歯の完成後に行う。

6.2 クラスプのない支持・維持装置

鋳造クラスプにはすぐれた特徴を有する一方で、審美性を阻害するという避けがたい欠点がある。この欠点は、すでに述べた種々のクラスプの中から適切なタイプを選択することによりある程度軽減できるが、それでも多くの患者がクラスプのない義歯を希望する。

クラスプのない支持・維持装置とその維持作用

支持・維持装置	維持作用
嵌合式維持装置	フリクション
テレスコープクラウン	フリクション
コーヌスクローネ	付着摩擦、楔の作用
係留装置	リテンション
バーおよびリーゲルアタッチメント	受動的維持

部分床義歯の精密装置、例えばアタッチメント、テレスコープクラウンその他で固定性義歯と連結した義歯は、**コンビネーション義歯**と呼ばれる。ここでは、諸文献から受ける「クラスプのない義歯、すなわち高級な義歯」という印象を否定しなければならない。生体力学的な要求は固定性義歯においても同様であり、立体的把持が強いアタッチメントのような精密装置は付加的に維持を強化しているにすぎない。

さらに前記の支持・維持装置は、嵌合式維持装置を例外として、少数歯残存症例の補綴に本質的な役割を果たす。残存歯を維持に利用する全部床義歯の変型は**ハイブリッド義歯**と呼ばれる。その適応症については後に説明する。

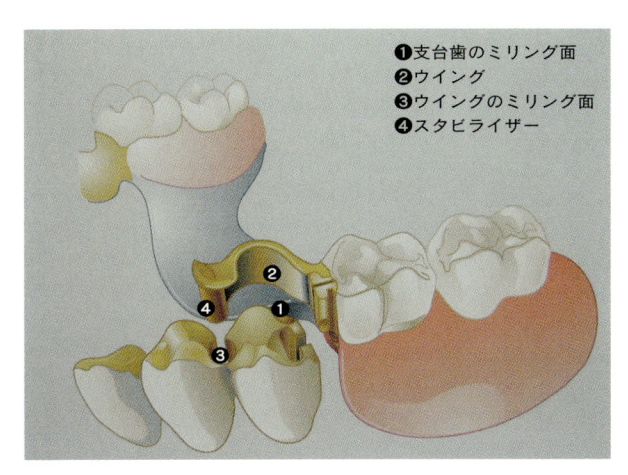

図7-71 緩圧装置の図解：歯冠内マトリックス、パトリックス、スタビライザー、ウイング。

❶支台歯のミリング面
❷ウイング
❸ウイングのミリング面
❹スタビライザー

6.2.1 嵌合式維持装置

これはクラスプを持たず、外見に触れることのない適用が可能な維持装置で、一般的に**アタッチメント**と呼ばれている。適用は支台歯形成を前提とするが、接着法の時代を迎えた今日では、厳しい基準の下で選択した患者に対して接着式アタッチメントを適用することもある。

アタッチメントは二つの部分で構成される（図7-71）：

マトリックス	パトリックスを受け入れる部分であり、通常は歯冠内に組み込む.
パトリックス	マトリックスにスライド式に嵌合する部分であり、通常は義歯側に固定される.

アタッチメントには緩圧装置を併用すべきである。**緩圧装置**はクラスプの鉤腕に相当し、支台歯を立体的に把持する。これにより、床義歯に作用する咬合圧は支台歯全体に伝達され、構造の繊細なマトリックス・パトリックス連結部のみに伝達されるのを防ぐ。ウイングは下縁の位置をアタッチメントよりやや**低く**する。これによりまずウイングが適合を開始し（センタリング）、義歯装着の正しい位置と方向を誘導するので、患者による装着が容易となる。

支台歯の立体的把持を強化し、マトリックス・パトリックス連結部の負担を軽減するため、支台歯の近心（アタッチメントと反対側の歯冠側壁）に**スタビライザー**の設置を勧める。これは自家製のミリングアタッチメント、または多くの場合既製の単純な棒型アタッチメントである。支台歯に対する傾斜その他の負担は、スタビライザーによる立体的把持の強化および義歯の遠心への連結により強化される。したがって遊離端床の長さを考慮することが非常に重要である。**犬歯**を支台歯とするアタッチメントに長い遊離端床を連結した場合は、これに咬合圧が作用しても犬歯の負担はわずかである。これに対し**第二小臼歯**が支台歯である場合は、遊離端床が短いため支台歯が強く傾斜するという問題が生じる。

アタッチメントは、厳しい患者選択、正しい適応症の選択、および適切な計画により審美的で耐久性の高い補綴を可能とする。厳しい患者選択とは、リコールに関する啓発および患者がリコールの日時を守るか否かの予想をも含めた判断である。Kerschbaum（1984）によれば、部分床義歯の使用者のうち、補綴終了後の定期的リコールに関心を示す者は全体の半数にすぎないと報告されている。

アタッチメントの分類
・マトリックスの位置による分類
歯冠内アタッチメント
— マトリックスがクラウンの歯冠内に位置する。したがって、支台歯形成に際してはマトリックスのためのスペースを考慮して歯質を十分に削除しなければならない
— 義歯床の長さおよび荷重時の回転角度は、通常は支台歯の遠心に位置するアタッチメントの支持部に依存する。したがって、支台歯の**偏心力ができるだけ小さい歯冠内アタッチメントの適用を優先すべきである**

歯冠外アタッチメント
— 支台歯の歯質を十分に削除することができず、歯冠内アタッチメントの適用が不可能な症例
— **接着アタッチメント**（例えば Cendre & Métaux 社の SG - Geschiebe®、Roach Kugelanker®、ビール、スイス）；この接着様式の歯冠外アタッチメントを適用すれば、支台歯はウイングを把持する歯質をわずかに削除するだけですむ（図7-72）

歯冠外アタッチメントの短所は支台歯を傾斜させ

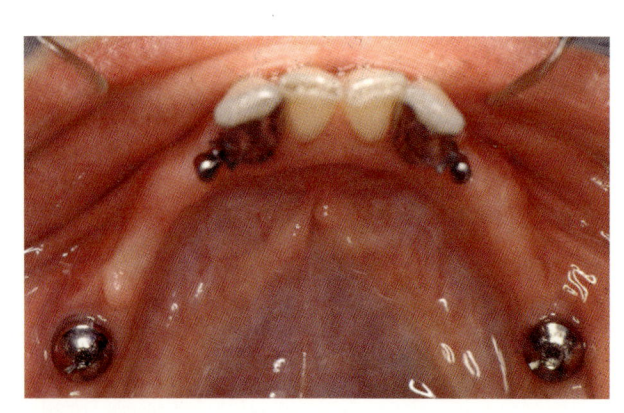

図7-72 歯冠外アタッチメントとしての接着アタッチメント（図7-84～89に示す症例）。遠心に床を支持するインプラントが埋入されている。

る大きな力が作用すること、および遠心の歯間乳頭の清掃が妨げられることである。

・フリクション調節性の有無による分類
  非調節性
  —とくにロングスパンの下顎分割ブリッジの分割部を連結する装置として適用する
  調節性
  —アタッチメントは長期にわたる使用によりパトリックスの摩擦抵抗が低下する。**調節性アタッチメント**はこの低下を補正することができる。調節には特定の器具を使用する方法、あるいは**ネジ**を調節する方法などが用いられる。ネジ式は微妙な調節が可能であり、摩擦を強くすることも弱くすることもできる
・沈下性の有無
  沈下性
  —沈下性アタッチメントは分割ブリッジの連結装置としてのみ適用される。連結されている固定性ブリッジの二つの部分を別々に撤去することができる
  非沈下性
  —部分床義歯の維持装置としてのアタッチメント

以上の分類から、アタッチメントは歯冠内で、ネジ式のフリクション調節とし、そしてパトリックスの交換が可能であることが望ましい。

アタッチメント適用の前提条件
・歯冠長の十分な支台歯（少なくとも2.85mm）

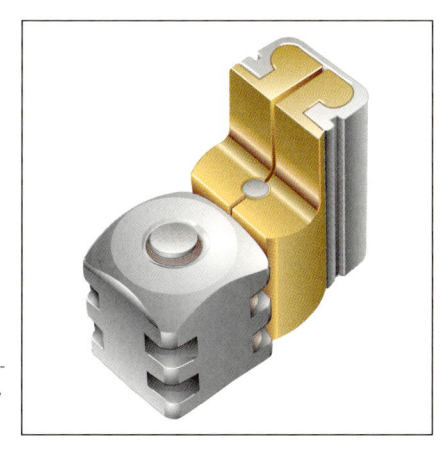

図7-73 Micro-Degutek® アタッチメント。

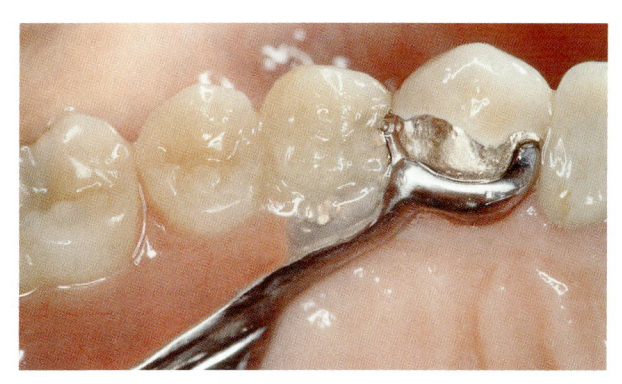

図7-74 Micro-Degutek®で上顎右側犬歯に連結した遊離端義歯。

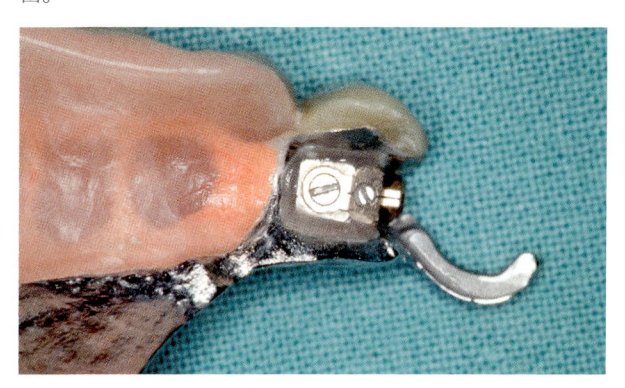

図7-75 Micro-Degutek®の基底面：近心の小さなネジはフリクション調節用。大きなネジを回してパトリックスを外し、交換することができる。

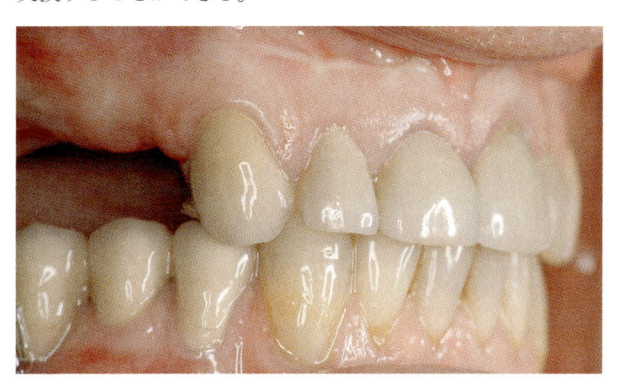

図7-76 歯冠内にマトリックスのある支台歯の上顎右側犬歯。

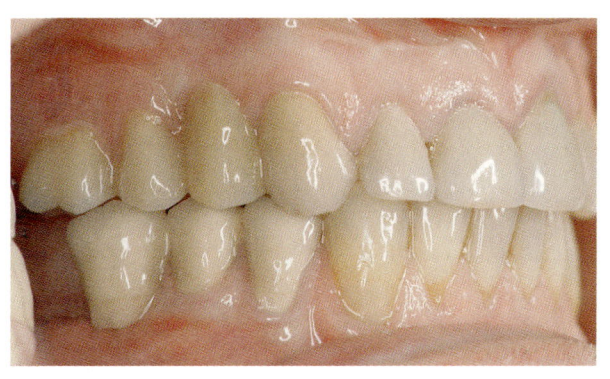

図7-77 上顎右側の遊離端義歯を装着した状態。遊離端義歯の最前方歯はポンティック形態とした。

第VII章　部分床義歯

- アタッチメントを確実に扱うことができ、コンプライアンスが良好な患者
- 精密補綴に対応する歯科医師および歯科技工士の技能

アタッチメントの長所
- 鋳造クラスプに比べ審美性を大幅に改善できる
- 可撤性義歯に対する患者の受容性を高める

アタッチメントの短所
- 鋳造クラスプに比べ支台歯の負担が大きい
- 歯冠外アタッチメントの場合、歯間乳頭の口腔衛生維持を妨げる

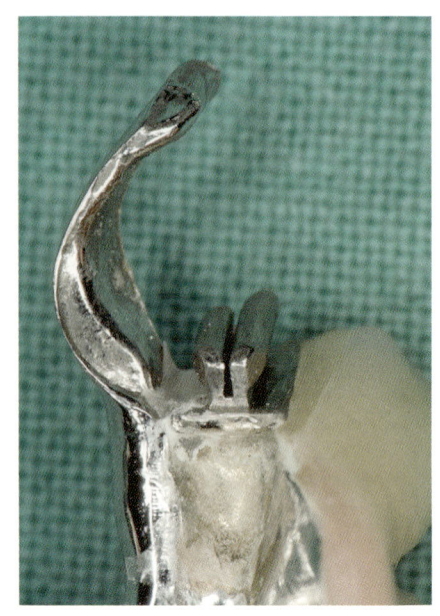

図7-80　Bioloc®アタッチメントのパトリックス。基底面。

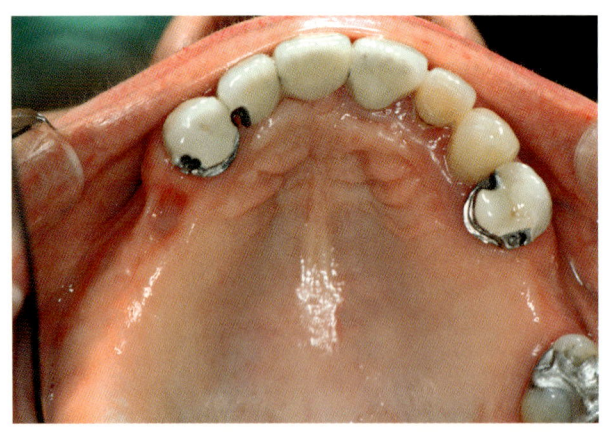

図7-78　上顎の片側遊離端欠損：上顎右側中切歯〜同側犬歯はブリッジ。支台歯である上顎右側犬歯の遠心にBioloc®、上顎右側側切歯ポンティックの遠心に義歯を安定させるチャンネル。支台歯である上顎左側第一小臼歯の遠心にBioloc®。

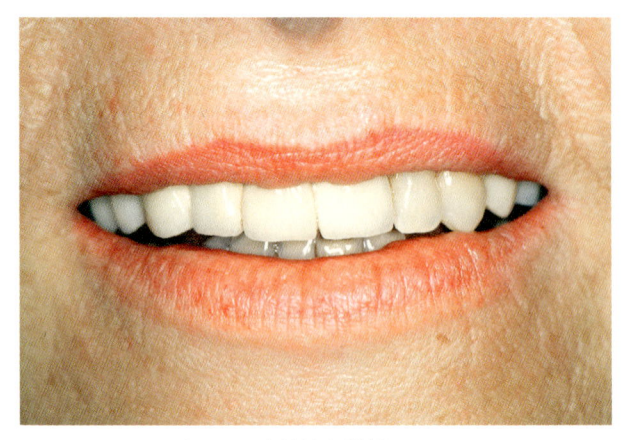

図7-81　クラスプのない審美的な補綴。

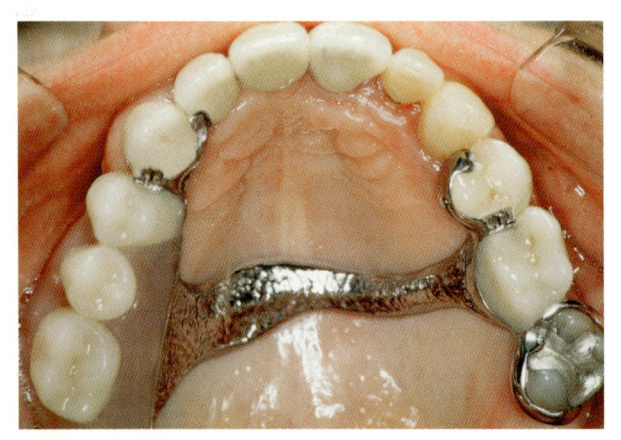

図7-79　装着した片側遊離端義歯。

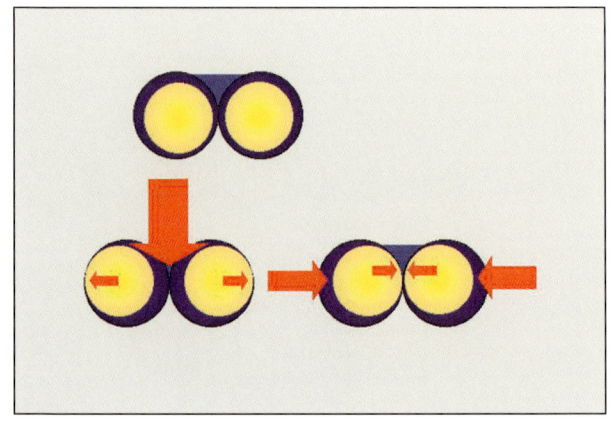

図7-82　Bioloc®のフリクションは並行する二つのシリンダーの間隔を大きく、または小さくすることにより調整する。

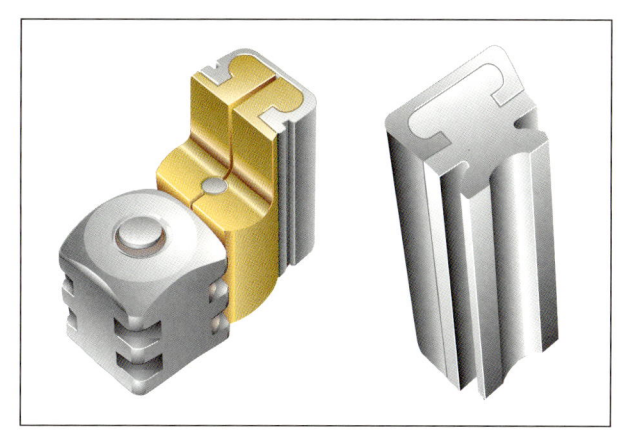

図7-83 左：multi-CON®アタッチメントのマトリックスとパトリックス。右：分割ブリッジ用のmulti-CON®アタッチメント。遠心支台歯を喪失した場合、部分床義歯を維持する非調節性アタッチメントとして利用することができる。

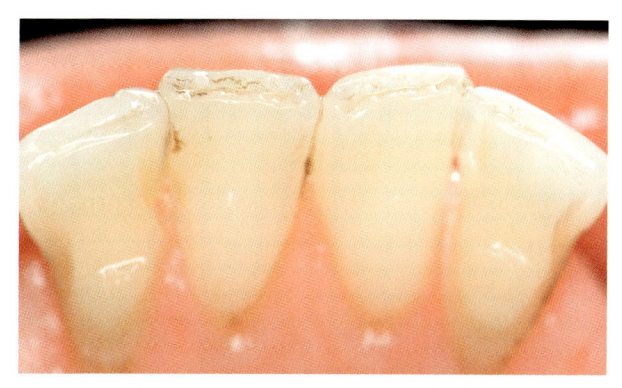

図7-85 接着アタッチメントのウイングの接着領域を形成した状態。

・アフターケア：フリクション調節、パトリックスの交換

アタッチメントの典型的構造
・歯冠内アタッチメント

T型アタッチメント

フリクションを調節できない古典的なタイプのものは今日ほとんど使用されない。ただし、今日の新しいT型アタッチメントも基本的な構造は同じである。

Micro-Degutek®（Degussa Dental社、ハノー、ドイツ）
ネジ調節式のT型アタッチメント。第一のネジを回すと、中央で二つに分割されT字部がマトリック

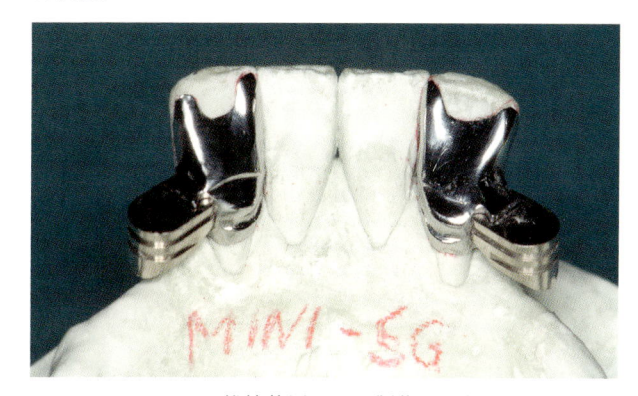

図7-86 Mini-SGを維持装置として製作した接着式歯冠外アタッチメント。

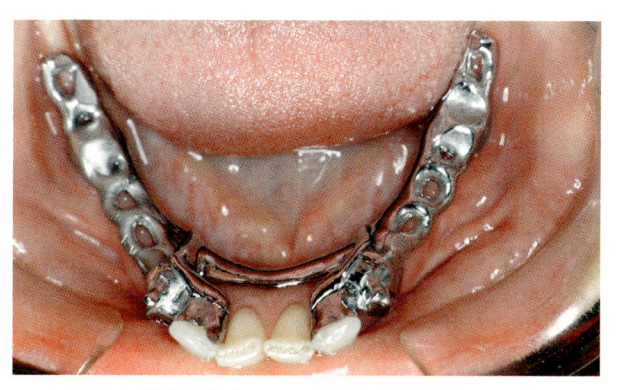

図7-87 下顎遊離端義歯のメタルフレームの口腔内試適。

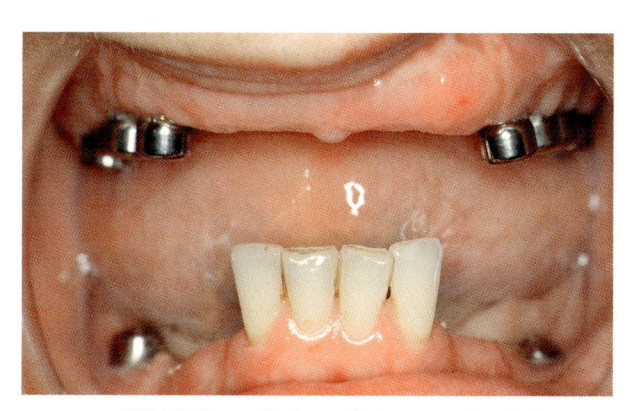

図7-84 下顎前歯部の4歯だけが残存する45歳の患者。下顎臼歯部のインプラントは遊離端義歯の支持が目的である。

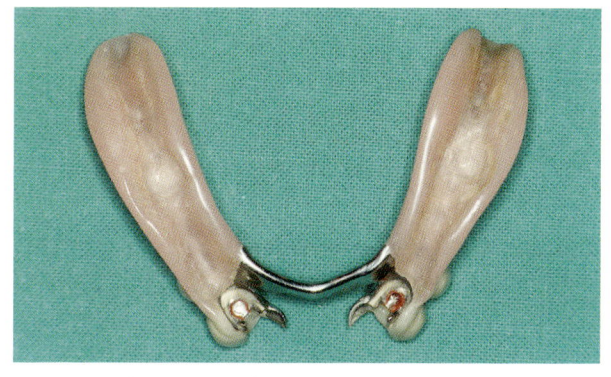

図7-88 完成した下顎遊離端義歯。アタッチメントのフリクションは交換式の調節ネジにより調節することができる。

259

第VII章　部分床義歯

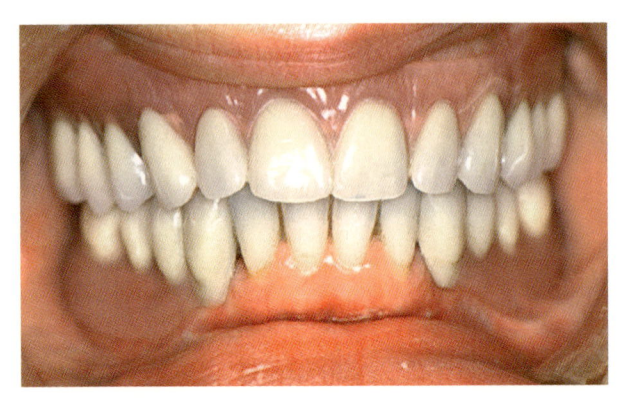

図7-89　完成義歯の口腔内装着時。上顎はインプラント上のバーアタッチメントが維持するハイブリッド義歯。

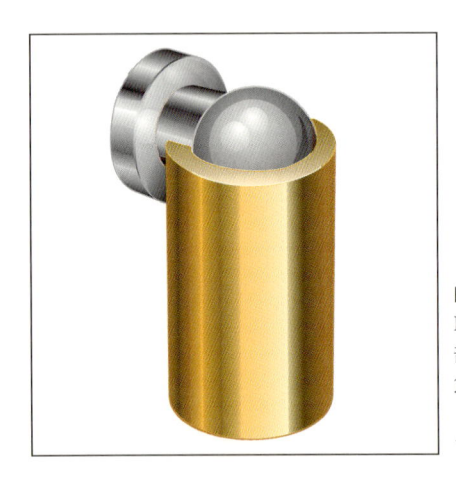

図7-90　Roach-Kugelgelenk®：部分床義歯を関節様の構造により支台歯と連結する係留装置。

スの内壁を圧する。第二のネジによりパトリックス全体を交換することができる（図7-73〜77）。

パトリックスの基底面が粘膜と接触しない場合は歯肉増殖の危険がある。こうしたときにMicro-Degutek®のパトリックス交換ネジでは、歯肉の形態に合わせて基底側を短縮できるようになっている。

Bioloc®（Cendres & Métaux 社、ビール、スイス）

すでに長年にわたり使用されているアタッチメント。パトリックスが並行する二つのシリンダーから成り、補助器具を使用してフリクションを調節する（図7-78〜82）。

・multi-CON アタッチメント
multi-CON® および multi-CON TR®（Degussa Dental 社、ハノー、ドイツ）

Degunorm 合金製のT型アタッチメント。パトリックスはネジによるフリクション調節および交換が可能（図7-83、左）。Multi-CON TR®は非調節性のブリッジ用アタッチメントで、遠心支台歯を喪失した場合には、近心クラウンのマトリックスを部分床義歯の維持装置として利用することができる（図7-83、右）。印象採得用のプラスチック製パトリックスが用意されている。

・歯冠外アタッチメント
SG® および Mini-SG®（Cendres & Métaux 社、ビール、スイス）

二つとも突出するパトリックスに平行のガイド溝が付加されている種類の歯冠外アタッチメントである（図7-72）。このパトリックスを立体的に把持することによりフリクション部の負担を軽減し、チャンネルショルダーのミリングが不要となる。したがって**接着アタッチメント**としての使用に適している。SG®アタッチメントを適用するスペースが不足する場合は、図7-84〜89の臨床例に示すMini-SG®を適用することができる（図7-84〜89）。

Roach-Kugelgelenk®（Cendres & Métaux 社、ビール、スイス）は挿入式アタッチメントではないが、接着アタッチメントとして使用できるという意味でここに紹介する。生体力学的にはボールアタッチメントであり、関節様の係留・連結構造により支台歯の傾斜を防ぐことを目的としている（図7-90）。

6.2.2　二重冠―テレスコープクラウン、コーヌスクローネ

二重冠は支台歯に合着した内冠が外冠を連結した可撤性義歯を支持、維持するクラスプの不要な装置である。外冠は接着法、レーザー溶接法あるいは蝋着法により可撤性義歯に固定する。可撤性義歯は支台歯を相互に連結固定する役目を果たす。このような連結固定は、ブリッジなどの合着による連結固定とは異なり、**二次的連結固定**と呼ばれる。二重冠は、この二次的連結固定により対側支台歯の連結と理想的な安定（クロスアーチスプリント）、そして良好な清掃を可能にする。

二重冠の長所：

・二次的連結固定

- 良好な清掃環境
- 支台歯喪失後の増歯の可能性
- 鋳造クラスプに比べすぐれた審美性：ただしクラウンが二層であり、外冠を被覆する歯冠色材料の層が薄くなるため、審美的要求の高度な症例においては支台歯の歯冠が大きく、歯質を十分削除できる場合にだけ適する

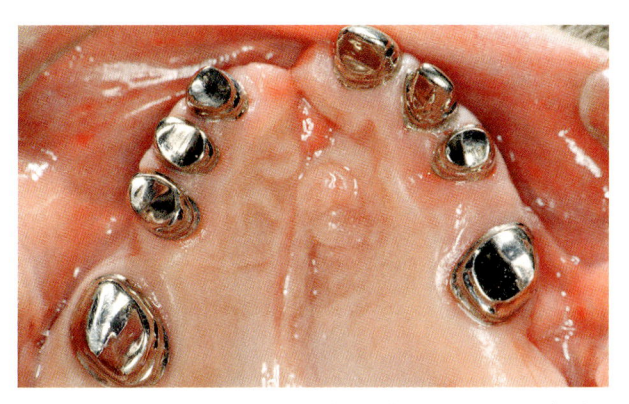

図7-91　唇顎口蓋裂患者：残存歯のう蝕、矯正による歯列弓側方拡大後、側方保定の必要性。

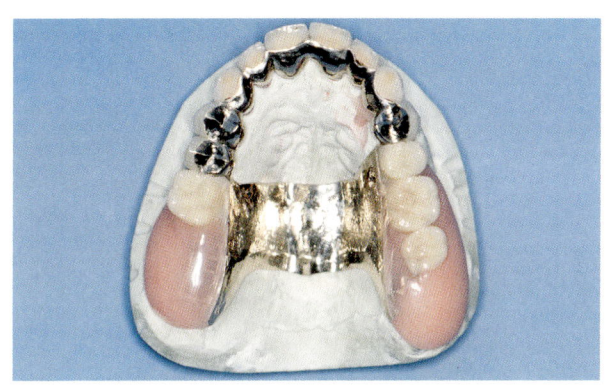

図7-94　部分テレスコープ：上顎金属床義歯、虚弱な歯周組織、ガミースマイル、前歯部にチャンネルショルダーピン（CSP）アタッチメントのミリング、上顎右側第一小臼歯および上顎左側第一小臼歯にフルテレスコープ。

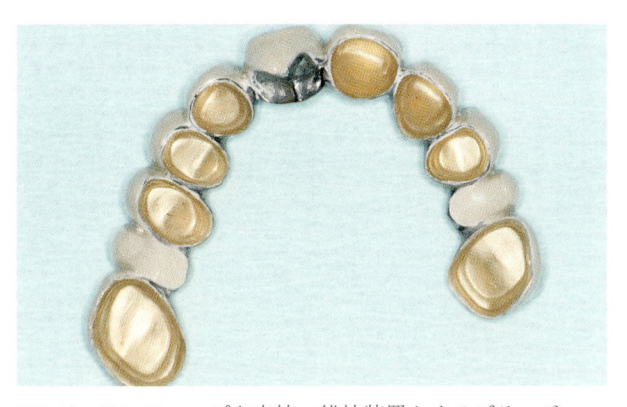

図7-92　テレスコープを支持・維持装置とするブリッジ。

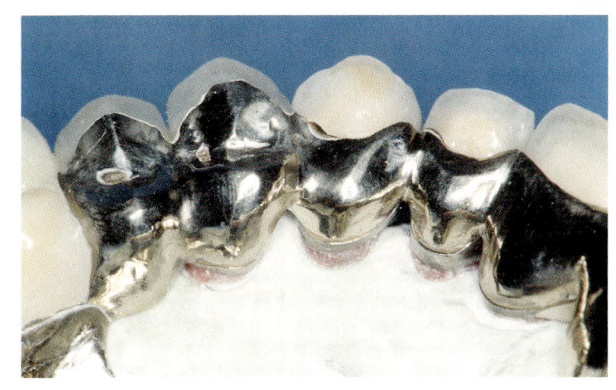

図7-95　完成義歯の右側。口蓋側。

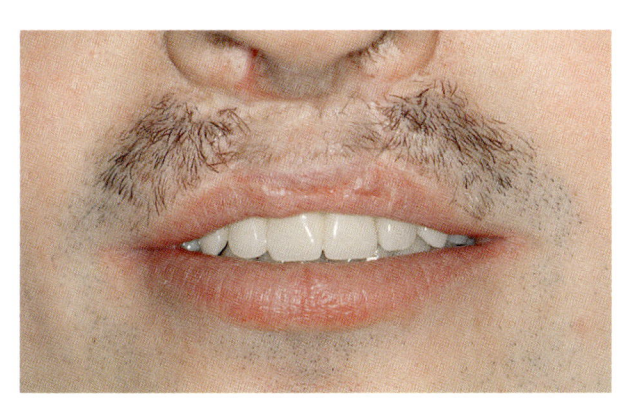

図7-93　口腔内の完成義歯。

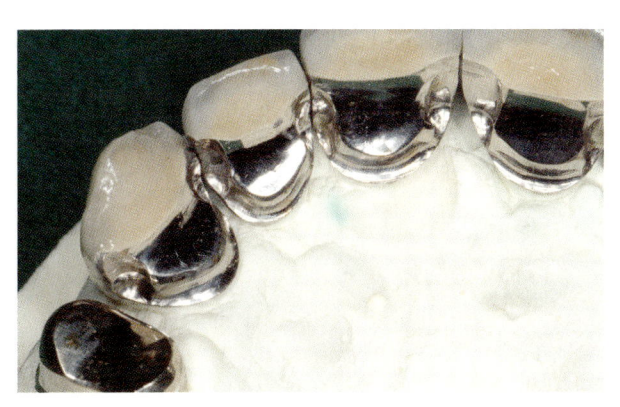

図7-96　ミリングしたチャンネルとショルダー。

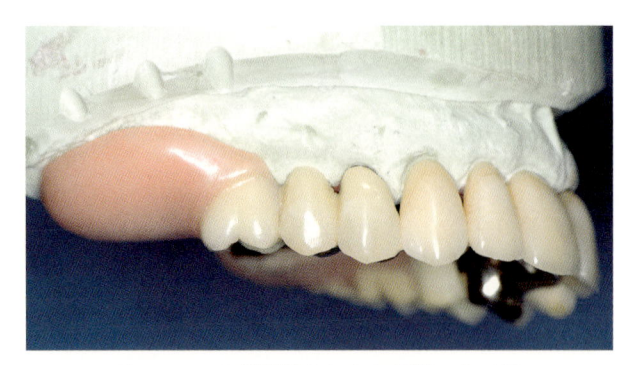

図7-97　ポンティック様形態とした欠損部の人工歯。

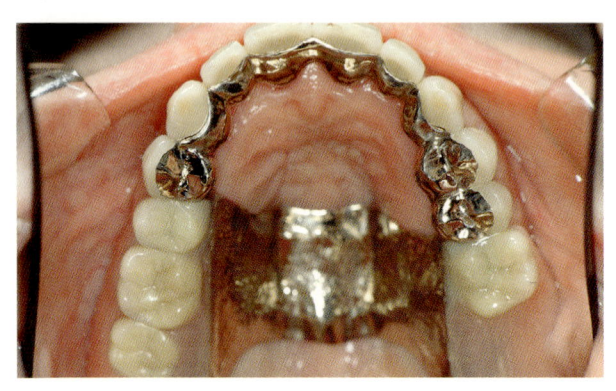

図7-98　金属床義歯を口腔内へ装着。

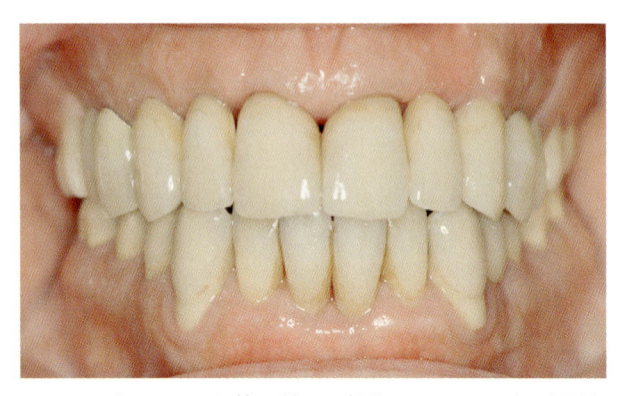

図7-99　ポーセレンを焼き付けた部分テレスコープと上顎左側側切歯部のポンティック。

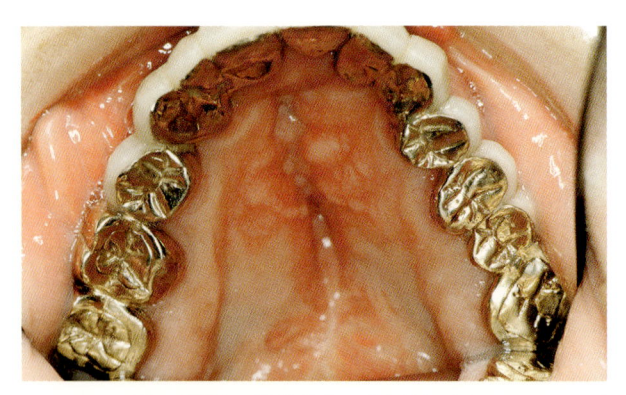

図7-100　34歳の唇顎口蓋裂患者：歯冠長が短いためリングテレスコープをブリッジの支持・維持装置とした。

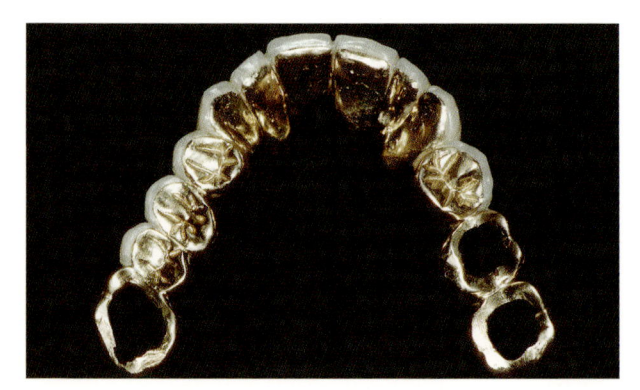

図7-101　大臼歯部のリングテレスコープ。

二重冠の短所
- 高度な技術的要求
- 患者には、義歯を着脱する能力とコンプライアンスが良好であることが要求される

　前記の長所を総合すると、二重冠は歯周組織の虚弱な症例にとくに適する支持・維持装置である。二次的連結固定と良好な清掃条件、支台歯喪失後の増歯の可能性を提供する支持・維持装置は二重冠以外に存在しない。
　二重冠は床のない可撤性ブリッジから部分床義歯、さらにハイブリッド義歯（少数残存歯患者のための特殊な全部床義歯）まで、さまざまな義歯の支持および維持が可能な装置である。
　本章12「**臨床ステップ**」（279ページ）に詳しく説明する**手順**は、実質的に歯科医師による処置で構成される：形成した支台歯の形態に依存する内冠は、ミリング前のいわゆる**リマウント印象**により新しい作業用模型およびミリング用模型に再現されなければならない。ミリング用模型に再現された位置で内冠をミリングし、これを基礎として外冠を製作する。

テレスコープクラウン
　テレスコープクラウンは内冠の外壁が外冠の内壁と平行の二重冠であると理解することができる。内冠と外冠が適合を開始すると同時に、内外冠間に摩擦が生じる。同様に内冠から外冠を分離するときにも、最終的適合状態から内外冠が完全に分離するまでフリクションが持続する。これは歯周組織の虚弱

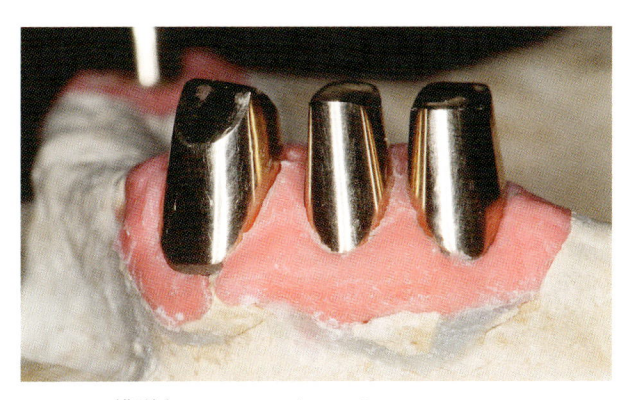

図7-102 模型上のコーヌスクローネ。

な支台歯にとって問題であり、複数の内冠の側壁面を完璧に外壁と平行とするのが歯科技工的にほとんど不可能であることとともに、テレスコープクラウンを否定する根拠となっている（Körber 1983）。

実際には、片側だけを固定したミリング用模型上の内冠はミリング時に傾斜し、完璧に平行な壁面の形成は不可能となる。このため生じる誤差は1〜2°である。このようなテレスコープクラウンとコーヌスクローネの中間的な二重冠をSlavicekはハイブリッドテレスコープと呼んでいる。

テレスコープクラウンに関する専門用語—同義語

内冠—内テレスコープ—一次テレスコープ
外冠—外テレスコープ—二次テレスコープ

テレスコープの種類

・フルテレスコープ（図7-91〜93）
・部分テレスコープ（チャンネルショルダーピン維持装置—CSP）；支台歯が小さい場合、金属層が二重のテレスコープクラウンは審美的な問題を生じさせる。例えばポーセレンを焼き付けた外冠はオーバーカントゥアとなり、不格好に見える。この問題は唇側を通常のセラモメタルクラウンとし、舌側の円筒面をミリングする部分をテレスコープとすることにより解決できる（図7-94〜99）。

・リングテレスコープ
支台歯の臨床歯冠が短い場合、クラウンの厚さに相当する量だけ咬合面を削除し、フリクション面となる側壁面は全高を残す。咬合面は内冠により再現し、外冠とのフリクションを保証する（図7-100、101）。

ワックスパターンの形成から鋳造に至る**二次テレスコープの製作**は歯科技工的に難しく、しかも不正確になりやすい。鋳造した二次テレスコープは、試適するとき一次テレスコープの内冠と面ではなく、不特定数の点で接触するためである。

このため、二次テレスコープの製作は、鋳造法ではなく電鋳法を用いる傾向が強まりつつある。ミリングした一次テレスコープに電解槽中で純金を電着させるこの方法は、一次テレスコープと面接触する二次テレスコープの製作を可能とする。電鋳した二次テレスコープは三次構造（コバルト・クロム合金または貴金属合金の金属床）と接着または溶接する。

コーヌスクローネ

コーヌスクローネは陰圧と楔の作用により義歯

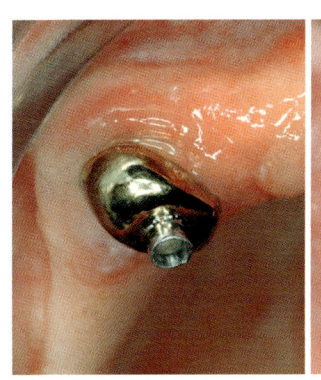

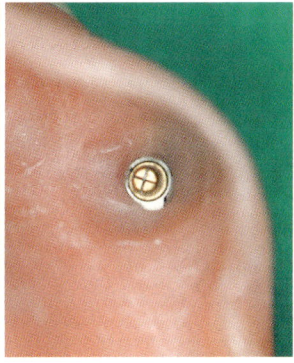

図7-103 アンカー付の根面板：パトリックスは交換可能で、マトリックスはハイブリッド義歯側にある。

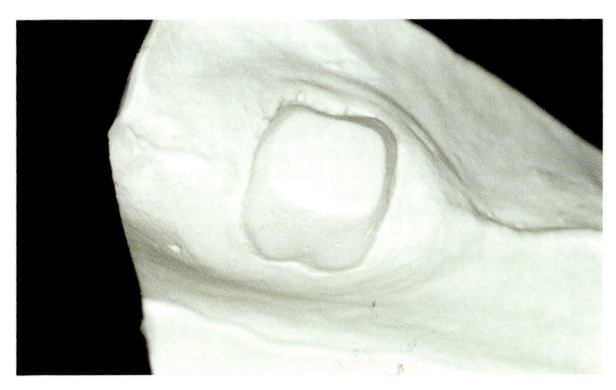

図7-104 第二大臼歯を覆う単純支持型の根面板。

機能	テーパー	維持力（Körber による）
維持装置	4°	2,000p
	5°	1,000p
	6°	500p
支持装置	7°	300p
	8°	0p

を維持する装置である。ただし維持の効果は、内外冠が完全に適合したときに初めて生じる。したがって外冠を引き離すと、維持効果はただちに消失する。これがコーヌスクローネの本質的な長所である（Körber 1983）。

コーヌスクローネの維持力は、わずかながら適合面の粗糙性および唾液の質とも関係するが、本質的には内冠のテーパーに依存する（図7-102）。したがってテーパーにより維持力を調節し、維持装置としての機能を決定し、歯周組織の状態に対応することができる。

コーヌスクローネにも問題は生じうる。例えば部分的に粘膜負担型の部分床義歯あるいはハイブリッ

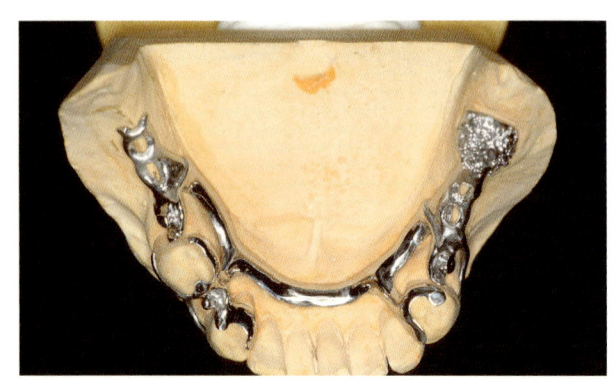

図7-105　下顎義歯のメタルフレーム：左側遠心の根面板が遊離端欠損領域の負担を軽減する。

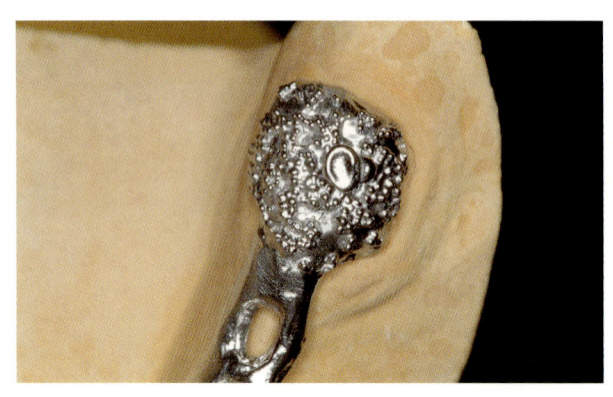

図7-106　根面板の二次構造としての形態を示すメタルフレーム。

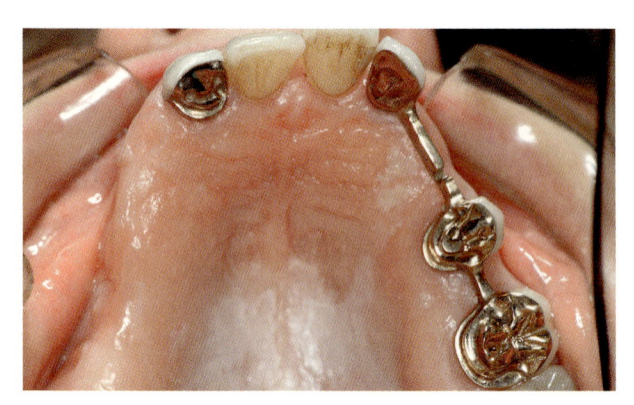

図7-108　右側の遊離端欠損、短い臨床歯冠：上顎左側側切歯、上顎左側第二小臼歯および上顎左側第二大臼歯を連結するバー。上顎左側側切歯と上顎左側第二小臼歯を連結するバーには回転式リーゲルが嵌合する切れ込みが形成されている。回転軸は半円形で、その短径を水平にして義歯を装着したのち回転させ、長径を水平にする。

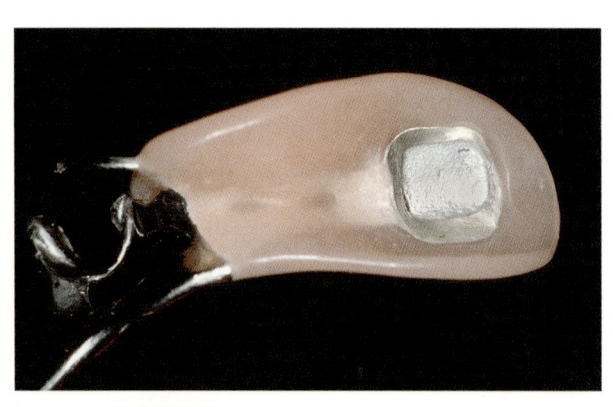

図7-107　完成義歯床。

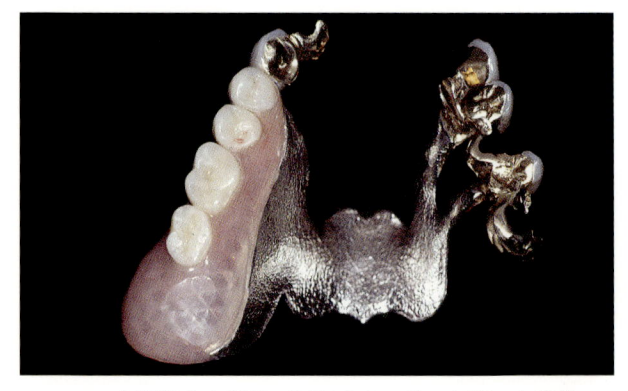

図7-109　上顎部分床義歯。回転式リーゲルを開いた状態。

支持・維持装置

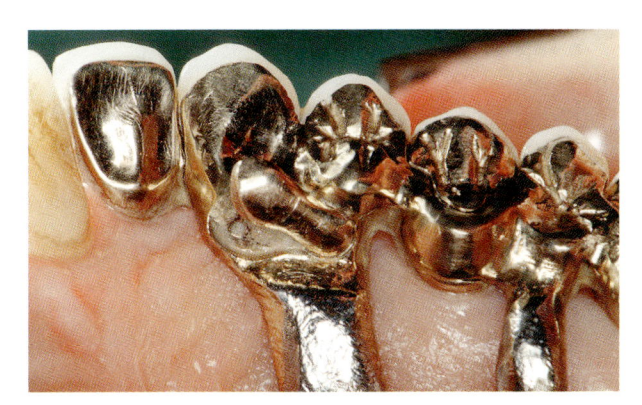

図7-110　開いた状態の回転式リーゲル。

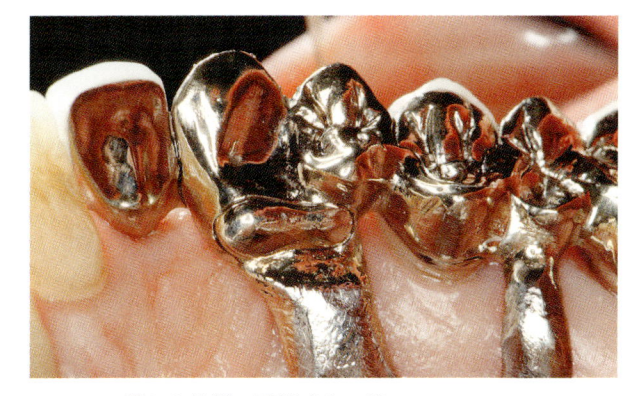

図7-111　閉じた状態の回転式リーゲル。

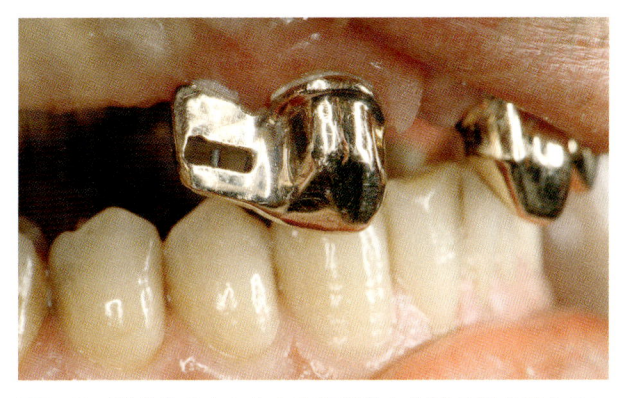

図7-112　28歳のてんかん大発作患者：上顎左側犬歯のテレスコープクラウン内冠の歯冠外延長部に、旋回式リーゲルが嵌合するスリットが形成されている。テレスコープのフリクションの低下を予想し、発作時の安全のため旋回式リーゲルにより義歯を付加的に維持している。

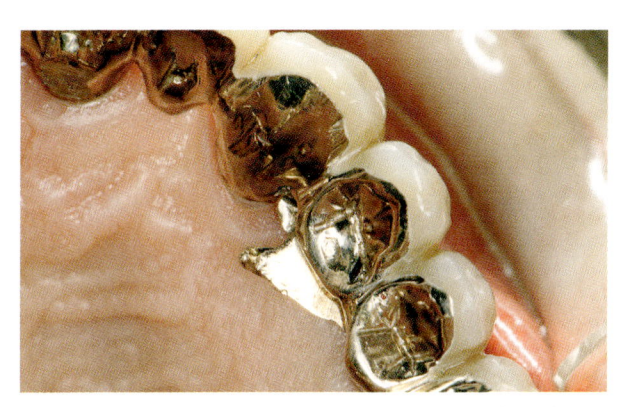

図7-113　テレスコープ維持式ブリッジにおける旋回式リーゲル。開いた状態。

ド義歯のリライニング後、内外冠が完全に適合しなければ維持力はただちに失われる。もちろん、完全な適合を可能にすれば、コーヌスクローネは維持機能を回復する。

　以上をまとめると、二重冠はとくに残存歯の歯周組織が虚弱な症例における部分床義歯、およびハイブリッド義歯の支持および維持において中心的な役割を果たす装置である。テレスコープクラウンとコーヌスクローネの差異は流動的であり、その選択は歯科医師ならびに歯科技工士の主観的判断にゆだねられる。

6.3　アンカー—根面板

　アンカーはある種の維持装置であり、その機能は最大豊隆部を越えてアンダーカット部に嵌合するスナップ（衣服などの留め金）の役目に例えることができる。その維持力は、アンカーを分離するとき最大豊隆部を乗り越えるために必要な力である（図7-103）。

　アンカーは、根管ポストに係留させ、**根面板**上の維持装置とすることが代表的な用途である。義歯の支持だけを目的とする根面板の維持機能は、必ずしも絶対的要求ではない。根管治療あるいはヘミセクション後の大臼歯を根面板で被覆することにより、遊離端欠損を生体力学的に中間欠損に改善することができる。

　根面板は、義歯から伝達される力の作用点を可能なかぎり低くし、歯根の骨内部分と骨外部分との関係を改善できることが最大の**生体力学的**長所で

265

ある。また、義歯に回転の自由度を保証するので、アンカーを支持する歯根の傾斜を軽減することができる。

根面板との区別

単純支持型

- 歯周組織の退縮した歯根、とくに大臼歯（図7-104～107）

支持・維持型

- 部分床義歯およびハイブリッド義歯を典型的な適応症とする根面板（図7-103）。アンカーの交換式パトリックスの位置は根面板側とすることもできるが、義歯側とすれば交換が容易である

支持機能のない維持型

- 不都合なシーソー運動が予想されるとき：最遠心残存歯が第二小臼歯であるため、短い遊離端床、あるいは機能的に遊離端である義歯床からの大きな負担が予想される症例を典型的な適応症とする。シーソー運動は、必ず防止しなければならない。

  マトリックスを義歯床に重合法で固定する場合はスペーサーを挿入し、顎堤に対する垂直方向の運動を可能とする。

6.4 リーゲル

リーゲルは消極的な維持装置である。これを適用するためには支台歯に一次連結するバー、あるいは歯冠外に延長した片持バーが必要である。リーゲルにはさまざまなタイプがある：

- 回転式リーゲル（図7-108～111）
- 旋回式リーゲル（図7-112、113）
- スライド式リーゲル
- 挿入式リーゲル

リーゲルを維持装置とする場合にも、患者にはその操作に必要な能力が、また歯科医師および歯科技工士には、この装置に対する十分な知識が要求される。

リーゲル維持装置の長所：

- 審美性（クラスプのない維持装置）
- リーゲルは歯の欠損部、すなわち骨が喪失していても、リーゲルが必要とする垂直的スペースはわずかで、どのような位置にも設定できるので、臨床歯冠の短い症例にも適用できる
- 維持力が低下しない（消極的維持装置）

リーゲル維持装置の短所

- 支台歯を一次連結するバーあるいは片持バーが歯肉の清掃を妨げる
- 旋回式リーゲルの場合は旋回バーが偶発的に開くことがある（ネジ式フリクション装置でアームが旋回するときの抵抗を調節することができる）

部分床義歯補綴におけるリーゲルは、さほど重要な意味を持たない。残存歯の一次連結は基本的に好ましくないからである。**主要な適用対象**は、支台歯の臨床歯冠が短く、患者がクラスプのない補綴を希望する症例である。また、インプラント補綴におけるハイブリッド義歯の維持装置としても有意義である。

7．大連結子

上顎義歯ではパラタルプレートが、下顎義歯ではサブリンガルバーが大連結子である。大連結子は次のような役割を担う：

1. **反対側との連結**：反対側に欠損歯がない片側遊離端欠損でも、大連結子により十分に大きな基底面の部分床義歯を製作することができる。片側中間欠損症例にクラスプ維持型のブリッジを適用することは、法医学的視点からはなはだ疑問である。ブリッジを誤飲する危険があるためである。したがってこのような症例においては、大連結子により基底面を大きくする必要がある。
2. **反対側への力の伝達**：作用する咬合圧をすべての支台歯に伝達する。支台歯の歯周組織が萎縮している場合、これはとくに重要である。歯を反対側までスプリントで固定すること（クロス

大連結子

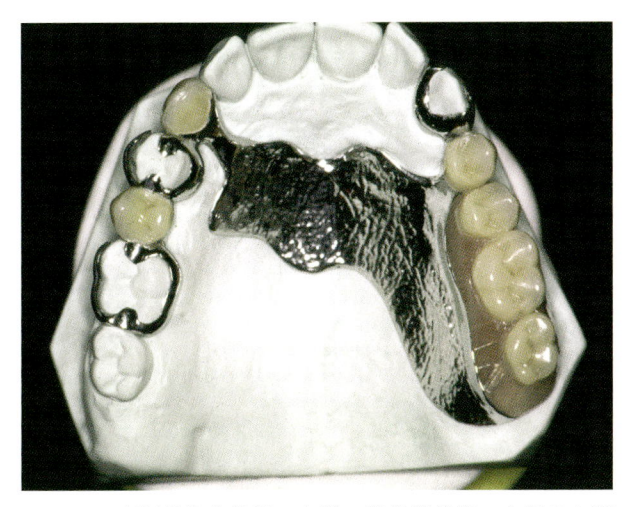

図7-114　上顎部分床義歯：左側は遊離端義歯、右側は上顎犬歯および上顎第二小臼歯をポンティックとする中間義歯で、上顎犬歯のポンティックは柔軟性のある小連結子でパラタルバーと連結されている。

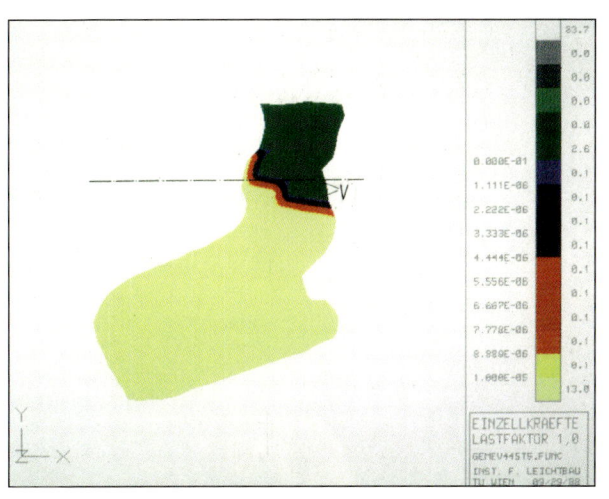

図7-116　荷重が最大のとき義歯床が接する領域：黄色の荷重領域と緑色の荷重軽減領域との境界を波線で示す。境界の走行は義歯が回転する軸とほぼ一致する。

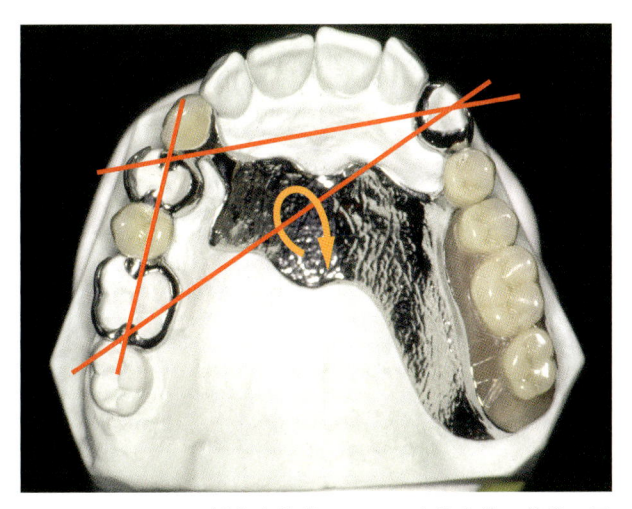

図7-115　図7-114の部分床義歯における生体力学：義歯の回転軸が口蓋を斜めに横断している。

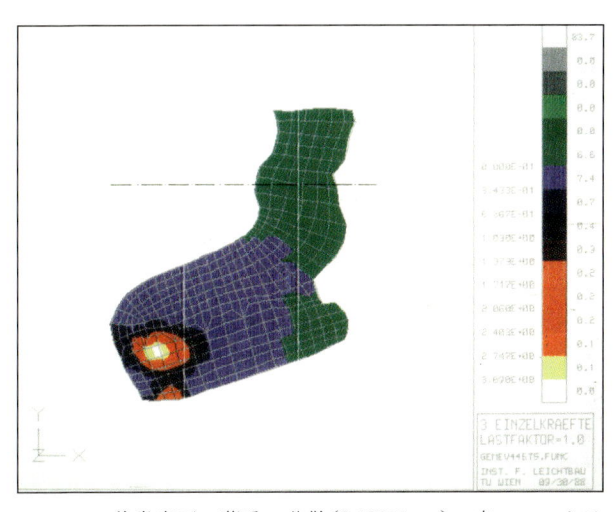

図7-117　義歯床下の荷重の分散(3,19N/mm)：赤のマークは荷重が作用する主要部位を示す。

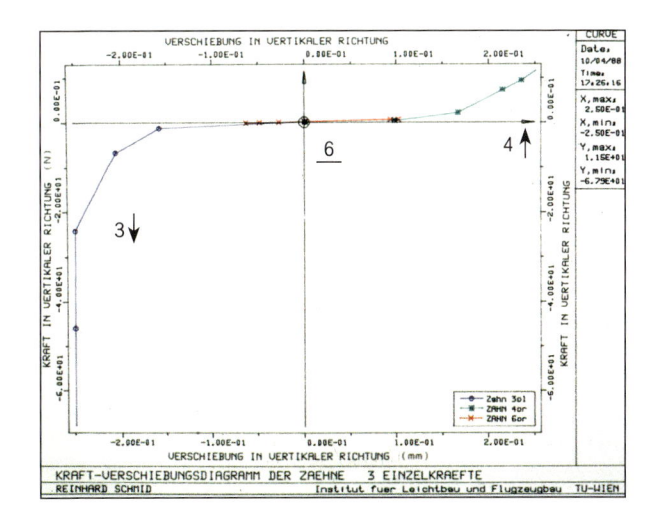

図7-118　グラフで示す支台歯の垂直運動：上顎左側犬歯は沈下し、上顎右側第一小臼歯は挺出する。上顎右側第一大臼歯はわずかに動揺するだけである。Verschiebung in vertikaler Richtung＝垂直の運動；Kraft in vertikaler Richitung(N)＝垂直の力(N)；Kraft-Verschiebungsdiagramm der Zaehne＝力と鉤歯の垂直運動を示すグラフ；3 Einzelkraefte＝上顎左側犬歯に集中する荷重。

267

第VII章　部分床義歯

アーチスプリント)により、複数の支持線上に位置する支台歯を安定化させることができる。この連結法は、例えば動揺する支台歯を安定させる可能性の一つとして考えられる。一つの支持線上を直線的に走行する連結は、一つの軸を中心とする支台歯の傾斜を防ぐにすぎない。支台歯の安定は、この軸と角度をなす支持線上の付加的連結によって初めて達成できる。上顎における半洋梨状に彎曲したパラタルプレートは、下顎のサブリンガルバーよりすぐれた咬合圧の伝達機能を果たす。

3．**支持機能**：粘膜に大きな面積で接するパラタルプレートは、義歯床の顎堤に対する作用とは異なり、口蓋をほとんど変形させない。

7.1　パラタルプレート

パラタルバーは上顎の大連結子である。その**前方限界**は、舌の安静空間を狭めないように三対目の口蓋皺襞とする。**後方限界**は歯科医師および歯科技工士の判断にゆだねられる。患者の希望に反することになるが、あまり面積を小さくすべきではない。面積が小さすぎると咬合圧の伝達機能および支持機能を果たせないためである(図7-9参照)。

残存歯がすでに少数であり、支台歯としての長期的機能に疑問がある場合は全部床義歯への改造を考慮し、後方限界を全部床義歯におけるものと同様のAh-ラインとし、将来レジンで被覆できるようにしておく。これにより後方領域のリライニングが可能となる(図7-140参照、275ページ)。

生体力学

口蓋は矢状的にも側方的にも彎曲しており、したがってこれに対応するパラタルプレートは**半洋梨状**である。半洋梨状のパラタルプレートは非常に剛性があり、ほとんど変形せず、前記の要求を理想的に満たすことができる。半洋梨状パラタルプレートは**中間欠損**および**両側遊離端欠損**症例に適用される(図7-26参照、241ページ)。

歯の欠損部が左右非対称である場合は、前記した半洋梨状パラタルプレートの剛性が問題となる。**片側遊離端欠損**と**中間欠損**が共存する症例に対する部分床義歯は、床義歯とブリッジ様の義歯部分から成る。その構造は、三つの支持点を結ぶ3本の支持線が三角形の支持域を構成し、その1本は義歯の回転軸を成す(図7-115参照)。ただしこれは、義歯が絶対的に剛体であることを前提とする幾何学的な検討である。

Slavicekは1988年、ウィーン工科大学航空機構造・軽量構造研究所(所長：Prof. DI F. G. Rammerstorfer)と共同でパラタルバーの剛性と義歯床下の荷重の分散を**有限要素法**により調査した(Schmid 1988、Böhmら1990)。有限要素(finite element)とは構造物を構成する性質の明確な物理的最終要素である。この物

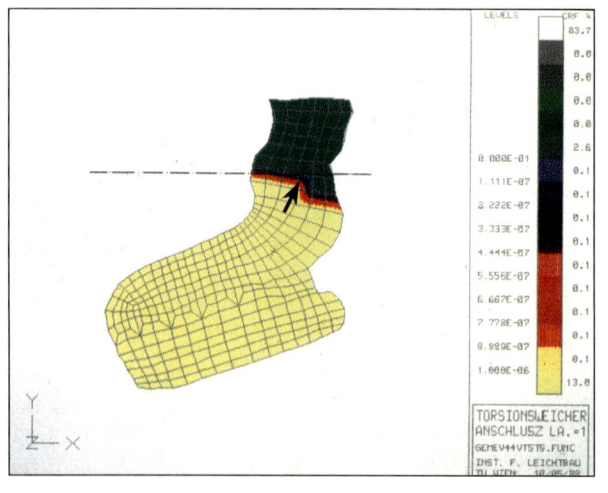

図7-119　柔軟性のある小連結子：荷重領域と荷重軽減領域の境界が左側口蓋のやや平坦な領域へ移動する(矢印)。

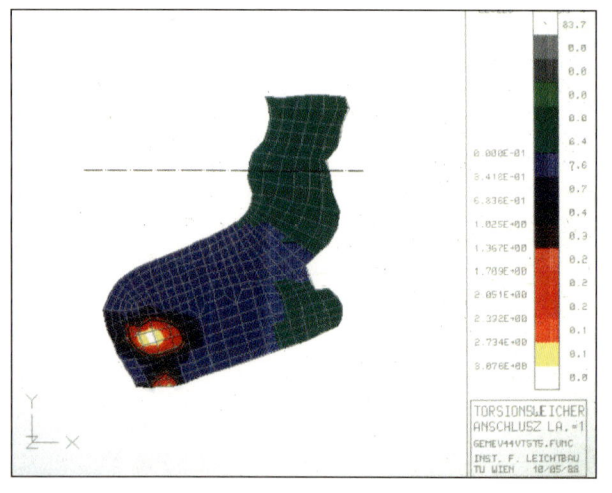

図7-120　柔軟性のある小連結子は荷重のピークをわずかに低下させる(3,17N/mm²)。

体を仮想変形させる有限要素法は、航空機産業および自動車産業などで幅広く利用されている。

Slavicekらは片側遊離端の金属床義歯（図7-114、115）を対象とし、次の分析を行った。

1．荷重は義歯床下でどのように分散されるか？
2．支台歯はどのように動揺するか？
3．小連結子の断面積の大きさはどのように影響するか？

1について：調査データの分析により、義歯床を支持するのは遠心の比較的小さな領域であることが明らかにされた。ただし義歯床の長さは重要な因子である（図7-116、117）。

2について：上顎左側犬歯に圧下および傾斜力が作用し、上顎右側第一大臼歯は事実上動揺せず、上顎右側第一小臼歯は挺出する（図7-118）。

3について：小連結子の断面を小さくすると顎堤に対する義歯床の圧迫が強まるという予想に反し、小連結子の柔軟性により荷重のピークはわずかに低下し、顎堤を圧迫する性質を改善すること、そして荷重領域と荷重軽減領域の境界が荷重軽減領域の方向へ移動することが明らかとなった。パラタルプレートのこの領域に接する部分は柔軟性があり、半洋梨状に彎曲する遠心部分は剛性であった（図7-119、120）。

パラタルバーと支台歯を**柔軟性のある小連結子で連結する方法**は、次に挙げる二つの補綴的理由から片側遊離端欠損の補綴における手段として取り入れられた：

1．圧迫荷重の理想的な分散：大きな面による義歯床の支持
2．回転軸の反対側に位置する支台歯に作用する挺出力の軽減

Jüde（1990）は曲げ試験により、義歯の回転軸の対側にある支台歯に作用する挺出力はパラタルプレートが柔軟であるほど小さいことを確認した。

この実験は、パラタルバーの設計における考え方に大きな変化をもたらした。文献的には義歯を剛体

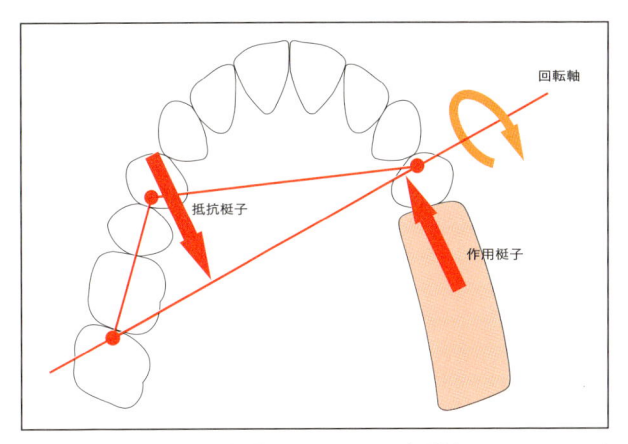

図7-121　作用梃子と抵抗梃子の原理：抵抗梃子をできるだけ長くし、義歯床に対する荷重を軽減する。このためには、回転軸を可能なかぎり後方へ移動させる。

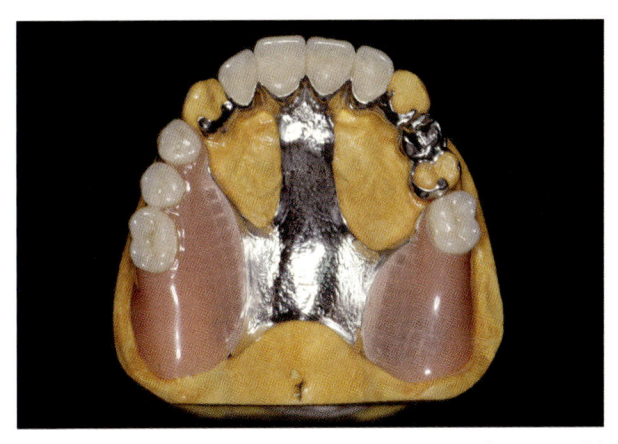

図7-122　柔軟性パラタルプレート：パラタルプレートの幅が狭い部分は平坦な口蓋領域に接する。

と想定し、古典的な**作用反作用の梃子の原理**に基づいて回転軸を可能なかぎり後方に設定することを推奨している（SpiekermannとGründler 1977、Graber 1995）。その目的は、義歯床に作用する荷重とバランスをとるため、回転軸の反対側に位置する残存歯を利用することにある（図7-121）。以下にこの方法を吟味する：

1．作用反作用の梃子の関係だけが考慮され、作用する力は考慮されていない。梃子の原理では、力×力柄＝荷重×荷重柄であるときに均衡が保たれる。しかし、義歯床に作用する力（およそ60N＝6kg）は鋳造クラスプの維持力（最大1kg）よりはるかに大きい。したがって鋳造クラス

プによる均衡関係の達成はほとんど不可能であり、クラスプ以外の維持装置と多数の支台歯の歯周組織を利用して初めて、カンチレバーブリッジにおけるような梃子の原理による均衡を実現することができる。

2．作用反作用の梃子の原理からすれば、義歯の回転軸が後方に位置するほど反作用梃子は長くなる。抵抗梃子が長くなれば、それだけ支台歯に作用する挺出力は大きくなる。
3．回転軸が後方へ移動すると、義歯床の顎堤に対する荷重は不均等になり、荷重のピークが高くなる。

有限要素法による分析は、大連結子の構造に新しい可能性をもたらした。Slavicekは、合金の弾性を利用し、口蓋の解剖学的形態に作用する荷重を生体力学的限度内とする次のような新しい構想を示した：

歯
・生理的動揺度の範囲内の傾斜と挺出
・最大傾斜0.15mm
・挺出の防止

顎堤
・パラタルプレートと支台歯とを柔軟に連結し、床縁を可能なかぎり延長することによって荷重を理想的に分散させる

メタルフレーム
・剛性、捻性および柔軟性の適切な利用による義歯の弾性変形を利用する

これらの目的を、パラタルプレートの構造的な改良により付加的コストを伴わずに実現することは「歯科補綴学の社会的責任」という観点で部分床義歯の原則である。ただしここでは、二重冠あるいはアタッチメントを支持・維持装置とする、いわゆる「高級補綴」においても原理は同じであることを強調しておく。

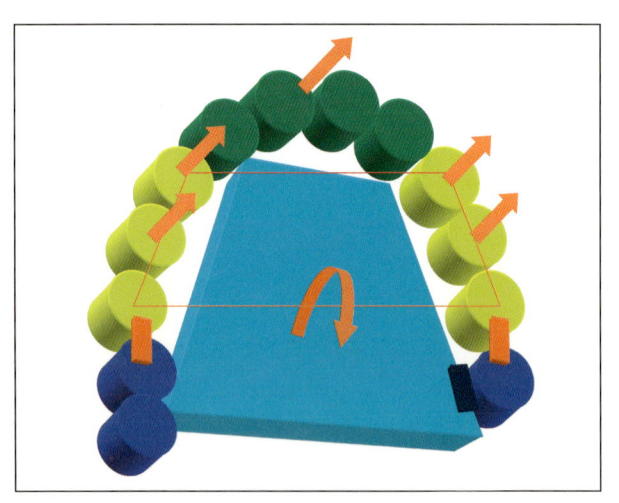

図7-123 前歯部欠損、片側遊離端欠損：剛性パラタルプレートと欠損部すべてとの連結。支台歯を挺出させる力が作用する。

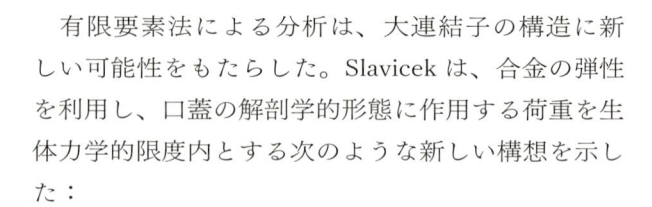

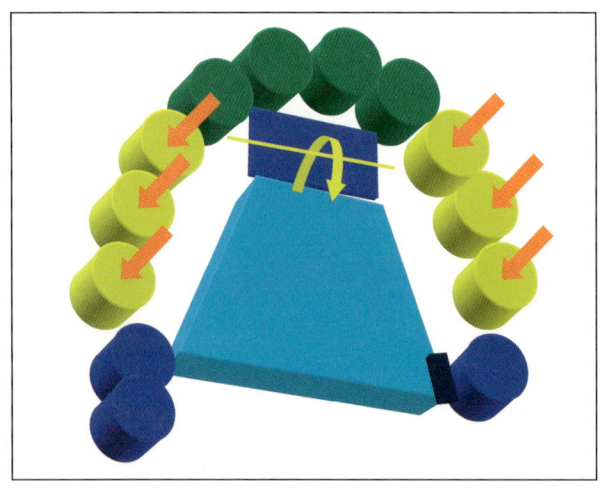

図7-124 図7-123と同じ条件：柔軟性連結子により回転軸が前方に移動し、支台歯に作用する力の方向が逆になる。

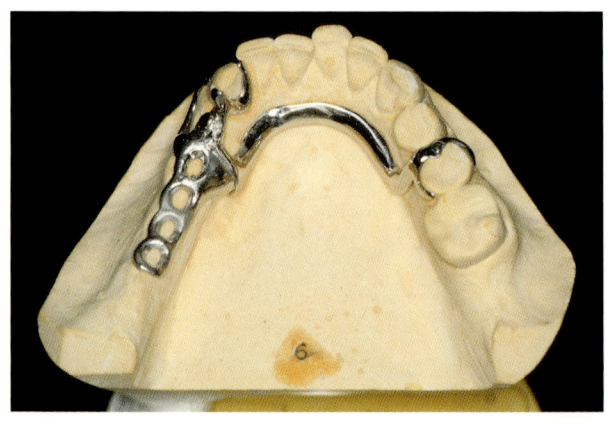

図7-125 下顎片側遊離端欠損におけるサブリンガルバー。

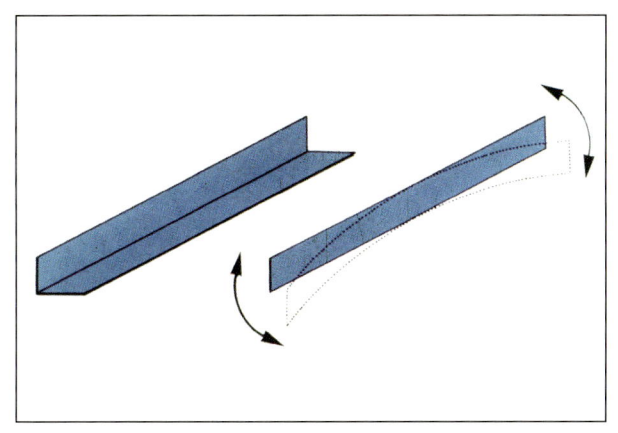

図7-126 断面形態により異なる機械的特性：L字形断面(左)と適度に変形する平坦な断面(右)。

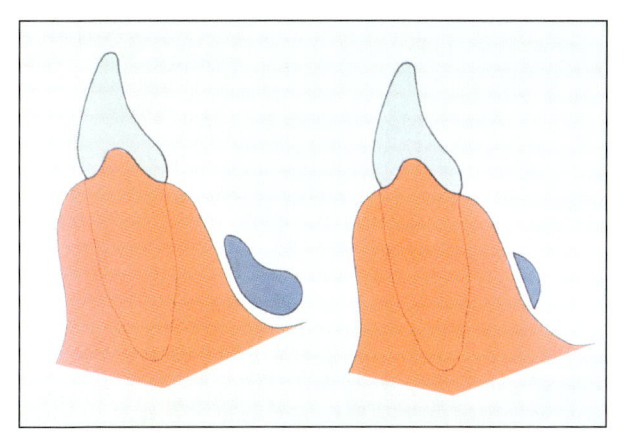

図7-127 図7-126の断面形態のサブリンガルバーへの応用：平板状の2D断面(右)と半洋梨状の3D断面(左)。

サブリンガルバーの物性と適応症

断面形態	物性	適応症	作用
平板状（2D）	柔軟性	中間欠損	好ましくない変形
半洋梨状（3D）	剛性	遊離端欠損	側方的安定

捻性連結子

　これはパラタルプレートの幅が一方の端部に向かって狭くなる大連結子である(図7-12(233ページ)、114(267ページ)参照)。この部分は基本的に桿状の連結子であるから、その長軸を中心に捻転させることができる。桿部は患者の使用感を考慮して断面を半円形とする。断面の大きさはサブリンガルバーの断面に相当する。

・適応症：
　―片側遊離端欠損
・効果：
　―圧迫荷重の理想的な分散と挺出力の軽減
・桿状部の形状：
　―半円形
・断面積：
　―サブリンガルバーの断面積に相当する（2×3mm）
・連結：
　―義歯の回転軸に近づけるため(図7-12参照)、できるだけ近心に設定する

柔軟性連結子（平板状連結子）

　桿状のほか平板状の連結子も弾性の連結を可能とする。平板状の鋳造連結子は、半洋梨状連結子とは異なり柔軟な性質がある。この柔軟性をパラタルバーに利用することができる。前歯部に大きな中間欠損が存在する場合(上顎犬歯間の欠損)、パラタルプレートの口蓋領域で平坦な部分を柔軟な平板状とし、後方部分は剛性の半洋梨状とする(図7-122)。

・適応症
　―前歯部が欠損する片側または両側遊離端欠損
・作用
　―義歯の回転軸を前方へ大きく移動させる可能性
　―義歯床に咬合圧が作用したとき、義歯前歯部の動揺を効果的に防ぐ
　―支台歯に対する荷重の方向が剛性パラタルプレートにおける場合とは逆になる(図7-123、124)
　―荷重の理想的な分散
・適用条件
　―口蓋の前方領域が平坦であること
・形態の付与
　―平坦な口蓋領域を覆うプレート部分は矢状方向

にも側方方向にも彎曲させない
- 小連結子の位置
  —前歯部
  —反対側の中間義歯

前歯部と柔軟に連結する方法の短所は、口蓋皺襞を覆うことである。

7.2 サブリンガルバー

下顎の大連結子はサブリンガルバーと呼ばれる（図7-125）。

位置：
—垂直方向：下顎前歯部の歯肉縁から2～4mm
—水平方向：粘膜からの間隙0.3～0.5mm。この間隔は、義歯床の運動とともにサブリンガルバーが回転し、粘膜に干渉するのを防止する。ただしサブリンガルバーを粘膜から離しすぎると食物残渣が滞留し、あるいは患者が舌に違和感を持つようになる

サブリンガルバーは下顎義歯の片側を反対側と連結することができるが、反対側へ力を伝達する機能は、バーが柔軟であるため限界がある。このため断面の形を変え、剛性を高めることが試みられている。

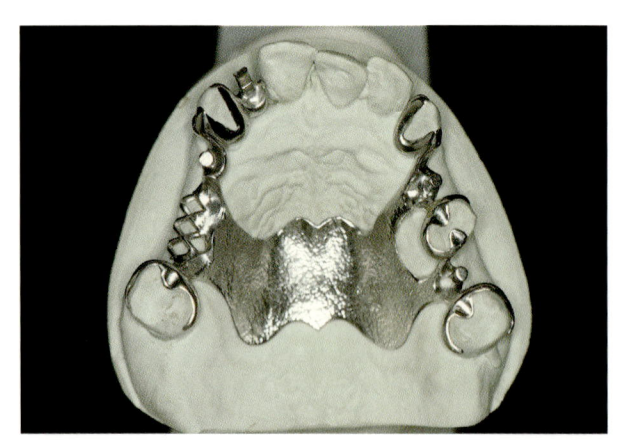

図7-128 上顎部分床義歯における小連結子の理想的デザイン：大連結子から中間欠損部へ導き、支台歯の歯肉縁との交差を避ける。犬歯との連結はカンチレバーブリッジ様の構造とした。

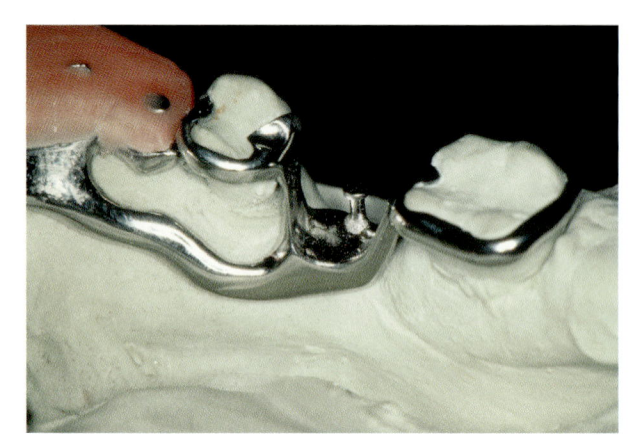

図7-129 機能的には遊離端義歯である下顎部分床義歯：中間欠損部まで延長したサブリンガルバー。下顎右側第一小臼歯の近心と義歯床は連結されていない。

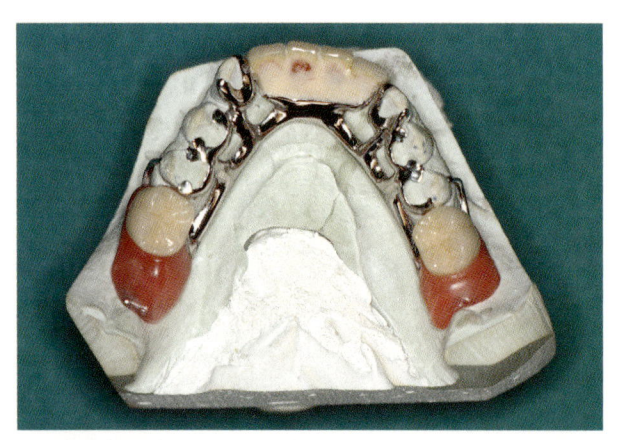

図7-130 小連結子が過剰な金属床義歯。

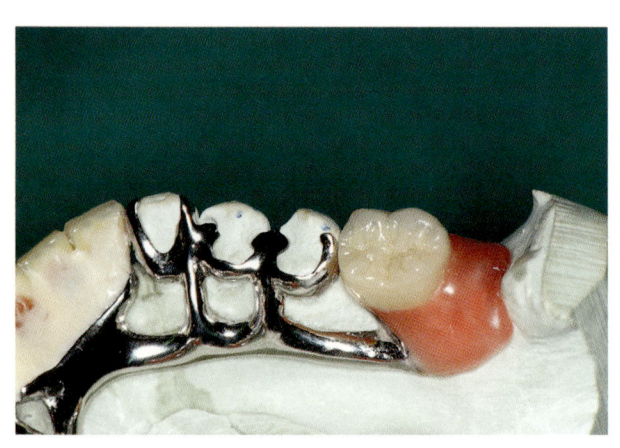

図7-131 口腔衛生上不良なデザイン：サブリンガルバーが十分に剛性であれば、遠心の義歯床を前歯部に連結することができ、小連結子は不要であると考えられる。

鉄鋼技術におけるL字鋼に類似する断面形態はリンガルバーの剛性を高める（図7-126）。

サブリンガルバーの断面形態には、偏心運動時の下顎の変形を考慮した二つのタイプ—2Dサブリンガルバー（断面の平坦な、容易に変形する二次元形態）と3D（三次元形態）リンガルバー—がある（図7-127）。

下顎部分床義歯の遊離端領域の安定性は、開口および前方運動時の下顎の変形への対応という要求はあるものの、それ自体は遊離床を荷重から開放する運動であり、遊離端欠損症例では考慮を必要としない。遊離端義歯に作用する側方力を、垂直的に深

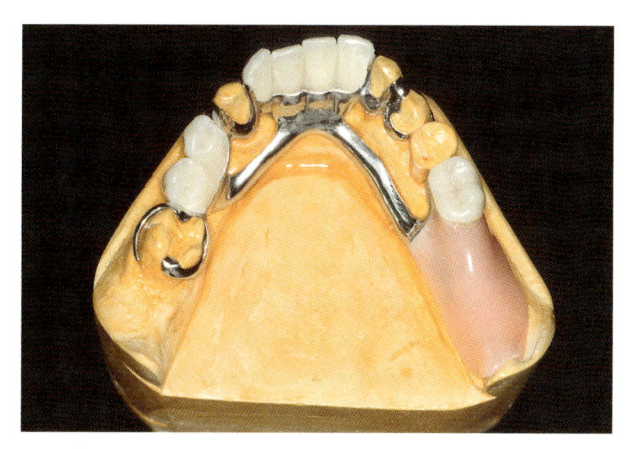

図7-132　図7-130、131に代わるデザイン：サブリンガルバーを遠心義歯床まで延長し、装着感の良くない側方の小連結子を省いた。前歯部人工歯はハーフポンティックとし、小連結子でサブリンガルバーと連結した。

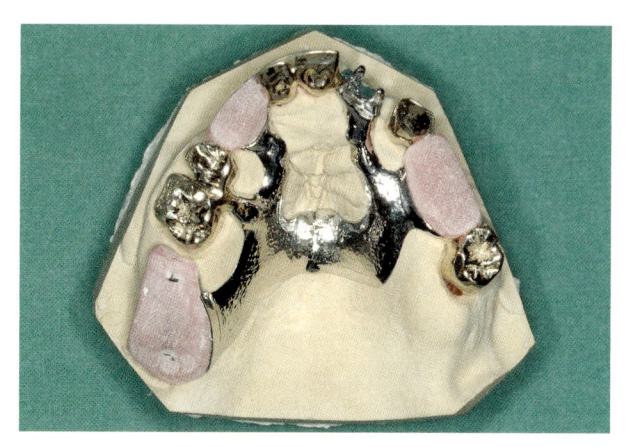

図7-133　テレスコープ維持式のメタルフレーム：左側の小連結子に欠点がある。前歯部中間欠損の義歯床と連結するほうが衛生的、生体力学的にすぐれていたはずである。

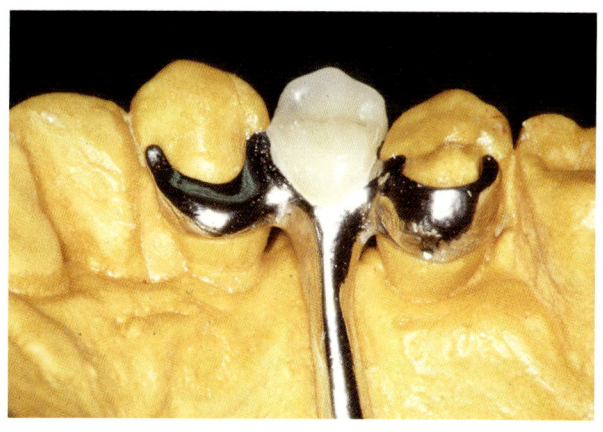

図7-135　小さな中間欠損を封鎖した人工歯：ブリッジのポンティックと同様の形態とし、支台歯の歯周組織に負担を掛けない。犬歯はミリングクラウン。

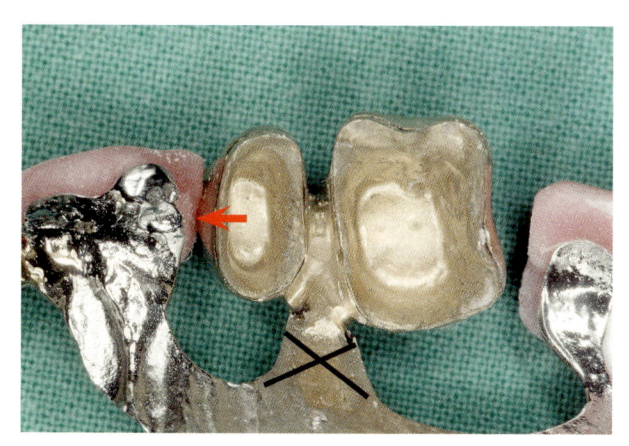

図7-134　図7-133の金属床義歯：外冠を前歯部の義歯床と連結すれば、支台歯の歯肉を覆う小連結子は不要であったと思われる。

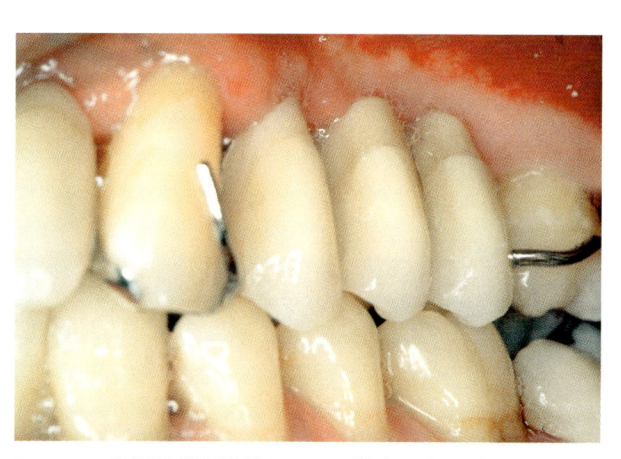

図7-136　歯周組織が退縮している場合でも、ポンティック様の形態とすることができる。

い位置にある剛性のリンガルバーにより軽減することを重視すべきである。

8. 小連結子

小連結子は支持・維持装置と大連結子とを連結する装置である（図7-128）。

小連結子の短所：
- 歯肉縁との交差
- 食物残渣の滞留
- 患者にとって不快

小連結子は歯周病学的にも不都合な性質を有するので可能なかぎり簡素な構造とし、位置的には大連結子から中間欠損部へ導くべきである（図7-129～134）。ただし遊離端欠損部の義歯床の長さを生体力学的に考慮する場合は例外で、小連結子は動揺の少ない支台歯（第一小臼歯）の近心辺縁隆線へ導く（本章5「生体力学的基礎」参照、238ページ）。

9. ポンティックの原理

中間欠損を補綴する人工歯

中間欠損を補綴する人工歯はブリッジのポンティックに類似する形態とすべきである（図7-135、136）。中間欠損の有床義歯による補綴は、支台歯の歯周組織に大きく影響するので（図7-21参照）勧められ

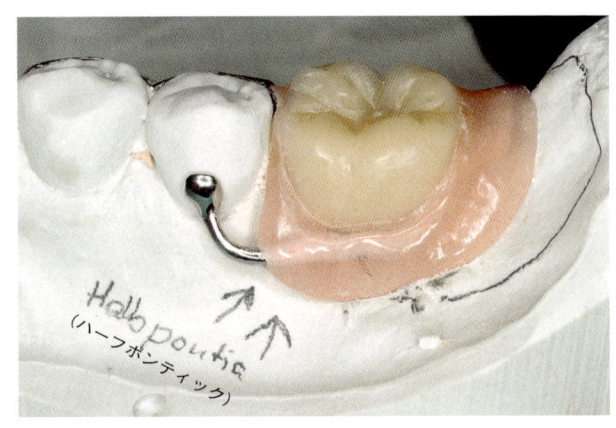

図7-138 不十分な遊離端義歯の頬側：最遠心残存歯の後方に隣接する人工歯がハーフポンティックではなく、不潔域が形成されるほか、義歯床の延長も不十分である。

ない。生体力学的には、支台歯の沈下量は粘膜の弾性より本質的に少ないことが、これを否定する根拠である。したがって中間欠損部を補綴する義歯は、粘膜負担型であってはならない（本章5「生体力学的基礎」参照、238ページ）。

以上の原則の例外：
1. 外科処置後の大きな欠損（腫瘍切除など）
2. 歯周組織が退縮した症例で、抜歯後の期間がなお短く、骨のさらなる吸収が予想される場合
3. 前歯部：とくに上顎前歯部の中間欠損を補綴する義歯は、口唇の支持および発音機能の回復という審美的、機能的な役割を果たすことが要求される。退縮が顕著である場合、この要求には有床義歯によってのみ対処することができる。抜歯後の骨吸収は床のリライニングによって補正する

退縮がわずかである場合はポンティック様の義歯で補綴することができる。このような義歯は、歯科技工士のあいだでは「削り出し義歯」と呼ばれている。

遊離端欠損を補綴する人工歯

残存歯の遠心に隣接する最初の人工歯にも、前記と同様のポンティック形態を与えるべきである。ただし不潔域が形成されるのを防ぐため、完全なポン

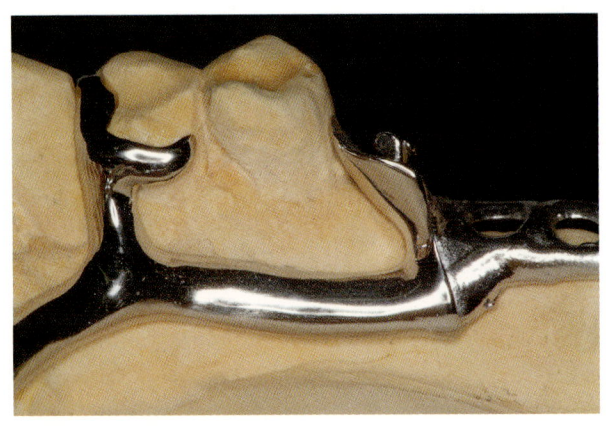

図7-137 下顎部分床義歯のメタルフレーム：ハーフポンティックを受けるシェル部の舌側面観。

ティックではなく**ハーフポンティック**形態とする。この形態は最遠心残存歯の歯周組織への為害作用を軽減し、歯間乳頭が咬合圧により圧迫されることを防ぐ（図7-137、138）。

スマイルラインが高い（ガミースマイル）場合、遠心残存歯後方の人工歯数歯の頬側をポンティック形態とし、床の近心頬側辺縁を後方へ移動させる（図7-97参照、262ページ）。

10. 構造上の基本

部分床義歯の構造は、いずれも存在の根拠を有する個々の部品で構成すべきである。これは補綴学的に確立された要求ではなく、より理想的な部分床義歯補綴の実現を段階的に試みるべきことを意味する。

設計時に考慮すべき因子：
- 生体力学的な観点
- 歯周衛生上の観点
- 患者の希望
- 審美的観点

これら因子の重要度は個々の設計者によりさまざまに評価される。したがって部分床義歯のデザインもさまざまに異なることになるが、それでも、各構成部分にはいずれも存在の根拠がなければならない。歯科を学ぶ学生には「唯一の正しい義歯構造などありえない」ことをここで強調しておく。

設計の目標：
1. 支台歯に対する荷重を生理的動揺の範囲内とする
2. 支台歯を挺出させる力を防止または軽減する
3. 義歯床下の荷重を理想的に分散させる

以下に示す設計法は、作用梃子と抵抗梃子の原理に基づく旧来の方法とは本質的に異なる。すなわち、前者が残存歯を義歯床に作用する荷重の力学的支持として利用するのに対し、以下の方法では部分床義歯の支持および維持に関与するすべての組織の調和を試みるものである。

設計段階で考慮すべき因子は、歯の欠損部の配置に依存する。設計手順は次のように規格化される：

1. 生体力学的要求を考慮した欠損タイプの分類
2. 支持点の決定（このステップはすでに、義歯床の延長といった生体力学的配慮を包含している）
3. 支持点を直線で結び、支持域を求める
4. 支持域の外側にある義歯部分に荷重が作用するか否かを確認する
5. 4の荷重が作用する場合は、義歯がどのように動揺するかを予測する
6. 大連結子の適切なデザインにより、荷重を理想的に分散させる

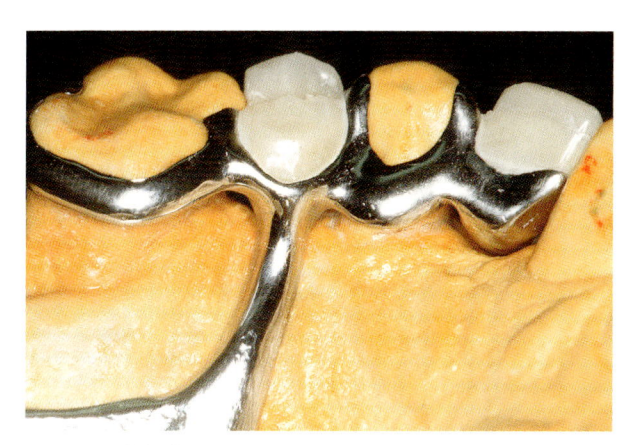

図7-139　側切歯のポンティックを犬歯のクラスプの近心と連結する可能性。

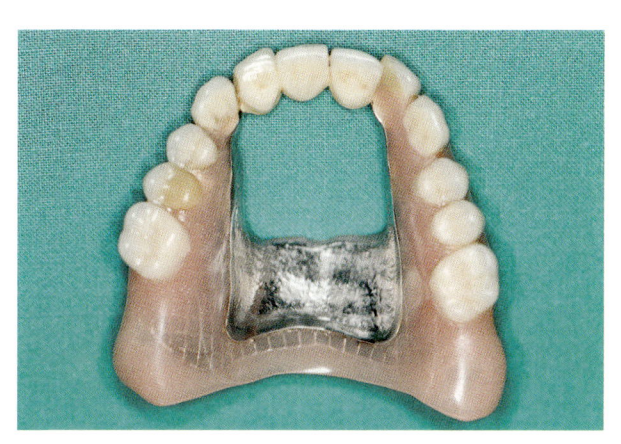

図7-140　ハイブリッドあるいは全部床義歯への改造を予定し、リライニング可能としたパラタルバーの後方領域。

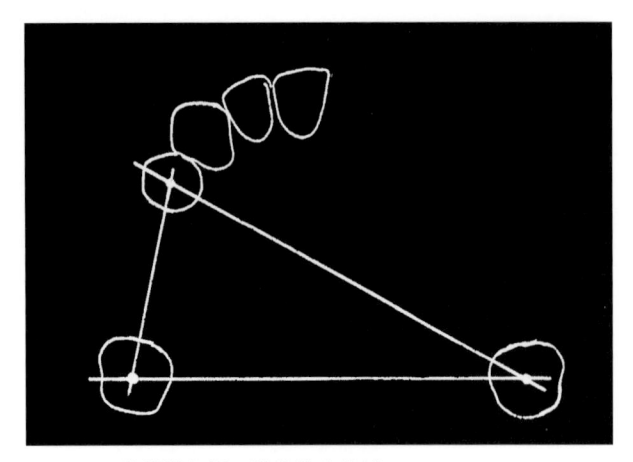

図7-141　遊離端欠損の機能的支持域。

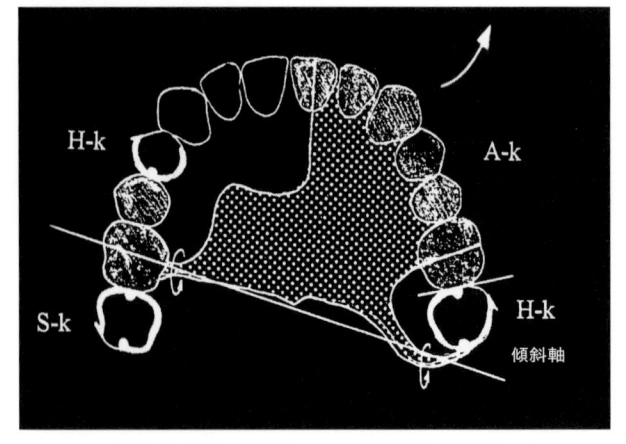

図7-142　部分床義歯の設計：k＝傾斜防止装置、A＝パラタルプレートの付着力、H＝維持装置、S＝支持装置。

中間欠損

人工歯を支持線上に排列し、中間欠損症例の補綴的要求に応える。

大連結子のデザイン：
- 上顎：反対側に力を伝達するため剛性である半洋梨状の連結とする
- 下顎：柔軟性を示す2Dサブリンガルバーの適用を考慮する

遊離端欠損

遊離端欠損においては、欠損部を補綴する人工歯を支持域の後方に排列する。

上顎：

両側遊離端欠損

ほとんど退縮することのない口蓋を利用し、可能なかぎり剛性の半洋梨状3Dパラタルプレートで側方に力を伝達する

片側遊離端欠損

支持線が口蓋を対角線状に横断する。義歯床と他の義歯構成部との柔軟性の連結を避ける。床義歯部をブリッジ様の義歯構成部と分割する（例えば捻性連結子で）

下顎：

片側および両側遊離端欠損

3Dバー、顎堤に対し側方に作用する力の軽減、下顎の変形を考慮することが再び重要な意味を持つ

機能的遊離端欠損

上顎および下顎：

遊離端義歯と同様、義歯床を延長する。

部分床義歯の前歯部に関する特別なヒント

古典的な部分床義歯補綴学における「前歯部欠損はブリッジで封鎖する」という教えは正しい。前歯部欠損部を床義歯で封鎖する場合、義歯と維持装置を連結するために口蓋皺襞を横断する（装着感に劣る）小連結子を必要とし、構造的に難しいことが多々あるからである。また前歯部の人工歯が運動する義歯の影響を受け、その回転軸からの距離に対応して動揺することとなる。

連結の可能性としては、側切歯のポンティックと犬歯のクラスプを連結する方法がある（図7-139）。

金属床義歯の増歯

支台歯の予後に不安があり、いずれオーバーデンチャーあるいは全部床義歯に改造する必要性が予想される場合、パラタルバーの後方領域はリライニング可能な構造とすることができる（図7-140）。

傾斜防止装置

床義歯が顎堤から浮き上がる現象をここでは**傾斜**と呼ぶ。上顎義歯の傾斜は粘着性の食物および義歯の重量によって付加的に助長される。この傾斜を防止する装置は**傾斜防止装置**と呼ばれる。

傾斜防止装置を必要とするのは、残存歯が少数の

遊離端欠損あるいは機能的遊離端欠損症例に限られる（図7-141）。さまざまな傾斜防止装置が個々の義歯部分の傾斜を防止する効果は、ここで**傾斜軸**と定義する因子に依存する。義歯床が顎堤から浮き上がるとき、部分床義歯は欠損部からもっとも遠い左右の支持点を結ぶ線を軸として回転する。この軸が傾斜軸である。義歯の傾斜に抗する維持装置はすべて傾斜防止装置として作用する。

傾斜軸より義歯床側にある維持装置はすべて傾斜防止装置としての役目を担う。

ただし柔軟性要素を採用した場合は状況が異なる（図7-142）：傾斜軸は対向する捻性連結子を結ぶ線が傾斜軸となり、これより義歯床側の維持装置が傾斜防止装置として機能する。回転軸の遠心にあるレストも、支台歯を圧下しないため傾斜を防止する役目を果たす。

傾斜軸を介して義歯床とは反対側にあるレストは、すべて傾斜防止装置として機能する。

傾斜を防止する要素：
1．支台歯の三次元的把持
2．パラタルプレートの口蓋への三次元的な把持
3．傾斜軸より前方の維持
4．傾斜軸より後方のレスト

これら傾斜防止要素は部分床義歯補綴における最重要の課題ではない。しかし義歯床の大きな部分床義歯を設計する際には、いずれにせよ傾斜防止効果をチェックすべきである。場合によっては付加的な傾斜防止装置を計画する必要がある。

11．部分床義歯の咬合

部分床義歯の咬合様式は第Ⅱ章「**咬合と咬交**」で検討した**リンガライズドオクルージョン**とする。Aストップを排除することは機能的にも静力学的にも利点をもたらす（図7-143）：

1．パラファンクションの原因となる下顎側方運動時の臼歯部の干渉防止
2．義歯床下粘膜圧迫の良好な分散

顎堤に相当する荷重限界線を前方から観察すると、咬合面の口蓋側に作用する荷重は口蓋を圧迫し、

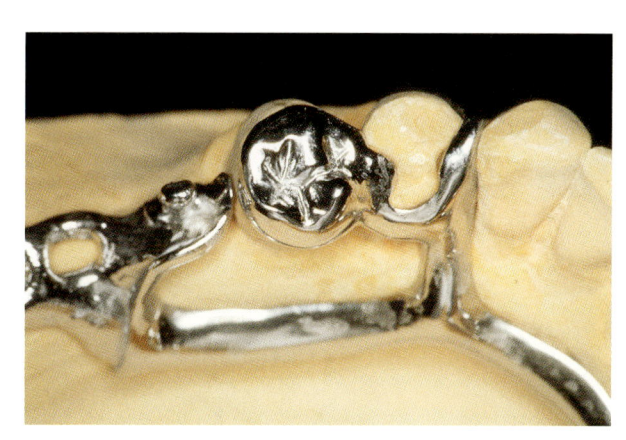

図7-144　下顎小臼歯上のメタル機能面。

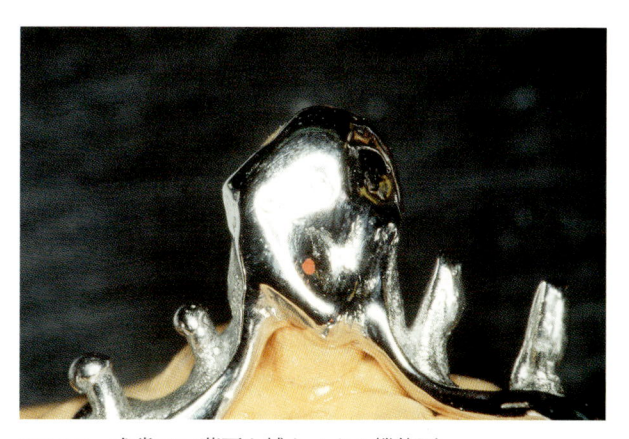

図7-145　犬歯の口蓋面を補うメタル機能面。

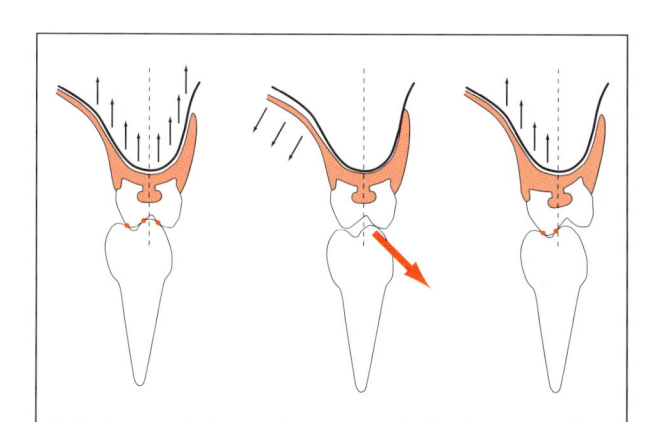

図7-143　左：A、BおよびCストップ、中；偏心位での荷重は義歯の反対側を浮き上がらせる；右；リンガライズドオクルージョンにおける均等な圧迫。

277

頬側が咬合接触するときは義歯が口蓋から浮き上がる。

義歯の人工歯に対する偏心位の荷重は避けなければならない。偏心運動を誘導する場合は残存歯により安定させる。

前歯部人工歯

歯軸が傾斜し、咬合圧が斜面に作用する前歯は支持歯として適さない。これは義歯の前歯部についてとくに言えることである。

- 中心位：前歯部人工歯には、中心位で咬ませたとき、厚さ8μmのShimstockの箔が引き抜ける程度のわずかなコンタクトを与える
- 前方位：偏心運動時の前歯部人工歯に対する荷重は避けるべきであり、前方運動時には下顎第一小臼歯に対する上顎犬歯の遠心窩の誘導により、前歯部を離開させる

前歯部の排列に際してはインターコロナルフリースペースを保証しなければならない。下顎は咀嚼運動開始時に前方、側方に開口する。人工歯がこれに干渉することは絶対に避ける必要がある（Slavicek 2000）。

メタル機能面

これは咬合面の高さ不足を補うために鋳造する付加的な咬合面キャップである。これにより、支台歯をクラウンで被覆することなく咬合を挙上することができる。犬歯の口蓋側を金属で補い、犬歯誘導のための機能面とすることも可能である（図7-144、145）。

臼歯部—レストとしてのメタル機能面
前歯部—上顎の口蓋側、下顎の切縁を覆うメタル機能面

したがって移動した犬歯に—大きな手間をかけることなく—機能的役割を担わせることも、補綴計画時に検討することができる（本章12「臨床ステップ」の症例参照）。

咬合─リライニング

Spiekermannは1975年、部分床義歯の使用者は補綴後2年ですでに25％が過蓋咬合を示すと報告している（4年半後には70％）。義歯床下の骨が吸収され、義歯床を支持する機能が失われるからである。部分床義歯の機能を維持するためには咬合機能を定期的に診査し、粘膜が支持する義歯領域を適切にリライニングする必要がある。すでに記したように、部分床義歯のリライニングは全部床義歯でのそれより重要である。これは支台歯の動揺度が、義歯床の垂直運動により大きくなるためである。

リライニングのためには、まず義歯床の粘膜面にポリサルファイド、シリコーンあるいはポリエーテルゴム接着／印象材を注入し、患者の口腔内に挿入したのち、印象材が硬化するまで咬合した状態を保たせる。場合によっては機能運動を行わせることもできる。

ここでは、リライニングは、正確に適合しない部分床義歯を調整するための手段ではないことを強調しておく。正確な一次適合こそが長期的に安定する義歯を患者に提供する唯一の手段であり、一次適合の厳しいチェックは最重要事項である。

12. 臨床ステップ

実際の部分床義歯補綴は規格化したステップに従って進めるのが望ましい。このステップは、適用する支持・維持装置に本質的に依存する：

1. 鋳造クラスプを支持・維持装置とする金属床義歯
2. ミリングクラウンおよび鋳造クラスプを支持・維持装置とする金属床義歯
3. ミリングクラウンおよびアタッチメントを支持・維持装置とする金属床義歯
4. テレスコープクラウンまたはコーヌスクローネを支持・維持装置とする金属床義歯

以下にステップの実際を歯科医院（P）と歯科技工所（L）に分けて示す。

1について：鋳造クラスプを支持・維持装置とする金属床義歯

P1 　—既往歴の調査
　　—所見の記録：充填歯、生活歯／失活歯、動揺度、歯周所見
　　—X線検査：歯周および歯内の状態
　　—上顎および下顎研究用模型の製作（アルジネート印象）
　　—解剖学的フェイスボウトランスファー（以下ATB）を用いる研究用模型の咬合器装着
　　—下顎基準位の咬合採得
　　—咬合関係が明確でない場合は習慣性咬合位の採得＊
　　—必要に応じ側貌頭部X線規格写真の撮影
　　—補綴方法がすでに決まっている場合は、健康保険者の承諾を求める申請書を作成し、患者に交付する。
　　　＊残存歯が少数である場合は、正確な咬合採得のため**咬合床**を製作する必要があり、したがって患者をあらためて来院させる。

L1 　—模型の製作
　　—上下顎模型の咬合器装着
　　—選択的に：

遊離端欠損あるいは残存歯が少数の場合は咬合床を製作する

診断と補綴計画
　P1で得られたデータを基に診断し、補綴計画を立案する。この補綴計画には使用感および審美性に対する患者の希望を考慮することを心がける。

P2 　—生体力学および増歯の可能性の考慮
　　—患者に対する補綴計画の説明
　　—保険者の承諾の確認。個人負担患者の場合は治療および補綴料金の見積書を提示する。個人負担以外の患者には患者負担額について説明する。料金ないし個人負担額に対する患者の同意を求める（文書による確認）。
　　—レスト座の形成：支台歯が充填されている場合は、充填が完璧な状態にあること、充填後6ヵ月以内であることを確認する。疑問があ

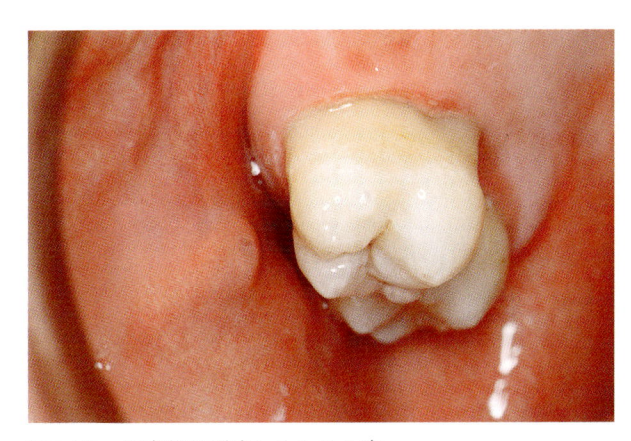

図7-146　臼歯部に形成したレスト座。

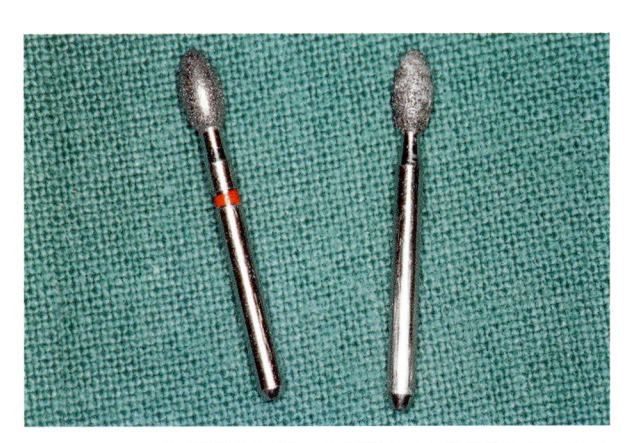

図7-147　レスト座形成に用いる卵形および球形のダイヤモンドポイント。

第VII章　部分床義歯

る場合は再充填すべきことをここで強調しておく。

—臼歯部：臼歯にレスト座を形成する切削器としては、大きな歯には卵形、小さな歯には球形のダイヤモンドポイントが適する（図7-146、147）。

注意：アンダーカットの形成は絶対に避ける（う蝕のリスク）。

—前歯部におけるグリッパー：円筒形のダイヤモンドポイントで形成する。ここでも、正確に歯軸方向ないし歯冠方向にはわずかに収斂する窩を形成すべきことに注意する（図7-148、149）。

—印象採得と作業用模型の製作：この臨床例で示すのは、非常に単純化した**個人トレーを用いるアルジネート印象法**である。まずリムロックトレーを使用して下顎および上顎遊離端欠損領域の一次印象をシリコーンで採得し、歯列および顎堤部の印象が残らないようにトリミングする（図7-150）。次いでこのトレーにアルジネート印象材を盛り、精密な二次印象を採得する。口蓋の精密な印象を採得するためにはごく薄いアルジネート層を必要とするので、盛りすぎないよう注意する（図7-151）。

—ATB

—咬合床を利用する咬合関係の記録。基礎床は一般に粘膜負担型であるが、レジン箔を圧接成型する方法で製作し、残存歯に支持させることもできる（図7-152）。

—義歯構造のスケッチ（図7-153）

—色調および形態の選択

L2　—作業用模型の製作（図7-154）

　　—咬合床の製作

P3　—最終的な咬合採得

L3　—上下顎模型の咬合器装着

　　—人工歯の排列（図7-155）

P4　—蝋義歯の口腔内試適（図7-156）

　　—咬合および咬交のチェック

　　—審美性のチェック

L4　—排列した歯列のシリコーンのコアによる記録。このコアにより、すでに口腔内でチェックした歯列をメタルフレーム上に正確に再現することができる。

　　—金属床の製作（本章13「金属床義歯の製作」参照）

　　—シリコーンのコアを利用して人工歯をメタルフレーム上に排列し、ワックスで固定する

P5　—人工歯を排列した金属床の口腔内試適（図7-157）

　　—クラスプのレストとレスト座の正確な適合を確認する

　　—大連結子のチェック：

　　上顎—口蓋を圧迫することのない**パラタルプレート**の適合、とくに後縁領域の正確な適合（さもないと食物残渣が滞留し、空気が流れる通路が二つ形成されるため発音上の問題が生じる）

　　下顎—舌側歯肉と**サブリンガルバー**の間隔は0.3〜0.5mm（安全間隔）

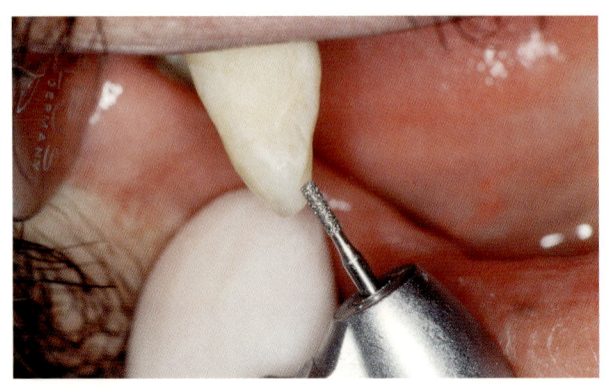

図7-148　グリッパーのレスト座の形成。

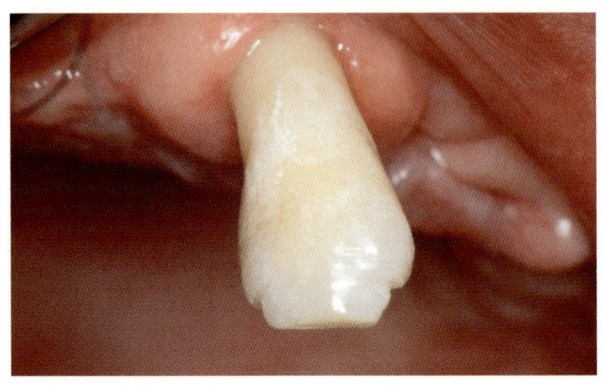

図7-149　形成したグリッパーのレスト座。

臨床ステップ

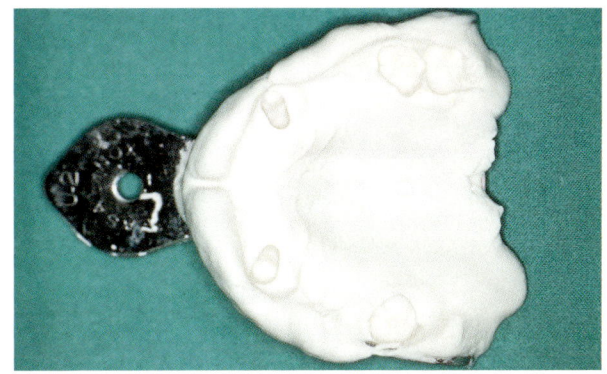

図7-150 歯列部の印象を除去し、口蓋領域を封鎖したリムロックトレー。

図7-151 単純な個人トレーで採得したアルジネート印象。

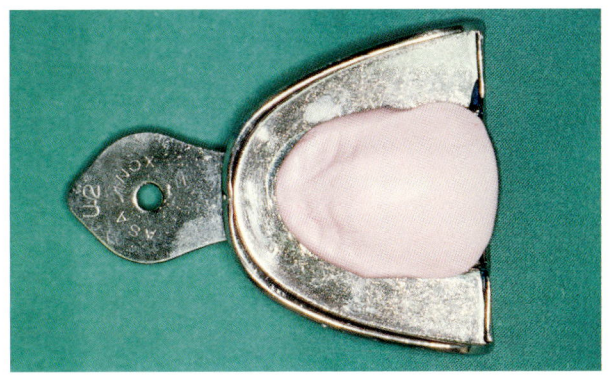

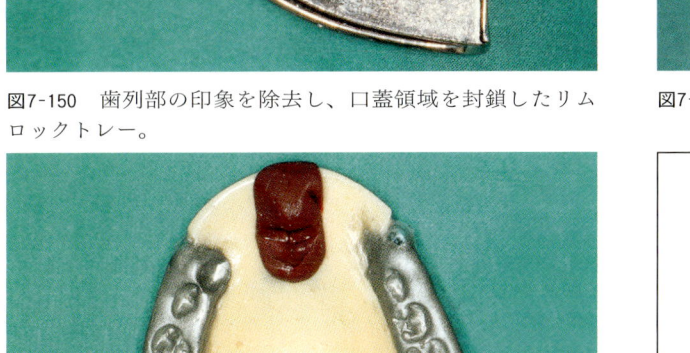

図7-152 圧接成型した厚さ0.5mmのレジン箔上の咬合堤。

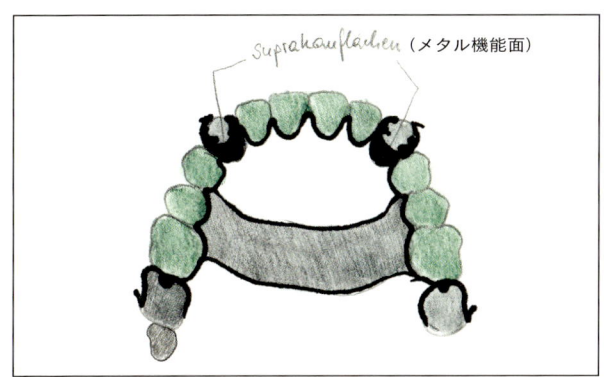

図7-153 義歯のスケッチ：変位した犬歯にはメタル機能面を計画。

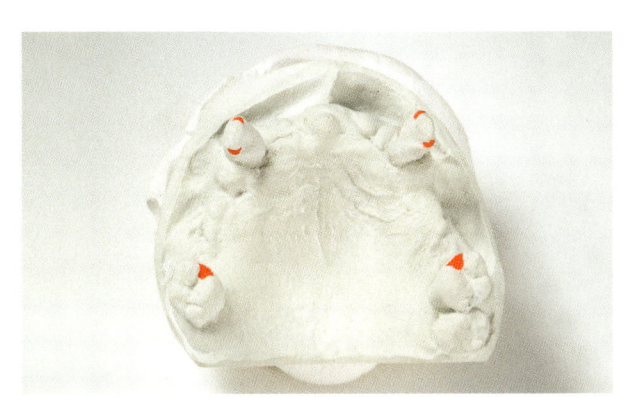

図7-154 レストの位置を記入した作業用模型。

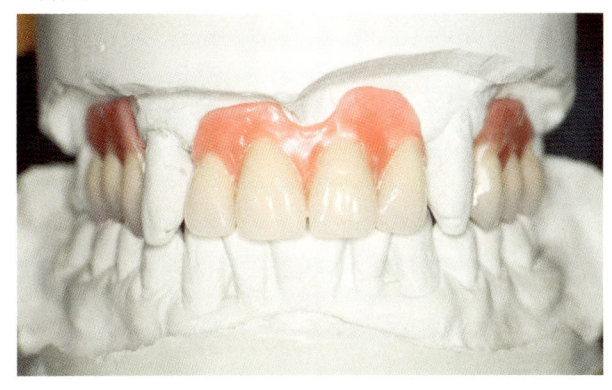

図7-155 排列した蝋義歯。

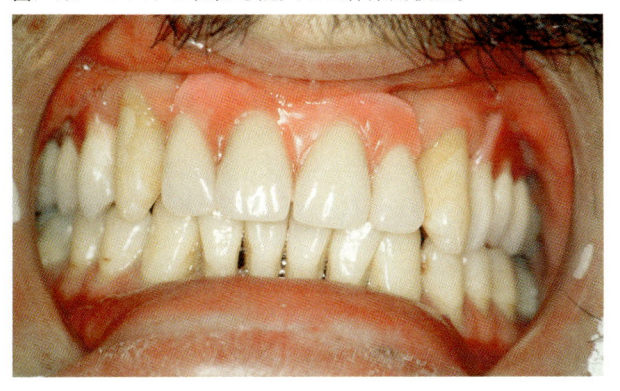

図7-156 蝋義歯の口腔内試適。こののちメタルフレームのワックスパターンを形成する。

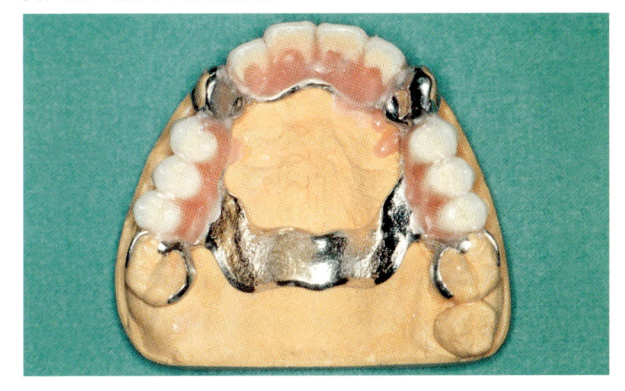

図7-157 メタルフレームと排列した蝋義歯。口腔内試適の準備をした状態。

281

第Ⅶ章　部分床義歯

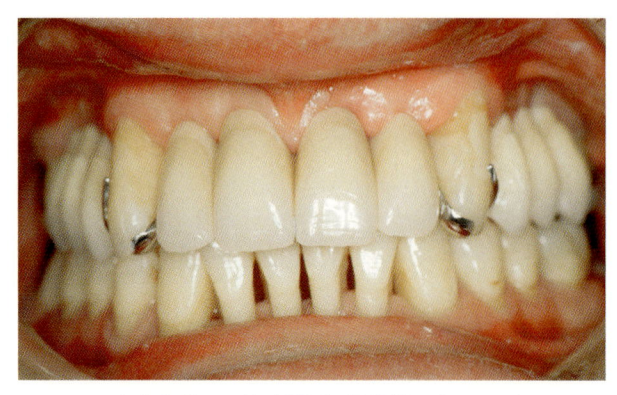

図7-158　完成義歯の口腔内試適。前歯部はすべてポンティック様の形態とした。

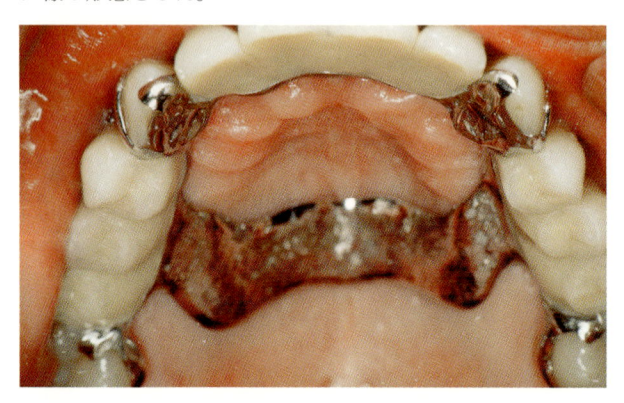

図7-159　犬歯のメタル機能面。

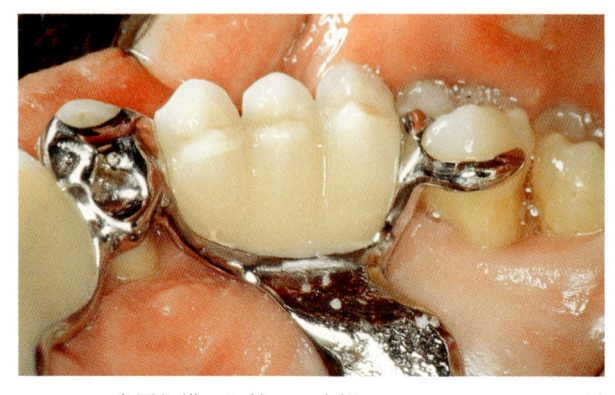

図7-160　歯周組織の退縮した症例におけるポンティック様形態の人工歯。支台歯の辺縁歯肉は開放されている。

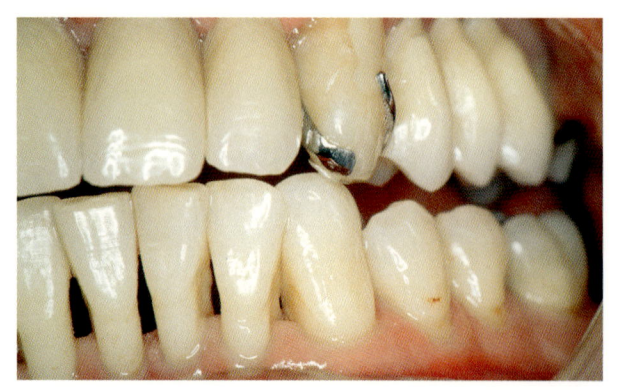

図7-161　メタル機能面による犬歯誘導。

―必要に応じて咬合および咬交のチェック

L5 ―義歯の完成：**ポンティック**および**ハーフポンティック**の仕上げ、義歯床基底側の重合（ワックスパターンの形成および基底側の重合時にスペーサーとして利用した義歯床遠心領域の大きさ1mm²の四角い金属部分はレジンで覆わない）

―咬合器への再装着：咬合接触のチェックと修正

P6 ―完成義歯の咬合器上でのチェック

―口腔内装着：咬合、咬交、審美性のチェック（図7-158〜161）、義歯の扱い方に関する患者指導（鏡を見ながら練習させる）、口腔清掃指導

P7 ―1週間後のチェック（咬交、衛生状態）

―リコール期日の合意（6ヵ月後）

2について：ミリングクラウンおよび鋳造クラスプを支持・維持装置とする金属床義歯

可能なかぎり侵襲の少ない歯科補綴を志向すべき今日、支台歯をクラウンで被覆する方法は、厳しい判断が要求される。維持歯に充填物やう蝕がない場合は接着式アタッチメントの適用を検討すべきである。

ミリングクラウンの適応症：

・広範な充填物、う蝕を示す維持歯
・審美的な問題
・維持効果に疑問のある維持歯
・装着方向の選択が困難な維持歯

支台歯は二つのステップに分けて処置する。まずP2で支台歯形成を行い、製作したミリングクラウンをP3で仮着したのち、印象を採得する。これにより、誤差の生じやすいリマウント印象によるクラウンの作業用模型へのトランスファーが不要となる。

次の場合は、ミリングクラウンの仮着法を用いるべきではない：

a）咬合を挙上する場合（ミリングクラウンは咬合を挙上した状態で製作する）。

b）例えば既存の金属床義歯を暫間義歯とする場合（製作した新しいミリングクラウンに適合させることはできない）。

c）クラウンの修正が必要な場合には、処置時間を短縮するため、ミリングクラウンをリマウント印象法により作業用模型にトランスファーすることができる。この模型上でクラウンを修正し、金属床を製作する。

ステップ

P1 —所見の記録、患者との話し合いと補綴法の説明（図7-162〜164）
 —ミリングクラウンおよび金属床に対する健康保険負担申請書の作成と交付

L1 —模型の咬合器装着

最終的補綴計画および費用計画

P2 —保険負担の確認。個人負担の場合は費用の見積書の提示
 —ミリングクラウンのための支台歯形成
 —印象採得
 —ATB、中心位の咬合採得

L2 —作業用模型（クラウンブリッジ技工用）の製作と咬合器装着
 —歯型のトリミング、スペーサーの塗布
 —欠損部への人工歯排列
 —金属床の製作を考慮したミリングクラウンのワックスアップ。これにより初めて、適切な断面のクラスプのレスト座を適切な位置に形成することができる。装着方向はこの時点で決定する
 —ミリングクラウンの製作：作業用模型へトランスファーする場合は、正確なトランスファーのためにレジンのキャップ（リマウントキャップ）が必要である（図7-165）

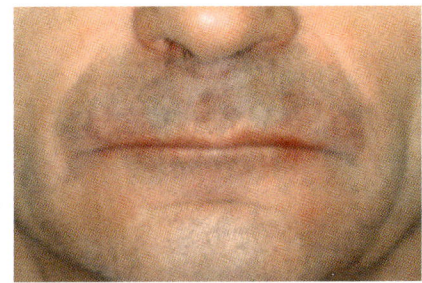

図7-162　62歳の患者：垂直顎間距離が明らかに減少している。

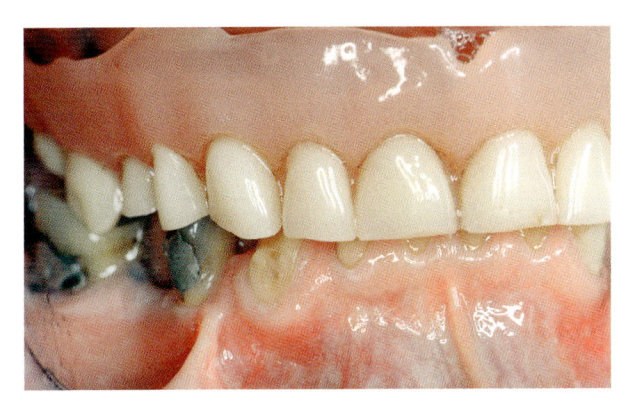

図7-163　口腔内所見。

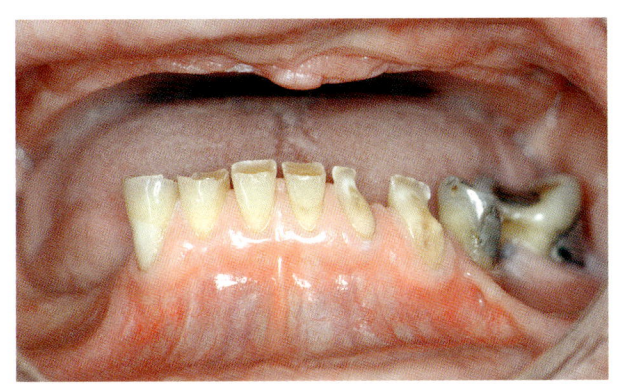

図7-164　咬耗の著しい前歯部。

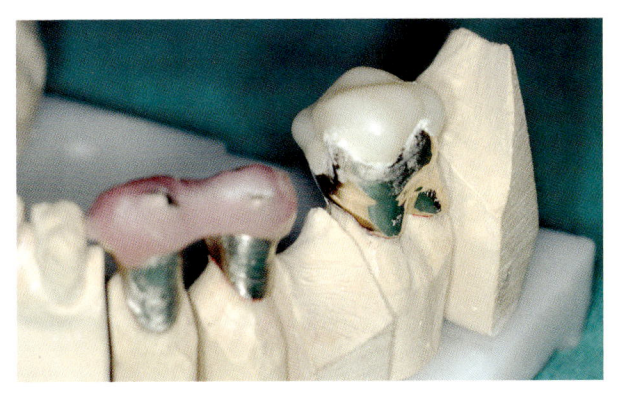

図7-165　リマウント用キャップの準備：咬合を挙上するため、犬歯クラウンのメタルフレームのトランスファーが必要である。

第VII章　部分床義歯

P3 ―ミリングクラウンの口腔内試適：辺縁封鎖性、咬合および咬交のチェック
―ミリングクラウンの仮着
―個人印象トレーを用いたアルジネート印象の採得
注意：リマウント印象はミリングクラウン上にリマウント用キャップを仮着セメントで固定して採得。仮着セメントを使用したにもかかわらず、クラウンをアルジネート印象とともに支台歯から分離できない場合は、印象とキャップだけを口腔外に取り出す。この後、支台歯から分離したクラウンは、硬いレジンのキャップに正確に適合させる。
L3 ―床義歯技工用の作業用模型の製作
―咬合床の製作
P4 ―咬合床を利用する咬合採得
L4 ―人工歯の排列
P5 ―蝋義歯の口腔内試適：咬合および咬交のチェック
L5 ―メタルフレームの製作
―排列した人工歯のメタルフレームへのトランスファー
L6 ―義歯の完成
P7 ―完成義歯の口腔内装着
次の場合はミリングクラウンを仮着する：
a) 咬合の挙上；新しい垂直顎間距離に対する患者の反応を観察
b) 筋機能に問題がある症例；義歯をミリン

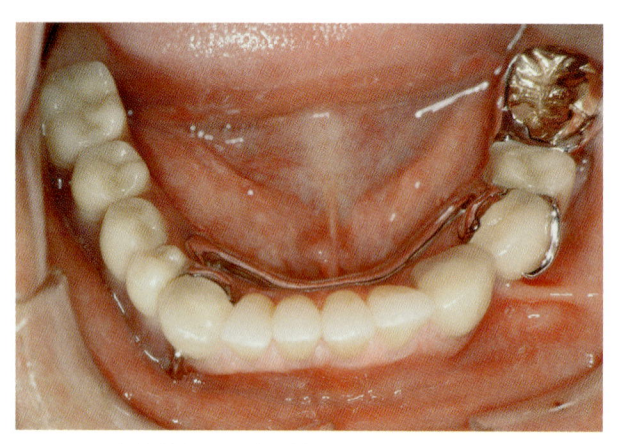

図7-166　完成義歯の口腔内装着：下顎左側第一大臼歯、同側第一小臼歯、同側犬歯および下顎右側犬歯はミリングクラウン、前歯部はラミネートベニア。

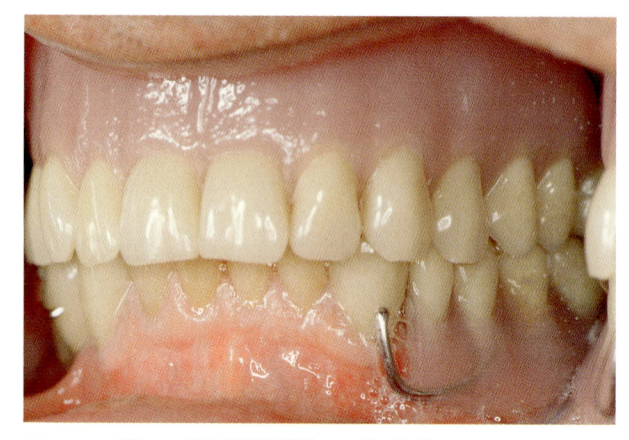

図7-167　新しい垂直顎間距離。口腔内所見。

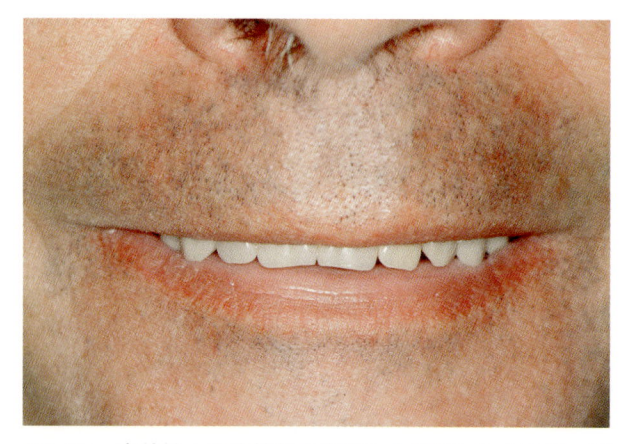

図7-168　審美性と発音機能を考慮して排列した人工歯。咬合の挙上により口唇領域にも改善が見られる。

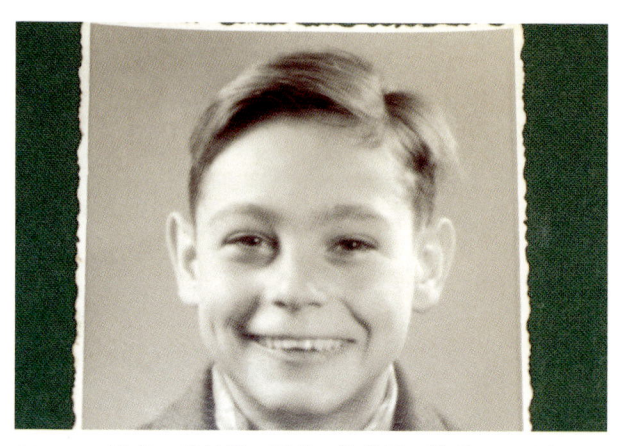

図7-169　患者の若年期の写真：前歯部の排列および上下口唇の関係を再現する参考とした。

グクラウンとともにリマウントする可能性（図7-166〜169）
c）高度な審美的要求；ミリングクラウンの審美的修正を可能とするため

最終的合着：
　機能的にも審美的にもすぐれた成果が達成され、患者が同意したのちクラウンを最終的に合着する
　―清掃指導
P8　―1週間後の検査：咬合、咬交、顎堤の状態
　―仮着したクラウンは最終的に合着する
　―リコール期日の決定

3について：ミリングクラウンおよびアタッチメントを支持・維持装置とする金属床義歯

　アタッチメントおよびミリングクラウンを支台装置とする場合の臨床ステップは、前記のリマウント印象を採得する2に記した手順に類似する。メタルフレームのワックスパターンを形成するためには、ミリングクラウンを再現した耐火模型が必要である。

患者指導
　アタッチメントの操作法を患者に示し、練習させる。

患者への注意：
a）義歯はアタッチメントの着脱方向に従い装着すること。装着に抵抗を感じるときは、必ず術者を訪ねる。
　　アタッチメント構造を噛んで適合させてはならない。大きな力をかけることは絶対に避けなければならない。
b）義歯を外すときもアタッチメントの着脱方向に牽引すること。歯科技工士は、牽引を容易にする構造を義歯に付与すべきである（例えばポンティック歯頸部あるいはパトリックスボックス上の溝、金属の小さなボタン）。
c）アタッチメントはリコールにより厳重にチェックする必要があること。義歯床下の顎堤退縮はアタッチメントの支台歯に有害な影響を及ぼすからである。

4について：テレスコープクラウンまたはコーヌスクローネを支持・維持装置とする金属床義歯

　ここでも、前記2および3の臨床ステップと同様にリマウント印象を採得する。リマウント印象は口腔内のクラウンの位置を模型上に正確にトランスファーするための前提条件であり、これを基礎に内冠のミリングを行う。テレスコープクラウン、またはコーヌスクローネは一般にその適用領域の複数歯あるいはすべての残存歯を二次連結するので、暫間補綴は非常に有意義である。この精密補綴の臨床ステップを進める間に支台歯が移動することは、絶対に防止しなければならない。

ステップ
P1　―診断、研究用模型製作のための印象採得
L1　―研究用模型の製作と咬合器装着

診断結果の分析、義歯の設計および治療計画、料金計画
P2　補綴法が複雑であり、質的に高度な暫間補綴が要求され、患者に対する詳細な啓発を必要とするため、この2回目の来院を診断結果の分析と患者との話し合いの機会とする。継続歯を計画した場合は支台歯形成する。

暫間補綴
a）支台歯すべてが失活歯である場合は、可撤性のレジン暫間義歯（例えばEspe社のProTemp®、Seefeld、ドイツ）を既存のメタルフレーム上に直接重合する。患者は支台歯を毎日、十分に清掃しなければならない。
b）支台歯が生活歯である場合は通常のタイプのレジン製暫間義歯を製作する：まず使用中の部分床義歯を利用し、パテ状シリコーンで当該領域の印象を採得する。印象を義歯に戻し、支台歯形成によって生じた義歯との間隙を暫間クラウン用レジンで満たす。口腔内に装着して重合を待ち（およそ

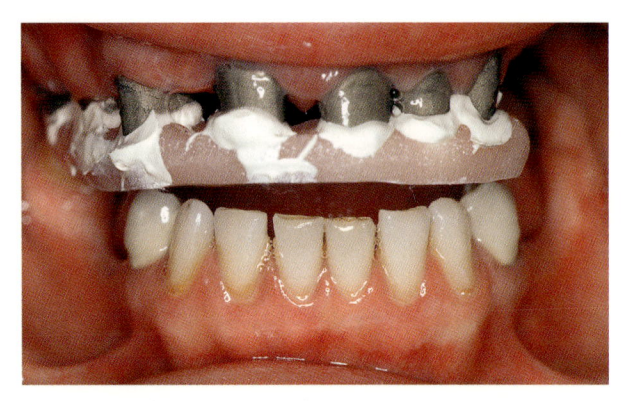

図7-170 口腔内の内冠に仮着したリマウント用スプリント。

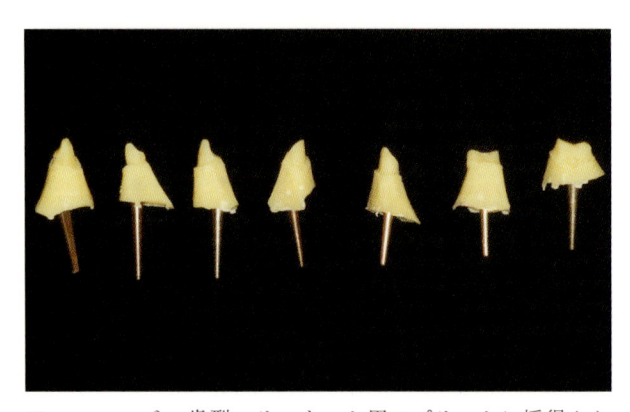

図7-171 レジン歯型：リマウント用スプリントに採得された内冠の印象に適合させる。

2分30秒）、口腔外に取り出す。口腔内装着と取り出す操作を数回繰り返し、レジンが重合収縮しても暫間クラウンを支台歯から分離できるようにする。暫間クラウンを部分床義歯から注意深く取り出したのち、支台歯に仮着する。これにより古い部分床義歯は口腔内に確実に装着できるはずである。

c）テレスコープクラウン維持式のブリッジを計画した場合には、ステップL1の研究用模型上で暫間ブリッジのワックスアップを行い、その形態をレジン箔の圧接成型により記録する。暫間ブリッジはこの記録にレジンを注入する方法で製作する。

L2 ―ポストコアの製作
　　―X線規格写真の分析に基づき、咬合を挙上する歯列をワックスアップする
　　―ワックス歯列の形態をレジン箔の圧接成型により記録する

P3 ―支台歯形成
　1．二重冠のため歯質を十分に削除する（とくに審美性が重視される領域）
　2．支台歯すべてに共通の着脱方向を与えることにより、繊細な内冠をワックスアップすることができる。着脱方向の不一致をワックスアップにより補正すると、内冠の側壁が厚くなる
　3．十分な維持：側壁をわずかに円錐形に形成する（とくに歯間隣接面）。根管ポスト上に支台を築造した場合は、残存歯質領域に内冠を確実に維持できる形態を与える
　4．支台歯を左右対称性に形成する場合は、内冠の回転を防止する構造（例えばチャンネル）を形成する。
　5．グラスアイオノマーセメントなどによる大規模な封鎖を回避する。義歯着脱時の荷重により破折し、内冠の喪失を招くからである（支台歯が深部まで崩壊し、根管治療の必要性が生じる）
　―印象採得、ATB、咬合採得
　―暫間クラウンの連結
　―人工歯の選択

L3 ―模型の製作（分割可撤式）
　―上下顎模型の咬合器装着
　―内冠の製作
　―場合によっては、1回目の審美的ワックスアップを行う
　―リマウント用スプリントの製作
　a）リマウント用スプリントとは内冠の咬合面側を覆い、側壁を0.5mmまで囲むレジン製のスプリントである。これを仮着セメントで内冠に固定したのち、リマウント印象を採得する（図7-170）。
　b）クラウンは通常、印象とともに内冠から分離することができる。フリクションが強く、内冠が支台歯上の残ってしまう場合でも、スプリントに正確に戻すことができる。
　―作業用模型およびミリング用模型のためのレジン歯型の製作（図7-171）

P4 ―連結した暫間クラウンの撤去
　　―支台歯の清掃
　　―内冠の試適：回転することのない正確な適合、正確な辺縁封鎖、十分なフリクションのチェック
　　―リング型二重冠の場合は咬合のチェック
　　―排列しておいた人工歯の試適
　　―基準位における咬合採得
　　―リマウント用スプリントの仮着（TempBond®、Kerr社、ミシガン州、米国）
　　―連結した暫間クラウンと顎堤の印象採得
　　　　a）アルジネート印象（歯科医院での模型製作用）
　　　　b）エラストマー印象（歯科技工所での模型製作用）
　　―暫間補綴
L4 ―準備しておいたレジン歯型を内冠に適合させ、ワックスで固定する（図7-172）
　　―模型の製作
　　―着脱方向の決定
　　―内冠のミリング（図7-173）
　　―外冠のワックスアップと鋳造、または電鋳による製作
　　―複印象の採得と耐火模型の製作および金属床の製作
　　―金属床と外冠の仮着
　　―人工歯の排列
P5 ―内冠の試適
　　―外冠と金属床の試適；内冠上へのストレスフリー適合、パラタルプレートと口蓋との接触状態、サブリンガルバーと粘膜の間隔をチェック
　　―咬合のチェック
　　―審美性と発音機能のチェック
　　―以上のチェックの後、義歯完成までの作業を歯科技工所に指示する
L5 ―外冠と金属床の最終的接着（選択肢：レーザー溶接）
　　―レジン人工歯の修正とポンティックのワックスアップ
　　―咬合および咬交のチェック
P6 ―完成義歯の試適

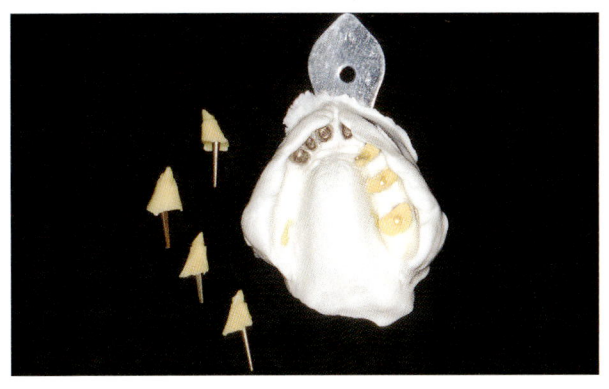

図7-172　個人トレーで採得したアルジネート印象にレジン歯型を適合させる。

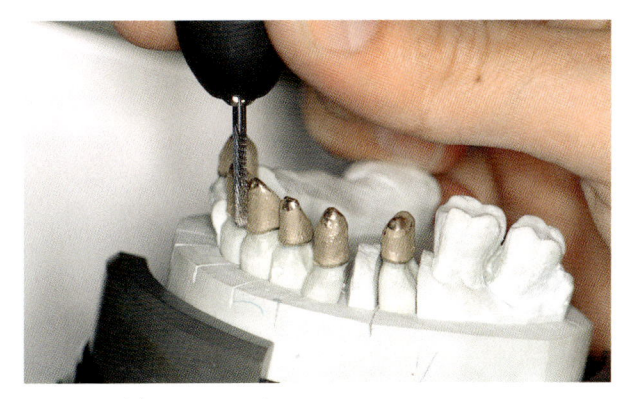

図7-173　内冠のミリング。

　　―咬合、咬交、審美性、発音機能のチェック
　　―完成義歯の暫間的装着：
　　　　a）適合性になお欠陥（わずかなストレス）が認められる場合はワセリンを塗布して装着し2日間使用させる
　　　　b）良好に適合する場合は仮着セメントとモディファイヤー（TempBond® 1：1：1）で仮着する
P7 ―チェック
　　―場合によってはリマウント
　　―段階的装着；1回の来院で内冠を合着する。合着セメントを塗布した内冠を支台歯に適合させ、過剰なセメントはただちに除去する。正しい適合を確認ののち内面にワセリンを塗布した外冠を適合させ、この状態でセメントの硬化を待つ。内冠の段階的合着は1回の来院で行うこともできる。
　　―患者に対する着脱操作の指導（歯軸方向の着脱

第VII章　部分床義歯

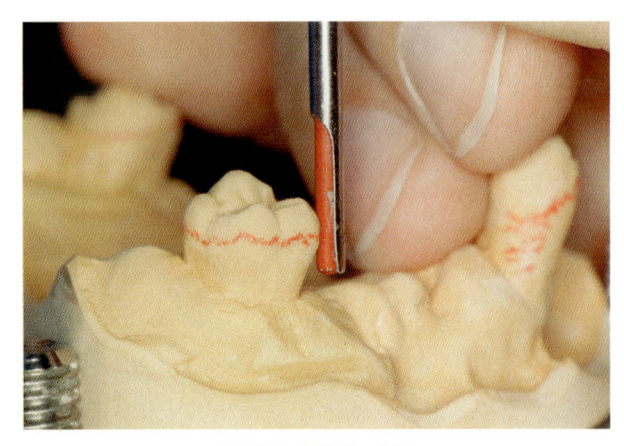

図7-174　サベイングと最大豊隆部の記入。

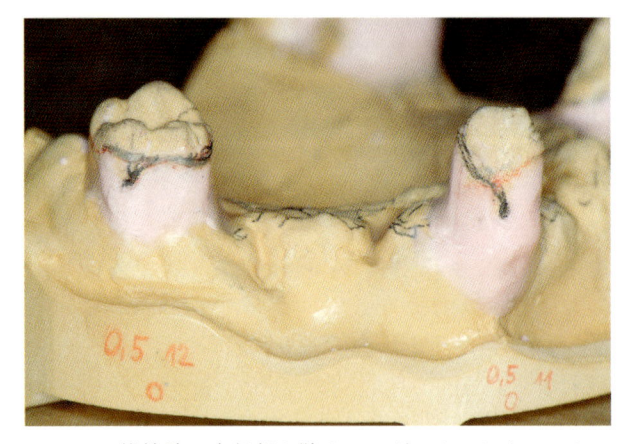

図7-175　維持腕の走行部を除くアンダーカットをワックスで封鎖した作業用模型。

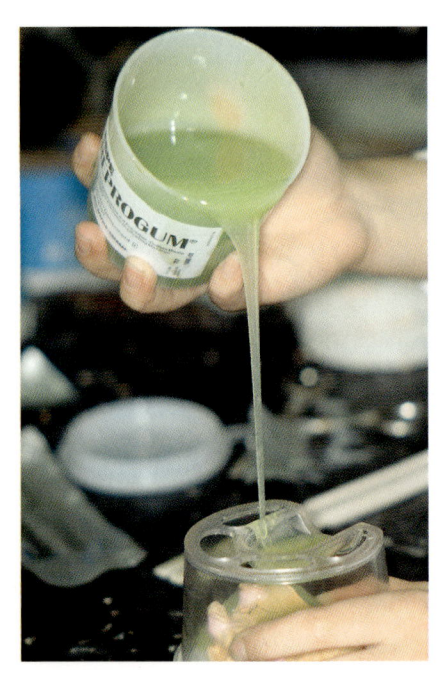

図7-176　作業用模型から複印象を採得する。

操作）
―清掃指導、助言
―リコール期日の設定

　二重冠を維持装置とする部分床義歯補綴は、ミリング前の内冠の作業用模型あるいはミリング用模型へのトランスファーという付加的ステップが必要である。この臨床ステップには高度の正確性が要求される。すなわち歯科医師には、支台歯に装着した内冠の正確な適合のチェック（リマウント用スプリントがストレスフリーに適合すること）に始まり、印象トレーの干渉のない適合、そして粘稠度の適切な印象材の準備まで、精度の高い操作が要求される。歯科技工士はリマウント用印象へのレジン歯型の正確な装着、および精度の高い模型の製作によりこの要求に応えなければならない。ストレスフリーに適合する二重冠維持式の部分床義歯製作は、最高の精度を志向する歯科医院と歯科技工所の密接な連携によって初めて可能である。

13. 金属床義歯の製作

　金属床義歯は、形成したワックスパターンを模型から分離するクラウンブリッジ技工とは異なり、埋没材で複製した模型上でワックスパターンを形成し、模型とともに埋没する方法で鋳造する。ドイツ語圏で"Modellgussprothese（模型金属床義歯）"と呼ばれるのは、この鋳造法に由来する。ワックスパターンを模型から分離する方法では繊細な構造、とくに支台歯のアンダーカット部を把持する鉤腕の変形は避けられない。

　作業用模型の製作後、これをパラレロメーターに装着し（図7-174）、模型ホルダーのテーブルをさまざまに傾斜させて着脱方向を求める。

　作業用模型の支台歯にクラスプの走行を記入し、側面にアンダーカットの深さとクラスプ鋳造用の既製ワックスパターン（Rapidflex®-Profil）の短縮量を記入したのち、アンダーカットをワックスで封鎖する。ワックスの側壁は、維持腕の走行部を除き、加熱した測定桿で平行に形成する。この操作により、鋳造した床が、模型には装着できても口腔内への装着は不可能という失敗を防ぐことができる。さらに維持

金属床義歯の製作

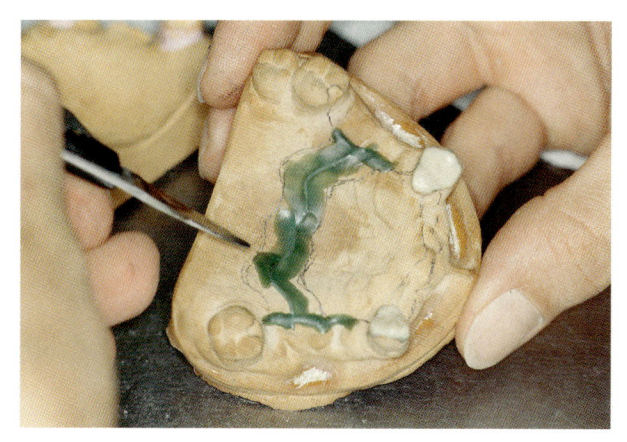

図7-177　メタルフレームのワックスパターン。

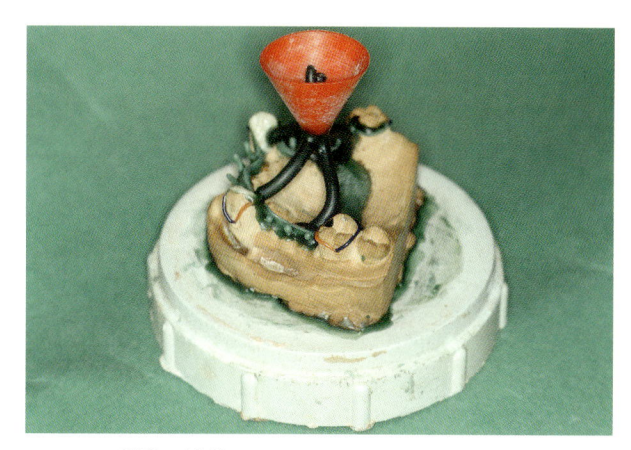

図7-179　鋳造の準備としてクラスプに植立したスプルー。

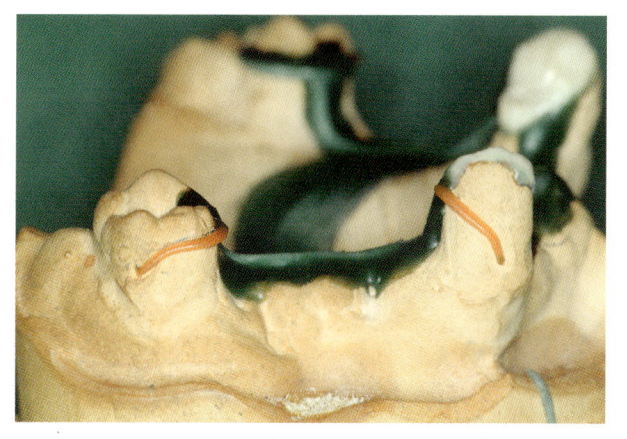

図7-178　ワックスのベンチ上に圧接したRapidflex®-Profil。

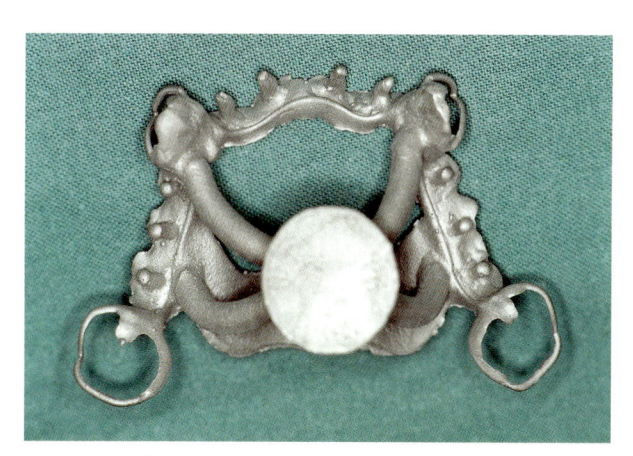

図7-180　鋳造した、仕上げ前のメタルフレーム。

腕の走行および先端の位置を示すワックスのベンチを形成する（図7-175）。

　アンダーカット封鎖した作業用模型からシリコーンあるいはアルジネート印象材で複印象を採得する（図7-176）。

　採得した複印象に埋没材を注入する。埋没材のほとんどはクリストバライト埋没材であり、作業用模型の複製である超耐火性の模型（コバルト・クロム合金の鋳造温度は1,300〜1,500℃）が得られる。

埋没材の成分（SpiekermannとGrundler 1977）
・結合材としての酸化金属（酸化マグネシウム、酸化カルシウム）
・耐火成分としてのリン酸塩
・石英、変体石英

　特殊埋没材を使用する場合は、表面が滑沢で均質な鋳造体が得られるよう、いわゆるコア埋没の前に埋没材を筆でワックスパターンに塗布する。

　埋没材で複製した耐火模型上でポンティック、大連結子そしてクラスプに至るメタルフレームのワックスパターンを形成する（図7-177）。維持腕の既製ワックスパターンは歯型のアンダーカット封鎖時に形成しておいたワックスのベンチ上に圧接する（図7-178）。形成したワックスパターンの鋳造準備としてスプルーを植立する。植立位置はクラスプ部とし、この繊細な、生体力学的に非常に重要である構造部に収縮巣が形成されるのを防ぐ（図7-179）。

　コバルト・クロム合金は真空加圧鋳造法で鋳造するのが一般的であるが、遠心鋳造法を用いることもできる。鋳造に際しては、メーカーが指示する昇温

289

速度を厳守しなければならない。とくにクラスプの耐久性は、理想的な鋳造条件に依存するからである（図7-180）。

鋳造した金属床は、仕上げの前に硫酸、リン酸、ギ酸およびグリセリンから成る混合液で光沢処理する。クラスプ部分はワックスで被覆し、酸の作用による体積の減少を防ぐ。この後、ゴムポイントからバフまでを使用して研磨する。

排列した人工歯から採得したシリコーンコアを利用し、人工歯を金属床のメタルフレーム上に戻し（図7-181）、ワックスで固定したのち、口腔内試適のため歯科医院に送る。

試適により患者の口腔に適合することを確認し、咬合をチェックしたのち義歯を完成する。その際には、ポンティックないしハーフポンティックの形態とすることをとくに重視する（図7-182）。前歯部の人工歯は、顎堤が安定している場合には「削り上げる」方法でポンティック形態に改造することができる。

レジン床を重合した義歯は、咬合器上で咬合が挙上していないことを確認し、必要に応じて削合する。

以上に示した手間のかかる方法は、欠損歯列のきわめて高度な金属床義歯による規格補綴法を意味する。これは歯科医師および歯科技工士に、計画および製作に対する責任の自覚を要求する。この自覚により、患者の健康を考える適切な部分床義歯補綴が約束される。

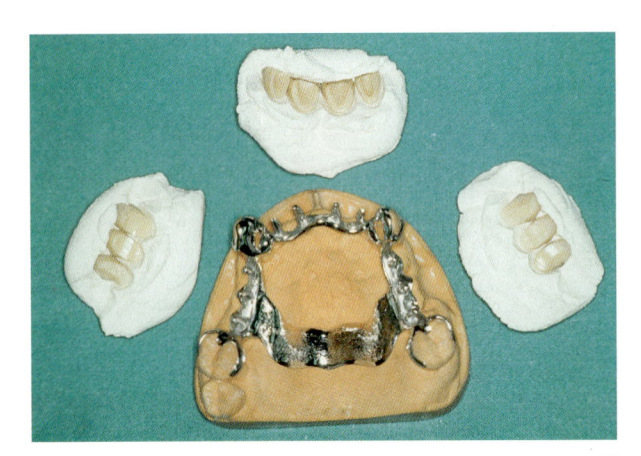

図7-181　排列した人工歯から採得したシリコーンコアを利用し、人工歯をメタルフレーム上に固定する。

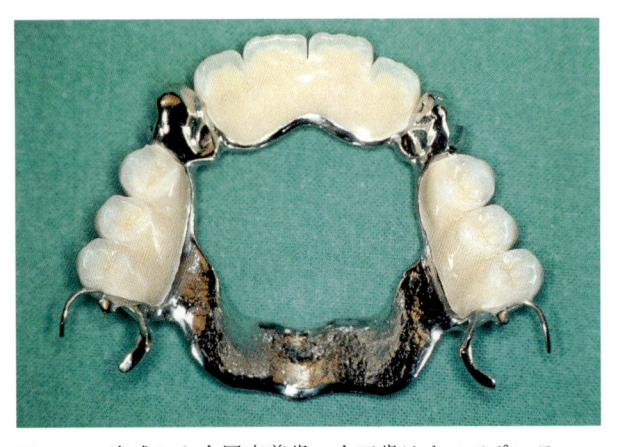

図7-182　完成した金属床義歯。人工歯はすべてポンティック様の形態とした（図7-146～161に示した症例の金属床義歯）。

参考文献

Böhm HJ, Rammerstorfer FG, Schmid R, Starlinger A, Slavicek R (1990): *Numerical Modelling and Non-linear Analysis of the Behaviour of Maxillary Partial Denture.* Eng. Comput, 7: 338-343

Geis-Gersdorfer J (2000): *Nichtedelmetalllegierungen.* In Eichner K, Kappert HF: Zahnärztliche Werkstoffe und ihre Verarbeitung. Thieme Verlag, Stuttgart – New York

Graber G (1995): *Partielle Prothetik.* Georg Thieme Verlag, Stuttgart – New York

Gütschow F, Jüde HD (1990): *Untersuchungen zur elastischen Deformierung skelettierter Gaumenplatten.* DZZ 45: 337-340

Kerschbaum Th (1984): *Herausnehmbarer Zahnersatz.* In: Voß R, Meiners H (Hrsg.): Fortschritte der zahnärztlichen Prothetik und Werkstoffkunde. Carl Hanser Verlag, München – Wien

Koeck B, Sander G (1978): *Über die elastische Deformation der Unterkieferspange.* Dtsch Zahnärztl Z 33: 254-261

Krol AJ (1977): *Removable Partial Denture Design.* Howmedica International Inc.

Körber KH (1983): *Konuskronen: das rationelle Teleskopsystem; Einführung in Klinik und Technik.* Hüthig Verlag, Heidelberg

Marxkors R (1971): *Bewertung der verschiedenen Verankerungselemente für partielle Prothesen.* Zahnärztl. Welt 82: 555-559

Mühlemann HR (1953): *Die praktische Periodontometrie.* Österr Zschr Stomat 50: 101-106

Schmid R. (1988): *Spannungsanalyse einer Modellguss-Oberkieferteilprothese.* Diplomarbeit, Institut für Leichtbau und Flugzeugbau, Technische Universität Wien

Slavicek R (2000): *Das Kauorgan: Funktionen und Dysfunktionen.* Gamma, Med.-Wiss. Fortbildungs-Ges., Klosterneuburg

Spiekermann H (1975): *Nachuntersuchung von Modellgussprothesen nach vierjähriger Tragezeit.* Dtsch zahnärztl Z 30: 689-691

Spiekermann H, Gründler H (1983): *Die Modellguss-Prothese.* Buch- und Zeitschriftenverlag „Die Quintessenz", Berlin – Chicago – Tokyo

Wirz J (1993): *Klinische Material- und Werkstoffkunde.* Quintessenz Verlag, Berlin – Chicago

第Ⅷ章　全部床義歯

M. Schmid-Schwap

1．はじめに

予防に重点が置かれるようになった現在においても、う蝕と歯周病は歯を喪失する主な原因である。一方では、人間の寿命が長くなるにつれ無歯顎者の数は増加しているという現状である。高齢者の生きることへの価値観が向上するにつれて、今後もこうした無歯顎患者に対する治療が重要な課題となってくるに違いない。

歯を喪失していくと顎骨は吸収して減少し、ついにはほぼすべての歯槽突起が消失してしまう（図8-1）。骨吸収が進行すると顎堤の大きさは水平的にも変化してくる（上顎は小さく、また下顎は大きくなる現象を示す—交叉咬合）。歯槽堤の幅が狭く、そして高さが低くなるにつれ補綴治療は難しくなる。そのため、多くの研究者が上顎および下顎骨の吸収の程度を分類している（Atwood 1963、CawoodとHowell、1988、図8-2、3）。つまり全部床義歯は、歯とともに失った歯槽突起をあわせ持った代用品と言える。

歯を喪失すると下顎はより上顎に近づいて深く咬合することになり、上下顎の垂直的距離が短くなる（顔を縦に三等分したときの下顔面部分が短くなる）。歯の周囲にあった軟組織の支持がなくなり、口唇は薄くなり、口角にしわが生じ、口唇周囲のしわが増え、頬はやせて、またオトガイ筋が緊張するために顎が突き出てくるといった現象が生じてくる。

前歯と犬歯はものを噛み切るためのものであるが、ものを噛み砕くときは、顎関節に障害が生じていないかぎり、臼歯部でしっかり噛み合っていることが求められる。全部床義歯患者の咬合力は有歯顎者の約20％にまで減少していると言われているが、天然歯の場合と同じように、臼歯部の咬合支持が必要である（Haraldsonら 1979、Yamashitaら 2000）。

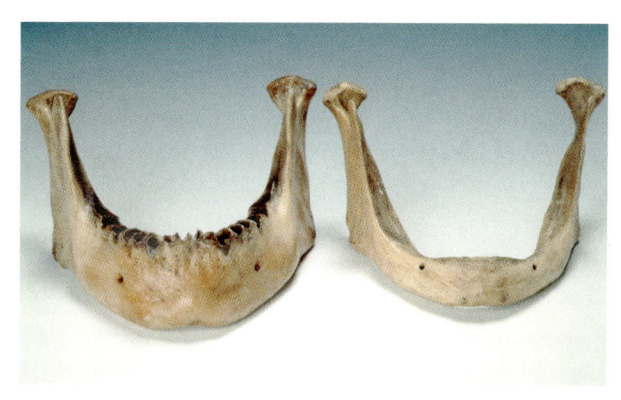

図8-1　左がほぼ健全な歯槽突起が認められる下顎骨。右は著しく吸収の進行した下顎骨。歯槽突起はほぼ完全に吸収している（©Prof、DDr、Christian Ulm、ウィーン大学歯学部歯周病学講座）。

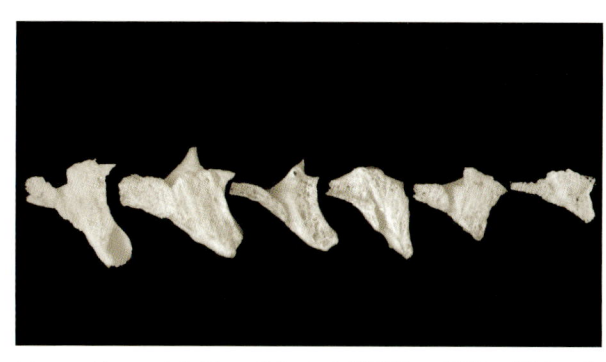

図8-2　CawoodとHowellによる歯槽骨の吸収の程度の分類。さまざまな段階の上顎骨標本（© 同上）。

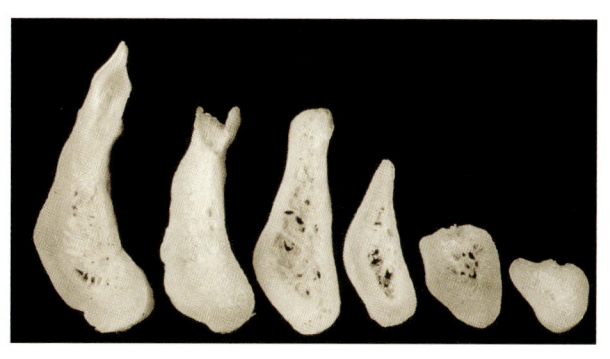

図8-3　CawoodとHowellによる歯槽骨の吸収の程度の分類。さまざまな段階の下顎骨標本（© 同上）。

第Ⅷ章　全部床義歯

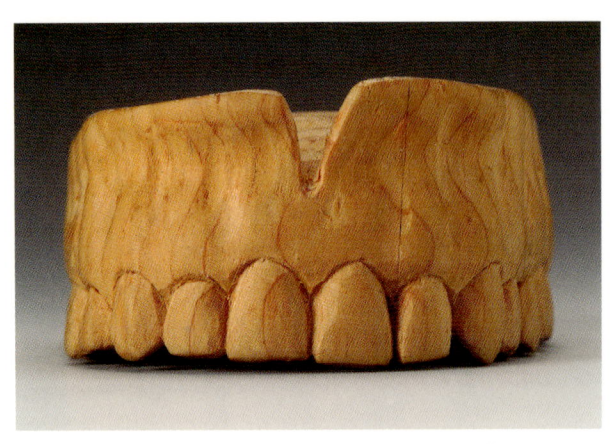

図8-4　木を削って製作された上顎義歯の正面観（ウィーン大学歯学部博物館）。

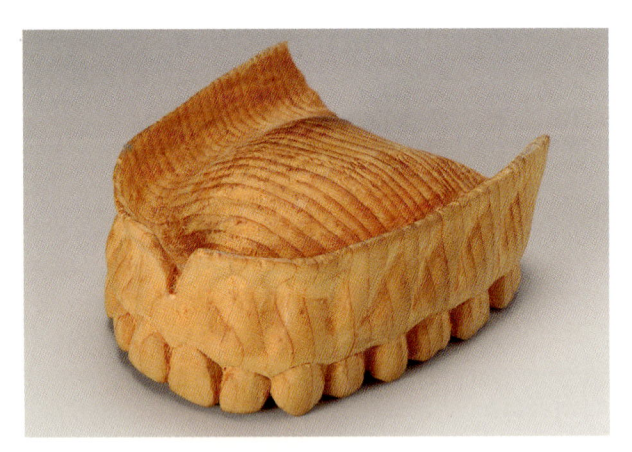

図8-5　智歯までのすべてがそろった「歯列」。口腔粘膜の形態まで削られた木製義歯（同上）。

前歯が機能しないとf、s、zの発音が上手にできない。したがって聞き間違えられたり、あるいはよく理解されないということになってしまう。

すなわち、審美性の改善のみではなく、患者の社会生活に必要な口腔環境を再構築するということが、患者の精神状態に密接に関わってくるのである。

無歯顎患者の治療で、考慮すべき項目は次のようなものである：

・審美性
・発声と発音（大声が出せる）
・咀嚼
・嚥下
・上下顎の垂直的関係の構築（垂直的顎間関係）
・上下顎の水平的位置関係、矢状面、左右水平面（水平的顎間関係）すべての再構築
・安定した咬合位による顎関節の保護
・精神的因子、ストレスに対する制御機能（歯ぎしりなどによるストレスの制御）の付与

2．歴史的背景

ローマ人もすでに全部床義歯を使用していたといわれる。そして、天然歯の場合と同じように、歯磨き粉を使用して義歯を清掃していた。

中国では12世紀に全部床義歯が作られていたという記述がある。日本では、16世紀前半に製作された、吸着力のある木製の全部床義歯が発見されている。この木製の義歯の製作技術は19世紀の中頃まで伝えられていた。蜜蝋を使って印象をとり、義歯を一つの木片から彫刻して製作していた。木片の上に色素を用いて印を付け、どこを削るかを決めており、口蓋の皺襞なども再現していた。その上に大理石や動物の骨を削って作った歯、あるいは人間の歯を埋め込んでいた。

西洋の国々では、18世紀に至るまでは、義歯は動物の骨を使ったもの、あるいは木製のものが作られていた（図8-4、5）。Pierre Fauchard（1728）は象牙で義歯を作っている。これは金属のバネを用いて口腔内で保持されるようになっており、歯肉の部分にはエナメル塗装を施した金属を用いていた（図8-6）。E. Bourdetは1757年に金属床の義歯を発明し、その義歯には人間の歯を使っていた。また、その頃の義歯は、通常は施盤工やその他の職人によって作られていた。動物の骨に色付けして作った義歯あるいは人の歯を用いたものは感染のおそれもあることから、Chémantは1788年に陶材の義歯を発明した。19世紀の初めにFonziが陶材による歯を製作したが、このことは現在の全部床義歯の発展の基礎となっている。

またGoodyear兄弟が1851年に硬質ゴムを開発し、義歯製作は次世代への発展をみることとなった（図8-7）。つまり、次第に貴金属床義歯に代わって、高価で手順が複雑なゴム床の義歯が用いられるようになってきたのである（図8-8）。同時期にTrumanはガッタパーチャの義歯を開発したが、これは技工が難しく、材料の不安定性からあまり使用されな

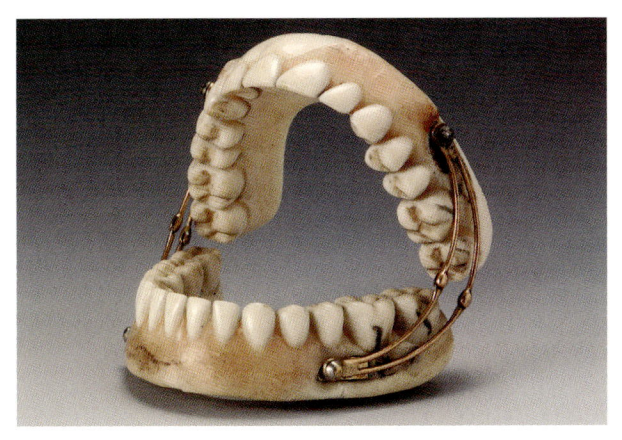

図8-6 バネを装着した象牙の義歯。歯肉部にはワックスが塗布してある(ウィーン大学歯学部博物館)。

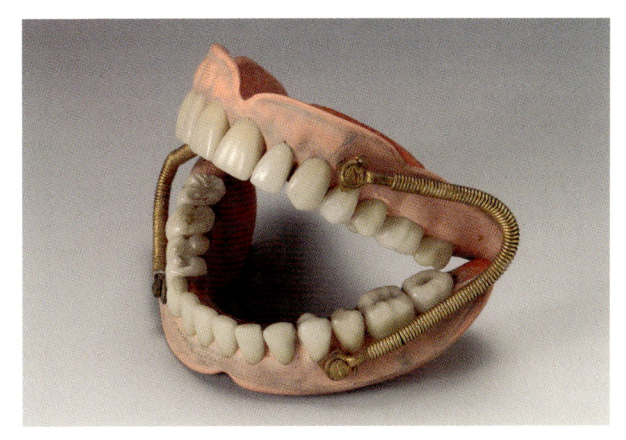

図8-7 硬質ゴム製の義歯。銀製のコイル線で口腔内に維持するようになっている。20世紀前半(ウィーン大学歯学部博物館)。

かった。本来は金属床の製作に応用されていたワックスアップしたモデルを石膏に埋没して製作する方法がゴム床義歯の製作に取り入れられると、硬質ゴムの義歯はさらに性能が良くなった。

　印象法についても19世紀前半に重要な改良が行われた。C. F. Delabarreは金属製の印象トレーを、また、C. Stentは1857年に温水中では軟らかく、口腔内では硬くなる印象材を発明した。アメリカでは1940年頃になってもまだ石膏を用いて印象を採得する方法が行われていた。次の進展はJ. Schrottによってなされた。彼は個人トレーを用いた機能印象を紹介した。

　20世紀初頭、1930年まで硬質ゴムが義歯の主な材料であった。セルロイド製のものも試作されたが、これは非常に引火性が強いことと長持ちしない特質を持っていた。1932年にビニール樹脂性のレジンが発見されるとそれまでの硬質ゴムは次第に市場から消えていった。1930年代中頃になるとメチルメタクリレート樹脂が一般に使われるようになった(図8-9)。しかし、中央ヨーロッパ地方では経済的な理由から、なお硬質ゴム義歯が利用されていた。

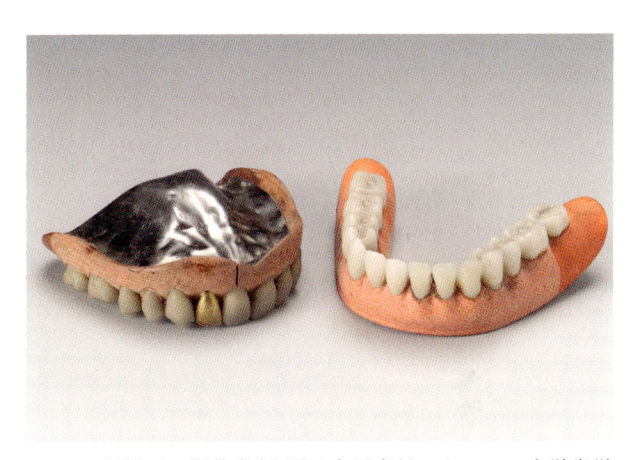

図8-8 硬質ゴム製義歯(上顎は金属床付、ウィーン大学歯学部博物館)。

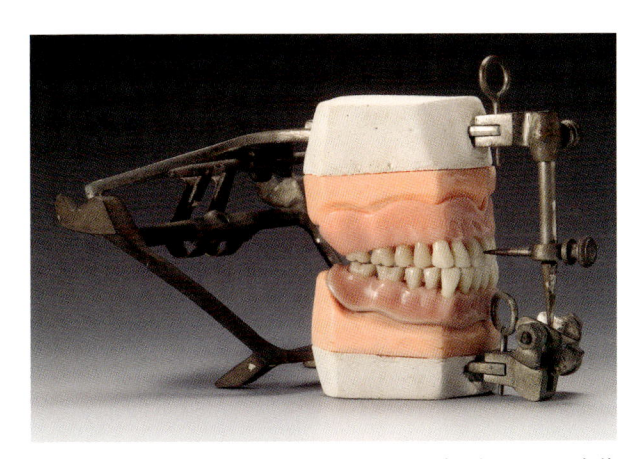

図8-9 Gysiの咬合器にセットされた1940年頃のレジン床義歯(ウィーン大学歯学部博物館)。

3．無歯顎患者の既往歴と診査

術者にとって初診時の診査は非常に重要である。患者と会話をしながら、また咀嚼や咬合に関する正確な情報を得るための診査を行う。

3.1 既往歴

既往歴としては全身的既往歴を問診すると同時に（第Ⅴ章「顎口腔系機能障害の診断と治療」参照）、義歯製作に必要なすべての既往歴をとらねばならない。術者はここで、いままでに生じた旧義歯の問題点や患者が何を望むか、患者の協力性、口腔清掃の習慣、さらには患者がどの程度精神的な問題を抱えているかなどを把握しなければならない。このような過程で、術者に対して患者が信頼を置くように、また一方では、術者も患者を理解するように努力し、信頼関係を築いていく。

義歯作製のための**問診**としては：

- 旧義歯の使用期間（いつから使用しているか、1日に何時間着用していたか、あるいは就寝中も着用しているか）
- 最後に歯を抜いたのはいつか
- 最後に抜歯してからどのくらいで最初の義歯を製作したか
- 現在までにどのくらい義歯を製作したか
- いつリライニングしたか
- 義歯の清掃状態
- 口腔清掃状態
- 現在の義歯に対してどの程度審美的、発音機能的に満足しているか（食事中に義歯を使用しているか）
- 現在の義歯の問題点
  ―舌や頬を噛んでしまうことがあるか
  ―口角にしわができるか
  ―咬頭嵌合位（ICP）が明確であるか
  ―咬合の高さはどうか（咬合高径計測）
  ―義歯のぐらつきはあるか
  ―義歯床下に過圧部があるか
  ―口腔乾燥（口の灼熱感）があるか
- 義歯の安定性に満足しているか
- 義歯安定剤を使用しているか

義歯の使用期間、無歯顎になってからの期間などを把握することは、今までにどのくらいの数の義歯を使用してきたかという情報とともに、患者が新しく製作する義歯にどの程度適応しやすいかの目安となる。短期間に複数の歯科医師によって数多くの義歯を作ってもらったということは、今回の義歯にも満足せず精神的に義歯を受け入れることができない患者であると考えざるを得ない。

また患者の口腔内清掃習慣に対する情報も重要な意味を持っている。義歯は清掃するけれども舌や粘膜は気にしない人が多く、ときには義歯ですら清掃しないという患者もいる。このことは口腔内乾燥あるいは灼熱感などと関係があるかもしれない。義歯安定剤を多用している人に対しては、新しく製作した場合には義歯の清掃に関してとくに注意して指導する必要がある。口腔乾燥や灼熱感は、いろいろな薬物の副作用による場合もある（例えば副交感神経遮断薬など）。あるいは放射線治療によって起こることもある。また、これはパラファンクションに関係していることもある。

最後に咬合高径を診査する。患者の噛み合わせが低いと感じるときの状態としては、発音するとき、または噛むときに義歯が「カパカパする」という表現になる。これは義歯の咬合高径が低い、あるいは高い場合に多い。また、口角部にしわがあるときは高径が低いことが疑われる。

現在の義歯に対して持っている不満はつぎに新しく製作される義歯への期待へとつながる。そこで、義歯を作り始めるときは、すべての面で満足のいくものができない場合もあることを説明しておく必要がある。

3.2 所見

所見は口腔外および口腔内から得る。

口腔外診査としては三叉神経の付着点、咀嚼筋群、顎関節を少し押してみて痛みがないかなどを診査する（第Ⅴ章「顎口腔系機能障害の診断と治療」参照）。また、顎下リンパ節も触診する。顔面のいろいろな部分の左右非対称性や顔面全体の比率についても注意して観察しておく。

全部床義歯患者においてはまた口腔周囲の状態に

も十分注意を払う。しわ、薄い口唇、オトガイ筋の緊張による突出した顎、つねに湿潤している口角などは咬合高径が低くなってしまっていることを疑う。この場合は下顔面1/3の部分が短い。

口腔内診査として、咀嚼筋の触診も行う（第Ⅴ章「顎口腔系機能障害の診断と治療」参照）。これには、口腔底の動き方、頬小帯の起始部からの走行、付着歯肉の幅、舌や舌下部の診査、上下顎骨の関係、そして精密な顎堤の診査などが含まれる。高度に骨吸収が進行した下顎骨では下歯槽神経が露出し、この神経の走行が義歯の過圧部となって痛みを伴うこともある。

義歯は顎堤、すなわち骨の外形とその上の被覆粘膜によって保持される。骨性の土台としてはその外形（幅が広く高さがあるほうが狭くて低い場合よりも維持がよい）を診査する。角張った骨や骨縁、あるいは外骨症の存在に注意する。つぎに重要な診査項目としては**粘膜の被圧縮性**がある。直径1mmのボールの付いた探針で粘膜を触診して、被圧縮性を測定し、そのポイントが模型上のどこであるかを検討する（Slavicek 1992）。粘膜がどの程度沈み込んだかのデータを記録し、その情報を歯科技工士に提供する（図8-10）。

被圧縮性0：まったくボールが沈み込まない（例えば口蓋隆起部）
被圧縮性1：ボールの直径の半分が沈み込む
被圧縮性2：ボールが全部沈み込む
被圧縮性3：2度の場合よりも深く沈み込む。粘膜は可動性で、大きく動くこともある（フラビーガム）。

フラビーガムは上顎前歯部に多く認められる（下顎前歯部に天然歯が残存している場合がもっとも多いためである Wright 1936、Schlosser 1939）。このような場合はその部分を加圧しないように気を付けて印象採得する必要がある（本章5「**印象採得と咬合採得**」参照、299ページ）。

口腔内診査として、歯肉の色の変化から粘膜を診査する（例えば、血管網、神経あるいはアマルガム充填材など）。また病理学的変化（鵞口瘡、白板症、扁平苔癬、尋常性天疱瘡、腫瘍）を診査する。最後に口腔内診査として唾液の性状を診査する。

パノラマX線写真も多くの情報を提供する。顎骨の吸収状態や顎関節部における大まかな変化（例えば骨縁が粗糙になっているなど）が観察できる。その他、骨の中の異物、埋伏歯、残根、膿瘍、腫瘍など。

側方頭部X線規格写真も多くの場合、診断上有用である。金属の箔を利用すると義歯の咬合平面の診査、その他機能的に有用な平面（第Ⅳ章「**補綴計画における患者の指標**」参照）の方向性、あるいは咬合高径の判断に有用である（図8-11）。

4．術前処置

顎口腔系異常の治療開始前には、次のような項目について診査しておかなければならない。

1．義歯床下の組織

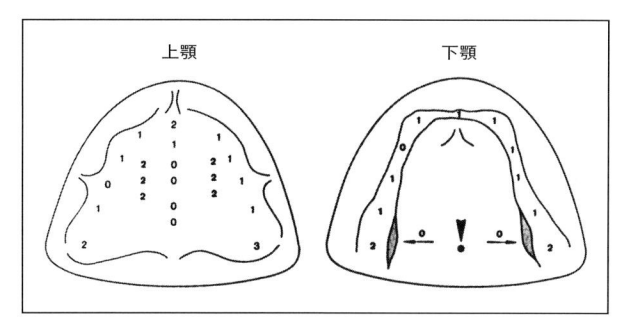

図8-10　上下顎の被圧縮性測定の一例。

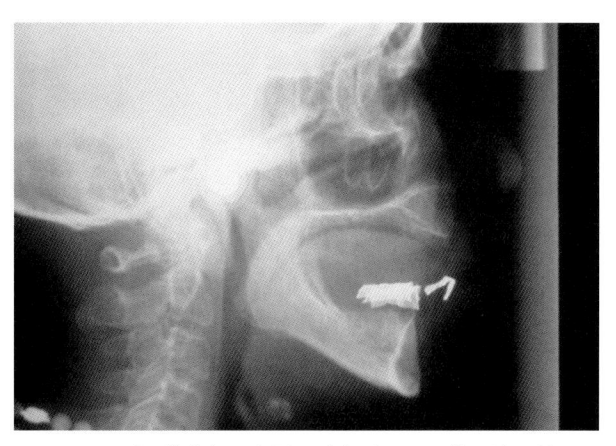

図8-11　下顎の前歯部と上顎の咬合面にスズ箔を貼り付けた旧全部床義歯を装着した患者の側方頭部X線規格写真。

2．咀嚼筋と顎関節
3．咬合高径

4.1　義歯床下の組織

顎骨の隆起や鋭縁は平坦にする必要がある。外骨症の部位については、模型上で確認して支障がある場合に限り除去する。またアンダーカットを形成する顎骨の突出した部分について記録しておく。埋伏歯や残根、膿瘍などは義歯を製作する前に外科的に除去しておく。

著しく**萎縮**した顎堤の場合、いろいろな補綴学的解決策を講じてもなお必要な場合には外科的に対応する。すなわち舌側口腔底の位置を変えたり、口腔前庭形成、あるいは筋付着部位の移動などの処置を行う。ただしこの方法では筋の機能が低下する、または再発する確率が高い(Marxkors 2000)。その場合、むしろインプラント治療へ移行したほうがよい(必要ならば骨造成術を併用する)。下顎の場合は両側オトガイ孔間に、上顎の場合は切歯部にインプラントを行う。**歯肉**に腫瘍がある場合などは切除しておく。旧義歯によって粘膜に障害が起こってしまっているような場合には、**ティッシュコンディショニング**も推奨される(Farell 1975)：これは旧義歯に軟らかい材質のティッシュコンディショナーを入れて口腔内で使用させる(例えば Dentsply-GC 社の Visco-Gel®、GC 社の Coe soft®、Coe comfort®、Tokuyama 社の Sofreliner®)。もちろんその際咬合をチェックし、必要ならば削合による咬合調整も行う。

4.2　咀嚼筋と顎関節

全部床義歯患者の場合でも、第Ⅴ章「顎口腔系機能障害の診断と治療」で示した基本的な治療前処置を行っておく。

4.3　咬合高径

もし旧義歯の咬合高径が低い場合(例えば口唇が薄くなったり、またはほとんど見えなくなったりしたとき、口角炎が認められたり、口唇周囲にしわがあり突き出した顎が認められるとき)、新しく設定した咬合高径で製作した可撤式の**咬合挙上スプリント**を試適して、必要に応じて高径を調整する。患者が高径の変化に耐えられない場合にはゆっくりと段階に分けて慣れさせていく。サンドウィッチスプリントというものもあり、これは上下顎の義歯の咬合面にそれぞれ2枚の樹脂製のクリアシートをかぶせ、必要な高さになるまでレジンを盛り上げていくという方法である(図8-12)。サンドウィッチスプリントは審美性にすぐれ、新しい咬合高径に慣れたらそのまま発声テストも行えるという長所がある(図8-13)。旧義歯が高すぎる場合には、人工歯を新しく排列し直す必要がある。

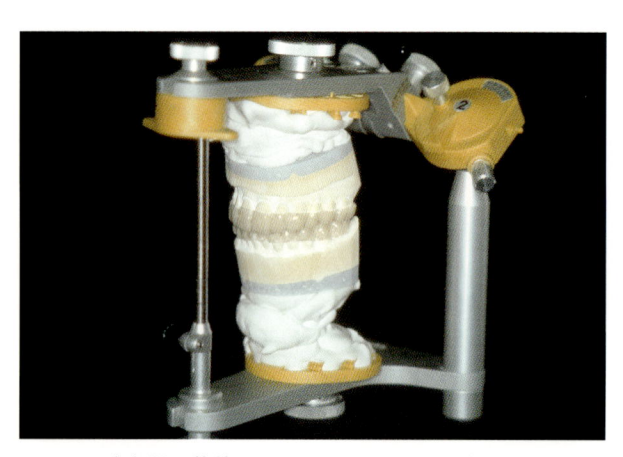

図8-12　咬合器に装着したサンドウィッチスプリント。

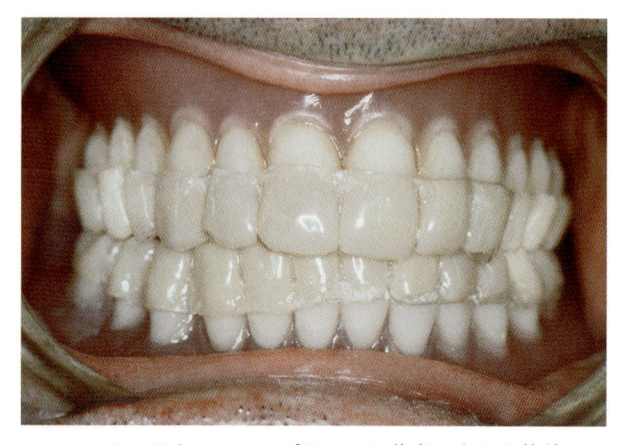

図8-13　サンドウィッチスプリントを義歯の上から装着している。

5. 印象採得と咬合採得

5.1 印象採得の基本

印象は概形印象(一次印象、解剖学的印象、予備印象)と個人トレーを用いた印象(二次印象、最終印象、機能印象)に区別される。

印象は無圧的あるいは加圧的に行う。それは、床縁部の可動性のある軟組織を無圧的に印象採得して、床縁を大きくしないことにするか、あるいは機能的にできるだけ床縁部を拡大して印象を採得するかで異なってくる(HanserとHromatka 1962)。また辺縁部にある可動粘膜と非可動粘膜との境界をあまり大きく動かさないで静的粘膜状態(ムコスタティック)で印象をとるか(筋圧形成の操作をしない)、あるいは動的粘膜状態(ムコダイナミック)で印象をとるか(筋圧形成の操作によって顎側の床縁部の形が変化する)で異なってくる(Haase 1982、GeeringとKundert 1992)。また、開口した状態で印象を採得することもあれば、閉口した状態で採得することもある。開口法は印象採得時に可動性、非可動性粘膜部を術者が動的あるいは静的に筋圧形成操作を行う方法で、閉口法は口を閉じた状態で上下顎の印象を同時に採得する方法である。開口法は(ムコダイナミック)に印象を採るのに適している。閉口法の長所としては、どのように頬粘膜が当たっているか、あるいはどれくらい舌の動きが妨げられているかなどがより詳しくわかることである。

上顎は(例えば石膏を用いて)加圧的に印象を採るほうがよい。無圧印象は歯槽骨が著明に吸収している場合や可動性の粘膜が認められたときに行う(例えばフラビーガム)。下顎の印象で口腔底が軟らかい場合、小帯の付着部位が高位の場合などに加圧的に機能印象をとる。小帯が高位である場合はとくに、床縁部の筋圧形成の成否が大きな意味を持ってくる。下顎義歯をより良く保持するために顎舌骨筋後方窩を利用することができるが、ここは舌筋群の動きによって規制されていることが多い。舌房方向に支持機能を拡げるためには、コンパウンドを用いて、個人トレーで筋圧形成をして印象を採る必要がある(Kobes 1991)。

概形印象:診査用模型は個人トレーの製作に使用する。診査用模型はできるだけ口腔内の形態を正確に再現したものでなければならない。それには、Schreinemakersの既製トレー(アルジネートを用いた開口法)、HofmannのSi-Plastトレー(All-Oral法:開口法/閉口法のコンビネーション)、MaestのHM-Masseトレー(コンポジット材料)、あるいはSchwarzkopfのIvotray印象トレーなどを用いて(閉口法)印象採得する方法などがある。

個人トレーを用いた印象:診査用模型から製作した個人トレーが完成したら、まず口腔内で試適し調整する。そのトレーを用いて作業用模型を製作するための最終印象を行う。いろいろな印象法に則して種々の印象材が提供されている。ムコスタティックな印象には塑性流動性の低い石膏、粘性の低いエラストマーなどの印象材がよい。半塑性流動性の印象材としては過酸化亜鉛-ユージノール印象材、粘性の高いエラストマーがある。筋圧形成時に口を動かして行う機能印象には高塑性流動性のアルジネート、モデリングコンパウンド、流動性のエラストマーなどの印象材を用いる(GeeringとKundert 1992)。その他いろいろな方法による機能印象が取り入れられている。それらには、Hromatkaによる嚥下運動時のもの(Hromatka 1964)Sprengによる咀嚼運動時のもの(Spreng 1930)あるいはDevinによる発声時のもの(Devin 1963)などがある。

5.2 概形印象と咬合採得

まず、Schreinemakersの既製トレーを用いて概形印象を採る(図8-14)。トレーの大きさは付属の器具を使って決定する。上顎の場合はコンパスタイプメジャーの脚の内側を上顎の一番幅の広い部位(上顎結節)に当てる(図8-15)。脚は床縁部の一番深い部分にまで到達させる必要がある。その大きさに合ったトレーを選択し(この時メジャーの脚はトレーの内側に当てて確認する)下顎の場合は左右の臼後パッドの間の大きさを測定する(メジャーの脚の外側が後臼歯部の内側に当たるように)。選び出したトレーの舌側の部分にメジャーの脚が当たるようにする(Schreinemakers 1962)。上顎の後方は「**Ah-ライン**」を指標として決定する。Ah-ラインは硬口蓋から軟口蓋の移行部にある。「アー」と発音させたり、また

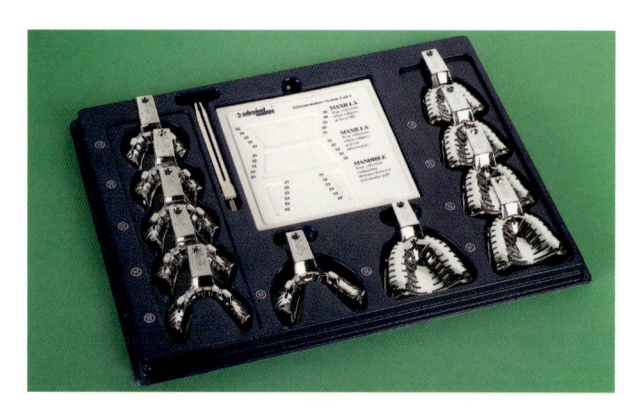

図8-14 Schreinemakers の既製トレー。

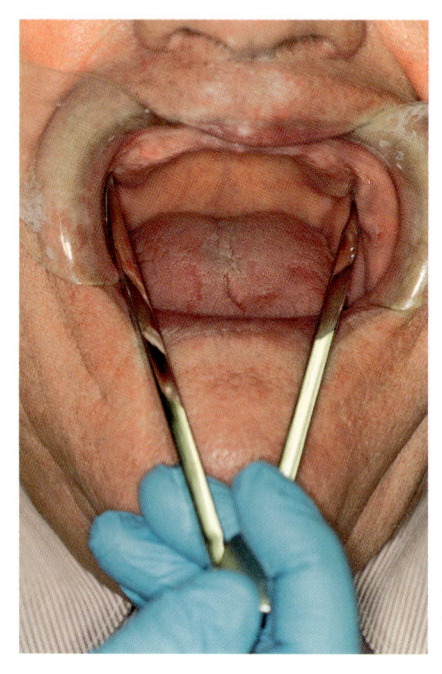

図8-15 上顎の基準点にメジャーを当てる。

鼻孔を閉じて呼吸を吹き込んだときにこの境界線が明瞭となる。上顎義歯の後縁は Ah-ラインとほぼ一致させる。Ah-ラインは皮膚ペンで印記して、そのまま印象を採ってアルジネート印象に転記する。

トレーのポジショニングにはシリコーン印象材に硬化剤を少し入れたヘビーボディタイプを使用する。まずトレーにシリコーン印象材を球状にして3ヵ所に置き、口腔内でトレーを押し付けて位置決めをする。このときストッパーとなる位置は、上顎では前歯部と両側上顎結節部とする（口蓋が深い場合には四つめとしてこの部分もストッパーとする）。下顎は前歯部と両側頬棚部とする。このようにすると金属トレーの辺縁が直接粘膜に当たらない。つまり、粘膜を押したりしないので印象採得時に頬側の床縁部に印象材が入るスペースを確保することができる。このようにしてアルジネート印象材はトレー内で一定の厚さとなり、模型製作時に石膏を流し込んでも、石膏の重さによってアルジネート印象材が変形することはない（図8-16）。

印象を採るときには、アルジネートは少し硬めにしてトレーに盛る（氷水を混ぜて練和すると硬化時間が長くなる）。この時、アルジネート用シリンジの先端からアルジネートを頬側の床縁部に相当する所へ注入しておく（図8-17）。トレーを口角から回転させるようにしながら口腔内に挿入し、少し円を描くように頬を動かし、頬小帯を動かす（主に上顎では下方、そして内側に。下顎では、上方そして内側に動かす）。上唇小帯は上唇を縦横に引っ張って動かす（**術者による筋圧形成**：図8-18）。下顎はさらに舌尖で左右の口角に触れてもらう。完成した印象は形の崩れた所がなく、辺縁は丸くなっており、また、小帯が明瞭に印記されている必要がある（図8-19）。

最後に咬合採得用のトランスファーフェイスボウのバイトフォークに接着剤を塗布し（例えば Heraeus Kulzer 社の Universal Adhäsiv、Coltène 社の Adhäsiv）、シリコーン材を乗せ、そのシリコーンを上顎に圧接して上顎の印象を採る。

つぎに鼻と顎にマーキングポイントを付ける（例えば接着性ラベル、マジックペン）。旧義歯を用いて患者に**安静位**の位置をとらせる（義歯は粘膜負担型であること）。安静位では、患者は無意識の状態では、上下顎切端は少し開いている（安静位空隙）。患者は軽く唇をあわせていて、下顎は緊張しないで楽な姿勢をとっている。このときの顎位は咬頭嵌合位よりも2〜5mm高い。「M」音を発音したり、何回もsやz音を発音させたりするのも良い方法である。この時の下顎の位置を鼻と顎に付けたマーキングポイントの位置として木製のスパチュラに記録しておく（図8-20）。この検査は数回繰り返して再現性のあることを確認する。その他の方法として Hofmann の方法（All-Oral 法）または Schwarzkopf の方法（Ivotray）などがあるが、これらは口の中に印象材を入れて閉口し、その時の印象を採るというものである。

つぎにトランスファーバイトフォークに接着剤を

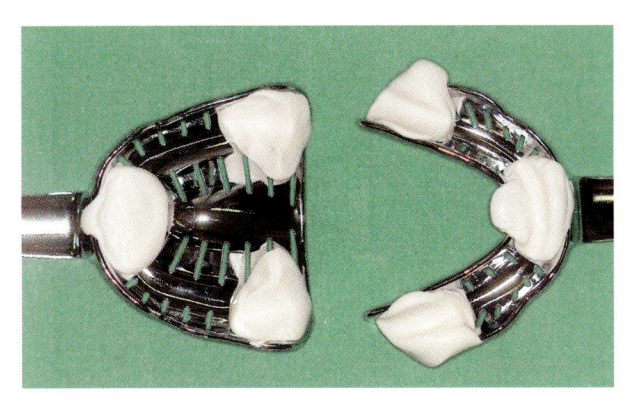

図8-16 Schreinemakers のトレーにポジショニング用のシリコーンの塊を入れた状態。

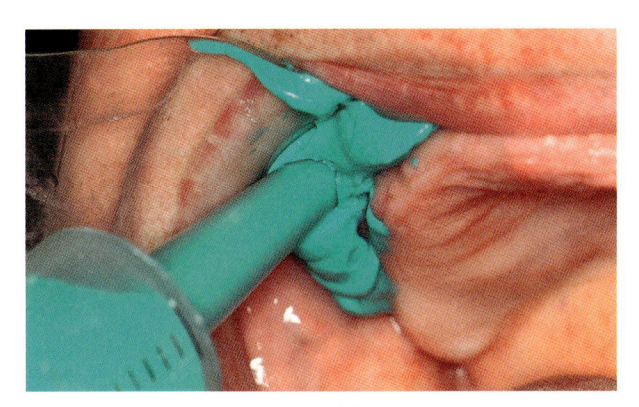

図8-17 アルジネート印象材を前庭部に入れておく。

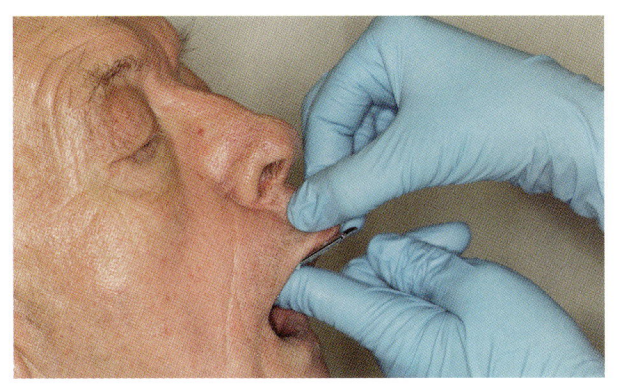

図8-18 上唇小帯を動かす。

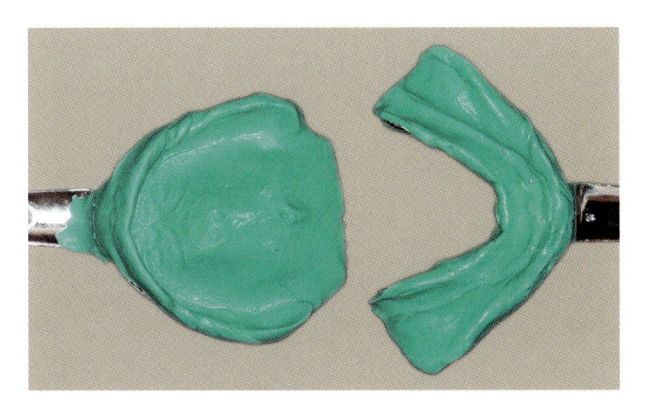

図8-19 上下顎の概形印象完了。

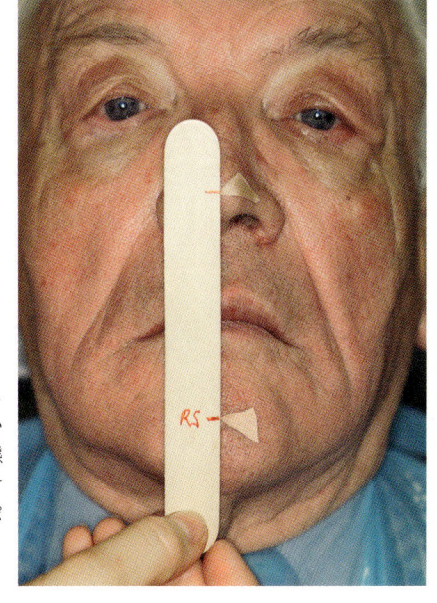

図8-20 木のスパチュラを用いて安静位の状態を鼻と顎に付けたマーキングポイント間距離として記録する。

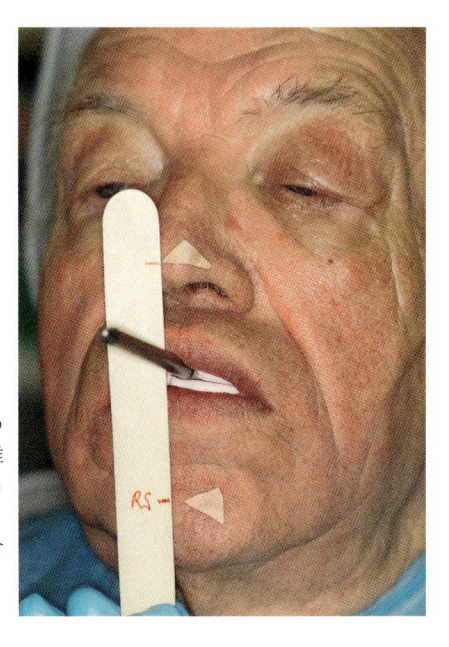

図8-21 2点のポイント間距離を確保しながら安静位にセットした状態の咬合採得用のバイトフォーク。

塗布、シリコーン材料を乗せて口腔内に挿入する。患者は口を閉じて、すでに記録しておいたマーキングポイント間の距離を保ちながら安静位をとる（木製のスパチュラを使ってチェックする：図8-21）；次いで咬合採得のためのフェイスボウ（ATB）を装着し、バイトフォークを固定する（図8-22、23）。

301

第VIII章　全部床義歯

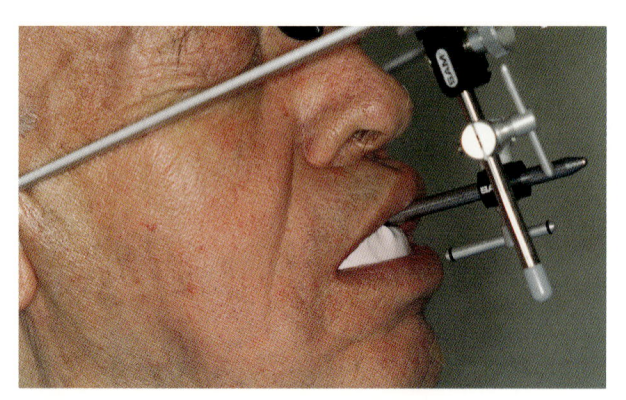

図8-22　トランスファーフェイスボウの装着。

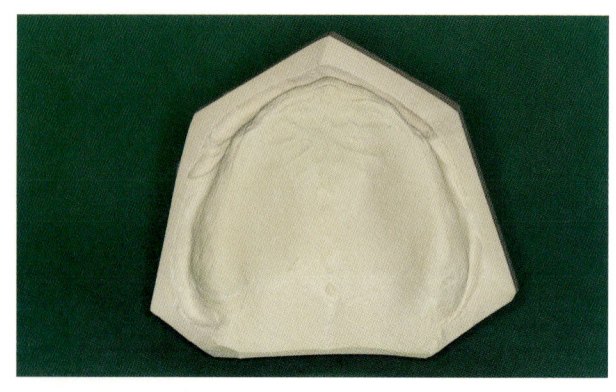

図8-24　診査用模型、上顎。

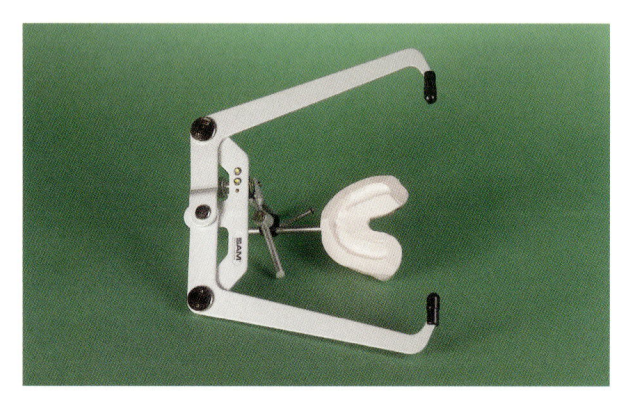

図8-23　咬合位を決定した状態のフェイスボウ。

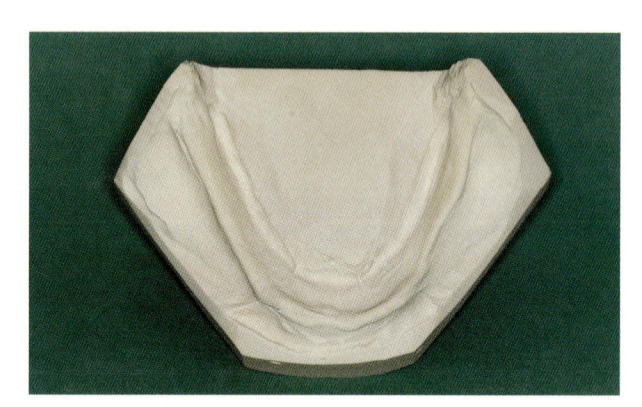

図8-25　診査用模型、下顎。

5.3　診査用模型の製作、咬合器への装着および個人トレーの製作

　診査用模型はIV級の超硬石膏を注入して製作し、模型基底面までトリミングする（図8-24、25、例えばHeraeus Kulzer社のDie Keen®、GC社のFuji Rock®）。フェイスボウ（ATB）を用いてまず上顎、そして下顎を咬合器にマウントする（図8-26）。

　つぎに、**個人トレー**を光重合レジンまたは即時重合トレー用レジンを用いて製作する。硬化の早い種類の石膏を用いてアンダーカット部を修正する。とくに被圧縮性に極端に差がある場合には**被圧縮性がほぼ一定になるように**、圧がかかりやすい所に筆で石膏を盛って調整する。圧がかかりやすい部位は被圧縮性が0の部位で、細い顎堤頂部、口蓋皺襞部、口蓋隆起部、下顎隆起部、顎舌骨筋部であり、またフラビーガムや圧痛の認められる部位にもあまり圧が加わらないようにしておかなければならない。トレーの外形線を模型に記入し、アルジネート製の

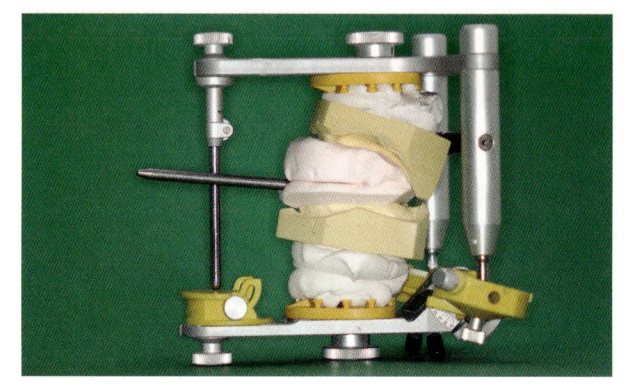

図8-26　上下顎模型を咬合器へマウント。

石膏‐レジン分離剤を塗布する（例えばBobrich社のSeparating Fluid®）。模型上の外形線は、床縁部に一致するような位置に設定しなければならない。

下顎の個人トレーの製作：

　咬合平面板の高さの決定にはヒンジアキシスと閉口時の方向指示棒を用いて決定する（図8-27）。その

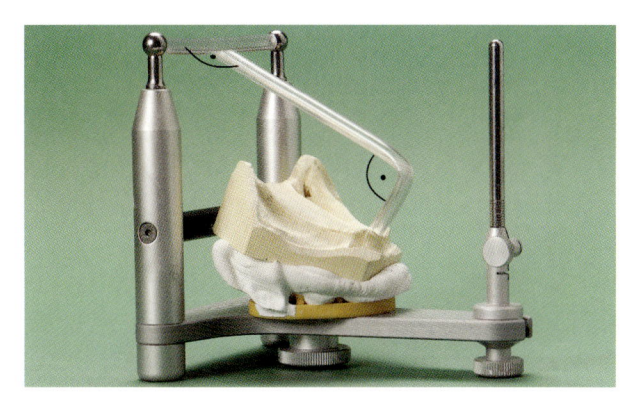

図8-27　閉口位の状態の決め方。

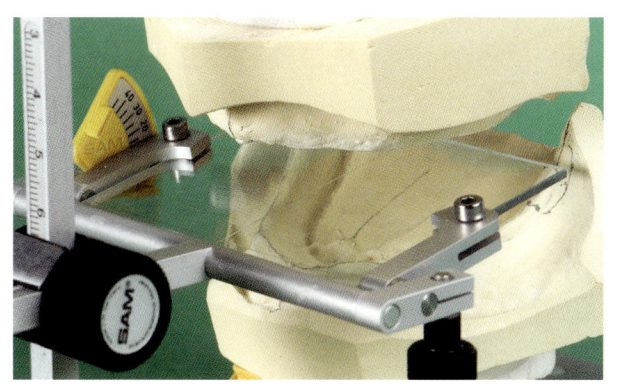

図8-28　咬合平面板をマウントしたところ。

高さは上下顎の床縁部間距離のほぼ半分であり、この高さに咬合平面板を取り付ける。この時、**咬合平面板**は平均10～13°傾斜させる(**図8-28**)。咬合平面板にワセリンを塗っておく。ここで下顎の咬合堤を製作する。咬合堤は台形の棟のような形態で切歯部は少し広く、堤防のような、全体として放物線の形をしている。前歯部の咬合堤はわずかに前方へ傾斜させる。こうすることによってオトガイ筋からの影響を抑えることができる。咬合堤はほぼ顎堤の上にくるようにするが、人工歯排列の工程では切歯から犬歯にかけては歯を顎堤よりも少し前方に排列する(審美性‐発音で重要な意味を持つ)。

上顎の個人トレーの製作：

　上顎トレーを製作するために、まず口蓋部分にヘビーシリコーンの塊を押し付けて外形を作っておく。前庭部にロール状にしたトレー用レジンを置いて、さらに全体を板状のトレー用レジンで覆い、その上から先ほど製作しておいた型を静かに押し付けてトレーを完成させる。上顎堤の外側はちょうど下顎堤の中央にくるようにするが、上顎の前歯部は審美性‐発音のために少し高く楯のような形にしておく。これらの位置、傾き、堤の長さなどは、最終的な上下前歯歯軸傾斜角が約130～140°、約2mmのオーバーバイトおよびオーバージェットを付与したものとなるように決める。もちろんⅢ級の咬合はもう少し小さく、そしてⅡ級の場合はもう少し大きくオーバージェットをとることも可能である。

　トレーを模型から外して完成させる。

5.4　個人トレーの試適、最終印象、咬合採得、フェイスボウトランスファー

　まず上顎トレーを口腔内で試適して、その安定性、審美性、機能性をチェックする。トレーは患者の口の動きを妨害するものであってはならない。頬小帯の動きでトレーが動くようであってはならないし、もしトレーが浮き上がったらどこの小帯部分がトレーに近接しすぎているかをチェックする。小帯を動かしてもトレーが動かなくなるまで、その部分を削合する。上唇小帯は上顎の口唇を引っ張ってチェックし、必要ならばこの部分も調整する。つぎに、患者に口を動かしてもらってトレーの安定性をチェックする(大きく開口する、アーと発音する、し

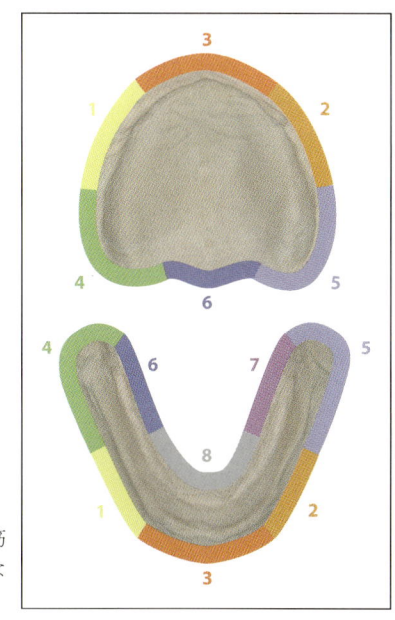

図8-29　床縁部の筋圧形成は図のような領域に分けて行う。

かめ面をする、口をとがらせるなど）。

　審美性‐発音のために製作した前歯部は、まず審美的に良好でなければならない。もし必要ならばここで修正する。下顎においてもトレーの安定性を同じようにチェックし、長すぎる義歯辺縁部はスタンプバーを用いてバキュームで吸引しながらレジンを削合する。

筋圧形成：
　筋圧形成はコンパウンドを用いて段階的に行う（上顎は6領域、下顎は8領域に分けて行う：図8-29、例えばKerr社のImpression Compound®）。コンパウンドは火炎によって加熱軟化させ、トレーに少しずつ盛っていく。そして、その後も部位ごとに少しずつ盛り足して用いる（図8-30）。水で濡らした指でこの辺縁を調整し、氷水の中にトレーをいったん入れる。ハノーのトーチランプ（図8-31）の細い炎を内側から辺縁に当て表面を滑らかにする。56℃の温水につけて少し冷やしてから、この軟らかいコンパウンドを付けたトレーを口角から回転させるように口腔内に挿入し、**術者による**筋圧形成を行う。

上顎：
　前歯から臼歯部にかけて（領域1～3）唇小帯は上下に、また頬小帯は前方から下へ、さらに後方から上へ円を描くように動かす。上顎結節部（領域4と5）は口を軽く閉じた状態で下顎を左右に動かす。口を大きく開いた状態では（患者に「アー」と言わせる）硬口蓋と軟口蓋の移行部が明瞭になる（「Ah-ライン」、領域6）。このようにして口蓋後縁領域を決定する。

下顎：
　前歯部および臼歯部（領域1～3）は上顎と同様に、術者が下唇小帯や頬小帯を（頬を前方と上へ）動かす。後臼歯部（領域4～5）は患者に大きく口を開けさせる。舌側（領域6～8）の機能印象を採得する。

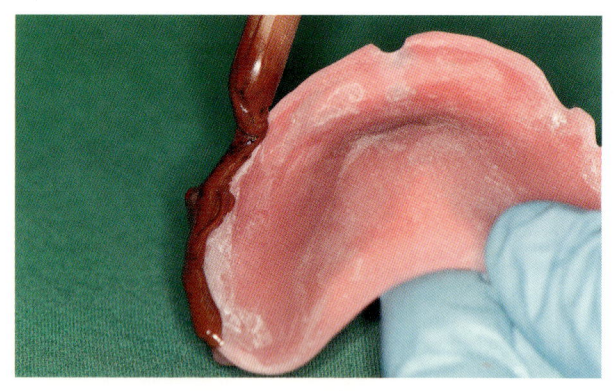

図8-30　コンパウンドをトレー辺縁に盛っていく。

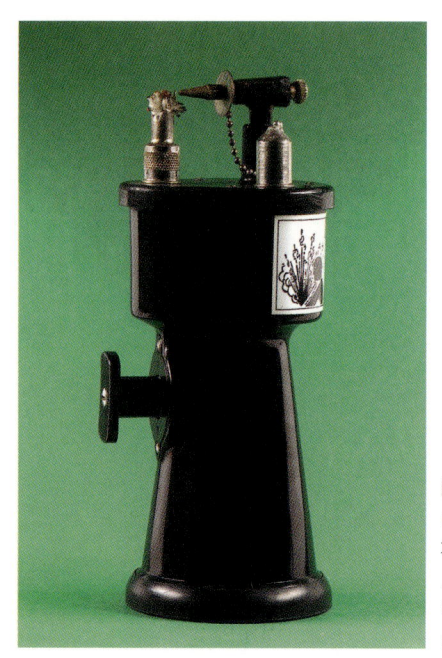

図8-31　ハノーのトーチランプ。本体の横にあるノブを押して細い炎を出すことができる。

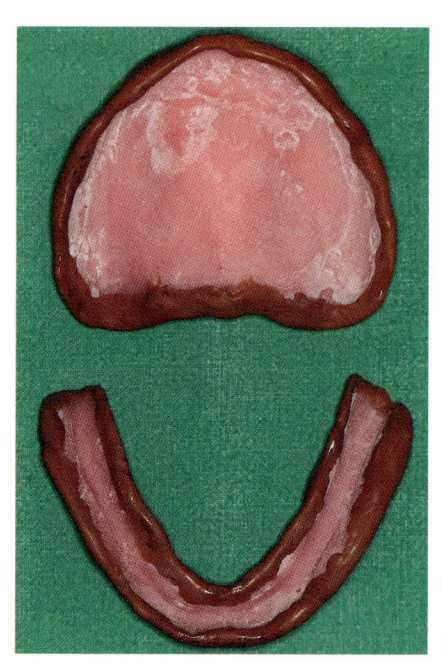

図8-32　義歯辺縁部の筋圧形成が終了した上下顎トレー。

このとき示指をトレー近くの舌上に置く（オトガイに親指を当てておく）。そして患者は人指し指に舌を押し付ける。また、人指し指を添えながらトレーを中央に保持し、前歯部の顎堤にある術者の親指に患者が舌を押し付ける方法でも良い（図8-32）。

フェイスボウトランスファーのバイトフォークの前方と結節部に半円状のコンパウンドを置き、温水バットで加温したのち、上顎トレーを上に向けてこの中に沈み込ませて固定する。

つぎに、ポリサルファイド印象材で機能印象を行う（Neo-Plex®、Surgident 社、Permlastic®、Kerr 社）。これには、流動性の高い（ライトボディ）ものと粘性のある（レギュラーボディ）ものとがある。特別な用途として、その他の材料も使える（例えば酸化亜鉛‐ユージノールペーストや石膏、本章5「印象採得と咬合採得」参照、299ページ）。トレーにはまず接着剤を塗布し、それが十分に乾いたら印象材を練和、患者が自分で口を動かして機能印象を採得する。

下顎の筋圧形成：

練和板上にレギュラーボディタイプとライトボディタイプのベースペースト、およびレギュラーボディとライトボディの硬化促進ペーストを、それぞれチューブから同じ長さだけ出し、2本のスパチュラを利用して練和する（図8-33）。まずスパチュラを少し立て、そのエッジを利用してこれらを混ぜ合わせ（図8-34）、そして2本目のスパチュラで力を入れて印象材を広げるようにする（図8-35）。下顎のトレーに一定の厚さになるように薄く、まず辺縁からトレーの内面へと盛り上げていく。トレーを回転させるように口腔内に入れ、正しい位置にもってきてから**開口法で患者が口を動かす方法**を用いて印象を採得する（術者はトレーを口腔内で保持している）。つぎに患者は口を大きく開けて、下顎を左右に動かす。舌側辺縁の印象（舌を術者の指に押し付ける方法については前述のとおり）は、患者が口をとがらせたり、笑ったり、あるいはしかめ面をしたりしながら筋圧形成を行う。約7分の硬化時間が経過後にトレーを口腔外に取り出す（図8-36）。

上顎の筋圧形成：

ライトボディタイプのペーストとライトボディ

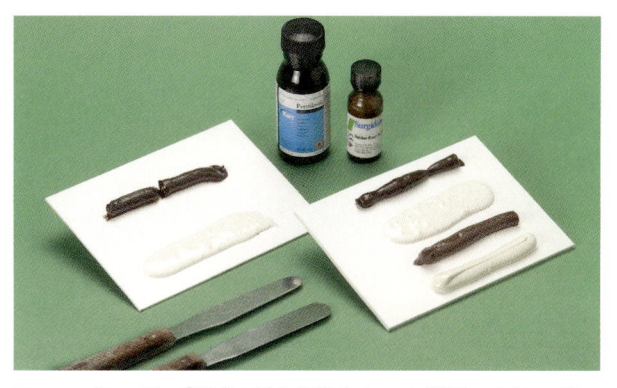

図8-33　Neo-Plex®印象材（左は軟らかい上顎用、右はレギュラーと軟らかい印象材を同量混ぜた下顎用）。

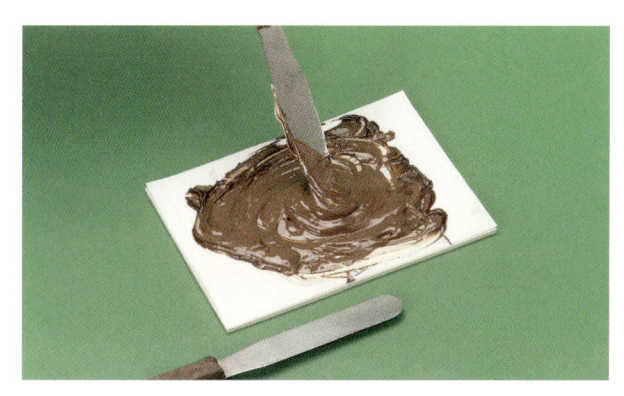

図8-34　スパチュラを用いて混ぜ合わせ、その後に2本目のスパチュラを用いてよく練和する。

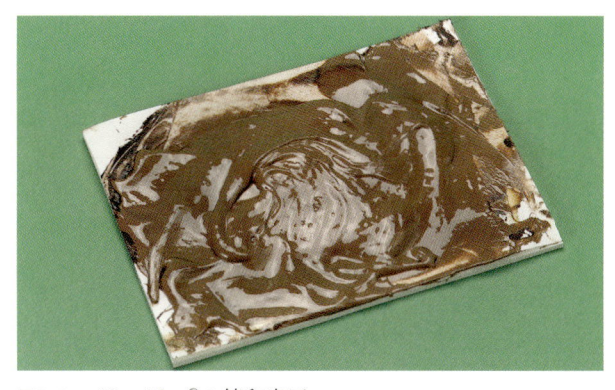

図8-35　Neo-Plex®の練和完了。

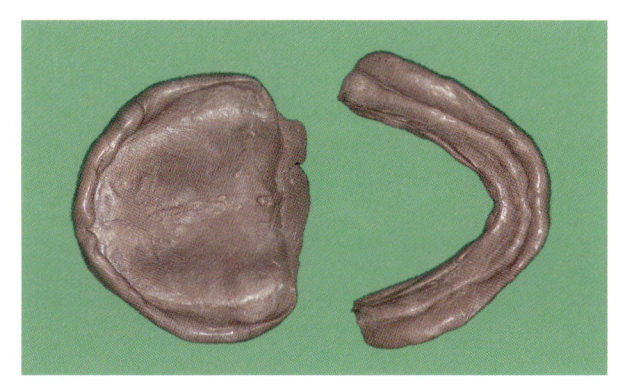

図8-36　上下顎の最終印象採得完了。

第VIII章　全部床義歯

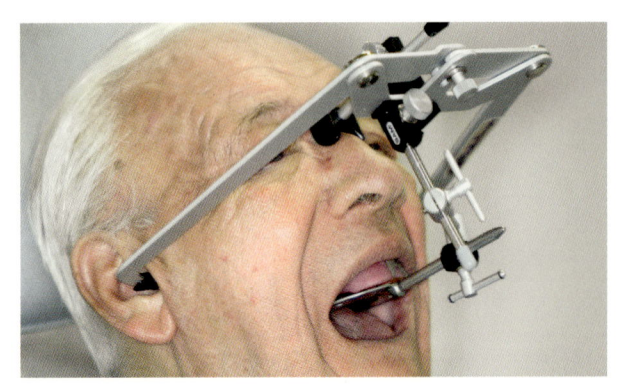

図8-37　機能印象が終了したのち、咬合位を決定するために上顎のトレーをフェイスボウに取り付ける。

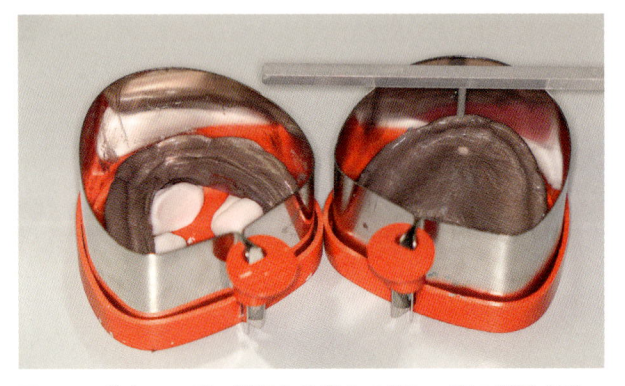

図8-38　ボクシング。辺縁と外枠との間に一定の距離が空いているかどうかをT字型のゲージでチェックする。

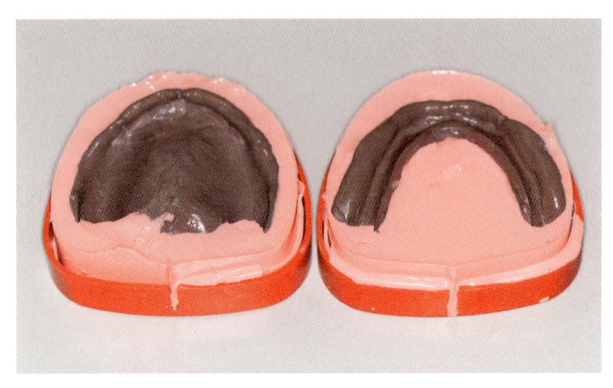

図8-39　アルジネート印象材でトレーを埋没する。

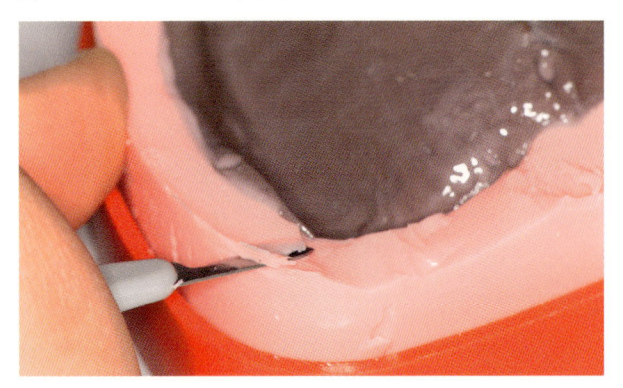

図8-40　トレーの辺縁が一定の高さで露出するようにトリミングする。

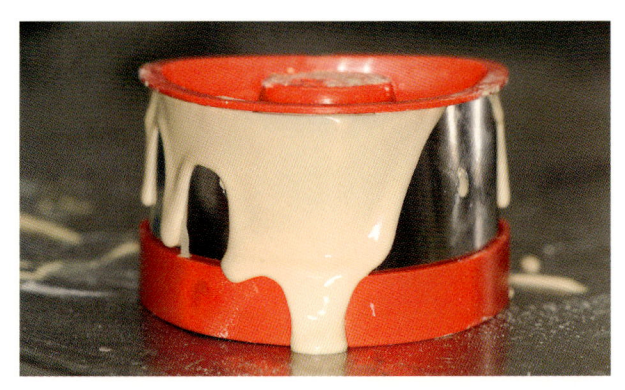

図8-41　石膏を少し溢れる程度まで外枠に注入する。

の硬化促進ペーストを同量練和板の上に出す(図8-33)。2本のスパチュラを用いる方法でペーストを混ぜて広げ、その印象材を薄く上顎のトレーに盛る。トレーを口腔内に入れて正しい位置に置き、開口法(患者が口を動かす方法)で印象を採得する(術者はトレーを口腔内で保持する)。患者には口を広げて「アー」と発音、また、下顎を左右に動かしてもらい辺縁の筋圧形成を行う。さらに口をとがらせたり、笑ったり、しかめ面をすることで筋圧形成を行う。硬化するまで(約7分間)の間に**トレーの辺縁を口腔内で形成する**。その後、**トレーをフェイスボウに固定する**(図8-37)。それからトレーを取り出して、印象が正しく採れているかどうかを確認する(図8-36)。「Ah」‐ラインを皮膚ペンで口腔内に記入して、トレーをもう一度口腔内に戻し、インクの線を印象材へ写し取る(印記法)。完成したトレーにできるだけ早く石膏を流す必要がある。

5.5　作業用模型の製作と咬合器への装着

歯科技工所で作業用模型を製作する。外枠の中にシリコーンの塊を利用してトレーを固定させ、スプリットキャストの模型基底面製作のために外枠との間に十分な距離があるかどうかをT字型のゲージを用いてチェックする(図8-38)。外枠の中へアルジネート印象材を流し込むが、この時トレーの辺縁は2～3mm出ているようにしておく(図8-39)。アルジネートが高すぎる部分は削除して調整する(図8-40)。その上から硬石膏を注入し、石膏が外枠から溢れる程度にしてスプリットキャスト用の刻み目の

入った蓋を閉める(図8-41)。磁石を付けたスプリットキャスト板(第Ⅱ章「咬合と咬交」参照)が完成したら、外枠から模型を取り出してトリミングする(スプリットキャストに対して模型基底面の刻み目が固定される)。上顎の模型をトレーから外して咬合器に装着する。模型をトレーから取り外すときは、それらを温水に浸してから取り外すとやりやすい。この時、トレーから筋圧形成部辺縁のコンパウンド材を変形させたり、割ったりしないように注意しながら取り除く。辺縁の印象材、コンパウンド材が残存していると、咬合採得した後にもう一度トレーを正確に模型に再装着することが難しくなる。正確にトレーを模型に戻すことができるかどうかもチェックしておく。このとき、余剰の印象材や印象材が重なった部分があれば取り除いておかねばならない。

5.6 最終的咬合位の決定、下顎模型のマウント

個人トレー(筋圧形成用の印象材をすでに取り除いたもの)を患者の口腔内に戻して、その唇側面に正中線、犬歯線、スマイルラインを記入する(図8-42)。鼻と顎のマーキングポイント(例えばラベルやマジックペンで付けたもの)を利用してチェックしながら安静位をとらせる。このとき患者は口唇を軽く閉じて、顎の力を抜いた姿勢でなければならない。このためには、「M(ムー)」を連続的に発音させたり、また何回も繰り返して発音させたりするとよい。この位置関係を木のスパチュラに記入しておく。**咬頭嵌合位**は通常安静位の高さよりも約2～5mm低いが、このポイントもスパチュラに記入しておく。

上顎の咬合堤の高さを、試しに仮想の咬頭嵌合位の高さまで短くして、患者に短くsやzを発音させたときにトレーが干渉する場合は、もう少し短くする必要がある。その場合、上顎のトレーをさらに2mm短くする(合計約4～5mm)。下顎の咬合堤の上の面にV字型の溝を入れておく。上顎には2枚分のバイトワックスを乗せて固定しておく(例えばAluwax Dental Products Co社のAluwax®、図8-43)。

つぎに最終的な咬合採得を行う。バイトワックスを温水バットに入れ軟らかくしたのち、口腔内の上下トレーの間に挟み、患者は力を抜いて最初に決定

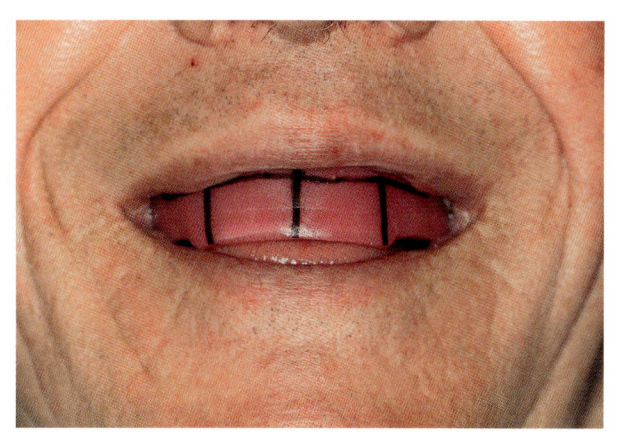

図8-42 上顎のトレー用咬合堤の正面に正中線、犬歯線、スマイルラインを記入する。

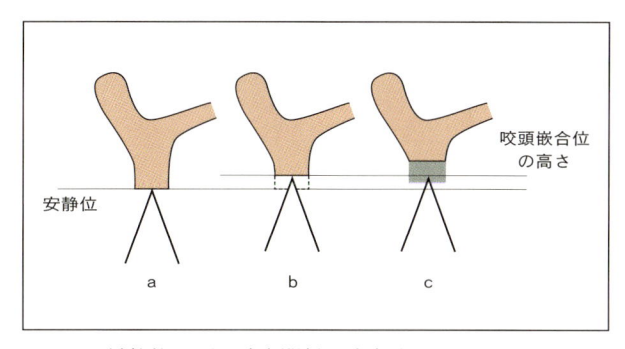

図8-43 最終的な顎の咬合関係の決定法を図示した。
a) 安静位の咬合堤。
b) 咬頭嵌合位では少し短い。
c) 咬合堤をまず2mm短くしてから3mmバイトワックスを盛り上げる。つまり咬頭嵌合位の高さより1mm高くなる。

しておいた咬頭嵌合位の高さ(木のスパチュラのマーキングを参考にする)まで口を閉じる(図8-44)。

上下の咬合床を口腔内から取り出して氷水バットの中で冷やしてから、もう一度口腔内に装着する。このようにして再現性があるかどうかをチェックする。このとき上顎の咬合堤上に約1mmの深さの溝を刻み込んでおくと(図8-45)下顎の模型を咬合器上で正確にマウントするときに有用である。上下顎の咬合床を作業用模型にそれぞれ戻して、先ほど付けておいた溝を利用してこれらを接合し、このまま咬合器にマウントする(図8-46)。

遅くともこの時点で患者とともに歯の大きさや形を選択決定する。

第Ⅷ章　全部床義歯

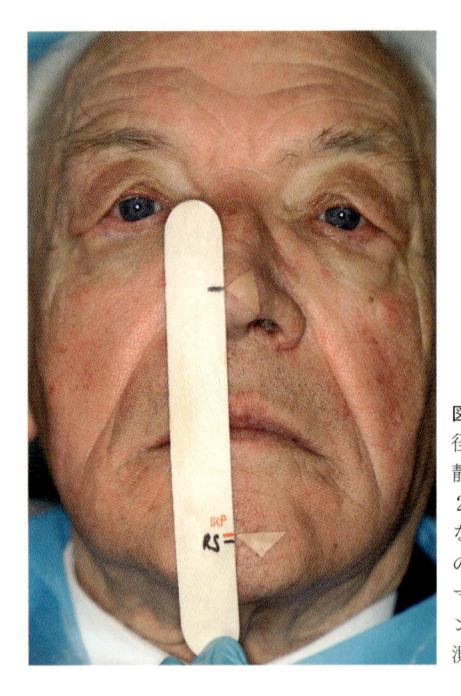

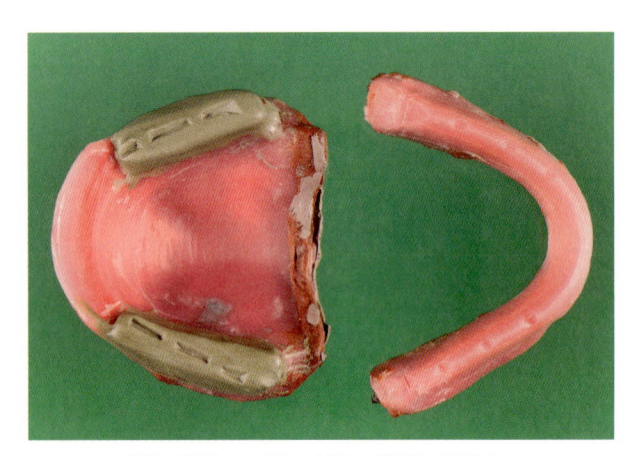

図8-44　咬合高径を再現。安静位の時よりも2〜5mm低くなっている（木製のスパチュラとマーキングポイントを用いて計測）。

図8-45　下顎の基礎床の形を上顎の蝋堤に印記する。

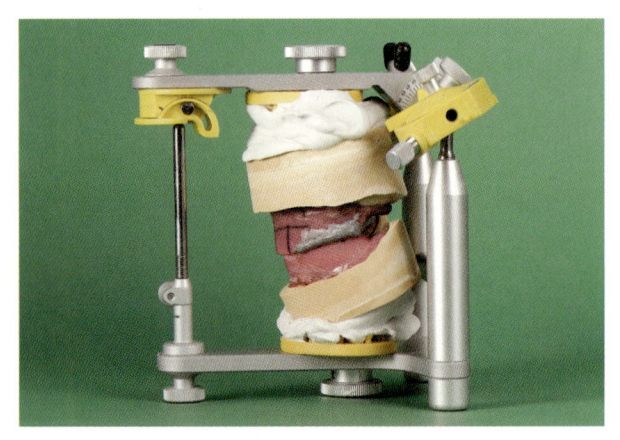

図8-46　咬合器上の作業用模型。

6．人工歯の選択

　顎堤の幅、高さが臼歯の大きさを決定するパラメータとなるが、前歯部では審美性が重要なファクターとなる。人工歯の選択はつねに患者とともに行う。前歯部の審美性に満足のいく義歯であることは、義歯製作の基本である。患者が旧義歯の審美性に満足していない場合は、初めの段階の問診でその問題点を把握して、人工歯を選択するときに十分考慮しなければならない。患者が何を望んでいるのか見当がつかないような場合には、昔の写真を参考にするのも良い方法である。さまざまな形態を分類した人工歯の選択基準については多くの報告がある。

6.1　歯の形

　Williams（1914、1919）は顔の正面観の外形を上下逆にした形から上顎中切歯を四角型、三角型、丸型、の3種類に分類した（図8-47）。Horn（1985）の研究にも前歯部の人工歯を選択する基準としての有用性が示されている。

　つぎにKretschmerによって体型を考慮に入れた基準が紹介された（Wild 1950、Hörauf 1958）。顔の形から前歯の形態が決められるが、それらは肥満型（Pグループ・楕円形の歯）、細長型（Lグループ・三角型の歯）、闘士型（Aグループ・方型型の歯）である。ただし、これらのグループを明確に分類することは難しく、多くの場合は混合型となる。

　患者の性別も考慮する。Wild（1950）によると、女性には若々しい歯の形（直線的ではなく円形）、男性には角張った歯の形を選択し少し年齢を感じさせるようなものがよい。Frush（1957）は、女性の歯は切端から1/3の高さで一番歯冠幅径が広く、男性の歯は真中かまたは歯頸部寄りの1/3の部分が一番幅が広いと報告している。一方、Tanzer（1956）は彼の研究から、男性と女性で歯に特徴的な違いはなかったと報告している。現在では性別の特徴はあまり強調されなくなり、いろいろな要素の混合型となる傾向がある。その適性は個人に見合ったものであればよい（HornとStuck 1980、Horn 1991）。

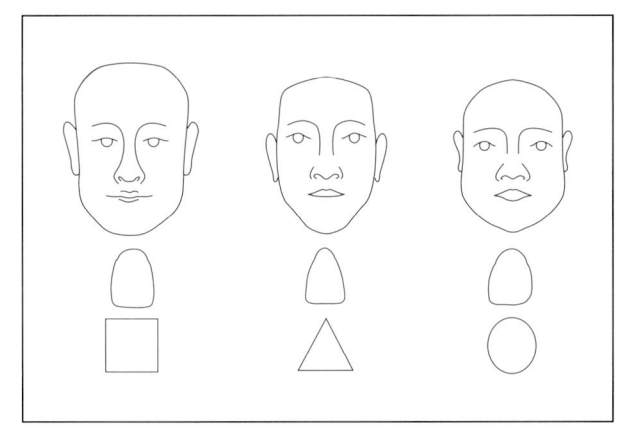

図8-47 William による3種類の基本形：顔の正面観の外形を上下逆にした形から上顎中切歯の形の指標とした。

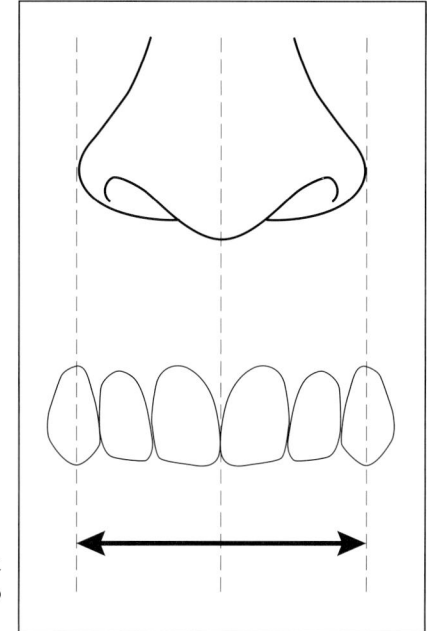

図 8-48 Lee による前歯幅径の決め方。

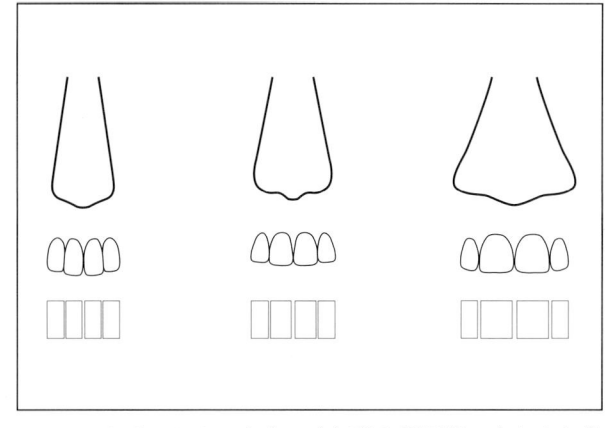

図8-49 Gerber による左右の中切歯と側切歯の大きさと鼻翼線と鼻翼下点との関係。

6.2 歯の近遠心的幅径

Lee は、鼻翼幅は左右犬歯の先端距離と一致すると述べている（Lee 1962、図8-48）。Gerber は、前歯は左右鼻翼あるいは左右鼻翼下点との間にあり、これは発生学的に見て、額から鼻へと突起が延びてきて、その先端に切歯が位置していることによると考えられている（Gerber 1965）。鼻翼間距離が広い場合は中切歯が側切歯よりも幅広く、狭い場合は同じくらいの幅で、また鼻の正中鼻腔が広い場合には中切歯は広いものとなる（図8-49）。

もちろん人工歯を選択した後においてもそれぞれの状況にあわせて削ったり調整したりすることは可能である。例えば老齢になるに従って摩耗して歯冠長が短くなっていることが多いので、それを模した形にすることもある。

臼歯には前歯で選択した歯に適合した色調、大きさ、歯冠傾斜角度のものを選ぶ。歯の大きさや形は顎堤の形態を考慮して選択する。頬側粘膜を噛み込んでしまうおそれがあるので、あまり遠心部には歯を排列しない。小臼歯の長さは犬歯から移行的で審美的に調和のとれたものを選ぶ。義歯歯列の調節彎曲は、できるだけ患者の本来の形を模倣する。

6.3 人工歯の材料

義歯のための人工歯にはレジン歯と陶歯がある。
陶歯（図8-50）は、摩耗に対して強く審美性も高い（変色しない、透明感がある）が、削合による咬合調整には時間がとられる（Lauritzen 1976）。陶歯は基礎形態の上に個々に焼き付けして築盛したり、あるいはステイン材料で象牙質に必要に応じて着色して製作することができる。陶歯の欠点は、たとえシラン処理をしてあったとしても、レジン床に対しては化学的には結合しないので、ピンを機械的な維持装置として義歯床レジンに付けなければならない。患者にとっては、ときに陶歯は硬すぎるとか、また壊れやすいという不愉快な思いをする場合がある。

レジン（図8-51）は安価で、またレジン床とは化学

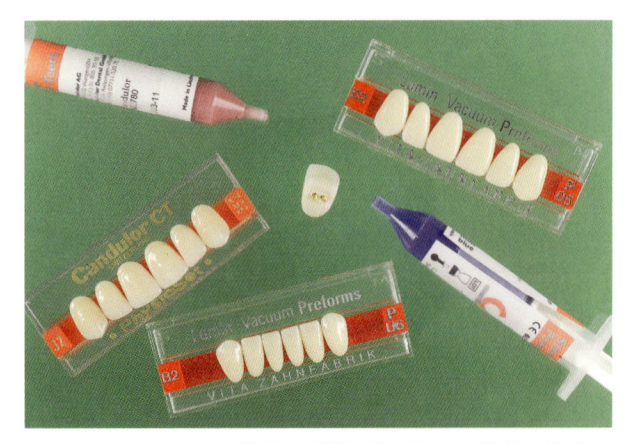

図8-50 ピンが付いた陶歯、既製の陶歯とその陶歯に個別に色付けできるステイン材料。

的に結合する。ただし、摩耗には弱い。人工歯の表面を少し削って凹凸を付与、あるいは少しレジンを上に乗せて個々の形態に適応することも簡単である。前歯部には審美性にすぐれた陶材を、そして臼歯部にはレジンをというようなことも可能である。

7．人工歯排列

7.1 人工歯排列のコンセプト

Gysi の人工排列

天然歯列を模倣して Gysi(1958) のコンセプトによって行う。矢状顆路傾斜角に適したものが選べるように、歯には咬頭傾斜角がきついものと緩いものがある（図8-52、a）。

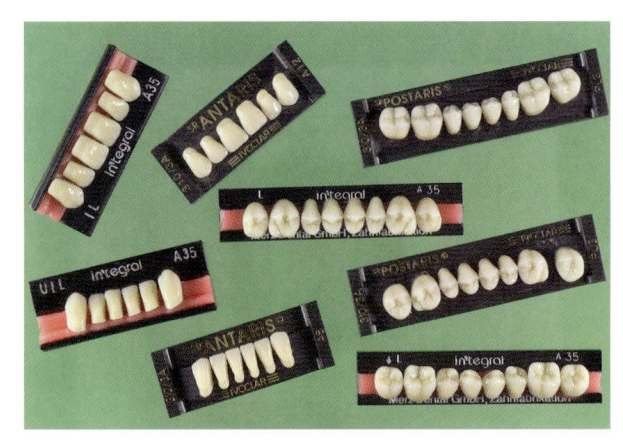

図8-51 上下顎用の人工歯セット。

この場合、中切歯と犬歯はある意味で咬合を支持する役割も持っている。そのため、これらの歯は咬合平面上で切縁が一致するように排列する。このときの状態は少しオーバーバイトが深めである。側切歯は少し短く、遠心、口蓋方向へわずかに傾斜する。下顎の前歯（6歯）は、切縁が一直線上に並ぶようにする。

上顎と下顎の小臼歯を咬頭嵌合位に排列し、上顎の第一大臼歯はスピーの彎曲、ウィルソン彎曲を考慮して排列する。咬合時の安定性を得るために、上顎の第一大臼歯の口蓋側咬頭を、下顎の大臼歯とできるだけ多くのポイントでコンタクトさせる。

Gerber の人工歯排列

Gerber(1960、1964、1965) の方法はバランスドオクルージョンを得るための排列法である。側方運動時に義歯が不安定にならないようにつねに両側で支持をとる。咬合の中心をしっかり設定しておくと前方へずれない（下顎の義歯の前方滑走）。そのため、模型は正確に**コンダイラー型咬合器**にマウントしておく。咬合位は口内法で描記させて決定する。

臼歯の排列は、ある意味では平均値的な方法で行うのに比べ、前歯の排列は審美や発音を考慮して行う（下顎第一大臼歯は下顎の顎堤彎曲の中でもっとも深い位置にある）。前歯は中心咬合位ではコンタクトしない。また前方運動時でも少なくとも1mmは隙間があるように排列し、犬歯を偏心運動時にコンタクトさせる。臼歯部には**顆路に適した歯**を用い（Candulor®の歯）、乳鉢‐乳棒の原理（図8-52、b）によって排列する。上顎の舌側咬頭は下顎頭の運動に沿った動きをする。その時頬側咬頭は当たらないようにしておくのが一般的である。下顎の歯は顎堤の頬舌的中心に位置している。顎堤の真中に頬側咬頭がコンタクトするので、歯冠は少し舌側へ傾斜する（リンガライズドオクルージョン）。

Hiltebrandt の人工歯排列

Hiltebrandt(1940a、1940b) の方法では、上顎前歯部の歯槽骨の負担を軽くするためにオーバージェットを大きくとって排列する。前方運動時にスライドするように前歯を少し斜めに削合する。臼歯は平坦な咬頭のものを用いる（摩耗歯のような形態：図8-

52、c)。下顎第一大臼歯はつねに顎堤の彎曲のうちのもっとも低い所に、そして顎堤の真ん中にやや舌側に傾斜させて排列する。上顎の第一大臼歯はその対合歯にあわせて排列するので、咬合彎曲にはとくにこだわらない。このコンセプトは以下に記述しているHallerとFehrのものと同様に、今日ではもう歴史的な価値があるのみとなっている。

Hallerの人工歯排列

Hallerによる排列の特徴は、上下の臼歯部の排列にある(Haller 1943)。下顎の第一大臼歯の咬合面は近心に傾斜させ、第二大臼歯は遠心に傾斜させる。対合する上顎の歯はその下顎の2歯が形作っているV字型の窪みに入り込むようになる(切れ込み型排列)。義歯はこのとき安定したポジションをとる。この場合は特殊な、幅が広くかつ咬頭の低い大臼歯を使用する。この排列の義歯では側方、前方運動はほとんどできないので、かちかちと咬み合わせられるだけである。

Fehrの人工歯排列

咀嚼力がすべて口蓋の方向へ適切に伝達されるように、Fehr(1953)は歯を仮想の球面上に排列するというコンセプトを示した。その仮想の球の中心は眼球である。この場合、咬頭嵌合位で前歯の切縁も臼歯の咬合面もすべてコンタクトし、偏心運動時にもすべての歯がコンタクトを保っている(図8-52、d)。

前歯-犬歯誘導による人工歯排列

Gausch(1986)は側方運動時に犬歯部で誘導し、上下顎切歯部はコンタクトしないという方法を紹介した。「中心位における咬合では臼歯部は顎関節と調和のとれた状態ですべての歯がコンタクトしており(Slavicek 1986)」、前歯部はコンタクトしていない。ほんのわずかの間隙がある状態である。側方運動時には上顎犬歯が誘導する。このとき作業側の犬歯と切歯が同時にコンタクトする(前歯部グループファンクション)。前方運動においては、一番先に下顎の第一小臼歯が上顎犬歯とコンタクトする。どのような運動を行っても、臼歯部の歯はほとんどコンタクトせず、ディスクルージョンしている。「臼歯がコンタクトすると、それがバランスを崩すこととなる

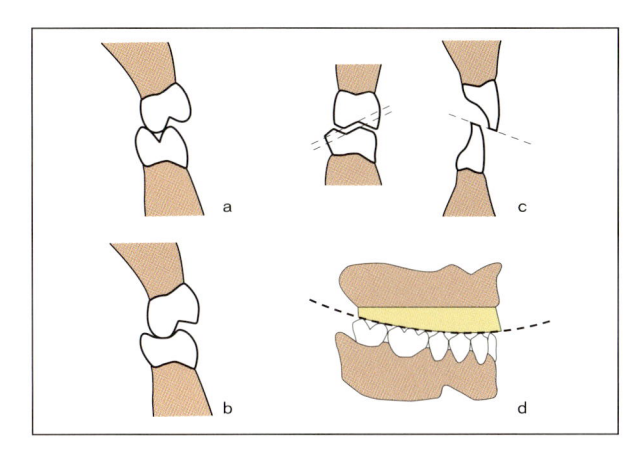

図8-52　a) Gysiによる解剖学的人工歯の咬み合わせ。
　　　　b) Gerberによる乳鉢-乳棒の原理。
　　　　c) Hiltebrandtによる咬耗状の咬合。
　　　　d) Fehrの球面咬合。

(Slavicek 1986)。」発声や咀嚼機能運動時にいずれの臼歯部にも咬合干渉がないように、その時臼歯部は**上下的に空隙がある**(第Ⅱ章「咬合と咬交」、第Ⅲ章「**咬合面再建のための順次ワックスアップテクニック**」参照)。

咬合器には、機能運動の動きを再現させるようになっているもの(**図8-53**)や、平均的咬合関係(ベネット角15°、矢状顆路傾斜角30〜40°)に調節されているものがある。その場合、顆路の上を前方方向へ5mmほど動かせるようになっている(Gausch 1986)。偏心運動時の選択削合は両側性バランスドオクルージョンの場合と比較してそれほど変わらない。したがってこの場合には全調節性咬合器が必要がない。模型を顆路測定用のフェイスボウを使って咬合器に装着する必要もない。バランスのとれた咬合状態は、咬筋に緊張のない、そして顎関節にも負担をかけないような(Slavicek 1986)軽い機能運動時には(「**負担のない咀嚼運動**」)、前歯-犬歯で咀嚼運動をコントロールしている(Grunertら1994)。ただし、両側性バランスドオクルージョンを付与した義歯とそうでない義歯との咀嚼能力の違いについてはまだ明確な解答は得られていない(Trapozzano 1960、Koyama 1976)。

特殊な人工歯排列

上下顎歯列弓の関係がⅡ級あるいはⅢ級の場合には、臼歯部領域でⅠ級様式の排列にする目的で、人工歯を追加して調節する。

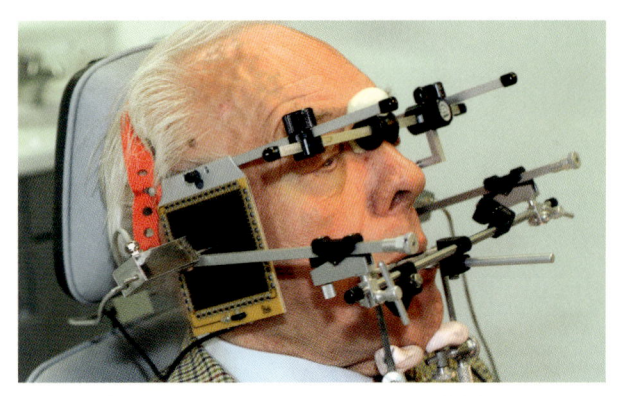

図8-53 上顎にセットしたフェイスボウの垂直板と、そしてLauritzenのクリップで下顎の咬合面に固定した水平板に、自動的に下顎の運動軌跡を記録する。

　Ⅱ級：上顎にもう1本の犬歯を追加して排列する
　Ⅲ級：下顎前歯、小臼歯あるいは大臼歯を追加して排列する

交叉咬合による排列：骨吸収が高度な場合、上下顎の大きさの違いが著しい場合、交叉咬合用の人工歯（例えばKタイプ、Ivoclar）を用いる。または上顎と下顎の人工歯のセットを交換して用いる。

　小臼歯や第一大臼歯の近心頬側咬頭が機能運動時にコンタクトする、いわゆるフルバランスの機能をもたせるには（第Ⅳ章「補綴計画における患者の指標」参照）、これらの咬頭を**側方運動時にコンタクトさせる**。そして、反対側への側方運動を行った場合には、すぐにこの咬頭をディスクルージョンさせる。これらはⅠ級の歯列の場合の咬合と同じような考え方である（Slavicek 1986）。

7.2　前歯-犬歯誘導による排列の実際

　上顎の口蓋皺襞部には、作業用模型上に0.1mmのスズ箔を貼り付けて緩衝を付与する（リリーフ）。印象トレーの床後縁部から模型上に写し取ったAh-ライン部に浅い凹みを付ける（ポストダム）。その刻みの水平的形態としては、ちょうど蝶が羽を広げたような形とし、口蓋後縁封鎖域を口蓋小窩部とハミュラーノッチ部では狭く、その間の腺組織の多い部分では広くとる。その刻みの深さは三角形とし、前方へいくほど浅くする。この部分の形成にはワックス、レジンあるいは適当な厚さの金属などが用い

られる。

　前歯部の排列においては、咬合器上の上顎蝋堤咬合面にシリコーン塊を挟んで下顎作業用模型を押し付け、審美性／発音を考慮した状態でのジグを製作しておく（図8-54）。つぎに模型の下顎切歯部にこのジグを置いて、まず上顎の**S字型**（図8-55）**ワックス**の上に、そのジグを参考にしながら上顎中切歯を排列する（図8-56）。他の上顎の人工歯の排列は下顎の咬合堤に沿って順次行っていく。上顎側切歯は少し口蓋へ傾斜させて、犬歯はまっすぐに排列させる（図8-57）。両側犬歯の誘導面は上顎歯槽骨方向（水平面）に対して40°に傾いている。もし審美的に支障があって、つまり犬歯が唇側にあって、犬歯を唇側に傾けなくてはならないような場合、犬歯を少し直立させ、そのまま平行に唇側へ寄せて排列させなければならないため、この機能的に必要な傾斜度40°を保つようにワックスを犬歯口蓋面に盛り上げて角度の付いた面を付与する。

　上顎の第一小臼歯は蝋堤の中心に中心溝がくるように排列する。第二小臼歯はその頬側、舌側の両方の咬頭がちょうどウィルソン彎曲の線上にくるように排列する。上顎第一大臼歯はその近心口蓋咬頭を一番高くする。そして頬側咬頭はそれよりも低くして、少し上下顎間に間隙をもたせておく（図8-58）。**ヒンジアキシスの高さから咬合平面までの距離**（以下DPO）を基準に、スピーの彎曲の形態が決まる。DPOが短い場合にはスピーの彎曲の半径が大きくなり、DPOが長い場合は半径が小さくなる。第二大臼歯を排列すると骨吸収の程度によっては交叉咬

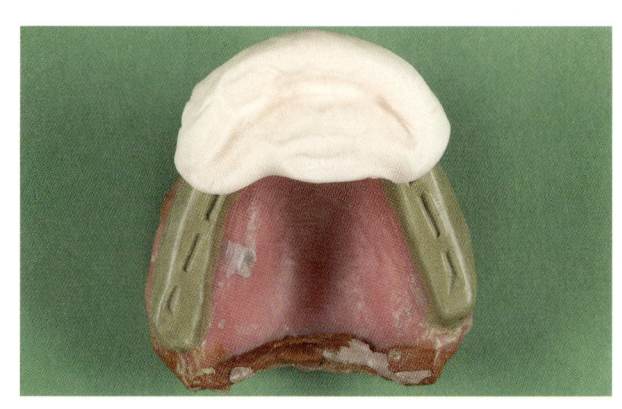

図8-54　審美性と発声機能をチェックしながらシリコーンジグを製作。

人工歯排列

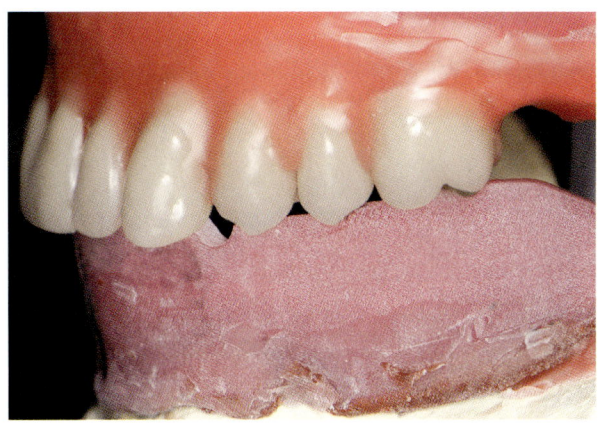

図8-55　S字型ワックス。

図8-58　小臼歯と第一大臼歯の排列。

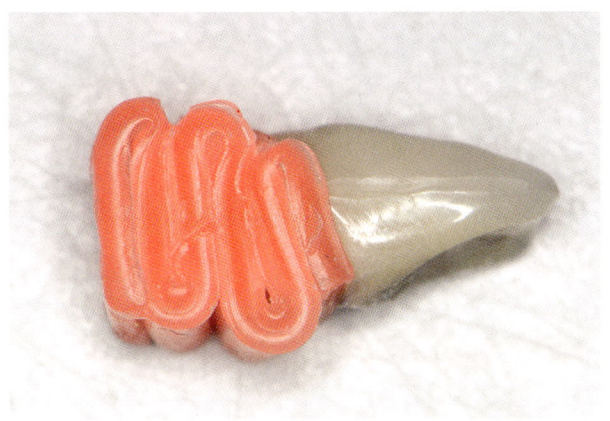

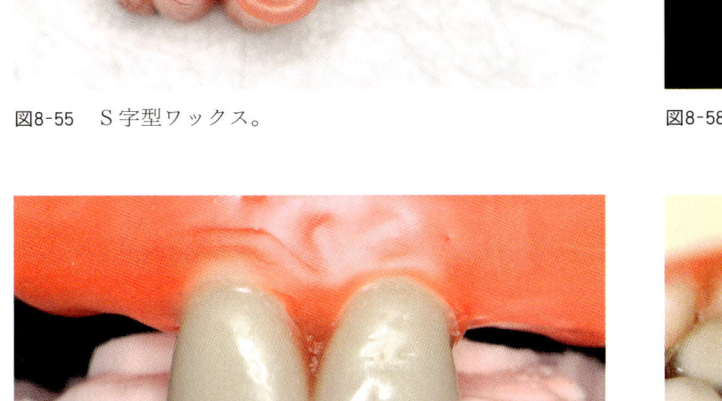

図8-56　ジグを利用しながらワックス上に中切歯を植立。

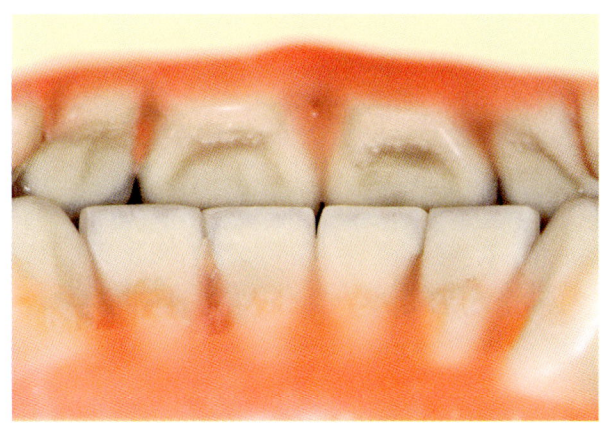

図8-59　前歯部の排列終了。舌側面観。

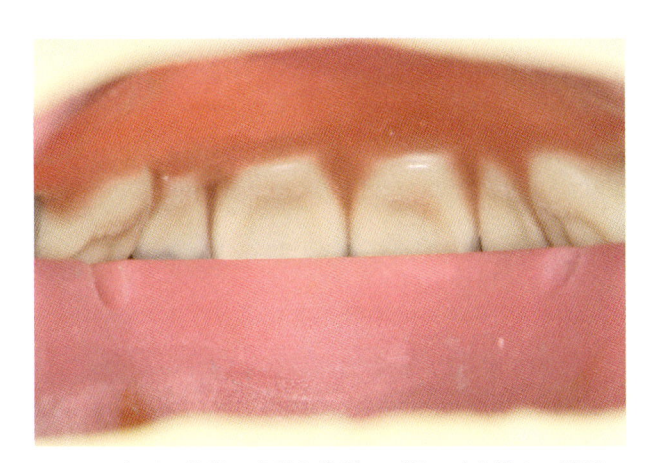

図8-57　上顎の前歯と犬歯を排列。下顎の咬合堤との関係の舌側面観。

顎前歯はまっすぐに、そして上下前歯歯軸傾斜角が130～140°になるよう排列する（図8-59）。そうすることによって口輪筋で義歯が支持され、また舌房も広くとれる。上下顎の前歯間の空隙は咬合紙が引き出せる程度にする（ほんのわずかな接触）。下顎の臼歯は上顎の臼歯に対してⅠ級の咬合関係に排列する（このとき、上顎の第一大臼歯の近心口蓋咬頭は下顎第一大臼歯の中心窩に入る：図8-60）。歯をその位置にワックスで固定する。その後、後から前方へと下顎人工歯の排列を続けていく（図8-61）。第二大臼歯は患者が希望し、かつその部位に排列が可能であれば最後に排列する。排列時に床縁部には触れない。ワックスが流れると、咬合床を模型から取り外すときに問題となる。このとき、インサイザルピンはインサイザルテーブルに接していなければならない。

合になる可能性が高い。しかしながら、この第二大臼歯を付けてほしいと患者が希望する場合は、歯の大きさを変化させて対応する。

つぎに下顎の蝋堤に人工歯を排列していく。下

咬合紙を用いて咬合をチェックする際、図8-62のようにB点とC点でのみコンタクトしているべき

313

第Ⅷ章　全部床義歯

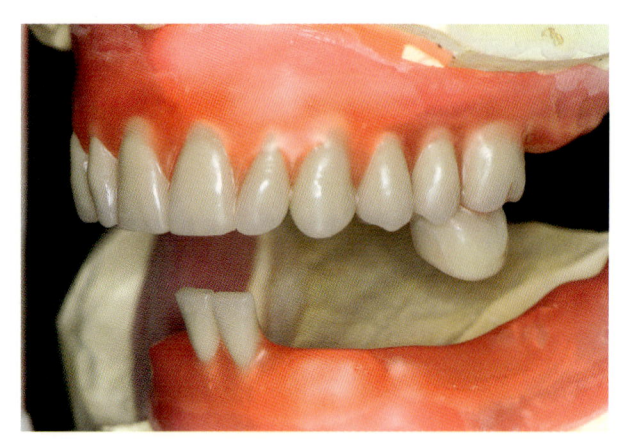

図8-60　下顎第一大臼歯との咬合関係。

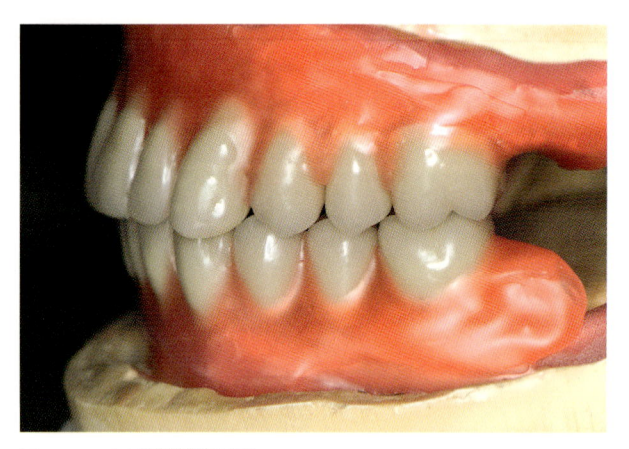

図8-61　人工歯排列完了。

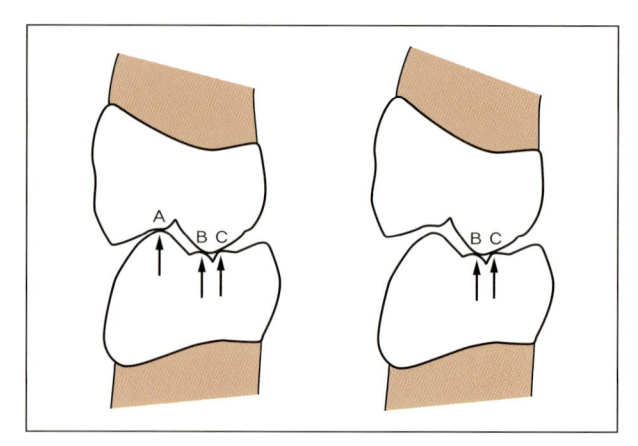

図8-62　嵌合する部位。A、B、C点でのコンタクト。

た状態（図8-65）で歯や歯肉部の審美性をチェックする。

発声のテストには「Dampfschiff」「Ohio」「Schießscharte」「77」「66」「Mississippi」「Schaschlik」などと言わせるとよい（図8-66）。

最後に患者にこの排列を自身でチェックさせ、このまま製作を続けてよいかどうか了解を得る。必要ならば患者の希望に沿って修正する。

8．義歯床の歯肉形成、埋没、レジン填入、咬合器への再装着、仕上げ

義歯の仕上げでは、義歯辺縁の歯肉形成を完成させる。前方からよく見える部位の歯槽部は審美的な歯肉形成を行う。ただし、歯間乳頭部は汚れが付きにくいように平坦にしておく。口蓋部は歯から歯肉へ移行的にワックスアップする（ただし、陶歯を用いた場合には、ピンをしっかりとワックスに埋め込んでおく必要がある）。ここの工程でワックスの表面を平滑にしておくと、最終的な義歯の研磨の時間が短縮できる（図8-67）。

義歯を製作する四つの一般的な作業工程は、どれも同じような原理によるものである。それには、フラスコの中に埋没してモデルの上へレジンを入れてプレスする方法、フラスコの中へレジンを注入していく方法、流し込み法、あるいは液状レジン重合法（KörberとLudwig 1982）などがある。ワックスモデル（スプリットキャスト板などは除く）を上下に分かれたフラスコの一方に石膏を用いて埋没する。この

である。A点が当たっていると、義歯ががたついたり、不安定になるおそれがある。またこれによって反対側に過圧部ができたり、ひび割れができたり、あるいはこのことから義歯が破損したりすることがある。咬合力への対応は臼歯部が行い、咬頭嵌合位で犬歯が当たらないようにしておく。咬合紙を用いてこの状態をチェックする。

7.3　蝋義歯の試適

蝋義歯は少し氷水で冷やしてから患者に装着試適する。咬合紙を用いて咬頭嵌合位をチェックする（図8-63）。

ここで何か支障が見つかった場合は、人工歯の排列をやり直すことによって簡単に咬合を修正することができる。また、口を閉じた状態（図8-64）、笑っ

義歯床の歯肉形成、埋没、レジン填入、咬合器への再装着、仕上げ

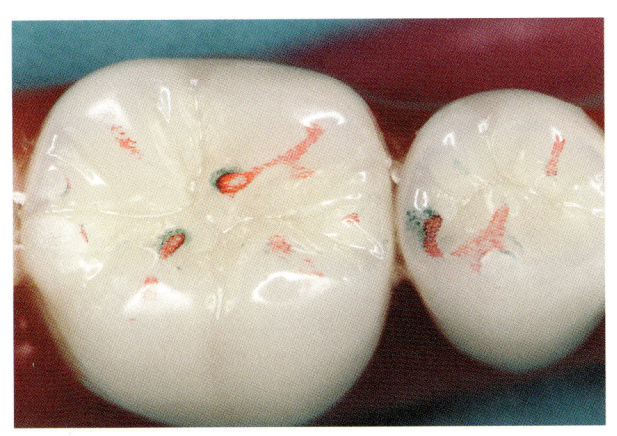

図8-63　蝋義歯の人工歯排列後の咬合のチェック。正確な咬合関係を決定するために、口腔内（赤点）と咬合器上（緑点）の両方が重なっていることを確認する。

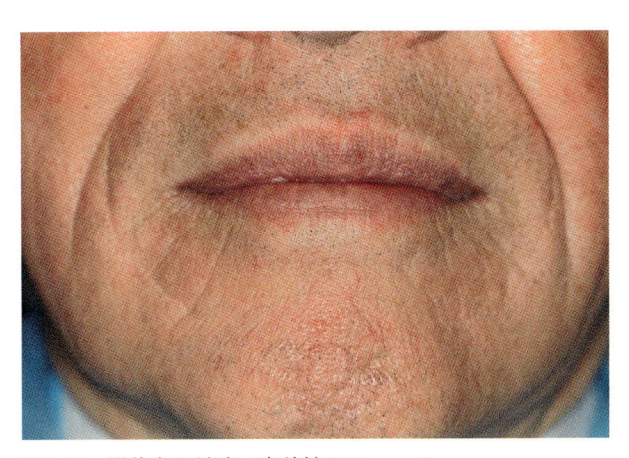

図8-64　蝋義歯の試適。審美性のチェック。

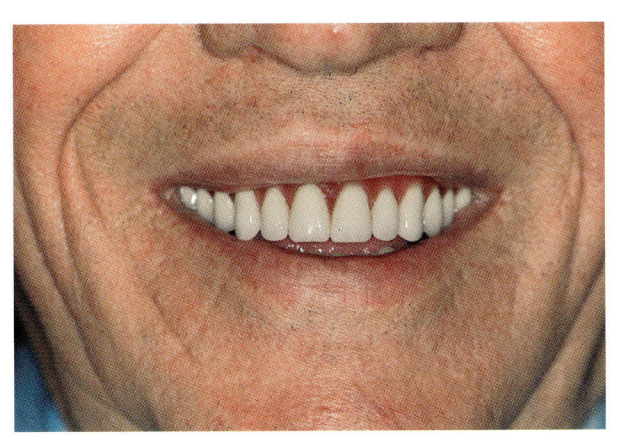

図8-65　蝋義歯の試適。笑ったときのチェック（上顎の前歯の切端が下顎口唇と調和がとれて触れる程度）。

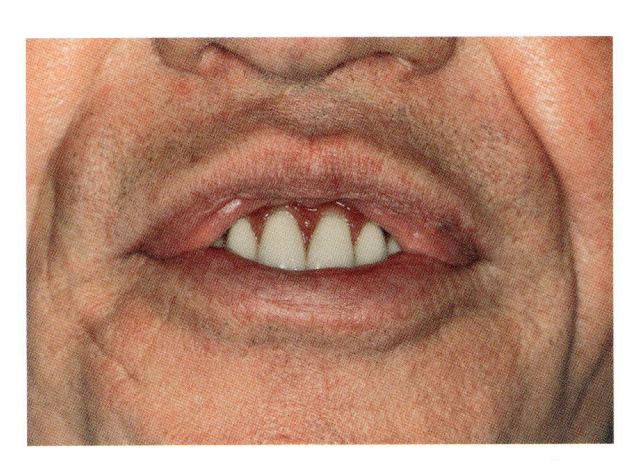

図8-66　蝋義歯の試適。発音時のチェック（ここでは「F」と発音している）。

場合三層に分けて埋没する。最初の層は硬石膏で、フラスコの中の模型のちょうど義歯床縁の模型石膏と義歯の境界までとする。石膏が硬化したら、あまり厚い層にならないような種類の分離剤を塗布する（例えば Steffens 社の Dry-Sep®）。フラスコの上部を乗せてから咬合面の高さくらいまで石膏を注入する（この時、咬合面を石膏で覆ってはならない）。氷水を用いて石膏の硬化熱が出ている間冷やしておく。硬化後はもう一度分離剤を塗布して、最終的にはフラスコから溢れるまで石膏を注入し、硬化するのを待つ。石膏が硬化したらフラスコを開き、中のワックスを熱湯で洗い流す。そうすると、石膏の中にレジン歯が埋まったような状態になっているはずである。石膏の部分にのみ分離剤を塗布する。上下のフ

ラスコを元に戻すと、中に中空があることになるので、この部分にレジンをそれぞれ填入して、フラスコを元に戻しレジンを重合させる。人工歯はこのとき一方のフラスコの石膏に咬合面を内にして固定されているので、人工歯の底の部分がしっかりとレジンで連結できる。

特別な方法として、フラスコの中へレジンを注入していく方法がある（SR-Ivocap®、Ivoclar 社）。これは、重合時にレジンが収縮するので、重合中にリザーバーからレジンを持続的に押し入れる方法である（図8-68〜73）。

フラスコから模型に付いたままの義歯を取り出して、スプリットキャスト板を利用して咬合器にマウントする（リマウント）。ここで咬合関係をチェック

第Ⅷ章　全部床義歯

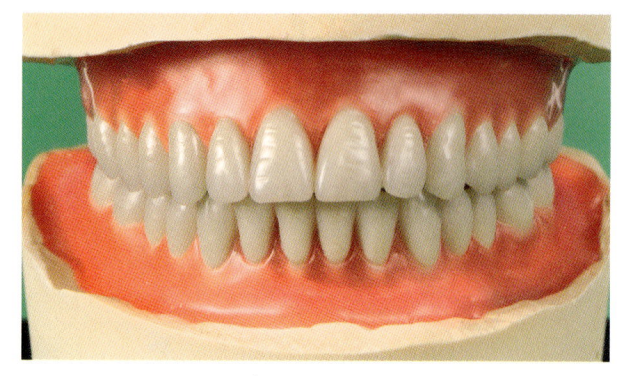

図8-67　ワックスアップ。

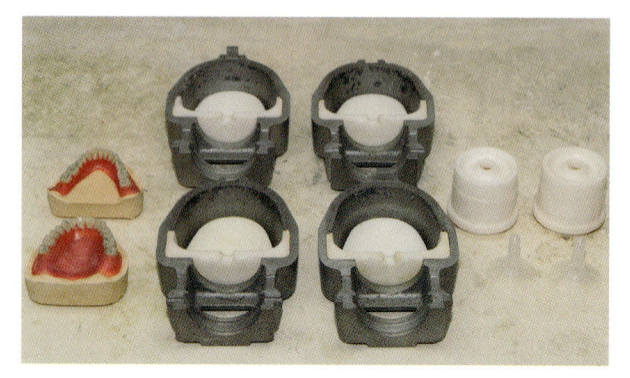

図8-68　模型の埋没、レジンを注入して圧縮、作業用模型上の蠟義歯、二つの重合用フラスコ（上下）。二つのレジンのカプセル（SR-Ivocap®、Ivoclar）を示した。

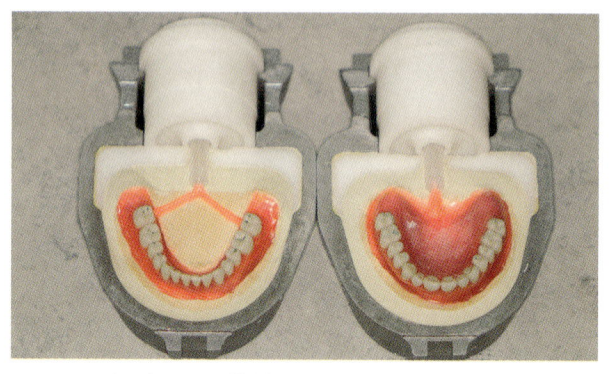

図8-69　硬石膏による模型の埋没。

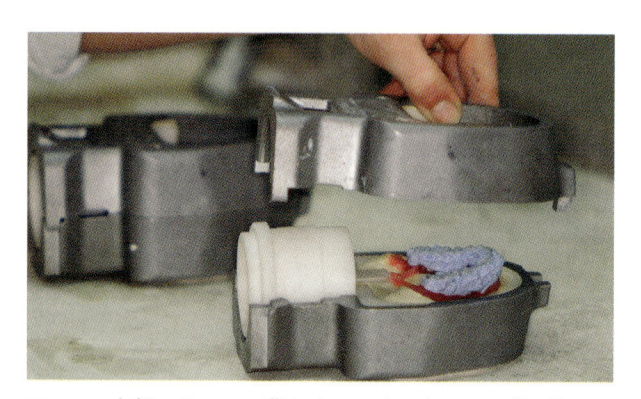

図8-70　上部フラスコで蓋をする。その上から石膏を注入する。

する（図8-74、75）。インサイザルピンでコントロールしながら必要最小限の修正を行う。この時、咬頭の形態を保存しながら削合による調整を行う。このような咬合器上での作業が終了したら、模型から義歯を取り外してもよい。

義歯の仕上げを行う（研磨材を用いた研磨や研磨用ペーストを用いながらフェルトブラシで行う仕上げ研磨：図8-76）；この時、歯や床縁部には手をつけない。研磨もしない（図8-77、78）。とくに常温重合レジンを使用した場合、義歯の中の残留モノマーを最小限に減らすために数日間水中に保管する。

9．義歯の患者への装着とメインテナンス

9.1　義歯の装着

義歯を患者に装着し、口腔内での安定性をチェックする。審美性については、口唇を閉じたとき（図8-

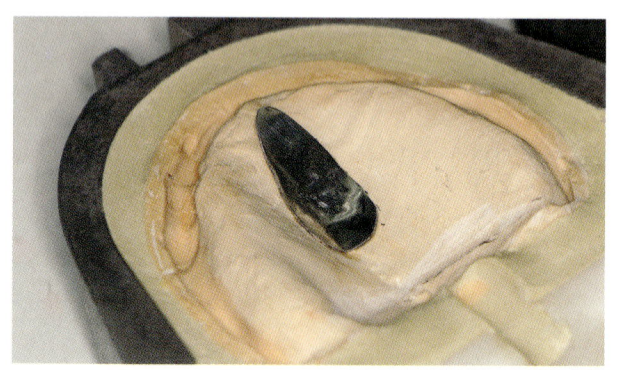

図8-71　フラスコを開いてワックスを洗い流す。フラスコ下部には作業用模型がある。

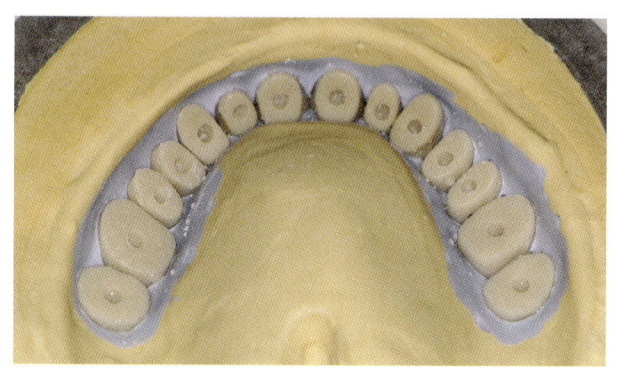

図8-72　反対側のフラスコには石膏に固定された人工歯が認められる。

義歯の患者への装着とメインテナンス

図8-73 Nach-press-Injektor-Technik. フラスコの中の石膏部を削り、レジンを注入できる口を製作する。模型に分離剤を塗布したのち、レジンを撹拌、加圧できる方向にフラスコを立てて上部のカプセルからこの口を通して徐々にレジンを押し込む方法。

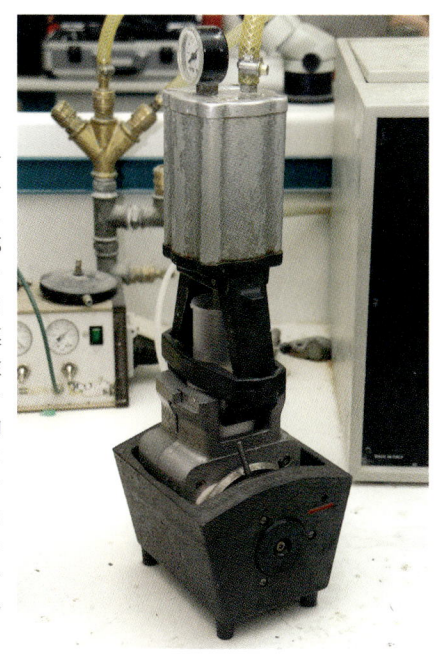

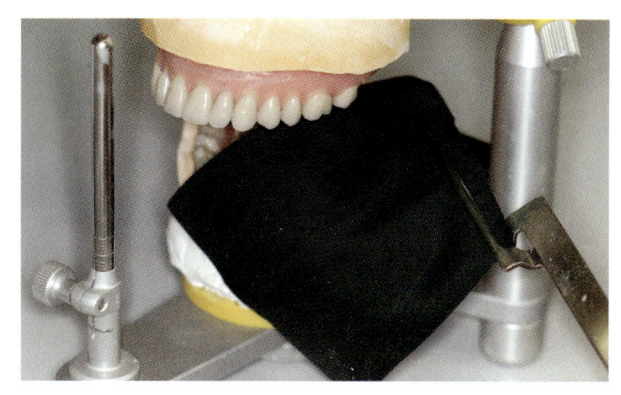

図8-75 義歯を咬合器にリマウントして咬合をチェックする。

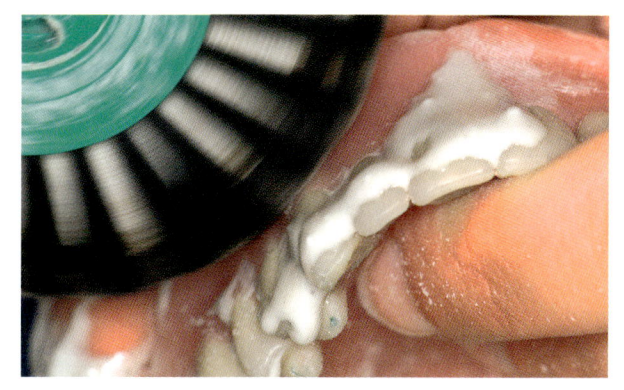

図8-76 義歯の仕上げ研磨。

79、80)、笑ったとき(図8-81、82)に前歯部の審美性などをチェックする。その後、中心位、偏心位の咬合状態をコントロールする(図8-83～85)。咬合関係については明らかに不正と考えられる部位に対しては修正を行うが、そのときはもう一度リマウントを行うべきである(Slavicek 1992)。小さな床縁部の修正ならば、特殊なワックスを用いて行うことができる(Disclosing Wax®、Kerr社)。

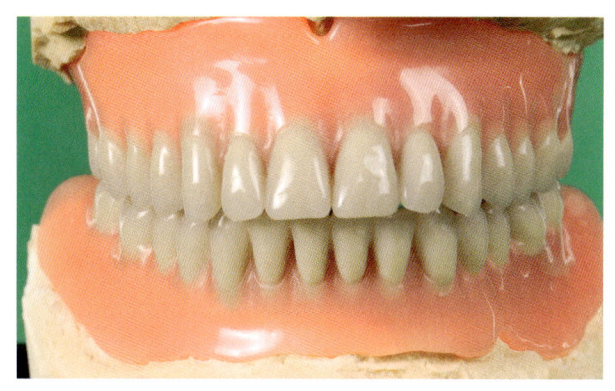

図8-77 完成した義歯を咬合器にリマウント。

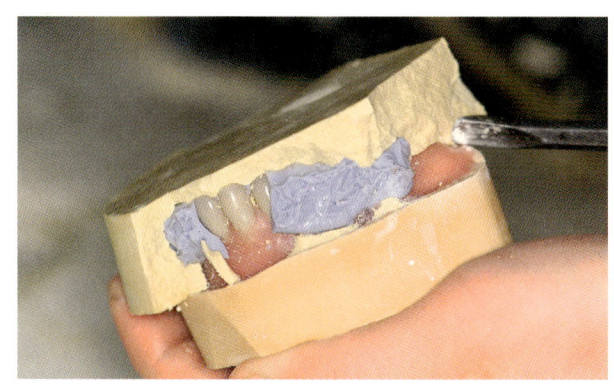

図8-74 義歯を取り出す。

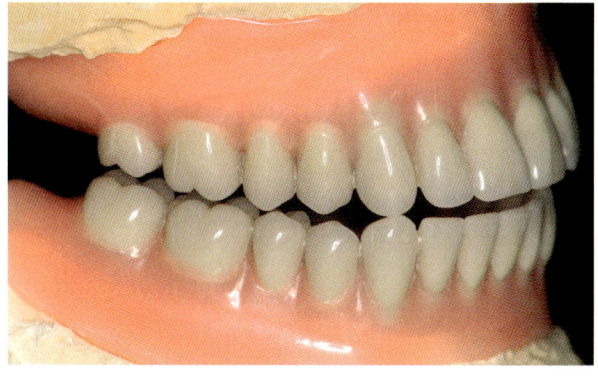

図8-78 側方運動時に犬歯誘導が認められ、臼歯部はディスクルージョンしている。

317

第VIII章　全部床義歯

9.2　義歯の手入れ、患者教育、メインテナンス

　どのような義歯でも患者にとっては異物であり、患者はその義歯をどのように取り扱い、口腔に適応させていくかを習得しなければならない。歯を失ってしまったことが契機となって精神的に、あるいは患者本人が知らず知らずのうちに義歯を忌み嫌い抑うつ状態になったり、あるいはその症状が悪化している場合は新義歯への適応に時間がかかることもあり、またうまく適応できなかったりする。したがって、包括的な治療などにおいては歯科医師による指導とともに、患者と一緒になって考える姿勢がこの時点で重要な意味を持つ。一方、すでに長く義歯を使用している患者に対しても、義歯を**清潔**に保つ正

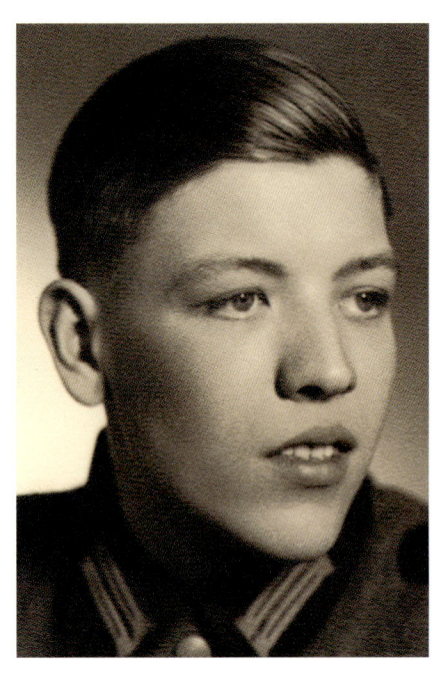

図8-81　若い頃の写真では口唇は厚く少し口を開けて笑うと上顎の前歯が見える状態である。

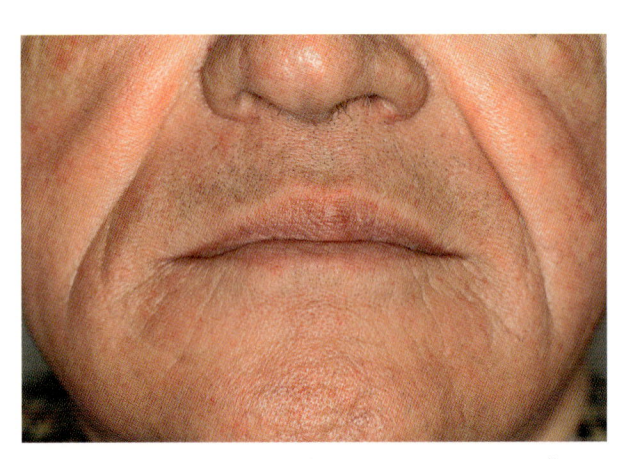

図8-79　旧義歯を装着時の患者、口を閉じると口唇は薄くなる。

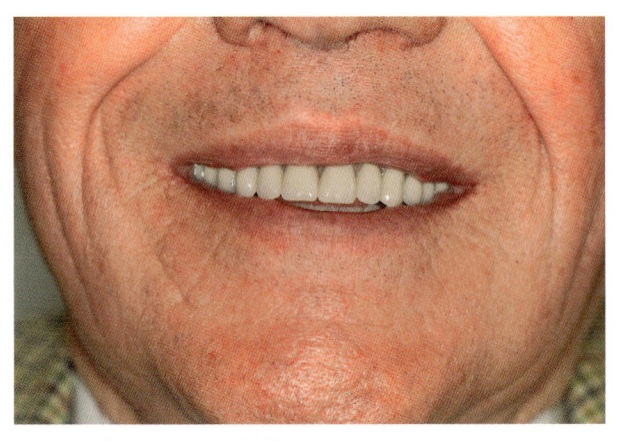

図8-82　笑ったときの審美性をチェック。

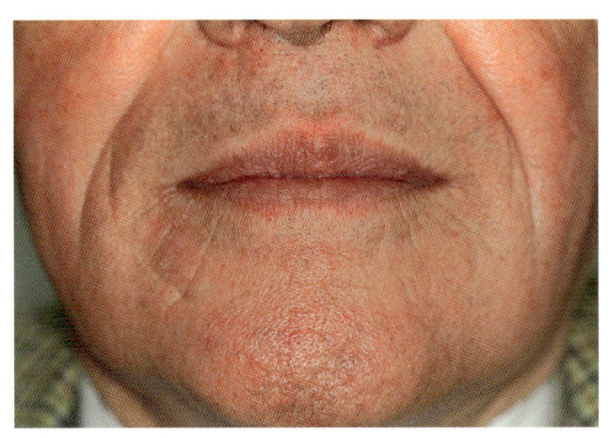

図8-80　新義歯を装着すると口唇は元の厚さに戻る。

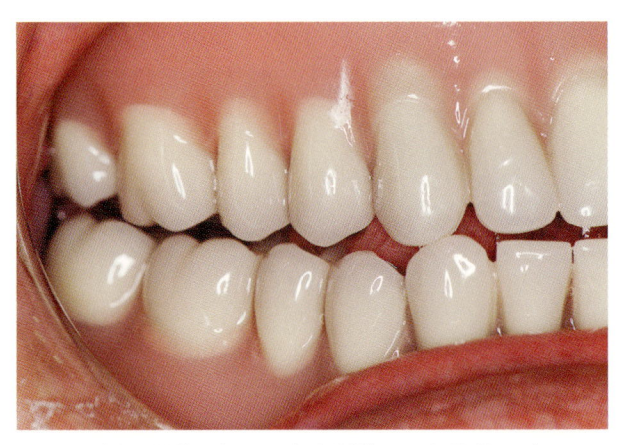

図8-83　偏心運動を行うと犬歯誘導で、白歯部はディスクルージョンしている。

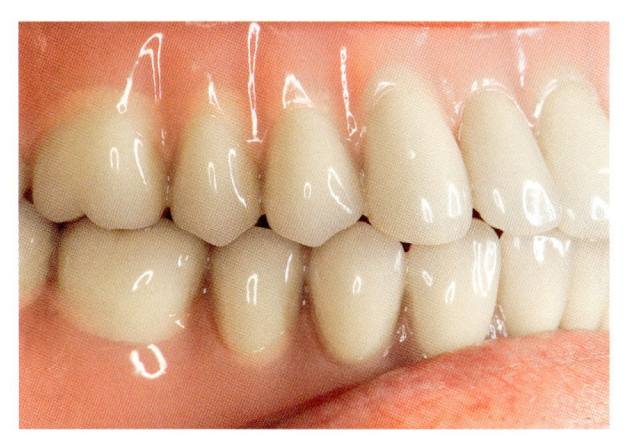

図8-84　右側ではⅠ級の咬合関係を示す。

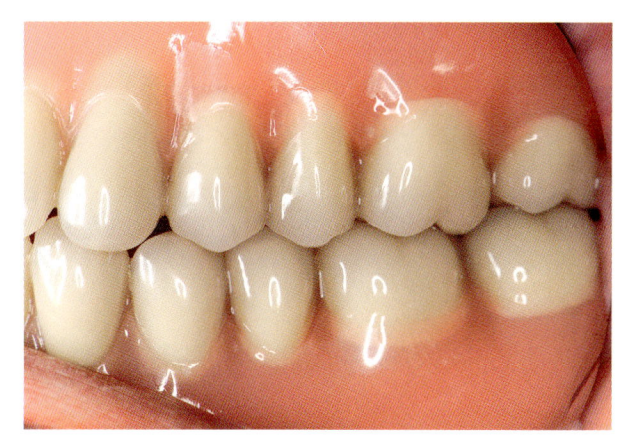

図8-85　左側もⅠ級の咬合関係を示す。

しい方法や、今までに身についてしまったあまり良くない**習慣**を改善してもらうように指導することも必要である。

　新義歯を引き渡したら、鏡の前で大きな声を出して発音練習をしてもらう。そして少しの間軟らかい食物を食べてもらうように指導する。物を噛み切るのは犬歯付近で行ってもらい、食物を飲み込むときには、上下の歯をあわせて舌を口蓋に当てながら行うように訓練してもらう。義歯は最低1日に2回は義歯用ブラシ、あるいは義歯用歯ブラシで義歯用石けんを用いて磨いてもらう。通常の歯磨剤はその研磨効果によって義歯を粗糙にしてしまい、面を清潔に保ちにくくなるおそれがある。また、洗面台に水を溜めておくかタオルを下に敷いておくと、義歯が手から滑り落ちても破折しない。歯肉と舌は柔らかい歯ブラシまたは舌用ブラシでマッサージして清潔に保ち、うがいを行う。食後にうがいをすることによって炎症の発現を防止することができる。義歯は洗浄している間を除いて、つねに口腔内に装着しておく（つまり1日に23時間）。

　引き渡した後にも過圧部が見つかれば取り除く。**静止時の過圧部**が装着したときの義歯床の形によるものであれば、義歯床の形を修正する（義歯床にKerr社のDisclosing Wax®やTemp Bond®に、重合促進剤を入れないで塗布して印を付ける）。**運動時の過圧部**、それが咬合関係の問題で生じている場合、歯の削合によって修正する。その場合は**リマウント**して咬合器上で行うほうがやりやすい。その際は、バイトワックス（例えばAluwax Dental Products Co社のAluwax®）を下顎の義歯の上に乗せて新たに咬合採得をやり直す（図8-86）。咬合採得は咬頭斜面に誘導されない状態で採る（図8-87）。この時上顎の歯型がワックスに印記されるが、咬合器に正確にマウントするために、そしてリマウントによるヒンジアキシスの狂いを最小限にとどめるために、バイトワックスの厚さは1〜2mm以上であってはならない（図8-88）。義歯は作業用模型に戻して咬合器にリマウントする（図8-89）。作業用模型がない場合は**リマウント用の模型**を製作する必要がある。義歯を下方に向けて外枠の中に入れる。その中にアルジネートをちょうど義歯床の辺縁の高さ程度にまで注入する。そしてその上から外枠の上まで石膏を入れて、スプリットキャスト用の蓋をする。最後にもう1枚基底板を石膏で製作する。咬合器上で義歯の削合による

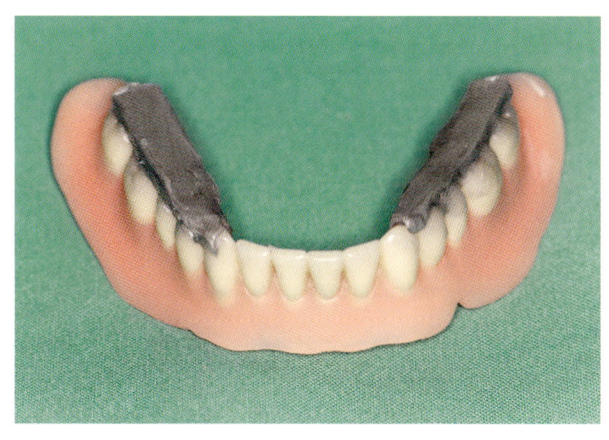

図8-86　下顎にバイトワックスを乗せて咬合を採得する。

第VIII章　全部床義歯

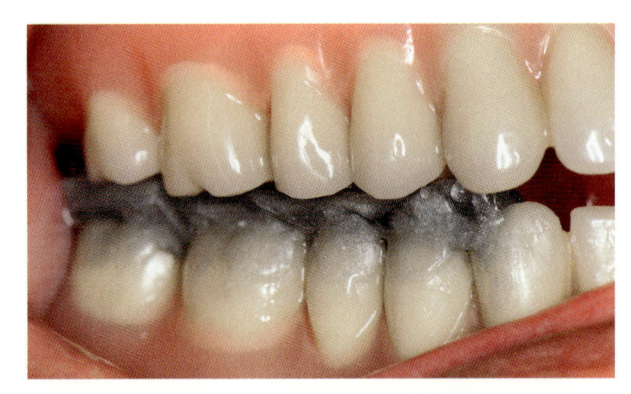

図8-87　リマウントのために口腔内で咬合採得。

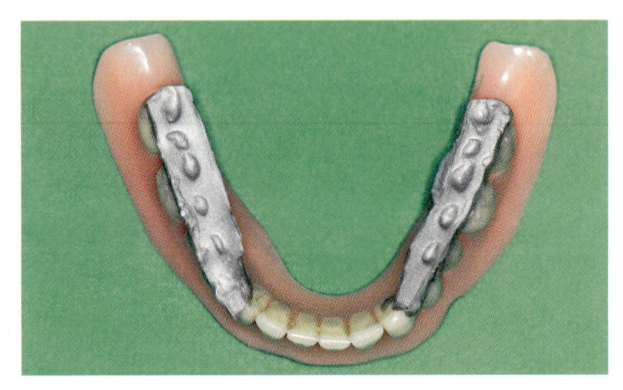

図8-88　バイトワックスを乗せて咬合させた下顎の義歯。

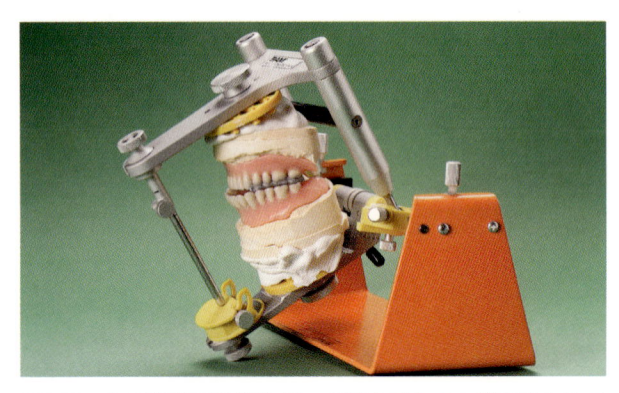

図8-89　その下顎の義歯を用いて咬合器上で上顎にあわせてリマウント。

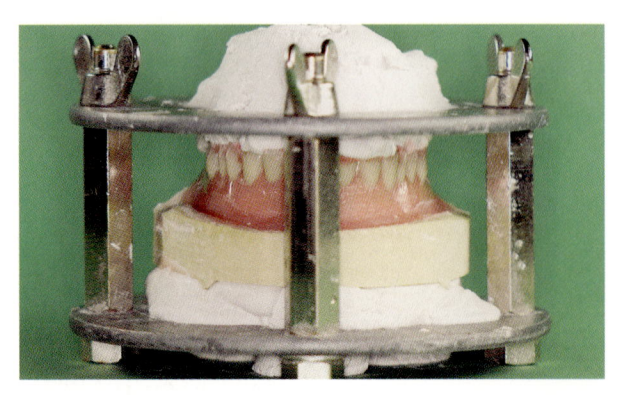

図8-90　加圧重合器の中で重合させた、リライニングの完了した義歯。

調整をしてから、患者に再びセットする。

　義歯を引き渡してからしばらくは3ヵ月ごとにリコールし、その後のリコールは6ヵ月ごとに実施する。

　骨吸収が進行して義歯床と口腔粘膜に間隙が生じた場合はリライニングを行う。間接的な方法と比較して、口腔内で**直接重合させるリライニング法**では義歯床表面が粗糙になり、また残留モノマーが粘膜に接するので粘膜を刺激することになる。ただし、そうした後に義歯を重合加圧フラスコの中に入れて改善する方法もある。**間接的リライニング法**では、まず床縁部を短く削り、また義歯床内面を粗糙にしてからその義歯を用いて印象を採る。このとき先の個人トレーの場合と同様に、義歯用辺縁をモデリングコンパウンドで形作っておく。咬合高径や咬合が適正場合には、この義歯を用いて閉口法で機能運動をさせながら印象を採得する。もし咬合高径や義歯の上下関係を修正しなければならない場合には、開口法で印象を採得し、また新しい咬合採得を新しいポジションで行わなければならない。これをリライニングのために製作した模型とともにリライニング用器具（Okklamat）の中に入れ、義歯の床の部分にレジンを追加して加圧重合器の中で重合させる（図8-90）。その後、仕上げを行う（バリは除去するが義歯床縁部は研磨しない）。義歯を引き渡す際にはもう一度咬合のチェックを行う。

10．作業工程の実際

P1　—所見、診査、前処置
　　—概形印象（上下顎）
　　—フェイスボウを用いて咬合採得、安静位における咬合高径を木のスパチュラを用いて記録

L1　—診査用模型の製作
　　—上下顎の模型を咬合器にマウント
　　—個人トレーの製作

P2　—個人トレーの試適（必要ならば修正）
　　—コンパウンドを用いて辺縁部の筋圧形成（術者による機能運動）
　　—下顎の最終印象（患者による機能運動）

―上顎の最終印象（患者による機能運動）とフェイスボウトランスファー

L2　―作業用模型の製作（外枠を用いて）、磁石の付いたスプリットキャスト製作
　　　―上顎を咬合器にマウント
　　　―個人トレーを咬合採得用に用意（コンパウンドを取り除く）

P3　―安静位と咬頭嵌合位の設定（木のスパチュラで）
　　　―上顎トレーの咬合堤を短くする
　　　―下顎の咬合堤にV字型の溝を入れる
　　　―バイトワックスを用いて咬頭嵌合位での審美的な咬合採得を行う
　　　―人工歯の選択（色、形）を患者とともに行う

L3　―下顎模型を咬合器にマウント
　　　―人工歯排列

P4　―義歯の試適。必要ならば修正

　　　―審美性、発音の確認および修正
　　　―咬合の確認および修正（必要ならば咬合採得をやり直す）
　　　―床縁部を確定しておく（少なくともこの工程までに）
　　　―書面によって患者に了解を得る

L4　―蝋義歯の仕上げ
　　　―埋没重合
　　　―咬合器にマウントして咬合関係の修正
　　　―模型から義歯を外す
　　　―最終仕上げと研磨

P5　―患者に試適
　　　―義歯の安定性のチェック（小帯の部位もチェック）
　　　―審美性、発音のチェック
　　　―咬合と咬交のチェック
　　　―患者教育（衛生面、発音、嚥下などリコール）

P6　―メインテナンス。必要ならば過圧部の修正

参考文献

Atwood DA (1963): *Postextraction changes in the adult mandible as illustrated by microradiographs of midsagittal sections and serial cephalometric roentgenograms*. J Prosthet Dent 13: 810-824

Cawood JI, Howell RA (1988): *A classification of the endentulous jaws*. Int J Oral Maxillofac Surg 17: 232-236

Devin R (1963): *Les charactères originaux des empreintes phonétiques*. Actualités Odonto-Stomatologiques (Paris) 62 (juin): 211-225

Farrell DJ (1975): *Tissue conditioning and tissue conditioners*. Dent Clin North Am 19: 255-268

Fauchard P (1728): *Le chirurgien dentiste; ou traité des dents*. Jean Mariette, Paris

Fehr CU (1953): *Kauflächengestaltung an totalen Prothesen*. Dtsch Zahnärztl Z 8: 453-463

Frush JP (1957): *A study of the dentogenetic concept of dental esthetics and dynesthetics*. Swissdent Fundation, Los Angeles

Gausch K (1986): *Erfahrungen mit Front-Eckzahn-kontrollierten Totalprothesen*. Dtsch Zahnärztl Z 41: 1146-1149

Geering H, Kundert M (1992): *Total- und Hybridprothetik*. 2.Auflage. Thieme, Stuttgart

Gerber A (1960): *Dominante ästhetische und klinische Probleme des Frontzahnersatzes*. Zahnärztl Rdsch 69: 360-364

Gerber A (1964): *Ästhetik, Okklusion und Artikulation der totalen Prothese*. Z Stomatol 61: 46-54

Gerber A (1965): *Stellung der Frontzähne im natürlichen und künstlichen Zahnbogen*. Quintessenz 16: 33-42

Grunert I, Kofler M, Gausch K, Kronenberg M (1994): *Masseter and temporalis surface electromyography in patients wearing complete dentures comparing anterior and posterior occlusal concepts – a pilot study*. J Oral Rehabil 21: 337-347

Gysi A (1958): *Modifikation des Artikulators und der Aufstellregeln für Vollprothesen*. Huber, Bern

Haase G (1982): *Indikation myodynamischer und myostatischer Abformmethoden*. Dtsch Zahnärztl Z 37: 739-748

Haraldson T, Karlsson U, Carlsson GE (1979): *Bite force and oral function in complete denture wearers*. J Oral Rehabil 6: 41-48

Haller L (1943): *Die Zahnprothetik vor einer neuen Epoche*. Weinbrenner, Stuttgart

Hiltebrandt C (1940a): *Die ideale Kauflächengestaltung künstlicher Backenzähne*. Dtsch Zahnärztl Wschr 43: 199-201

Hiltebrandt C (1940b): *Die Bedeutung des Okklusionsfeldes im natürlichen und künstlichen Gebiß*. Dtsch Zahnärztl Wschr 43: 486-493

Horn R, Stuck J (1980): *Zahnaufstellung in der Totalprothetik*. Quintessenz, Berlin

Horn R (1985): *Zur Brauchbarkeit der Dreiformenthese nach Williams*. Zahnärztl Praxis 36: 220

Horn R (1991): *Auswahl und Aufstellung der Frontzähne*. In: Hupfauf L (Hrsg.) (1991): *Totalprothesen*. 3. Auflage. Urban & Schwarzenberg, München

Hörauf K (1958): *Form und Stellung der Fronzähne in ihrer Beziehung zu Körperbautypen*. Hanser, München

Hromatka A (1964): *Der Schluckabdruck. In: Schriften zur Praxis des Zahnarztes, Band 2*. Münch-Banaschewskyi, München

Kobes LWR (1991): *Abformung unbezahnter Kiefer*. In: Hupfauf L (Hrsg.) (1991): *Totalprothesen*. 3. Auflage. Urban & Schwarzenberg, München

Körber K, Ludwig K (1982): *Zahnärztliche Werkstoffkunde*. Thieme, Stuttgart

Koyama M, Inaba S, Yokoyama K (1976): *Quest for ideal occlusal patterns for complete dentures*. J Prosthet Dent 35: 620-623

Lauritzen AG (1976): *Arbeitsanleitung für die Lauritzen-Technik*. Carstens und Homovec, Hamburg

Lee (1962): *Dental aesthetics*. John Wright & Sons Ltd., Bristol

Marxkors R (2000): *Lehrbuch der zahnärztlichen Prothetik*. 3.Auflage. Hanser, München

Schlosser RO (1939): *Complete denture prosthesis*. Saunders Company, Philadelphia

Schreinemakers J (1962): *Die vollsaugende Clan-Tray-Prothese*. Tholen N.V., Utrecht

Slavicek R (1986): *Die Okklusionskonzepte in der Totalprothetik – Neue funktionsbezogene Hilfsmittel*. In: Drücke W, Klemt B (Hrsg.) (1986): *Okklusionskonzepte in der Totalprothetik*. Quintessenz, Berlin

Slavicek R (1992): *Die Totalprothese in der Sozialpraxis*. Z Stomatol 89: 257-265

Spreng M (1930): *Der Kauabdruck*. Schweiz Monatsschr Zahnheilk 40: 65-90

Tanzer G (1956): *Gibt es maskuline und feminine Formenmerkmale der oberen menschlichen Vorderzähne?* Dtsch Stomat 6: 457-474

Trapozzano VR (1960): *Tests of balanced and nonbalanced occlusions*. J Prosthet Dent 10: 476-487

Wild E (1950): *Funktionelle Prothetik*. Schwabe Verlag, Basel

Williams JL (1914): *The temperal selection of artificial teeth, a fallacy*. Dent Digest 20: 63

Williams JL (1919): *Artistic prosthesis (color and selection of artificial teeth)*. Dental Register 304: 301-315

Wright WH (1936): *Changes in the mucous membrane of the human oralcavity*. Dental Cosmos 78: 903-914

Yamashita S, Sakai S, Hatch JP, Rugh JD (2000): *Relationship between oral function and occlusal support in denture wearers*. J Oral Rehabil 27: 881-886

その他の参考文献

Boucher CO, Hickey JC, Zarb GA (1975): *Prosthodontic treatment for edentulous patients*. 7. Auflage. The C. V. Mosby Company, St. Louis

Drücke W, Klemt B (Hrsg.) (1986): *Okklusionskonzepte in der Totalprothetik*. Quintessenz, Berlin

Fuhr K, Reiber T (1993): *Die Totalprothese*. Urban & Schwarzenberg, München

Hofmann M (1981): *Totale Prothesen nach dem All-Oral-Verfahren*. 3. Auflage. Carl Hanser, München

Hupfauf L (Hrsg.) (1991): *Totalprothesen*. 3. Auflage. Urban & Schwarzenberg, München

Körber K (1995): *Zahnärztliche Prothetik*. Thieme, Stuttgart

Meist jun H (1978): *Totalprothetische Erfahrungen mit der Ex-3-N-Methode*. Zahnarztpraxis-Zahntechnisches Labor Nr.9. Hanseatisches Werbekontor, Heuser & Co, Hamburg

Ring ME (1995): *Dentistry*. H. N. Abrams, Inc., New York

Schreinemakers J (1979): *Die Logik in der Totalprothetik*. Quintessenz, Berlin

Schwarzkopf H (1966): *Die Erhaltung der anatomischen Einheit des zahnlosen Mundes durch SR-Ivotray*. Dental Labor 14: 260

Strub JR, Türp JC, Witkowsky S, Hürzeler MB, Kern M (1999): *Curriculum Prothetik*. Band 3. Quintessenz, Berlin

Swenson MG, Trapozzano VR (1940): *Complete Dentures*. The C. V. Mosby Company, St. Louis

第IX章　インプラント補綴

R. Fürhauser　訳：松江美代子

1．はじめに

　Slavicekが述べているように、近年インプラント治療は歯科治療の中で重要な位置を占めてきている。導入初期のインプラントは無歯顎患者に対する治療法として開発され、その後、部分欠損患者の治療法として普及し、現在は単独歯欠損にも応用されるようになった。診断方法を標準化し、症例を選択することによって、インプラント治療を一般的な治療法として確立していかなければならない。また、患者の治療後に訴訟という問題に発展しないように十分な説明を行っておく必要がある。

　Brånemarkによって**オッセオインテグレーション**という概念が示されたが(Brånemarkら1977)、それは、光学顕微鏡で観察したときに周囲骨組織と人工材料表面との間に直接生じている機能的、あるいは構造的な結合形態を意味している。

　人工材料は生体の中に埋入される異物である。インプラントとして用いられるものとしては金属(チタン、ニオブ)とセラミックス(酸化アルミニウムやハイドロキシアパタイト)があるが、中でも生体親和性にすぐれたチタンはインプラントに適した材料とされている。

　現在、**シリンダータイプ**(歯根形態)のフィクスチャーがもっとも適した形態として認められている。

　その形態とは：

- スクリュータイプ
  Brånemark®インプラント(Nobel Biocare AB社、イエテボリ、スウェーデン)；Osseotite®(Implant Innovations社、Palm Beach Gardens、フロリダ、米国)；ITI®(Institut Straumann AG社、バルデンブルグ、スイス)；Ankylos®(Degussa Hüls社、ハノー、ドイツ)
- シリンダータイプ
  IMZ®(Friatec AG社、マンハイム、ドイツ)
- ステップシリンダータイプ
  Frialit 2®(Friedrichsfeld AG社、マンハイム、ドイツ)

インプラントの表面性状としては

- 研磨面(「機械加工」、Brånemark®インプラント)
- 粗糙面：
  ―付与：プラズマスプレーコーティング(IMZ®)
  ―処理：酸エッチング(3i®／Osseotite®)
  　　　　サンドブラスト(Ankylos®)
  　　　　酸エッチングとサンドブラスト(ITI®)
  ―酸化チタン層加工(TiUnite®、Nobel Biocare AB社、イエテボリ、スウェーデン)

　歯根形態のインプラントはそれぞれ独立して補綴を行うことができ、インプラントが失敗した場合にも、他の部位に埋入しているインプラントを応用してブリッジなどへ移行できる。また、その部位の状態が生体力学的に見て妥当であれば、同部位にもう一度インプラントを埋入することも可能である。

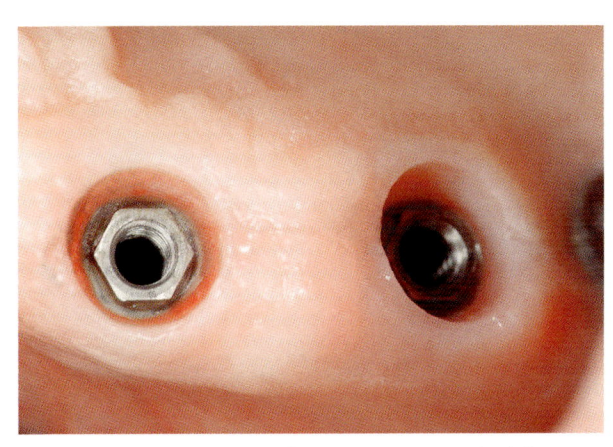

図9-1　口腔内のBrånemark®インプラント、回転防止のためのエクスターナルヘックス構造、インプラント周囲の健康な歯肉の状態を示す。

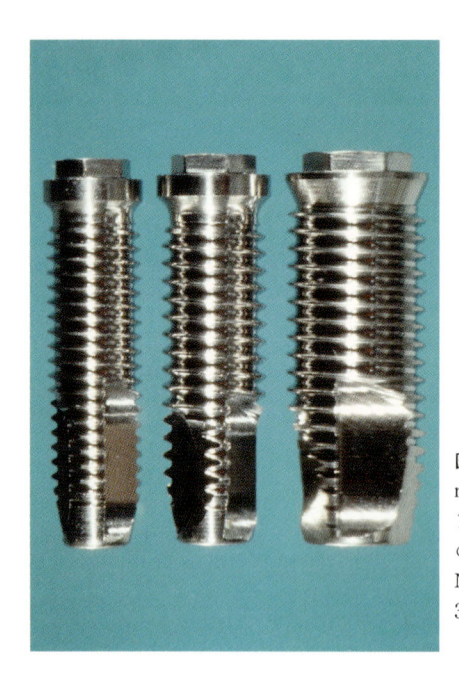

図9-2 Brånemark®システムのフィクスチャーの径の大きさ。NP 3.3mm、RP 3.75mm、WP 5mm。

インプラントの上部構造は、回転しないように固定されていなければならない。このことは単独歯インプラントにおいて不可欠な条件である。回転を防止する方法としては、エクスターナルヘックス構造のアバットメント（Brånemark®、Osseotite®、図9-1）やインターナルヘックス構造のアバットメント（Frialit 2®）で対応している。IMZ® Twin Plusインプラントでは、シリンダータイプのフィクスチャー内部に凸型のノッチが加えられている。

完全埋入型（2回法）インプラント（Brånemark®、IMZ®）に対し、**即時荷重型**（1回法）のインプラントシステムもある（ITI®）。軟組織性の治癒には上顎では6ヵ月、下顎では3ヵ月を必要とする。二次手術によってインプラント上部を露出させ、ヒーリングアバットメントを装着する（インプラントの頭出し）。治癒期間を考慮して即時荷重型の方向に変化してきている。

インプラントを埋入するためには、**十分な骨**があることが前提である。歯の喪失によって歯槽骨に機能的な力が加わらなくなると、十分に骨のリモデリングが生じなくなり、垂直的に、また水平的にも歯槽堤の骨量は減少する。骨の吸収が著しい場合、粘膜負担の可撤性の部分床義歯あるいは全部床義歯の適用となる。このような骨吸収をできるだけ生じないようにさせることが、現在の歯科治療における課題である。歯周炎に罹患した歯をどこまで維持させるか、あるいは歯槽骨の吸収が進行する前に抜歯するかは重要な点であり、患者ごとに考慮しなければならない問題である。

歯を抜去すると歯槽骨は吸収するため、抜歯後と**の程度の時期にインプラントを埋入するか**を決定する必要がある。抜歯後約2ヵ月を経ると抜歯窩は軟組織で覆われるが、その時はまだ歯槽骨はほぼそのまま残っている。

解剖学的な特徴によって、上顎では上顎洞や鼻腔、下顎では下歯槽神経領域へのインプラント埋入に制限がある。骨量が不十分な場合は**骨造成術**、例えば上顎洞底挙上術や骨移植などが必要である。患者にとってこれらの治療は外科的な侵襲が大きく、また経済的な負担ともなる。

ウィーン大学歯学部では主にBrånemark®インプラント（フィクスチャー）を使用している。そこで、このシステムの臨床例を紹介し、インプラントシステムについて評価していくこととする。

現在市販されているさまざまなインプラントシステムでは、それぞれの適用部位に見合った**さまざまな径**のものが用意されている。Brånemark®インプラントでは直径3.75mm（レギュラープラットフォーム、RP）のものに加えて、もう少し細いフィクスチャーが必要な場合、例えば上顎の側切歯や下顎の前歯部には3.3mmの径のものがあり（ナロープラットフォーム、NP）、下顎の臼歯部用には5mmという大きな径のものが用意されている（ワイドプラットフォーム、WP、図9-2）。

Brånemark® インプラントの径（図9-2参照）

種類	略称	径
ナロープラットフォーム	NP	3.30mm
レギュラープラットフォーム	RP	3.75mm
ワイドプラットフォーム	WP	5.00mm

2．補綴物の製作

補綴物は**上部構造**と言われ、失われた咀嚼能力や審美性、発音機能の回復を行うために製作される。歯槽突起の吸収が進行してしまっている場合には、上部構造の製作はたいへん難しくなる。この場合、

補綴的に適正な位置にインプラントを埋入することが難しいため、咬合を再建するための対策が必要となる。インプラントを失われた機能の回復のための有効な治療法とするならば、術前診断は重要な意味を持ってくる。

　どのようなインプラント治療を行うかは、どの程度歯が残存しているかに依存するため、インプラントを用いた咬合再建はそれぞれの症例で異なる。

無歯顎患者の場合
- バー、ボールアタッチメントあるいは磁性アタッチメントを用いてハイブリッド義歯を保持するもの（ハイブリッド義歯とは、インプラントバーやテレスコープクラウン、根面板にて支持される形態の全部床義歯のことである：図9-3〜5）
- スクリュー固定式、あるいはセメント合着式のブリッジ

残存歯のある場合
- スクリュー固定式、あるいはセメント合着式のブリッジ（図9-6、7）
- 部分的に連結、あるいは単独歯インプラント

単独歯欠損
- スクリュー固定式、あるいはセメント合着式のクラウン（図9-8、9）

　補綴物には可撤性ハイブリッド義歯、あるいはスクリュー固定式術者可撤性義歯、さらにセメント合着式がある。術者可撤性のものはスクリュー固定で、術者によってのみ外すことができるものである。

可撤性ハイブリッド義歯での修復
利点：
　　—歯槽骨の吸収が著しい場合（とくに前歯部）には審美的に有効
　　—清掃性が良い
欠点：
　　—取り外せる入れ歯として考えると患者には精神的な負担

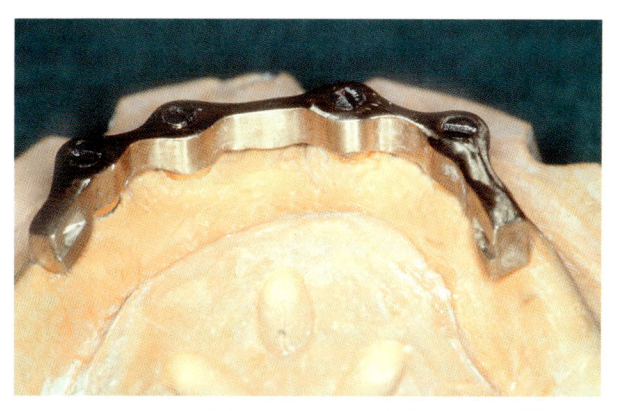

図9-3　4本のIMZ®インプラントを連結したバー構造。両端を遠心方向に延長してクリップ支持部を付与。

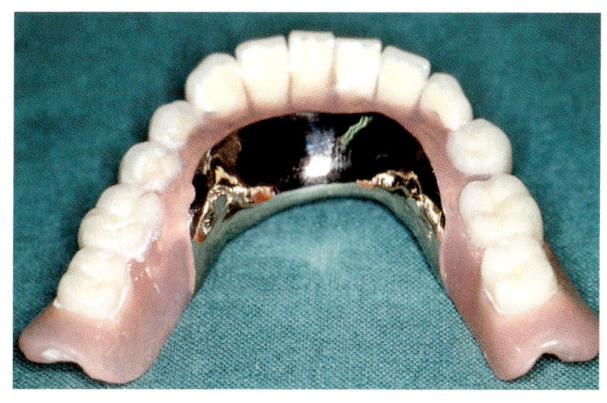

図9-4　図9-3のバー構造に対する上部義歯。貴金属で製作した金属床の舌側にクリップが付与されている。

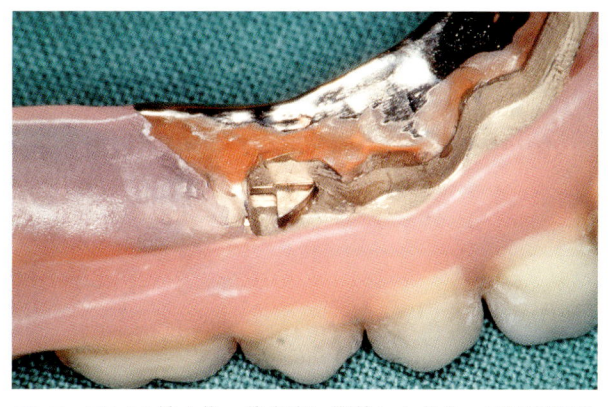

図9-5　図9-4の拡大像。義歯床に蝋着したクリップ固定装置。

スクリュー固定式可撤性義歯での修復
利点：
　　—炎症が生じた場合や破折などの問題が生じた場合に対応しやすい

第IX章　インプラント補綴

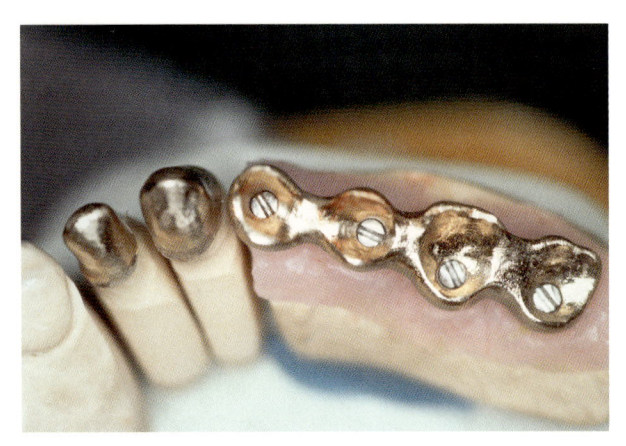

図9-6　上顎にスクリュー固定したインプラントブリッジ。このような歯の連結形態が、インプラント部の清掃性を向上させている。

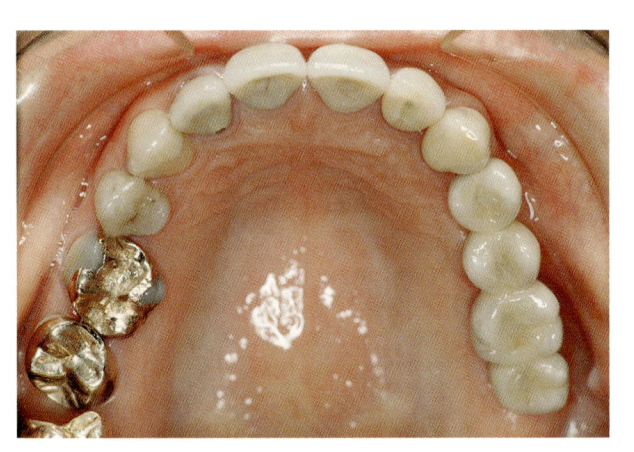

図9-7　図9-6のブリッジを口腔内に装着。スクリュー部分はレジンで封鎖している。

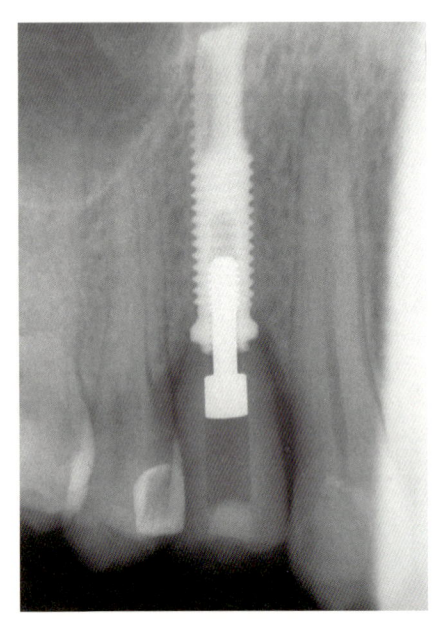

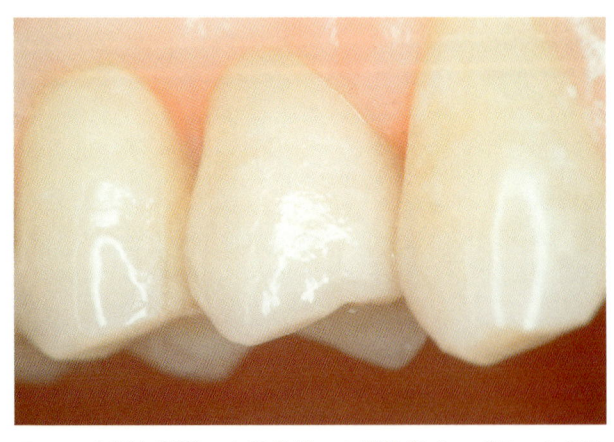

図9-8　上顎右側第一小臼歯部のフィクスチャーに直接スクリュー固定したインプラントのデンタルX線写真。クラウンは酸化アルミニウム製のアバットメント（CerAdapt®）に焼き付けて製作している。

図9-9　上顎右側第一小臼歯部への単独歯インプラント埋入症例の口腔内写真。隣在天然歯との間に自然な歯間乳頭部歯肉の形態を有したインプラントクラウンの状態を示している。

　　―上部構造が取り外せるので十分に清掃できる
　　―例えば、ロングスパンのクラウンブリッジが破折した場合などに修理しやすい
欠点：
　　―咀嚼時に咬合面にあるスクリュー孔が破折することがある
　　―インプラントの軸方向を修正するには限界がある（角度付アバットメントを使用するか、ゴールドシリンダーを使用することで可能）
　　―インプラント上部構造をスクリューを締めて固定するので、フィクスチャー内に応力ひずみが生じやすい

セメント合着式義歯での修復（図9-10～12）
利点：
　　―スクリュー部分が破折するという危険性がないので、理想的な咬合面形態を形成できる
　　―審美性が良好である
　　―インプラントの軸方向の修正が可能である
　　―セメント層を介して上部構造を固定するので、フィクスチャーにかかる負担が軽減される
欠点：
　　―炎症が生じた場合や破折などの問題が生じた場合には対応が難しい
　　―修理が不可能

仮着用セメントを用いることによって、セメント合着式の欠点をある程度は補うことができるが、仮着材は次第に溶け出してしまうので、これもまた問題となる。

基本的にはロングスパンのブリッジやポーセレンクラウンに対しては、修理しやすいスクリュー固定式を選択する。一方、小範囲の修復、とくに単独歯の場合や審美性が重要である場合にはセメント合着式を選択する。

種々の上部構造の製作

インプラント補綴においては、上部構造を製作するにあたって不可欠な留意点がある。それは、審美的な意味での補綴物の種類、ならびに修復の方法である。修復を行ううえで二つの基本的なプロセスがある。

1. **フィクスチャー上部に直接上部構造を連結する方法**：アバットメントとフィクスチャーとの間に何も介さず、直接スクリューで固定する方法（図9-8、9）
2. **ゴールドシリンダーを介在させる方法**：フィクスチャーから歯肉縁に至る部分にゴールドシリンダーまたはアバットメントを使用する。
   a) 既製のアバットメントを利用する（図9-13、14）：インプラントフィクスチャーから歯肉縁までの距離が長く、また審美性があまり重要でない場合（例えばバーを応用した義歯）にこのアバットメントが利用できる。
   b) カスタムアバットメントを利用する：この方法で天然歯の歯頸線に調和した形成を行うことができるので、審美性が問われる部位に適し、クラウンはセメント合着される（図9-10〜12）。この修復方法は前歯部によく適用される。

天然歯に類似したインプラントは審美性が重要視される部位に応用されるが、その適用は当該部位において天然歯と近似した径のインプラントが埋入できるときのみである。また、このときのフィクスチャー上端から歯肉縁までの高さは最低2mm必要である。この部分の歯肉の形態はちょうど歯が萌出しているように見え、フィクスチャーの立ち上がり

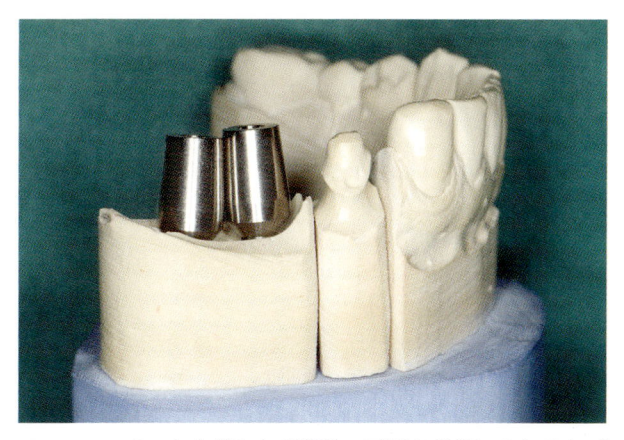

図9-10 セメント合着した修復物。下顎臼歯部にそれぞれプレッパブルアバットメント（TiAdapt®）を選択。形成は作業用模型上で行う。

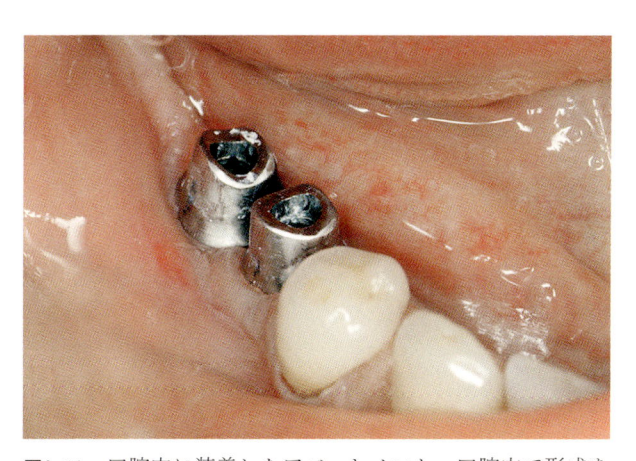

図9-11 口腔内に装着したアバットメント。口腔内で形成を完了させ、その後通法に従って印象を採得する。

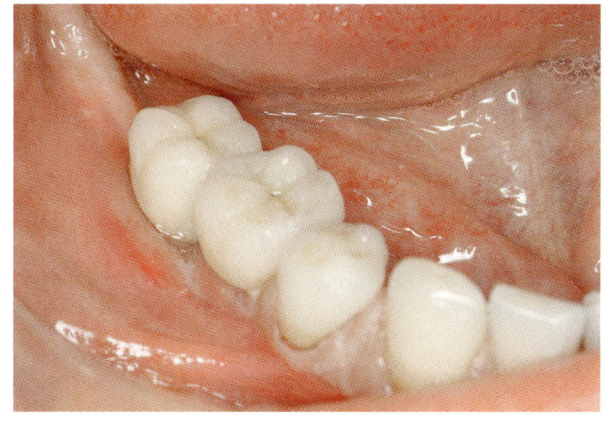

図9-12 Procera®クラウンをセメント合着。

部分の歯周組織の形態を**エマージェンスプロファイル**と言う。

第IX章　インプラント補綴

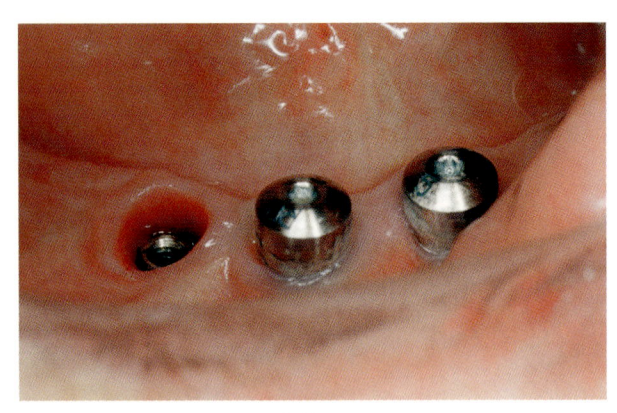

図9-13　アバットメントを装着するためにヒーリングアバットメントを取り除いたところ。

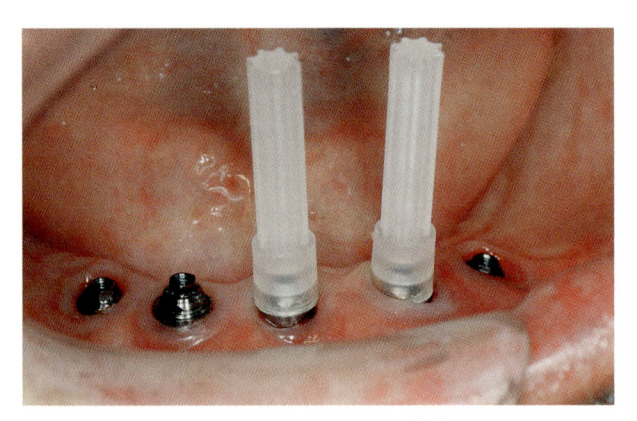

図9-14　既製のアバットメントの装着（MultiUnit-Abutment®）。レジン製のキャップを用いると簡単にフィクスチャーに固定できる。このアバットメントは固定用スクリューとゴールドシリンダーとに分かれている。フィクスチャーとアバットメント連結部にはヘックス構造は見られない。

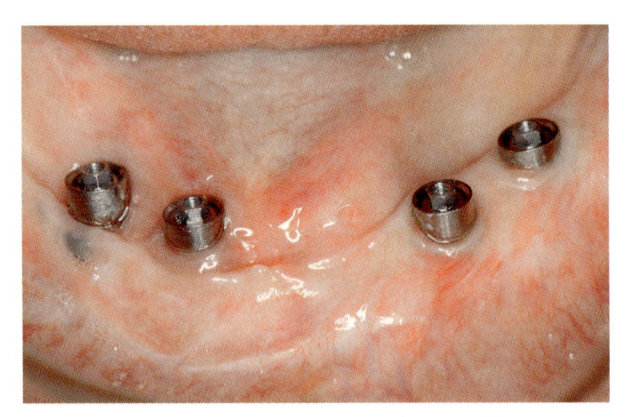

図9-15　スタンダードアバットメント（Standard®アバットメント）を口腔内に装着。フィクスチャーとアバットメントの連結部はエクスターナルヘックス構造を有しており、アバットメントの高さは歯肉縁から0.5～1mm高い位置にある。

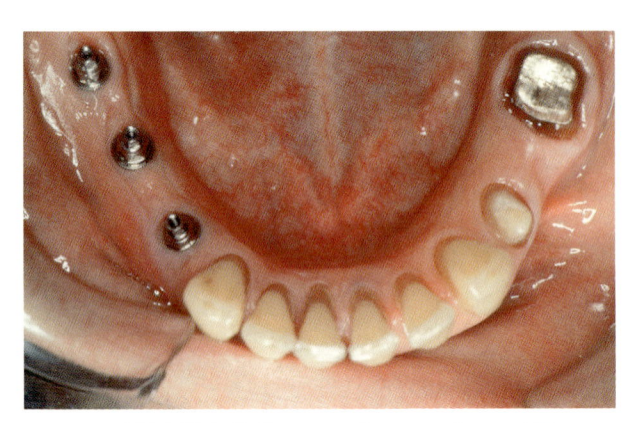

図9-16　下顎右側臼歯部のインプラントブリッジ用のEstheticone®アバットメント。アバットメントはちょうど歯肉縁の高さになっている。

追記1）セメント合着式の上部構造

適応症：
- ーインプラント上部構造から歯肉縁までの高さが低いとき
- ー審美性が重要である場合：
  インプラントの上端から歯肉縁まで距離があれば、天然歯の歯周組織と同じような形態を付与することができる（エマージェンスプロファイル：図9-8参照）。

利点：
- ーインプラントの上部構造を短くできる（臨床的に必要な場合）。

欠点
- ーロングスパンのブリッジの場合、歯肉縁下のクラウンの適合性をチェックすることが難しい（メタルフレームの適合性を装着時にX線写真で検討しなければならない）。
- ー試適するたびに歯肉を刺激する。審美的にあまり問題のない部位、例えばバー構造による下顎前歯部については、フィクスチャーの上端が歯肉縁下の深い位置にある場合、ゴールドシリンダーを使用する方法が推奨される。

補綴物の製作

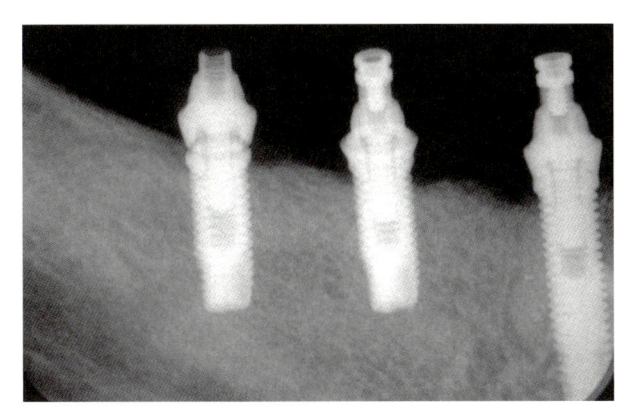

図9-17 口腔内にゴールドシリンダーを固定した状態でX線撮影を行う。最遠心のアバットメントが正しい方向に接続されていないので、ヘックス構造が適合していない。方向を修正してX線写真を撮り直し、確認する必要がある。

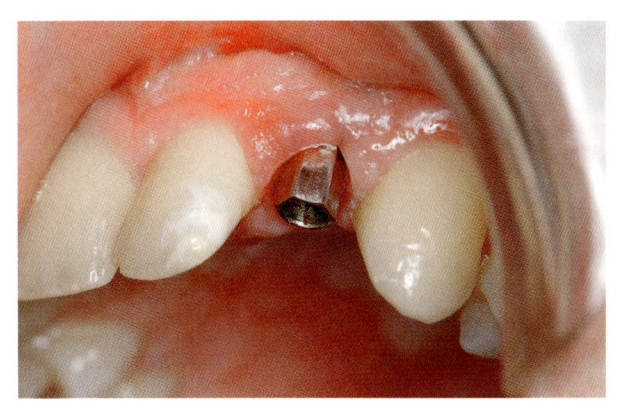

図9-18 単独歯クラウンのための既製のアバットメント（CeraOne®）。この患者は唇顎口蓋裂患者で、上顎左側側切歯部に退縮している歯肉が認められる。

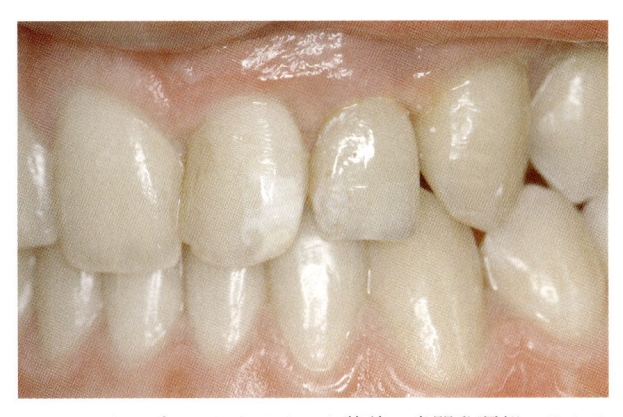

図9-19 インプラントクラウンを装着。歯間乳頭部ではクラウンマージンが歯肉縁より深いので、余剰セメントを除去するのが難しい。

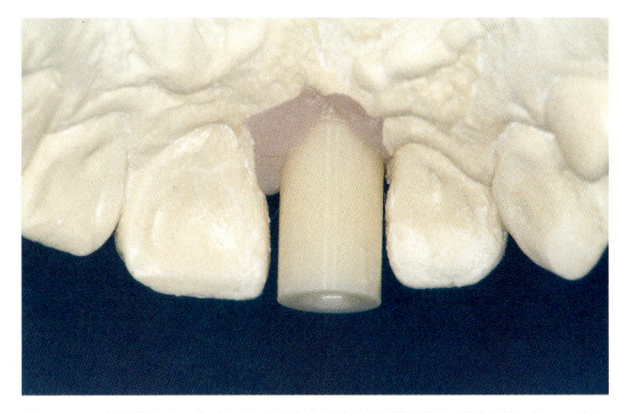

図9-20 模型上における上顎右側中切歯部の単独歯インプラント。形成前のスクリュー固定した酸化アルミニウム製のアバットメント（CerAdapt®）を示す。

歯科技工：ゴールドシリンダーをフィクスチャーに固定し、それぞれに直接陶材を焼き付ける（図9-8、9）。

追記2）アバットメント
a）既製のアバットメント

アバットメントはシリンダーとそれを固定するスクリューの二つの部分から成る。シリンダーはスクリューで固定する。また、スクリューは上部構造をも固定している。シリンダーは構造上、回転しないように工夫されている。Brånemark®システムではヘックス構造と言われ、フィクスチャー上部のエクスターナルヘックス構造で正しい位置にシリンダーが結合していることをアバットメントコネクションと呼ぶ。単独歯の治療においてはこの回転防止構造が不可欠である。

既製のアバットメントの高さは、修復物にどの程度の審美性が要求されているかによって選択する：

既製のアバットメントを用いたバー構造：
アバットメントの上端が歯肉縁から一定の距離にある（図9-15）。

既製のアバットメントを用いたブリッジ：
クラウンがちょうど歯肉から萌出しているよう

第IX章　インプラント補綴

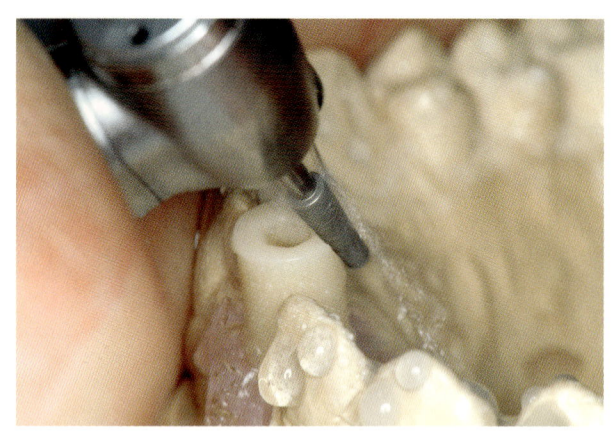

図9-21　歯肉縁よりわずかに下方にマージンを設定しながらCerAdapt®アバットメントを通常の方法で支台歯形成する。

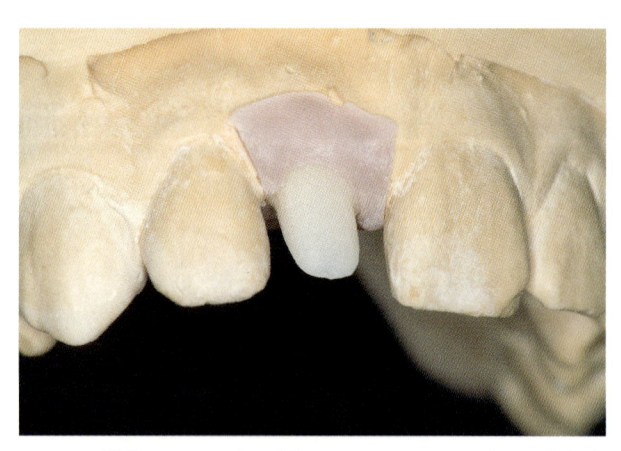

図9-22　酸化アルミニウム製のゴールドシリンダーの支台歯形成を行った。

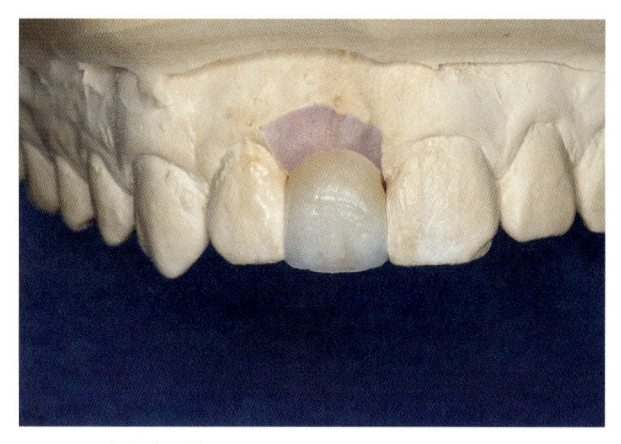

図9-23　支台歯形成したアバットメント上にクラウンをワックスアップ。

に見えるように、アバットメント上端を約1mm歯肉縁下にする（図9-16、17）。

既製のアバットメントを用いた単独歯インプラント：

エマージェンスプロファイルを形成するためには、アバットメントの上端が2mm歯肉縁下にある必要がある。セメント合着式の既製アバットメントを用いた場合は、とくに隣接面の余剰セメントを除去するのが難しいという問題がある（図9-18、19）。

既製のアバットメントを用いた上部構造：

上部構造はアバットメントの上に装着するが、例外として単独歯の場合はスクリューで固定する。

歯科技工：シリンダーを直接フィクスチャーに装着するものはゴールドシリンダーと称され、鋳造用金‐白金合金で製作する。このゴールドシリンダーにバータイプや連結冠のメタルフレームを直接ワックスアップし、鋳造する（本章「修復の行程」参照、349ページ）。

b）カスタムアバットメント

これにはチタン、酸化アルミニウムまたは酸化ジルコニウムのアバットメントがあり、天然歯と同じように形成できる（図9-10～12参照）。ゴールドシリンダーを個々に形成できるために、支台歯にテーパーを付与して多数歯と平行にでき、マージンは歯肉縁の形態に沿って設定することができる（図9-20～23）。クラウンマージンは歯肉縁より少し低くする。既製のゴールドシリンダーはない。クラウンやブリッジの上部構造は個々に製作する。上部構造はセメント合着する。

さらに酸化アルミニウムアバットメントには、シリンダーの径を大きくしたり小さくしたりできるという利点がある。それによって天然歯根に類似した形態を付与することができる（図9-7、8）。

その他の選択肢：インプラントシステムの中には、埋入方向を一致させる目的で、スクリュー固定式の角度付アバットメントを使用する方法だけではなく、インプラントの軸方向が一致しない場合の中間構造を用いた解決法がある。例えばバー構造を有するインプラントなどがそれである。

3．無歯顎患者に対して

下顎に維持力が不十分な義歯しか製作できない無歯顎患者に対して、バーやボールアタッチメントを応用した治療法としてインプラント治療が発展した。

一般的に下顎の両側オトガイ孔間の骨量は十分にあり、解剖学的危険因子が少ない。また、骨質はインプラント埋入に都合がよい。以前から6本のインプラントを両側オトガイ孔間に埋入する方法がよく行われてきた（図9-24）。バーを遠心に延長するもの、あるいはカンチレバータイプのインプラントブリッジのような上部構造がすでに製作されている。

上顎のインプラント治療は下顎よりも難しい。上顎は解剖学的にみて、上顎洞、鼻腔底あるいは切歯管などがあって、インプラントを埋入するときに制限があり、骨質も下顎と比較すると劣っている。上顎へのインプラント埋入を成功に導く試みがされているが、上顎のインプラントは下顎に比べ失敗する確率が高い。

こうしたことをふまえて、上顎の臼歯部に対するインプラント治療として図9-25で示したような方法が考案された。上顎の臼歯部付近の骨質はあまり良くないので、咬合力の負担がインプラントを通ってすべて歯軸方向に一様に伝達されるような構造にし、下顎では臼歯部方向へ延長して維持を求めていくという考えである（図9-25）。

老化に従って上顎洞の拡大が進むので、この部位にインプラントを埋入しようとする場合には骨造成術が必要となる。術式としては上顎洞底挙上術が一般的になってきている。

無歯顎患者に対する補綴治療としては次のようなものがある。

1．**可撤性**：ハイブリッド義歯による総義歯（図9-3～5参照）

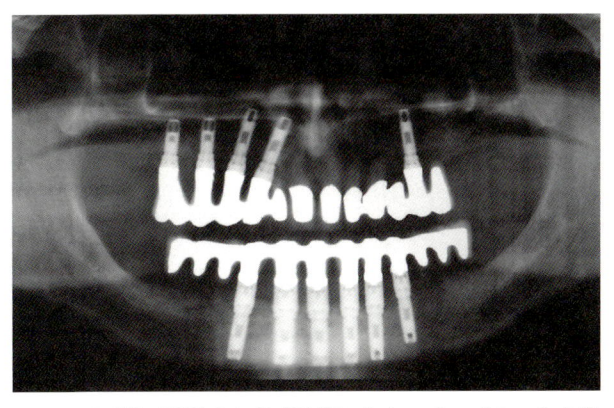

図9-24 下顎の両側オトガイ孔間に6本のインプラントを埋入した代表的な症例。上顎右側はインプラントのみを使用したブリッジ。左側は天然歯と連結したブリッジ。

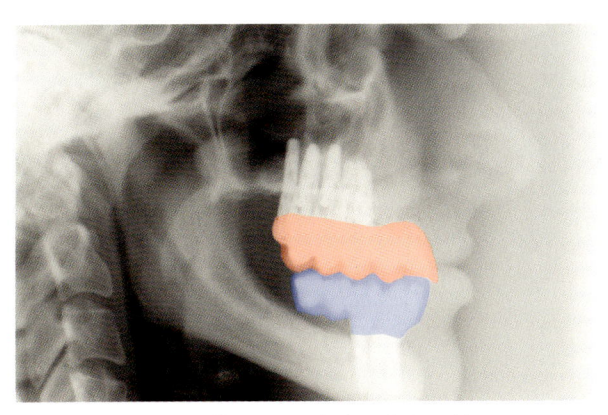

図9-25 ウィーン大学における無歯顎患者に対するインプラント応用治療のコンセプト。上顎の場合は、インプラント治療は臼歯部に対してのみ行う。顎骨の性状があまり良くない場合は咬合力の伝達がインプラント軸に沿うようにしてある。下顎の場合、骨の状態が良い場合、下顎骨の咬合によるひずみを考慮して両側オトガイ孔間にインプラントを埋入する。

2．**術者可撤性**：患者が取り外すことはできないが、術者によってスクリューを介して外せるタイプ

3．**インプラントにセメント合着するブリッジタイプ**

上顎では骨萎縮が進行している場合が多く、術者可撤性のものやセメント合着するタイプを適用することが難しい場合が多い。患者の審美性あるいは発音機能に対するニーズ（とくにリップサポートを回復する）に応えるためには、可撤性義歯を製作するほうがより簡単である。患者が治療に何を期待してい

第IX章　インプラント補綴

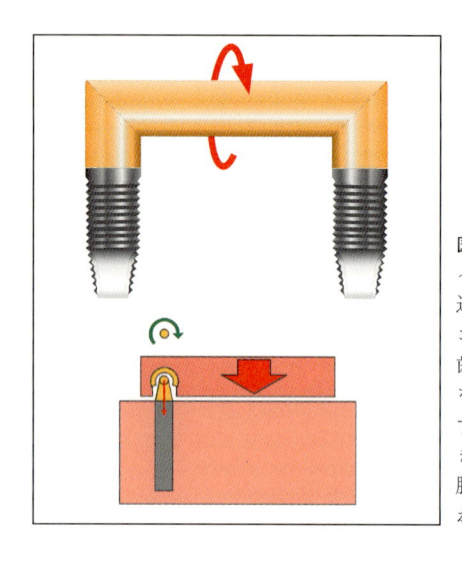

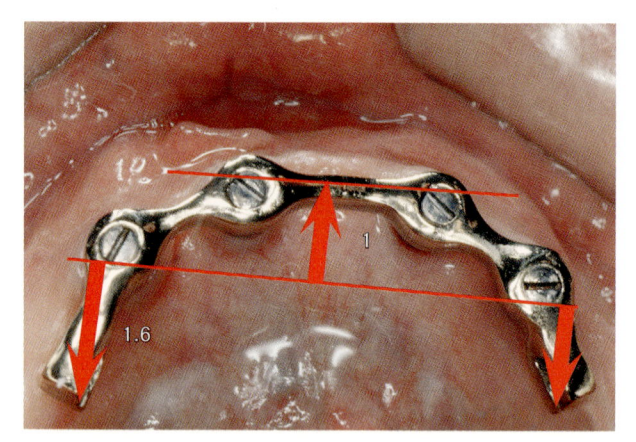

図9-26　2本のインプラントを連結する場合のコンセプト。義歯はこの連結部を軸として回転するが、このときは遠心部の粘膜負担で支持される。

図9-27　2本の支持線間の距離よりも遠心に延長した部分は最大で1.6倍とする（左側の延長部分）。

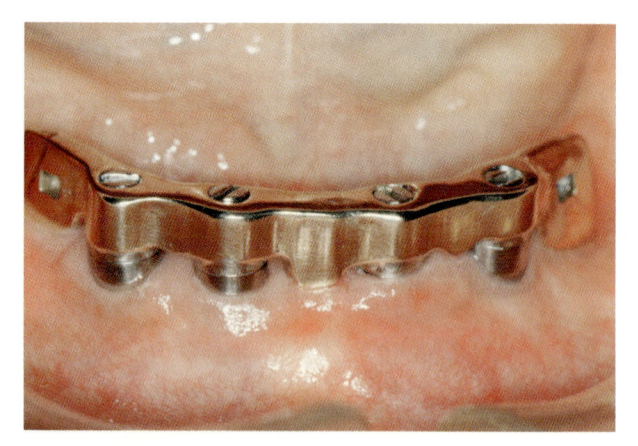

図9-28　代表的なシリングバー。隣接する2本のインプラントはそれぞれ直線的に連結する。

るかをよく理解し、インプラント治療を開始する前によく患者と対話して了解を得ておくことが重要である。

無歯顎患者に対する診断

既往歴：
全身的既往歴

歯科的既往歴：
　いつから全部床義歯を使用するようになったか？
・骨萎縮の程度
　その全部床義歯ではどのような問題があるのか？
・その問題点の背景にある実際の問題点
　患者の希望は何か？
・患者が望んでいることをまず把握する
・患者の社会的背景（職業）：
　発声、審美性の問題解決、その他暫間処置

骨質の診断、X線写真の診断：
・初診時の情報はパノラマX線写真から得られる
・つぎにチタンチューブを入れて製作したステントを用い、CT画像を撮影して補綴処置が必要な部位の骨量を分析する

補綴治療を行うための判定基準：
・旧義歯のチェック
・口腔粘膜の触診
・垂直顎間距離の診査

上下顎の位置的関係：
・標準、下顎後方位、下顎前方位

患者のコンプライアンスについて：
・義歯が複雑な形になっても取り扱えるかどうか？
・腫瘍などの疾患があるかどうか？
・視力に問題があるかどうか？
・社会的背景、入院したりすることが可能かどうか？

治療法の決定のために：
　患者の希望を考慮するとともに、十分な骨量があるか否か、骨吸収の程度などの問題を提示して、手術の方法や費用面などを患者に十分説明する必要がある。

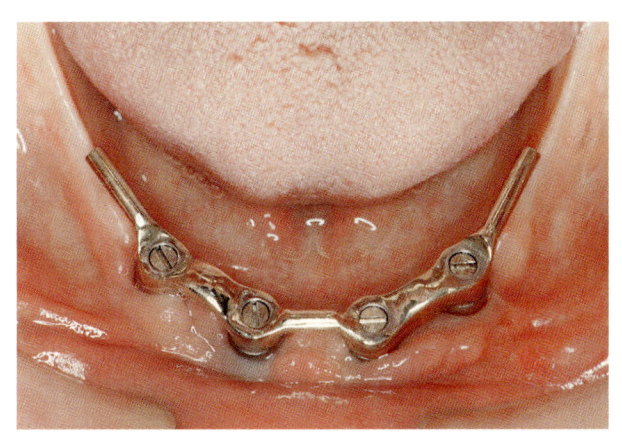

図9-29 4本のインプラントに製作した単純な構造のバー。バー部分は丸型をしており、それぞれのバーがいろいろな方向に連結されているので義歯は回転しない。

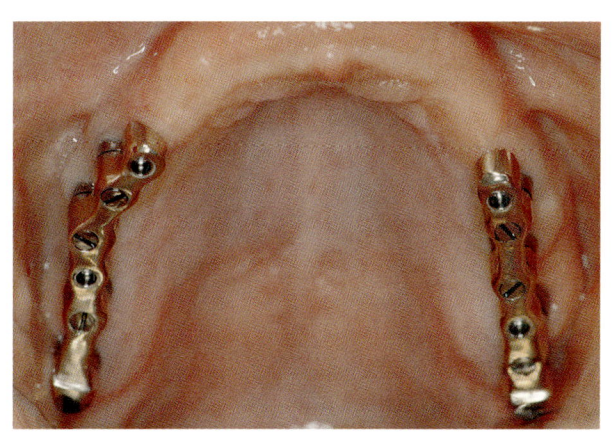

図9-31 上顎の臼歯部におけるバー：維持力増強のためにバーの近心端を延長、CEKA®アンカーを支台装置に用いる（CEKA社、アントワープ、ベルギー）。

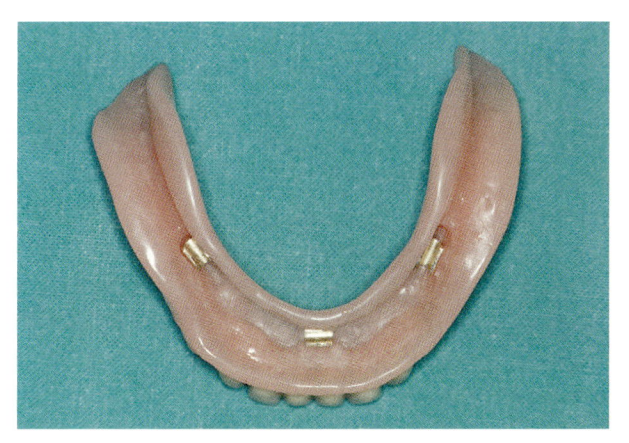

図9-30 ギルモアライダーをクリップアタッチメントとしてオーバーデンチャーの固定に使用。

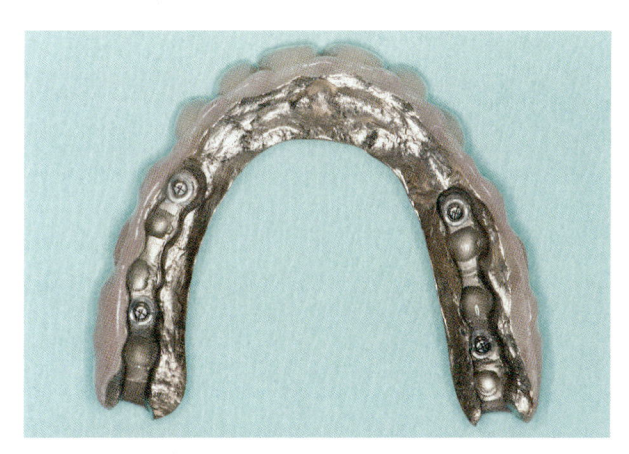

図9-32 CEKA®パトリックスの貴金属のバータイプアタッチメントを付与したオーバーデンチャー内部。

3.1 可撤性義歯によるインプラント治療

ハイブリッド義歯の支持様式：
- バー
- テレスコープ
- ボールアタッチメント
- 磁性アタッチメント

3.1.1 バー
下顎両側オトガイ孔間に埋入したインプラント
2本のインプラントを連結したバー
　この方法では、2本のインプラントを支台として義歯を装着する。2本のインプラント間のバーが支持線をなし、同時にこのバーが義歯の回転軸とな

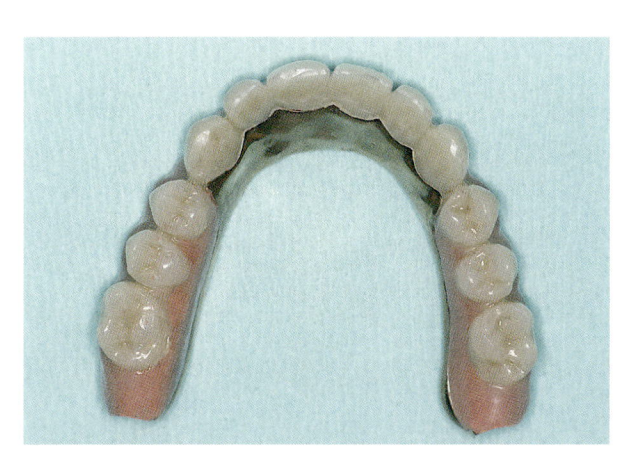

図9-33 インプラント支持による上顎の上部義歯の咬合面観。ブリッジのような形態をしている。

第IX章　インプラント補綴

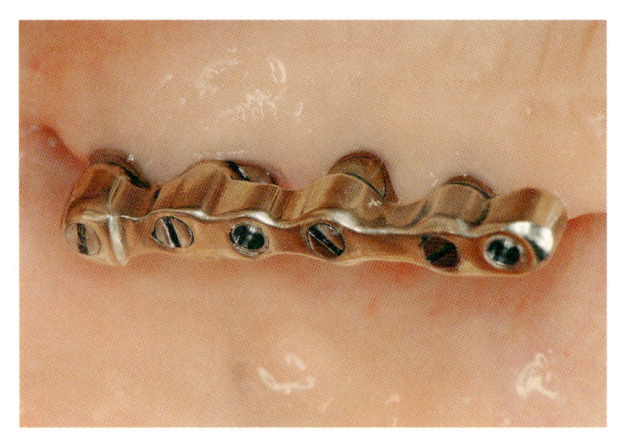

図9-34　図9-31のバー構造の拡大像。CEKA®アンカーが明瞭である。

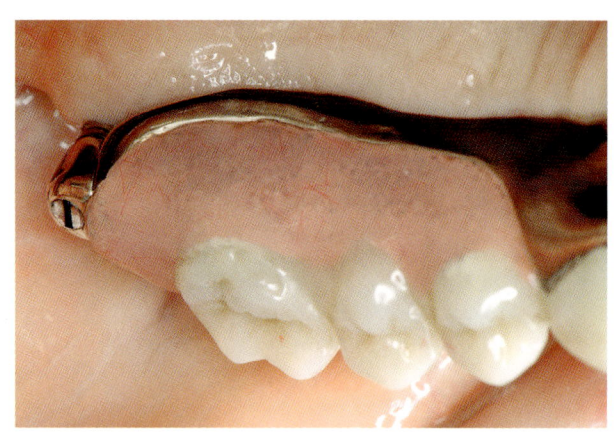

図9-35　上部義歯を装着したところ。レジン床部は口蓋を模倣してある。

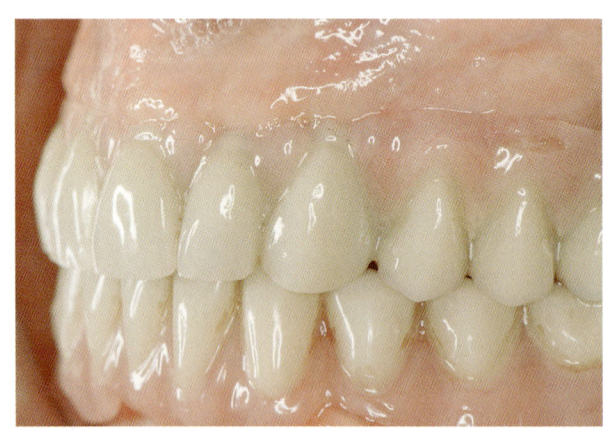

図9-36　上下顎の義歯(オーバーデンチャー)。可撤性義歯は審美性においても発声においても都合の良い形態に製作できる。

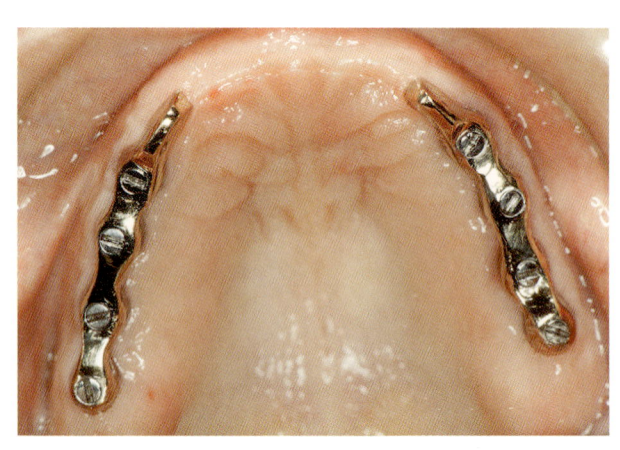

図9-37　上顎のバー構造。バーの摩擦力による支持力に加えて、二次的な固定を行うためにアタッチメントが組み込んである。

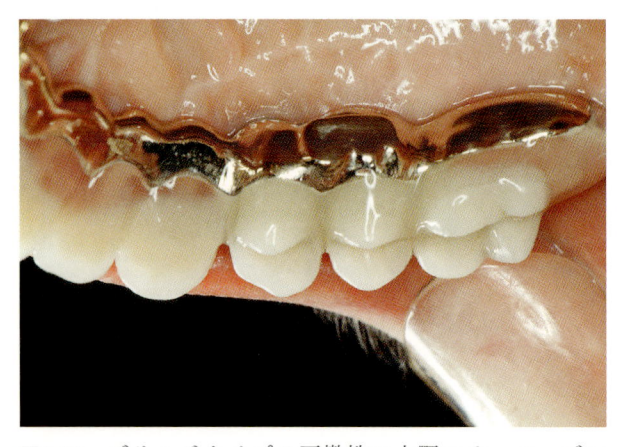

図9-38　ブリッジタイプの可撤性の上顎のオーバーデンチャー。口蓋側の金属部分の平坦部分はアタッチメントを組み込み可能な部位である。

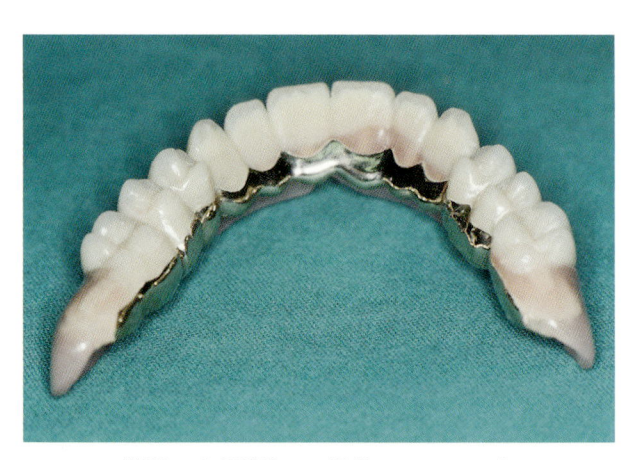

図9-39　可撤性の上部構造は、通常のオーバーデンチャーの形態にする必要がない場合もある。

る（図9-26）。この義歯はインプラントと粘膜負担によって支えられている。

利点：
　—簡単な外科処置で済む
　—バーに沿って義歯が回転するので、インプラントには軸方向の荷重のみが加わることとなり、この構造では義歯の水平的な動きが防止できる

欠点：
　—失敗したインプラントを撤去することになると、必然的にこの部位の骨はほとんど喪失してしまうという結果を招く
　—臼歯部に荷重がかかるので、その部位の骨萎縮につながる

下顎前歯が存在している場合によく認められる現象と同様、骨萎縮が進行すると、義歯の支持が減少して義歯がたたつくようになる。このとき対合する上顎義歯前歯部の顎堤は過重負担となり、フラビーガムが生じる。この部位の生体力学的な考慮から、丸いドルダーバーを用いる計画を立てるのがよい。この場合の維持装置としては、ゴールドライダー（ギルモアライダー）やレジンライダーがある。

4本のインプラントを連結したバー

上述した方法の他に、4本のインプラントをバーで連結する方法がある。インプラントをどこに埋入できるか、あるいはどの程度の維持領域が得られるかによって、バーを遠心に延長した形態にすることも可能となる。この維持領域とは、遠心に義歯が回

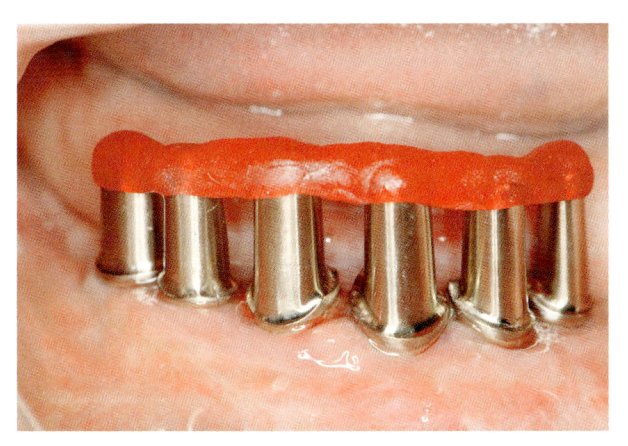

図9-40　インプラントにテレスコープ形式の内冠を形成し、ジグを用いて位置を確認する。

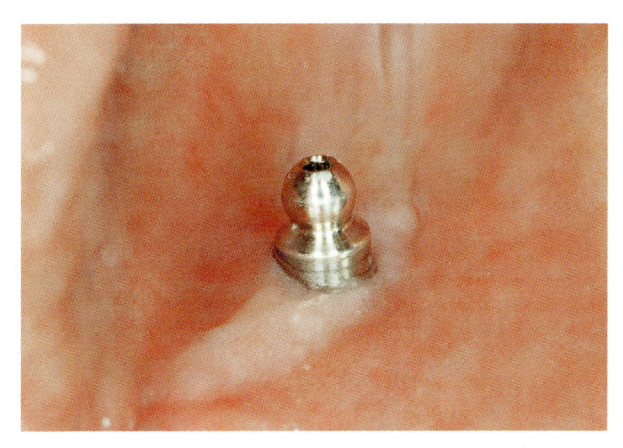

図9-42　下顎に装着したボールアタッチメント。六角レンチを用いて装着する。

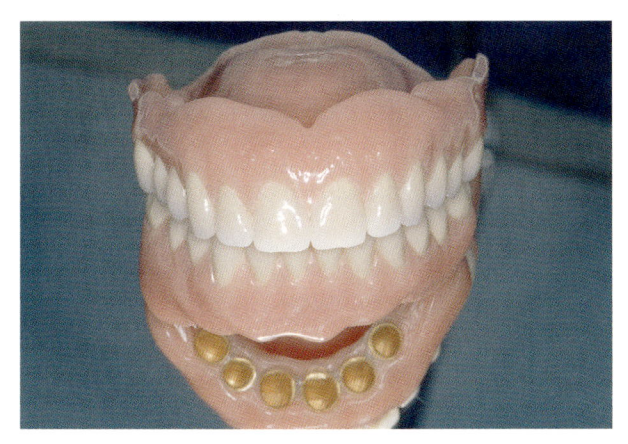

図9-41　上顎は全部床義歯。下顎はテレスコープを応用したオーバーデンチャー。

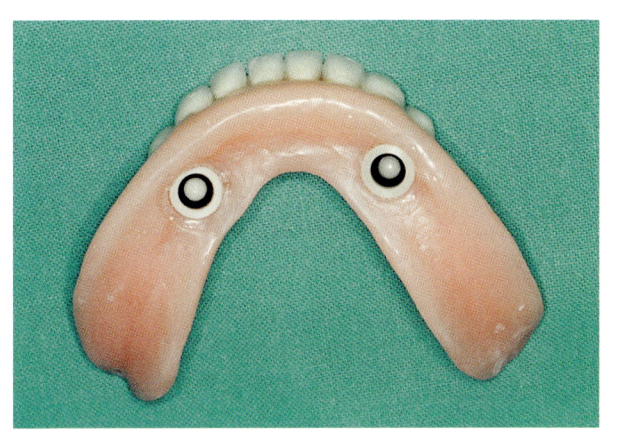

図9-43　ボールアタッチメントに付けるリングを付与した下顎のオーバーデンチャー。

第IX章　インプラント補綴

転するのを防止するために必要なものである。インプラントから延長した最遠心部のバー部分にかかる力は、インプラントに下方への曲げ応力として働き、一方、前方のインプラントには引張り応力として働く。そのため、延長部のバーの長さは2本の支持線間の距離の1.6倍を超えてはならない。また、あまり遠心まで歯を排列しないようにしなければならない（ZitzmannとSchärer 1997、図9-27）。Mailath（1991）は、遠心にバーを延長する場合は4本しかインプラントを利用していないが、6本のインプラントを埋入した場合と同等の生体力学的反応になると報告している。

この場合、義歯は回転しないので角型のバーを用いることもできる（図9-28）。丸型のバーでも義歯の回転が生じないことを前提に、それなりの支持が得られれば使用可能である（図9-29、30）。

角型のバーの上に装着するハイブリッド義歯の維持力は義歯側の二次構造との摩擦力によって生じているが、加えてリーゲルアタッチメントを取り入れて強化することもできる（図9-3～5参照）。

上顎におけるバーを用いた治療

患者の希望である審美性-発音機能の回復を達成する方法としては、口腔前庭部の形態をどのようにでも製作できる可撤性義歯が適している。そのためバータイプの義歯がよく適用される。口蓋を被覆しない、つまりブリッジタイプの上部構造も、どの程

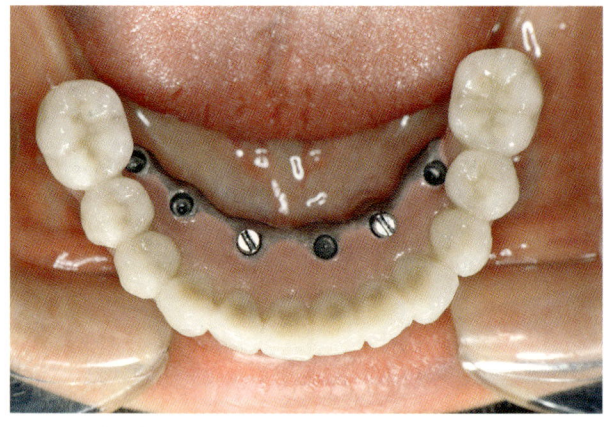

図9-45　陶材焼付ブリッジを装着。固定装置が舌側にあるため、この症例では下顎骨が著明に退縮していることがうかがえる。歯列が顎堤から外れた位置にあるために、このブリッジはそれぞれわずかに舌側へ傾斜させたアバットメントによって固定させている。

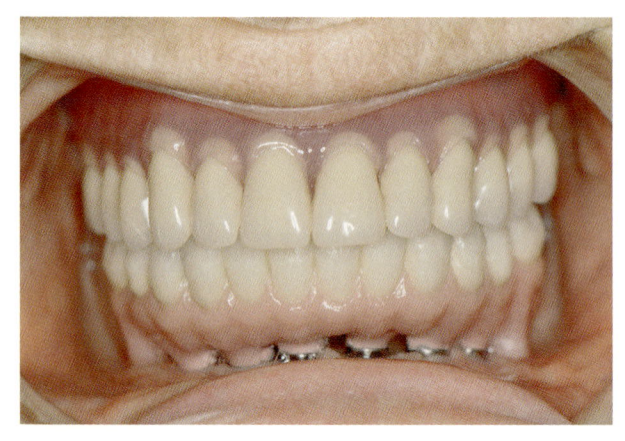

図9-46　上顎の全部床義歯と下顎の可撤性ブリッジ。

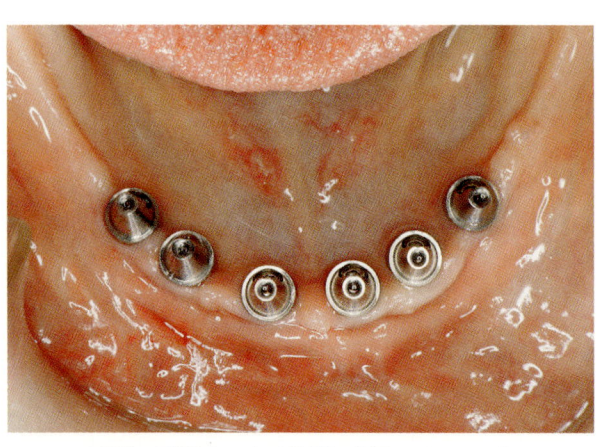

図9-44　下顎の両側オトガイ孔間に埋入したインプラント：後方に軽く傾いたアバットメントを得るために、角度付アバットメントを使用している。

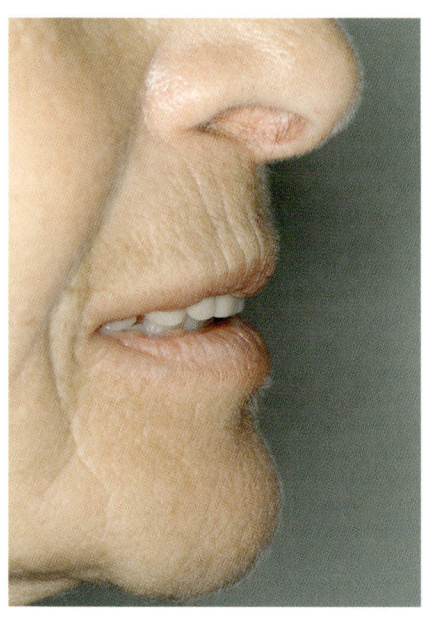

図9-47　義歯とブリッジ装着時の審美的な側方面観。

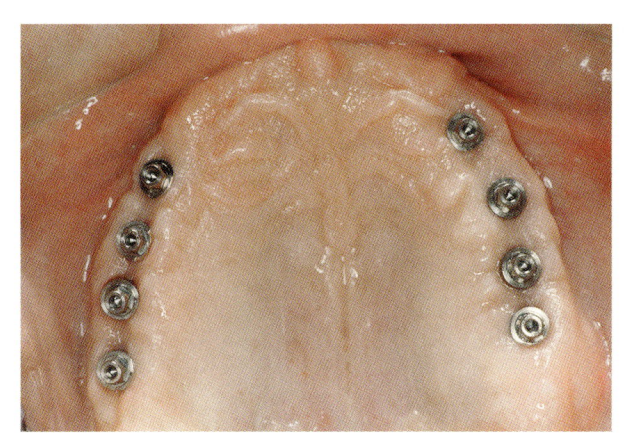

図9-48　上顎臼歯部におけるインプラント。

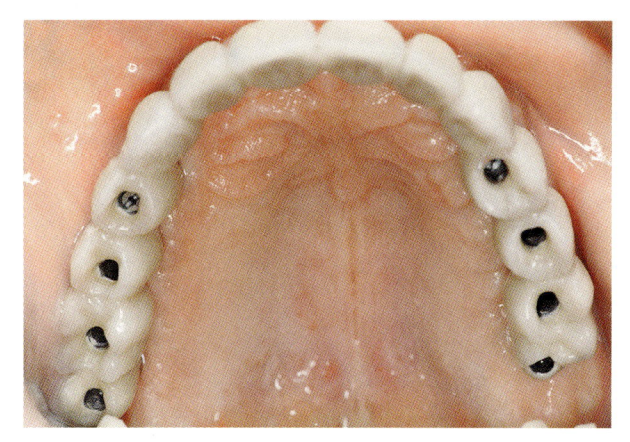

図9-49　上顎に装着した可撤性ブリッジ。

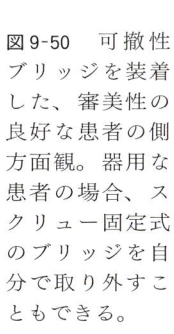

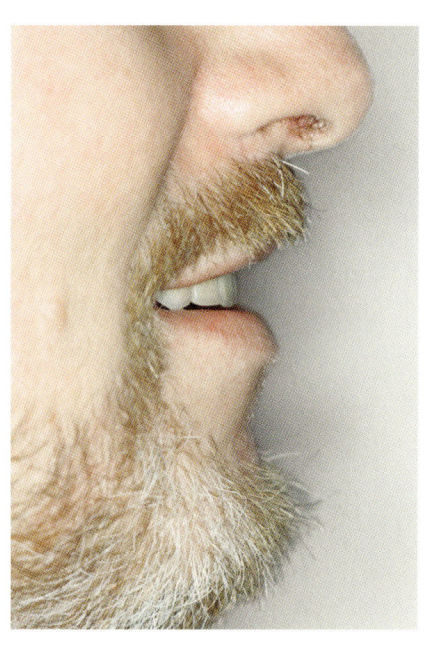

図9-50　可撤性ブリッジを装着した、審美性の良好な患者の側方面観。器用な患者の場合、スクリュー固定式のブリッジを自分で取り外すこともできる。

度骨萎縮が進行しているかに依存して適用が検討される。このときの義歯の維持はリーゲルアタッチメント、アンカーあるいはレジン製、貴金属製のライダーによる（図9-31〜39）。

3.1.2　フィクスチャー上のテレスコープクラウン

フィクスチャー上に天然歯を模倣した二重冠を応用することで対応する。印象はインプラントレベルで行い、ゴールドシリンダーは模型上で直接フィクスチャーにスクリュー固定する。この上にテレスコープクラウンをワックスアップし鋳造する。テレスコープクラウンをミリングした後、患者の口腔内へ試適、その平行性をチェックして、最終的に義歯を完成させる（図9-40、41）。

3.1.3　ボールアタッチメント、磁性アタッチメント

これらは2本のインプラントを両側オトガイ孔間に埋入することにより支持を得る方法で、比較的安価である（図9-42、43）。バー様式のインプラント治療が不適当な場合に適用される。

利点としては、清掃性が良いこと、口腔内外からの刺激に対して曲げ応力などの力を受けにくいこと、そしてインプラントを失うことになったとしても容易に通常の全部床義歯へ移行ができることが挙げられる。ただし、義歯としての機能は他と比較して劣っている。

欠点としては、義歯の遠心部にかかる負担に十分に応じきれないこと、また、磁性アタッチメントを応用した場合でも水平的にスライドしやすいということが挙げられる。

3.2　術者可撤性義歯による修復

術者可撤性（スクリュー固定式）は、主として無歯顎患者でインプラント治療を希望している場合の治療である。骨萎縮の程度を考慮して、どれだけ患者の期待に沿った治療が行えるか、その難しさなどをあらかじめ説明しておかなければならない。上顎については、その審美性、発声機能の点からみてブリッジタイプの治療の適用は難しい。

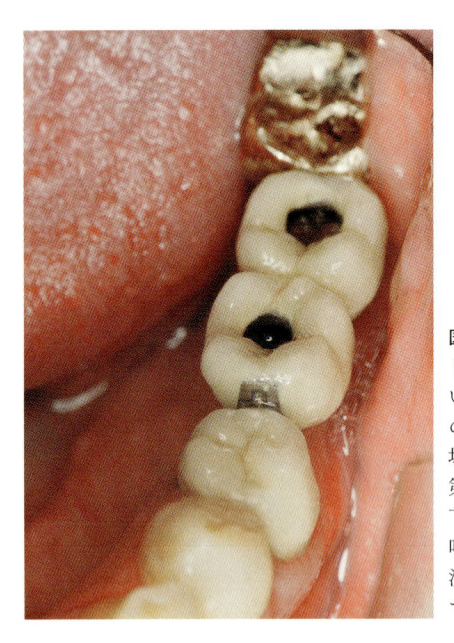

第IX章　インプラント補綴

図9-51　スクリュー固定していない天然歯との連結部。この場合、下顎左側第二小臼歯は上下にスライドし、咬合力によって沈み込むことができる。

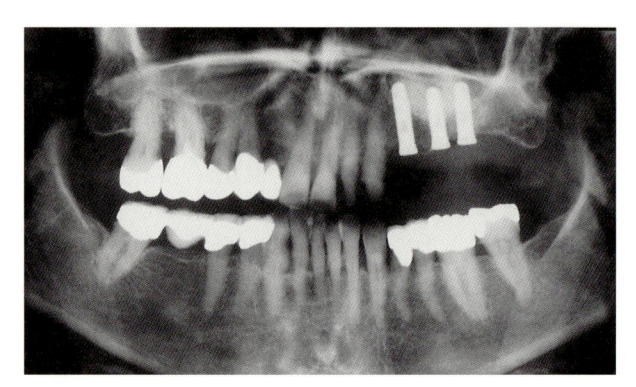

図9-52　上顎左側のインプラント。最近心のインプラントから隣接した天然歯との距離が大きすぎる。

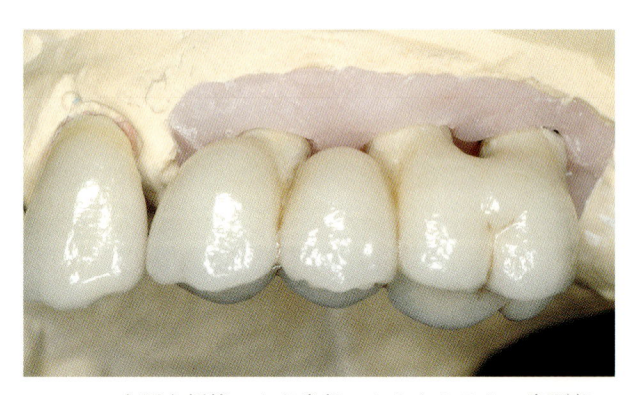

図9-53　上顎右側第一小臼歯部のようなクラウン歯頚部の形態では、プラークコントロールが非常に難しい。

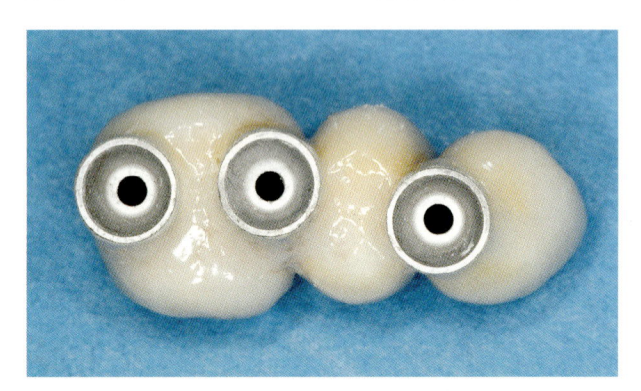

図9-54　下方から見たインプラント上部構造。

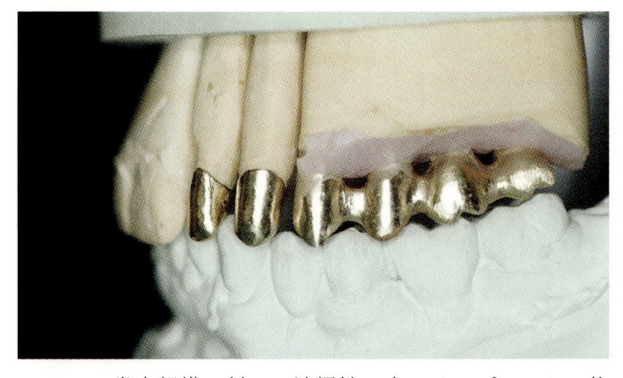

図9-55　歯肉組織に対して清掃性の良いインプラントの位置関係（図9-6、7と比較されたい）。

下顎

　両側オトガイ孔間に6本のインプラントを埋入するものが代表的なものであり、それぞれのフィクスチャー間の距離は3mm必要である。下歯槽神経がオトガイ孔付近で前方へ円を描くように曲がっている場合、あるいはオトガイ孔の位置によっては安全のために6本しか埋入しないこともある。この場合でも、4本のインプラントにバーを連結したときと生体力学的な反応は同様である。

　技工上のテクニックでは、広い義歯床を持ったブリッジから狭くスマートな形のブリッジまで製作できるようになってきている。歯槽骨の萎縮が進行している場合には、あまり長い歯とならないように床縁部に歯肉色の陶材を焼き付けることもある（図9-44〜47）。

　萎縮が著しい場合、舌房を狭くしないように角度付アバットメントを用いた治療が必要となる（図9-44）。

上顎

　上顎前歯部の骨吸収が認められる場合は、可撤性義歯による機能的・審美的な回復が難しい。上唇の形態を回復させて希望どおりの審美性を得るには、ロングスパンの可撤性義歯は装着できない。患者の希望に沿うような発音機能に関してはさらに問題が

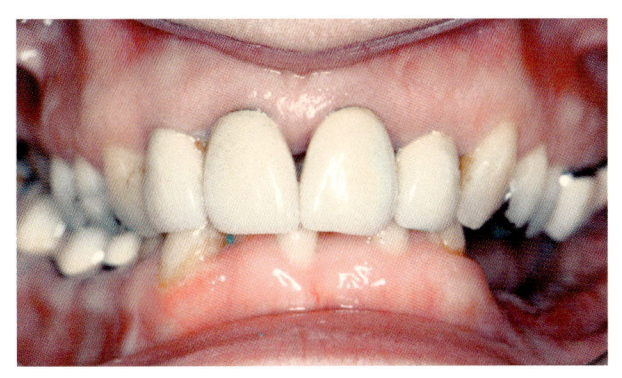

図9-56 初診時の状態：著明な過蓋咬合で垂直顎間距離の修正が必要。

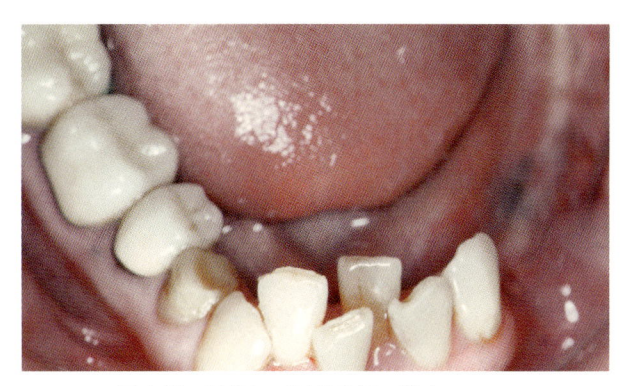

図9-57 同症例の顕著な下顎前歯部の叢生。

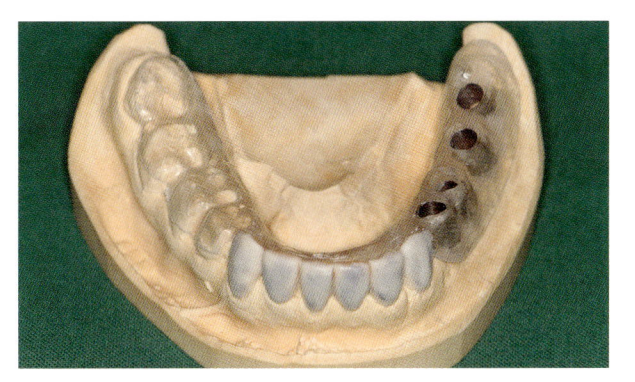

図9-58 チタンチューブを入れたインプラント埋入部位を設定するためのステントは、(矯正治療後を想定して)ワックスアップをして製作。

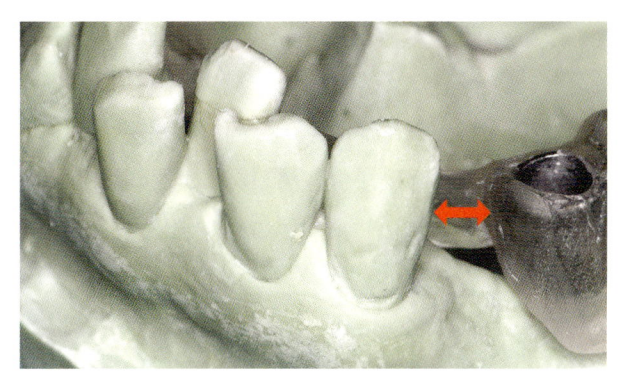

図9-59 スタディモデルにステントを設置する。下顎前歯部の矯正治療を行うことによってインプラントと天然歯との広すぎる歯間距離を修正できることがわかった。

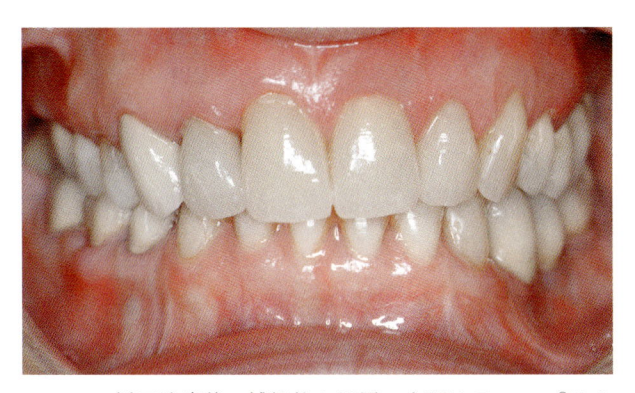

図9-60 矯正治療後の補綴的な処置。上顎はEmpress® II クラウンを装着。下顎左側にはインプラントブリッジを装着。

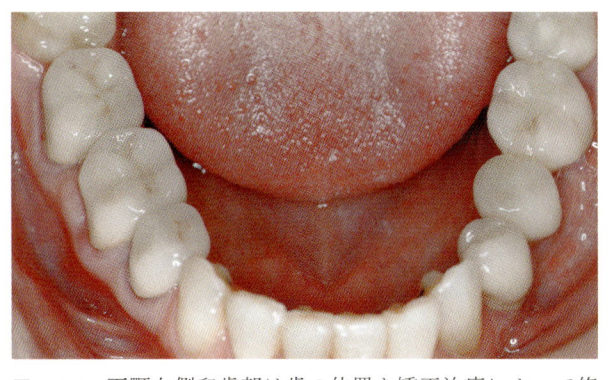

図9-61 下顎左側臼歯部は歯の位置を矯正治療によって修正後、インプラントブリッジを装着している。

複雑になり、上顎前歯のインプラント治療として清掃性の良いものにするか、または、隙間を作らないで発音に有利なものにするかなどの調和を考え、どの修復方法を選択するかを決定する。シリコーン樹脂による歯肉プロテーゼタイプのものはあまり好まれていない。

ウィーン大学のコンセプトとしては、前歯部にはインプラントを埋入せず、臼歯部にのみインプラントを埋入する方法を選択している。この方法では、前歯部のポンティックの基底面を歯肉上に設けることができ、上述した発音の問題が解決する(図9-48～50)。

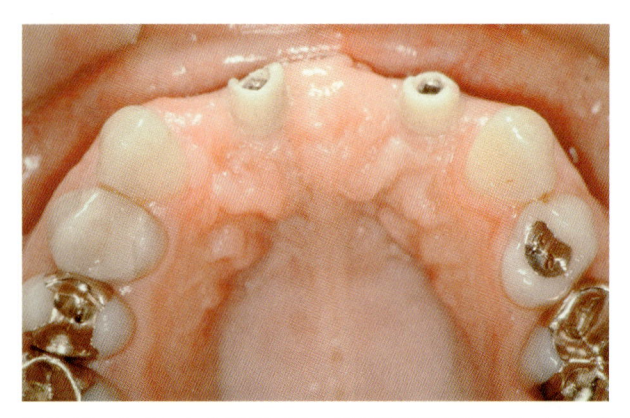

図9-62　セメント合着式ブリッジの装着に際し、CerAdapt®アバットメントを支台歯形成した。

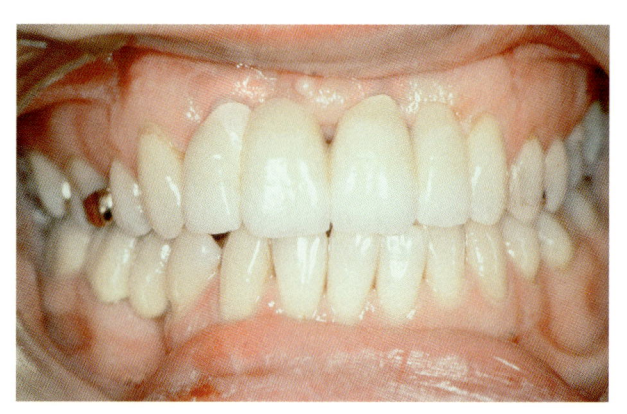

図9-63　前歯部ブリッジの装着。上顎前歯部の骨萎縮が顕著であったために、前歯部の歯冠長が長くなってしまった。

　この方法は可撤性で、しかも比較的小さなブリッジタイプに設計されるので患者には受け入れられやすい。またスマートな形態の連結ブリッジタイプなので清掃性も良いうえ、口唇の形の維持や発音機能にも威力を発揮する。

4．部分欠損患者に対して

　部分欠損はインプラントブリッジの適応である。臼歯部に欠損がある場合は、数本のインプラントを埋入しそれぞれのクラウンを連結する。とくに上顎で、骨質のあまり良くない部位にはこの方法が適している。

生体力学的要件

　インプラントは一直線上に埋入しない（Rangertら1995）。3本のインプラントを少しずらして埋入することによって、それぞれのインプラントにかかる曲げ応力や過重負担が軽減される。
　インプラントを支台としたブリッジはそれぞれのインプラントを連結するが、そのとき天然歯とは連結しない。とくにブリッジの遠心側の天然歯と連結すると清掃性に問題が生じる。どうしても連結したい、あるいは連結せざるを得ない場合は、スクリューではなく、アタッチメントを利用して自由度をもたせて連結すべきである。こうすることによって天然歯は完全に固定されることなく、マトリックス-パトリックス結合部より上下的にスライドし、咬合時にも沈み込んでくれる（図9-51）。

診断

　上下顎間のスペースとしては、垂直的に少なくとも5mmの幅が必要である。

インプラントの埋入位置

・隣接する天然歯との距離：近心側にある天然歯の接触点からインプラントの中心点までの距離は3.5mm必要である。そうでない場合、図9-53のように近心の歯までの距離が小臼歯の半分くらい空いてしまうこともある（図9-52～54）。
・インプラント治療における歯の大きさ、形の調整：清掃性の悪い場所を作らない（図9-53～55）。

　歯の位置関係に問題がある場合には包括的な治療が必要となる。これには補綴前処置としての矯正治療が挙げられる。補綴的にみて必要な部位へインプラントを埋入するための指標としてステントを製作し、それを患者に装着させた状態でCTを撮影して、当該部位に十分な骨量があるかどうかを確認する。また、最終補綴物の状態を模型上で確認する。あるいはその上に歯をワックスアップして確認する。これがすべての治療分野における指標となる（図9-56～61）。

補綴物の固定

　部分欠損部にブリッジを製作する場合、スク

リューで固定するかセメント合着を行う。クラウンマージンはつねに歯肉縁下に設定するが、可撤性ブリッジの場合や既製のアバットメントを用いる場合は、その方法に適した位置に設置する。

　セメント合着するブリッジには、カスタムメイドのチタン製のもの(TiAdapt®)や、酸化アルミニウム‐セラミックスのコンビネーションのもの(CerAdapt®)が用いられる。これらは形成ができるので、通常の天然歯のブリッジと同じようにインプラント支台歯にセメント合着する(図9-62、63)。

インプラントブリッジと単独歯インプラントとの比較
　安定性を高めるためにインプラントを連結すると、骨内のフィクスチャーの表面積が大きくなり、曲げ応力に対する抵抗性が上昇する。
　欠点としては、清掃の困難性、審美性の問題が挙げられる。これらの欠点から予後を考慮し、以下の条件がクリアできたときに単独歯インプラント治療を選択する：

・骨質が良好なこと(臨床的にX線などで診断、または試験的にその部位をバーで切削するテストをする)
・インプラント‐クラウン比が＞1であること(歯冠長よりもフィクスチャーのほうが長い必要がある)。
・フィクスチャーが理想的な位置に埋入できること。

　単独歯に対するインプラント治療はこのような条件の下で行う(図9-10～12参照)。

5．単独歯インプラント

　インプラントは導入以来、さまざまな経験を積み重ねた結果、単独歯欠損に対しても適用されるようになってきた。初期には、連結しないタイプのインプラントは咬合力に耐えられないのではないかと危惧されたが、次第にそうではないと考えられるようになってきた。文献によれば、単独歯インプラントは5年間のメインテナンス期間中に90％～97％が良好な結果を示している(Henryら 1996、Avivi Arberと Zarb 1996、Haasら 1996)。隣在天然歯が健全である場合には、とくにこの治療法を推奨すべきである。
　審美領域の治療では、術者側および患者側の両者とも審美性の問題への関心が高まってきた。ここ数

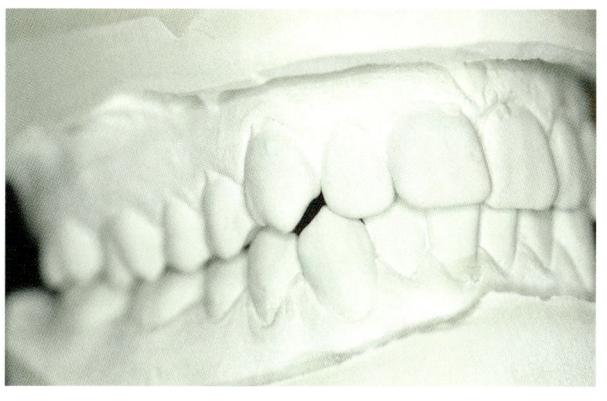

図9-64　上顎右側側切歯が歯軸方向に破折した症例の模型を分析すると、犬歯誘導が欠如していることがわかる。

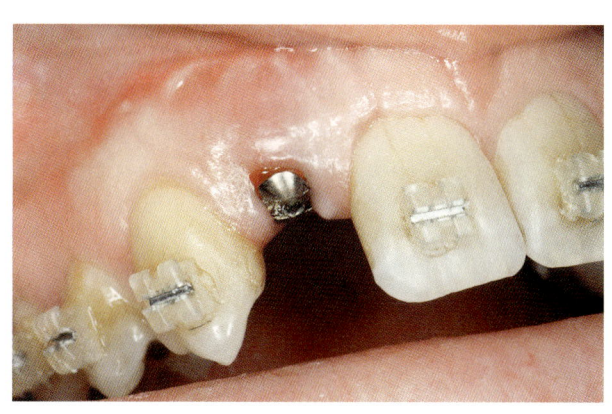

図9-65　矯正治療により犬歯の位置を修正し、その後側切歯部に単独歯インプラントを埋入。

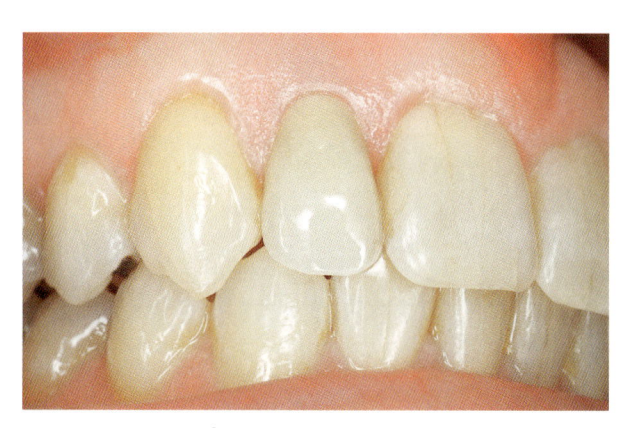

図9-66　CerAdapt®ゴールドシリンダーを使用し、Procera®クラウンを装着。犬歯は正常な位置に移動している。

341

年、インプラント上部構造のクラウンの色調、カスタムアバットメント、あるいはインプラント周囲の歯肉の形態が天然歯と同じように見えるインプラントなどが、インプラントを用いた咬合再構成での効果判定に導入されている。

　慎重に診査して、患者には治療上どの程度の危険を伴うか、あるいは患者の期待にどれだけ応えられるかなど、よく説明する必要がある。

5.1　診断

既往歴：
歯を喪失してからの期間
- どれだけ骨吸収が進んでいるかの指標

歯牙喪失の事由：
　歯が長軸方向に破折した場合は、唇側の骨壁を喪失していることが多い。その場合に骨造成術の必要があるかどうかの指標

基本的な診断方法：
1．一般的な診断
- 他の補綴的治療、例えばブリッジや部分床義歯と比較してインプラント治療が適するかどうか

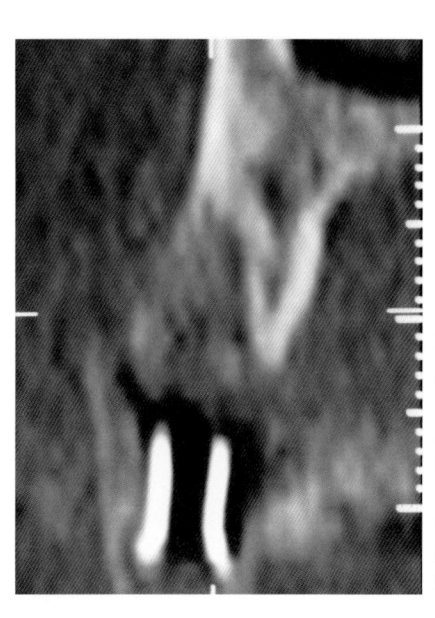

追加1）一般的な診断
- パノラマX線写真、デンタルX線写真
- 模型を用いた分析
  - —中心咬合位、早期接触
  - —開口運動による歯の接触（図9-64〜66）
  - —正中線、歯科矯正学的分析
- 機能分析：咬合のチェック
  - —口腔内機能分析
  - —器具を用いた機能分析（特別に必要な場合）

適応症、他の治療法との線引き
隣在歯の状態：
　隣在歯に広範な欠損がある場合、あるいはすでに修復物が装着されている場合は通常のブリッジの適応である。

歯肉組織の状態：
予知性が良好：
- 局所的な治療（インプラント）が可能

予知性があまり良好でない：
- 歯が動揺していて歯列をアーチ状に固定する必要があるときは、個々に単独歯インプラントを行うよりも、その上にテレスコープクラウンを製作して間接的に固定するほうがよい（可撤性のテレスコープブリッジ）。

歯科矯正学的診断：
- まず歯の位置関係を診断する
- 歯が離開している部位を矯正的に閉鎖できる可能性があるかどうか（例えば側切歯の先天性欠損）

図9-67　CT写真上においてチタンチューブを用いて義歯の維持に必要なインプラント埋入部位を決め、その部位の骨植を確認する。

2．特別な診断
- 審美的にどの程度改善できるかどうかの推測
- 必要な治療期間、費用
- 患者の希望

追記2）特別な診断
審美的にどの程度改善できるかどうかの推測
模型分析：
- 欠損部の大きさ
 a）必要なフィクスチャーの大きさに対する欠損部のスペース
 b）必要とする歯の幅の調和
 c）正中線

臨床的診断：
- スマイルライン（ガミースマイルの患者は治療が困難）
- 歯肉の状態（長く薄い歯間乳頭は再建が難しい）
- 歯冠の形態

必要な治療
補綴前処置としての矯正治療、骨造成術、隣在歯の修復治療（例えばベニアクラウン）

治療期間
暫間処置（部分床義歯、接着性ブリッジ）
必要経費

患者の希望
患者は治療に何を求めているか、（例えばガミースマイルの患者の場合）患者はどの程度まで治療後の審美性の改善を許容できるか

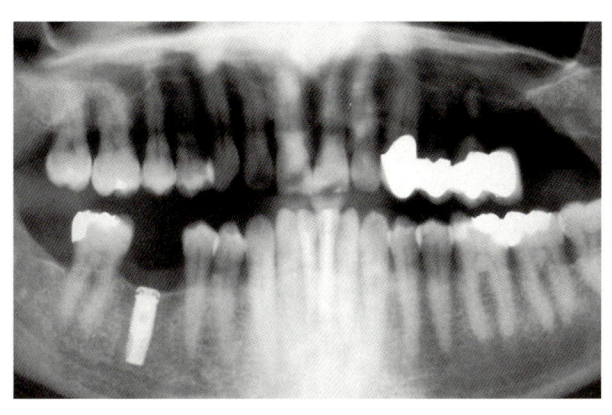

図9-68 ワイドプラットフォームのインプラントを下顎左側第一大臼歯部に単独埋入した。

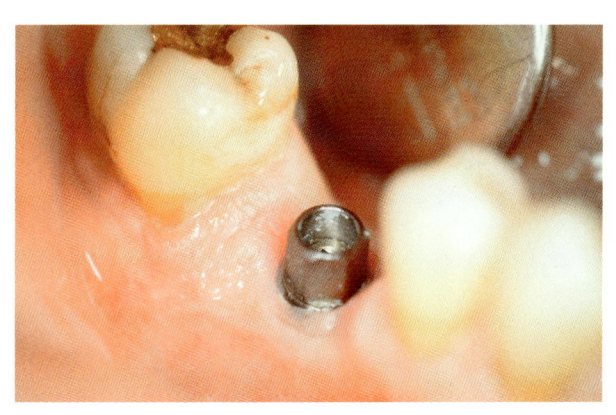

図9-69 埋入したCeraOne®ゴールドシリンダー。

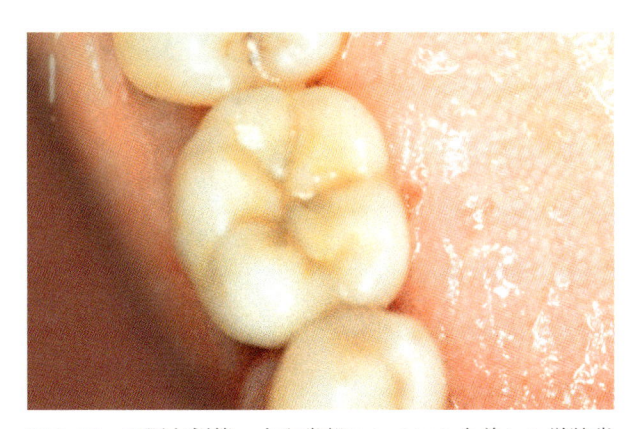

図9-70 下顎左側第一大臼歯部にセメント合着した単独歯クラウン。

前処置：
適正な位置決めをするために、チタンチューブを入れたステントを加熱重合レジンで製作する。CT画像上で、インプラントを埋入する部位の骨の状態を観察する（図9-67）。

5.2 補綴処置

基本的に補綴物をスクリュー固定式にするかセメント合着式にするかで分類する。歯軸の方向については、前歯部と臼歯部とで歯槽突起の方向が一致していないので、以後個別に説明する。

臼歯部
- 審美性はそれほど問題とならない
- インプラントの軸が多くの場合は咬合面方向に向かっているので、ここではスクリュー固定が可能である

第IX章　インプラント補綴

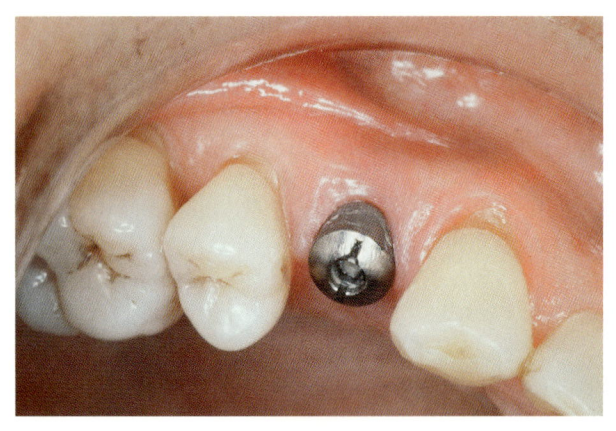

図9-71　上顎右側第一小臼歯部の単独歯インプラントにヒーリングアバットメントを装着。天然歯に類似したクラウンに見せるため、丸いインプラント上部構造の歯頚部歯肉の形態は隣接する第二小臼歯の楕円形の形態に適合させる必要がある。

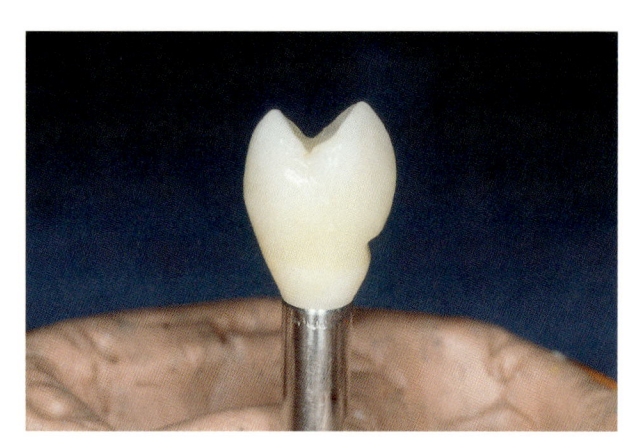

図9-72　丸いインプラントの上部に、適切な形態に製作したCerAdapt®のクラウンをスクリュー固定した。

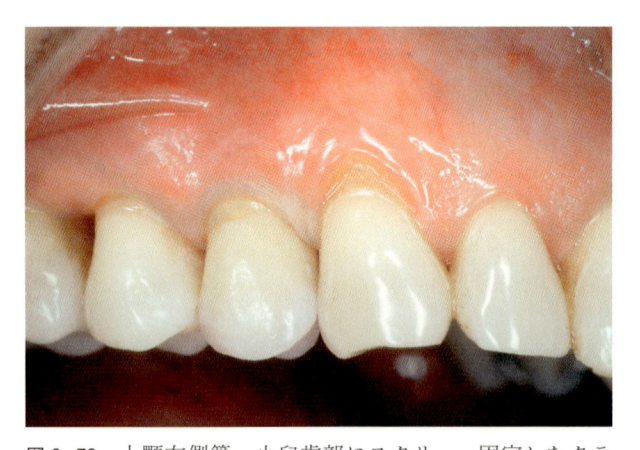

図9-73　上顎右側第一小臼歯部にスクリュー固定したクラウン。エマージェンスプロファイルの形態によって天然歯のような自然感が付与されている。

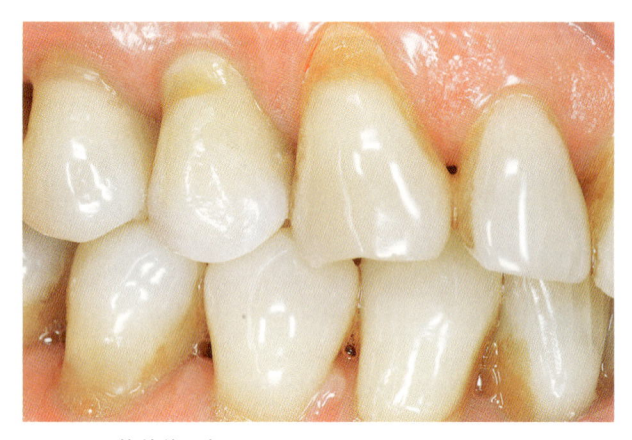

図9-74　装着後2年の図9-73のクラウン。

- インプラントの軸方向がずれている場合にはセメント合着を行う
- 既製のアバットメント、またはカスタムアバットメントを用いる（CeraOne®、TiAdapt®）

前歯部
- 高い審美性が要求される
- 前歯部の歯槽突起の方向から、インプラントの軸とクラウンの軸とが一致しないことが多いので、この場合はセメント合着を行う
- 歯の色に近いカスタムアバットメントを使用すると、審美性の最大限の向上が期待できる（CerAdapt®、Nobel Biocare AB社、イエテボリ、スウェーデン；ZiReal®、3i、Osseotite、Implant Innovations社、Palm Beach Gardens、フロリダ、米国）

補綴的要素

単独歯インプラントにおいても、セメント合着式がよいか、スクリュー固定式がよいかが問題となる。

インプラントレベルで直接インプラントクラウンをスクリュー固定する方法は、固定用スクリューの孔の見える部分に審美的に問題がない場合にのみ行える。このことから、臼歯部と前歯部は異なる基準で判断しなければならない。

臼歯部の場合、スクリュー孔は咬合面にあること

が多く、この場合はスクリュー固定式のクラウンでもセメント合着式のクラウンでもかまわない。ワイドプラットフォームのインプラントにアバットメントをスクリュー固定する場合にも、その部位に上部トルクモーメントを生じ、回転モーメントによってスクリューが緩んでくるという危険性は低いので、スクリューが長いかどうかということはあまり重要ではない。咬合面にスクリューヘッドが出ないようにする場合には、セメント合着とする（図9-68～70）。

スクリューの軸方向が咬合面に出ない場合には、セメント合着式を選択することとなる。

矯正治療を開始するときには、スクリュー固定式のクラウンを臼歯部に使用すると便利なことがある。矯正治療が必要な場合、まず最終的な補綴処置を行う部位にインプラントを埋入しておき、その歯を固定源として用いることが多くなった。上部構造をスクリュー固定式にしておけば、その後に必要に応じて接触点や咬合面形態の変更を行う場合、簡単に取り外してやり直せる。

前歯部の場合は、スクリューの軸方向が歯冠の方向と同じ場合にのみ可能となる。しかし前歯部の歯槽突起の方向に対して、天然前歯の歯冠、軸方向が一致していないのが一般的なので、スクリュー固定を行うのは難しく、ほとんど適応にならない。埋入したフィクスチャーの軸方向は、多くの場合実際の歯軸よりも口蓋側になることが多い。そこで実際のクラウンは、インプラントの軸よりも唇側寄りにオーバーハングした形で製作することとなる（リッジオーバーラッピング）。歯冠長は長くなるが、唇側から見て審美的に問題がないように、クラウンマージンは唇側の低い位置に設定しなければならない。その結果、とくに歯間部でクラウンが歯間乳頭部歯肉、いわゆる深いポケットの中に入るような形となるので問題となる。歯間乳頭部歯肉はクラウンの接触点から骨頂までの高さに依存して形成されるが、その高さは5mmより長くすべきではない（Tarnow 1992）。

インプラントは歯槽突起の方向と骨の状態に応じて埋入される。それゆえインプラントの軸がクラウンの中心よりも頬側（唇側）にくることがある。このようなとき、前歯部ではセメント合着式を選択することとなる。既製のアバットメント（CeraOne®）もカスタムアバットメント（TiAdapt®—チタン製、CerAdapt®—酸化アルミニウム製）もこの部位に使用できる。カスタムアバットメントはまず模型上で支台歯として形成し、クラウンマージンを必要な高さに設定する（図9-20～23）。

チタン製のアバットメントは薄い歯肉部では黒く透けて見えるのに比べて、酸化アルミニウム製（CerAdapt®）やジルコニウム製（ZiReal®）の上部構造は、その色が歯の色に類似しているので周囲の歯肉の色とも適合するため有用である。また、酸化アルミニウムアバットメントはその上に陶材焼付ができるので、適正な歯の形態を作りやすい。このことは、エマージェンスプロファイルを作るときに欠かせない。エマージェンスプロファイルとは、クラウンが歯肉内面に接する部分の形態（カントゥア）のことをいう。

隣接した天然歯が萌出しているように、アバットメント、つまりクラウンが歯肉から萌出しているように見える必要がある（図9-71、72）。写真のインプラントクラウンは、近遠心の歯肉に密接して埋入されており、天然歯のような歯肉を形作っている（図9-73～74）。

Procera®テクノロジーとは、ワックスアップした模型の外形を計測し、そのクラウンを専門の施設で製作するという技術である。この方法によれば、クラウンでもブリッジのメタルフレームでも、あるいはカスタムアバットメントでも種々の金属、例えばジルコニウム、酸化アルミニウムあるいはチタンで製作することができる。

また、コンピュータ上でアバットメントのデザインを決定することもできる。

6．咬合様式

インプラント治療における咬合様式については論文によって意見が異なっている。インプラントの支持機能は強固なオッセオインテグレーションであるが、天然歯は歯根膜を介する。したがって上下顎を咬み合わせた際、ちょうどShimstockの箔1枚分の厚さ8μm程度、インプラントと対合歯との間が離れているのがよいと言われている（Schärerと

第IX章　インプラント補綴

Zitzmann 1997)。

一方、Richter は短時間の咬合による荷重では液性成分で満たされた歯根膜内組織は反応せず、歯は沈み込まない。しかし、この状態は犬歯と第一大臼歯にのみあてはまると報告している(Richter 1995)。

また、4年の観察期間で30本の単独歯インプラントを埋入した臨床試験が行われている(Fürhauser 1999)。研究では、30本の単独歯インプラントのうち、上顎前歯の19本を咬合時に接触させた。これら咬合時に接触するグループと咬合時にも接触しないグループとの間で、性別とインプラント治療後の期間などを考慮しながら統計学的にその差を検索した。その結果、咬合時に接触のあるグループの単独歯インプラントにも高度な骨吸収像は認められなかった。しかしこの結果から、単独歯インプラントに荷重を加えても骨吸収は進行しないと断定するのは難しい。

以上のような理由から、ウィーン大学病院の補綴

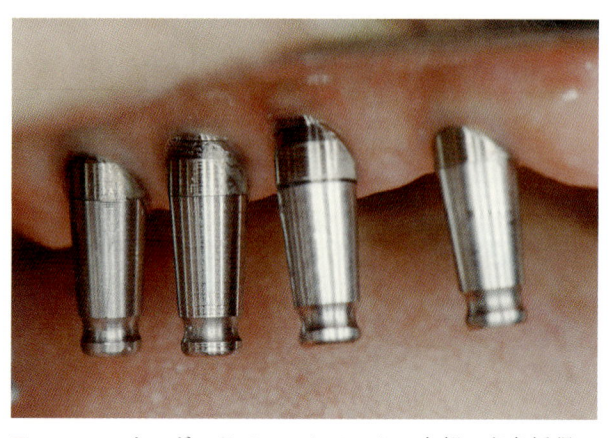

図 9-75　スタンダードアバットメントの上部に印象採得のためのトランスファーコーピングを取り付ける。ワンピースタイプのトランスファーコーピングは、印象採得後スクリューを緩めて取り出す。そして、印象材の中に技工用のアナログを差し込んで固定する。

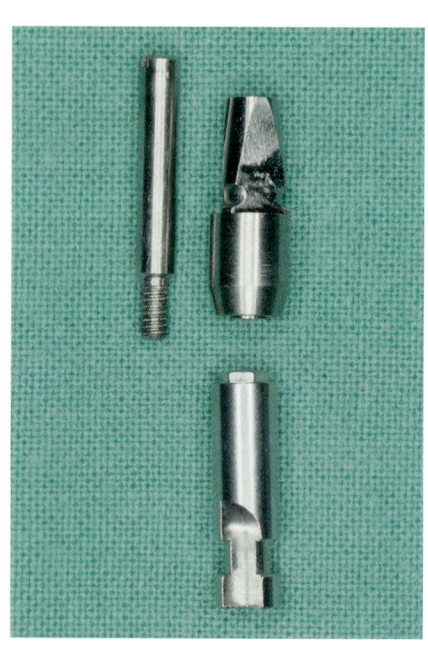

図 9-76　Brånemark®システムとテクニックインプラントに用いる、インプラントレベルでのトランスファーコーピング。

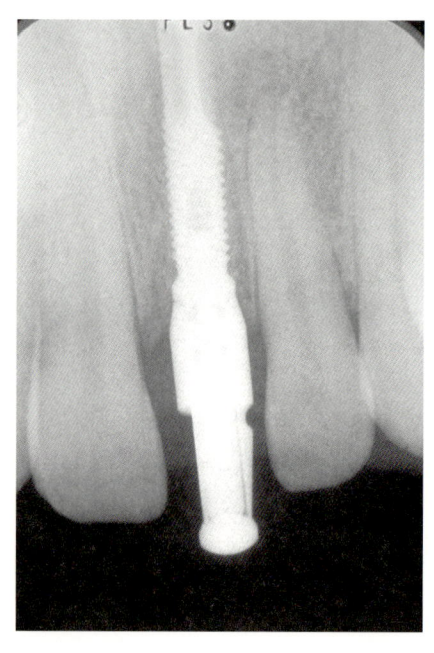

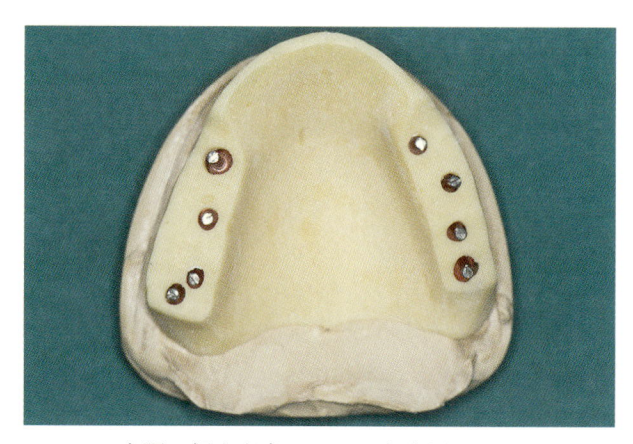

図 9-77　インプラントレベルで印象採得する際、トランスファーコーピングを口腔内でセットし、X線写真によって正しい位置にあることを確認しておく。

図 9-78　上顎の個人印象トレー：印象用コーピングスクリューはトレーのアクセスホールから見えるようにしておく。

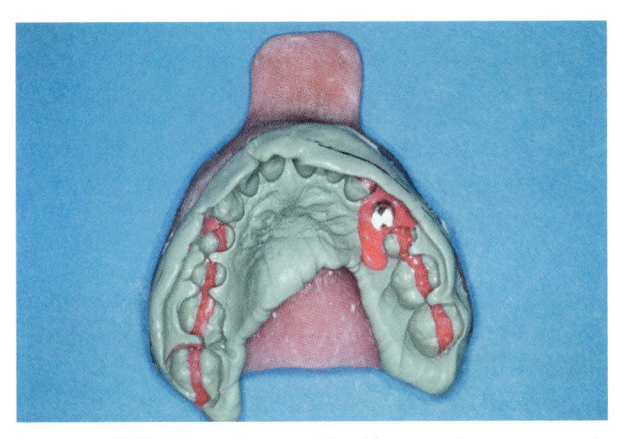

図9-79 単独歯インプラント部に対してアクセスホールを開けた印象トレーで印象採得。

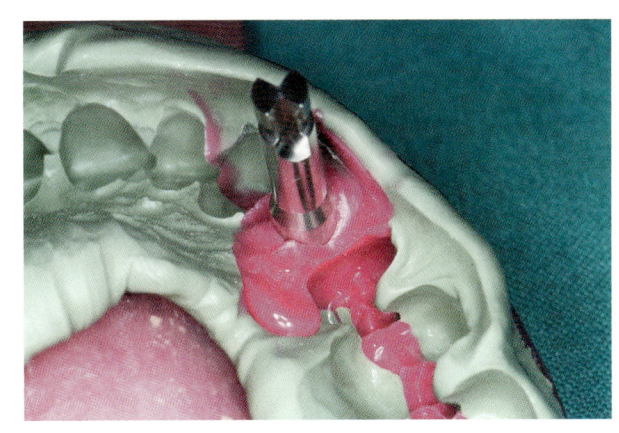

図9-80 図9-79の症例にスクリュー固定したテクニックインプラントの拡大像。

科では、インプラントに対しても通常の歯科治療で考えられている咬合理論を取り入れて治療コンセプトとしている。

臼歯部：
- 歯軸方向への応力の伝達
- 300〜500Nの荷重に対しては中心咬合位で支持
- 臼歯部間の開口運動時に前歯は接触させない

前歯部：
- 150〜180Nの荷重を加えると歯は接触する
- 臼歯部の歯が中心咬合位にある場合、前歯部は接触しない

前歯部の歯槽突起の方向とインプラントの軸が上下顎の前歯部で異なっているため、上顎前歯は舌側面で対合歯と接触し、インプラントの軸方向とは違う方向に荷重がかかることになる。そこで生体力学的な観点から見ると、多数歯によるアンテリアガイダンスを作ることは賢明ではない。

7．実際の治療の流れ

アバットメントの選択─どの治療時期に決定するか

今までに記述したことを考慮に入れると、修復のための歯の位置をどこにもってくればよいのかという指標がなければ、チェアサイドで位置を決めることは難しい。そのためまずインプラントレベルで印象を採取し、シリコーンガム付の模型上でワックス

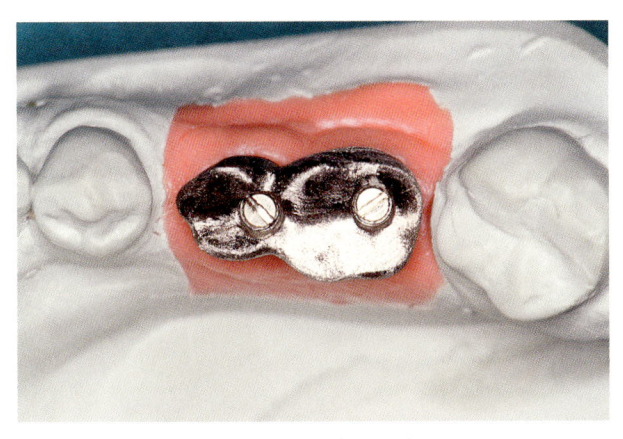

図9-81 作業用模型上で擬似歯肉を形成。

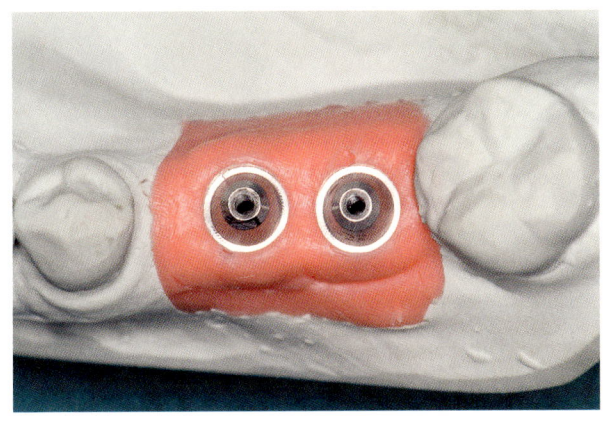

図9-82 2本のMultiUnit-Abutment®のレプリカを作業用模型上で示した。

347

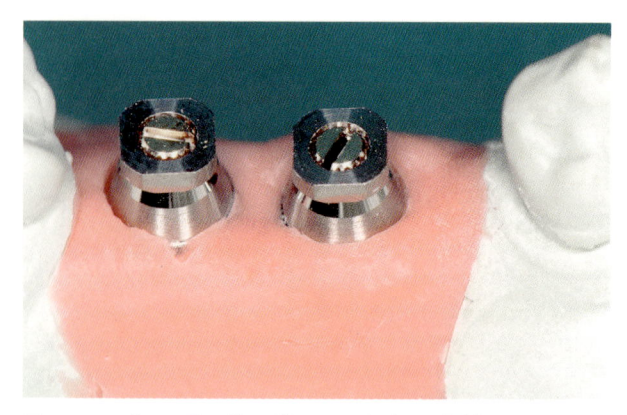

図9-83 ゴールドシリンダーのスクリュー固定。MultiUnit-Abutment®の短いスクリューヘッドが見えている。

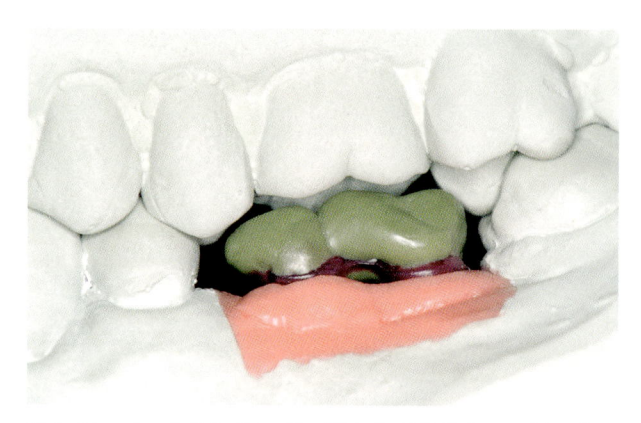

図9-84 ゴールドシリンダー支台上でクラウンのワックスアップを行った。

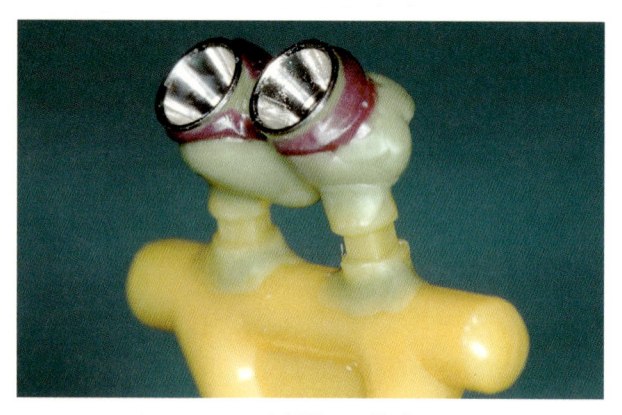

図9-85 メタルフレームを埋没して鋳造する。

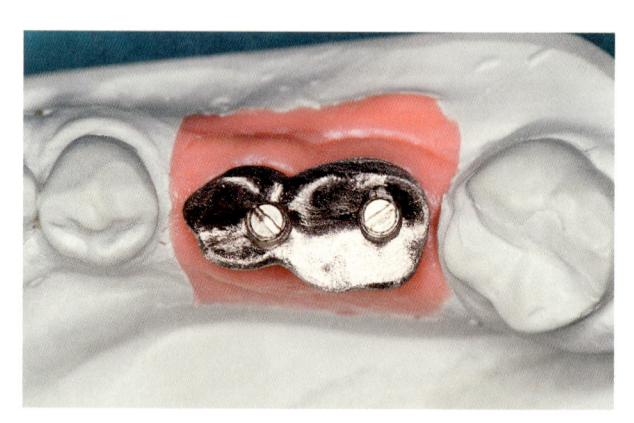

図9-86 メタルフレームを鋳造後、スクリューで固定。

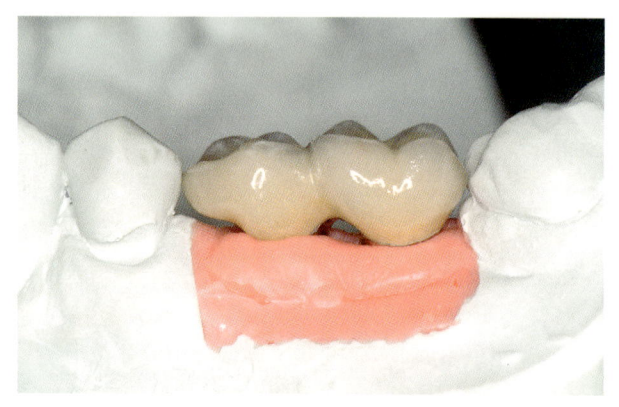

図9-87 完成したブリッジ。

アップし、これを指標として用いる方法が推奨される。ゴールドシリンダーの選択には模型上で仮歯を排列し、これに適したゴールドシリンダーを選択する。

この方法では仮にゴールドシリンダーを立てて、それをまた除去しなければならないという難点がある。ただし、角度付ゴールドシリンダーを必要とする場合には有用な方法である。メタルフレームを試適するときには、インプラントレベルの模型と比較するためにアバットメントレベルで印象を採得することを推奨する。フィクスチャーの治癒期間中は、相応の暫間処置を行っておく。

印象法

インプラント治療では、その印象レベル(インプラントレベルの印象とアバットメントレベルの印象)にかかわらず、基本的には2通りの印象法がある:

直接法:
・シリンダー状の印象用コーピングをスクリューで取り付ける(図9-75)。

- リムロックトレーを用いて印象を採得する。
- 印象材が硬化したら取り出す。
- 印象用コーピングにインプラントレプリカ、またはアバットメントレプリカをスクリュー固定する。
- 印象の中にアナログを装着する。

間接法：

アクセスホールの開いた個人トレーを用いる方法：

- 回転防止構造の付いた印象用ポスト（図9-76）：二つの部分に分かれており、お互いは印象用コーピングスクリューで固定されている
- インプラントレベルで印象を採取する。同時にX線写真でチェックしておく（図9-77）
- アクセスホールの開いた個人トレーを口腔内に装着し、トレー上部の穴からコーピングのガイドスクリューが見え、スクリューが操作しやすいかどうかをチェックする（図9-78）
- トレーに接着剤を塗布してから印象材を盛る
- 個人トレーを口腔内に入れて印象を採り、そのまま余剰の印象剤を取り除いて、アクセスホールがトレーの上部から見えるようにしておく
- 印象用コーピングスクリューを少し緩める（このときスクリューは外してしまわない）
- 印象トレーを口腔内から取り出す
- 印象用レプリカまたはアバットメントレプリカをスクリュー固定する（図9-79、80）。

直接法はあまり精密ではないとの報告がある（Carr 1991）。したがって間接法が次第に標準的な方法となってきた。

歯科技工所で作業用模型を製作

印象用レプリカまたはアバットメントレプリカを印象の中に入れて、スクリューで固定してから作業用模型を製作する。印象トレーの中に歯肉の色をしたシリコーン樹脂を入れて模型上に擬似歯肉を作り、修復の際に歯肉の高さ、あるいは歯肉縁下を明示できるようにしておく。その後、IV級石膏（超硬石膏）を流し込む（図9-81）。

修復の工程

修復を行う部分、つまり直接フィクスチャーあるいはアバットメントに接しているパーツをゴールドシリンダーという（図9-82～87）。これは鋳造用金-白金合金でできていて、既製品でスクリュー固定するものが販売されている。

バーやブリッジのワックスアップを行い、それを埋没鋳造するとメタルフレームが完成する。

メタルフレームの試適―パッシブフィット

インプラントにおけるメタルフレームの試適は、完全に適合しているかどうかのチェックを確実に行う必要がある。「Sheffieldテスト」というのは、インプラントの上にメタルの棒のついたキャップをかぶせ、棒の反対側にテストするインプラントをスクリュー固定する。正確に適合していないと、この部分を押したとき棒の反対側のキャップの部分が持ち上がるというテストである。このテストによって視覚的に適合していない、あるいは触覚的にのみ適合していないことが感知される場合、いずれも許容できない。インプラントにどの程度適合しているかの評価については、いろいろな論文中で議論されているが、長期的にみると、適合していないインプラントは予後が良くないという結果となっている（Jimenez-Lopez 1994）。Jemtはこの場合の許容できる範囲をとくに「生物学的許容量」と述べている（Jemt 1996）。

不適合がオッセオインテグレーションに及ぼす影響についてもいろいろな評価があるが、しっかりと適合していない上部構造では、多くの場合明らかにスクリューが緩んでくる。このことは、正確に適合した上部構造を製作しなければならない理由として十分に価値がある。

ここで正確に適合していることが確認できれば、次は歯科技工所での作業となる。しっかりと適合していない場合は、もう一度上部構造を取り外し、口腔内で正しい位置で固定し直して、歯科技工所に戻しレーザー溶接で付け直す。通常の蝋着は腐食しやすいという性質から、もはや使用されていない。

治療の流れ
無歯顎患者に対する治療の流れ

P1 ―二次手術後に患者をリコール
　―ヒーリングアバットメント上の暫間義歯の調整
　―歯肉縁上0.5mmに上部構造がくるようなシリンダーの選択
　―遠心傾斜している場合が多いが、歯軸の修正を行うために、必要ならば角度付アバットメント（17〜30°）を選択
　　　もしチェアサイドで適切なアバットメントが選べない場合：
　　　・インプラントレベルで印象採得
　　　・模型上でアバットメントを選択する
　―個人トレー製作のための義歯床部のアルジネート印象
　―（無歯顎の）対合歯の印象
　―解剖学的フェイスボウトランスファー
　―フェイスボウバイトフォークを用いて咬合採得
　―フェイスボウを用いて咬合器へのトランスファー

L1 ―上下顎模型の製作
　―咬合器に模型をマウント
　―個人トレーの製作
　―印象用コーピングスクリューが見えるようにトレーにアクセスホールを付与
　―咬合採得にも用いられるように蝋堤を付ける

P2 ―ヒーリングキャップシリンダー除去
　―ゴールドシリンダーを取り付ける
　―X線写真による確認
　―ゴールドシリンダーが決定したら規定のトルクでアバットメントをスクリュー固定
　―印象用コーピングをスクリューで取り付ける
　―個人トレーを試適。必要ならばアクセスホールの位置と高さを修正する：もし、固定用スクリューがアクセスホールから見えない場合は、固定用スクリューを長いものに取り替えるか、またはトレーのこの部分を薄く削る。固定用スクリューは、印象材が硬化してから外す
　―トレーに接着剤を塗布
　―エラストマー印象材をまずコーピングに流してから、印象材を盛ったトレーをその上にかぶせて印象を採得する
　―印象材が硬化したら、固定用スクリューをいったん止まるところまで緩める。後で歯科技工所にてレプリカを固定するので、スクリューを抜いてしまわない
　―トレーを口腔外に取り出しチェックする
　―アバットメントにキャップを取り付け、その上に義歯を装着してチェックする（必要ならば上顎の機能印象を採得）
　―解剖学的フェイスボウトランスファー

L2 ―技工用のレプリカを取り付ける（アバットメントレプリカ、またはインプラントレプリカ）
　―IV級石膏（超硬石膏）で模型を製作（作業用模型製作）
　―下顎トレーを咬合採得用の蝋堤に使用（このとき2本のスクリューが固定できるようにしておく）（上顎の作業用模型製作）

P3 ―下顎トレーを口腔内に挿入、スクリューを外す（上顎トレーを口腔内に挿入）
　―垂直顎間距離の決定（前歯部には楯のような蝋堤を作っておく）
　―犬歯線、正中線、スマイルライン記入
　―咬合採得
　―色調の選択
　―人工歯の選択

L3 ―咬合器に上下顎模型をマウント
　―人工歯排列

P4 ―蝋義歯を試適
　―下顎義歯を2本のスクリューで固定できるかどうかチェック
　―コントロール
　　・審美性
　　・発音
　　・垂直顎間距離
　注意：ここで、バー構造にするかテレスコープにするかを決定：
　　・角型のバーとリーゲル（**注意**：取扱いやすさ、見栄えで決める）
　　・丸型のバーとライダー（Preci／レジン、ギ

ルモア／貴金属ライダー）
　　　その他：テレスコープタイプ
L4　─蝋義歯中のバージョイント調整のために模型上でジグを製作：バー調整のための補助としてのジグ
　　─ゴールドシリンダーを模型上に装着し、バーを取り付ける
　　─リーゲルを試適
　　─必要ならば咬合堤を修正
P5　─バーを口腔内で試適
　　─レプリカ模型の再現性確認のためのジグの適合確認
L5　─バーユニットまたはライダーの製作
　　─義歯の仕上げ
　　─維持装置の製作：レジンライダーを重合、リーゲルのレーザー溶接
P6　─バーを口腔内に装着
　　─スクリュー固定（Brånemark®システム：スロットまたはヘックス構造を付与したゴールドスクリュー）
　　─10Ncmのトルクで固定
　　─義歯の装着
　　─咬合と咬交の確認
　　─インプラント義歯の取扱いかたを指導
　　─バーと義歯の清掃法を指導
　　─リコール期日を決定

部分欠損患者に対する治療の流れ

スクリュー固定式ブリッジ
P1　─二次手術後に患者をリコール
　　─アバットメントの選択と注文、決定できない場合は、インプラントレベルで印象採得
　　─アクセスホールの付いたトレー製作のためのアルジネート印象
L1　─模型の製作
　　─個人トレーの製作
P2　─ヒーリングアバットメントの除去
　　─アバットメントを装着
　　─X線写真による確認
　　─アバットメントが決定している場合は、それをスクリュー固定する

　　─決まっていない場合：インプラントレベルで印象採得後、個人トレーを試適：印象用コーピングスクリューがトレーのアクセスホールから見えるようにしなければならない（長いスクリューを用いるか、またはトレーを薄く削る）
　　─トレーに接着剤を塗布
　　─印象採得
　　─印象材が硬化した後、印象用コーピングスクリューを緩める
　　─トレーを口腔外に取り出す
　　─そのアバットメントに対応したヒーリングキャップを取り付ける
　　─対合歯の印象採得
　　─解剖学的フェイスボウトランスファー
　　　咬合採得：アバットメントの上にシリコーン印象材を用いて採得
L2　─アバットメントレプリカ、またはインプラントレプリカをスクリュー固定する
　　─擬似歯肉の製作
　　─作業用模型の製作
　　　追加項目：口腔内の環境に見合った上部構造をワックスアップした後に、模型上でアバットメントを決定する（例えば角度付アバットメント）。
　　─ゴールドシリンダーを装着
　　─ブリッジやクラウンのメタルフレームをワックスアップ
　　─オクルーザルストップをレジンで製作して、すでに採得した咬合位の確認、あるいは修正を行う
P3　─ヒーリングアバットメントの除去
　　　追加項目：選択したアバットメントを模型上で装着、角度付アバットメントを使用する場合には、隣在天然歯または隣接するアバットメントを指標としてレジンでジグを製作しておかなければならない。
　　─ブリッジのメタルフレームの場合、一方をアバットメントにスクリュー固定する
　　─適合をチェック
　　─固定したメタルフレームの一方のスクリューを締めて、反対側のアバットメントが浮き上

がるかどうかをチェック
—メタルフレームが歯肉縁下に達している場合には、X線写真によって確認する
—オクルーザルストップのレジンを盛り上げる、あるいは削って咬合位を修正

　追加項目：多数のアバットメントを一度にセットするのは、患者にとっても術者にとっても労を要するものである。したがって、これらのメタルフレームを印象採得して行う方法も便利である。その場合、ブリッジの固定には長いスクリューを用いる。印象トレーを外すと、患者の口腔内にはアバットメントのみが残る。

L3 —審美性と機能性を考慮しながら、メタルフレームに陶材焼付を行う

P4 —ブリッジを試適
—固定用スクリューを手で締めブリッジを固定
—咬合、咬交の確認
・審美性
・必要ならば発音機能

P5 —口腔内でのチェックと最終固定

セメント合着式ブリッジ

作業工程は単独歯インプラントの場合と類似している。
—インプラントレベルで印象採得
—作業用模型製作、カスタムアバットメントを形成（臼歯：TiAdapt®、前歯：CerAdapt®）
—ブリッジの製作
—アバットメントを固定して、ブリッジをその上にセメント合着

単独歯インプラント治療の流れ

P1 —個人トレー製作のためのアルジネート印象
—どのようなアバットメントが必要かの決定：インプラントレベルで印象採得（カスタムアバットメント）
—既製のアバットメント（CeraOne®）

L1 —フィクスチャー上部にアクセスホールの付いた個人トレーの製作。印象用コーピングが印象材で固定されるように、十分な高さのあるトレーでなくてはならない。

P2 —ヒーリングアバットメントの除去
—印象用コーピングを装着
—個人トレーの試適：印象用コーピングスクリューがトレーのアクセスホールから見えるようにしなけらばならない。そうしないと、スクリューを緩めるのが難しい。必要ならばトレーを薄く削る
—使用する印象材に見合った接着剤をトレーに塗布
—まず流動性のある印象剤をインプラントの周りにシリンジで流し、つぎに連合印象用の印象材を盛ったトレーをその上にかぶせて印象を採得する
—印象材が硬化したら、印象用コーピングスクリューを緩める。このときスクリューを抜いてしまわない（歯科技工所でこのスクリューを用いるため）
—トレーを口腔外に取り出す
—ヒーリングアバットメントを装着（フィクスチャーが深く歯肉縁下にある場合、ヒーリングアバットメントを入れたときに歯肉を圧排してはならない。そのときは一度ヒーリングアバットメントのスクリュー調整をやり直す）

L2 —印象用コーピングに注意しながら、技工用のアナログをスクリュー固定する
—印象トレーの中で技工用のアナログの周りに歯肉色のシリコーンを注入する：こうしておくことによって模型上で歯肉縁下の形成が可能となり、また歯肉縁下のアバットメントが適合しているかどうかチェックできる
—トレーにIV級石膏（超硬石膏）を流し込む
—対合歯との咬合関係をチェック

以下の工程はアバットメントの種類によって異なるので個別に説明する：

CeraOne®：
・酸化アルミニウムのキャップの上に陶材を焼き付ける

カスタムアバットメント：
・スクリュー固定式にするかセメント合着式にするかを決定する
・アバットメントの形成

・クラウン製作、陶材焼付

P3 ――修復物の装着

歯肉との調和、審美性をチェック：
・エマージェンスプロファイルは良好か？
歯との調和、審美性をチェック：
・歯の形態、色調、その他の特徴
アバットメントおよびクラウンの固定：
・もしクラウンが適合していれば、規定のトルクで固定する。この規定のトルク値は厳密に守らなければならない。強すぎる場合にはスクリューが破折してしまうおそれがあり、弱すぎる場合にはスクリューが緩んでくるからである。

NP 20Ncm（弱い力）

ナロープラットフォーム
・CeraOne®
・TiAdapt®
・AurAdapt®
・Procera®アバットメント

RP 32Ncm（中程度の力）

レギュラープラットフォーム
・CeraOne®
・CeraAdapt®
・TiAdapt®、Aur Adapt®
・Procera®アバットメント

WP 45Ncm（強い力）

ワイドプラットフォーム
・CeraOne®
・TiAdapt®
・AurAdapt®
・Procera®アバットメント

最終的なトルクで固定するのは、最終固定（セット）の場合にのみ行う。そのため試適時には、手で回して固定する程度にとどめておく（約15～18Ncm）。

参考文献

Avivi-Arber L, Zarb GA (1996): *Clinical Effectiveness of Implant-Supported Single-Tooth Replacement: The Toronto Study*. Int J Oral Maxillofacial Implants 11: 311-321

Brånemark PI, Hansson B, Adell R, Breine U, Lindström J, Hallén O, Öhmann A (1977): *Osseointegrated Implants in the Treatment of the Edentulous Jaw: Experience from a 10-year period*. Almquist & Wiksell, Stockholm

Carr A (1991): *A Comparison of Impression Techniques for a Five-Implant Mandibular Model*. Int J Oral Maxillofac Implants 6: 448-455

Fürhauser R, Haas R, Mailath G, Čelar A, Watzek G (1999): *A 5 Year Retrospective Study of Eccentric Loading and Bone Loss of Single Tooth Implants in Upper Front Teeth*. Clin Oral Impl Res 10: 175

Haas R, Mensdorff-Pouilly N, Mailath G, Watzek G (1995): *Brånemark Single Tooth Implants: A Preliminary Report of 76 Implants*. J Prosth Dent 73: 274-279

Henry P, Laney W, Jemt T, Harris T, Krogh PH, Polizzi G, Zarb GA, Herrmann I (1996): *Osseointegrated Implants for Single-Tooth Replacement: A Prospective 5 Year Multicenter Study*. Int J Oral Maxillofac Implants 11: 450-455

Jemt T, Book K (1996): *Prosthesis Misfit and Marginal Bone Loss in Edentulous Implant Patients*. Int J Oral Maxillofac Implants 11: 620-625

Jimenez-Lopez V (1994): *Implantatgetragener Zahnersatz. Okklusion, klinische Aspekte und labortechnische Verfahren*. Quintessenz, Berlin

Mailath G, Schmid M, Lill W, Miller J (1991): *3D-Finite-Elemente-Analyse der Biomechanik von reinimplantatgetragenen Extensionsbrücken*. Z Zahnärztl Implantol 7: 205-211

Rangert B, Eng M, Krogh PHJ, Langer B, van Roeckel N (1995): *Bending Overload and Implant Fracture: A Retrospective Clinical Analysis*. Int J Oral Maxillofac Implants 10: 326-334

Richter EJ, Wyndrops P (1995): *Quantitative Messung der Verankerungsfestigkeit von Zähnen und Implantaten*. Dtsch Zahnärztl Z 50: 204-209

Tarnow DP, Magner AW, Fletcher P (1992): *The Effect of the Distance from Contact Point to the Crest of Bone on the Presence or Absence of the Interproximal Dental Papilla*. J Periodontol 63;12: 995-6

Zitzmann NU, Schärer P (1997): *Orale Implantologie. Ein Kompendium*. Verlag KMB, Zürich

索引

あ

RCI	→相対的顆路傾斜角
RCP	→後方接触位
RP	→下顎基準位
RPI バー	252
RP の咬合記録	73
IVP	→理想的な垂直的位置
Axiograph®	156
adapted centric posture	→順応中心位
Ash と Ramfjord の誘導閉口	72
Angle の不正咬合分類	46、47、108
anterior guidance	→アンテリアガイダンス
アーティキュラー・コンペンセイション	→顎関節による代償
アクセスホール	349
アタッチメント	256
アバットメント	324、329、347
アルコン型	85
アルジネート印象	80
アンカー	265
アンチモンソンカーブ	55
アンテリアガイダンス	66、153
アンテリアジグ	72
アンテリアティースエバリュエーター	153
アンレー	185
安静位	300

い

Eagle 症候群	162
Ingervall	62
interlocking bite	51
1 回法	324
イミディエートサイドシフト	59
インサイザルテーブル	126、154、313
インターコロナルオープニングアングル	153
インターコロナルフリースペース	45
インプラント	323
インプラントブリッジ	341
インプラント補綴	65、323
インレー	185
インレー／アンレー（ゴールド）	217
インレー／アンレー（セラミックス）	220
維持	243
維持装置	242
萎縮	298
維持力	246
一次印象	299
一次的動揺	235
印象採得	195
印象材に対する要求	195
印象材の種類	199
印象トレー	77、195
印象の殺菌	204

う

Walter	173
Undt	150
ウィルソン彎曲	53、107

Index

え

AOP	→軸眼窩平面
ABC コンタクト	44
SG®	260
SCI	→矢状顆路傾斜角
MRI	→磁気共鳴画像診断
MPI	→下顎位インジケーター
MPV	→下顎位バリオメーター
LFH	→ lower facial height
エーカースクラスプ	251
エナメル質	14
エレクトロサージェリー	197
嚥下	40、42
嚥下運動	71
炎症性疾患	167
遠心	14
円板側頭靱帯	141
円板槌骨靱帯	142
円板転位	68

お

All-Oral 法	299、300
オーガニックオクルージョン	107
オーバージェット	45
オーバーバイト	44
オールセラミッククラウン	222
オールセラミックス	181
オールセラミックブリッジ	223
オクルーゾグラム	152
オッセオインテグレーション	323
オトガイ孔間	333
オトガイ点誘導	71
横走隆線	16
温熱療法	164

か

Kirk	172
Cafesse	169
Calabrese	172
Carraro	169
カウンセリング	163
カスタムアバットメント	330
カンペル平面	55
加圧	299
概形印象	299
開口運動	141、149
外傷	147
外側方運動	108
外側方運動側	57
外側翼突筋	145
外転神経	151
解剖学的印象	299
解剖学的トランスファーフェイスボウ	76、95
解剖的咬合器	84
下顎位インジケーター	100、101、153
下顎位の記録	98
下顎位の分析	100
下顎位バリオメーター	171、173
下顎基準位	67
下顎犬歯	23
下顎前歯のワックスアップ	128
下顎側切歯	21
下顎第一小臼歯	27
下顎第一大臼歯	32
下顎第一大臼歯の中心窩	116
下顎第三大臼歯	35
下顎第二小臼歯	28
下顎第二大臼歯	34
下顎中切歯	20
下顎のアクティブセントリック	111
下顎の舌側咬頭	115
下顎のパッシブセントリック	114

索引

下顎の変形	236
下顔面高	134
可逆性弾性印象材	199
可逆性非弾性印象材	199
顎関節	141
顎関節圧迫装置	171
顎関節雑音	148
顎関節洗浄療法	168
顎関節による代償	46、133
顎関節の靱帯	142
顎口腔系機能障害の診断と治療	141
顎舌骨筋	143
顎堤	236
顎二腹筋後腹	144
顎二腹筋前腹	143
荷重テスト	68
画像診断	162
仮着	213
滑車神経	151
可撤性ハイブリッド義歯	325
顆頭中心位	67
緩圧装置	256
観血的手術法	168
嵌合式維持装置	256
関節炎	167
関節円板	141、148
関節円板障害	68
関節円板の靱帯	141
関節円板の転位	148
関節包炎	167
関節面の直接視診	168
完全埋入型	324
寒天	200
寒冷刺激	166

き

Gysi Adaptable Articulator	87
Gysi Symplex	87
Gysiの人工歯排列	310
Gibbs	42
CADIAX®	157
CAD/CAMシステム	182
Kirveskari	41
キネマティックフェイスボウ	71、76
キャスタブルセラミックス	182
貴金属合金	237
義歯床	234
義歯床下	298
義歯における咬交	65
義歯の装着	316
基準位	67、152
既製拡大形成システム	190
既製のアバットメント	329
機能	141
機能印象	299
機能運動	141
機能障害	146
機能的カスプトゥフォッサワキシング法	88
機能的分割線	66
機能的分割平面	138
機能的遊離端欠損	242、276
機能分析	147
逆エーカースクラスプ	251
救急的咬合挙上装置	166
臼歯	15
臼歯の窩	16
臼歯の辺縁隆線	16
胸骨甲状筋	144
胸骨舌骨筋	144
胸鎖乳突筋	145
頬側	14
筋・関節の機能分析	147
筋圧形成	299、300、304
筋起始	142
筋機能訓練法	167

筋機能障害	151	茎突下顎靱帯	142
筋機能療法	173	茎突舌骨筋	143
金合金	180	茎突舌骨靱帯	162
筋触診	150	経皮的電気神経刺激	164、166
近心	14	痙攣	147
金属床義歯	233	結節	16
金属床義歯の増歯	276	欠損歯列の分類	238
筋停止	142	限界運動	60、141
		肩甲舌骨筋	144
		言語療法	173
く		犬歯	15
Greene	169	犬歯主導	65
Gray	148	犬歯主導による外側方運動側の順次誘導	64
Gleditsch	167	犬歯の中心隆線	16
Graber	173	犬歯のワックスアップ	131
Groot Landeweer	148	犬歯誘導	63、107、108
Krennmair	162	研磨面	323
グラスアイオノマーセメント	215		
グラスファイバー製ポスト	190		
クリステンセン現象	53	**こ**	
クリック音	149	Costen	147
グリッパー	245	コーヌスクローネ	260、263
グループファンクション	62、63、107、108、152	ゴールドシリンダー	327
クレピタス	→捻髪音	ゴールドワイヤー	250
クロージングアキシス	137	ゴシックアーチ	60
喰いしばり	147	コステン症候群	147
		コバルト・クロム・モリブデン鋼	236
		コミュニケーション	40
け		コンダイラー型	85
Kail	173	コンパウンド	75
Gerberのコンダイル理論	63	コンピュータ断層撮影	162
Gerberの人工歯排列	310	コンピュータを用いたAxiograph®	157
Gelb	167	口蓋側	14
傾斜	235	合金	236、248
傾斜防止装置	250、276	咬筋深部	142
茎状突起	162	咬筋浅部	142
形成マージン	184	口腔側	14
		咬交	61、141、153

357

索引

咬合	43、141、278
咬合縁側	14
咬合器	87、110
咬合器の分類	86
咬合器への再装着	314
咬合挙上スプリント	298
咬合挙上装置	169
咬合高径	298
咬合採得	299
咬合支持	40
咬合接触の様式	51
咬合と咬交	39
咬合平面	52、55、107
咬合平面からの距離	56
咬合面再建のための順次ワックスアップテクニック	107
咬合様式	345
咬交理論	61
咬合彎曲	52
交叉咬合	50、65
高周波温熱療法	165
高周波メス	197
甲状舌骨筋	144
鉤尖部	249
咬頭	15
咬頭嵌合位	107、307
咬頭斜面	15
咬頭隆線	15
行動療法的処置	167
口内描記装置	73
後方運動	57、108、141
後方接触位	67、152
後方誘導	152
後方領域	148
咬耗咬交	62
鉤腕	248、249
呼吸	40、41
国際歯科連盟方式	13
個人トレー	299、303、349
固定性義歯	177
根管拡大形成法	189
根尖側	14
根面板	265

さ

Simons	173
sagittal condylar inclination	→矢状顆路傾斜角
SAM®	110
サイドシフト	59
サブリンガルバー	272
サンドウィッチ（連合印象）法	201
サンドウィッチスプリント	171、298
サンドブラスト	323
最後上方位	67
最終印象	299
最終的動揺	235
最大豊隆部	17
作業側	57
作業用模型の製作	306
削除形成法	182
酸エッチング	323
三角隆線	15
酸化ジルコニウム	182
酸化チタン層加工	323
暫間修復	209
三叉神経	151

し

CRCP	→中心位接触位
CMD	146
CT	→コンピュータ断層撮影
CP	→接触位
Shimstock	278
Sheiksholeslam	169

Index

Jankelson のマイオモニター	73
Schulte	167
Silverman の発音機能検査法	43
ショルダー	245
シリコーン印象材	201
シリンダータイプ	323
ジルコニウムのポストコア（オールセラミックスのポストコア）	221
仕上げ	314
歯科的既往歴	146
歯科用石膏	81
歯冠	14
歯冠外アタッチメント	256、260
時間曲線描記法	159
歯冠側	14
歯冠内アタッチメント	256、259
歯冠内開口角	153
磁気共鳴画像診断	162
色調の選択	179
軸眼窩平面	108
歯頸	14
歯頸側	14
歯形彫刻	35
歯根	14
歯根形態	323
歯根側	14
歯根膜支持	242
歯根膜負担型部分床義歯	233
歯式	13
支持装置	233、242
矢状顆路傾斜角	108、153
刺鍼法	166
磁性アタッチメント	337
歯槽	14
支台歯形成	183
耳点決定装置	94
歯肉	298
歯肉圧排	197
歯肉形成	314
習慣性咬合位	152
柔軟性連結子	271
主観的既往歴指数	146
術者可撤性義歯	337
順次誘導	65
順応中心位	68
障害性基準位	68
上顎犬歯	22
上顎側切歯	19
上顎第一小臼歯	24
上顎第一大臼歯	28
上顎第一大臼歯の近心窩	116
上顎第三大臼歯	32
上顎第二小臼歯	26
上顎第二大臼歯	31
上顎中切歯	18
上顎のアクティブセントリック	113
上顎のパッシブセントリック	112
小臼歯	15
上部構造	324
小連結子	234、274
上腕	246
自律訓練法	167
歯列	141
歯列弓	44
神経学的顔面所見	151
神経支配	142
人工材料	323
人工歯	102、308
人工歯の材料	309
人工歯排列	310
進行的リラックス法	167
唇側	14
靱帯	148
靱帯性クリック音	150
診断	146
審美性	179

359

索引

す

Stuart ……………………………………… 88
Sperr ……………………………………… 156
Slavicek …………………………………… 153
3D ………………………………………… 271
スクリュー固定式可撤性義歯 ……………… 325
スクリュータイプ …………………………… 323
スタディモデル ……………………………… 77
スタビリゼーション型スプリント
　　　　　　　　　　　……… 167、169、170
ステップシリンダータイプ ………………… 323
スピーの彎曲 ………………………… 34、52、107
スプリットキャスト ………………………… 82
スプリント ………………………………… 172
スマイルライン ……………………………… 40
スライド・イン・セントリック …………… 154
垂直咬合器 …………………………………… 84
垂直的代償 …………………………… 45、133
水平顆路傾斜角 ……………………………… 66
頭痛 ………………………………………… 147

せ

centric occlusion　　　　　　　→中心咬合位
centric relation contact position　→中心位接触位
セメント合着 ……………………… 213、331
セメント合着式 …………………………… 328
セメント合着式義歯 ……………………… 326
セメント質 …………………………………… 14
セラモメタルクラウン …………………… 218
セラモメタルブリッジ
　　　　　（金合金のメタルフレーム）……… 219
セントリック ……………………………… 111
赤外線療法 ………………………………… 166
切縁 ………………………………………… 16

切縁側 ……………………………………… 14
石膏咬合器 ………………………………… 84
舌骨下筋群 ………………………………… 144
舌骨上筋群 ………………………………… 142
切歯 ………………………………………… 15
接触位 ……………………………………… 67
舌側 ………………………………………… 14
舌側1/2 II級 ……………………………… 49
舌側1/4 II級 ……………………………… 49
舌側 I 級 …………………………………… 49
舌側3/4 II級 ……………………………… 49
舌側分類法 ………………………………… 48
接着 ………………………………………… 213
接着アタッチメント ……………………… 256
接着ブリッジ ……………………… 191、224
穿孔メタルプレート ………………………… 74
前歯 ………………………………………… 15
前歯-犬歯誘導による人工歯排列 ………… 311
前歯の窩 …………………………………… 16
前歯の辺縁隆線 …………………………… 16
全身麻酔 …………………………………… 147
前装シェル ………………………… 193、225
前庭側 ……………………………………… 14
全部床義歯 ………………………………… 293
前方運動 …………………………… 56、108、141
前方オーバーローテーションクリック音 …… 150
前方整位型スプリント …………………… 168
前方誘導 …………………………………… 152

そ

Thornton …………………………………… 62
象牙質 ……………………………………… 14
相対的アンテリアガイダンス ……………… 67
相対的顆路傾斜角 ………………… 66、67
相対的犬歯誘導 ……………………………… 67
相対的咬頭傾斜角 …………………………… 67
相反性クリック音 ………………………… 149

即時荷重型 …………………………………… 324
側頭下顎靱帯 ………………………………… 142
側頭筋 ………………………………………… 142
側方運動 ………………………………………… 57
側方顆路傾斜角 ………………………………… 67
側方的調節彎曲 ………………………………… 53
側貌頭部X線規格写真 ……………………… 134
咀嚼 ………………………………… 40、41、141
咀嚼器官 …………………………………… 39、141
咀嚼器官の動的機能 ……………………………… 40
咀嚼筋 ………………………………………… 141
咀嚼筋と顎関節 ……………………………… 298
粗糙面 ………………………………………… 323
速硬性アクリレート …………………………… 75

た

Tanaka ………………………………………… 142
Tarantola ……………………………………… 157
Danzig ………………………………………… 172
タイムカーブ　　　　　　　　→時間曲線描記法
ダウエルピン模型 …………………………… 204
タナカの靱帯 ………………………………… 142
ダブルエーカースクラスプ　　　→Bonwillクラスプ
ダブルスタイラスシステム ………………… 157
ダブルミックス（連合印象）法 …………… 200
大臼歯 …………………………………………… 15
代償 …………………………………………… 133
対称性運動 …………………………………… 108
対症療法 ……………………………………… 163
大連結子 ……………………………… 234、266
単純蝶番咬合器 ………………………………… 84
単独歯インプラント ………………… 330、341

ち

チェックバイト ………………………………… 98
チェック用台座 ………………………………… 97

チタン ………………………………………… 237
チタン合金 …………………………………… 180
着脱方向 ……………………………………… 247
中間欠損 ……………………………… 238、276
中心位 …………………………………… 48、67
中心位接触位 …………………………………… 67
中心咬合位 ……………………………………… 67
鋳造クラスプ ………………………………… 243
鋳造コア ……………………………… 188、218
超音波療法 …………………………………… 166
蝶下顎靱帯 …………………………………… 142
調節性咬合器 …………………………………… 87
調節彎曲 ………………………………………… 52
蝶番軸運動 …………………………………… 156
治療的下顎位 …………………………………… 70
沈下 …………………………………………… 235

つ

2D ……………………………………………… 271
追加形成法 …………………………………… 182

て

DRP　　　　　　　　　　　　→障害性基準位
TMJ　　　　　　　　　　　　　　→顎関節
T型アタッチメント ………………………… 259
DPO …………………………………… 56、312
disocclusion　　　　　　　→ディスオクルージョン
disclusion　　　　　　　　　→ディスクルージョン
distance du plan d'occlusion　　　　　→DPO
Denar …………………………………………… 89
deranged reference position　　　→障害性基準位
TENS　　　　　　　　　→経皮的電気神経刺激
dentonamics recording system ……………… 89
ディ・コンペンセイション ………………… 136
ディスオクルージョン ………………………… 57
ディスクルージョン …………………………… 57

索引

ティッシュコンディショニング	298
テレスコープクラウン	260、262、337
デントアルビオラー・コンペンセイション	→歯と歯槽による代償
挺出	235
転位	149
電鋳法	181

と

Dawson	41、68
Dawson load test	68
Tallents	148
Travell	173
トランスファーボウ	91
トリミング	83
頭蓋下顎系の筋群	142
動眼神経	151
陶歯	309
等尺性筋収縮	147
疼痛	146、147
動的圧縮	148
動的咬合	153
動的粘膜状態	299
特殊な人工歯排列	311
徒手テクニック	168
徒手療法	167

な

ナソロジー	87、107
内側方運動	108
内側方運動側	57
内側翼突筋	144

に

Nicolakis	168、173
Nitzan	168
2回法	324
二次印象	299
二次的動揺	235
二重冠	260
二層のシートワックス	73

ね

捻性連結子	271
捻髪音	149
粘膜負担型部分床義歯	232

の

ノンオクルージョン	51

は

Bioloc®	260
Weitkamp	169
hyperdivergence	46
hypodivergence	45
VAS	→ visual analogue scale
Baddour	162
Panadent Bite-Tray®	74
Hupfauf	169
Hamada	169
Hallerの人工歯排列	311
Van Dyke	172
pantograph	→パントグラフ
8の字ループ	160
バー	333
バー構造	329
バーチカル・コンペンセイション	→垂直的代償
ハーフポンティック	234
バイオフィードバック療法	167
ハイドロコロイド印象材	200

ハイパーバランス	57
バイラミナゾーン	141
バックアクションクラスプ	252
パッシブフィット	349
パノラマX線	162
パラオクルーザルクラッチ	156、157
パラタルプレート	268
パラファンクション	40、141
バランスドアーティキュレーション	62
バランスドアーティキュレーション理論	62
バランスドオクルージョン	109
バルクウィル角	87
パワーセントリック	69
パントグラフ	88
歯ぎしり	147
鋏状咬合	50
把持	243
発音	40、42
発音障害	151
歯と歯槽による代償	45、133
歯の大きさ	36
歯の形	308
歯の近遠心的幅径	309
歯の形態	13
歯の動揺	235

ひ

Piehslinger	157
Peter K. Thomas	88
visual analogue scale	146
Beauty Pink®	74
Hiltebrandtの人工歯排列	310
Hilbe	158
Pinto	142
ヒーリングアバットメント	324
ヒンジアキシス	90、108
被圧縮性	297

非作業側	57
非対称性運動	108
左側方運動	141
描記針	73

ふ

Fehrの人工歯排列	311
functional dividing line	→機能的分割線
Bumann	148
Bush	172
Brånemark	323
ファンクショナルエステティックライン	116
ファンクショナル・マトリックスの理論	39
フェイシング	193、225
フェイスボウ	91
ブラキシズム	40
プラズマスプレーコーティング	323
フランクフルト平面	55
プレスセラミックス	182
プログレッシブサイドシフト	59
プロフィル強化溝	245
不可逆性弾性印象材	199
不可逆性非弾性印象材	199
復位	149
物理療法	166
部分欠損	340
部分欠損歯列	229
部分床義歯	229、232
部分床義歯の咬合	277
分割クラスプ	243、252

へ

Bezuur	148
ヘックス構造	324
ベニア	193、225
ベネット運動	58、108

363

索引

ベネット角 … 58、108
平均的顆頭点 … 90
閉口運動 … 141
平衡咬合 →バランスドオクルージョン
平衡側 … 57
平板状連結子 →柔軟性連結子
片側遊離端欠損 … 276

ほ

Hofmann の方法 … 300
Posselt … 60
Bonwill クラスプ … 251
ポイントセントリック … 68
ポーセレン焼付金合金 … 180
ポーセレン焼付チタン合金 … 180
ボールアタッチメント … 337
ポッセルトの図形 … 60
ポリエーテル印象材 … 202
ポリビニルシロキサン … 75
ボンウィル三角 … 91
ポンティック … 234、274
補綴計画における患者の指標 … 133

ま

Micro-Degutek® … 259
Mack … 153
McHorris … 153
multi-CON アタッチメント … 260
mandibular position indicator
　　　　　　→下顎位インジケーター
マトリックス … 256
マニピュレーション … 167
ミリングクラウン … 254
埋入位置 … 340
埋没 … 314

み

MIOP … 68
Mini-SG® … 260
右側方運動 … 141
ミューチュアリープロテクティッド
　オクルージョン … 88

む

ムコダイナミック … 299
無圧 … 299
無歯顎 … 331
無歯顎患者の治療 … 294

め

Meyer … 157
Messermann … 41
Maryland ブリッジ … 191、224
Mense … 148
メインテナンス … 318
メタル機能面 … 278
メタルフレーム … 207
メタルフレーム義歯 … 233
メタルフレームの試適 … 349
メディオトルージョン … 57

も

Moss … 39
モンソンの球面学説 … 54

や

薬物療法 … 164

ゆ

遊離端欠損 …………………………… 239、276

よ

Johansson ……………………………………… 167
予備印象 ………………………………………… 299

ら

Laskin …………………………………………… 169
ラミネート ……………………………… 193、225

り

Lee ………………………………………………… 89
LIOP ……………………………………………… 68
Ricketts ………………………………………… 134
retral contact position　　　　　→後方接触位
reference position　　　　　　　→下顎基準位
リーゲル ………………………………………… 266
リーフゲージ …………………………………… 72
リエゾン精神医学 ……………………………… 173
リマウント ……………………………………… 319
リライニング …………………………………… 278
リンガライズドオクルージョン ……………… 277
リングクラスプ ………………………………… 252
リン酸亜鉛セメント …………………………… 214
理学療法 ………………………………… 166、172
理学療法的処置 ………………………………… 168
理想的な垂直的位置 …………………………… 136
両側性咬合刺激 ………………………………… 73
両側遊離端欠損 ………………………………… 276
両手による下顎誘導 …………………………… 71
臨床歯冠 ………………………………………… 14
隣接側 …………………………………………… 14

る

Le Clerk の運動抑止整形術 …………………… 150

れ

レジン歯 ………………………………………… 309
レジン填入 ……………………………………… 314
レスト …………………………………… 243、244
裂溝 ……………………………………………… 16

ろ

Roach-Kugelgelenk® …………………………… 260
Lauritzen のストリップス ……………………… 73
lower facial height …………………………… 134
Rocabado ………………………………………… 172
ロチェットブリッジ …………………… 191、224
ロングセントリック …………………………… 68
蝋義歯の試適 …………………………………… 314

わ

Wirth ……………………………………………… 48
Wabeke ………………………………………… 148
ワイドセントリック …………………………… 68
ワイヤークラスプ ……………………………… 233
ワックスアップ ………………………… 107、109

著者略歴

Eva Piehslinger（エヴァ ピースリンガー）
Bernhard Gottlieb Universitätszahnklinik 教授（補綴学講座）
1961年生
1986年　ウィーン大学（オーストリア）医学部卒業
1989年　ウィーン大学歯学部卒業
1995年　歯学博士（PhD）
1999年　ウィーン大学歯学部（現 Bernhard Gottlieb Universitätszahnklinik）教授（補綴学講座）

訳者略歴

佐藤貞雄（さとう さだお）
神奈川歯科大学教授（成長発達歯科学講座歯科矯正学分野）
1946年生
1971年　神奈川歯科大学卒業
1979年　歯学博士
1996年　神奈川歯科大学教授（歯科矯正学講座）
2001年　ドナウ大学（オーストリア）客員教授
2004年　タフツ大学（米国）客員教授

石川達也（いしかわ たつや）
東京歯科大学名誉教授
1928年生
1951年　神戸経済大学（現神戸大学）卒業
1955年　東京歯科大学卒業
1960年　医学博士
1965年　東京歯科大学教授（歯科保存学第三講座）
1995年　東京歯科大学学長

青木　聡（あおき さとし）

東北大学非常勤講師（口腔機能形態学講座加齢歯科学分野）
神奈川歯科大学非常勤講師（成長発達歯科学講座歯科矯正学分野）

1960年生
1986年　東京歯科大学卒業
1990年　東京歯科大学大学院歯学研究科修了（歯学博士）
1994年　東京歯科大学講師（歯科保存学第三講座）
2001年　東京歯科大学講師（水道橋病院総合歯科）
2005年　東京都開業

渡邉　誠（わたなべ まこと）

東北大学教授（口腔機能形態学講座加齢歯科学分野）

1944年生
1971年　東北大学卒業
1975年　東北大学大学院医学研究科修了（医学博士）
1991年　東北大学教授（高齢者歯科学講座）
2000年　東北大学大学院歯学研究科長
2000年　東北大学歯学部長
2006年　東北大学副総長

豊田　實（とよだ みのる）

神奈川歯科大学教授（顎口腔機能修復科学講座歯科補綴学分野）

1946年生
1971年　神奈川歯科大学卒業
1979年　神奈川歯科大学大学院歯学研究科修了（歯学博士）
1999年　神奈川歯科大学教授（歯科補綴学講座）

臨床家のための歯科補綴学
――顎機能と機能障害の診断を考慮した歯科治療――

2007年5月10日　第1版第1刷発行

著　　者　Eva Piehslinger（エヴァ　ピースリンガー）

訳　　者　佐藤　貞雄／石川　達也／青木　聡／渡邉　誠／豊田　實

発 行 人　佐々木　一高

発 行 所　クインテッセンス出版株式会社
　　　　　東京都文京区本郷3丁目2番6号　〒113-0033
　　　　　クイントハウスビル　電話（03）5842-2270（代表）
　　　　　　　　　　　　　　　（03）5842-2272（営業部）
　　　　　　　　　　　　　　　（03）5842-2276（編集部）
　　　　　web page address　http://www.quint-j.co.jp/

印刷・製本　サン美術印刷株式会社

Ⓒ2007　クインテッセンス出版株式会社　　　　禁無断転載・複写
Printed in Japan　　　　　　　　　　　　落丁本・乱丁本はお取り替えします
　　　　　　　　　　　　　　　ISBN978-4-87417-955-0　C3047

定価は表紙に表示してあります